FARMACOLOGIA

Aplicada e Interações
Medicamentosas em
Medicina Intensiva

FARMACOLOGIA

Aplicada e Interações Medicamentosas em Medicina Intensiva

Organizadores

Gerson Luiz de Macedo
Paulo César Gottardo

Menção Honrosa

Jorge Luiz dos Santos Valiatti
Luiz Fernando dos Reis Falcão

FARMACOLOGIA – Aplicada e Interações Medicamentosas em Medicina Intensiva

Editores: Gerson Luiz de Macedo e Paulo César Gottardo

Capa, projeto gráfico, diagramação e produção editorial:
Futura *(rogerio@futuraeditoracao.com)*

Revisão: Isabel Góes.

Todos os direitos reservados. Nenhuma parte deste livro poderá ser reproduzida, sejam quais forem os meios empregados, sem a permissão, por escrito, das editoras. Aos infratores aplicam-se sanções previstas nos artigos 102, 104, 106 e 107 da Lei nº 9.610, de 19 de fevereiro de 1998.

ISBN: 978-65-6103-058-8

Editora dos Editores
São Paulo: Rua Marquês de Itu, 408 – sala 104 – Centro. (11) 2538-3117
Rio de Janeiro: Rua Visconde de Pirajá, 547 – sala 1.121 – Ipanema
www.editoradoseditores.com.br

Impresso no Brasil
Printed in Brazil
1ª impressão – 2025
© 2025 Editora dos Editores

Este livro foi criteriosamente selecionado e aprovado por um Editor científico da área em que se inclui. A Editora dos Editores assume o compromisso de delegar a decisão da publicação de seus livros a professores e formadores de opinião com notório saber em suas respectivas áreas de atuação profissional e acadêmica, sem a interferência de seus controladores e gestores, cujo objetivo é lhe entregar o melhor conteúdo para sua formação e atualização profissional. Desejamos-lhe uma boa leitura!

Dados Internacionais de Catalogação na Publicação (CIP)
(Câmara Brasileira do Livro, SP, Brasil)

Farmacologia aplicada e interações medicamentosas em medicina intensiva/organizadores: Gerson Luiz de Macedo, Paulo Gottardo. – São Paulo: Editora dos Editores, 2025.

Vários autores.
Bibliografia.
ISBN 978-65-6103-058-8

1. Farmacologia 2. Medicamentos 3. Medicina intensiva I. Macedo, Gerson Luiz de. II. Gottardo, Paulo.

24-237325   CDD-615.1

Índices para catálogo sistemático:

1. Farmacologia 615.1
Eliete Marques da Silva - Bibliotecária - CRB-8/9380

Nos dias de hoje, existem vários caminhos que levam ao conhecimento, mas nenhum deles supera o eterno e insubstituível caminho das letras impressas nas páginas de leitura de um livro.

Este livro é dedicado a todos vocês que acreditam nessa insustentável leveza de ler!

Apresentação

Oferecemos uma abordagem inovadora e objetiva sobre Farmacologia, unindo teoria e prática para preparar você para os desafios diários da medicina intensiva e de urgência.

Cada tema foi cuidadosamente selecionado para fornecer uma compreensão objetiva e direta do uso de fármacos, explicando não apenas o *como*, mas também o *porquê* de cada decisão terapêutica, com base farmacocinética e farmacodinâmica consistente e atualizada.

Com uma leitura fluida e didática, este livro é uma fonte de consulta essencial para médicos, enfermeiros, farmacêuticos, fisioterapeutas, acadêmicos e pós-graduandos que atuam na linha de frente, cuidando de pacientes críticos.

Aqui, você encontrará orientações práticas e informações precisas que facilitam decisões rápidas e eficazes, sempre com o foco na segurança e no melhor desfecho para o paciente.

Este não é apenas mais um livro de farmacologia, é um aliado indispensável na prática clínica, que reaproxima os profissionais de saúde dos fundamentos da medicina e dos preceitos hipocráticos, que nos guiam na arte de cuidar de vidas.

Uma obra que se destaca por transformar conhecimento em ação e elevar a prática terapêutica ao seu melhor nível.

Gerson Luiz de Macedo
Paulo César Gottardo

Prefácio

A prática da Medicina Intensiva é um cenário único de complexidade e desafios, onde o tempo é crítico, as decisões são multifatoriais e o impacto das ações é frequentemente uma questão vital. Nesse contexto, o conhecimento aprofundado da farmacologia aplicada e das interações medicamentosas torna-se um pilar essencial para oferecer cuidado seguro e eficaz aos pacientes graves.

Este livro, "Farmacologia Aplicada e Interações Medicamentosas em Medicina Intensiva", preenche uma lacuna importante na literatura médica ao integrar, de maneira clara e didática, a ciência básica com a prática clínica à beira do leito. Trata-se de uma abordagem que transcende o conhecimento teórico, unindo conceitos fundamentais de farmacodinâmica e farmacocinética à realidade das UTIs, onde as condições do paciente, os múltiplos fármacos administrados e a dinâmica fisiopatológica frequentemente desafiam as convenções.

O grande diferencial desta obra está na qualidade técnica e na experiência prática dos seus autores. Combinando um sólido histórico científico com uma ampla vivência clínica, cada um deles traz para estas páginas o conhecimento que só pode ser adquirido no contato direto com pacientes críticos. Esse equilíbrio entre ciência e prática torna este livro uma referência indispensável para médicos intensivistas, residentes e outros profissionais de saúde, sendo uma importante ferramenta para estimular o pensamento crítico e promover decisões baseadas em evidências, sempre com o objetivo maior de beneficiar o paciente.

A leitura desta obra permite compreender, de forma aprofundada e prática, os fundamentos das escolhas terapêuticas e os desafios da polifarmácia, especialmente no manejo de interações medicamentosas complexas, muitas vezes imprevisíveis em pacientes complexos.

Em um cenário em que o conhecimento avança rapidamente, a relevância deste trabalho não reside apenas no conteúdo apresentado, mas na maneira como conecta os fundamentos da ciência básica às nuances da prática clínica, oferecendo um guia confiável e abrangente para todos os que dedicam sua vida ao cuidado do paciente grave.

Desejo que esta obra inspire, eduque e fortaleça a prática diária de seus leitores, contribuindo significativamente para a qualidade da assistência em Medicina Intensiva.

Patricia M Veiga de Carvalho Mello
Presidente da AMIB (2024-2025)

Colaboradores

Achilles Rohlfs Barbosa
Médico Especialista em Medicina Intensiva e Clinica Médica. Coordenador Médico do CTI do Hospital LifeCenter. Coordenador da Residência em Medicina Intensiva do Hospital LifeCenter/Belo Horizonte.

Alexandre Jorge de Oliveira Negri
Mestre em Ciências da Saúde pela Universidade Cruzeiro do Sul – SP. Médico intensivista, titulado pela AMIB. Cardiologista titulado pela SBC. Coordenador da Residência Médica em Medicina Intensiva do Hospital Universitário Lauro Wanderley-UFPB. Editor do livro de Cardiointensivismo da AMIB. Professor de Cardiologia da Faculdade de Ciências Médicas/AFYA-PB.

Ana Elisa Oliveira Guimarães
Especialista em Cosmetologia e Estética pela UNIFENA. Titulação em Oncologia pelo CRF/RJ. Especialista em Farmácia Oncológica pela Faculdade Unimed MBA. Gestão em Saúde pela Universidade Anhanguera e Metodologias Ágeis pela FGV. Coordenadora de Farmácia no Hospital Universitário de Vassouras.

André Miguel Japiassú
Especialista em Medicina Intensiva pela AMIB. Mestre em Clínica Médica pela UFRJ. Doutor em Ciências pela Fiocruz, RJ. Coordenador médico do Centro Hospitalar do Instituto Nacional de Infectologia da Fiocruz, RJ. Pesquisador docente permanente do Instituto Nacional de Infectologia da Fiocruz, RJ.

Andréia Cristina Fumagalli Cainelli
Médico intensivista titulada pela AMIB, diarista da UTI Adulto do Hospital Nossa Senhora.

Antonio Luiz Eiras Falcão
Livre-Docente em Medicina Intensiva – FCM-UNICAMP. Membro Câmara Técnica de Morte Encefálica do Conselho Federal de Medicina (CFM). Presidente Comitê de Neurointensivismo – AMIB – 2024-2025. Lattes CV: http://lattes.cnpq.br/6607947538471348.

Aparecida Carmem de Oliveira
Mestre em Saúde pela Universidade de Vassouras. Médica rotina do CTI geral do Hospital Universitário de Vassouras. Geriatria pela PUC Porto Alegre RS. Professora assistente de Geriatria/ UNIFAA (Valença).

Beatriz de Lima Fernandes Gottardo
Mestre em direito pela UNIPE, acadêmica de Medicina (Faculdade de Ciências Médicas da Paraíba – Afya).

Brenno Cardoso Gomes
Médico. Residência em Clínica Médica e Medicina Intensiva pela UFPR. Mestrado em Medicina Interna pela UFPR, na disciplina de infectologia. Doutorado em Anestesiologia pela USP-SP. Pós-doutorando em Bioética e Ciências da Vida pela PUC Curitiba.

Bruno do Valle Pinheiro
Professor Associado de Pneumologia – da Faculdade de Medicina da Universidade Federal de Juiz de Fora. Coordenador Médico da UTI do Hospital Universitário da Universidade Federal de Juiz de Fora.

Camille de Moura Balarini

Professora Associada do Centro de Ciências da Saúde da Universidade Federal da Paraíba. Farmacêutica-Bioquímica, especialista em Biotecnologia. Mestre e Doutora em Fisiologia.

Carlos Frederico Panisset Lanhas La Cava

Médico titulado em Anestesiologia. Coordenador do Serviço de Anestesiologia do Hospital Federal da Lagoa. Instrutor do CET Américo Auntran, Hospital Federal da Lagoa, TSA/SBA. Membro do Serviço de Anestesiologia do Hospital São Lucas, Copacabana, RJ.

Cássia Righy

Supervisora das Unidades de Terapia Intensiva do Instituto Estadual do Cérebro Paulo Niemeyer – Rio de Janeiro, RJ. Pesquisadora do Laboratório de Medicina Intensiva – Instituto Nacional de Infectologia – Fundação Oswaldo Cruz. Presidente Futura da SOTIERJ. Especialista em Medicina Intensiva – AMIB. Mestre em Terapia Intensiva pela UFRJ. Doutora em Pesquisa Clínica em Doenças Infecciosas pela Fiocruz.

Daniel Felgueiras Rolo

Possui graduação em Medicina pela Universidade Federal do Pará (2010). Residência Médica em Clínica Médica pela Irmandade da Santa Casa de São Paulo (2013). Residência Médica em Clínica Médica (Ano Opcional) pelo Hospital das Clínicas da Faculdade de Medicina de São Paulo (2014). Residência Médica em Geriatria pelo Hospital das Clínicas da Faculdade de Medicina de São Paulo (2016). Titulo em Geriatria pela Sociedade Brasileira de Geriatria e Gerontologia.

Dimitri Gusmão Flôres

Especialista em Medicina Intensiva (AMIB) e Coordenador Médico da UTI do Hospital da Mulher, Salvador, Bahia. Doutor em Processos Interativos dos Órgãos e Sistemas – UFBA.Professor Adjunto do Departamento de Medicina Interna da Faculdade de Medicina da Bahia – UFBA. Professor do Programa de Pós-Graduação em Medicina e Saúde (PPgMS) – UFBA.

Élbia Assis Wanderley

Médico intensivista titulada pela AMIB, diarista da UTI Adulto do Hospital Nossa Senhora das Neves.

Erika Lawall Lopes Ramos

Mestre em Ciências da Saúde – UFJF. Título de especialista em Endocrinologia – SBEM . Professora assistente da Faculdade de Ciências Médicas e da Saúde de Três Rios – FCMS/TR.

Fabrício Diniz Kleber

Professor do Curso de Medicina da Universidade de Caxias do Sul (UCS), coordenador da cadeira de Neurologia e Psiquiatria, atuando também nas cadeiras de Simulação Realística no Internato Médico, Anatomia e Fisiologia Médica da UCS. Possui graduação em Medicina pela Universidade de Caxias do Sul (2009), especialização em Neurologia pelo Hospital de Clínicas de Porto Alegre (2013), especialização em Eletroencefalografia e Epilepsia pelo mesmo hospital (2014) e Mestrado em Ciências Médicas pela Universidade Federal do Rio Grande do Sul (2013). Co-fundador da startup Lipix.

Fátima Elizabeth Fonseca de Oliveira Negri

Mestre em Ciências da Saúde, pela Universidade Cruzeiro do Sul – SP. Médica intensivista, titulada pela AMIB. Cardiologista e ecocardiografista, titulada pela SBC. Preceptora da Residência de Medicina Intensiva do Hospital Universitário Lauro Wanderley – UFPB. Professora Adjunta de Cardiologia da Universidade Federal da Paraíba – UFPB. Membro-fundadora do ECOTIN – AMIB.

Fernanda Franciele da Silva

Graduada em medicina pela Universidade de Caxias do Sul. Residência em Medicina Interna no Hospital Geral de Caxias do Sul. Residência em Medicina Intensiva no Hospital Pompeia. Pós graduação em Cuidados Paliativos pelo Grupo Paliar. Médica rotineira da UTI adulto do Hospital do Círculo. Coordenadora da Uti do Hospital do Círculo. Médica plantonista da UTI adulto do Hospital Geral de Caxias do Sul. Médica plantonista da UTI adulto do Hospital Pompeia de Caxias do Sul.

Flávio E Nácul

Clinic Fellowship em Medicina Intensiva pela Lahey Clinic & Tufts Univeristy – Boston – EUA, Research Fellowship pela Lahey Clinic & Tufts Univeristy – Boston – EUA, Research Fellowship pela Friedrich-Schiller-Universität – Jena – Alemanha. Mestrado em Medicina pela Universidade Estadual do Rio de Janeiro. Médico intensivista do Hospital Universitário da UFRJ – Rio de Janeiro – RJ.

Frederico Bruzzi

Frederico Bruzzi de Carvalho. Graduação em Medicina pela UFMG (1995). Residência em Clínica Médica no Hospital João XXIII, da FHEMIG (1995-1997). Titulado em Clínica Médica (SBCM), Medicina Intensiva (AMIB) e Medicina de Emergência (ABRAMEDE). Mestre em Infectologia e Medicina Tropical pela UFMG. Médico rotina do CTI do H. Luxemburgo. Coordenador de residências, Médico do CTI e supervisor do programa de residência médica em Medicina Intensiva do H. João XXIII / FHEMIG, em Belo Horizonte, MG. Lattes: http://lattes.cnpq.br/2316235665062380.

Gerson Luiz de Macedo

Coordenador da Unidade de Terapia Intensiva do Hospital Universitário de Vassouras-Universidade de Vassouras. Médico Especialista em Medicina Intensiva – AMIB. Médico Especialista em Doenças Infecciosas e Parasitárias. Professor Adjunto de Farmacologia aplicada da Universidade de Vassouras de 2010 a 2017. Presidente da Sociedade de Terapia Intensiva do Rio de Janeiro (2003-2004).

Henrique Miller Balieiro

Pós Graduação Latu Sensu em Cardiologia pelo Instituto de Pós Graduação Médica do Rio de Janeiro (IPGMRJ) (2004. Título de Especialialista em Cardiologia pela Sociedade Brasileira de Cardiologia e Associação Médica Brasileira (SBC/AMB) (2005). Pós Graduação Latu Sensu em Terapia Intensiva pela Universidade de Vassouas (2006). Mestre em Ciências Cardiovasculares pela Universidade Federal Fluminense 2009. Titulo de especialista em terapia Intensiva pela Associação Brasileira de Medicina Intensiva (AMIB). Gerente Médico e Coordenador do CTI Hospital SAMER.

Irla Lavor Camboim

Médica Intensivista, Diarista da Unidade de Terapia Intensiva Adulto do Hopsital Nossa Senhora das Neves.

João Augusto Antoniol Brasiliense de Almeida

Residente em terapia intensiva no HEAT (R2). Médico Plantonista do CTI do HEAL.

João Manoel Silva Jr

Livre docente FMUSP. Anestesiologista e Intensivista.

Joaquim D Almeida

Possui graduação em medicina pela Universidade Iguaçu (1999) e mestrado em Medicina (Radiologia) pela Universidade Federal do Rio de Janeiro (2007). Atualmente é diretor médico do Hospital Cruz Vermelha Brasileira filial do Estado do Rio de Janeiro, Hospital Especializado em Cuidados Prolongados – SUS. Professor preceptor do Centro Universitário de Valença (UNIFAA) na Faculdade de Medicina. Tem experiência na área de Medicina, com ênfase em Cuidados Prolongados, atuando principalmente nos seguintes temas: cuidados prolongados, hospital especializado em cuidados prolongados e cintilografia renal em paciente brasileiros por *schistossoma haematobium*. Atualmente ministra aula de Saúde do Adulto e Idoso III – Geriatria e Cuidados Paliativos e realiza atividades de preceptoria com os internos na Cruz Vermelha de Barra do Piraí. Realiza ainda atividades de discussão de Casos Clínico com internos de Saúde Coletiva.

John Allexander de Oliveira Freitas

Médico especialista em Cirurgia Geral, Cardiologia e Cirurgião Cardiovascular.

Jorge Eduardo da Silva Soares Pinto

Professor Associado – Departamento de Clínica Médica – Faculdade de Ciências Médicas – Universidade do Estado do Rio de Janeiro. Serviço de Nutrologia e Diabetes – Hospital Universitário Clementino Fraga Filho – Universidade Federal do Rio de Janeiro. Mestre e Doutor em Medicina – Universidade Federal do Rio de Janeiro. Presidente Sociedade de Terapia Intensiva do Estado do Rio de Janeiro – 2012-2013.

Jorge Luis dos Santos Valiatti

Médico Intensivista titulado pela AMIB, Doutor pela UNIFESP-EPM. Pós-Doutor pela Faculdade de Medicina de Botucatu – UNIESP. Professor do Curso e Medicina da UNIFIPA-FAMECA, SP.

José Mário Meira Teles

Especialista em Medicina Intensiva. Presidente da Associação de Medicina Intensiva Brasileira (AMIB) Gestão 2012/2013. Médico Intensivista da UTI Adulto do Hospital Municipal de Salvador (HMS). Médico Intensivista da UTI 2 do Hospital Geral Ernesto Simões Filho (HGESF).

Julia Falconiere

Médica no Hospital Samaritano Botafogo Rio de Janeiro. Médica na Maternidade Perinatal Barra. Possui especialização em Medicina Intensiva pelo Hospital Samaritano Botafogo e graduação pela Escola de Medicina Souza Marques. Atuou ainda na Estratégia de Saúde da Família e em outros hospitais de referência.

Júlia Tavares Pereira

Especialista em Medicina Intensiva (AMIB) e Médica da UTI do Hospital da Mulher, Salvador, Bahia.

Katyucia Egito de Araújo Urquisa

Residência em Clínica Médica e Medicina Intensiva (UFPB), médica plantonista da UTI Adulto e preceptora do PEMI do Hospital Nossa Senhora das Neves.

Kelson Veras

Mestrado em Doenças Infecciosas e Parasitárias – FIOCRUZ. Residência em Doenças Infecciosas e Parasitárias – UFPI. Título de Medicina Intensiva – AMIB. Médico Intensivista diarista do Hospital de Urgência de Teresina. Editor dos livros "Programa UTI Beira de Leito" e "Manual de Medicina Intensiva". Instrutor dos cursos SEPSE e INFECÇÃO da AMIB. Publicação de capítulos em livros e artigos em periódicos médicos.

Laura Lino Passos Machado

Titulo de Especialista em Cardiologia pela Sociedade Brasileira de Cardiologia. Hospital Pró-Cardíaco, Rio de Janeiro, RJ.

Luis Eduardo Fontes

Centro Universitário Arthur Sá Earp Neto – UNIFASE. Faculdade de Medicina de Petrópolis.

Luísa Pereira Novaes

Especialista em Medicina Intensiva (AMIB) e Médica da UTI do Hospital da Mulher, Salvador, Bahia.

Luiz Paulo Bastos Vasconcelos

Neurologista pelo Hospital das Clínicas da Universidade Federal de Minas Gerais (HC-UFMG). Mestre em Ciências da Saúde pelo Programa de Pós-graduação de Infectologia e Medicina Tropical da UFMG. Neurologista do Hospital Universitário da Universidade Federal de Juiz de Fora – MG (HU-UFJF/EBSERH). Coordenador do Ambulatório de Cefaleias do HU-UFJF/EBSERH.

Marcelo Maia

Coordenador Médico do CTI do Hospital Anchieta Rede KORA DF. Diretoria Executiva da AMIB Presidente 2022/23. Coordenador Regional da Pós Graduação em Medicina Intensiva da AMIB no DF. Mestre em Ciências da Saúde/Escola Superior de Ciências da Saúde. Doutorando em Ciências da Saúde pela Universidade de Brasília.

Marciano de Sousa Nóbrega

Mestrado em Ciências Ambientais e Saúde pela Pontifícia Universidade Católica de Goiás. Título Superior em Anestesiologia – SBA. Título de Especialista em Medicina Intensiva pelo Associação de Medicina Intensiva Brasileira. Médico Anestesiologista do Hospital das Clínicas da Universidade Federal de Goiás.

Marcos Antonio Cavalcanti Gallindo

Médico especialista em Medicina Intensiva. Coordenador da UTI geral do Hospital Agamenon Magalhães, Recife-PE. Médico Diarista da UTI do 6º andar do Edf Egas Moniz no Real Hospital Português e no CTI do Hospital Santa Joana Recife. Membro da Câmara Técnica de Medicina Intensiva do Conselho Regional de Medicina de Pernambuco e da Secretaria de Saúde de Pernambuco. Membro da Comissão de Defesa Profissional da AMIB. Editor chefe da série CMIB – Clínicas de Medicina Intensiva Brasileira da AMIB.

Marcos Lopes de Miranda

Professor Adjunto da Faculdade de Ciências Médicas da Universidade do Estado do Rio de Janeiro. Médico titulado em Medicina Intensiva e Anestesiologia. Especialista em Tratamento da Dor. Mestre e Doutor em Fisiopatologia.

Marcus Antonio Ferez

Mini-Currículo: Coordenador UTI da Hosp Beneficência portuguesa Ribeirão Preto. Especialista em medicina intensiva -Amib. Instrutor Ecotin Amib, Mestre em Clínica med FMRP-USP.

Maria Letícia Ferreira de Sousa Nóbrega

Residência Médica em Pediatria pelo Hospital Materno Infantil de Brasília. Título de especialista em Pediatria pela Sociedade brasileira de Pediatria. Residente de Cardiologia Pediátrica pela Universidade de São Paulo – USP.

Maykon Luis Santini

Anestesiologia do HSPE/IAMSPE. Médico pela Universidade Estadual de Maringá.

Nathalia Chebli

Mestre em ciências da saúde – infectologia e medicina tropical pela Universidade Federal de Minas Gerais (UFMG). Dermatologista especialista pela Sociedade Brasileira de Dermatologia.

Nathália Rodrigues da Silva

Título de especialista em cardiologia pela Sociedade Brasileira de Cardiogia. Hospital Pró-Cardíaco e Casa de Saúde São José – Rio de Janeiro, RJ.

Neymar Elias de Oliveira
Médico intensivista. Diarista da UTI do Hospital de Base de São José do Rio Preto. Preceptor do programa de residencia médica de Medicina Intensiva da FUNFARME/FAMERP.

Paulo César Gottardo
Médico Intensivista Titulado pela AMIB. Mestre em Medicina (Universidade de Lisboa). Doutorando em Health Science (Nova Medical School – Universidade Nova de Lisboa). Coordenador da UTI e do PEMI do Hospital Nossa Senhora das Neves e Professor do Curso de Medicina da FAMENE.

Pedro Henrique Rosa da Silveira
Especialista em medicina intensiva pela AMIB. Médico intensivista rotina do Hospital Brasília unidade Águas Claras. Médico intensivista rotina da UTI do Hospital DF Star, Brasília, DF.

Pedro Túlio Rocha
Nefrologista e Intensivista da Universidade Federal do Rio de Janeiro.

Ricardo Goulart
Professor Associado de Pneumologia – da Faculdade de Medicina da Universidade Federal de Juiz de Fora. Coordenador Médico da UTI do Hospital Universitário da Universidade Federal de Juiz de Fora.

Rodolpho Augusto de Moura Pedro
Especialista em clínica médica e terapia Intensiva pelo Hospital das Clínicas da Faculdade de Medicina da Universidade de São Paulo. Doutor em ciências médicas pela Universidade de São Paulo. Membro do comitê de Gastrointensivismo da AMIB.

Rodrigo Biondi
Médico Intensivista pela AMIB. Coordenador das UTIs Adulto do Hospital Brasília – Lago Sul. Coordenador do Programa de Residência Médica do Hospital Brasília. Membro da BricNet. Mestre em Ciências Médicas pela UnB. Fellow do American College of Critical Care Medicine.

Rodrigo de Sá Figueirêdo Meira Teles
Graduando de Medicina pela Faculdade Zarns, sexto período do curso. Presidente da Liga Acadêmica de Medicina Intensiva da UNIFACS (LAMIN) 2024. Pesquisador voluntario no grupo GEMINI, foco em medicina intensiva. Diretor de educação medica pelo comitê Zarns da International Federation of Medical Students' Associations (IFMSA).

Rogério Ribeiro da Silveira
Mestrado em neurologia – UFF. Título de especialista em neurologia – ABN. Título de especialista em terapia intensiva – AMIB. Membro do comitê da prova de título da AMIB. Instrutor do CITIN, CDME e DOTIN.

Rosane S Goldwasser
Médica intensivista. Doutora em medicina pela UFRJ. Mestre em Medicina pela UFRJ. Coordenadora da pós graduação em medicina intensiva pela AMIB. MBA em gestão pelo IBMEC.

Rui Paulo Jino Moreno
Hospital de São José, Unidade Local de Saúde de São José, Lisboa, Portugal, Faculdade de Ciências Médicas, Nova Medical School, Lisboa, Portugal. Faculdade de Ciências de Saúde, Universidade da Beira Interior, Covilhã, Portugal.

Thiago Lisboa
Médico formado pela Universidade Federal do Rio Grande do Sul (UFRGS), especialista em Medicina Intensiva pela Associação de Medicina Intensiva Brasileira (AMIB), com formação no Hospital de Clinicas de Porto Alegre, Doutor em Ciencias Pneumologicas pela UFRGS. É médico contratado do Serviço de Medicina Intensiva do Hospital de Clínicas de Porto Alegre e da UTI do Hospital Santa Rita, do Complexo Hospitalar Santa Casa em Porto Alegre. Docente do PPG Ciencias Pneumologicas da UFRGS e do PPG de Saúde e Desenvolvimento Humano da Universidade LaSalle. Pesquisador da Brazilian Research on Intensive Care Network (BRICNet), e especialista em Big Data e Data Science pelo Instituto de Informática, da UFRGS.

Vinilton Leandro Ferreira
Cardiologista e Intensivista (titulado pela AMIB), médico plantonista da UTI Adulto e preceptordo PEMI do Hospital Nossa Senhora das Neves.

Vivian Rotman
Medica do Serviço de Hepatologia do HUCFF/UFRJ. Doutora pela Universidade de São Paulo. TE Area de Atuação Hepatologia-SBH e Terapia Intensiva -AMIB.

Sumário

I
Bases Farmacológicas no Paciente Grave

1. Princípios de Farmacocinética   3
Júlia Tavares Pereira
Luísa Pereira Novaes
Dimitri Gusmão Flôres

2. Farmacodinâmica   8
Paulo César Gottardo
Katyucia Egito de Araújo Urquisa
Vinilton Leandro Ferreira

3. Farmacogenômica   15
Paulo César Gottardo
Fabrício Diniz Kleber
Fernanda Franciele da Silva

II
Função Diencefálica e Integração Neurotransmissora

4. Sinapse e Neurotransmissores   21
Luiz Paulo Bastos Vasconcelos

5. Termogênese e Terapia Antitérmica   38
Gerson Luiz de Macedo
Thiago Lisboa
Nathalia Chebli

III
Farmacologia do Sistema Nervoso Autônomo

6. Farmacologia Aplicada ao Sistema Nervoso Simpático: Receptores Adrenérgicos – Agonistas e Antagonistas 49
Paulo César Gottardo
Gerson Macedo
Rui Paulo Jino Moreno
Marcus Antonio Ferez

7. Fármacos que Atuam em Receptores Colinérgicos e Anticolinérgicos na UTI 87
Paulo César Gottardo
Jorge Luis dos Santos Valiatti

8. Farmacologia Aplicada e Interações Medicamentosas dos Bloqueadores Neuromusculares 95
Marciano de Sousa Nóbrega
Maria Letícia Ferreira de Sousa Nóbrega

IV
Farmacologia do Sistema Nervoso Central

9. Farmacologia Aplicada ao Uso de Sedativos e Hipnóticos 105
Maykon Luis Santini
João Manoel Silva Jr.

10. Analgésicos 109
Marcos Lopes de Miranda
Camille de Moura Balarini
Carlos Frederico Panisset Lanhas La Cava

11. Anticonvulsivantes 117
Rogerio Ribeiro da Silveira
Antonio Eiras Falcão
João Augusto Antonial Brasiliense de Almeida

12. Neurolépticos, Delirium e Síndrome Neuroléptica Maligna 124
José Mário Meira Teles
Rodrigo de Sá Figueiredo Meira Teles

13. Farmacologia Aplicada na Hipertensão Intracraniana 129
Cássia Righy Shinotsuka

V
Farmacologia do Aparelho Respiratório

14A. Farmacologia da Broncodilatação na Asma e DPOC Grave 139
PRIMEIRA PARTE: BRONCODILATADORES E CORTICOSTEROIDES
Rosane S. Goldwasser

SEGUNDA PARTE: BRONCODILATADORES INALATÓRIOS EM VENTILAÇÃO MECÂNICA

Bruno do Valle Pinheiro
Jorge Luiz dos Santos Valiatti

VI
Farmacologia do Aparelho Cardiovascular

15A. Fármacos inotrópicos em medicina intensiva   153

Laura Lino
Nathália Rodrigues da Silva
Flavio Eduardo Nácul

15B. Terapia Vasodilatadora na UTI   156

Paulo César Gottardo
Beatriz de Lima Fernandes Gottardo
Rui Paulo Jinó Moreno

15C. Diuréticos   175

Paulo César Gottardo
Rui Paulo Jinó Moreno, MD, PhD
Irla Lavor Camboim

16. Farmacologia dos Antiarrítmicos   208

Henrique Miller Balieiro

VII
Endotélio e Microcirculação

17. Farmacologia Aplicada ao Endotélio e Microcirculação   215
PARTE 1: ENDOTÉLIO E FUNÇÃO/DISFUNÇÃO MICROCIRCULATÓRIA

Gerson Luiz de Macedo

PARTE 2: MANIPULAÇÃO FARMACOLÓGICA DO ÓXIDO NÍTRICO FARMACOLOGIA MICROCIRCULATÓRIA

Pedro Henrique Rosa da Silveira
Rodrigo Santos Biondi

PARTE 3: FARMACOLOGIA APLICADA A HIPERTENSÃO ARTERIAL PULMONAR

Gerson Luiz de Macedo

VIII
Farmacoterapia da Trombose Venosa e Arterial

18A. Utilização de Heparinas na Unidade de Terapia Intensiva   227

Paulo César Gottardo
Jorge Luis dos Santos Valiatti
Rui Paulo Jinó Moreno

xx **Farmacologia** • Aplicada e Interações Medicamentosas em Medicina Intensiva

18B. Anticoagulantes orais diretos   249
Bruno Gonçalves
Cássia Righy

19. Trombolíticos   257
Paulo César Gottardo
Alexandre Jorge de Oliveira Negri
Fátima Elizabeth Fonseca de Oliveira Negri
Rui Paulo Jinó Moreno

20. Farmacoterapia Antiplaquetária   270
Paulo César Gottardo
Rui Paulo Jinó Moreno
Neymar Elias de Oliveira
John Allexander de Oliveira Freitas

IX
Farmacologia do Trato Gastrointestinal

21. Farmacologia da Secreção Ácido-Gástrica e Distúrbios da Motilidade Gastrointestinal   313
Rodolpho Augusto de Moura Pedro

22. Microbioma, Disbiose, Probióticos e Transplante Fecal   317
Luis Eduardo Fontes

X
Terapia Antimicrobiana no Paciente Crítico

23. Terapia Antimicrobiana no Paciente Crítico   323
PRIMEIRA PARTE: FARMACOLOGIA APLICADA A MICRORGANISMOS PATOGÊNICOS
Gerson Luiz de Macedo
Kelson Veras
SEGUNDA PARTE: FARMACOLOGIA APLICADA AOS MICRORGANISMOS MULTIRRESISTENTES
Gerson Luiz de Macedo
Marcelo Maia
TERCEIRA PARTE: MULTIRRESISTENTES-NOVOS HORIZONTES
Marcelo Maia
QUARTA PARTE: FARMACOLOGIA APLICADA AO MANEJO DA SEPSE: PARTICULARIDADES E AJUSTES
Paulo César Gottardo
Andréia Cristina Fumagalli Cainelli
Élbia Assis Wanderley

24. Terapia Antifúngica   351
André Miguel Japiassú
Gerson Luiz de Macedo
Frederico Bruzzi

XI
Farmacologia dos Hormônios

25. Farmacologia dos Hormônios 363
Jorge Eduardo S. Soares Pinto

26. Glicocorticoides e Mineralocorticoides 367
Brenno Cardoso Gomes

27. Pâncreas, Insulina e Disglicemias 372
Erika Lawall Lopes Ramos

XII
Interações Medicamentosas e Princípios de Toxicologia

28. Farmacoterapia e Toxicidade Renal 379
Pedro Tulio Rocha

29. Fármacos, Interações medicamentosas e Neurotoxicidade 384
Marcos Gallindo

30. Fármacos, Interações Medicamentosas e Hepatotoxicidade 387
Vivian Rotman
Júlia Falconiere Paredes Ramalho

31. Farmacologia aplicada ao paciente geriátrico 392
Aparecida Carmem de Oliveira
Joaquim d'Almeida

XIII
Infusões

32. Medicamentos Utilizados em Medicina Intensiva 399
Ana Elisa Oliveira Guimarães
Gerson Luiz de Macedo
Paulo César Gottardo

PARTE II: ANTIMICROBIANOS EM MEDICINA INTENSIVA 406
Achilles Rohlfs Barbosa
Gerson Luiz de Macedo
Paulo César Gottardo

PARTE III: ANTIFÚNGICOS EM MEDICINA INTENSIVA   **409**

Ana Elisa Oliveira Guimarães

Gerson Luiz de Macedo

André Miguel Japiassú

33. Hipodermóclise em Cuidados Paliativos na Unidade de Terapia Intensiva   **410**

Daniel Felgueiras Rolo

Paulo César Gottardo

I

Bases Farmacológicas
no Paciente Grave

Princípios de Farmacocinética

Júlia Tavares Pereira • Luísa Pereira Novaes • Dimitri Gusmão Flôres

OBJETIVOS

- Entender os princípios de farmacocinética.
- Introduzir alguns princípios de farmacodinâmica
- Utilizar os conceitos de farmacocinética/farmacodinâmica (PK/PD) para ajuste de dose de medicações, particularmente no paciente crítico.

INTRODUÇÃO

A farmacocinética é o estudo do movimento de um fármaco através das estruturas do corpo e sua disponibilidade nos sítios de ação. As principais características que determinam esse comportamento são o tamanho molecular, a forma estrutural, o grau de ionização, a lipossolubilidade e o grau de ligação a proteínas séricas e teciduais. Já a farmacodinâmica é o estudo dos efeitos bioquímicos e fisiológicos dos fármacos e seus mecanismos de ação.

O transporte das moléculas através dos tecidos pode ser ativo ou passivo. No transporte passivo, a molécula do fármaco penetra habitualmente por difusão na bicamada lipídica. Tal transferência é diretamente proporcional à magnitude do gradiente de concentração através da membrana, à lipossolubilidade do fármaco e à área da membrana disponível para o transporte. Desta forma, quanto maior o grau de ionização do medicamento, maior a dificuldade de atravessar a membrana lipídica. A depender do gradiente eletroquímico e das diferenças de concentração de prótons através da membrana, este transporte necessita, muitas vezes, do consumo ativo de energia.

Desta forma, é fácil entender como a farmacocinética de drogas sofre impacto relevante no paciente grave. Considerando um conjunto de intervenções que habitualmente são realizadas no paciente crítico, como administração de fluido e vasopressores, somado com a resposta inflamatória, no mínimo dois princípios da farmacocinética são impactados: volume de distribuição e *clearance* de drogas.

Neste capítulo, usaremos principalmente exemplos com o uso de antibióticos para ilustrar os principais conceitos da farmacocinética no paciente grave.

CONCEITOS IMPORTANTES DE FARMACOCINÉTICA

Absorção

Absorção é o movimento de uma droga do seu local de administração para o compartimento central. As principais vias de administração, com efeito sistêmico, são intravenosa, intramuscular, enteral, sublingual, transdérmica e subcutânea. Cada uma dessas vias têm suas particularidades, indicações, com vantagens e desvantagens inerentes a elas. A via intravenosa é a mais utilizada em pacientes críticos, pois oferece maior garantia que a dose ofertada atingirá o alvo estabelecido, além da maior rapidez com que a droga chega até o alvo. Pacientes com edema generalizado e má perfusão periférica, por exemplo, terão absorção subcutânea e enteral muito precárias, com dificuldade extrema de ajuste de dose e de garantia de que o efeito desejado será concretizado. No entanto, as vias enteral e subcutânea também são utilizadas com frequência, principalmente em pacientes mais estáveis, em resolução das disfunções orgânicas; são menos invasivas e não expõem ao risco de infecção de corrente sanguínea. A despeito dessas vantagens, em pacientes mais graves, que necessitam muitas vezes de efeito imediato, podem ter uso restrito.

Importante considerar que a absorção no paciente grave está frequentemente comprometida. Situações como diminuição da peristalse, dano na mucosa intestinal devido à hipoperfusão sistêmica ou regional, flutuação do pH gástrico e comprometimento da arquitetura entérica são exemplos de situações que podem contribuir para diminuir a absorção de drogas.

Biodisponibilidade

Biodisponibilidade é um termo usado para indicar a porcentagem da dose da droga que alcança o sítio de ação.

Bioequivalência

Os medicamentos são considerados bioequivalentes se contiverem os mesmos ingredientes ativos e forem idênticos em força, concentração, forma de dosagem e via de administração.

Volume de distribuição

O volume de distribuição (V) relaciona a quantidade de droga no corpo à concentração de droga (C) no sangue ou plasma, dependendo do fluido medido. V = quantidade de droga no corpo/C. O volume de distribuição de um fármaco reflete, portanto, até que ponto ele está presente nos tecidos extravasculares e não no plasma; quanto maior o volume de distribuição, maior a presença nos tecidos extravasculares. Algumas condições podem interferir de maneira significativa no volume de distribuição. Quanto maior a lipossolubilidade, por exemplo, maior o volume de distribuição. Isto acontece porque quando há uma lipossolubilidade mais elevada, uma maior quantidade do fármaco poderá atravessar a camada bilipídica da membrana plasmática e ficar retido no ambiente intracelular.

No paciente crítico, o aumento da permeabilidade vascular somado ao edema, achado frequentemente encontrado na sepse, aumenta o volume de distribuição de drogas. Esta observação é particularmente mais evidente na fase inicial do quadro grave, quando o paciente recebe um volume maior de fluidos e vasopressores. Estes deslocamentos de fluidos, como ocorre na sepse, por perda da barreira capilar, com aumento da permeabilidade periférica, assim como derrames pleurais, coleções intra-abdominais, obesidade e usos de circuitos extracorpóreos (ECMO, diálise, etc.), também podem levar a aumento do volume de distribuição para compostos hidrofílicos.

Outra situação comum no doente crítico, que pode impactar no volume de distribuição de drogas, é hipoalbuminemia. Drogas que são altamente ligadas a albumina, como ceftriaxona, tem o seu volume de distribuição aumentado, o que pode determinar uma menor concentração sérica da droga.

Clearance (depuração)

É a medida da eficiência do corpo na eliminação de drogas da circulação sistêmica. As drogas são eliminadas do corpo inalteradas pelo processo de excreção ou convertidas em metabólitos. Os órgãos excretores descartam compostos polares mais eficientemente do que substâncias com alta lipossolubilidade. Os fármacos lipossolúveis, portanto, não são facilmente eliminados até serem metabolizados em compostos mais polares. O rim é o órgão mais importante neste processo.

Algumas condições podem alterar esse processo de depuração, principalmente em pacientes com gravidade elevada. Na lesão renal aguda, por exemplo, pode haver comprometimento significativo da exceção de drogas, sendo necessário, muitas vezes, ajustes na posologia. Em contrapartida, algumas situações podem acarretar aumento do *clearance* renal, tais como sepse,

pós-operatório, politrauma e queimaduras, principalmente naqueles pacientes mais jovens (<50 anos), com menor quantidade de disfunções orgânicas (escore SOFA ≤4). Nos pacientes que apresentam sepse, o débito cardíaco aumentado parece estar associado ao aumento concomitante da depuração renal. Esta situação é chamada de aumento do *clearance* renal (ACR) que pode comprometer a eficiência do tratamento com antibiótico, principalmente com medicações hidrofílicas, que são primariamente depuradas no rim.

Por outro lado, durante a terapia de substituição renal, a depuração dependerá de fatores específicos da diálise. O *clearance* é um parâmetro farmacocinético muito importante, pois é essencial na definição dos intervalos e das doses dos fármacos e na prevenção de toxicidade medicamentosa relacionada a hiperdosagens.

Meia-vida

A meia-vida é o tempo que leva para a concentração de plasma ser reduzida em 50%. Apresenta correlação direta com a metabolização e o *clearance* da droga.

PK/PD

Os modelos de PK/PD têm sido de grande valia no entendimento da farmacocinética e da farmacodinâmica. Estes avanços têm permitido a otimização nas dosagens das medicações, inclusive daquelas ainda em fase de estudo. A aplicabilidade dos modelos de PK/PD baseia-se na previsão do comportamento de cada medicação, usando informações prévias de estudos *in vitro* e *in vivo*. As doses necessárias para qualquer medicamento são estabelecidas pelas concentrações almejadas no sítio de ação para o objetivo que se deseja. No caso de antibióticos, por exemplo, a meta é uma concentração no sítio de infecção segundo a suscetibilidade do patógeno, para que ocorra a ação bactericida. Utilizando os modelos de PK/PD, estas doses podem ser melhor geridas, garantido o propósito desejado, às custas de menor exposição a efeitos adversos. Desta forma, o PK/PD fornecerá a provável dose que irá garantir atividade antibiótica máxima, com um determinado intervalo entre elas.

Estes modelos são expressões matemáticas que traduzem o que é visto na prática, no comportamento das medicações. As informações farmacocinéticas (concentração relacionada a uma dose num espaço de tempo definido) e farmacodinâmicas (efeito da droga relacionado a uma determinada concentração) são avaliadas em conjunto. Desta, forma, com a união destas informações, é possível prever o comportamento da droga, no que diz respeito ao seu efeito (Figura 1.1). Existem diversos modelos para se avaliar o PK/PD: o protótipo mais utilizado é o baseado no efeito máximo (Emax). Dispomos da seguinte fórmula:

$$E = Emax \times C/EC50 + C.$$

Sendo E o efeito do fármaco para uma determinada concentração em seu estado de equilíbrio (C), Emax é o efeito máximo em altas concentrações de fármaco, quando todos os receptores são ocupados e EC50 é a concentração do fármaco necessária para fornecer metade do efeito máximo. A fórmula descrita acima é uma forma simples de se analisar as características farmacocinéticas/farmacodinâmicas. No entanto, às vezes, expressões mais complexas são necessárias para explicar os efeitos observados. No caso dos antibióticos, por exemplo, o efeito máximo que se almeja é o efeito bactericida. Porém, para se atingir esse efeito, os antibióticos não se comportam de uma maneira uniforme, do ponto de vista farmacodinâmico. Desta forma, a análise do PK/PD em cada classe pode variar, sendo algumas mais susceptíveis a uma concentração máxima mais elevada e outros mais susceptíveis a um tempo maior de concentração sérica acima da Concentração Inibitória Mínima (MIC):

f T> MIC: tempo no intervalo de dosagem em que a concentração livre (não ligada) do antibiótico no plasma excede a Concentração Inibitória Mínima (MIC) da bactéria.

Cmax/MIC: relação entre o pico de concentração e o MIC da bactéria.

AUC0-24/MIC: razão entre a área sob a curva de concentração-tempo durante um período de 24h e a MIC das bactérias.

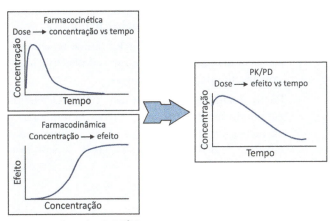

Figura 1.1 – Conceito de PK/PD

Cmax/MIC

O grau de atividade bactericida irá depender da interação entre o fármaco e o MIC. Nos aminoglicosídeos, a variável Cmax/MIC é o principal fator a determinar o efeito bactericida. Valores de Cmax/MIC acima de 10 acarretam um percentual elevado de resolução da resposta inflamatória. Isso significa que, se os pacientes receberem uma dose elevada, para obter concentrações de pico muito altas, a probabilidade de um bom resultado será maximizada.

AUC/MIC

Vários estudos mostraram que AUC/MIC é bom preditor de resposta a fluoroquinolonas. Isto já foi estudado e comprovado em algumas classes de bactérias (*Escherichia coli, Pseudomonas aeruginosa, Streptococcus pneumoniae*) e nas pneumonias nosocomiais em geral. No entanto, cada uma dessas bactérias apresenta um limiar diferente de AUC:MIC para as fluoroquinolonas.

f T > MIC

Os antibióticos betalactâmicos agem inibindo a síntese da camada de peptidoglicano da parede celular das bactérias. Devido a este mecanismo de ação, o efeito bactericida que acarretam geralmente não perdura ao longo do tempo, nos períodos entre as doses, quando a concentração sérica é inferior ao MIC. Desta forma, eles geralmente apresentam um padrão de comportamento farmacodinâmico que atinge o máximo efeito quando permanecem o maior tempo possível com concentração sérica acima do MIC. Este limiar para o efeito bactericida geralmente é 50%. Medidas que aumentem a fração de tempo acima do MIC, portanto, são mais importantes que medidas que aumentem a concentração máxima da droga. Uma das estratégias que foi testada neste intuito foi aumentar o tempo de infusão, que de fato aumentou a f T > MIC em voluntários sadios. Em pacientes críticos, com diagnóstico de sepse, a infusão contínua de betalactâmicos também se mostrou mais efetiva em manter uma concentração sérica acima do MIC. No entanto, apesar da elevada plausibilidade de benefício, sem risco, nem grandes custos associados, o impacto clínico dessa mudança na infusão é controverso. O maior estudo que avaliou esta intervenção, o BLING II realizado pela ANZICS em 2015, não mostrou qualquer impacto em desfechos clínicos. No entanto, uma metanálise publicada no ano seguinte, que incluiu este estudo mostrou maior percentual de cura e menor mortalidade.

A **Tabela 1.1** mostra a classificação do comportamento farmacodinâmico de outras classes de antibióticos.

Particularidades nos pacientes críticos

Muitos fatores interferem na farmacocinética e na farmacodinâmica das drogas em pacientes em estado crítico. Estes pacientes estão mais propensos a desenvolver infecções por germes multirresistente e a apresentarem estado de imunossupressão. Estas são situações que podem modificar as características farmacodinâmicas, com necessidade, muitas vezes, de doses mais elevadas do fármaco. Além disso, estes pacientes, devido ao edema, à fluidoterapia, às coleções líquidas (ascite, derrame pleural, etc.), podem apresentar um aumento do volume de distribuição, com consequente redução da concentração sérica não ligada a proteínas, que é a fração ativa do fármaco.

Nos pacientes críticos, algumas situações clínicas podem interferir no *clearance* renal, acarretando tanto aumento (trauma, queimaduras, condição hiperdinâmica da fase precoce da sepse, uso de drogas hemodinamicamente ativas), quanto redução (insuficiência renal, desgaste muscular, pacientes acamados). Os parâmetros que dispomos hoje para avaliar este *clearance* renal ainda são precários. A creatinina, a mais utilizada

Tabela 1.1. Parâmetros farmacodinâmicos de antimicrobianos preditivos de desfechos terapêuticos

Parâmetro correlacionado com eficácia	Cmáx:MIC	AUC:MIC	T>MIC
Exemplos	Aminoglicosídeos Fluoroquinolonas	Azitromicina Fluoroquinolonas Cetolídeos Linezolida Daptomicina	Carbapenêmicos Cefalosporinas Macrolídeos Penicilinas
Morte do organismo	Concentração-dependente	Concentração-dependente	Tempo-dependente
Objetivo terapêutico	Maximizar a exposição	Maximizar a exposição	Otimizar a duração da exposição

para este fim, é um exame que indica a função renal de maneira tardia, já que depende do acúmulo deste metabólito no sangue. Além disso, ela depende diretamente da massa muscular do indivíduo, o que pode gerar dificuldade na interpretação dos resultados. Quando o *clearance* renal encontra-se elevado, por exemplo, torna-se difícil dar este diagnóstico com precisão, para se realizar os ajustes necessários nas medicações utilizadas.

Os pacientes críticos, muitas vezes, apresentam lesão renal aguda e necessitam de terapia de substituição renal. As moléculas podem ser transportadas através da membrana de diálise por difusão, ultrafiltração, adsorção e convecção. Existem diversos tipos de terapia dialítica e cada um deles age de uma maneira diferente na farmacocinética das drogas. O *clearance* do fármaco pode variar conforme o fluxo de sangue, com a dose da diálise, com o local de infusão do fluido de reposição (pré ou pós-diluição) e com as características da membrana. Em geral, existe uma tendência de subdosagem de antibióticos em pacientes críticos que utilizam terapia dialítica. Além de todos estes fatores, a dose varia bastante de centro para centro e também entre os estudos, tornando-se muito difícil criar diretrizes que unifiquem essas condutas.

CONCLUSÃO

A farmacocinética desempenha um papel crucial na administração de medicamentos em pacientes críticos, influenciando significativamente a eficácia e a segurança das terapias. Para compreender as particularidades de cada medicação e como aplicar esse conhecimento para personalizar e adequar as terapias no doente crítico, é necessário o entendimento dos pontos-chave deste capítulo:

- **Absorção**: O processo pelo qual os fármacos se movem do local de administração para o compartimento central, com foco nas diferentes vias de administração e suas implicações em pacientes críticos.
- **Biodisponibilidade**: A proporção da dose de fármaco que atinge o sítio de ação efetivo.
- **Bioequivalência**: A equivalência entre medicamentos que contêm os mesmos ingredientes ativos, força, concentração, forma de dosagem e via de administração.

- **Volume de Distribuição**: A relação entre a quantidade de fármaco no corpo e sua concentração no plasma, e como fatores como lipossolubilidade, permeabilidade vascular e condições clínicas, como sepse e hipoalbuminemia, influenciam esse volume.
- ***Clearance***: A eficiência com que o corpo elimina os fármacos, destacando as variações causadas por lesão renal aguda e sepse, e a necessidade de ajustes na dosagem.
- **Meia-vida**: O tempo necessário para que a concentração do fármaco no plasma seja reduzida à metade, e sua relação com a metabolização e o *clearance*.
- **PK/PD**: A aplicação dos modelos farmacocinéticos e farmacodinâmicos para otimizar as dosagens e intervalo de administração das drogas.
- **Particularidades no Pacientes Crítico**: Os efeitos das condições clínicas, como edema, fluidoterapia e alterações no *clearance* renal, na farmacocinética dos fármacos, e o impacto das terapias de substituição renal.

LISTA DE SIGLAS

- **PK/PD**: Farmacocinética e Farmacodinâmica
- **MIC**: Concentração Inibitória Mínima
- **V**: Volume de Distribuição
- **ACR**: Aumento do *Clearance* Renal
- **AUC**: Área Sob a Curva
- **Emax**: Efeito Máximo
- **SOFA**: *Sequential Organ Failure Assessment*
- **ECMO**: *Extracorporeal Membrane Oxygenation*

BIBLIOGRAFIA

1. Roger C. Understanding antimicrobial pharmacokinetics in critically ill patients to optimize antimicrobial therapy: A narrative review. J Intensive Med. 2024 Feb 29;4(3):287-298.
2. Goodman LS, Brunton LL, Chabner B, Knollmann BrC. Goodman & Gilman's pharmacological basis of therapeutics. 13rd ed. New York: McGraw-Hill; 2018

3. Póvoa P, Moniz P, Pereira JG, Coelho L. Optimizing Antimicrobial Drug Dosing in Critically Ill Patients. Microorganisms. 2021 Jun 28;9(7):1401.

4. Shi AX, Qu Q, Zhuang HH, Teng XQ, Xu WX, Liu YP, Xiao YW, Qu J. Individualized antibiotic dosage regimens for patients with augmented renal clearance. Front Pharmacol. 2023

5. Hoff BM, Maker JH, Dager WE, Heintz BH. Antibiotic Dosing for Critically Ill Adult Patients Receiving Intermittent Hemodialysis, Prolonged Intermittent Renal Replacement Therapy, and Continuous Renal Replacement Therapy: An Update. Ann Pharmacother. 2020 Jan;54(1):43-55.

6. Sanz Codina M, Zeitlinger M. Biomarkers Predicting Tissue Pharmacokinetics of Antimicrobials in Sepsis: A Review. Clin Pharmacokinet. 2022 May;61(5):593-617.

7. Dulhunty JM, Roberts JA, Davis JS, Webb SA, Bellomo R, Gomersall C, Shirwadkar C, Eastwood GM, Myburgh J, Paterson DL, Starr T, Paul SK, Lipman J; BLING II Investigators for the ANZICS Clinical Trials Group *. A Multicenter Randomized Trial of Continuous versus Intermittent β-Lactam Infusion in Severe Sepsis. Am J Respir Crit Care Med. 2015 Dec 1;192(11):1298-305.

8. Dulhunty JM, Brett SJ, De Waele JJ, Rajbhandari D, Billot L, Cotta MO, Davis JS, Finfer S, Hammond NE, Knowles S, Liu X, McGuinness S, Mysore J, Paterson DL, Peake S, Rhodes A, Roberts JA, Roger C, Shirwadkar C, Starr T, Taylor C, Myburgh JA, Lipman J; BLING III Study Investigators. Continuous vs Intermittent β-Lactam Antibiotic Infusions in Critically Ill Patients With Sepsis: The BLING III Randomized Clinical Trial. JAMA. 2024 Aug 27;332(8):629-637.

9. Abdul-Aziz MH, Hammond NE, Brett SJ, Cotta MO, De Waele JJ, Devaux A, Di Tanna GL, Dulhunty JM, Elkady H, Eriksson L, Hasan MS, Khan AB, Lipman J, Liu X, Monti G, Myburgh J, Novy E, Omar S, Rajbhandari D, Roger C, Sjövall F, Zaghi I, Zangrillo A, Delaney A, Roberts JA. Prolonged vs Intermittent Infusions of β-Lactam Antibiotics in Adults With Sepsis or Septic Shock: A Systematic Review and Meta-Analysis. JAMA. 2024 Aug 27;332(8):638-648.

10. Nicolau DP. Optimizing outcomes with antimicrobial therapy through pharmacodynamic profiling. J Infect Chemother. 2003;9(4):292-6.

11. Mattoes HM, Banevicius M, Li D, Turley C, Xuan D, Nightingale CH, et al. Pharmacodynamic assessment of gatifloxacin against Streptococcus pneumoniae. Antimicrob Agents Chemother. 2001;45(7):2092-7.

12. Taccone FS, Hites M, Beumier M, Scolletta S, Jacobs F. Appropriate antibiotic dosage levels in the treatment of severe sepsis and septic shock. Curr Infect Dis Rep. 2011 Oct;13(5):406-15.

13. Yang Y, Wang Y, Zeng W, Zhou J, Xu M, Lan Y, Liu L, Shen J, Zhang C, He Q. Physiologically-based pharmacokinetic/pharmacodynamic modeling of meropenem in critically ill patients. Sci Rep. 2024 Aug 20;14(1):19269.

14. Dulhunty JM, Roberts JA, Davis JS, Webb SA, Bellomo R, Gomersall C, et al. Continuous infusion of beta-lactam antibiotics in severe sepsis: a multicenter double-blind, randomized controlled trial. Clin Infect Dis. 2013;56(2):236-44.

2

Farmacodinâmica

Paulo César Gottardo • Katyucia Egito de Araújo Urquisa • Vinilton Leandro Ferreira

INTRODUÇÃO

A farmacodinâmica é a ciência que investiga como os fármacos exercem seus efeitos sobre o organismo, por meio de interações com alvos biológicos, como receptores, enzimas e canais iônicos. Essa ciência examina as respostas bioquímicas e fisiológicas dos fármacos, bem como a relação entre a concentração de um fármaco e o efeito terapêutico ou tóxico resultante. Em ambientes de terapia intensiva, onde a função fisiológica dos pacientes pode estar severamente comprometida, a compreensão da farmacodinâmica é essencial para ajustar doses de medicamentos, garantindo a máxima eficácia com segurança.

O avanço das ciências biomoleculares, como a biologia molecular e a farmacogenética, bem como o desenvolvimento de modelos farmacocinéticos-farmacodinâmicos (PK/PD), tem permitido a personalização crescente das terapias medicamentosas, especialmente em pacientes críticos. Modelos PK/PD são ferramentas importantes para prever como os medicamentos se comportarão em diferentes condições fisiológicas, integrando a farmacocinética (movimento dos fármacos no corpo) e a farmacodinâmica (efeito dos fármacos no organismo). Esses modelos são fundamentais para a otimização da terapia em UTIs, onde a variabilidade interindividual é alta.

A **Figura 2.1.** ilustra as etapas envolvidas nos processos de farmacocinética e de farmacodinâmica, demonstrando a correlação entre as mesmas para o efeito final de cada fármaco.

RECEPTORES E MECANISMOS DE AÇÃO

Os fármacos interagem principalmente com receptores específicos no organismo para exercer seus efeitos terapêuticos

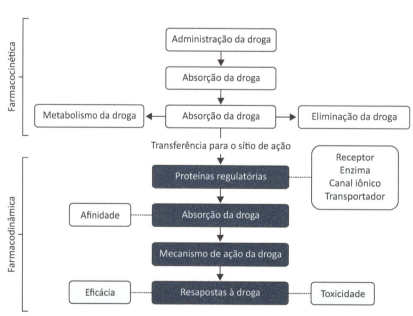

Figura 2.1. – Farmacocinética (PK) e Farmacodinâmica (PD): processo sequencial iniciado com a administração do fármaco até sua resposta final, a qual pode inferir em uma resposta alvo (denotando sua eficácia), contudo também pode determinar com sua ação efeitos tóxicos ao organismo (toxicidade).

ou tóxicos. A compreensão dos diferentes tipos de receptores é essencial para ajustar a farmacoterapia de forma precisa.

- **Receptores ligados a canais iônicos**: Esses receptores permitem o fluxo de íons através da membrana celular, regulando a excitabilidade das células. O receptor nicotínico de acetilcolina é um exemplo clássico, facilitando a entrada de íons sódio, promovendo a despolarização celular e resultando na contração muscular. Em UTIs, bloqueadores neuromusculares, como a succinilcolina, são usados para bloquear esses receptores e facilitar a ventilação mecânica.

- **Receptores acoplados à proteína G (GPCRs)**: Representam uma das maiores classes de receptores envolvidos em diversas funções fisiológicas, como a regulação cardiovascular e a transmissão de sinais de neurotransmissores. Quando ativados, esses receptores desencadeiam uma cascata de sinalização intracelular, ativando proteínas G que modulam a atividade enzimática e canais iônicos, resultando na produção de segundos mensageiros como AMPc e GMPc. Receptores β-adrenérgicos, por exemplo, são alvos de fármacos como a dobutamina, amplamente usada para aumentar a contratilidade cardíaca em casos de choque cardiogênico.

- **Receptores ligados a enzimas**: Esses receptores controlam a fosforilação de proteínas intracelulares, desencadeando respostas celulares variadas. O receptor de insulina é um exemplo desse tipo, essencial para o controle glicêmico rigoroso em UTIs, principalmente em pacientes com resistência à insulina ou hiperglicemia induzida por estresse. O ajuste dinâmico da terapia com insulina é feito utilizando modelos PK/PD.

- **Receptores nucleares**: Localizados no núcleo celular, esses receptores modulam diretamente a expressão gênica em resposta a ligantes lipossolúveis, como os hormônios esteroides. Em UTIs, corticosteroides como a dexametasona são amplamente utilizados para suprimir respostas inflamatórias, especialmente em pacientes com choque séptico ou síndrome do desconforto respiratório agudo (SDRA).

Os moduladores alostéricos são outra classe importante de compostos que podem influenciar a resposta de receptores sem ativá-los diretamente. Benzodiazepínicos, como o midazolam, são moduladores alostéricos dos receptores GABA, aumentando a eficácia do neurotransmissor GABA e proporcionando sedação, controle da ansiedade e relaxamento muscular.

A **Figura 2.2.** ilustra diferentes tipos de receptores e seu mecanismo de ação a partir da sua interação com as drogas específicas.

AGONISTAS, ANTAGONISTAS E MODULADORES ALOSTÉRICOS

Os fármacos interagem de maneiras distintas com os receptores, resultando em diferentes efeitos biológicos.

- **Agonistas completos**: Ligam-se aos receptores e ativam completamente as vias de sinalização, promovendo uma resposta máxima. A adrenalina, por exemplo, age sobre os receptores β-adrenérgicos para aumentar a contratilidade cardíaca e a pressão arterial, sendo amplamente utilizada em emergências cardiovasculares, como parada cardíaca e choque anafilático.

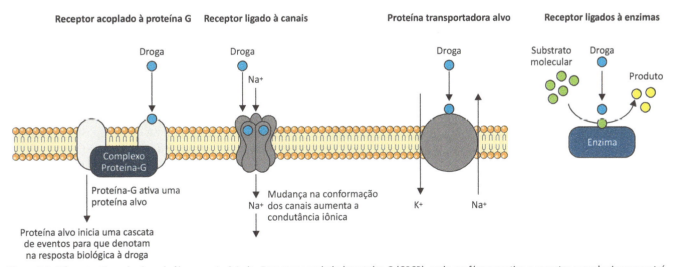

Figura 2.2. Diferentes tipos de alvos de fármacos, incluindo: Receptor acoplado à proteína G (GPCR), onde um fármaco ativa o receptor, o qual aciona a proteína G. Esta, por sua vez, ativa uma proteína-alvo, que desencadeia uma série de eventos biológicos, resultando em uma resposta fisiológica. Receptor ligado a canal iônico, onde um fármaco provoca uma mudança conformacional no canal, permitindo a entrada de íons (neste caso, Na+), o que aumenta a condutância iônica da célula. Proteína de transporte como alvo de fármacos, onde o fármaco se liga a uma proteína de transporte, regulando a troca de íons (neste exemplo, Na+ e K+) através da membrana celular, modificando a homeostase iônica. Diferentes tipos de alvos de fármacos, incluindo: Enzima como alvo de fármacos: O fármaco atua inibindo ou modulando a atividade enzimática, impedindo a conversão de substratos em produtos, interferindo no processo bioquímico. Cada um desses mecanismos desempenha um papel importante na farmacodinâmica dos medicamentos e na resposta terapêutica.

- **Agonistas parciais**: Ativam os receptores, mas geram uma resposta biológica menor em comparação com um agonista completo. A buprenorfina, por exemplo, é um agonista parcial dos receptores opioides, proporcionando analgesia com menor risco de depressão respiratória, o que a torna especialmente útil em cenários de terapia intensiva.
- **Antagonistas**: Ligam-se aos receptores sem ativá-los, bloqueando a ação dos agonistas. O naloxone, um antagonista dos receptores opioides, é utilizado para reverter overdoses de opioides, bloqueando os efeitos da morfina e de outros opioides.
- **Moduladores alostéricos**: Ligam-se a locais diferentes nos receptores e modulam a resposta do receptor ao agonista. Benzodiazepínicos, como o diazepam, são moduladores alostéricos dos receptores GABA, aumentando a eficácia do GABA e, portanto, oferecendo sedação controlada.

Essas diferentes interações fármaco-receptor são fundamentais para ajustar terapias em pacientes críticos, onde é necessário equilibrar os efeitos desejados com a minimização de efeitos adversos. A **Figura 2.3.** ilustra essas diferentes formas de interação.

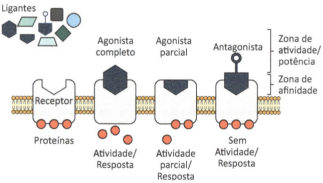

Figura 2.3. Representação esquemática do conceito de receptor. Esta figura ilustra o conceito de receptores e a interação com ligantes específicos: Ligantes: Variam em forma e podem atuar como agonistas completos, agonistas parciais ou antagonistas. Receptor: Os ligantes se ligam a receptores na membrana celular, gerando diferentes respostas biológicas. Agonista completo: Ativa totalmente o receptor, gerando uma resposta máxima (atividade completa). Agonista parcial: Ativa parcialmente o receptor, produzindo uma resposta incompleta (atividade parcial). Antagonista: Liga-se ao receptor, mas não ativa, bloqueando a ação de outros ligantes, sem gerar resposta. A figura também representa as zonas de afinidade e atividade/potência, que descrevem a eficácia com que um ligante se liga ao receptor e gera uma resposta.

CURVAS DOSE-RESPOSTA E PARÂMETROS DE EFICÁCIA

A relação entre a dose de um fármaco e a magnitude da resposta biológica resultante é geralmente representada por uma curva dose-resposta sigmoide. Essa curva revela dois parâmetros cruciais:

- **Eficácia (Emax)**: Refere-se ao efeito terapêutico máximo que um fármaco pode produzir. Agonistas completos, como a adrenalina, atingem o Emax, enquanto agonistas parciais, como a buprenorfina, produzem uma resposta submáxima.
- **Potência (EC50)**: Refere-se à concentração necessária para produzir 50% do efeito máximo. Fármacos mais potentes, como o midazolam, requerem doses menores para atingir o mesmo efeito terapêutico, o que é crucial no ajuste de sedativos e analgésicos em UTIs, onde doses inadequadas podem resultar em complicações graves.

A **Figura 2.4.** ilustra a curva dose-resposta em estado de equilíbrio, que demonstra a relação entre a dose de um medicamento e seu efeito terapêutico. À medida que a dose aumenta, o efeito do fármaco também cresce até atingir um platô, onde doses adicionais não aumentam significativamente a resposta terapêutica, mas podem elevar o risco de efeitos adversos. Essa curva é essencial para entender os parâmetros de eficácia e segurança de um medicamento, permitindo ajustar doses para maximizar os benefícios terapêuticos enquanto se minimizam os riscos de toxicidade.

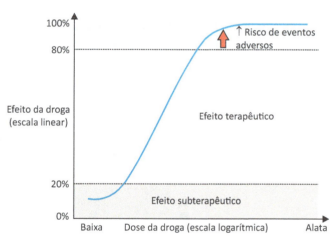

Figura 2.4. Curva Dose-Resposta em Estado de Equilíbrio

A **Figura 2.5.** apresenta curvas dose-resposta que ilustram os efeitos benéficos e adversos de um fármaco, destacando a importância do índice terapêutico. O gráfico demonstra a relação entre a dose e a resposta, mostrando a dose mínima eficaz (limiar de efeito) e a dose máxima tolerada. A curva vermelha representa o efeito benéfico do fármaco, com o valor ED50 = 0,1, que corresponde à dose necessária para obter 50% do efeito terapêutico máximo. A curva azul, por outro lado, mostra os efeitos adversos, com ED50 = 10. O índice terapêutico (representado no gráfico como 100) reflete a segurança do fármaco, sendo maior para medicamentos onde a dose que causa efeitos adversos é muito superior à dose que gera o benefício terapêutico.

A **Figura 2.6.** apresenta curvas dose-resposta que ilustram os conceitos de potência, eficácia e a janela terapêutica. Na parte

Capítulo 2 • Farmacodinâmica   11

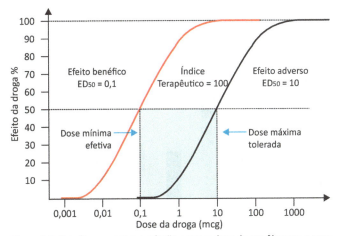

Figura 2.5. Esta figura mostra a relação entre a dose de um fármaco e seus efeitos benéficos (em vermelho) e adversos (em azul). O índice terapêutico (100) reflete a diferença entre a dose que provoca o efeito terapêutico (ED50 = 0,1) e a dose que causa efeitos adversos (ED50 = 10). A dose mínima eficaz é a menor quantidade que gera um efeito terapêutico, enquanto a dose máxima tolerada é o limite antes de efeitos adversos significativos.

esquerda da figura, vemos que a curva A representa um fármaco de alta potência, que atinge efeitos com doses mais baixas, enquanto a curva C demonstra um fármaco de menor eficácia, mesmo com aumento da dose. À direita, a curva dose-resposta é usada para mostrar a relação entre a dose eficaz (ED50), a dose letal (LD50) e a janela terapêutica, que corresponde à margem de segurança entre a dose terapêutica e a dose que pode causar efeitos adversos severos. Fármacos com uma janela terapêutica ampla oferecem maior segurança clínica, enquanto aqueles com uma janela estreita requerem maior monitoramento.

A **Figura 2.7.** apresenta duas situações distintas relacionadas à resposta farmacológica com base na dose do fármaco: a tolerância e a sensibilização. Com o uso repetido de um medicamento, o paciente pode desenvolver tolerância, o que exige doses cada vez maiores para alcançar o mesmo efeito terapêutico. Em contraste, pode ocorrer sensibilização, em que doses menores passam a gerar efeitos mais intensos. Essas curvas ajudam a visualizar como a eficácia e a potência de um medicamento podem ser alteradas ao longo do tempo com a administração repetida. Figura 2.7. Situações Relacionadas à Resposta Farmacológica

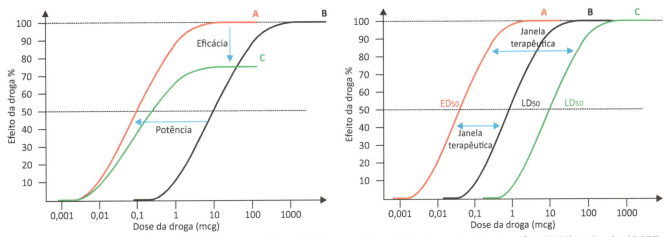

Figura 2.6. Curvas dose-resposta ilustrando a relação entre potência, eficácia e a janela terapêutica, demonstrando a dose eficaz (ED50) e a dose letal (LD50).

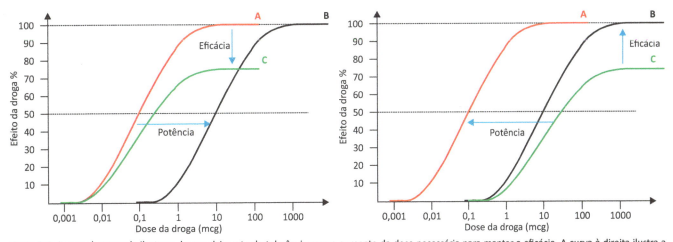

Figura 2.7. A curva à esquerda ilustra o desenvolvimento de tolerância com o aumento da dose necessária para manter a eficácia. A curva à direita ilustra a sensibilização, onde doses menores resultam em efeitos amplificados.

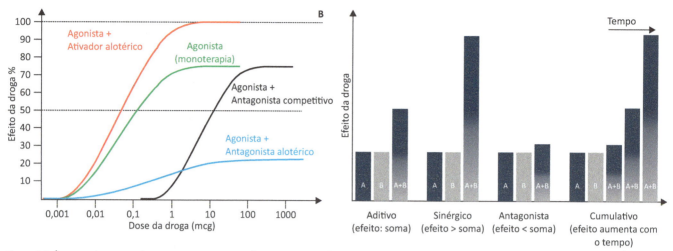

Figura 2.8. À esquerda, curvas dose-resposta representando a variação da eficácia e da potência dos fármacos em função da dose administrada. À direita, o gráfico de barras ilustra a diferença na magnitude das respostas observadas entre diferentes fármacos com base na dose, reforçando os conceitos de potência e eficácia.

A Figura 2.8. combina duas representações gráficas que ilustram conceitos fundamentais da farmacodinâmica. À esquerda, as curvas dose-resposta demonstram como a eficácia e a potência de um fármaco variam em relação à dose administrada. Essas curvas ajudam a entender a diferença entre um fármaco mais potente e um fármaco mais eficaz. À direita, o gráfico de barras complementa essa visualização ao destacar as diferenças quantitativas na resposta farmacológica em termos de potência e eficácia. Essa combinação permite uma análise mais detalhada de como os medicamentos desempenham seus efeitos, especialmente em ambientes clínicos críticos.

EFICIÊNCIA FARMACOLÓGICA

A eficiência farmacológica refere-se à quantidade de efeito terapêutico por unidade de concentração. Isso é particularmente relevante em UTIs, onde a disfunção orgânica pode alterar significativamente a resposta ao tratamento.

- **Furosemida** – A furosemida, um diurético de alça, é mais eficiente quando administrada continuamente, mantendo concentrações plasmáticas estáveis e proporcionando uma diurese mais prolongada. A administração em bolus, por outro lado, produz uma resposta mais rápida, mas menos eficiente, pois o fármaco é excretado rapidamente. Em UTIs, a administração contínua de furosemida é frequentemente usada para tratar pacientes com sobrecarga de fluido, como aqueles com insuficiência cardíaca congestiva.
- **Antibióticos** – A relação entre a concentração máxima de um antibiótico (Cmax) e a concentração inibitória mínima (MIC) é um parâmetro fundamental para determinar sua eficácia clínica, particularmente em pacientes críticos. Manter concentrações adequadas no local da infecção é essencial para garantir a erradicação dos patógenos e minimizar o risco de desenvolvimento de resistência bacteriana. Antibióticos como os aminoglicosídeos têm seu efeito relacionado à concentração, sendo a Cmax/MIC um dos principais parâmetros para otimização da dose. Em UTIs, essa relação é utilizada para ajustar doses de antibióticos em pacientes com insuficiência renal ou hepática, prevenindo a toxicidade enquanto mantém a eficácia.

FARMACODINÂMICA EM PACIENTES CRÍTICOS

A farmacodinâmica em pacientes críticos é frequentemente alterada devido a várias disfunções orgânicas, que afetam a distribuição, metabolização e eliminação dos medicamentos. Isso pode resultar em concentrações plasmáticas inesperadamente altas ou baixas, afetando a resposta terapêutica e aumentando o risco de toxicidade.

Sedativos e Analgésicos

Sedativos como o propofol, midazolam e analgésicos opioides (morfina, fentanil) apresentam farmacodinâmica alterada em pacientes críticos. Esses medicamentos são amplamente utilizados para controlar a dor e sedar pacientes em ventilação mecânica, mas o volume de distribuição pode ser significativamente aumentado e a depuração reduzida em função da disfunção hepática e renal comum em UTIs. Isso prolonga a eliminação dos sedativos, aumentando o risco de sedação excessiva e prolongada, depressão respiratória ou hipotensão. A monitorização rigorosa e ajustes frequentes de doses, utilizando parâmetros PK/PD, são essenciais para evitar essas complicações.

Vasopressores

Vasopressores, como a norepinefrina, são amplamente utilizados em UTIs para manter a perfusão tecidual adequada em pacientes com choque séptico ou cardiogênico. No entanto, a resposta individual pode variar amplamente devido a alterações na farmacocinética e farmacodinâmica, como aumento da permeabilidade capilar e disfunções hepáticas e renais. Esses fatores tornam indispensável o ajuste dinâmico das doses, com base em modelos PK/PD, para garantir a eficácia sem comprometer a segurança.

Antimicrobianos

A personalização da antibioticoterapia em pacientes críticos é essencial para garantir a eficácia terapêutica e minimizar os efeitos adversos. Pacientes críticos frequentemente apresentam alterações significativas no volume de distribuição e na depuração de antibióticos, exigindo ajustes personalizados nas doses e nos intervalos de administração.

- **Plazomicina** – A plazomicina, um aminoglicosídeo de última geração, é um exemplo de antibiótico cujo ajuste de dose é feito com base em modelos PK/PD para garantir a concentração ótima no local da infecção, evitando a nefrotoxicidade. Essa personalização é crucial em pacientes críticos, especialmente aqueles com insuficiência renal, onde a toxicidade de aminoglicosídeos é uma preocupação importante.

DESSENSIBILIZAÇÃO E TOLERÂNCIA

A dessensibilização ocorre quando a exposição prolongada ou repetida a um fármaco leva à redução da resposta dos receptores ao medicamento. A taquifilaxia, um tipo de dessensibilização rápida, é frequentemente observada no uso prolongado de vasopressores, como a norepinefrina. Nesse contexto, são necessárias doses progressivamente maiores para manter a eficácia clínica, especialmente em pacientes com choque refratário.

Por outro lado, a **tolerância** desenvolve-se mais lentamente e é um fenômeno observado com o uso prolongado de opioides. Pacientes em terapia intensiva, que necessitam de analgesia prolongada, frequentemente desenvolvem tolerância aos opioides, exigindo aumentos graduais nas doses para manter o alívio da dor. Modelos PK/PD podem prever o desenvolvimento de tolerância e guiar o ajuste das doses, evitando toxicidade e garantindo analgesia eficaz.

MODELAGEM FARMACODINÂMICA BASEADA EM MECANISMOS

A modelagem farmacodinâmica baseada em mecanismos, também conhecida como modelagem farmacodinâmica mecanicista, permite prever com maior precisão as respostas terapêuticas e ajustar doses de maneira mais assertiva, principalmente em pacientes críticos. Esses modelos são baseados no conhecimento detalhado dos mecanismos de ação dos fármacos e em como diferentes fatores fisiopatológicos afetam essas interações.

Em UTIs, essa abordagem tem sido particularmente útil na otimização da antibioticoterapia e no ajuste de doses de sedativos e vasopressores. Modelos farmacodinâmicos mecanicistas permitem prever como variáveis como disfunção renal, hepática ou alterações na permeabilidade capilar afetam a concentração e eficácia dos medicamentos, possibilitando ajustes personalizados em tempo real.

CONCLUSÃO

A farmacodinâmica é um componente crítico da farmacologia que permite compreender e prever como os fármacos interagem com o corpo em níveis moleculares, celulares e sistêmicos. Nos ambientes de terapia intensiva, onde as condições fisiológicas dos pacientes podem variar significativamente, o uso de modelos farmacodinâmicos e farmacocinéticos (PK/PD) é essencial para personalizar as doses de medicamentos e melhorar os resultados clínicos. A aplicação de estratégias baseadas em PK/PD garante que os tratamentos sejam ajustados de acordo com as necessidades específicas de cada paciente, equilibrando a eficácia terapêutica com a minimização de efeitos adversos.

PONTOS-CHAVE

- **Farmacodinâmica em Pacientes Críticos**: A farmacodinâmica descreve como os fármacos interagem com os receptores e outros alvos celulares para produzir efeitos terapêuticos. Nos pacientes críticos, essas interações são alteradas por fatores como disfunção orgânica, inflamação e variabilidade farmacocinética.
- **Modelos PK/PD (Farmacocinética/Farmacodinâmica)**: A integração dos modelos PK/PD permite ajustes terapêuticos precisos em tempo real, considerando a concentração do fármaco e sua resposta no organismo. Esses modelos são particularmente úteis em UTIs para otimizar o uso de antibióticos, vasopressores e sedativos.
- **Curvas Dose-Resposta**: A relação entre a dose de um fármaco e a resposta terapêutica pode ser representada por curvas dose-resposta. Esses gráficos são fundamentais para determinar a eficácia (Emax) e a potência (EC50) de um fármaco, ajudando a personalizar tratamentos.
- **Eficácia e Potência**: A eficácia refere-se ao efeito terapêutico máximo que um fármaco pode produzir, enquanto a potência indica a quantidade necessária para alcançar um determinado efeito. A distinção entre esses conceitos é essencial na escolha de fármacos para pacientes em estado crítico.
- **Dessensibilização e Tolerância**: O uso prolongado ou repetido de fármacos pode levar à dessensibilização, ou tolerância, exigindo ajustes contínuos na dosagem para manter a eficácia terapêutica. Modelos PK/PD podem ajudar a prever e gerenciar esses fenômenos.
- **Antibióticos e Populações de Alto Risco**: Em pacientes críticos com disfunções renais ou hepáticas, a farmacodinâmica dos antibióticos é alterada, requerendo uma abordagem personalizada com base em parâmetros

como AUC/MIC para garantir concentrações terapêuticas adequadas e minimizar o risco de toxicidade.

- **Moduladores Alostéricos:** Fármacos moduladores alostéricos, como os benzodiazepínicos, aumentam a resposta do receptor ao agonista principal sem ativá-lo diretamente, proporcionando uma maneira eficaz de ajustar a sedação e outros tratamentos em pacientes críticos.

- **Personalização da Terapia:** A personalização da farmacoterapia é essencial em ambientes de terapia intensiva. O ajuste dinâmico das doses com base nas condições clínicas dos pacientes, auxiliado por modelos PK/PD e monitoramento contínuo, otimiza a segurança e a eficácia dos tratamentos.

- **Índice Terapêutico:** O índice terapêutico (relação entre a dose eficaz e a dose tóxica) deve ser cuidadosamente considerado ao prescrever medicamentos, especialmente em populações de alto risco, para maximizar os benefícios e minimizar os efeitos adversos.

- **Futuro da Farmacodinâmica:** A evolução da farmacologia de sistemas e o uso de inteligência artificial têm o potencial de expandir ainda mais a capacidade de personalizar tratamentos com base em respostas farmacodinâmicas, promovendo um cuidado médico mais preciso e eficaz.

BIBLIOGRAFIA

1. Currie GM. Pharmacology, Part 1: Introduction to Pharmacology and Pharmacodynamics. J Nucl Med Technol. 2018;46(2):81-86.
2. Alván G, Paintaud G, Wakelkamp M. The Efficiency Concept in Pharmacodynamics. Clin Pharmacokinet. 1999;36(5):375-389.
3. Maxwell SRJ. Pharmacodynamics and pharmacokinetics for the prescriber. Medicine (Abingdon). 2023;52(1):1-5.
4. Tse AH, Ling L, Joynt GM, et al. Altered Pharmacokinetics in Prolonged Infusions of Sedatives and Analgesics Among Adult Critically Ill Patients: A Systematic Review. Clin Ther. 2018;40(9):1598-1615.
5. Bergman SJ, Speil C, Short M, Koirala J. Pharmacokinetic and Pharmacodynamic Aspects of Antibiotic Use in High-Risk Populations. Infect Dis Clin North Am. 2007;21(4):821-846.
6. Levison ME, Levison JH. Pharmacokinetics and pharmacodynamics of antibacterial agents. Infect Dis Clin North Am. 2009;23(4):791-815.
7. Luterbach CL, Rao GG. Use of pharmacokinetic/pharmacodynamic approaches for dose optimization: a case study of plazomicin. Curr Opin Microbiol. 2022;70:102204.
8. Pai MP, Cottrell ML, Bertino JS Jr. Pharmacokinetics and pharmacodynamics of antiinfective agents. In: Bennett JE, Dolin R, Blaser MJ, eds. Principles and Practice of Infectious Diseases. 9th ed. Elsevier; 2020. p. 240-249.
9. Ayyar VS, Jusko WJ. Transitioning from Basic toward Systems Pharmacodynamic Models: Lessons from Corticosteroids. Pharmacol Rev. 2020;72(2):414-438.
10. Csajka C, Verotta D. Pharmacokinetic-Pharmacodynamic Modelling: History and Perspectives. J Pharmacokinet Pharmacodyn. 2006;33(3):227-280.
11. Lee A, Simon LS. Pharmacokinetics and Pharmacodynamics of Gastrointestinal Drugs. In: Camilleri M, ed. Gastrointestinal Pharmacology. Springer; 2017:319-350.
12. Roberts JA, Abdul-Aziz MH, Lipman J, et al. Pharmacokinetics and Pharmacodynamics of Antimicrobials in Critically Ill Patients. Surg Infect (Larchmt). 2015;16(2):164-174.
13. Connors KP, Kuti JL, Nicolau DP. Optimizing Antibiotic Pharmacodynamics for Clinical Practice. Pharmaceut Anal Acta. 2013;4(3):214.
14. Aronoff GR, Bennet WM, Blumenthal S, et al. Pharmacodynamics of common medications in patients with chronic kidney disease. Clin J Am Soc Nephrol. 2003;43(12):109-123.
15. Brouwer KL, Heath-Pagliuso S. Pediatric pharmacodynamics: impact of maturation, genetic variation, and disease. Front Pediatr. 2022;11:1345969.
16. Coates T, Bush K, Simon N, Spry C. Antimicrobial resistance and pharmacodynamics. Antimicrob Agents Chemother. 2021;64(5):2020-2569.
17. Scaglione F. Can we transfer pharmacokinetics/pharmacodynamics of antimicrobials into clinical practice? Int J Antimicrob Agents. 2015;46(Suppl 1)
18. EMA. Guideline on the use of pharmacokinetics and pharmacodynamics in the development of antimicrobial medicinal products. European Medicines Agency; 2018.
19. Nature Reviews Microbiology. Antimicrobial pharmacodynamics: critical interactions of 'bug and drug'.
20. Varghese JM, Roberts JA, Lipman J. Pharmacokinetics and pharmacodynamics in critically ill patients. Curr Opin Anesthesiol. 2010;23(4):472-478.
21. Levy G. Mechanism-based pharmacodynamic modeling. Clin Pharmacol Ther. 1994;56(2):109-123.
22. Scott AM, et al. Emergent Concepts of Receptor Pharmacology. Curr Opin Pharmacol. 2018;10(5):455-466.
23. Levy G, Roberts JA. Pharmacokinetic and Pharmacodynamic Principles for Toxicology. Sci Direct. 1994;14(6):579-591.
24. Smith T et al. Pharmacokinetics and pharmacodynamics of antimicrobials. Clin Infect Dis. 2017;65(12):2452-2459.
25. Levy G. Pharmacokinetics and pharmacodynamics of antimicrobial agents in critically ill patients: A mechanistic approach.

Farmacogenômica

Paulo César Gottardo • Fabrício Diniz Kleber • Fernanda Franciele da Silva

INTRODUÇÃO

A **farmacogenômica** é o estudo de como as variações genéticas influenciam a resposta dos indivíduos aos medicamentos. Na Unidade de Terapia Intensiva (UTI), onde os pacientes frequentemente recebem uma grande variedade de fármacos e estão sob condições clínicas críticas, a aplicação da farmacogenômica oferece novas perspectivas para personalizar o tratamento e melhorar os resultados clínicos. Este capítulo explorará o impacto da farmacogenômica na prática intensiva, suas principais aplicações no uso de medicamentos na UTI, e como as variações genéticas podem ser usadas para otimizar a terapia, minimizando toxicidades e melhorando a eficácia dos tratamentos.

BASES DA FARMACOGENÔMICA

A farmacogenômica envolve o estudo de genes que codificam proteínas envolvidas na farmacocinética (absorção, distribuição, metabolismo e excreção dos fármacos) e farmacodinâmica (efeito dos fármacos nos alvos biológicos). As variantes genéticas em genes codificadores de enzimas metabolizadoras de fármacos, transportadores e receptores podem influenciar significativamente a resposta a medicamentos. Além disso, a variabilidade genética pode levar a diferenças nas concentrações plasmáticas de medicamentos e suas respostas clínicas, como observado em estudos sobre polimorfismos no sistema citocromo P450, que afetam a metabolização de diversos medicamentos.

A **Figura 3.1** apresenta uma abordagem integrada das ciências Ômicas – Genômica, Epigenômica, Transcriptômica, Proteômica e Metabolômica – aplicada ao tratamento de pacientes em ambientes críticos, como a UTI. Esses avanços oferecem uma compreensão mais aprofundada dos processos biológicos e fisiopatológicos, permitindo a personalização das condutas clínicas, incluindo estratégias de sedação e analgesia, ajuste individualizado de ventilação mecânica, manejo hemodinâmico e metabólico, e definição de intervenções terapêuticas mais adequadas para cada perfil de paciente. Além disso, possibilitam a identificação de subfenótipos específicos de pacientes

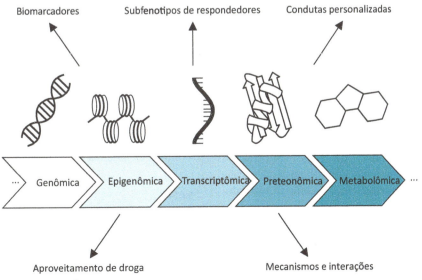

Figura 3.1. Abordagem Integrada das Ciências Ômicas

que respondem melhor a determinadas terapias, a definição de metas e biomarcadores clínicos mais precisos, bem como a otimização do uso de fármacos existentes e a descoberta de novos mecanismos de ação e interações medicamentosas. Dessa forma, a aplicação dessas técnicas promove uma medicina de precisão mais eficaz, segura e adaptada às necessidades individuais de pacientes críticos.

Essa abordagem oferece oportunidades para otimizar o manejo terapêutico, adaptando os tratamentos às necessidades individuais com base nos perfis moleculares, e representa o futuro da medicina personalizada em cenários de cuidados intensivos.

Genes Farmacocinéticos

As enzimas do sistema citocromo P450 (CYP) são um exemplo central de variabilidade genética que afeta a metabolização de diversos medicamentos. Polimorfismos no CYP2D6, CYP3A4, CYP2C19 e CYP2C9 podem classificar os indivíduos como metabolizadores lentos, intermediários, normais ou rápidos, alterando as concentrações dos fármacos no plasma e sua eficácia ou toxicidade.

Genes Farmacodinâmicos

As variações genéticas que afetam os receptores de fármacos, como o receptor de vitamina K (VKORC1) e os transportadores de drogas (como ABCB1), podem alterar a sensibilidade dos pacientes a certas medicações. Essas variantes afetam como os pacientes respondem a drogas anticoagulantes, sedativos, antibióticos e outros fármacos comumente usados na UTI.

IMPACTOS DA FARMACOGENÔMICA EM FÁRMACOS USADOS NA UTI

A farmacogenômica tem aplicações em diversos fármacos utilizados rotineiramente na UTI, proporcionando ajustes personalizados com base no perfil genético do paciente.

Anticoagulantes:

- **Varfarina:** é amplamente influenciada por variantes no CYP2C9 (envolvido em seu metabolismo) e no gene VKORC1 (seu alvo terapêutico). Pacientes com polimorfismos no CYP2C9 metabolizam a varfarina mais lentamente, necessitando de doses menores para evitar complicações hemorrágicas.
- **Heparina:** Polimorfismos em genes que regulam as vias de coagulação podem influenciar a resposta à heparina e a ocorrência de eventos adversos, como trombocitopenia induzida por heparina.

Analgesia e Sedação:

- **Opioides:** Variações no gene OPRM1, que codifica o receptor μ-opioide, podem influenciar a resposta à morfina e outros opioides. Pacientes com variantes que diminuem a afinidade do receptor podem necessitar de doses mais elevadas. O metabolismo de opioides, como codeína e tramadol, ativados pelo CYP2D6, também pode ser afetado, resultando em metabolizadores lentos ou ultrarrápidos, ambos com implicações clínicas importantes.
- **Benzodiazepínicos:** O metabolismo de benzodiazepínicos, como midazolam, está associado ao CYP3A4 e CYP3A5. Variantes nesses genes podem levar a sedação excessiva ou insuficiente, exigindo ajustes de dose.

Antibióticos:

- **Aminoglicosídeos:** A suscetibilidade à ototoxicidade induzida por aminoglicosídeos, como gentamicina, está associada a variantes no gene MT-RNR1. Pacientes com essas variantes podem ser mais suscetíveis a perda auditiva.
- **Vancomicina:** Polimorfismos no gene CYP4F2 afetam a metabolização da vancomicina, influenciando a necessidade de ajustes de dose para evitar toxicidade renal.

IMPLICAÇÕES NO TRATAMENTO DE SITUAÇÕES ESPECÍFICAS NA UTI

A farmacogenômica desempenha um papel fundamental no tratamento de situações críticas na UTI, como Choque Circulatório, Síndrome do Desconforto Respiratório Agudo (ARDS), Sepse e Pacientes Neurocríticos.

Choque Circulatório:

- **Drogas Vasoativas:** Pacientes em choque circulatório que necessitam de agentes como noradrenalina, adrenalina e vasopressina podem apresentar respostas variadas devido a polimorfismos em genes como ADRB2, que codificam o receptor β2-adrenérgico. Esses polimorfismos podem alterar a sensibilidade aos vasopressores, influenciando a eficácia do tratamento.

Síndrome do Desconforto Respiratório Agudo (ARDS)

A farmacogenômica pode guiar o uso de corticoides, já que variantes no CYP3A4 afetam a metabolização destes agentes. Ajustes de dose baseados no perfil genético podem otimizar o controle da inflamação pulmonar sem aumentar a toxicidade.

Sepse

Pacientes sépticos podem ter sua resposta aos antimicrobianos e vasopressores modificada por polimorfismos genéticos. Variações no CYP2C19 influenciam a resposta ao clopidogrel, enquanto variantes em receptores adrenérgicos alteram a eficácia dos vasopressores.

Pacientes Neurocríticos

Polimorfismos que afetam o metabolismo de sedativos como midazolam e fentanil podem levar a sedação inadequada ou excessiva. A farmacogenômica pode ajudar a ajustar as doses e evitar complicações, como delírio ou sedação prolongada.

MEDICINA DE PRECISÃO E INTEGRAÇÃO COM INTELIGÊNCIA ARTIFICIAL NA UTI

A medicina de precisão, em conjunto com a farmacogenômica, visa personalizar os tratamentos com base nas características genéticas, moleculares e ambientais de cada paciente. Na UTI, essa abordagem tem sido reforçada pela integração com inteligência artificial (IA), que ajuda a processar grandes volumes de dados clínicos e genômicos. A IA pode facilitar a análise de perfis genéticos e clínicos, gerando recomendações automatizadas de doses e fármacos.

CONCLUSÃO

A farmacogenômica representa uma ferramenta poderosa para a personalização de tratamentos na Unidade de Terapia Intensiva (UTI), integrando a variabilidade genética ao manejo terapêutico de pacientes em estado crítico. Com base no conhecimento de polimorfismos genéticos que influenciam a farmacocinética e farmacodinâmica, é possível ajustar doses e escolher fármacos que ofereçam maior eficácia e menor risco de toxicidade. O futuro da prática intensiva passa pela adoção da medicina de precisão, com o auxílio de tecnologias avançadas, como a inteligência artificial, para a análise e interpretação de dados complexos. Dessa forma, a farmacogenômica se estabelece como um avanço crucial na melhora dos desfechos clínicos em pacientes graves.

PONTOS-CHAVE

- **Bases da Farmacogenômica:** Exploração de genes que codificam enzimas e receptores que influenciam a metabolização e o efeito dos medicamentos.
- **Genes Farmacocinéticos e Farmacodinâmicos:** Impacto dos polimorfismos genéticos no metabolismo de fármacos e na sensibilidade aos tratamentos.
- **Aplicações na UTI:** Personalização do uso de anticoagulantes, opioides, sedativos e antibióticos com base no perfil genético dos pacientes.
- **Situações Específicas na UTI:** Uso da farmacogenômica no manejo de choque circulatório, síndrome do desconforto respiratório agudo (ARDS), sepse e pacientes neurocríticos.
- **Integração com Inteligência Artificial:** Potencial da inteligência artificial em processar dados genômicos e clínicos para otimizar tratamentos na UTI.
- **Medicina de Precisão:** A importância de adaptar tratamentos às características genéticas, moleculares e ambientais dos pacientes críticos.

BIBLIOGRAFIA

1. Gage BF, Fihn SD, White RH. Management and dosing of warfarin therapy. Am J Med. 2000;109(6):481-488
2. Daly AK. Pharmacogenetics and human genetic polymorphisms in drug metabolism. Trends Pharmacol Sci. 2013;34(3):126-130.
3. Liggett SB, Cresci S, Kelly RJ, et al. A polymorphism within a conserved beta(1)-adrenergic receptor motif alters cardiac function and beta-blocker response in human heart failure. Proc Natl Acad Sci USA. 2005;102(52):20488-20493.
4. Wadelius M, Chen LY, Lindh JD, et al. Warfarin: Genotype-based dosing in clinical practice. Curr Opin Hematol. 2010;17(5):485-489.
5. Lewandrowski KU, Sharafshah A, Elfar J, Schmidt SL, Blum K, Wetzel FT. A Pharmacogenomics-Based In Silico Investigation of Opioid Prescribing in Post-operative Spine Pain Management and Personalized Therapy. Cell Mol Neurobiol. 2024 May 27;44(1):47. doi: 10.1007/s10571-024-01466-5. PMID: 38801645; PMCID: PMC11129978.
6. Crews KR, Gaedigk A, Dunnenberger HM, et al. Clinical Pharmacogenetics Implementation Consortium guidelines for CYP2D6, CYP2C19, and CYP2C9 genotypes and opioid therapy. Clin Pharmacol Ther. 2021;110(4):888-896.
7. Peter JU, Dieudonné P, Zolk O. Pharmacokinetics, Pharmacodynamics, and Side Effects of Midazolam: A Review and Case Example. Pharmaceuticals (Basel). 2024 Apr 8;17(4):473. doi: 10.3390/ph17040473. PMID: 38675433; PMCID: PMC11054797.
8. Prezant TR, Agapian JV, Bohlman MC, Bu X, Oztas S, Qiu WQ, Arnos KS, Cortopassi GA, Jaber L, Rotter JI, et al. Mitochondrial ribosomal RNA mutation associated with both antibiotic-induced and non-syndromic deafness. Nat Genet. 1993 Jul;4(3):289-94. doi: 10.1038/ng0793-289. PMID: 7689389.
9. Mega JL, Close SL, Wiviott SD, et al. Cytochrome P-450 polymorphisms and response to clopidogrel. N Engl J Med. 2009;360(4):354-362.
10. Liggett SB, Cresci S, Kelly RJ, et al. A polymorphism within a conserved beta(1)-adrenergic receptor motif alters cardiac function and beta-blocker response in human heart failure. Proc Natl Acad Sci USA. 2005;102(52):20488-20493.
11. Barnes PJ. Corticosteroid resistance in patients with asthma and chronic obstructive pulmonary disease. J Allergy Clin Immunol. 2013;131(3):636-645.
12. Betcher HK, George AL Jr. Pharmacogenomics in pregnancy. Semin Perinatol. 2020 Apr;44(3):151222. doi: 10.1016/j.semperi.2020.151222. Epub 2020 Jan 25. PMID: 32081407; PMCID: PMC7214196.
13. Topol EJ. High-performance medicine: The convergence of human and artificial intelligence. Nat Med. 2019;25(1):44-56.
14. Touw DJ, Neef C, Thomson AH, Vinks AA. Cost-effectiveness of therapeutic drug monitoring: A systematic review. Ther Drug Monit. 2005;27(1):10-17.
15. Bailly S, Meyfroidt G, Timsit JF. O que há de novo na UTI em 2050: Big data e aprendizado de máquina. Intensive Care Med 2018;44(9):1524-7. doi:10.1007/s00134-017-5034-3.
16. Reizine N, Danahey K, Schierer E, et al. Impacto do status farmacogenômico do CYP2D6 no controle da dor em pacientes oncológicos tratados com opioides. Oncologist. 2021;26–e2052. doi:10.1002/onco.13953.
17. Wong AK, Somogyi AA, Rubio J, Philip J. O papel da farmacogenômica na prescrição de opioides. Curr Treat Options Oncol. 2022;23:1353-1369. doi:10.1007/s11864-022-01010-x.
18. Tantisira K, Weiss S, Raby B. Visão geral da farmacogenômica. UpToDate. 2024 [citado em 10 de out. de 2024].
19. Almohaish S, Cook AM, Brophy GM, Rhoney DH. Terapia personalizada de medicamentos anticonvulsivantes em pacientes adultos criticamente enfermos. Pharmacotherapy. 2023;43(11):1166-81. doi:10.1002/phar.2797.
20. Raby BA, Slavotinek A, Tirnauer JS. Medicina personalizada. UpToDate. 2024 [citado em 10 de out. de 2024].
21. Jhun EH, Apfelbaum JL, Dickerson DM, et al. Considerações farmacogenômicas para medicamentos em ambientes perioper-

atórios. Pharmacogenomics. 2019;20(11):813-827. doi:10.2217/pgs-2019-0040.

22. MacKenzie M, Hall R. Farmacogenômica e farmacogenética na UTI: Uma revisão narrativa. Can J Anesth. 2017;64:45-64. doi:10.1007/s12630-016-0748-1.

23. Bailly S, Meyfroidt G, Timsit JF. O que há de novo na UTI em 2050: Big data e aprendizado de máquina. Intensive Care Med. 2018;44(9):1524-7.

24. MacKenzie M, Hall R. Farmacogenômica e farmacogenética na UTI: Uma revisão narrativa. Can J Anesth. 2017;64:45–64.

25. Pharmacogenomics in Critical Care. AACN Adv Crit Care. 2018;29(1):36-42.

26. Kaye AD, Mahakian T, Pham AA, et al. Pharmacogenomics, precision medicine, and implications for anesthesia care. Best Pract Res Clin Anaesthesiol. 2018;32(2):61-81.

27. Lemke A, Wright J, May H. Pharmacogenomics and beyond! Customized pharmacotherapy for solid organ transplant recipients. Pharmacotherapy. 2023;43(7):596-608.

28. Pharmacogenomic Challenges in Cardiovascular Diseases: Examples of Drugs and Considerations for Future Integration in Clinical Practice. 2023;

29. Almohaish S, Cook AM, Brophy GM. Terapia personalizada de medicamentos anticonvulsivantes em pacientes adultos criticamente enfermos. Pharmacotherapy. 2023;43(11):1166-81.

30. Reizine N, Danahey K, Schierer E, et al. Impacto do status farmacogenômico do CYP2D6 no controle da dor em pacientes oncológicos tratados com opioides. Oncologist. 2021;26

31. Kedaigle A, Fraenkel E. Turning omics data into therapeutic insights. Curr Opin Pharmacol. 2018 Oct;42:95-101. doi: 10.1016/j.coph.2018.08.006. Epub 2018 Aug 24. PMID: 30149217; PMCID: PMC6204089.

II

Função Diencefálica e Integração Neurotransmissora

Sinapse e Neurotransmissores

Luiz Paulo Bastos Vasconcelos

INTRODUÇÃO

A principal função do sistema nervoso (SN) é a adaptação do organismo ao meio externo e a regulação do meio interno (homeostase), sendo capaz de modular as funções cognitivo-comportamentais e promover respostas motoras adaptativas frente às demandas trazidas por aferências internas (viscerais) e externas (visão, audição, temperatura, tato, pressão, dor). O SN é capaz de controlar músculos lisos, esqueléticos e cardíacos, além de mediar as secreções corporais e hormônios como resposta às demandas viscerais e do ambiente.

A sua atuação depende da transmissão de informações por vastas conexões entre os neurônios, nossas células especializadas em neurotransmissão. Apesar de moléculas de adesão promoverem contato direto célula a célula, a maioria dos processos de neurotransmissão no SN ocorre nas sinapses, por meio da liberação mensageiros químicos, conhecidos como neurotransmissores (NT). A sinapse é um espaço de junção entre dois neurônios, onde por estímulos elétricos, o neurônio pré-sináptico libera o NT. Este, ao se difundir no espaço sináptico, irá alcançar o terminal pós-sináptico no neurônio de destino e se ligará ao seu receptor específico, levando à sua excitabilidade elétrica e continuidade da transmissão neural.

O conhecimento dos elementos constituintes das sinapses, do seu mecanismo de formação e da fisiologia da neurotransmissão são fundamentais para compreender a fisiopatologia de doenças neuropsiquiátricas e o mecanismo de ação de drogas que atuam no sistema nervoso, como os antidepressivos, ansiolíticos, neurolépticos e antiepiléticos. Ademais, a elucidação das vias de transdução de sinal neuronal e a compreensão dos mecanismos de formação e reforço das sinapses permite traçar futuros alvos terapêuticos para o controle de doenças neuropsiquiátricas.

Este capítulo objetiva revisar os mecanismos de formação e plasticidade sináptica e trazer luz à fisiologia dos principais NTs. Apesar das sinapses também serem fundamentais à neurotransmissão no SN periférico e na junção neuromuscular, será dado ênfase às conexões do SN central, sua importância na gênese das principais doenças neuropsiquiátricas e discutido seus respectivos alvos terapêuticos para neuromodulação farmacológica.

SINAPSE

Anatomia da sinapse

As sinapses representam a unidade funcional básica do SN. Para compreendermos o funcionamento das sinapses e como são formadas, reforçadas e eliminadas no processo de plasticidade, é necessário conhecer os constituintes do SN e das sinapses.

O SN central é formado por neurônios e pelas células da glia. Estima-se que existam cerca de 100 bilhões de neurônios no SN cuja função reside primordialmente na promoção da neurotransmissão. Já as células da glia, são ainda mais numerosas que os neurônios e têm várias funções, incluindo a sustentação do SN, promoção da barreira hematoencefálica, modulação de funções imunológicas, além de participar da formação e plasticidade das sinapses. Podemos citar os astrócitos, os oligodendrogliócitos e as células da micróglia como as principais células da glia. Os oligodendrogliócitos têm a função primordial de sustentação e formação da bainha de mielina no SN central, enquanto a micróglia atua na resposta imune e inflamação. Já os astrócitos, além de funções imunológicas, de barreira e sustentação, participam de maneira ativa da formação e modulação das sinapses.

As sinapses são constituídas de modo tripartite, sendo que a fenda sináptica é formada por um neurônio pré-sináptico e um neurônio pós-sináptico, além de ser envolvida por um astrócito. A neurotransmissão ocorre, primordialmente de maneira unidirecional, entre o neurônio pré-sináptico e o neurônio pós-sináptico, por intermédio dos NTs. No entanto, astrócitos participam ativamente de sua modulação, atuando através de liberação de substâncias quimiotáticas, influenciando a expressão de moléculas de adesão e até mesmo alterando a concentração de neurotransmissores na fenda sináptica (**Figura 4.1.**).

O neurônio é uma célula especializada em receber e enviar informações em rede de conexões neuronais. Para isto, necessita

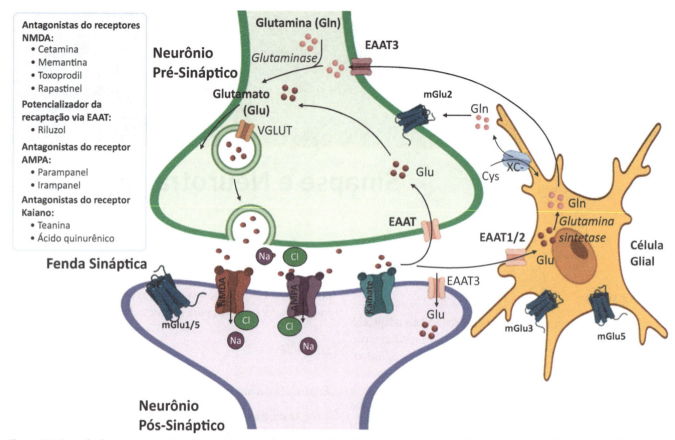

Figura 4.1. Exemplo de uma sinapse tripartite com transmissão glutamatérgica. Em verde está representado o terminal axonal do neurônio pré-ganglionar. Em roxo encontramos representado uma espinha dendrítica do neurônio pós-ganglionar. Em laranja está representado um astrócito participando da sinapse recaptando glutamato da fenda sináptica e metabolizando o NT para o neurônio pré-ganglionar.

de um aparato anatômico específico para realizar a transdução do sinal elétrico do potencial de membrana em sinal químico na sua extremidade pré-sináptica e, também, de estruturas capazes de promover a transformação do estímulo químico em elétrico na extremidade pós-sináptica, com a finalidade de dar continuidade à neurotransmissão (**Figura 4.2.**).

O centro de comando no neurônio situa-se em seu corpo celular, ou soma, e abriga o núcleo com o material genético do neurônio e a maior parte das organelas responsáveis pelo metabolismo energético e pela produção de proteínas (NTs, proteínas dos receptores, moléculas de adesão, dentre outras). Os dendritos são vários prolongamentos que se conectam ao corpo celular do neurônio, formando ramificações em formato de uma "árvore", especializadas em receber as informações químicas dos NTs. Neles encontramos grande parte dos receptores dos NTs capazes de promover a ativação de canais iônicos que desencadearão o influxo de íons e a despolarização de membrana. As espinhas dendríticas são projeções ainda mais especializadas na recepção da transmissão aferente dos dendritos. Na extremidade distal do neurônio, é possível evidenciar o axônio, um grande prolongamento que emerge de um cone de implantação no corpo celular do neurônio. No citoplasma do axônio encontramos poucas organelas, mas encontramos um aparato formado por microfilamentos e microtúbulos capazes de realizar o transporte anterógrado e retrógrado de substâncias químicas. Isto demonstra como o neurônio depende da atividade sintética do corpo celular.

Os NTs, as enzimas e outras proteínas necessárias ao processo de neurotransmissão química que são produzidos no corpo celular, devem ser transportados ao axônio. Na mão inversa, os substratos resultantes de ação enzimática no axônio, devem ser levados ao soma para síntese de novas moléculas. Os NTs produzidos no corpo celular e aqueles que foram recaptados da fenda sináptica, após ou durante o processo de neurotransmissão, ficam estocados em vesículas no axônio, prontos para serem utilizados na neurotransmissão. É no axônio que encontramos as terminações pré-sinápticas. São nessas regiões que ocorre o processo de acoplamento excitação-excreção, onde o sinal elétrico de despolarização de membrana leva à liberação neurotransmissor na fenda sináptica, como veremos adiante. É interessante notar que as terminações axonais pré-sinápticas não ocorrem apenas no final dos axônios. Podem ocorrer tanto em qualquer parte do percurso do axônio (terminações *en passant*) ou no local onde o axônio termina (**Figura 4.2.**).

Funcionamento básico das sinapses e tipos de sinapse

A neurotransmissão neuronal clássica ocorre de modo unidirecional, fazendo uma transmissão ponto a ponto entre neurônios. É importante salientar, no entanto, que um neurô-

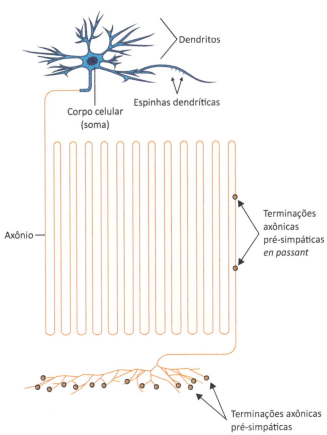

Figura 4.2. Os neurônios têm um corpo celular, conhecido como soma, que constitui o centro de comando do nervo e que contém o núcleo da célula. Também são organizados estruturalmente para enviar e receber informações. Os neurônios enviam as informações por meio de um axônio que forma terminações pré-sinápticas durante o percurso do axônio (en passant) ou no local onde o axônio termina.

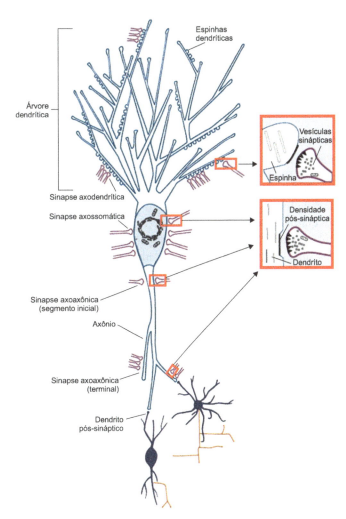

Figura 4.3. Tipos de Sinapses

nio é capaz de conectar múltiplas sinapses com vários outros neurônios. Se consideramos que um neurônio pode ter múltiplas sinapses, imagine que 100 bilhões de neurônios podem formar em torno de 1 trilhão de redes de sinapses. Ademais, é interessante relatar que as sinapses não representam somente um sistema de transmissão de informação, mas também um sistema que é capaz de processar e modular a informação, durante a sua transmissão.

A formação de novas sinapses envolve a presença de fatores extracelulares quimiotáticos, contato entre moléculas de adesão celular, sinalização intracelular e produção de proteínas estruturais. Após o estabelecimento das conexões sinápticas, as sinapses sofrem mudanças anatômicas e funcionais, conhecidas como plasticidade sináptica. A mediação da plasticidade é feita pela própria atividade neuronal e uma variedade de fatores secretados por astrócitos e outros neurônios.

A transmissão clássica se processa do terminal pré-sináptico do primeiro neurônio, onde há liberação do NT, até as espinhas dendríticas, onde se encontra a densidade pós-sináptica do segundo neurônio, onde o NT se conecta com seu receptor para exercer seus efeitos de sinalização intracelular, dar continuidade na neurotransmissão e promover a plasticidade sináptica. No entanto, a clássica sinapse axodendrítica não é exclusiva, podendo o terminal pré-sináptico formar sinapses com o corpo celular do segundo neurônio (sinapse axossomática) e, também, com o cone de implantação do axônio no segundo neurônio, a sinapse axoaxônica (**Figura 4.3.**).

No terminal nervoso pré-sináptico, há um local altamente especializado conhecido como zona ativa, que é projetado para facilitar a fusão das vesículas sinápticas com a membrana plasmática. Uma região de alta densidade também existe na membrana pós-sináptica, rica em proteínas, composta por proteínas esqueleto (fundamentais na sinalização celular), proteínas receptoras de NTs e elementos relacionados que regulam a atividade sináptica para formar densidade pós-sináptica (DPP).

A transmissão química da sinapse é realizada por meio de liberação de NTs e processos elétricos. Quando o sinal elétrico transmitido do corpo celular atinge o terminal do axônio, ele causa a despolarização da membrana pré-sináptica, ativa o canal de cálcio sensível à voltagem na membrana pré-sináptica, leva ao influxo de Ca_2^+ extracelular e, posteriormente, desencadeia a fusão de vesículas sinápticas e membrana pré-sináptica, com consequente exocitose de neurotransmissores na fenda sináptica. Os NTs na fenda sináptica se ligam a receptores específicos na membrana pós-sináptica, fazendo com que o segundo neurônio complete a neurotransmissão e promova sinalização neuronal para plasticidade sináptica. Dependendo do tipo de neurotransmissor e de seus receptores, os potenciais pós-sinápticos podem ser classificados em potencial pós-sináptico excitatório (PPSE), levando a despolarização da membrana do segundo neurônio, ou potencial pós-sináptico inibitório (PPSI), que hiperpolariza a membrana pós-sináptica. Os NTs só podem ser liberados na fenda sináptica através da fusão de vesículas na membrana pré-sináptica. A unidirecionalidade das sinapses químicas, a especificidade dos receptores pós-sinápticos e a plasticidade das sinapses químicas garantem que a membrana pós-sináptica receba e transmita seletivamente as informações de maneira ordenada da membrana pré-sináptica. Problemas na neurotransmissão ou perda de força nas sinapses, podem levar à manifestação de diversas doenças neurológicas e psiquiátricas.

Demais tipos de neurotransmissão

A neurotransmissão clássica, não representa o único tipo de sinapse. Como descrito no item anterior, a neurotransmissão clássica é unidirecional e anterógrada, mas existem situações em NTs (por exemplo, neuropeptídeos e gases) do segundo neurônio são liberados na fenda sináptica de maneira retrógrada, estimulam receptores pré-sinápticos e influenciam na atividade neuronal do neurônio pré-sináptico e na plasticidade sináptica. É a chamada *neurotransmissão retrógrada*. Os endocanabinóides atuando em receptores pré-sinápticos CB1, o óxido nítrico e NGF (fator de crescimento neural) são exemplos de NTs de sinapses retrógradas.

Outro tipo de neurotransmissão não necessita de nenhuma sinapse. A neurotransmissão sem sinapse é denominada *neurotransmissão de volume* ou neurotransmissão por difusão não sináptica. Nela, os mensageiros químicos enviados por um neurônio a outro podem se espalhar até locais distantes da sinapse por difusão. Por isso, a neurotransmissão pode ocorrer em qualquer receptor compatível dentro do raio de difusão do neurotransmissor. Um exemplo desse tipo de neurotransmissão é o da ação da dopamina no córtex pré-frontal. Nessa região, existem poucas moléculas de recaptação de dopamina (DA) da fenda sináptica, com consequente liberação da ação da dopamina no córtex pré-frontal durante a neurotransmissão. Por isso, quando a neurotransmissão dopaminérgica ocorre em uma sinapse no córtex pré-frontal, a dopamina extravasada está livre para se espalhar a partir dessa sinapse e difundir-se para outros receptores dopaminérgicos adjacentes.

O processo básico de secreção sináptica (acoplamento excitação-secreção)

A comunicação entre os neurônios em uma sinapse se dá pela liberação de NTs presentes nas vesículas pré-sinápticas na fenda sináptica. As vesículas presentes no terminal axonal são classificadas em dois tipos, de acordo com seu conteúdo e características morfológicas: as vesículas pequenas claras (VPCs) e vesículas de núcleo denso (VNDs). O conteúdo das VPCs são pequenos neurotransmissores moleculares, como a acetilcolina. Já as VNDs transportam neuropeptídeos, fator de crescimento neuronal, monoaminas (MA) e outras substâncias neuromodulatórias. Embora a estrutura morfológica e a função sejam diferentes entre os dois tipos de vesículas, os processos de exocitose das vesículas são os mesmos, incluindo a adesão, ancoragem, preparação e fusão. A secreção dos NTs é consequência do processo de fusão da vesícula sináptica com a membrana pré-sináptica, um processo que envolve influxo de íons. Essa transdução de um sinal elétrico em químico é conhecido como acoplamento excitação-secreção.

No neurônio pré-sináptico, os impulsos elétricos abrem canais iônicos – tanto *canais de sódio sensíveis à voltagem* (VSSC) quanto *canais de cálcio sensíveis à voltagem* (VSCC) – e modificam a carga iônica através da despolarização de membranas neuronais. Conforme o sódio flui para dentro do neurônio pré-sináptico através dos canais de sódio na membrana do axônio, a carga elétrica do potencial de ação propaga-se ao longo do axônio até alcançar o cone de implantação axonal, onde ela também abre os canais de cálcio. À medida que o cálcio flui no terminal pré-sináptico do neurônio, ele induz as vesículas sinápticas ancoradas à membrana interna a derramar seu conteúdo químico na sinapse. O somatório de sinapses excitatória e inibitórias que esse neurônio pré-sináptico recebe é o que vai definir seu grau de excitação e vai influenciar no pulso de liberação de seu NT.

É interessante notar que o aparato celular para secreção sináptica é muito semelhante em todos os tipos de neurônios, independente do neurotransmissor secretado. Os receptores solúveis da proteína de ligação do fator sensível à N-etilmaleimida (SNAREs) são os aparatos moleculares, compostos de diferentes proteínas, presentes na membrana pré-sináptica, que faz a mediação da fusão da vesícula sináptica com a membrana pós-sináptica para promover a exocitose do neurotransmissor na fenda sináptica. Em organismos multicelulares, o número de subtipos de SNAREs variam de 30 a 50. O tipo mais estudado de SNARE é o que envolve a associação das proteínas sintaxina-1 e SNAP-2. Para que o SNARE seja capaz de fundir as vesículas à membrana, é necessário um processo de adesão, ancoramento e preparação das vesículas mediadas por outras proteínas como o Munc18-1, Munc13-1, CAPS-1 e sinaptobrevina-2 (**Figura 4.4.**).

Dessa maneira, o acoplamento excitação-secreção constitui a via pela qual o neurônio transduz um estímulo elétrico em um evento químico. Já no neurônio pós-sináptico, a mensagem química proveniente do neurônio pré-sináptico volta a ser transduzida em potencial elétrico, ao se abrir canais iônicos ligados a neurotransmissores. Desse modo, o processo de neurotransmissão transduz constantemente sinais químicos em sinais elétricos, e sinais elétricos de volta em sinais químicos.

O conhecimento dos SNAREs e demais proteínas envolvidas no processo de acoplamento excitação-secreção é

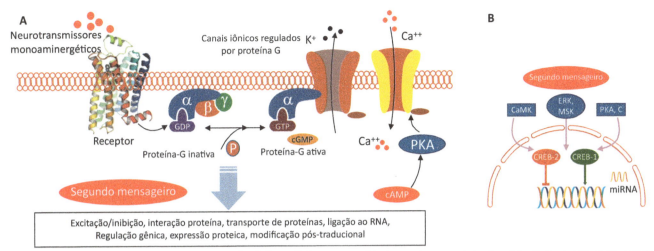

Figura 4.4. (A) As ações pós-sinápticas das monoaminas (MA) são mediadas por uma série de receptores acoplados à proteína G. Os receptores são proteínas complexas com 7 domínios transmembrana. Eles ativam quinases e alteram rapidamente as propriedades da membrana celular por meio dos segundos mensageiros e alterando o Ca₂+ intracelular, modulando assim a probabilidade de disparar potenciais de ação pelas células-alvo. (B) As monoaminas também influenciam a síntese de proteínas por meio da ativação dos fatores de transcrição comuns CREB-1 e 2 e modificação pós-tradução de proteínas, desempenhando papéis essenciais na plasticidade neural e no processo de memória.

importante, dado que alterações genéticas que medeiam sua produção no núcleo da célula geram prejuízo na neurotransmissão e levam a doenças do neurodesenvolvimento como o autismo e a doenças neurodegenerativas como a doença de Alzheimer (AD).

Cascatas de transdução de sinais no neurônio pós-sináptico

A neurotransmissão é um processo muito mais complexo do que a comunicação entre neurônios. As sinapses são capazes de modular a informação transmitida e reforçar ou enfraquecer conexões sinápticas por meio da neuroplasticidade. Logo, a transmissão do neurônio pré-sináptico vai gerar uma cascata intracelular no neurônio pós-sináptico, como a formação de moléculas de sinalização, conhecidas como mensageiros, que em última instância pode influenciar a expressão gênica no seu genoma e interferir na produção de proteínas, incluindo proteínas-esqueleto, proteínas envolvidas no acoplamento excitação-secreção, moléculas de adesão, NTs e proteínas envolvidas na recaptação sináptica destes NTs. Salienta-se que o neurônio pós-sináptico também pode influenciar o pré-sináptico através da neurotransmissão retrógrada ou, até mesmo fazendo conexões em alça de retroalimentação.

As cascatas de transdução de sinais desencadeadas por neurotransmissão química envolvem a produção de numerosas moléculas mensageiras, que são produzidas e ativadas em cascata. Os NTs funcionam como primeiro mensageiro. A partir de sua conexão com seus receptores na membrana pós-sináptica e ativação da sinalização intracelular, com múltiplas reações enzimáticas, serão produzidos na sequência o segundo, terceiro, quarto e, por conseguinte, demais mensageiros. Os eventos iniciais ocorrem em fração de segundo, porém as consequências a longo prazo são medidas por mensageiros distais que vão atuar como fatores de transcrição, cuja ativação leva de várias horas a dias, ou, até toda a vida de uma sinapse ou um neurônio. A expressão gênica pode ativar genes inativos e produzir proteínas dormentes.

A ativação neuronal ocorre através de 4 tipos principais de cascata de transdução. Duas delas envolvem a ativação por neurotransmissores como primeiro mensageiro, uma terceira cascata é ativada por hormônios e a última é ativada por neurotrofinas. Neste capítulo revisaremos as cascatas de transdução de sinal ativadas por NTs.

De modo geral, no caso dos NTs, a ligação deles no neurônio pós-sináptico de dá por meio de ligação a um receptor metabotrópico, um sistema ligado à proteína G ou por meio de um receptor ligado a canais iônicos. Essas ligações dependem do tipo de NTs e dos seus tipos de receptores envolvidos na sinalização. No primeiro caso, a ativação da cascata ocorre da seguinte maneira: o NT funciona como primeiro mensageiro que, ao se ligar ao receptor metabotrópico, ativa a produção de um segundo mensageiro químico que, por sua vez, ativa um terceiro mensageiro, o qual trata-se geralmente de uma enzima conhecida como quinase. Esta quinase acrescenta grupos fosfato em proteínas para produzir fosfoproteínas, que levarão a um determinado efeito biológico (modulação da expressão gênica). No segundo caso, o NT (primeiro mensageiro) se conecta a um receptor que abre um canal iônico, o qual possibilita a entrada de cálcio (Ca₂+) no neurônio. O Ca₂+ funciona como um segundo mensageiro nesse sistema de cascata e ativa um terceiro mensageiro, dessa vez uma enzima conhecida como fosfatase, que remove grupos fosfato de fosfoproteínas. A proteína desfosforilada, então, perde sua função biológica. A **Figura 4.4.** exemplifica uma cascata de transdução ligada a proteínas G.

O equilíbrio entre as atividades da quinase e da fosfatase, assinalado pelo equilíbrio entre dois NTs, determina o grau de

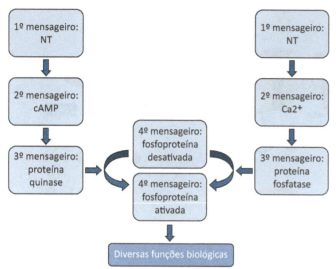

Figura 4.5. No lado esquerdo da figura a transdução via ativação de receptores metabotrópicos ligados a proteína G que ativa proteínas quinases e fosforila proteínas (fosfoproteínas), as deixando biologicamente ativas. No lado direito vemos a atuação da cascata intracelular via canais de cálcio, que ativa fosfatases como terceiro mensageiro, retirando grupos fosfato das fosfoproteínas, o que inativa suas funções biológicas. O equilíbrio das duas vidas que determinará as ações biológicas neuronais.

atividade de quartos mensageiros ativos, e como consequência, a expressão gênica e sinaptogênese. Disfunções em qualquer parte dessa cascata é um potencial sítio da gênese de sintomas de doenças neuropsiquiátricas, além de ser possível alvo de atuação farmacológica.

As cascatas de transdução de sinais via neurotransmissores no cérebro são mostradas na (**Figura 4.5.**). Cada uma das duas cascatas de transdução de sinais passa a sua mensagem de um primeiro mensageiro extracelular a um segundo mensageiro intracelular.

Para melhor compreensão, é importante detalhar as vias de transdução de sinais ativadas por NTs. Para tanto, podemos afirmar que os sistemas ligados às proteínas G, existem quatro elementos fundamentais para a formação do segundo mensageiro:

- NT como primeiro mensageiro extracelular.
- Um receptor para o neurotransmissor, que pertence à superfamília de receptores em que todos apresentam a estrutura de sete regiões transmembrana.
- Uma proteína G capaz de se ligar a determinadas conformações do receptor do NT e a um sistema enzimático capaz de sintetizar o segundo mensageiro.
- O próprio sistema enzimático para o segundo mensageiro.

Após a ligação do NT ao receptor, as mudanças na conformação das proteínas levarão à ativação da enzima adenilato ciclase que sinalizará a formação do monofosfato de adenosina cíclico (cAMP), o qual atua como segundo mensageiro. Duas cópias do cAMP são capazes de ativar as proteínas quinase que passarão a atuar como terceiro mensageiro. As proteínas quinases, como a proteína quinase A (PKA), são capazes de fosforilar outras proteínas, produzindo as fosfoproteínas que terão sua função biológica ativada, atuando como quarto mensageiro. Elas poderão promover a ativação de canais iônicos e enzimas reguladoras ou fosforilar proteínas intranucleares que terão a função de fator de transcrição nuclear. Um exemplo de fator de transcrição é a proteína de ligação do elemento de resposta ao cAMP (CREB), a qual atua na produção de neurotransmissores e de proteínas envolvidas na estabilização e plasticidade das sinapses.

Para exemplificar, uma das principais cascatas ligadas a canais iônicos, se dá com os seguintes mensageiros: a ligação do NT ao receptor de membrana no neurônio pós-sináptico, levarão à abertura de canais de Ca_2+. O Ca_2+, no meio intracelular, atuará como segundo mensageiro. Diferente do sistema ligado à proteína G, o Ca_2+ como segundo mensageiro, ativará uma fosfatase, como a calcineurina. A calcineurina, ao contrário das proteínas quinase, retira grupos fosfato das fosfoproteínas, inativando sua função biológica. Desse modo, a calcineurina desativa a CREB, canais iônicos e enzimas reguladoras, diminuindo a ativação do neurônio pós-sináptico. O saldo da atuação das quinases e fosfatases determinará o grau de ativação do neurônio pós-sináptico e sua consequente sinalização para outros neurônios.

Processo de recaptação de NTs da fenda sináptica

Os transportadores de recaptação de NTs são proteínas de membrana localizadas nas terminações nervosas pré-sinápticas que desempenham um papel crucial na modulação e regulação da neurotransmissão sináptica. Esses transportadores promovem a recaptação ativa de NTs da fenda sináptica de volta para o neurônio pré-sináptico, um processo fundamental para a cessação da sinalização sináptica e a manutenção da homeostase neuronal.

Os transportadores de recaptação utilizam energia do gradiente de sódio (Na^+) para realizar a recaptação dos NTs. Este processo é mediado por um mecanismo de transporte acoplado ao sódio, onde o movimento de íons Na^+ para dentro da célula gera um potencial eletroquímico favorável para a entrada dos NTs contra seu gradiente de concentração.

Dentre os principais tipos de transportadores de neurotransmissores podemos elencar:

- **Transportador de Serotonina (SERT):** A principal função do SERT é a recaptação da serotonina (5-HT) da fenda sináptica para o neurônio pré-sináptico. A serotonina é um NT envolvido na regulação do humor, sono e apetite. O SERT é alvo de diversos antidepressivos, como os inibidores seletivos de recaptação de 5-HT (ISRS), que aumentam a concentração de serotonina na fenda sináptica ao inibir sua recaptação.
- **Transportador de Dopamina (DAT):** O DAT é responsável pela recaptação da dopamina (DA), NT crítico para funções motoras e de recompensa.
- **Transportador de Noradrenalina (NET):** O NET recapta a noradrenalina (NA) da fenda sináptica,

modulando respostas ao estresse e regulação do humor. Os antidepressivos Inibidores seletivos da recaptação de NA (ISRN) e os inibidores seletivos da recaptação de NA e 5-HT (ISRNS) inibem a NET e são usados no tratamento de transtornos depressivos e de ansiedade, aumentando a disponibilidade de NA na fenda sináptica.

Os transportadores de recaptação de NT são elementos essenciais na regulação da comunicação sináptica, desempenhando um papel essencial na modulação da intensidade e duração dos sinais neuronais. Sem a sua atuação, a sinalização e a comunicação sináptica não teriam fim, provavelmente levando a sintomas motores, cognitivos e comportamentais observados nas doenças neurológicas.

Processo de recaptação de NT das vesículas sinápticas

Além dos transportadores da recaptação sináptica de NT, outras proteínas de transporte importantes para a sinapse e liberação dos neurotransmissores são os transportadores vesiculares de NT. Eles são proteínas integrais de membrana localizadas nas membranas das vesículas sinápticas, responsáveis pela captação e armazenamento de NTs nessas vesículas antes de sua liberação na fenda sináptica durante a transmissão sináptica. Esses transportadores garantem a disponibilidade e a integridade dos NT necessários para a comunicação entre neurônios.

Dentre os principais transportadores vesiculares podemos citar:

- **Transportador vesicular de acetilcolina (VAChT):** Responsável pelo transporte de acetilcolina (ACh) para o interior das vesículas sinápticas.
- **Transportador vesicular de MA (VMAT):** Responsável pela captura de MA, incluindo DA, NA e 5HT, nas vesículas sinápticas. Existem dois isoformas principais de VMAT: VMAT1 e VMAT2.
- **Transportador de GABA (VGAT):** Responsável pelo transporte do ácido gama-aminobutírico (GABA) para as vesículas.
- **Transportador de Glutamato (VGLUT):** Existem três isoformas do VGLUT (VGLUT1, VGLUT2 e VGLUT3), responsáveis pelo transporte do glutamato para as vesículas sinápticas.

Assim como os transportadores de recaptação sináptica, os transportadores vesiculares são alvos para diversos agentes farmacológicos. Medicamentos que afetam a função desses transportadores podem alterar a disponibilidade de NT e influenciam no tratamento de doenças neurológicas e psiquiátricos.

A importância dos astrócitos e moléculas de adesão (SAM) na sinaptogênese e plasticidade sináptica

Os astrócitos tem um papel fundamental na sinapse. Como integrante da sinapse tripartite, os astrócitos podem detectar e responder à atividade neuronal e influenciar na formação e plasticidade neuronal desde a infância até a idade adulta.

Os astrócitos formam muitos processos celulares. Estes processos são conhecidos como processos perissinápticos dos astrócitos (PPAs) e entram em contato com muitas sinapses, colocando-os em posição de interagir com os neurônios. Os PPAs são móveis e capazes de cobrir a região sináptica regulam a estrutura das espinhas dendríticas, modulando a eficiência da transmissão sináptica, além de sua plasticidade e a estabilidade. Qualquer evento que comprometa os PPAs pode prejudicar a transmissão sináptica e levar à perda de espinhas dendríticas, uma marca registrada de várias doenças neurológicas.

No cérebro em desenvolvimento, os astrócitos secretam uma série de fatores que regulam a formação e a função das sinapses neuronais, incluindo trombospondina (TSP-1), glipicanos, SPARC (proteína secretada ácida e rica em cisteína) e fator de necrose tumoral-α (TNF-α). A TPS-1 e a hevina induzem a formação de sinapses estruturalmente maduras. O proteoglicano de sulfato de heparana glipicano 4 (Gpc4) recruta receptores de glutamato tipo AMPAR para a superfície dos dendritos, induzindo a formação de sinapses e a atividade sináptica. Nem todos os fatores secretados por astrócitos têm funções sinaptogênicas. O SPARC, por exemplo, pode bloquear a formação de sinapses e diminui os níveis de receptores AMPAR nas sinapses. Ademais, os astrócitos liberam gliotransmissores (como ATP, adenosina e D-serina) que atuam para regular a transmissão sináptica e a plasticidade. A D-Serina, por exemplo, atua como co-neurotransmissor nos receptores de glutamato tipo NMDA. A transmissão sináptica contínua também pode ser regulada pelos astrócitos via transportadores de captação de NTs expressos em suas membranas que eliminam o glutamato da fenda sináptica, como o transportador de glutamato 1 (GLT-1) e o transportador de glutamato aspartato (GLAST) ou por meio do tamponamento do K+ do tamponamento extracelular através dos canais Kir4.1. A atuação positiva dos astrócitos nas sinapses glutamatérgicas leva à liberação excessiva de glutamato na sinapse e/ou déficits na depuração do glutamato que podem levar à excitotoxicidade, que tem sido associada a vários distúrbios neurológicos. A **Tabela 4.1.** resume algumas doenças neurológicas e psiquiátricas que podem se relacionar à disfunção dos astrócitos.

As moléculas de adesão sinápticas (SAMs) são os principais agentes de organização das junções sinápticas. Elas formam novas sinapses, coordenam a maturação das sinapses e regulam a eliminação de sinapses. Essas propriedades são executadas por um conjunto de SAMs, não tendo uma SAM principal.

As SAM pré-sinápticas não variam, independente do NT excretado. As neurexinas e receptores de fosfotirosina fosfatase semelhantes ao antígeno leucocitário (LAR) são exemplos destas proteínas. Dentre os receptores deste tipo, podemos destacar o PTPRD, PTPRF e o PTPRS. No entanto, as SAMs pós-sinápticas são variáveis dependendo no neurotransmissor e exercem funções diversas. A SPARCL1 e as neuroliginas ilustram a diferenciação funcional entre as SAMs que fazem ou moldam sinapses. Enquanto a SPARCL1 aumenta a densidade de sinapses

Tabela 4.1. Envolvimento astrocitário em doenças neurológicas e psiquiátricas

Doenças Neurológicas e Psiquiátricas	Defeito sináptico ou de espinhas dendríticas	Envolvimento dos astrócitos
Doença de Alzheimer	Perda sináptica e redução da densidade de espinhas dendríticas.	Acúmulo intracelular de Aβ proteína em astrócitos prejudica a recaptação do glutamato e promove excitotoxicidade.
Doença de Parkinson	Degeneração de sinapses dopaminérgicas e glutamatérgicas no estriado.	Remodelação dos PPAs; aumento de atividade espontânea de Ca_2+ de astrócitos.
Epilepsia relacionada ao traumatismo cranioencefálico	Conectividade excitatória aumentada no neocórtex e hipocampo.	O TSP-1 astrocítico pode desempenhar um papel no desenvolvimento da epilepsia após lesão do SNC através da ativação de α2δ1, o receptor para TSP-1.
Esquizofrenia	Redução da densidade de espinhas dendrítica nos neurônios piramidais.	A mutação do gene da proteína DISC-1 dos astrócitos faz downregulation da D-serina, prejudicando a ativação do receptor de glutamato NMDA.

excitatórias e a amplitude das respostas sinápticas mediadas por AMPAR e aumenta drasticamente as respostas sinápticas mediadas por NMDAR, as neuroliginas, não influenciam o número de sinapses, mas alteram as propriedades destas. A neuroligina-2, por exemplo, aumenta muito a força sináptica nas sinapses inibitórias (que não são influenciadas pela SPARCL1), enquanto a neuroligina-1 parece estimular as respostas sinápticas mediadas por NMDAR nas sinapses excitatórias mais do que as respostas mediadas por AMPAR.

Dentre outras SAMs na formação e moldagem das sinapses podemos citar:

- A Syg1 e Syg2, um par de proteínas de domínio Ig, que guiam os axônios para seus alvos sinápticos.
- Caderinas que sinalizam os alvos para formação de sinapses.
- Latrofilinas e BAIs, necessárias para o estabelecimento das sinapses.
- Neurexinas, essenciais à moldagem das sinapses.

É importante salientar que mutações nos genes que codificam as SAMs poderão levar à perda da função das proteínas, problemas na função e plasticidade sináptica e consequente manifestação de doenças do desenvolvimento neurológico, tais como o autismo, déficit de atenção e hiperatividade (TDAH) e manifestações comportamentais neuropsiquiátricas

NEUROTRANSMISSORES (NTS)

Os NTs consistem em moléculas que amplificam, transmitem e convertem sinais nas células, sendo atores-chave nas funções cerebrais, comportamento e cognição. Mais de 200 desses mensageiros químicos foram identificados desde 1921, mas o número exato de NTs é desconhecido.

Para que um composto neuroativo seja classificado como NT, ele deve satisfazer os seguintes requisitos:

- Ser produzido e liberado pelo mesmo neurônio e estocado no terminal pré-sináptico;

- Induzir um comportamento específico no neurônio pós-sináptico;
- Sua administração exógena deve produzir o mesmo efeito; e
- Sua ação induzida sobre o sistema pós-sináptico célula pode ser interrompida por um mecanismo específico.

Os NTs clássicos podem ser aminoácidos como o glutamato e o GABA, MA como a NA, DA, a 5-HT e a histamina ou outras moléculas como a ACh, as purinas, os neuropeptídeos e os gases solúveis como o óxido nítrico. Nas próximas seções serão detalhados alguns aspectos das principais moléculas neurotransmissoras.

Glutamato

O glutamato é o NT excitatório mais importante do SN. A sua liberação nas sinapses pode promover a plasticidade sináptica, reforço sináptico a longo prazo, inibição sináptica a longo prazo e outras funções fisiológicas normais. Ele pode ser produzido a partir do ácido glutâmico ou da glutamina e representa o precursor metabólico da síntese de GABA, catalisada pela glutamato descarboxilase no encéfalo. O glutamato, assim que liberado na fenda sináptica pelos neurônios pré-sinápticos, leva à ativação dos receptores metabotrópicos (mGluR) ou ionotrópicos (AMPA, NMDA, Cainato) que medeiam os influxos de cálcio e sódio nos neurônios pós-sinápticos. Um excesso de glutamato pode produzir influxo excessivo de Ca_2+ no neurônio pós-sináptico, disparos neuronais extremos, e consequente neurodegeneração, senescência e morte neuronal. Essa toxicidade gerada por excesso de estímulo neuronal está potencialmente envolvida em condições neurológicas, como esclerose múltipla (EM), esclerose lateral amiotrófica (ELA) e doença de Parkinson (DP).

A homeostase do glutamato é mantida nas sinapses e espaços extracelulares por vários transportadores e receptores de glutamato. Como nenhuma enzima está presente na fenda sináptica para degradar o glutamato e manter baixa concentração extracelular, as células neuronais absorvem o glutamato por meio de transportadores de glutamato na membrana plasmática de neurônios e astrócitos. Os transportadores de glutamato podem ser subdivididos em duas classes: transportador de aminoácidos excitatório (EAAT) e transportador vesicular de glutamato (VGLUT).

Os transportadores de aminoácidos excitatórios (EAAT) ocorrem em diferentes formas, a saber, GLAST (transportador de aspartato glutamato 1) ou (EAAT 1); GLT-1 (EAAT 2); EAAC-1 (EAAT 3); EAAT 4; e EAAT 5. O GLAST é especificamente expresso por astrócitos no SN. EAAT2 é encontrado no encéfalo adulto e é predominantemente expresso em astrócitos. A EAAT3 é um transportador de aminoácidos expresso em neurônios, e não em células gliais. Esses três transportadores são encontrados no hipocampo e nas regiões neocorticais do cérebro. EAAT4 é predominantemente encontrado nas células cerebelares de Purkinje, especificamente em dendritos e espinhas dendríticas. EAAT5 é expresso principalmente na retina e em níveis baixos no encéfalo.

Os transportadores vesiculares de glutamato (VGLUT): Glutamato vesicular transportadores (VGLUTs 1–3), são transportadores dependentes de prótons que ajudam no acúmulo de glutamato nas vesículas sinápticas. Os VGLUTs usam gradientes eletroquímicos de prótons produzidos pela ATPase vacuolar. A neurotransmissão glutamatérgica é muito importante na potenciação de longo prazo (LTP) e na depressão de longo prazo (LTD), contribuindo para funções cognitivas, como aprendizado e formação de memória. Além disso, também é responsável por muitas atividades motoras, sensoriais e autonômicas. Por estar envolvido em uma gama tão ampla de funções, um desequilíbrio da homeostase do glutamato pode levar a diversas manifestações neuropsiquiátricas. Particularmente, seu desequilíbrio tem sido associado a vários distúrbios neurológicos ou neurodegenerativos, incluindo ELA, EM, AD, DP, doença de Huntington (HD) e epilepsia.

GABA

O GABA, o principal NT inibitório no cérebro é formado através da conversão do glutamato pela descarboxilase do ácido glutâmico (GAD) nos interneurônios. É amplamente aceito que baixos níveis de GABA levam à hiperexcitabilidade dos neuronal.

Os neurônios GABA representam uma fração menor da população neuronal total comparado ao glutamato. No entanto, manter o equilíbrio entre a transmissão inibitória e excitatória é imperativo para o funcionamento normal do encéfalo. Logo, a neurotransmissão gabaérgica alterada tem sido associada a vários distúrbios do SN, tais como distúrbios comportamentais, dor e sono. Por outro lado, o estresse e a depressão foram associados à interrupção da função do GABA. Prejuízos na homeostase do GABA têm sido associados a várias doenças neurológicas, como os transtornos do espectro do autista, a esquizofrenia, a epilepsia, a EM, a AD, a DP e a DH. Mudanças na concentração cerebral de GABA e na função dos seus recep-

tores são cruciais para o aprendizado e memória, equilibrando a transmissão excitatória do glutamato.

Os neurônios gabaérgicos estão presentes em diferentes regiões do encéfalo, como tálamo, núcleos da base, hipocampo, tronco cerebral e hipotálamo. Os receptores GABA são divididos em três tipos: receptores GABA A, receptores GABA B e receptores GABA C. O GABA funciona no cérebro adulto principalmente agindo nos receptores GABA A e GABA B. Os receptores GABA A podem ser ativados por uma alta concentração de GABA e são um tipo de receptor de canal Cl- dependente de ligante que induz a resposta inibitória sináptica. Quando as proteínas das subunidades do GABA A sofrem mutação, elas não respondem eficientemente ao GABA liberado pelos neurônios pré-sinápticos e glia, causando problemas no encéfalo, como as convulsões. Os receptores GABA B são receptores metabólicos acoplados à proteína G (GPCRs) que controlam os canais de $Ca2+$ dependentes de voltagem, que regulam a transmissão sináptica e estão envolvidos em múltiplas funções cerebrais, como reconhecimento, aprendizado, memória e ansiedade. Os receptores GABAC são semelhantes aos receptores GABA A, mas diferentes destes, não respondem ao diazepam.

Os transportadores GABA fazem parte da família de transportadores de neurotransmissores dependentes de sódio e cloreto. Os transportadores GABA são classificados em quatro tipos, incluindo o GAT-1, o GAT-2, o GAT-3 e o transportador betaína GABA-1 (BGT-1). A recaptação de cerca de 80% de GABA é realizada pelo GAT-1 em neurônios pré-sinápticos, que são então liberados novamente quando necessário. Os demais 20% das moléculas de GABA são metabolizadas em glutamina pelas células gliais após serem transportadas pelo GAT-3 nos astrócitos perissinápticos.

Acetilcolina

A acetilcolina (ACh) foi a primeira substância a ser caracterizada e identificada como NT. No sistema nervoso periférico, é liberado pelos neurônios pré-ganglionares dos sistemas nervosos simpático e parassimpático e pelos neurônios pós-ganglionares do sistema parassimpático. A ACh também é responsável pela contração muscular no sistema neuromuscular. O cérebro contém duas rotas de projeção colinérgica significativas: o prosencéfalo basal e o tronco cerebral. A região magnocelular do prosencéfalo basal, reconhecida como um centro crucial para o sono e a vigília, compreende o núcleo basal de Meynert, o núcleo da banda diagonal de Broca e o septo medial, com extensas projeções para o hipocampo, amígdala e córtex entorrinal. A região do tronco encefálico, que inclui o núcleo tegmental pontino laterodorsal (LDT) e o núcleo tegmental pedunculopontino (PPTN), projeta-se para as regiões do tálamo e do prosencéfalo basal, desempenhando um papel vital nos ciclos sono-vigília e na coordenação entre os movimentos visuais e sensório-motores.

A ACh é sintetizada a partir da colina e da acetil-coenzima A (acetil-CoA) através da enzima colina acetiltransferase

(ChAT). A partir dos neurônios colinérgicos pré-sinápticos, a acetilcolina é transportada para as vesículas sinápticas por meio de transportadores vesiculares de ACh (VAChT) e, após a despolarização dos neurônios, é liberada na fenda sináptica. A ACh se liga aos receptores nicotínicos (receptores N) e receptores muscarínicos (receptores M). É interessante relatar que a estimulação dos receptores N presentes nas membranas dos neurônios pré-sinápticos no SN pode promover a liberação de outros neurotransmissores, como ACh, Glu, GABA, DA, serotonina e noradrenalina, levando efeitos modulatórios do SN. Os receptores N também induzem a transcrição gênica, formação de microtúbulos e dinâmica do cone de crescimento dos neurônios. Os receptores M são receptores metabotrópicos e a ativação de sua cascata de sinalização pode influenciar a plasticidade sináptica, a atenção, a resposta ao estresse, o aprendizado e a memória. Uma vez na fenda sináptica, a ACh é rapidamente inativada pela acetilcolinesterase (AChE), liberando colina e acetato.

Os sistemas colinérgico e glutamatérgico parecem estar inter-relacionados, dado que o papel da ACh na aprendizagem e na memória parece estar relacionado à regulação da neurotransmissão glutamatérgica. Muitos agonistas do receptor N foram encontrados, como nicotina, DMPP (1,1-dimetil-4-fenil-piperazínio) e cistina, enquanto o curare é o antagonista mais conhecido para receptores N. A muscarina é o principal agonista dos receptores M, enquanto a atropina é um bloqueador desses receptores M, sendo capaz de antagonizar os sintomas muscarínicos produzidos pela estimulação excessiva da ACh da membrana pós-sináptica.

Por ser um agente neuromodulador em muitas áreas do prosencéfalo, a ACh afeta inúmeras funções cognitivas e motoras por meio da transmissão cortical e subcortical nos circuitos córtico-estriato-tálamo-corticais. Assim, seu desequilíbrio resulta em condições neurológicas, incluindo a AD, a DP, a DH, a esquizofrenia, a miastenia gravis e outros distúrbios comportamentais, de aprendizagem, de atenção, de memória e de sono.

A lesão seletiva de neurônios colinérgicos no prosencéfalo basal de modelos de roedores com DA está relatada ao aumento da deposição de Aβ e níveis de tau hiperfosforilada no hipocampo e córtex. Os experimentos com animais mostraram que a depleção colinérgica promoveu a deposição de Aβ e a patologia tau, levando ao comprometimento cognitivo. A principal estratégia terapêutica para a AD é restaurar a função colinérgica através do uso de compostos que bloqueiam as enzimas que quebram a ACh. Os inibidores da colinesterase (ChEI) são geralmente considerados como os tratamentos sintomáticos para a DA.

Monoaminas (MA)

As MA são um sistema de substâncias químicas que têm sido parte integrante do SN ao longo de sua evolução e desempenham papéis significativos na sua ontogenia, função e plasticidade. As aminas mais comuns são a DA, a NA e a 5-HT. A histamina também uma MA e tem importante função na vigília e regulação do peso corporal. A maioria dos medicamentos neuropsiquiátricos atuam através dos sistemas monoaminérgicos, e as MA estão implicados em um número significativo de condições de saúde e doença neuropsiquiátricas.

Outras características importantes das MA que merecem ser elencadas são:

- As MA se desenvolvem paralelamente ao resto do sistema nervoso, modulam a atividade neuronal e regulam as funções da rede de conexões encefálicas.
- As MA se localizam nas áreas periventriculares, recebem informações de áreas sensoriais, límbicas e do córtex pré-frontal/frontal e emitem extensas projeções ascendentes e descendentes para o encéfalo e a medula espinhal, podendo influenciá-los concomitantemente.
- As MA não fazem parte da rede de processamento de informações "primárias", como as redes neuronais de glutamato e GABA, mas modulam o meio sináptico e influenciam as células-alvo do encéfalo por meio de seus vários receptores, aumentando e/ou diminuindo a probabilidade de disparar potenciais de ação.
- A modulação na atividade neuronal pode resultar em mudanças qualitativas no status das redes-alvo, permitindo a alteração para um estado perceptivo e/ou comportamental diferente, como mudar o foco da atenção.
- As projeções monoaminérgicas para diferentes áreas do cérebro podem formar conexões transitórias que modificam temporariamente os estados cognitivos e emocionais, como o humor, o pensamento, a atenção e as emoções.

Em condições normais, o sistema monoaminérgico permite a flexibilidade das redes neuronais, como experiências sensoriais e comportamentos. Em condições patológicas, a desregulação desse sistema pode resultar em perda de flexibilidade ou perda do padrão de ativação normal nos domínios perceptivo e comportamental e contribuir para doenças como psicoses, doença de Parkinson e dependência. O SN consegue realizar essa tarefa, recebendo aferências sensitivas e elaborando uma saída adaptativa motora ou comportamental. O encéfalo seria, portanto, um órgão de processamento de informações e as MA em conjunto com outros sistemas químicos evoluíram para modular esse processamento.

O SN recebe informações sobre o ambiente por meio de portais sensoriais, como olhos, ouvidos, nariz e pele. Esses dados sensoriais são então processados no cérebro, levando a ações adaptativas. Esse arco de informação do estímulo à resposta pode ser dividido em quatro etapas: processamento sensorial primário, processamento sensorial secundário, avaliação de ações e, finalmente, a saída motora (**Figura 4.6.**). No segundo e o terceiro passos os estímulos são transformados em pensamentos e sentimentos, e as decisões são tomadas sobre a ação apropriada. Esses dois segmentos de integração sensório--motora são influenciados e formam parcialmente os "estados

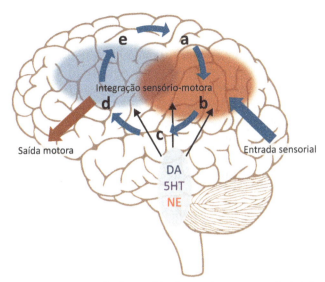

Figura 4.6. Representação diagramática do arco de processamento de informações no encéfalo.

internos" do cérebro. As MA controlam o padrão, a intensidade e o tempo da ativação neural, modulando esses estados internos e funcionando como verdadeiros interruptores, alternando a função das redes neurais, e por conseguinte, o estado mental e comportamental do SN.

Os neurônios do sistema monoaminérgico encontram-se distribuídos desde o telencéfalo até o bulbo e situam-se predominantemente nas regiões periventriculares. A sua distribuição anatômica e conexões refletem as suas funções neuromodulatórias, uma vez que recebem aferências e emitem eferências para variadas regiões do encéfalo e medula espinhal. De fato, os núcleos da DA, NA e da 5HT recebem aferências dos sistemas sensoriais primário e secundário, incluindo aferentes olfativos, gustativos e viscerais, além de aferências dos córtices pré-frontal/frontal e do sistema límbico, áreas subcorticais e da medula espinhal. Em resposta, as projeções dopaminérgicas atingem o estriado dorsal e ventral, o córtex frontal e pré-frontal e o sistema límbico, enquanto os eferentes noradrenérgicos se projetam para áreas sensoriais e de associação sensorial, córtex pré-frontal, cerebelo e medula espinhal e as projeções serotoninérgicas são difusas e atingem todo o prosencéfalo e a medula espinhal (**Figura 4.7.**).

Mais de 90% dos neurônios dopaminérgicos estão localizados na área tegmental ventral e na substância negra. As projeções dopaminérgicas atingem o prosencéfalo por meio das vias mesocortical, mesolímbica e mesoestriatal. Essas vias alcançam os córtices pré-frontal e frontal, partes do sistema límbico e o estriado dorsal e ventral. Um grupo de neurônios da substância negra projeta-se exclusivamente para o estriado dorsal. Outros grupos do mesmo núcleo se projetam para o diencéfalo, córtex e outras partes do estriado. Esse layout anatômico permite que pequenos grupos de neurônios dopaminérgicos alcancem várias regiões cerebrais em uma rede motora. Apesar de um amplo sistema de projeção, verifica-se que a DA atinge principalmente as áreas motoras e influencia predominantemente o comportamento comparado ao sensório.

A maioria dos neurônios noradrenérgicos estão localizados no *locus coeruleus* (LC), um par de núcleos localizados no cinza periaquedutal do mesencéfalo. Ele recebe aferências do córtex, amígdala, hipotálamo e vários núcleos no rombencéfalo. As células do LC se projetam para amplas áreas do prosencéfalo e rombencéfalo por meio dos feixes noradrenérgicos dorsais e ventrais. O feixe noradrenérgico dorsal se origina do LC e se projeta para o córtex, hipocampo e cerebelo. O feixe noradrenérgico ventral origina-se principalmente dos núcleos de NA na ponte e no bulbo e atinge o mesencéfalo, a amígdala e o hi-

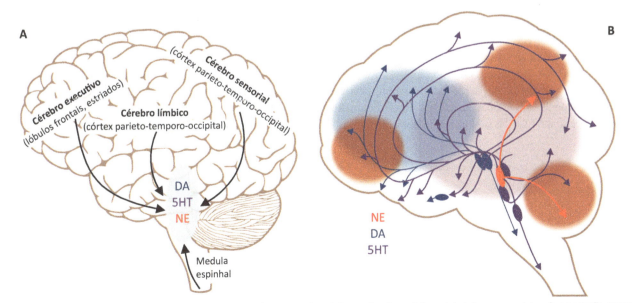

Figura 4.7. (A) O diagrama demonstra que os núcleos monoaminérgicos recebem informações da medula espinhal, áreas sensoriais e de associação sensorial, áreas límbicas e córtex pré-frontal. (B) O diagrama ilustra o alcance das projeções monoaminérgicas dos núcleos do tronco cerebral para várias regiões do cérebro. NA (nuvens vermelhas) e 5HT (nuvem roxa) influenciam principalmente as áreas sensoriais, e DA (nuvem azul) se projeta para áreas motoras.

potálamo. A projeção de NA para os lobos parietais aumenta a atenção, enquanto as projeções para o córtex pré-frontal podem modular a vigilância.

Os neurônios serotoninérgicos estão agrupados nas regiões dorsal e mediana da rafe, desde o mesencéfalo até o bulbo. Os neurônios 5HT localizados rostralmente na rafe dorsal e mediana são a principal fonte de projeções ascendentes. Em contraste, as células 5HT localizadas caudalmente são fonte de projeções descendentes para o rombencéfalo e a medula espinhal.

Os núcleos serotoninérgicos recebem aferências glutamatérgicas e gabaérgicas diretas significativas de várias áreas do encéfalo. As fibras serotoninérgicas se projetam amplamente para o prosencéfalo, incluindo a amígdala, o hipotálamo e os córtices sensoriais e motores com densidades variadas. Projeções descendentes dos neurônios 5HT atingem o cinza periaquedutal e o corno dorsal da medula espinhal, com o intuito de realizar a modulação da dor.

As catecolaminas são sintetizadas in vivo a partir da tirosina em duas etapas. A primeira etapa é a catálise da tirosina pela tirosina hidroxilase (TH), e a segunda etapa é catalisada pela descarboxilase de aminoácidos aromáticos (AADC). O produto inicial é a DA. Posteriormente, a NA é sintetizado a partir da DA pela dopamina β hidroxilase. Já a serotonina é sintetizada a partir do triptofano pela triptofano hidroxilase (TPOH) e, na segunda etapa, semelhante às catecolaminas, o AADC catalisa a conversão de 5-hidroxitriptofano em 5HT.

Assim que produzidas, as MA são prontamente empacotadas em vesículas por seu transportador vesicular, as VMAT. Após a liberação das MA na fenda sináptica, elas atuarão no neurônio alvo através de seus receptores. Para cessar a sinalização, as MA precisam ser degradadas ou sofrer recaptação no terminal pré-sináptico. A recaptação de DA, NA e 5HT da fenda sináptica são realizadas por seus transportadores, respectivamente, DAT, NAT e SERT, conforme explicado anteriormente. Já a sua metabolização, é executada por 2 enzimas: a monoamina oxidase-B (MAO-B) e catecol O-metil transferase (COMT). As catecolaminas são convertidas em ácido homovanílico, enquanto a 5HT é convertida em ácido 5-hidroxiindo-acético, que é posteriormente excretado na urina. O conhecimento dos transportadores das MA e das suas enzimas metabolizadoras é de fundamental importância, uma vez que essas moléculas são alvos de fármacos antidepressivos e antiparkinsonianos.

Quanto à sua ação nos neurônios-alvo, as MA interagem através de diversos tipos de receptores. A maioria dos receptores da MA são metabotrópicos ligados à proteína G, porém alguns são ligados a canais iônicos. A transdução de sinais no neurônio pós-sináptico segue os princípios descritos no item **Cascatas de Transdução de Sinais do Neurônio** Pós-Sináptico do capítulo.

Os subtipos de receptores de DA, NA e 5HT, seus respectivos tipos de sinalização e sua ação neuronal, estão resumidos na **Tabela 4.2.**

Cabe salientar que, como as MA formam circuitos moduladores de outras vias neuronais principais, sua atuação nas células alvo, em conjunto com outros agentes moduladores como os astrócitos, produzirão um saldo excitatório ou inibitório, influenciando atividade cerebral relacionada a estados cerebrais perceptivos e comportamentais. Ademais, através de suas interações com a glia (astrócitos e microgliócitos), poderão funcionar como agentes pró ou anti-inflamatórios, podem ter papel na gênese de doenças inflamatórias e neurodegenerativas do SN. A **Tabela 4.3.** resume as principais ações das MA nos estados perceptivos e comportamentais cerebrais.

De modo geral, pode-se apreender que a NA e a 5HT modulam as aferências sensitivas, a percepção do meio externo e a sensação de bem-estar e recompensa, enquanto a dopamina influencia nas ações motoras decorrentes dos estímulos internos e externos. Dentro disso, é possível compreender que a fisiopatologia dos transtornos de humor como a ansiedade e a depressão envolve a disfunção monoaminérgica assim como medicações psicoativas que atuam no sistema monoaminérgico podem influenciar o humor, a sensação de bem-estar, a atenção, a memória e os comportamentos do indivíduo.

DOENÇAS NEUROPSIQUIÁTRICAS E MECANISMO DE AÇÃO DE MEDICAÇÕES

Depressão e mecanismo de ação de antidepressivos

A depressão é um transtorno de humor que se manifesta como tristeza, perda de interesse, anedonia, falta de apetite, sentimentos de culpa, falta de autoconfiança, prejuízo do sono, sentimentos de fadiga, dificuldade de concentração e

Tabela 4.2. Resumo dos receptores das MA e seus efeitos nos neurônios-alvo

Monoaminas	Receptores	Tipos de receptores	Atividade neuronal
Dopamina	D1 e D5 D2, D3 e D4	Ligado à proteína G Ligado à proteína G	Excitatório Excitatório
Noradrenalina	Receptores β2, β3 Receptores Alfa1 Alfa2	Ligado à proteína G Ligado à proteína G Ligado à proteína G	Excitatório Excitatório Inibitório
Sertralina	5HT-R1 e 5HT-R5 5HT-R$_{2,4,6,7}$ 5HT-R$_3$	Ligado à proteína G Ligado à proteína G Canal iônico acionado por ligante	Inibitório Excitatório Excitatório

Capítulo 4 • Sinapse e Neurotransmissores **33**

Tabela 4.3. Resumo das principais ações das monoaminas nos estados perceptivos e comportamentais cerebrais

Estado cerebral	Dopamina	Noradrenalina	Sertralina
Atenção	As projeções para as áreas pré-frontal e frontal modulam a vigilância, o comportamento da atenção.	Aumenta a concentração em um aspecto saliente do espaço do indivíduo.	Capaz de dispersar a atenção ao modular os estímulos sensoriais.
Aprendizado e memória	Modulação de neurônios glutamatérgicos, influenciando no seu reforço sináptico e contribui para recuperação da memória.	Modulação de neurônios glutamatérgicos, influenciando no seu reforço sináptico e contribui para recuperação da memória.	Modulação de neurônios glutamatérgicos, influenciando no seu reforço sináptico e contribui para recuperação da memória.
Sistema interno de recompensa e punição*	Associado a comportamentos de recompensa como procurar comida, água e parceiro sexual. O sistema dopaminérgico tegmental ventral modula os aspectos motores da recompensa, desde expressões faciais até comportamentos complexos de busca de recompensa, como se arrumar e dançar.	Aumenta a percepção de recompensa, mas estímulos excessivos podem gerar comportamentos de evitamento. Modulam a duração e intensidade de experiências negativas.	A serotonina minimiza a sensação de recompensa e, em doses mais altas, pode modificar a percepção dos estímulos externos. Modulam a duração e intensidade de experiências negativas.
Dor crônica	Os receptores D2 são anticonceptivos, enquanto os receptores D1 são pró-nociceptivos. O sistema dopaminérgico modula respostas comportamentais à dor como evitação, a luta e a fuga.	As eferências de NA na medula espinhal diminuem a dor via mediação dos receptores α-2 pré-sinápticos e nos neurônios do corno dorsal. Ação da NA nos córtices límbico e somatossensorial leva à percepção de um nível contínuo de dor e vigilância via receptores beta, enquanto a ativação de receptores α -2 tem o efeito oposto.	A eferência de 5HT na medula espinhal diminui a transmissão nociceptiva via receptores 5HT-1, enquanto a ativação dos receptores 5-HT 3, localizados nos terminais aferentes pré-sinápticos, aumenta a transmissão nociceptiva.
Doença de Parkinson	Perda de neurônios dopaminérgicos da substância negra é a base da doença. A perda de DA nigroestriatal causa perda de velocidade e agilidade de movimentos.	-	-

O sistema interno de recompensa e punição diz respeito ao aparato neurobiológico que regula os comportamentos de busca ativa de alimentos, água, parceiro sexual que são recompensadores e comportamentos tais como medo (percebidos como ansiedade) e evitamento empreendidos para evitar situações ou eventos desagradáveis que possam gerar danos físicos ou estresse.

pensamentos de suicídio. A fisiopatologia envolve interações complexas entre diversos aspectos, como os biológicos (genéticos, epigenéticos, neuroendócrinos e neuroimunes), os psicossociais (traços de personalidade), os de desenvolvimento e ambientais. A disfunção do sistema monoaminérgico está associada ao desenvolvimento de sintomas depressivos. Disfunção dos receptores de MA, alterações na concentração de proteínas de transporte e metabolização excessiva das MA na fenda sináptica estão entre as principais causas da depressão. Baixos níveis de 5-HT cerebral tem sido associado a vários sintomas depressivos, como falta de sono e apetite, redução da libido e alterações da temperatura corporal e do ritmo circadiano. Anormalidades nos níveis de DA também foram associadas ao

comprometimento da motivação, da concentração e aumento da agressividade. Além disso, a redução de NA causa perda de interesse, comportamento violento, sono perturbado e falta de autoconfiança. A hipótese da disfunção monoaminérgica para depressão é reforçado pela evidência de melhora dos sintomas após a regulação dos níveis de 5-HT e NA com o uso de medicamentos antidepressivos.

O tratamento da depressão é baseado na modulação das MA, atuando nas enzimas catabolizadoras das MA na fenda sináptica, como o inibidor da MAO B, seus transportadores de membrana e a consequente ativação do receptor $5HT_{1A}$. A fenelzina e a tranilcipromina são inibidores da MAO. Além disso, inibidores seletivos da recaptação da serotonina (ISRS), inibidores da recaptação da serotonina-noradrenalina (ISRNS) e inibidores da recaptação da norepinefrina-dopamina (NDRIs) também foram usados para regular o nível de MA no cérebro. Dentre os tricíclicos (TCA) podemos elencar a amitriptilina, a nortriptilina, a desipramina, e a clomipramina. Os primeiros antidepressivos tricíclicos demonstraram inibir a captação de NA.

O primeiro ISRS foi a fluoxetina. As propriedades únicas e a eficácia clínica apropriada estabeleceram o SERT como um alvo importante no tratamento da depressão. A fluoxetina não é, de fato, altamente seletiva em relação ao SERT, enquanto o citalopram, o escitalopram, a fluvoxamina, a paroxetina ou a sertralina bloqueiam o SERT de forma mais seletiva.

A resposta parcial dos medicamentos antidepressivos levou à introdução de antidepressivos novos e mais eficazes, como a venlafaxina, que inibe a recaptação de 5-HT e NA (ISRNS), e a mirtazapina, que atua principalmente como um antagonista dos receptores α2-adrenérgicos pré-sinápticos. Há evidências que a mirtazapina, a venlafaxina e dois ISRS, escitalopram e sertralina, foram mais eficazes do que outros ISRSs (fluoxetina, fluvoxamina e paroxetina), o ISRNS duloxetina e o inibidor seletivo da recaptação de NA (ISRN) reboxetina.

Novos antidepressivos foram desenvolvidos com perfil farmacológico mais complexo, como a vortioxetina. Este composto bloqueia o SERT, bem como vários receptores 5-HT. Tem havido um interesse crescente na plasticidade neuronal, na neurotransmissão colinérgica, gabaérgica e glutamatamatérgica, no estresse e eixo HPA, no sistema de recompensa e de neuroinflamação como potenciais mecanismos subjacentes de depressão que poderão trazer luz a novas estratégias para o tratamento da depressão.

Esquizofrenia e mecanismo de ação de neurolépticos

A esquizofrenia é um distúrbio do neurodesenvolvimento grave com etiologia desconhecida, geralmente diagnosticado na adolescência e que, tipicamente, manifesta-se com alucinações e delírios. No entanto, problemas cognitivos, incluindo déficits na memória de trabalho, disfunção executiva, prejuízos no aprendizado e memória de longo prazo e alterações da percepção visual/auditiva e atenção, geralmente estão presentes antes do início da psicose,

Alguns dos sintomas cognitivos podem ser explicados pelos déficits primários na sinalização sináptica do receptor de glutamato NMDA. Particularmente, acredita-se que os déficits dos neurônios piramidais da camada 3 no córtex pré-frontal causem prejuízos nas funções executivas. Alternativamente, desregulações da neurotransmissão GABA representam uma explicação potencial para déficits de memória de trabalho. Além disso, as anormalidades dopaminérgicas pré-sinápticas e pós--sinápticas têm sido associadas ao aparecimento de doenças mentais, sendo a desregulação do sistema dopaminérgico um dos principais culpados na etiologia da esquizofrenia.

O uso de antipsicóticos tem seu uso consagrado na prática clínica para controle comportamental da agitação e das mani-festações positivas de alucinação e ideias delirantes. O controle sintomático dos antipsicótico é proveniente do bloqueio dos receptores dopaminérgicos D2, congruente com o achado de disfunção dopaminérgica nessa doença.

A eficácia antipsicótica das medicações depende da proporção de receptores D2 ocupados, que está diretamente relacionada à afinidade do composto ao receptor D2 e à concentração plasmática livre do antipsicótico. A maioria desses medicamentos, incluindo clorpromazina ou haloperidol, é eficaz contra sintomas positivos da esquizofrenia, como delírio, paranoia ou alucinações. Supõe-se que seu benefício terapêutico esteja relacionado ao bloqueio dos receptores D2 no núcleo accumbens, no estriado ventral. Por outro lado, esses compostos não são eficazes contra os sintomas negativos, os quais, podem até agravar, como é o caso da apatia. Esses medicamentos também induzem vários efeitos colaterais graves, seja devido às suas propriedades antagonistas do receptor H1, α2, muscarínico2 (M2) ou ao bloqueio crônico do receptor D2 central. Dentre eles, um dos efeitos colaterais mais limitantes são os efeitos extrapiramidais, que incluem o parkinsonismo, a acatisia, a distonia e a discinesia tardia.

Os novos antipsicóticos (antipsicóticos atípicos), tais como a risperidona, a olanzapina, quetiapina, clozapina e aripiprazol geram menos sintomas extrapiramidais e têm melhor eficácia contra os sintomas negativos. Estudos do comportamento farmacológico de drogas como clozapina ou risperidona aventaram a proposta de que o perfil atípico corresponde a uma maior afinidade da droga aos receptores 5-HT2, ou seja, 5-HT2A vs. D2. Essa característica farmacológica foi adicionada como alvo juntamente com a afinidade ao receptor D2 na seleção de drogas que possivelmente exibam um perfil antipsicótico atípico. Esses novos medicamentos antipsicóticos têm menor propensão de induzir efeitos extrapiramidais, mas surge outra preocupação em relação ao desenvolvimento de efeitos colaterais metabólicos, como excesso de peso. É possível que seu perfil antagonista/ agonista inverso nos receptores 5-HT2C, além do antagonismo do receptor H1, participe do desenvolvimento do aumento do peso corporal e do efeito colateral da obesidade.

Epilepsia e mecanismo de ação de antiepilépticos

A epilepsia é um distúrbio neurológico caracterizado por um desequilíbrio elétrico nos neurônios que levam a crises epilépticas recorrentes, envolvendo movimentos involuntários do corpo, com ou sem perda de consciência e perda do controle de esfíncteres. A incidência de epilepsia é maior em indivíduos mais jovens e em pacientes com idade entre 50 e 60 anos.

A sinalização alterada do NT é considerada uma característica crucial dos pacientes epilépticos. Em particular, o desequilíbrio entre os NTs excitatórios (ou seja, glutamato) e inibitórios (ou seja, GABA) afeta significativamente a excitabilidade celular. Os transportadores de glutamato, autorreceptores e a dessensibilização dos receptores pós-sinápticos representam fatores contribuintes para o controle dos sinais glutamatérgicos. A ativação direta dos receptores de glutamato pode provocar

Tabela 4.4. Resumo dos principais alvos terapêuticos para tratar epilepsia

Alvos terapêuticos	Drogas antiepilépticas
Inibição dos canais de sódio	Fenitoína, carbamazepina, oxcarbazepina, etossuximida, lamotrigina, zonisamida, topiramato
Inibição de canais de cálcio (neurônio pré-sináptico)	Gabapentina, pregabalina
Inibição de canais de cálcio (neurônio pós-sináptico)	Etossuximida
Modulação de canais de potássio	Retigabina
Degradação pela aminotransferase do ácido gama-aminobutírico (GABA-T)	Vigabatrina
Agonista do receptor GABA$_A$	Benzodiazepínicos, barbituratos, topiramato
Bloqueio de receptor NMDA	Felbamato, quetamina
Bloqueio de receptor Cainato	Topiramato
Ligação da proteína SV2A da vesícula sináptica	Levetiracetam

crises epilépticas, pois o recrutamento excessivo de receptores AMPA/NMDA aumenta a permeabilidade da membrana neuronal a Na+, Ca$_2$+ e K+. A medicação anticonvulsivante visa restaurar o equilíbrio do NT atuando nos canais iônicos, transportadores e receptores, exercendo assim um alívio sintomático.

Existem vários alvos para atuação das medicações antiepilépticas, tais como bloqueadores de canais de sódio, impedindo a despolarização do neurônio, inibição de canal de cálcio que impediria e exocitose de glutamato na fenda sináptica, ação em canais de potássio pós-sinápticos, bloqueadores de receptores de glutamato, agonistas de receptor GABA, dentre outros. A **Tabela 4.4.** elenca os principais alvos nos antiepilépticos e as principais medicações disponíveis para cada mecanismo. Vide **Figura 4.8.** para visualizar os principais alvos das drogas antiepilépticas.

D. PARKINSON E MECANISMO DE AÇÃO DE DROGAS ANTIPARKINSONIANAS

A doença de Parkinson (DP) é uma doença neurodegenerativa, geralmente acometendo idosos acima de 60 anos. A doença é associada à deficiência de DA e é caracterizada por bradicinesia, rigidez, tremores e instabilidade postural. Em pacientes com DP, os núcleos da base têm deficiência de DA, prejudicando o controle do movimento, levando à rigidez muscular, movimentos involuntários e bradicinesia. Geralmente as manifestações são assimétricas, sendo pior em um dimídio comparado ao lado contralateral.

Na substância negra, os neurônios dopaminérgicos são projetados *da pars compacta* para o estriado. A DP está associada à degeneração gradual desses neurônios dopaminérgicos que levam ao controle motor aberrante. O acúmulo anormal de α-sinucleína na forma de corpos de Lewy leva à destruição de neurônios dopaminérgicos. Embora a α-sinucleína seja um dos principais atores, outros processos podem preceder ou causar sua agregação nos neurônios, levando à morte celular. O estresse oxidativo resultante em parte do próprio metabolismo da DA

tem sido implicado como um mediador crucial na degeneração da via nigroestriatal na DP.

O tratamento para DP envolve a administração de levodopa (L-DOPA), um precursor da DA. A DA não pode ser administrada diretamente, pois não atravessa a barreira hematoencefálica. No entanto, o tratamento prolongado com L-DOPA leva a complicações da resposta motora, denominadas discinesia, induzida por levodopa. A estimulação cerebral profunda do núcleo subtalâmico foi demonstrada em ensaios clínicos randomizados para reduzir as respostas motoras descontroladas e a discinesia associada ao tratamento com L-DOPA na DP avançada. Anticolinérgicos como triexifenidil e amantadina também são usados para ajudar a prevenir tremores em pacientes com DP, uma vez que modulam a ACh, que está envolvida na regulação do movimento.

Uma vez que a DA funciona agindo na família D1 e D2 de receptores dopaminérgicos em neurônios pós-sinápticos, agonistas do receptor de DA, como pramipexol, ropinirol, apomorfina e rotigotina, têm sido usados para amplificar os efeitos do DA em pacientes com DP. Os inibidores da catecol-O-metiltransferase (COMT) e da monoamina oxidase B (MAO-B) também são usados no tratamento da DP. A COMT e a MAO-B são enzimas vitais no metabolismo da DA, quebrando a DA em seus metabólitos inativos. A COMT é expressa principalmente na glia, enquanto a MAO-B é expressa nos astrócitos. Sua inibição aumenta as concentrações de DA no encéfalo, uma vez que a DA intacta pode ser reempacotada pelo VMAT2 em vesículas sinápticas para reutilização.

Doença de Alzheimer e mecanismo de ação de anticolinesterásicos e antiglutamatérgicos

A doença de Alzheimer (AD) é uma doença globalmente prevalente que afeta > de 50 milhões de pessoas em todo o mundo. A AD é um distúrbio neurológico progressivo associado a comprometimento da memória, distúrbios comportamentais e outros sintomas de declínio cognitivo. A marca registrada da AD

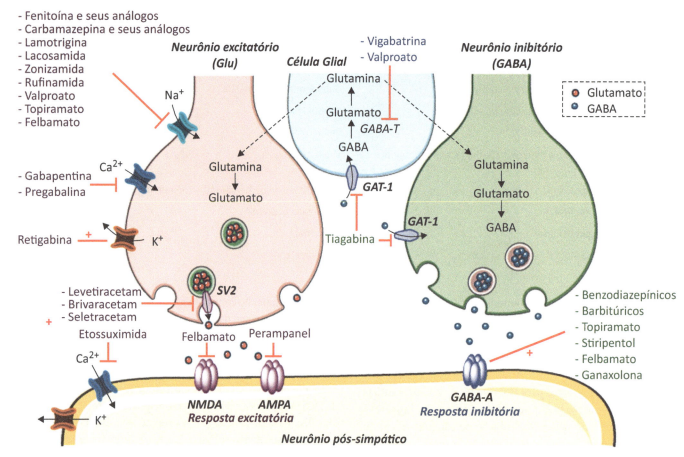

Figura 4.8. Resumo dos principais alvos de drogas antiepilépticas

clínica é a presença de placas beta-amilóide extracelular (Aβ) e emaranhados neurofibrilares intracelulares criados pela proteína tau hiperfosforilada. Vários estudos revelaram que a interrupção do sistema colinérgico está ligada à gênese da AD. Os peptídeos Aβ são depositados nos neurônios colinérgicos, são importados para as mitocôndrias e reduzem a atividade do piruvato desidrogenase, uma enzima chave que gera acetilCoA, prejudicando assim a síntese de ACh. Nos estágios finais, os pacientes com AD demonstraram expressar níveis mais baixos de ChAT e diminuição da atividade enzimática da acetilcolinesterase (AChE), dois indicadores críticos da função neuronal colinérgica. Um declínio significativo na densidade de receptores N e receptores M em neurônios colinérgicos do córtex, hipocampo e prosencéfalo basal foi observado em cérebros post-mortem de pacientes com AD. A formação de placas amiloides prejudica múltiplos processos fisiológicos, como memória, plasticidade sináptica e excitabilidade neuronal, reduzindo a capacidade do receptor M de retransmitir sinais colinérgicos. Outro possível mecanismo fisiopatológico, inclui a cascata β amiloide desencadeando neurotoxicidade glutamato/cálcio e proteína tau hiperfosforilada. Estudos recentes revelaram uma associação de desequilíbrio oxidativo e estresse com degeneração de neurônios e implicaram óxido nítrico e outras espécies reativas de nitrogênio.

Embora a DA seja um dos distúrbios neurológicos mais comuns no mundo, os medicamentos existentes usados para o tratamento que visam a AChE não demonstraram eficácia a longo prazo. Os medicamentos atuais para pacientes com AD incluem inibidores da colinesterase, como donepezila, rivastigmina e galantamina, e antagonistas do receptor NMDA como a memantina, que apenas aliviam os sintomas da doença. Embora tenha sido comprovado que os inibidores da colinesterase melhoram as habilidades cognitivas em pacientes com AD, sua eficácia farmacológica tem sido baixa. Foi sugerido que os pacientes com AD podem se beneficiar de medicamentos combinados, como o tratamento com AChE em combinação com memantina, uma vez que a memantina poderia minimizar os efeitos de excitotoxicidade do glutamato.

CONCLUSÃO

O conhecimento da anatomia, fisiologia e neurobiologia das sinapses é fundamental para compreender a magnitude da complexidade do SN e entender como se processam as aferências sensitivas, a manifestação da consciência e as respostas motoras adaptativas. O surgimento de disfunções nas unidades básicas do SN, constituídas pelas sinapses, pode levar a doenças do desenvolvimento neural e doenças neurodegenerativas.

Da mesma forma, a disfunções na produção, armazenamento e transdução de sinais promovidas pelos NT, podem gerar uma miríade de sintomas cognitivos, comportamentais e motores. Ao conhecer esse intrincado aparato molecular, sua anatomia, sua fisiologia e suas funções biológicas, poderemos identificar alvos para atuação farmacológica, com a finalidade de corrigir a manifestação de sintomas, além indicar alvos estratégicos para o desenvolvimento de novas drogas para o tratamento sintomático e até mesmo drogas para interferir na história natural de doenças neurodegenerativas.

BIBLIOGRAFIA

1. Südhof TC. The cell biology of synapse formation. *J Cell Biol.* 2021;220(7):e202103052. doi:10.1083/jcb.202103052
2. Stahl, SM. Psicofarmacologia: bases neurocientíficas e aplicações práticas. 4ª ed. Rio de Janeiro, RJ: Guanabara Koogan, 2014.
3. Blanco-Suárez E, Caldwell AL, Allen NJ. Role of astrocyte-synapse interactions in CNS disorders. *J Physiol.* 2017;595(6):1903-1916. doi:10.1113/JP270988
4. Wei Z, Wei M, Yang X, Xu Y, Gao S, Ren K. Synaptic Secretion and Beyond: Targeting Synapse and Neurotransmitters to Treat Neurodegenerative Diseases. *Oxid Med Cell Longev.* 2022;2022:9176923. Published 2022 Jul 25. doi:10.1155/2022/9176923
5. Teleanu RI, Niculescu AG, Roza E, Vladâcenco O, Grumezescu AM, Teleanu DM. Neurotransmitters-Key Factors in Neurological and Neurodegenerative Disorders of the Central Nervous System. *Int J Mol Sci.* 2022;23(11):5954. Published 2022 May 25. doi:10.3390/ijms23115954
6. Azizi SA. Monoamines: Dopamine, Norepinephrine, and Serotonin, Beyond Modulation, "Switches" That Alter the State of Target Networks. *Neuroscientist.* 2022;28(2):121-143. doi:10.1177/1073858420974336
7. Sánchez JD, Gómez-Carpintero J, González JF, Menéndez JC. Twenty-first century antiepileptic drugs. An overview of their targets and synthetic approaches. *Eur J Med Chem.* 2024;272:116476. doi:10.1016/j.ejmech.2024.116476
8. Nimgampalle M, Chakravarthy H, Sharma S, et al. Neurotransmitter systems in the etiology of major neurological disorders: Emerging insights and therapeutic implications. *Ageing Res Rev.* 2023;89:101994. doi:10.1016/j.arr.2023.101994
9. Abd-Allah WH, El-Mohsen Anwar MA, Mohammed ER, El Moghazy SM. Anticonvulsant Classes and Possible Mechanism of Actions. *ACS Chem Neurosci.* 2023;14(23):4076-4092. doi:10.1021/acschemneuro.3c00613
10. Batool S, Raza H, Zaidi J, Riaz S, Hasan S, Syed NI. Synapse formation: from cellular and molecular mechanisms to neurodevelopmental and neurodegenerative disorders. *J Neurophysiol.* 2019;121(4):1381-1397. doi:10.1152/jn.00833.2018

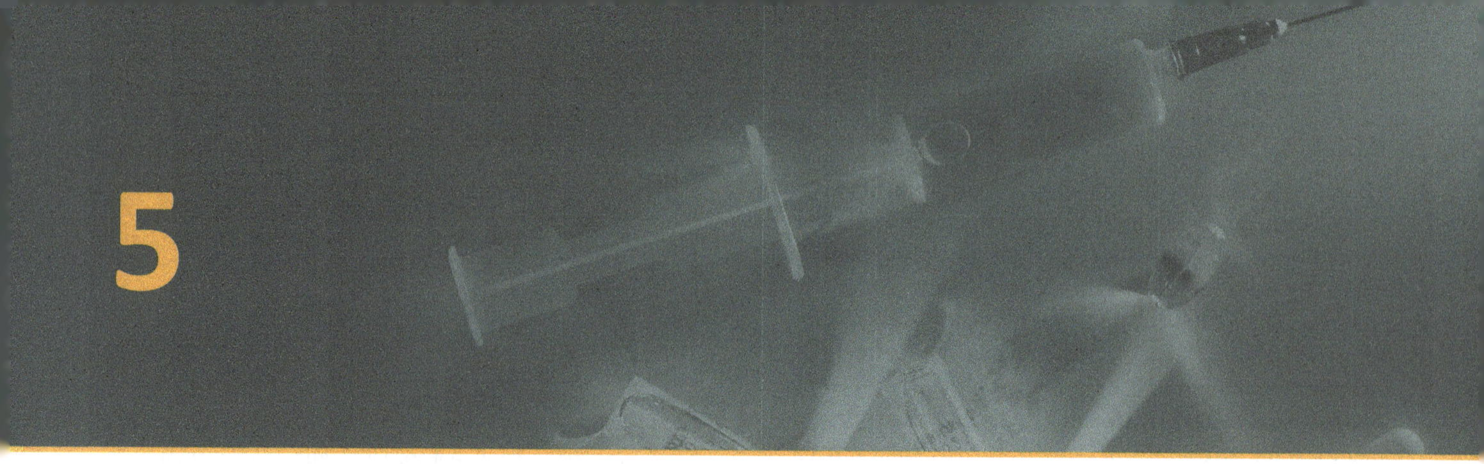

5

Termogênese e Terapia Antitérmica

Gerson Luiz de Macedo
Thiago Lisboa
Nathalia Chebli

Fever itself is Nature's instrument.

"Fever is nature's engine which she brings into the field to remove her enemy."[5] The public and the medical profession have still not realised the full importance and potential of this statement".

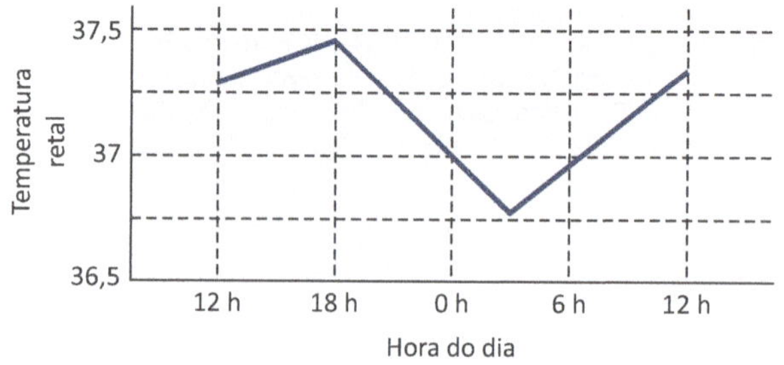

Figura 5.1. Ritmo circadiano da temperatura corporal.

Fonte: Magalhães S, Albuquerque RR, Pinto JC; Moreira AL. Termorregulação. Porto, 2001/02. P.3

INTRODUÇÃO

Thomas Sydenham norteou no século dezessete que a presença de febre como sinal sensível de uma doença, é por si só um instrumento natural de defesa contra um agente infeccioso, principalmente de etiologia viral e bacteriana.

A homeostase térmica resulta do balanço entre a aquisição e a perda de calor pelo organismo e é, em circunstâncias normais, rigorosamente controlada pelo hipotálamo de forma a manter a temperatura ideal para a adequada funcionalidade dos órgãos.

O agente infeccioso através de seu padrão molecular antigênico (PAMP) ao ser reconhecido pelo receptor Toll de macrófagos estimula a produção de interleucinas inflamatórias que ativam neurônios que funcionam com termorreceptores no hipotálamo, fazendo com que os mecanismos termostáticos sejam ajustados para manter a temperatura central em um nível mais elevado. A elevação da temperatura não pode ser vista somente como um aumento da produção de calor, promovendo vasodilatação com o objetivo de dissipá-lo mas também como um mecanismo de defesa anti-infeccioso eficaz.

A presença de febre também pode ser considerado um fator complicador em pacientes internados na UTI (Unidade de Terapia Intensiva), no que tange a investigações de agentes infecciosos desnecessárias e principalmente ao uso inapropriado de antibióticos.

DEFININDO FEBRE

A temperatura central costuma ser mantida em torno de 37 °C, com variação que dificilmente ultrapassa 0,6 °C durante o dia. A temperatura corporal funciona em ritmo circadiano, em geral, a temperatura mínima ocorre entre duas e seis horas e a máxima entre 17 e 19 horas. (**Figura 5.1.**)Vista atualmente como uma manifestação termorregulatória do sistema imune inato, a temperatura corporal normal é definida como uma temperatura matinal de 37,2 °C de 37,8 °C ou superior a qualquer momento durante o dia (Mandell,9th-Edition-2019). *A American College of Critical Care Medicine*, juntamente com a Sociedade de Doenças Infecciosas da América, definiram febre como **temperatura corporal maior ou igual a 38,3 °C**, reconhecendo que esse limite pode ser reduzido em pacientes imunocomprometidos.

A temperatura central costuma ser mantida em torno de 37 °C, com regular variação que dificilmente ultrapassa 0,6 °C durante o dia.

Na UTI, a temperatura pode ser medida utilizando diferentes técnicas, incluindo sensor na artéria pulmonar, esofagiano, retal e a medição da temperatura axilar que é a menos eficaz.

A febre é frequentemente detectada em pacientes internados em UTI. Pode ser atribuível a causas infecciosas ou não infecciosas, o seu aparecimento frequentemente pede mudanças ou melhor interpretação no manejo do paciente.

REGULAÇÃO NORMAL DA TEMPERATURA CORPORAL

Para a manutenção de uma temperatura corporal estável, é essencial a integridade de todos os elementos envolvidos na sua regulação. O núcleo pré-óptico, localizado no terceiro ventrículo, é uma estrutura anatômica fundamental para integrar as aferências térmicas da pele e dos neurônios termossensíveis no cérebro (SNC). A relação fisiológica hipotálamo-hipofisária define quase toda liberação hormonal desse eixo mediada e controlada pelo hipotálamo, liberando assim os hormônios hipofisários. Através do Sistema Nervoso Autônomo (SNA) o hipotálamo controla o SNA parassimpático sensível às elevações da temperatura corpórea (hipotálamo anterior) e SNA simpático (hipotálamo posterior) sensível às quedas de temperatura corpórea.

Sensores térmicos:

- **Receptores Cutâneos Térmicos:** são de dois tipos, *sensíveis ao frio* (em maior número) ou *sensíveis ao calor*. A informação transmitida por estes receptores é enriquecida pela informação proveniente de receptores da dor especificamente estimulados por variações extremas da temperatura, o que explica que estas possam ser percebidas como dor. O grau de estimulação (impulsos/segundos) dos distintos receptores térmicos permite ao ser humano uma gradação das sensações térmicas. A rapidez de instalação da temperatura também modula o grau de estimulação, verificando-se que a persistência da exposição a uma determinada temperatura origina progressivamente uma menor estimulação dos receptores térmicos – fenômeno de adaptação. Os receptores térmicos localizam-se imediatamente abaixo da pele e distribuem-se em diferentes porcentagens da área corporal. Os receptores do frio são consistentemente mais numerosos e a existência de um maior número de receptores sensíveis ao frio deve-se ao fato de, num meio ambiente neutro, a taxa metabólica do ser humano produzir consistentemente mais calor do que é necessário para manter a temperatura corporal central a 37°C. A informação dos receptores térmicos progride juntamente com a informação dos receptores dolorosos cutâneos no interior de fibras C não mielinizadas e de fibras A delta pequenas mielinizadas até a lâmina superficial do corno dorsal da medula espinal. Seguidamente cruzam a linha média, dirigindo-se então no sentido ascendente através do trato espinotalâmico contralateral até à formação reticular pontina e os núcleos póstero-lateral ou ventrolateral do tálamo. A informação progride posteriormente para o hipotálamo.

- **Receptores existentes em órgãos corporais profundos:** presentes na medula espinhal, vísceras abdominais, apresentando uma sensibilidade mais acentuada para diminuições da temperatura corporal central.

- **Centro integrador:** O centro integrador é o hipotálamo, onde informações aferentes e comparação das mesmas com o ponto de regulação térmica, são emitidas para diversos órgãos ou sistemas eferentes dependendo do tipo de resposta a estimular – promoção do ganho ou da perda de calor.

Sistemas eferentes:

- **Sistema Nervoso Central (SNC):** No córtex cerebral, a percepção de variações da temperatura leva a alterações comportamentais, isto é, respostas voluntárias, importantes na prevenção das distermias como o deslocamento para áreas mais quentes ou mais frias, remoção ou adição de roupas, diminuição ou aumento da atividade, e aumento ou diminuição das áreas de pele exposta.

- **Sistema Nervoso Autônomo (SNA):** Os principais mecanismos para uma regulação eficiente da temperatura mediados pelo SNA são:

  - *Tônus vascular (vasoconstrição X vasodilatação)* – Mecanismo cutâneo de radiação

  - *Sudorese e frequência respiratória (quanto mais elevada, maiores serão as perdas insensíveis através dos pulmões; é um mecanismo de perda de calor pouco ativo no ser humano contrariamente ao que ocorre noutros animais)* – Mecanismo de evaporação.

  - *Metabolismo celular:* pode ser uma forma de termogênese química e consiste na produção de energia sob a forma de calor através da fosforilação oxidativa eficiente ou ineficiente (isto é, que não leva a formação de ATP sendo que toda a energia é liberta sob a forma de calor) de nutrientes intracelulares.

  - *Lipólise da gordura castanha (gordura termogênica).* A gordura castanha pode ser considerada uma fonte de termogênese química dada à existência, no interior deste tipo de adipócitos, de mitocôndrias especializadas na oxidação ineficiente (isto é, que não leva a formação de ATP). Nos recém-nascidos, onde ela existe em quantidade considerável (essencialmente ao nível do espaço interescapular), é a fonte principal de calor. Nos adultos, dado existir em escassa quantidade (principalmente à volta dos órgãos internos e Aorta), contribui somente para 10-15% da quantidade de calor produzida

  - *Piloereção: é um importante mecanismo de preservação de calor nos animais e consiste na contração dos* músculos *eretores dos pelos, presente nos folículos pilosos. A contração em bloco daqueles leva à ereção conjunta dos pelos retendo junto à pele uma camada de ar mais ou menos constante (camada isolante), o que permite uma menor perda de calor para o meio externo* – Mecanismo inibidor da condução e convecção.

- **Sistema Nervoso Somático:** Responsável pela termogênese muscular, pode de ser estimulado pelo córtex cerebral ou involuntariamente pelo hipotálamo. No hipotálamo posterior existe um centro motor primário que modula o grau de inibição da atividade dos neurônios motores anteriores presentes na medula espinhal. A diminuição da inibição dos neurônios anteriores leva numa fase inicial ao aumento do tônus muscular e posteriormente, se mantida, contrações repetitivas vão caracterizar os tremores. A contração rápida involuntária da musculatura esquelética pode resultar num aumento de 4 vezes da produção de calor, de 2 vezes do consumo de oxigênio e de 6 vezes da taxa metabólica.
- **Hipófise:** A neuro-hipófise é a responsável por secretar hormônios produzidos no hipotálamo, a região do encéfalo que controla diversas funções homeostáticas.

O ajuste fino da necessidade de ganhar ou perder calor é conseguido através de um complexo mecanismo de *feedback* e o centro desse controle se localiza na área pré-óptica do hipotálamo anterior (centro termorregulador). O estímulo para iniciar perda de calor (por vasodilatação, sudorese, etc.) é a temperatura elevada do sangue que perfunde o hipotálamo. Por outro lado, o estímulo inicial para conservação de calor ainda não está bem estabelecido. A sequência de eventos parece ser a seguinte: inicialmente há uma vasoconstricção periférica e, se a queda na temperatura da pele for suficientemente grande, os estímulos sensoriais cutâneos induziriam a um aumento da atividade muscular com tremores, aumentando a produção de calor. A condição térmica é, assim, identificada pelo centro termorregulador hipotalâmico que altera o seu set-point determinando se deve haver ganho ou perda de calor. Na etiologia infecciosa, a elevação da temperatura se dá pelo reconhecimento do Sistema Imune Inato (macrófago) de um Padrão molecular associado a um patógeno (PAMP) que produzindo Interleucinas altera o set-point hipotalâmico.

O HIPOTÁLAMO E A REGULAÇÃO TÉRMICA

O hipotálamo é parte integrante do diencéfalo. Constitui a parte inferior das paredes laterais e a base do terceiro ventrículo. É limitado anteriormente pelo quiasma óptico e dorsalmente pelo sulco hipotalâmico e pelo tálamo. Os limites laterais são constituídos pela cápsula interna, núcleos subtalâmicos e pelo pedúnculo da base. Na superfície inferior o hipotálamo é contínuo com o infundíbulo (haste pituitária).

Tabela 5.1. Respostas Hipotalâmicas Secundárias a Alterações Térmicas

	Vias eferentes	Respostas
Frio	Vias simpáticas periféricas	Vasoconstrição
	Libertação de homonas neuroendócrinas	Aumento da taxa metabólica basal
	Estimulação da medula supra-renal	Libertação de catecolaminas
	Estimulação do centro motor primário hipotalâmico	Tremores
	Catecolaminas circulantes	Lipólise de gordura castanha e branca
Calor	Glândulas sudoríparas	Perda de calor por evaporação
	Estimulação das vias parassimpáticas e inibição das vias simpáticas periféricas	Vasodilatação
	Inibição dos centros simpáticos centrais	Diminuição da taxa de metabolismo basal

Fonte: Magalhães S, Albuquerque RR, Pinto JC; Moreira AL. Termorregulação. Porto, 2001/02. P.11

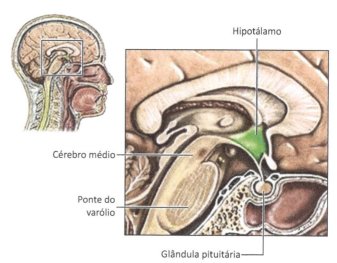

Figura 5.2. Localização do hipotálamo

Quando a temperatura corporal está muito alta ou muito baixa, centros regulatórios da temperatura presentes no hipotálamo operam para que o equilíbrio seja reestabelecido.

A detecção da temperatura ocorre principalmente em receptores hipotalâmicos, porém os receptores situados em outras partes do corpo monitoram de modo constante as alterações térmicas. Os sinais provenientes desses receptores ativam regiões específicas do hipotálamo e modulam a resposta termorreguladora fazendo com que a temperatura corporal acompanhe o *set point* hipotalâmico estabelecido.

Dessa forma, se os receptores presentes no núcleo pré-óptico do hipotálamo anterior percebem uma diminuição da temperatura corporal, mecanismos de geração e de conservação de calor são acionados, tais como: vasoconstrição, piloereção e aumento da termogênese por meio da promoção de calafrios, do aumento de secreção de tiroxina e da estimulação simpática.

Se, por outro lado, esses receptores percebem uma elevação da temperatura corporal, mecanismos disponíveis para promover a dissipação de calor são disparados, tais como: vasodilatação dos vasos cutâneos, sudorese, aumento da frequência respiratória e adaptação do meio externo para a promoção da perda de calor.

DISTÚRBIO DA REGULAÇÃO TÉRMICA

Em condições normais, os sensores térmicos detectam variações da temperatura corporal central e cutânea que transmitem ao centro integrador o qual através de múltiplas vias eferentes promove respostas que visam a conservação ou a dissipação de calor. Anomalias da função ou danos estruturais a qualquer um destes níveis podem resultar na perda da capacidade de regulação térmica.

Febre X Hipertermia:

- **Hipertermia:** é definida como uma elevação excessiva da temperatura corporal central, decorrente disfunção hipotalâmica no processo termorregulador. É mais frequentemente secundária à ineficiência dos mecanismos hipotalâmicos de dissipação do calor e, menos frequentemente, por produção excessiva de calor com dissipação compensatória insuficiente. Este aumento pode ser decorrente de temperatura ambiental muito elevada, como também podem ser devido à reação do organismo a um insulto de etiologia farmacológica. Qualquer doença ou trauma craniano do hipotálamo pode comprometer os mecanismos de termorregulação.

Tabela 5.2. Etiologia das Síndromes de Hipertermia

• Sobrecarga excessiva de calor: elevação da temperatura ambiente, expecialmente na presença de uma marcada humidade ambiente ou na preseça de um meio fechado que limita as correntes de convecção.
• *Aumento da taxa metabólica:* secundária e doenças (ex., tireotoxicose, feocromocitoma hipertermia maligna) ou drogas (ex., terapêutica hormonal exógena ou anfetaminas).
• Ausência ou deficiência de aclimatização.
• *Lesões do sistema nervoso central (incluindo o hipotálamo) ou periférico* que alteram a(s) capacidade(s) de recepção, integração e/ou efectuação do sistema regulador térmico.
• *Alterações dérmicas* que destruam os locais receptores térmicos, impeçam as perdas de calor por condução ou prejudiquem a função das glândulas sudoríparas (ex., esclerodermia, swquelas de queimaduras ou deficiência congênita de glândulas sudoríparas).
• *Drogas:* fenotiazinas, barbitúricos, depressores miocárdicos, anfetaminas, etc.

Fonte: Magalhães S, Albuquerque RR, Pinto JC; Moreira AL. Termorregulação. Porto, 2001/02. P.14

- **Febre:** pode ser definida como o aumento da temperatura corporal central igual ou acima de 38,3 °C (*American College of Critical Care Medicine*), decorrente da elevação do ponto de ajuste termorregulador (*setpoint*) localizado no hipotálamo, sendo considerada uma resposta adaptativa do indivíduo a um estado inflamatório, constituindo um sinal clínico importante no manejo do paciente criticamente enfermo.

Ponto-chave:

Hipertermia é uma condição fisiopatológica relacionada a perda de função hipotalâmica, habitualmente associada a uma etiologia não infecciosa, enquanto a febre reflete a ação de citocinas inflamatórias (interleucina 6 principalmente) liberadas por células apresentadoras de antígenos, que estimulam neurônios térmicos hipotâmicos que produzindo prostaglandinas (prostaciclinas), alteram e fazem um novo ajuste no *set-point* hipotalâmico (modelo de adaptação).

FISIOPATOLOGIA DA FEBRE

A febre geralmente ocorre em resposta a substância denominadas classicamente de pirógenos, podendo ser endógenos (interleucinas) ou exógenos.

1. **Pirógenos endógenos:** são substâncias produzidas pelo hospedeiro, geralmente chamadas de citocinas. Além de induzirem febre, têm outros tipos de efeitos como hematopoiéticos, inflamatórios e de regulação do metabolismo celular. Até o momento foram identificados 11 proteínas distintas, sendo as mais importantes as interleucinas 1α e 1β (IL1 α e IL1 β), o fator de necrose tumoral α (TNFα), o interferon α (IFNα) e a interleucina 6 (IL6). Trata-se de polipeptídeos produzidos por uma grande variedade de células do hospedeiro, sendo os monócitos e os macrófagos os mais importantes. Podem também originar-se de células neoplásicas, o que explica a existência de febre em associação a doenças malignas.

2. **Pirógenos exógenos:** são substâncias externas ao hospedeiro. Podendo tratar-se de micro-organismos, produtos de micro-organismos, toxinas (como a endotoxina libertada pelas bactérias Gram negativas, lipopolissacarídeos ou como o ácido lipoteicóico e peptidoglicanos libertados por bactérias Gram positivas), agentes químicos (anfotericina, fenotiazinas, etc.). Como regra geral, os pirógenos exógenos atuam principalmente pela indução da formação de pirógenos endógenos através da estimulação de células do hospedeiro, habitualmente monócitos ou macrófagos.

Em resposta à circulação de citocinas, principalmente a interleucina 1, interleucina 6, fator de necrose tumoral α e interferon, o hipotálamo sintetiza a prostaglandina E2, que estimula a elevação da temperatura corporal, como mostrado na Figura **5.3**.

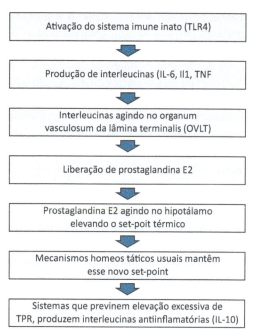

Figura 5.3. Ativação do Sistema Imune

Outro conceito interessante sobre a origem da febre propõe que a prostaglandina E2 seja rapidamente sintetizada a partir do ácido aracdônico, pela via da ciclo-oxigenase (COX), nas células de Kuppfer localizadas no fígado. Essas células seriam ativadas via complemento independentemente da presença de citocinas. A prostaglandina E2 seria, então, transportada para o hipotálamo pela corrente sanguínea ou pela via vagal, ou noradrenérgica, estimulando a elevação da temperatura corporal. Com o decorrer do processo de depuração da prostaglandina E2, o *set-point* hipotalâmico retornaria à condição inicial, disparando os mecanismos de dissipação de calor e, consequentemente, levando a uma diminuição da temperatura corporal.

A febre também pode ser causada por lesões cerebrais derivadas de cirurgias encefálicas que afetam o hipotálamo, ou por lesões tumorais com efeito compressivo (mais raramente este tipo de situações pode originar hipotermia).

É importante ressaltar a existência de substâncias criogênicas que contrabalanceiam a ação dos pirógenos e limitam a magnitude da febre a níveis prejudiciais ao corpo humano. Podemos citar como agentes criogênicos endógenos interleucina 4, interleucina 10, vasopressina e glicocorticoides.

A perda do equilíbrio termorregulador e a presença de agentes criogênicos endógenos explicam o quadro de hipotermia presente em alguns casos de choque séptico considerado fator de mau prognóstico.

O PACIENTE COM FEBRE NA UTI

Não é raro o estabelecimento de terapias antipiréticas antes de se confirmar a causa da febre, o que sinaliza uma distorção conceitual em relação aos efeitos benéficos e deletérios da elevação da temperatura sobre o organismo[1].

A febre de origem indeterminada em paciente crítico, deve ser adequadamente investigada antes de se instituir qualquer conduta terapêutica ou de se solicitar exames complementares (*American College of Critical Care Medicine*).

Devemos considerar, portanto, que na ausência de um foco infeccioso definido e diante de um paciente com estabilidade hemodinâmica, sem sinais de hipoperfusão tissular, a febre deve ser investigada dentro de uma UTI, levando-se em conta também as etiologias não infecciosas que podem responder à cerca de 50% dos casos de episódios febris. O uso precoce sem justificativa de antimicrobianos representa um dos principais motivos de resistência bacteriana e de superinfecção na medicina intensiva.

Nos casos de febre moderada, existe o questionamento a respeito do uso antitérmicos para o controle da temperatura já que a febre representa uma resposta adaptativa capaz de reduzir a expressão de agentes virulentos e aumentar a resposta imunológica e a suscetibilidade dos micro-organismos patogênicos aos antimicrobianos.

É importante ressaltar que, embora se deva considerar o uso de antitérmicos nos pacientes que se sintam desconfortáveis com a febre, o uso regular desses medicamentos em pacientes internados pode retardar o diagnóstico de uma patologia potencialmente grave e, portanto, uma terapia adequada precoce.

Causas da Febre

As causas de febre em doentes críticos podem ser amplamente classificadas como as síndromes de hipertermia e as febres infecciosas e não infecciosas.

- **Síndromes de hipertermia** incluem hipertermia ambiental (síncope pelo calor/insolação), hipertermia induzida por drogas (incluindo a síndrome neuroléptica maligna, síndrome serotoninérgica e simpaticomimética) e as causas endócrinas (incluindo tireotoxicose, feocromocitoma e crise adrenal).
- **Causas infecciosas:** uma vasta lista de infecções bacterianas, virais, fúngicas e protozoários podem causar febre na UTI. Os lugares mais comuns de infecção em pacientes imunocompetentes incluem o trato respiratório inferior, trato urinário, sangue, sinusite, pele/tecido mole e trato gastrointestinal.
- **Causas não infecciosas de febre**: Reações transfusionais e hipersensibilidade a drogas, em especial aos agentes antimicrobianos, são causas frequentes de febre não infecciosa. Os hematomas em locais profundos do corpo, bem como trombose venosa profunda, embolia pulmonar, infarto do miocárdio e hemorragia aguda, todos podem causar febre. Fontes intra-abdominais incluem colecistite acalculosa, pancreatite e rejeição de transplantes de órgãos.
  - **Febre medicamentosa:** seu diagnóstico é um desafio, podendo produzir febre alta isoladamente após vários dias do início da droga e, ainda, levar dias

para diminuir após sua interrupção. É um diagnóstico de exclusão quando não há outros sinais de hipersensibilidade.

- **Condições intra-abdominais:** colecistite acalculosa é um importante diagnóstico a se considerar em todos os pacientes em estado crítico. É uma causa de febre isolada de baixo grau e tem taxa de mortalidade alta, de 30% a 40%, mesmo com tratamento. Leucocitose e hipersensibilidade abdominal podem sugerir o seu diagnóstico. Uma ultrassonografia de vesícula biliar deve ser solicitada naqueles pacientes em que esse diagnóstico é provável.
- **Tromboembolismo:** tem sido uma causa de febre oculta em UTI. A incidência de trombose venosa profunda (TVP) em pacientes na UTI varia de 12% a 33%. Todavia, esta raramente é causa de febre nas unidades intensivas, sendo assim febre isolada tem um valor preditivo pobre para TVP e uma triagem para ela, na ausência de sinais locais indicativos, não é recomendada. Pelo mesmo motivo, também não é indicado triagem para embolia pulmonar em pacientes com febre isolada.

Tabela 5.3. Causas Potenciais de Temperatura Corporal Elevada em UTI

Categoria	Exemplos
Síndrome de Hipertermia	Ambiental (insolação)
	Induzida por drogas (Sd neuroléptica maligna e Sd serotoninérgica)
	Endócrinas (Feocromicitoma, tireotoxicose, crise adrenal)
Febre infecciosa	Infecções adquiridas na comunidade ou no hospital (bactéria, fungo, vírus, protozoário)
Febre Não infecciosa	Hipersensibilidade a drogas
	Hematológica (reação transfusional, hemorragia aguda)
	Intra-abdominal (colecistite acalculosa, pancreatite, rejeição a transplante)
	Meoplásica
	Vascular (IAM, AVC)
	Colagenose (LES, doença de Still do adulto)
	Pulmonar (pneumonia por aspiração)

Fonte: Laupland KB. Fever in the critically ill medical patient. Crit Care Med, 2009 July, Vol. 37, N° 7, pp S274

Tratamento da Febre e Hipertermia no Paciente Crítico

Aos pacientes com hipertermia, aumentam as preocupações de existirem danos no cérebro e na iniciação ou agravamento da insuficiência multissistêmica, portanto devem ser tratados (terapia não farmacológica).

Os defensores do tratamento da febre em pacientes sem lesões neurológicas argumentam redução da demanda metabólica e do estresse cardiovascular, além de melhorar o conforto do paciente. O tratamento da febre pode reduzir investigação excessiva, antibioticoterapia e custo de tratamento.

Por ser uma resposta adaptativa à infecção, existem várias linhas de argumentos contra o tratamento de rotina da febre no paciente criticamente enfermo. As temperaturas elevadas inibem o crescimento de microorganismos, pode reduzir a expressão de fatores de virulência, aumentar a susceptibilidade a agentes antimicrobianos e aumentar a resposta imune do hospedeiro. É bem estabelecido que pacientes sépticos têm maior risco de morte quando apresentam hipotermia do que quando têm febre.

A conduta inicial do paciente criticamente enfermo portador de febre deve incluir uma revisão aprofundada dos registros médicos, exame físico detalhado, com avaliação rigorosa de fatores como duração e magnitude da febre, frequência cardíaca e relação no tempo entre o diagnóstico e o início da intervenção terapêutica.

Alguns biomarcadores têm sido propostos como adjuvantes na investigação das causas de febre, dentre eles: níveis de procalcitonina sérica, sistemas de detecção de endotoxinas, expressão de receptores em células mieloides, proteína C reativa, fator de necrose tumoral α e a interleucina 6.

A abordagem medicamentosa em pacientes que apresentam febre na UTI é realizada com o uso de agentes antipiréticos, enquanto os pacientes com hipertermia devem ser submetidos a resfriamento externo.

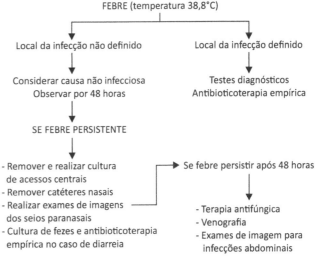

Figura 5.4. Manejo do paciente febril na UTI

Fonte: Falcão LFR, Macedo GL. Farmacologia aplicada em medicina intensiva. 1ª Ed, São Paulo, ROCA, 2011. p 40.

Antipiréticos Utilizados em Medicina Intensiva

Os AINE atuam na resposta inflamatória pelos seguintes mecanismos: acetilando irreversivelmente a COX (salicilatos), competindo com o ácido aracdônico (derivados do ácido propiônico) ou, ainda, inibindo parcialmente a COX (para-aminofenóis).

Certos fármacos neurolépticos conseguem interferir no mecanismo termorregulador hipotalâmico, alterando diretamente o *set point* estabelecido, como é o caso da fenotiazina.

- **Pirazolonas (dipirona):** a dipirona é uma droga sintética extraída do alcatrão, que apresenta efeito antipirético, analgésico e anti-inflamatório. Pertence ao grupo da pirazolonas e é classificada como AINE, apresentando efeitos diferenciados de acordo com a posologia empregada: efeito antipirético em baixa dosagem (10mg/kg), efeito analgésico em dosagens medianas (15-30mg/kg) e efeito anti-inflamatório e antiespasmódico em dosagem alta (>50mg/kg).

- **Salicilatos** (ácido acetilsalicílico): o ácido acetilsalicílico é uma droga classificada como AINE e pertence ao grupo não seletivo de inibidores da COX. Os salicilatos, em geral, diminuem rápida e eficazmente a temperatura corporal. Seu mecanismo de ação baseia-se na inibição irreversível da COX, envolvida na síntese de prostaglandinas. O ácido acetilsalicílico também inibe a agregação plaquetária bloqueando a síntese de tromboxano A2 nas plaquetas.

- **Para-aminofenóis (paracetamol):** o paracetamol pode ser utilizado quando a terapia com ácido acetilsalicílico não for aconselhável ou for contraindicada como, por exemplo, nos casos de pacientes em uso de anticoagulantes, hemofílicos ou com outras patologia hematológicas e naqueles portadores de enfermidades do trato gastrointestinal superior ou com intolerância ou hipersensibilidade ao ácido acetilsalicílico. O efeito antipirético do paracetamol está relacionado à inibição da síntese de prostaglandinas no hipotálamo.

CONCLUSÃO

Febre é um fator complicador em até 70% das internações em UTI, representando, muitas vezes, uma doença grave subjacente, podendo também levar a uma série de investigações desnecessárias e ao uso inapropriado de antibióticos. Ela também está associada com o aumento dos custos e do tempo de internação hospitalar.

São muitas as causas de febre em UTI, tanto infecciosas como não-infecciosas. Distinguir entre estas pode ser um desafio e requer avaliação clínica cuidadosa. Hemocultura deve ser vista como investigação obrigatória e deve ser obtida em todos os pacientes na UTI com febre de início recente.

Embora a febre seja comum em pacientes criticamente enfermos, ela pede atenção clínica e mudanças na gestão destes pacientes. Apesar de poder ter origem infecciosa ou não infecciosa, a presença de febre, na maioria das vezes, é um sinal de alerta sensível e importante que deve desencadear uma rápida investigação acerca de possível infecção em desenvolvimento.

Ela deve ser vista como uma resposta benéfica à agressão de micro-organismos patogênicos.

Apesar de muito utilizados na rotina de UTI, os antitérmicos devem ter sua administração restrita a pacientes que se encontram sintomáticos em função da elevação da temperatura.

A importância da febre em pacientes internados na unidade de terapia intensiva tem de ser levada em consideração pelos médicos, procedendo-se uma avaliação criteriosa para um eficaz tratamento desses indivíduos.

Considerando a febre como uma resposta fisiológica protetora para auxiliar na defesa do hospedeiro, apesar dos avanços recentes, permanece incerto se a pirexia ou a resposta fisiológica à elevação da temperatura causa morbidade e mortalidade e se o seu tratamento com agentes farmacológicos ou resfriamento físico realmente confere benefícios.

Em algumas situações, na luz do conhecimento atual o controle da temperatura parece ser benéfico no choque séptico e nas lesões encefálicas agudas que cursam com hipertemia, porém continua controverso nos pacientes com Sepse.

Outro aspecto a ser considerado é a complexidade de definição de Febre, pois não há consenso, ainda mais porque os termômetros periféricos não estimam com precisão a temperatura central do corpo.

O controle seguro e eficiente da temperatura ainda é motivo de discussão, embora algumas recomendações já existem na literatura com métodos preferencias, apesar de não haver impacto clínico benéfico de uma indução mais rápida ou um melhor controle da normotermia no resultado do paciente.

Embora haja progresso em relação ao gerenciamento ideal da temperatura nos últimos anos, mais estudos serão necessários para determinar quais pacientes se beneficiariam realmente do controle da febre e por quais meios isso deve ser implementado.

BIBLIOGRAFIA

1. Falcão LFR, Macedo G.L. Abordagem da febre no paciente criticamente enfermo. In: Macedo [GL, Pereira JPG, Amorim MB, Fantinelli GL, Vogas C, autores. Farmacologia aplicada em medicina intensiva. 1ª Ed, São Paulo, ROCA, 2011. p 35-44.
2. http://www.medportal.com.br/terapia/febre-na-uti/
3. Gilio AE, Marques HHS, Yamamoto M. Febre – Fisiopatologia e tratamento. Pediat. (S. Paulo), 1982, 4, pp 183-201.
4. Laupland KB. Fever in the critically ill medical patient. Crit Care Med, 2009 July, Vol. 37, N° 7, pp S273-S278
5. Magalhães S, Albuquerque RR, Pinto JC; Moreira AL. Termorregulação. Porto, 2001/02.
6. Sessler DI. MD. Termorregulatory defense mechanisms. Crit Care Med 2009 July, Vol. 37, N° 7, pp S203-S210.
7. Seder DB, Van der Kloot TE. Methods of cooling: practical aspects of therapeutic temperature management. Crit Care Med, 2009 July, Vol. 37, N° 7, pp S211-S222.
8. 8.Young PJ, Saxena M. Fever management in intensive care patients with infections. Crit Care. 2014;18:206.
9. O'Grady NP, Barie PS, Bartlett JG, Bleck T, Carroll K, Kalil AC, Linden P, Maki DG, Nierman D, Pasculle W, Masur H. Guidelines for evaluation of new fever in critically ill adult patients: 2008 update from the American College of Critical Care Medicine and the Infectious Diseases Society of America. Crit Care Med. 2008;36(4):1330-49.

10. 10.Niven DJ, Gaudet JE, Laupland KB, Mrklas KJ, Roberts DJ, Stelfox HT. Accuracy of peripheral thermometers for estimating temperature: a systematic review and meta-analysis. Ann Intern Med. 2015;163(10):768-77.

11. Laupland KB. Fever in the critically ill medical patient. Crit Care Med. 2009;37(7 Suppl):S273-8.

12. 10. Nolan JP, Soar J, Cariou A, Cronberg T, Moulaert VR, Deakin CD, Bottiger BW, Friberg H, Sunde K, Sandroni C. European Resuscitation Council and European Society of Intensive Care Medicine 2015 guidelines for post-resuscitation care. Intensive Care Med. 2015;41(12):2039-56.

13. Kirkman MA, Citerio G, Smith M. The intensive care management of acute ischemic stroke: an overview. Intensive Care Med. 2014;40(5):640-53.

14. 13.Badjatia N. Hyperthermia and fever control in brain injury. Crit Care Med. 2009;37(7 Suppl):S250-7.

15. Niven DJ, Stelfox HT, Shahpori R, Laupland KB. Fever in adult ICUs: an interrupted time series analysis. Crit Care Med. 2013;41(8):1863-9.

16. Young PJ, Saxena M, Beasley R, Bellomo R, Bailey M, Pilcher D, Finfer S,Harrison D, Myburgh J, Rowan K. Early peak temperature and mortality in critically ill patients with or without infection. Intensive Care Med. 2012;38(3):437-44.

III

Farmacologia do Sistema Nervoso Autônomo

6

Farmacologia Aplicada ao Sistema Nervoso Simpático: Receptores Adrenérgicos – Agonistas e Antagonistas

Paulo César Gottardo • Gerson Luiz de Macedo • Rui Paulo Jino Moreno • Marcus Antonio Ferez

INTRODUÇÃO

O sistema nervoso simpático (SNS), parte do sistema nervoso autônomo, regula respostas fisiológicas críticas, como a "luta ou fuga", necessária para a sobrevivência em situações de estresse. A ativação do SNS promove aumento da frequência cardíaca (FC), da pressão arterial, broncodilatação e mobilização de reservas energéticas, funções mediadas por catecolaminas como a adrenalina, noradrenalina e dopamina, que interagem com receptores adrenérgicos α e β. Essas interações resultam em efeitos fisiológicos que são fundamentais na regulação hemodinâmica e metabólica em pacientes críticos, sobretudo no choque circulatório.

A farmacologia adrenérgica na medicina intensiva envolve o uso de agentes simpaticomiméticos (agonistas adrenérgicos), que imitam os efeitos das catecolaminas, e de simpaticolíticos (antagonistas adrenérgicos), que inibem esses efeitos. A seleção de agentes terapêuticos e o ajuste de suas doses dependem da condição fisiopatológica e da resposta individual do paciente, com enfoque em otimizar a perfusão tecidual, o débito cardíaco e a oxigenação celular.

FISIOLOGIA E FISIOPATOLOGIA DO SISTEMA NERVOSO SIMPÁTICO

O SNS é uma das divisões do sistema nervoso autônomo e regula várias funções essenciais para a homeostase, em conjunto com o sistema endócrino. O SNS é responsável pela resposta "luta ou fuga", sendo ativado em situações de estresse, o que resulta em um aumento da FC, da pressão arterial e da frequência respiratória. Sua função é modulada pela interação de neurotransmissores com receptores adrenérgicos localizados em diferentes tecidos.

Os neurônios pré-ganglionares do SNS estão localizados entre o primeiro segmento torácico e o terceiro segmento lombar da coluna vertebral (**Figura 6.1.**). Estes liberam acetilcolina, que atua sobre receptores nicotínicos em neurônios pós-ganglionares. Os neurônios pós-ganglionares, por sua vez, liberam noradrenalina (em sinapses noradrenérgicas) ou adrenalina, que atuam em receptores α ou β-adrenérgicos, dependendo do tecido-alvo.

Além disso, a glândula suprarrenal é inervada por fibras pré-ganglionares simpáticas que liberam acetilcolina, promovendo a liberação de catecolaminas diretamente na circulação, sem a típica sinapse ganglionar.

FORMAÇÃO DAS CATECOLAMINAS

As catecolaminas são neurotransmissores essenciais na transmissão simpática e são sintetizadas a partir dos aminoácidos fenilalanina e tirosina em uma série de etapas enzimáticas (**Figura 6.2.**):

1. Tirosina é convertida em DOPA pela enzima tirosina hidroxilase, um processo limitado pela disponibilidade de substrato e pela ação de cofatores como o tetraidrobiopterina.

2. DOPA é convertida em dopamina pela DOPA descarboxilase. Este processo ocorre no terminal pré-sináptico.

3. Dopamina é convertida em noradrenalina nas vesículas pré-sinápticas pela dopamina β-hidroxilase.

4. Noradrenalina pode ser transformada em adrenalina na medula da suprarrenal pela ação da feniletanolamina N-metiltransferase.

As catecolaminas, como a noradrenalina e a adrenalina, interagem com receptores α e β-adrenérgicos em vários tecidos, desencadeando respostas fisiológicas adaptativas, como vasoconstrição, aumento da contratilidade cardíaca, broncodilatação e mobilização de glicose (**Tabela 6.1.**). O que pode ser contemplado na **Figura 6.3**.

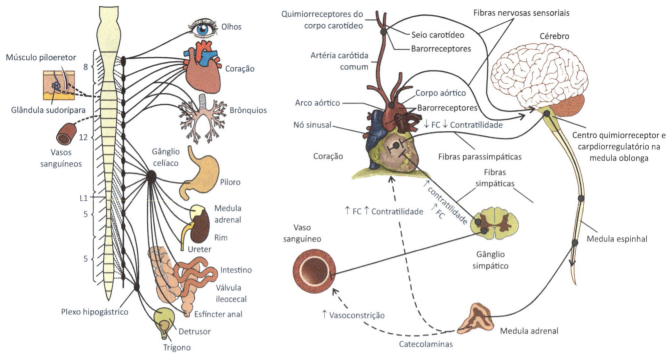

Figura 6.1. Neurônios Pré-Ganglionares do SNS

Tabela 6.1. Distribuição dos receptores adrenérgicos em diferentes sistemas.

Leito Vascular Arterial	α1	α2	α3	β1	β2	β3
Aorta	+	+	+	+	+	+
Coronária	++ somente grandes artérias	+ somente grandes artérias	+	+++ pequenas e grandes artérias	++ pequenas e grandes artérias	+
Pulmonar	++	+	+	++	++	
Cerebral	+ Expressão declina em vasos menores	-	-	+	+	
Hepática	++	+	+	+	++	+
Mesentérica	+++	++	+	++	+++	+
Renal	++	+	+	+	+	+
Muscular	+++	++	+	+	++	+
Cutâneo	+++	+	+	+	++	+++

+ Baixa densidade de Receptores; ++ Densidade Moderada de Receptores, +++ Alta densidade de receptores.

Após sua liberação, cerca de 75% da noradrenalina liberada nas sinapses é recapturada pelos terminais pré-sinápticos através de proteínas transportadoras. Esse processo é essencial para a terminação da sinalização adrenérgica.

MECANISMO DE AÇÃO E REGULAÇÃO

A ativação dos receptores adrenérgicos ocorre quando as catecolaminas (noradrenalina e adrenalina) se ligam a esses receptores, que são acoplados a proteínas G (**Figura 6.4.**). Cada subtipo de receptor ativa vias de sinalização intracelular específicas, gerando respostas fisiológicas distintas nos tecidos-alvo. A expressão desses receptores nas membranas plasmáticas dos neurônios é essencial para a propagação dos impulsos nervosos, modulando funções vitais como a pressão arterial, FC e broncodilatação.

Os primeiros indícios sobre a existência de diferentes tipos de receptores adrenérgicos surgiram em 1913, quando Dale observou que a adrenalina podia causar tanto vasocons-

Capítulo 6 • Farmacologia Aplicada ao Sistema Nervoso Simpático: Receptores Adrenérgicos – Agonistas e Antagonistas   51

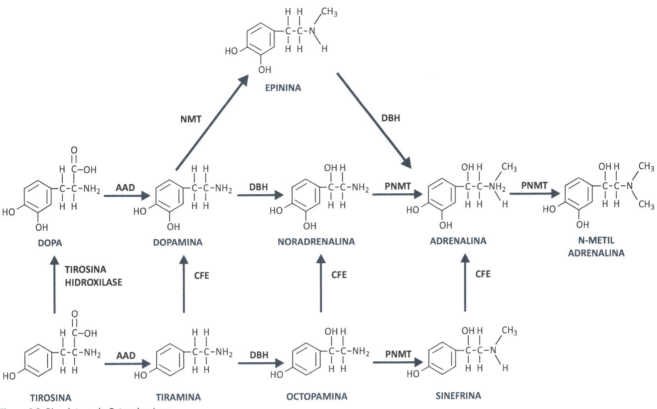

Figura 6.2. Biossíntese de Catecolaminas

O diagrama destaca as principais etapas na síntese das catecolaminas, neurotransmissores essenciais do sistema nervoso simpático. A tirosina é convertida em DOPA, dopamina, noradrenalina e adrenalina, por meio de várias enzimas específicas: DBH (dopamina β-hidroxilase): Converte dopamina em noradrenalina; NMT (n-metiltransferase): Realiza a metilação de intermediários; AAD (descarboxilase de ácidos aromáticos): Remove grupos carboxila de precursores.; PNMT (feniletanolamina N-metiltransferase): Converte noradrenalina em adrenalina; CFE (enzima formadora de catecolaminas): Atua na síntese final das catecolaminas.

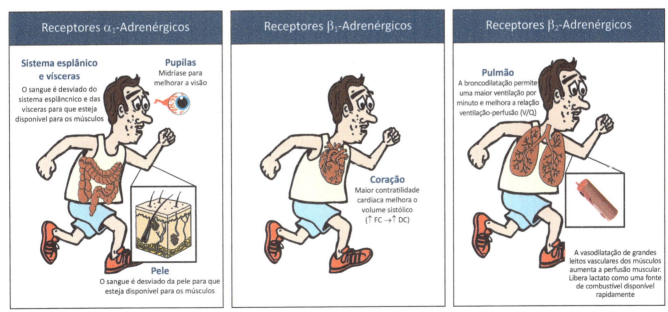

Figura 6.3. Efeitos em Órgãos Finais de Receptores Adrenérgicos

O agonismo de receptores chave, incluindo α-1, β-1 e β-2, leva a importantes efeitos em órgãos que mediam a resposta simpática. Como ilustrado no painel da esquerda, os receptores α-1 dilatam as pupilas (melhorando a visão) e mediam a vasoconstrição do sistema esplâncnico e da pele, desviando o sangue de órgãos não essenciais durante a resposta de "luta ou fuga". Os receptores β-1, mostrados no painel central, aumentam a contratilidade cardíaca e a cronotropia, elevando o volume sistólico e a frequência cardíaca, resultando em um aumento do débito cardíaco. Os receptores β-2, ilustrados no painel da direita, promovem o relaxamento do músculo liso, levando à broncodilatação (melhorando a correspondência ventilação-perfusão) e vasodilatação dos grandes vasos musculares, priorizando o fluxo sanguíneo para os músculos. A ativação dos receptores β-2 também promove a liberação de lactato, uma fonte rápida de energia para os músculos e o cérebro.

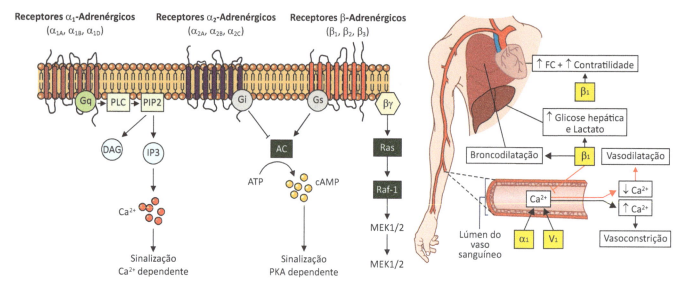

Figura 6.4. Sinalização dos Principais Receptores Adrenérgicos

trição quanto vasodilatação, dependendo do contexto. Ahlquist, em 1948, propôs a existência de dois tipos de receptores adrenérgicos, classificados como α e β, baseando-se na ordem de potência das catecolaminas ao provocar diferentes respostas. Posteriormente, foram desenvolvidos antagonistas seletivos para os receptores β, o que confirmou a classificação de Ahlquist e revelou a existência de subtipos adicionais de receptores α e β.

Atualmente, os receptores adrenérgicos são divididos em dois tipos principais: α e β, com as isoformas α1 e α2 no grupo α, e os subtipos β1, β2 e β3 no grupo β. Cada subtipo tem uma distribuição tecidual específica e desempenha funções fisiológicas distintas, modulando respostas que variam conforme o tecido ativado.

RECEPTORES A-ADRENÉRGICOS

Os receptores α-adrenérgicos são divididos em α1 e α2, ambos acoplados a proteínas G, mas com vias de sinalização distintas.

- **Receptores α1**: Acoplados à proteína Gq, que ativa a fosfolipase C, resultando na produção de IP3 e DAG (**Figura 6.4.**). Esses segundos mensageiros aumentam os níveis intracelulares de cálcio, ativando a proteína quinase C (PKC), o que promove a contração do músculo liso vascular, levando à vasoconstrição. Este aumento na resistência vascular periférica eleva a pressão arterial e é fundamental na condução do paciente com choque circulatório, com hipotensão, onde a redistribuição do fluxo sanguíneo é vital para a preservação da perfusão de órgãos nobres. Além de estarem presentes na vasculatura, os receptores α1 também são encontrados no trato geniturinário e gastrointestinal (**Tabela 6.1.**), onde desempenham funções similares de contração muscular.

- **Receptores α2**: Acoplados à proteína Gi, os receptores α2 inibem a adenilato ciclase, resultando na redução dos níveis de AMPc intracelular. Isso inibe a liberação de noradrenalina pelas terminações nervosas simpáticas, atuando como um mecanismo de feedback negativo para controlar a liberação excessiva de catecolaminas. Os agonistas α2, como a clonidina, são utilizados clinicamente para reduzir a atividade simpática e promover sedação, além de serem eficazes no controle da hipertensão. Esses receptores também desempenham um papel central na regulação autonômica, especialmente em situações de estresse agudo ou doença grave, onde a modulação da resposta simpática exagerada é essencial.

O receptor α3 é muito menos estudado, com pouca evidência de sua existência e relevância clínica até o momento.

RECEPTORES B-ADRENÉRGICOS

Os receptores β-adrenérgicos estão subdivididos em β1, β2 e β3, sendo acoplados à proteína Gs, que ativa a adenilato ciclase e eleva os níveis de AMPc intracelular. O AMPc ativa a proteína quinase A (PKA), que fosforila diversas proteínas, promovendo respostas celulares específicas.

- **Receptores β1**: Localizados principalmente no coração e nos rins, sua ativação aumenta a FC (cronotropismo positivo), a força de contração miocárdica (inotropismo positivo) e a liberação de renina pelos rins, contribuindo para o aumento da pressão arterial. Os receptores β1 são de grande relevância no tratamento da insuficiência cardíaca e do choque cardiogênico, uma vez que melhoram o débito cardíaco (DC) e a perfusão tecidual, sendo vitais para estabilizar pacientes em estado crítico.

- **Receptores β2**: Encontrados no músculo liso dos brônquios, nos vasos sanguíneos e no fígado, a ativação dos receptores β2 promove broncodilatação, vasodilatação e glicogenólise (mobilização de glicose). Agonistas β2,

Capítulo 6 • Farmacologia Aplicada ao Sistema Nervoso Simpático: Receptores Adrenérgicos – Agonistas e Antagonistas

como o salbutamol, são amplamente utilizados para tratar asma e doenças pulmonares obstrutivas, sendo fundamentais no alívio rápido de broncoespasmos. A vasodilatação mediada pelos receptores β2 também pode ser benéfica em condições de insuficiência circulatória, como no manejo de choque.

- **Receptores β3**: Esses receptores estão localizados predominantemente no tecido adiposo, onde regulam a lipólise e a mobilização de ácidos graxos em situações de estresse metabólico. Embora seu papel na medicina intensiva seja limitado, eles são importantes para o metabolismo energético durante a mobilização de reservas de gordura corporal.

A **Tabela 6.2.** resume os principais receptores adrenérgico, seus mediadores de sinalização, os tecidos onde estão encontrados e seus respectivos efeitos clínicos.

TERMINAÇÃO DA SINALIZAÇÃO

Após a ativação dos receptores adrenérgicos e a resposta fisiológica subsequente, as catecolaminas devem ser removidas da sinapse para que a sinalização seja terminada, evitando a estimulação contínua e potencialmente prejudicial. Isso ocorre por meio de dois mecanismos principais: recaptação sináptica e degradação enzimática.

- **Recaptação Sináptica:** Cerca de 75% da noradrenalina liberada nas sinapses é recaptada pelos terminais pré-sinápticos através de transportadores específicos. Esse processo permite que a noradrenalina seja reutilizada ou degradada dentro do neurônio. Inibidores da recaptação, como os antidepressivos tricíclicos e a cocaína, prolongam os efeitos da noradrenalina ao impedir sua remoção da fenda sináptica, aumentando assim sua concentração e duração de ação.

- **Degradação Enzimática:** As catecolaminas que não são recaptadas são metabolizadas pelas enzimas monoaminoxidase (MAO) e catecol-O-metiltransferase (COMT). A MAO degrada as catecolaminas intracelulares nas terminações nervosas, enquanto a COMT atua principalmente em tecidos periféricos e no fígado, metabolizando as catecolaminas circulantes. Esses processos garantem a rápida terminação da sinalização adrenérgica, prevenindo a estimulação excessiva dos receptores, o que poderia resultar em disfunção orgânica ou danos teciduais.

Essa regulação precisa assegura que o sistema nervoso simpático responda dinamicamente às demandas fisiológicas, modulando as funções cardiovasculares, respiratórias e metabólicas de maneira eficaz, enquanto protege o organismo de respostas excessivas e prolongadas que poderiam comprometer sua homeostase.

A ativação excessiva e frequente de receptores adrenérgico (como em casos de estimulação persistente em um paciente com suporte de amigas vasoativas em um choque circulató-

Tabela 6.2. Receptores Adrenérgico: Distribuição e Função Fisiológica

Subtipo de Receptor	Mediadores de Sinalização	Tecido	Efeitos
α_1	$G_q/G_i/G_o$	Músculo liso vascular	Contração
		Músculo liso geniturinário	Contração
		Músculo liso intestinal	Relaxamento
		Coração	↑ Inotropismo e excitabilidade
		Fígado	Glicogenólise e gliconeogênese
α_2	G_i/G_o	Células β do pâncreas	↓ Secreção de insulina
		Plaquetas	Agregação
		Nervo	↓ Liberação de noradrenalina
		Músculo liso vascular	Contração
β_1	G_s	Coração	↑ Cronotropismo e inotropismo
		Coração	↑ Velocidade de condução do nó AV
		Células justaglomerulares renais	↑ Secreção de renina
β_2	G_s	Coração	↑ Cronotropismo e inotropismo
		Músculo liso	Relaxamento
		Fígado	Glicogenólise e gliconeogênese
		Músculo esquelético	Glicogenólise e captação de K^+
β_3	G_s	Tecido adiposo e Músculo esquelético	Lipólise e Termogênese

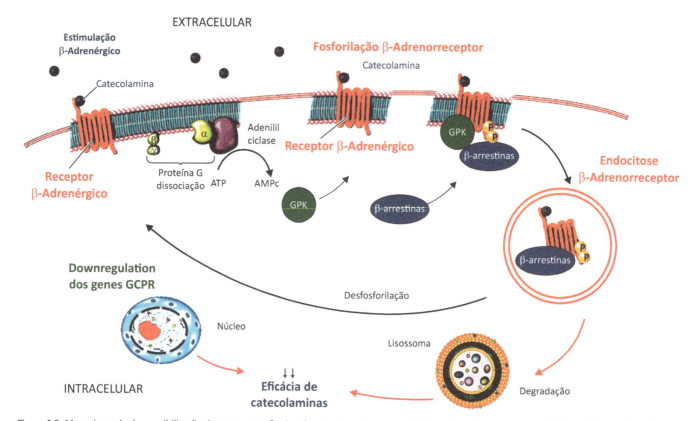

Figura 6.5. Mecanismo de dessensibilização dos receptores β-adrenérgicos. Durante a estimulação prolongada, os receptores β-adrenérgicos sofrem dessensibilização, um processo que leva à redução da responsividade desses receptores. Quando as catecolaminas se ligam ao receptor β-adrenérgico (β-AR), ocorre ativação da adenilil ciclase, que converte ATP em AMPc, levando à dissociação da proteína G do receptor e iniciando a sinalização intracelular. No entanto, com a estimulação contínua, quinases específicas de receptores acoplados à proteína G (GRKs) fosforilam o receptor β-adrenérgico, facilitando a ligação de proteínas citosólicas chamadas β-arrestinas. As β-arrestinas intensificam ainda mais o desacoplamento dos receptores da proteína G e promovem a endocitose dos receptores β-adrenérgicos, que são então transportados para os lisossomos, onde sofrem degradação. Esse processo reduz a eficácia das catecolaminas, uma vez que diminui o número de receptores funcionais disponíveis. Além disso, a regulação negativa dos genes que codificam os receptores acoplados à proteína G (GPCRs) resulta em uma diminuição da produção desses receptores, contribuindo para a menor resposta às catecolaminas. Os receptores β-adrenérgicos podem ser ressensibilizados através da desfosforilação por fosfatases específicas, o que permite o retorno dos receptores à membrana celular para a reciclagem e a restauração da sinalização.

rio refratário) pode levar a taquifilaxia e a downregulation dos receptores. A taquifilaxia ocorre quando há uma diminuição progressiva da resposta terapêutica após o uso contínuo de uma droga, obrigando o aumento da dose para manter o efeito desejado. Em paralelo, a downregulation (**Figura 6.5.**) ocorre devido à estimulação crônica dos receptores adrenérgicos, resultando em uma redução do número de receptores disponíveis e, consequentemente, em uma menor eficácia do fármaco.

RECEPTORES ADRENÉRGICOS NO CONTEXTO DOS SISTEMAS CORPORAIS

Sistema Cardiovascular

O SNS desempenha um papel crucial na regulação cardiovascular, controlando tanto o tônus vascular quanto o DC. A ativação dos receptores adrenérgicos no sistema cardiovascular é mediada por agonistas que interagem com os receptores α e β, produzindo efeitos essenciais para o manejo de condições críticas, como em situações de choque circulatório e na insuficiência cardíaca aguda.

- **Receptores α1**: Localizados principalmente nos vasos sanguíneos da pele e dos órgãos esplânicos, os receptores α1 são responsáveis pela vasoconstrição periférica, aumentando a resistência vascular e, consequentemente, a pressão arterial. Esse efeito é utilizado terapeuticamente para sustentar a pressão arterial em estados de choque. Fármacos como noradrenalina, adrenalina e fenilefrina são utilizados para este fim. No entanto, a vasoconstrição excessiva pode comprometer a perfusão periférica, resultando em isquemia tecidual, especialmente em extremidades e órgãos menos vitais.

- **Receptores β1**: Encontrados predominantemente no coração, sua ativação aumenta a força de contração cardíaca (inotropismo positivo) e a FC (cronotropismo positivo), melhorando o DC. Fármacos inotrópicos como a dobutamina são amplamente utilizados para estimular os receptores β1 em pacientes com choque cardiogênico ou insuficiência cardíaca aguda. No entanto, o aumento da demanda de oxigênio pelo miocárdio em resposta à estimulação β1 pode precipitar isquemia miocárdica em pacientes com doença arterial coronariana ou outras condições que limitem a oferta de oxigênio ao coração.

- **Receptores β2**: Esses receptores estão presentes na musculatura lisa dos vasos sanguíneos, especialmente nas artérias que irrigam os músculos esqueléticos. A ativação dos receptores β2 resulta em vasodilatação, facilitando o aumento do fluxo sanguíneo para os músculos durante o exercício ou em situações de estresse. Embora esse efeito seja benéfico em algumas situações, a vasodilatação em excesso pode reduzir a resistência vascular total, comprometendo a perfusão em estados de hipotensão.

Sistema Respiratório

No sistema respiratório, os receptores β2 são os principais reguladores do tônus brônquico e da resposta inflamatória nas vias aéreas. Eles desempenham um papel fundamental no tratamento de doenças pulmonares obstrutivas, como a asma e a doença pulmonar obstrutiva crônica (DPOC).

- **Receptores β2**: Predominantemente encontrados no músculo liso dos brônquios, os receptores β2 são responsáveis por induzir broncodilatação. Agonistas β2, como o salbutamol, são usados para relaxar o músculo brônquico e aliviar o broncoespasmo. No entanto, o uso prolongado de agonistas β2 pode levar à taquifilaxia, uma redução progressiva na resposta ao fármaco, exigindo aumento da dose ou troca de medicamento para manter o efeito terapêutico.

Sistema Geniturinário

O SNS também regula o tônus muscular do trato geniturinário, influenciando funções como o controle vesical e a contratilidade uterina.

- **Receptores α1**: Localizados nos esfíncteres da bexiga e do trato urinário, os receptores α1 promovem a contração do esfíncter vesical, auxiliando no controle da incontinência urinária. Além disso, os antagonistas α1 são utilizados no manejo da hiperplasia prostática benigna (HPB), onde sua ação relaxa a musculatura da próstata, aliviando os sintomas obstrutivos.
- **Receptores β2**: Encontrados no músculo liso da bexiga e do útero, os receptores β2 promovem o relaxamento dessas estruturas. Agonistas β2 são utilizados para suprimir contrações uterinas em casos de ameaça de parto prematuro, prevenindo contrações que podem levar ao trabalho de parto.

Sistema Oftálmico

No sistema oftálmico, os receptores adrenérgicos regulam o tônus muscular dos músculos intraoculares, influenciando o diâmetro pupilar e a acomodação visual.

- **Receptores α1**: Localizados no músculo radial da íris, a ativação dos receptores α1 promove a contração muscular, resultando em midríase (dilatação da pupila). Esse efeito é útil em procedimentos oftalmológicos, como exames de fundo de olho. Contudo, no tocante à rotina do médico intensivista, é importante lembrar dessa ação para interpretar a presença de midríase no contexto de uso de medicamentos com ação agonista α1.
- **Receptores β**: Encontrados no músculo ciliar, a ativação dos receptores β promove o relaxamento desse músculo, facilitando a acomodação visual para objetos distantes.

Trato Gastrointestinal

No trato gastrointestinal, tanto os receptores α quanto os β desempenham papéis importantes no controle da motilidade e do tônus dos esfíncteres.

- **Receptores α2 e β2**: Localizados na musculatura lisa das paredes intestinais, esses receptores mediam o relaxamento muscular, reduzindo a motilidade intestinal. Esse efeito é útil em situações de estresse, quando a redistribuição do fluxo sanguíneo é necessária para órgãos mais críticos.
- **Receptores α1**: Presentes nos esfíncteres gastrointestinais, os receptores α1 promovem a contração desses esfíncteres, controlando a passagem de conteúdo entre diferentes partes do trato gastrointestinal.

Funções Metabólicas

O SNS tem um papel significativo no controle metabólico, especialmente nas respostas ao estresse, como a mobilização de energia durante o exercício ou a hipoglicemia.

- **Receptores β2 e α**: No fígado, a ativação dos receptores β2 e α promove tanto a gliconeogênese (produção de glicose a partir de precursores não carboidratos) quanto a glicogenólise (quebra do glicogênio em glicose), fornecendo rapidamente energia para o organismo durante situações de estresse.
- **Receptores β1**: Nos rins, os receptores β1 mediam a liberação de renina pelas células justaglomerulares, o que ativa o sistema renina-angiotensina-aldosterona (SRAA), contribuindo para o aumento da pressão arterial e a retenção de sódio e água.

Regulação do Fluxo Sanguíneo Cerebral

A regulação do fluxo sanguíneo cerebral sofre influência direta dos antagonistas e agonistas adrenérgico, relacionados a inervação extrínseca e intrínseca. A Inervação extrínseca envolve nervos do sistema nervoso periférico, como aqueles que se originam do gânglio cervical superior, gânglio esfenopalatino, gânglio ótico e gânglio trigeminal, que inervam as artérias piais e arteríolas até o espaço de Virchow-Robin. Enquanto a Inervação intrínseca refere-se à inervação por neurônios dentro do próprio tecido cerebral, como o núcleo dorsal da rafe, locus coeruleus e núcleo fastigial, que afetam arteríolas parenquimatosas e microvasos corticais.

O fornecimento simpático para os vasos cerebrais é derivado de fibras pré-ganglionares de neurônios nos segmentos torácicos superiores, que sobem pela cadeia cervical simpática e se conectam com os nervos pós-ganglionares no gânglio cervical. Essas fibras nervosas emergem do gânglio cervical superior para se juntar ao nervo carotídeo, que acompanha a artéria carótida interna e suas ramificações, ou do gânglio estrelado que acompanha as artérias vertebrais e basilares e suas ramificações até as artérias cerebrais posteriores.

A inervação simpática libera mediadores adrenérgicos que aumentam o tônus simpático, um componente vital da autorregulação cerebral. Este processo de regulação controla estritamente o fluxo sanguíneo cerebral (CBF), respondendo a fatores externos (como quedas na pressão arterial ou níveis elevados de dióxido de carbono) e fatores locais (como a pressão transmural ou mudanças no metabolismo cerebral).

Existem dois principais tipos de receptores adrenérgicos: alfa (α) e beta (β), que modulam a vasodilatação ou vasoconstrição, regulando o diâmetro vascular. Os **Receptores α1**: predominantemente causam vasoconstrição nos vasos cerebrais.

Enquanto os **Receptores β2**: estão localizados principalmente no endotélio cerebrovascular e sua ativação leva à produção de óxido nítrico (NO), um potente vasodilatador, promovendo aumento no fluxo sanguíneo cerebral.

A responsividade aos receptores adrenérgicos diminui conforme nos aproximamos das artérias intracranianas e arteríolas piais, onde a transição para receptores β é mais evidente, até se tornarem quase ausentes nas arteríolas parenquimatosas. Esses mecanismos de inervação e controle vascular cerebral são essenciais para a autorregulação do fluxo sanguíneo cerebral e a manutenção da oxigenação cerebral, especialmente em cenários de lesão cerebral traumática e hemorragia subaracnoide. A **Figura 6.6.** ilustra os princípios desse controle.

FARMACOLOGIA DOS PRINCIPAIS FÁRMACOS ADRENÉRGICOS

Os fármacos adrenérgicos, também conhecidos como simpatomiméticos, são amplamente utilizados em ambientes de terapia intensiva para a estabilização hemodinâmica e manejo de emergências cardiorrespiratórias. Eles atuam em receptores adrenérgicos alfa e beta, exercendo diversos efeitos fisiológicos nos sistemas cardiovascular, respiratório e metabólico. A escolha e administração dessas drogas devem ser rigorosamente controladas, com monitorização contínua e via de administração preferencialmente exclusiva.

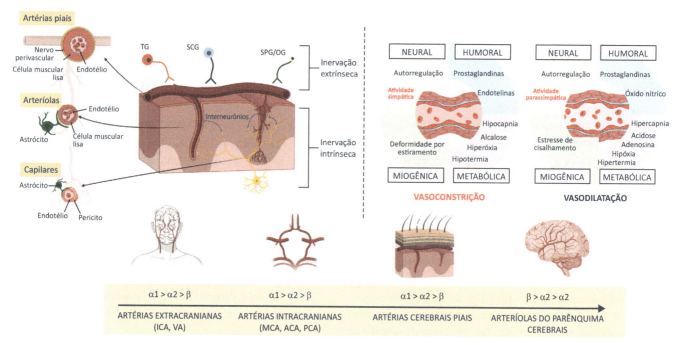

Figura 6.6. Controle da Vascularização Cerebral e Influência dos Receptores Adrenérgicos (Simpáticos e Parassimpáticos) por meio de uma complexa inervação intrínseca e extrínseca, a partir de 04 mecanismos principais: Neural: Controlado pela atividade simpática (que promove vasoconstrição) e parassimpática (que promove vasodilatação); Humoral: Substâncias como prostaglandinas, endotelinas e óxido nítrico regulam a constrição ou dilatação dos vasos; Miogênica: Resposta direta dos vasos ao estiramento ou deformidade; e Metabólica: Influenciada por níveis de CO_2, oxigênio, pH, temperatura e outros fatores. Onde a Vasoconstrição (α1 predominante) ocorre nas artérias extracranianas (ICA, VA), intracranianas (MCA, ACA, PCA) e arteríolas cerebrais, onde os receptores α1 e α2 dominam, promovendo vasoconstrição para manter a pressão de perfusão cerebral. Enquanto que a vasodilatação (β predominante), nas arteríolas do parênquima cerebral, os receptores β são predominantes, promovendo vasodilatação e facilitando o fluxo sanguíneo para responder às demandas metabólicas do cérebro. Essa regulação delicada garante que o fluxo sanguíneo cerebral seja ajustado conforme as necessidades do tecido cerebral, preservando a função neuronal e evitando danos isquêmicos ou hipóxicos.

Agonistas Adrenérgicos

Os agonistas adrenérgicos são fármacos que ativam receptores alfa e beta adrenérgicos, mimetizando a ação de catecolaminas endógenas, como a adrenalina e a noradrenalina. Eles são amplamente usados no manejo de condições agudas, como choque, parada cardiorrespiratória (PCR) e bradiarritmias graves.

Adrenalina (Epinefrina)

A adrenalina é amplamente utilizada na UTI, desempenhando um papel fundamental na reanimação cardiopulmonar. Além disso, é frequentemente indicada em cenários de extrema gravidade, sendo associada a outros vasopressores no manejo do choque refratário. Sua ação rápida e de amplo espectro também a torna uma escolha relevante no tratamento do choque anafilático. Em casos específicos, suas propriedades broncodilatadoras podem ser aproveitadas para suporte respiratório.

- **Apresentação e Preparação:** ampolas de 1mg/mL em apresentações de 1mL. Soluções para infusão contínua podem ser pode ser realizada diluída em solução glicosada (SG) 5% (por exemplo: 10 ampolas + 90-240mL SG 5%). Para sua administração intramuscular ou em push-dose deve-se diluir 1mL de adrenalina em 09mL de solução salina a 0,8% (NaCl 0,9%).

- **Mecanismo de Ação:** agonista de receptores $\alpha 1$, $\alpha 2$, $\beta 1$ e $\beta 2$. Seus efeitos incluem vasoconstrição ($\alpha 1$), aumento da contratilidade cardíaca e FC ($\beta 1$), broncodilatação ($\beta 2$) e glicogenólise hepática. O que o torna potencialmente útil em situações onde há necessidade de efeitos cronotrópicos e inotrópicos positivos, assim como de aumento da resistência vascular sistêmica, como situações de choque circulatório e na PCR, assim como no choque anafilático e na asma grave.

- **Farmacocinética:** quando administrada por via intravenosa (IV), a adrenalina tem absorção praticamente imediata no plasma. Ela também pode ser administrada via intramuscular (IM) ou subcutânea (SC), mas a absorção é mais lenta e imprevisível, particularmente em situações de hipoperfusão. A adrenalina distribui-se rapidamente por todo o corpo, com um volume de distribuição em torno de 0,3L/kg. Ela atravessa a barreira hematoencefálica em quantidades mínimas e se liga às proteínas plasmáticas de forma moderada. A adrenalina é rapidamente metabolizada por duas enzimas principais: COMT e MAO, principalmente no fígado e tecidos. O metabolismo resulta em metabólitos inativos, como o ácido vanilmandélico (VMA) e os ácidos diidroximandélicos, excretados pela urina. Aproximadamente 90% da adrenalina administrada é eliminada como metabólitos inativos na urina, com menos de 10% eliminada inalterada. A meia-vida plasmática é de 2 a 3 minutos quando administrada IV, o

que explica sua necessidade de infusão contínua em contextos críticos.

- **Farmacodinâmica:** apresenta um início de ação quase imediato quando administrada por via IV (dentro de 30 segundos a 1 minuto). Quando administrada por via IM, o início de ação ocorre em 5 a 10 minutos, e por via SC, entre 5 a 15 minutos. O efeito máximo ocorre em 2 a 5 minutos após administração intravenosa. A duração dos efeitos da adrenalina IV é curta, geralmente 5 a 10 minutos, dependendo da dose e da condição clínica. A duração é um pouco maior em administração IM ou SC.

- Indicações e Posologia:
  - **Choque Circulatório:** 0,05 a 0,5µg/kg/minuto em infusão contínua, ajustando conforme resposta hemodinâmica (doses mais elevadas podem ser necessárias e empregadas de modo individualizado).

No choque séptico, o incremento de doses de noradrenalina para o controle hemodinâmico deve indicar a possibilidade de associação de uma segunda droga vasoativa. A vasopressina tem sido considerada a primeira opção nessa situação. Contudo, a adrenalina é uma potencial alternativa, sobretudo quando seja interessante, em conjunto com o restabelecimento da resistência vascular sistêmica, o incremento da contratilidade cardíaca (efeito inotrópico) e/ou da frequência cardíaca (cronotropismo).

Estudos recentes indicam que o uso de epinefrina como o primeiro vasopressor para hipotensão pós-parada cardíaca pode não ser a melhor opção. Estudos comparando epinefrina e noradrenalina mostraram que a epinefrina está associada a taxas aumentadas de choque refratário, re-parada e morte.

Em um pequeno RCT que comparou epinefrina e noradrenalina no choque cardiogênico, foi observada uma taxa significativamente maior de choque refratário no grupo da epinefrina em comparação com o grupo da noradrenalina, o que levou à interrupção precoce do ensaio.

- **Parada Cardiorrespiratória:** 1mg IV a cada 3-5 minutos.

- **Opção para tratamento de bradiarritmias:** 1mg IV (podendo ser útil como manutenção similar ao tratamento do choque circulatório).

- **Anafilaxia e Asma Grave:** A epinefrina intramuscular (0,3 a 0,5mg IM) é reconhecida como o tratamento de primeira linha para anafilaxia. Ela deve ser administrada imediatamente quando ocorre uma anafilaxia. Para hipotensão persistente, apesar da reposição de fluidos e múltiplas doses de epinefrina IM, recomenda-se a epinefrina IV (0,1-0,5mg). Em alguns casos refratários, a vasopressina pode ser considerada.

- **Push-Dose em situações de hipotensão grave:** 0,5 a 2mL da solução de 10mcg/mL (5 a 20mcg), podendo ser repetida a cada 1 a 5 minutos para controle de hipotensão transitória, enquanto outra opção terapêutica seja estabelecida.

Seção III • Farmacologia do Sistema Nervoso Autônomo

o A sua administração em push-dose pode ser considerada em situações de hipotensão de curta duração, como uma medida temporária, enquanto a infusão contínua de vasopressores (não devendo substituí-los), para tentar obter-se o restabelecimento pressórico. Um dos principais riscos é a sua administração incorreta, o que determina um elevado grau de atenção.

- Cuidados de Administração, considerações e potenciais efeitos adversos:

  o Em pacientes em choque, utilizar de preferência em via exclusiva, com bomba de infusão para evitar interações e instabilidade da droga.

  o Equipo fotoprotegido é indicado se infusão contínua, pois a adrenalina é sensível à luz, o que pode reduzir sua eficácia. Recomenda-se também a administração em soluções glicosadas para melhor estabilidade.

  o Apesar de poder inicialmente ser administrada em veia periférica (supracubital), durante o mínimo período e na mínima concentração possível, deve ser obtido um acesso venoso central sempre que for realizado o seu uso contínuo. Nessas circunstâncias, sempre é indicada monitorização invasiva/contínua da pressão arterial.

  o Monitorização contínua dos parâmetros hemodinâmicos é essencial para evitar taquiarritmias e isquemia miocárdica.

  o A titulação da dose sempre deve ser realizada de modo padronizado pelo peso do paciente (considerando-se a concentração da droga, sua velocidade de infusão e o peso do paciente), sendo geralmente realizada sua padronização em análise de mcg/kg/min.

  o A epinefrina está associada a diversos efeitos colaterais, como taquicardia e acidose lática, cefaleia, tremor e ansiedade. O que limita sua tolerabilidade no tratamento do choque séptico. Em um ensaio clínico randomizado (RCT), não foi encontrada diferença significativa em alcançar a pressão arterial média (PAM) alvo entre a epinefrina e a noradrenalina. No entanto, os efeitos metabólicos da epinefrina levaram a uma maior taxa de retirada devido aos efeitos colaterais.

- **Interações Medicamentosas:**

  o A adrenalina pode interagir com betabloqueadores, resultando em redução dos efeitos terapêuticos de ambos.

  o A administração com anestésicos voláteis pode aumentar o risco de arritmias ventriculares.

Noradrenalina (Norepinefrina)

A noradrenalina é a amina vasoativa mais amplamente utilizada e validada no tratamento do choque circulatório, sendo considerada a primeira escolha, especialmente em casos de choque distributivo, como o choque séptico. Sua ação predominante nos receptores alfa-adrenérgicos promove vasoconstrição, aumentando a pressão arterial e a perfusão tecidual, o que é fundamental na reversão do colapso hemodinâmico característico desses quadros. A eficácia e segurança da noradrenalina nesse contexto têm sido corroboradas por extensas evidências clínicas, consolidando seu papel como a principal terapia vasopressora.

- **Apresentação e Preparação:** Frascos-ampola contendo 4mg de noradrenalina base (equivalente a 8mg de noradrenalina bitartarato) em 4mL de solução (1mg/mL). Algumas apresentações podem conter frascos-ampola de 8mg de noradrenalina base (equivalente a 16mg de noradrenalina bitartarato) em 8mL de solução. Sua preparação deve ser preferencialmente em SG5%, mas pode ser em solução salina, em concentrações variáveis conforme cada protocolo institucional (05 ampolas em 180mL SG5%, por exemplo), preferencialmente com equipo foto-protegido. Push-Dose de noradrenalina não é costumeiramente utilizado em UTI, mas há relato de aplicação em situações perioperatórias. Para a sua preparação remova 0,5mL de norepinefrina de um frasco de 1mg/mL em uma seringa de 1mL, injete em um saco de 100mL de NS e aspire 10mL da mistura em uma seringa de 10mL para administração (Concentração: 5μg/mL).

- **Especialmente em países da América do Norte é apresentada como noradrenalina-base, que corresponde a cerca de 2 vezes a dose dos seus sais (veja, por exemplo,** Pölkki A., Pekkarinen P. T., Hess B., Blaser A. R., Bachmann K. F., Lakbar I., Hollenberg S. M., Lobo S. M., Rezende E., Selander T., Reinikainen M. Noradrenaline dose cutoffs to characterise the severity of cardiovascular failure: Data-based development and external validation. Acta Anaesthesiol Scand 2024.)

- **Mecanismo de Ação:** potente agonista $\alpha1$-adrenérgico com menor afinidade pelos receptores $\beta1$-adrenérgicos. Seu efeito primário é a vasoconstrição sistêmica ($\alpha1$), o que aumenta a pressão arterial. O aumento na contratilidade cardíaca ($\beta1$) é geralmente contrabalanceado pelo aumento da resistência vascular periférica, resultando em menor efeito cronotrópico positivo.

- **Farmacocinética:** ao ser administrada por via IV é rapidamente absorvida no plasma. A noradrenalina tem um volume de distribuição de 0,09 L/kg e se liga de maneira limitada às proteínas plasmáticas. A distribuição nos tecidos ocorre rapidamente, sendo a principal ação nos vasos sanguíneos periféricos. A noradrenalina é metabolizada principalmente por COMT e MAO, principalmente no fígado e nos rins, em metabólitos inativos como normetanefrina. A eliminação da noradrenalina ocorre predominantemente pela urina, onde seus metabólitos inativos são excretados. Cerca de 84-96% da dose administrada é eliminada como metabólitos na urina dentro de 24 horas. A meia-vida da noradrenalina é de aproximadamente 2,4 minutos, necessitando de infusão contínua em ambientes críticos.

- **Farmacodinâmica:** a noradrenalina possui um rápido início de ação (30 segundos a 1 minuto), atingindo rapidamente seu pico de ação e tendo uma duração de poucos minutos (1 a 2 minutos), o que exige ajuste contínuo da dose e administração constante.

- Indicações e Posologia:
  - o **Choque circulatório:** Vasopressor de escolha. Iniciar com infusão contínua de 0,05 a 2µg/kg/minuto, titulado conforme a resposta clínica e hemodinâmica. A dose de noradrenalina pode ser influenciada por inúmeras circunstâncias, como a presença de acidose, taquifilaxia e downregulation, além de aspectos associados as ômicas.

  - o Estudos, como o ensaio CENSER, indicam que a administração precoce de noradrenalina pode melhorar o controle do choque nas primeiras seis horas. Outros estudos ressaltam sua eficiência e menor incidência de efeitos colaterais em comparação com outros vasopressores, como a dopamina. Além de delinear uma potencial redução do balanço hídrico e de seus efeitos adversos associados.

  - o uso de noradrenalina no choque circulatório no pós-operatório (cirurgias cardíacas e não-cardíacas) demonstrou ser efetivo no controle hemodinâmico. Sendo a principal droga utilizada para esse fim.

- **Dose-Push intra-operatória:** aplicar 1 a 2mL de uma solução preparada na concentração de 5µg/mL.

- Cuidados de Administração, considerações e potenciais efeitos adversos:
  - o As recomendações descritas para o uso de adrenalina IV sobre a monitorização, a preparação (SG 5% e equipo fotoprotegido), assim como administração (sítio de infusão e uso de bomba de infusão) seguem com o mesmo rigor de indicação para a administração da noradrenalina.

  - o A administração por veia periférica (supra-cubital) pode ser útil para iniciar de maneira rápida a infusão da noradrenalina em pacientes com choque circulatório, o que pode inferir em restabelecimento dia perfusão de modo mais precoce. Estudos demonstraram efetividade e segurança para essa medida, especialmente quando utilizada na diluição de 10mg/50mL. Contudo, sempre que possível, de modo célere, um acesso venoso central deve ser obtido e a sua infusão passar para essa via.

  - o Não deve ser administrada por via intramuscular ou subcutânea devido à vasoconstrição intensa e risco de necrose tecidual.

- o Em casos refratários ao incremento inicial da droga, não deve ser postergada uma potencial associação com outra droga vasopressora (como a vasopressina, por exemplo), além de seguir uma investigação plena para potenciais fatores envolvidos potencialmente corrigíveis.

- o Em pacientes com choque circulatório, com risco de insuficiência adrenal (sobretudo em casos de choque séptico), ou com resposta não adequada após algumas horas, considerar a utilização de mineralocorticoide, especialmente a combinação de hidrocortizona (50mmg 6/6 h com fludrocortizona (50mg 1 x ao dia).

- o A acidose reduz a afinidade dos receptores adrenérgicos e compromete as vias de sinalização intracelular, como a produção de AMP cíclico, além de alterar o metabolismo celular, resultando em uma diminuição significativa da eficácia das drogas adrenérgicas. Nesse cenário, a correção da acidose deve ser prontamente considerada, assim como a associação com vasopressina em casos de vasoplegia refratária, uma vez que a vasopressina é menos afetada pelos efeitos da acidose.

- o Corrigir a hipovolemia durante o manejo do choque é essencial para uma maior otimização do uso da noradrenalina, assim como de todos os demais vasopressores.

- o A avaliação dinâmica da pressão arterial diastólica e da elastância arterial (Ea_{dyn}) podem ser utilizadas como marcadores da resposta ao uso de vasoconstritores, como a noradrenalina, assim como o comportamento da resistência vascular sistêmica. A Figura 6.7. ilustra um fluxograma que indica a possibilidade de uso precoce de noradrenalina no choque circulatório, o qual utiliza esses marcadores.

- Em casos de extravasamento, o primeiro passo é interromper imediatamente a infusão do vasopressor e tentar aspirar qualquer fluido residual no cateter. O uso de compressas mornas também é indicado. O tratamento farmacológico recomendado para a extravasação inclui a administração intradérmica ou subcutânea de fentolamina (5-10mg, com concentração de 0,5-1mg/mL). Contudo, pela sua menor disponibilidade, algumas potenciais alternativas são: a nitroglicerina tópica (pomada a 2%) aplicada na área afetada e a terbutalina administrada por via subcutânea (dose de 0,3 a 1mg, com concentração de 0,1 a 1mg/mL).

- Em casos de difícil desmame de noradrenalina, onde a mesma encontra-se infundida em doses baixas, a **midodrina** pode ser uma opção. Trata-se de uma pró-fármaco, que é convertido em um metabólito ativo (*desglimidodrina*) no fígado. Esse metabólito age como um agonista seletivo dos receptores α1-adrenérgicos, que estão localizados principalmente nas arteríolas e

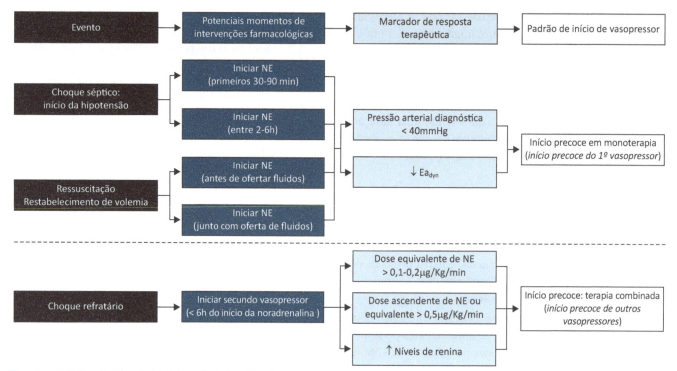

Figura 6.7. Indicativo do Início da Administração de Noradrenalina

veias. A ativação desses receptores provoca vasoconstrição, o que aumenta a pressão arterial ao contrair os vasos sanguíneos e melhorar o retorno venoso ao coração. A Midodrina é administrada por via oral e tem efeito relativamente rápido, com o aumento da pressão arterial ocorrendo dentro de 1 hora após a ingestão e durando de 2 a 4 horas. Devido a esse efeito vasoconstritor, a medicação ajuda a evitar quedas de pressão em pacientes com hipotensão ortostática.

- A dose infundida de noradrenalina é considerada como um marcador de gravidade do paciente crítico. O que leva inclusive a possibilidade de buscar-se um padrão de equivalência para a comparar a outras drogas vasoativas. A **Tabela 6.3** destaca algumas dessas fórmulas propostas.

- **Interações Medicamentosas:**
  o Potencialização de efeitos pressóricos com inibidores da MAO e antidepressivos tricíclicos.
  o Betabloqueadores podem reduzir a eficácia da noradrenalina, particularmente em pacientes com insuficiência cardíaca.

Fenilefrina

A fenilefrina é um agente vasoconstritor puro, atuando exclusivamente nos receptores α1-adrenérgicos, o que resulta

Tabela 6.3. Fórmulas de Equivalência de outros vasopressores com a Noradrenalina.

Droga Vasopressora	Cálculo de dose equivalente	Equivalente a 1 µg/kg/min de noradrenalina
Adrenalina	1 x Epinefrina (µg/kg/min)	1 µg/kg/min de epinefrina
Dopamina	1/100 x Dopamina (µg/kg/min)	100 µg/kg/min de dopamina
Fenilefrina	0,06 x Fenilefrina (µg/kg/min)	0,06 µg/kg/min de Fenilefrina
Vasopressina	2.5 x Vasopressina (U/min)	2,5 U/min de Vasopressina
Angiotensina II	0,0025 x Angiotensina II (ng/kg/min)	0,0025 ng/kg/min de Angiotensina II
Terlipressina	10 x Terlipressina (µg/kg/min)	10 µg/kg/min de Terlipressina
Azul de Metileno	0,2 x Azul de Metileno (mg/kg/h)	0,2mg/kg/h de Azul de Metileno
Metaraminol	8 x Metaraminol (µg/kg/min)	8 µg/kg/min de metaraminol
Hidroxocobalamina	0,02 x Hidroxocobalamina (g)	0,02 g de hidroxocobalamina
Midodrina	0,4 x Midodrina (µg/kg/min):	0,4 µg/kg/min de Midodrina

em vasoconstrição sem influenciar diretamente a contratilidade cardíaca. Diferente de outros vasopressores com efeitos inotrópicos, como a noradrenalina e a adrenalina, a fenilefrina não estimula os receptores β-adrenérgicos, tornando-se uma opção útil em pacientes com risco de taquicardia, já que causa menor elevação da FC. Sua administração pode ser realizada tanto por infusão contínua quanto em bolus, sendo eficaz para elevações rápidas da pressão arterial em situações emergenciais. No entanto, o uso da fenilefrina é atualmente considerado de menor preferência, devido ao risco de comprometer a perfusão orgânica, especialmente em pacientes com choque distributivo prolongado.

- **Apresentação e Preparação:** ampola de 1mL contendo 10mg/mL de fenilefrina. Também disponível em outras apresentações e concentrações para uso oftálmico e nasal, mas estas não são indicadas para infusão intravenosa. Apesar de pouco indica sua aplicação em infusão contínua, uma possível solução para esse fim seria diluir 10mg de fenilefrina (1 ampola de 1mL a 10mg/mL) em 250mL de NaCl 0,9% ou SG 5%, resultando em uma concentração final de 40µg/mL, podendo chegar a concentrações mais elevadas, até concentrações de 200µg/mL (10mg de fenilefrina em 50mL de SG 5% ou NaCl 0,9%). Para "push dose" (doses em bolus), é geralmente preparada diluindo 1mL de uma solução de fenilefrina a 10mg/mL em 100mL de solução salina, resultando em uma concentração de 100mcg/mL, da qual deve ser aspirado 10mL da mistura em uma seringa de 10mL para administração consoante a necessidade clínica.

- **Mecanismo de Ação:** agonista seletivo dos receptores α1-adrenérgicos, com mínima ou nenhuma atividade sobre os receptores β-adrenérgicos. Ao ativar os receptores α1 localizados na musculatura lisa vascular, provoca uma vasoconstrição periférica significativa, aumentando a resistência vascular sistêmica e, consequentemente, a pressão arterial. Devido à ausência de ação direta sobre o coração, o efeito cronotrópico é mínimo, mas pode ocorrer bradicardia reflexa como resultado da elevação súbita da pressão arterial.

- **Farmacocinética:** quando administrada por via IV, a fenilefrina é rapidamente absorvida no sistema circulatório, com efeitos quase imediatos. A fenilefrina tem uma distribuição moderada nos tecidos, mas sua ação é limitada principalmente ao sistema vascular periférico, devido à sua ação seletiva nos receptores α1. A fenilefrina é metabolizada principalmente pelo fígado pela MAO. A meia-vida de eliminação da fenilefrina é de 2 a 3 horas. A excreção ocorre predominantemente pelos rins, na forma de metabólitos inativos.

- **Farmacodinâmica:** tem início de ação rápido (1-2 minutos), com pico em torno de 5-10 minutos e duração de 15-20 minutos. após administração em bolo, o que permite ajustes finos da dose quando administrada por infusão contínua.

- Indicações e Posologia:
  - o **Hipotensão Aguda:** hipotensão associada a raquianestesia ou após simpatectomia, não tendo uma indicação plena para uso em Terapia Intensiva. Contudo, sua aplicação como push-dose permite o controle rápido da hipotensão antes da transição para uma infusão contínua, se necessário. Sua aplicação IM ou SC pode ser de 2 a 5mg/dose. Em casos mais graves (apenas em emergências), pode ser feito 0,5 a 2mg IV, com possível nova dose a cada 1 a 5 minutos, conforme necessidade; em casos de infusão contínua: 0,5-2mcg/kg/min.

A fenilefrina pode ser usada em infusão contínua (0,1-0,5µg/kg/minuto) em pacientes hemodinamicamente instáveis, com monitorização contínua. Contudo, não há evidência no momento que corrobore seu emprego habitual em Terapia intensiva.

- Cuidados de Administração, considerações e potenciais efeitos adversos:
  - o A informação do seu uso no bloco cirúrgico, antes de transportar o paciente para a UTI, sempre deve fazer parte de uma transição segura do cuidado, para garantir uma avaliação criteriosa para rastreamento de seus potenciais efeitos adversos.
  - o Entre seus principais efeitos adversos estão a cefaleia, a bradicardia reflexa e as arritmias, as quais devem ser monitorizadas de modo exaustivo
  - o Deve-se evitar o uso prolongado para prevenir vasoconstrição excessiva e isquemia periférica.

- **Interações Medicamentosas:**
  - o Potencialização dos efeitos hipertensivos com inibidores da MAO.
  - o Uso concomitante com betabloqueadores pode causar bradicardia significativa.

Clonidina

A clonidina é um agonista seletivo dos receptores α2-adrenérgicos com diversas aplicações na prática clínica. Devido aos seus efeitos vasodilatadores, é amplamente utilizada como agente anti-hipertensivo. Além disso, sua ação central confere propriedades sedativas, analgésicas e ansiolíticas, tornando-a uma opção terapêutica valiosa no suporte de pacientes em UTI em diferentes contextos clínicos. Esses efeitos permitem seu uso em situações que requerem controle hemodinâmico e sedação leve, oferecendo benefícios em termos de manejo da pressão arterial e conforto do paciente.

- **Apresentação e Preparação:** comprimidos de 0,1mg, 0,15mg, 0,2mg; ampola de 0,15mg/mL (1mL). A forma injetável da clonidina deve ser diluída conforme o protocolo clínico para infusões contínuas e administrada em bomba de infusão para melhor controle. A dose pode variar conforme a indicação, sendo ajustada de acordo com a resposta clínica e o estado hemodinâmico do paciente.

- **Mecanismo de Ação:** agonista seletivo dos receptores α2-adrenérgicos, que exerce efeitos centrais e periféricos importantes no controle da pressão arterial e na modulação da atividade simpática. A clonidina estimula os receptores α2 localizados principalmente no tronco cerebral, reduzindo a liberação de noradrenalina nas terminações nervosas simpáticas por um mecanismo de feedback negativo. Isso resulta em uma diminuição da atividade simpática central, com efeitos de redução da frequência cardíaca e vasodilatação periférica, o que leva a uma queda significativa da pressão arterial.

- **Farmacocinética:** apresenta boa biodisponibilidade oral (cerca de 70-80%) e absorção imediata no compartimento plasmático quando administrada por via endovenosa, ampla distribuição tecidual, incluindo no sistema nervoso central. Metabolizada no fígado, mas uma parte considerável é excretada inalterada pelos rins (até 65% pode ser eliminada de modo inalterado pelos rins). A meia-vida varia entre 6 e 20 horas, podendo ser prolongada em pacientes com insuficiência renal.

- Farmacodinâmica: quando administrada por via oral, seu início de ação varia entre 30 e 60 minutos, com um pico de ação de 2 a 4 horas e duração de ação de 8 a 12 horas. Enquanto que quando aplicada por via endovenosa seu início de ação ocorre geralmente entre 5 e 15 minutos, com um efeito máximo em torno de 30-60 minutos e uma duração de ação de 4 a 8 horas.

- Indicações e Posologia:
  - **Hipertensão:** É utilizada no manejo da hipertensão resistente, especialmente em situações onde a redução da atividade simpática central é desejada.
    - Recomenda-se iniciar com 0,1mg duas vezes ao dia, aumentando 0,1mg/dia semanalmente conforme resposta e tolerância; dose usual: 0,2 a 0,6mg/dia, em 2 ou 3 doses divididas. A dose máxima recomendada pelo fabricante é 2,4mg/dia, mas geralmente não se utiliza mais de 0,6mg/dia.
    - A descontinuação deve ser feita gradualmente ao longo de 6 a 10 dias, reduzindo a dose em um terço a metade a cada 2 a 3 dias. Se o paciente estiver em uso de betabloqueador e clonidina, retire o betabloqueador alguns dias antes de iniciar o desmame da clonidina. O risco de hipertensão de rebote e sintomas de abstinência é menor com o adesivo transdérmico em comparação com a terapia oral. A clonidina geralmente não é interrompida no período perioperatório.
    - Dose como anti-hipertensivo IV em UTI usual de 0,2 e 1,5 µg/kg/hora.

- **Controle de sintomas de abstinência:** Amplamente usada no tratamento da síndrome de abstinência de opioides, benzodiazepínicos e álcool.
  - **Abstinência de opioides:** pode ser empregado em conjunto com outras metodologias, sempre sendo indicada sua avaliação objetiva (como, por exemplo, a Escala de Abstinência de Opioides) para avaliar a gravidade dos sintomas e ajustar a terapia. A sua dose inicial deve ser de 0,1 a 0,2mg (pacientes >90kg podem receber até 0,3mg); pode ser repetida a cada 45 a 60 minutos, até 4 doses, mantendo pressão arterial e frequência cardíaca estáveis; dose máxima: 0,8mg/dia, ou até 1,2mg/dia para pacientes >90kg. A dose de manutenção orientada é de 0,1 a 0,3mg a cada 6 a 8 horas, conforme a gravidade dos sintomas; dose máxima: 1,2mg/dia em doses divididas. Após estabilização da dose oral, o paciente pode ser transferido para um adesivo transdérmico.
  - **Desmame (transição) da dexmedetomidina:** reduzir 25% da dexmedetomidina a cada dose de clonidine (podendo, portanto ser interrompida dentro de 48 horas. Em pacientes com dose <0,7mcg/kg/h de dexmedetomidina: administrar: 0,1 a 0,2mg a cada 6 ou 8 horas; naqueles com vazão superior a ≥0,7mcg/kg/h iniciar com 0,3mg a cada 6 a 8 horas. Doses de 0,2-0,5mg a cada 06 horas podem manter efeito sedativo.
  - **Sedação e analgesia:** Em pacientes críticos, pode ser usada para promover sedação leve, especialmente quando há necessidade de preservar a ventilação espontânea.
  - **Infusão intravenosa contínua (em UTI):** Doses entre 0,2 e 1,5µg/kg/hora são utilizadas para sedação e controle da hipertensão.
  - **Analgesia em pacientes oncológicos:** pode ser empregada inclusive por via epidural (iniciar com 30mcg/hora; ajustar conforme necessário para alívio da dor ou ocorrência de efeitos colaterais. Experiência com doses superiores a 40cg/hora é limitada) ou mesmo Intratecal (uso off-label). Onde deve ser iniciada com 20 a 100mcg/dia (ajustes até a dose máxima de 600mcg/dia).

- **Modulação adrenérgica do paciente séptico:** O uso da clonidine, assim como de outros fármacos agonistas alfa-2 pode ser útil nesses indivíduos. A sua administração visa reduzir a hiperatividade adrenérgica, a qual se mantida pode levar a um aumento da demanda de oxigênio e dano microcirculatório. Nesse cenário, esses fármacos, assim como o uso de betabloqueadores seletivos (como o Esmolol), poderiam ser de interesse, com potenciais efeitos hemodinâmicos benéficos.

- Cuidados de Administração, considerações e potenciais efeitos adversos:

o Não deve ser interrompida de modo abrupto (risco de hipertensão de rebote grave e sintomas de abstinência, tais como nervosismo, agitação, cefaleia, tremor).

o **Monitoramento:** É necessária a monitorização rigorosa da pressão arterial, frequência cardíaca e sinais de sedação excessiva, especialmente quando usada em combinação com outros agentes sedativos.

o **Insuficiência renal:** Em pacientes com disfunção renal, a dose deve ser ajustada, já que a eliminação renal é uma via importante de excreção.

o **Efeitos Adversos:** Boca seca, sonolência, bradicardia e hipotensão são os efeitos colaterais mais comuns. Em doses mais altas, pode causar sedação profunda.

- **Interações Medicamentosas**

o **Sedativos:** Potencializa os efeitos de sedação e depressão do sistema nervoso central de drogas como benzodiazepínicos, opioides e outros sedativos.

o **Betabloqueadores:** O uso concomitante com betabloqueadores pode aumentar o risco de bradicardia e hipotensão grave.

o **Antidepressivos tricíclicos:** Podem diminuir os efeitos anti-hipertensivos da clonidina ao aumentar a liberação de noradrenalina.

Dexmedetomidina

A dexmedetomidina é uma das drogas com maior respaldo de evidência científica no manejo de pacientes críticos, especialmente no contexto de sedação e analgesia multimodal guiada por metas. Sua utilização permite o controle eficaz do delirium hiperativo, conciliando uma sedação leve com um perfil analgésico que facilita a indução e manutenção do sono em unidades de UTI.

- **Apresentação e Preparação:** Solução injetável concentrada, cada frasco-ampola contém 100µg/ml de dexmedetomidina em frascos de 2mL (200µg total por frasco). Antes da administração, a solução concentrada deve ser diluída em NaCl 0,9% ou SF 5%, até alcançar a concentração final desejada (geralmente 4 µg/ml). O que geralmente converge para 2mL (200µg) de dexmedetomidina acrescido a 48mL de NaCl 0,9%.

- **Mecanismo de Ação:** agonista seletivo dos receptores adrenérgicos α2 localizados no sistema nervoso central e periférico. Ao se ligar a esses receptores, ela reduz a liberação de noradrenalina, o que leva a uma redução da atividade simpática central. Esse mecanismo resulta em sedação leve a moderada, além de promover um efeito ansiolítico e analgésico leve, sem causar depressão respiratória significativa. A dexmedetomidina também exerce efeitos cardiovasculares, como bradicardia e hipotensão, em parte devido à inibição da liberação de catecolaminas.

- **Farmacocinética:** A administração IV de dexmedetomidina resulta em absorção imediata no plasma, onde atinge rapidamente concentrações terapêuticas.: A dexmedetomidina tem um volume de distribuição moderado, em torno de 1,3-2L/kg, e se liga às proteínas plasmáticas em aproximadamente 94%. Sua distribuição atinge o sistema nervoso central, o local principal de ação, com rápida penetração. O metabolismo da dexmedetomidina ocorre predominantemente no fígado, através das enzimas do citocromo P450, principalmente CYP2A6, sendo metabolizada em metabólitos inativos que são excretados principalmente pela urina. A meia-vida de eliminação da dexmedetomidina é de 2 a 3 horas, podendo ser prolongada em pacientes com insuficiência hepática ou renal. Cerca de 95% da droga é excretada pelos rins, enquanto aproximadamente 4% é eliminada pelas fezes.

- **Farmacodinâmica:** após a administração IV, a dexmedetomidina apresenta um início de ação em 5 a 10 minutos. Esse efeito rápido facilita o uso em situações em que é necessário ajustar rapidamente o nível de sedação. O pico de efeito sedativo ocorre em aproximadamente 15 a 30 minutos, permitindo uma sedação controlada e ajustável. A duração do efeito depende da duração da infusão. Uma infusão contínua pode manter a sedação por longos períodos, com um tempo de duração estimado de 2 a 4 horas após o término da infusão.

- Indicações e Posologia:

o **Efeito Sedativo e Analgésico em paciente crítico:** 0,2 a 0,7µg/kg/h, podendo ser ajustada de acordo com o nível de sedação desejado e a resposta clínica do paciente.

o **Sedação leve a moderada em UTI:** Especialmente em pacientes ventilados mecanicamente, a dexmedetomidina é indicada para proporcionar sedação sem causar depressão respiratória significativa.

o **Indução e Manutenção do sono:** melhora significativamente a qualidade do sono, mantendo a eficiência do sono e reduzindo a fragmentação durante a noite. Além disso, a dexmedetomidina preserva a arquitetura do sono, contribuindo para um padrão de sono mais fisiológico e favorecendo a recuperação do paciente crítico.

o **Sedação para procedimentos:** Utilizada para sedação durante procedimentos cirúrgicos ou diagnósticos, particularmente aqueles que não requerem anestesia geral.

o **Controle de agitação e delirium:** Indicada para o manejo de agitação em pacientes críticos e pode ser utilizada para o controle do delirium associado à sedação prolongada. O que é atribuído a sua vantagem de manter a ventilação espontânea, tornando-a útil em situações que requerem controle cuidadoso da respiração.

- o **Desmame de ventilação mecânica:** A dexmedetomidina é útil em pacientes que necessitam de sedação leve durante o processo de desmame da ventilação mecânica, sem comprometer a respiração espontânea.

- Cuidados de Administração, considerações e potenciais efeitos adversos:

- o **Efeitos Adversos:** bradicardia, e hipotensão (particularmente em doses elevadas), além de efeitos de rebote. O que denota a necessidade de monitorização contínua da pressão arterial e da frequência cardíaca é fundamental, particularmente durante a administração inicial e os ajustes da dose.

- o **Insuficiência hepática e renal:** Pacientes com insuficiência hepática ou renal podem requerer doses mais baixas, devido ao metabolismo e eliminação prolongados.

- o Não recomendamos a utilização de bolus em Unidade de Terapia Intensiva.

- o **Descontinuação gradual:** Como a dexmedetomidina pode causar dependência e, raramente, síndrome de abstinência, é recomendada a retirada gradual da infusão para evitar agitação ou efeitos adversos de rebote.

- o Assim como a clonidine, a dexmedetomidina pode ter um efeito hemodinâmico de interesse em casos de choque séptico com hiperatividade adrenérgicas.

- **Interações Medicamentosas:**

- o Potencializa os efeitos sedativos de benzodiazepínicos e opioides.

- o Pode causar hipotensão significativa quando combinada com outros sedativos.

- o Bloqueadores beta e agentes anti-hipertensivos: O uso concomitante pode aumentar o risco de hipotensão e bradicardia, devido aos efeitos sinérgicos sobre o sistema cardiovascular.

Metildopa

A metildopa é um medicamento classicamente utilizado no tratamento da hipertensão arterial, especialmente em pacientes com contraindicações a outros anti-hipertensivos e em gestantes, devido ao seu perfil de segurança. Trata-se de um pró-fármaco que, após ser metabolizado no organismo, age como agonista dos receptores α2-adrenérgicos, reduzindo a atividade simpática e promovendo vasodilatação. Apesar de não ser um fármaco de primeira linha para o tratamento da hipertensão arterial, metildopa é considerada eficaz e segura, sendo utilizada tanto no controle da hipertensão crônica quanto da hipertensão gestacional.

- **Apresentação:** comprimidos de 250mg e 500mg.

- **Mecanismo de Ação:** A metildopa é um pró-fármaco que é metabolizado, seno o seu metabólito (alfa-metil noradrenalina) um agonista dos receptores α2-adrenérgicos. Esse metabólito atua principalmente no sistema nervoso central, inibindo a liberação de noradrenalina nas terminações nervosas simpáticas por feedback negativo, o que resulta na diminuição da atividade simpática central. Consequentemente, há uma redução da resistência vascular periférica e da pressão arterial. Além disso, a metildopa reduz a atividade simpática no coração e nos vasos sanguíneos, promovendo vasodilatação e queda da pressão arterial.

- **Farmacocinética:** a metildopa é moderadamente absorvida no trato gastrointestinal após administração oral, com uma biodisponibilidade de cerca de 25%. O pico de concentração plasmática é alcançado em cerca de 2 a 3 horas após a administração. A metildopa atravessa a barreira hematoencefálica, onde é convertida em seu metabólito ativo no sistema nervoso central. O volume de distribuição é relativamente baixo, devido à alta polaridade da molécula. metildopa é metabolizada principalmente no fígado, sendo convertida em alfa-metildopa e depois em alfa-metilnoradrenalina, o metabólito ativo que exerce seus efeitos farmacológicos. Uma porção significativa da droga é excretada como metabólitos inativos. Aproximadamente 70% da dose de metildopa é excretada pelos rins, principalmente na forma de metabólitos. A meia-vida de eliminação é de cerca de 2 horas, mas pode ser prolongada em pacientes com insuficiência renal, exigindo ajuste de dose.

- **Farmacodinâmica:** apresenta início de ação com redução da pressão arterial cerca de 3 a 6 horas após a administração oral. O pico máximo do efeito anti-hipertensivo ocorre entre 4 a 6 horas após a administração oral (evidência de efeitos mantidos por até 9 horas). A duração do efeito anti-hipertensivo é de 12 a 24 horas, permitindo uma administração de 2 a 3 vezes ao dia, dependendo do regime terapêutico.

- Indicações e Posologia:

- o **Anti-Hipertensivo:** 250mg, 2 a 3 vezes ao dia. Ajustes devem ser feito de modo gradual, conforme resposta clínica e tolerância do paciente (considerando riscos de efeitos adversos), com posologias usuais de 500 a 2g/dia divididas entre 2 a 4 doses. A dose máxima recomendada é de 3g/dia.

- ▪ **Hipertensão arterial crônica:** A metildopa é amplamente utilizada para o tratamento de hipertensão crônica, especialmente em pacientes com contraindicações a outras classes de anti-hipertensivos.

- ▪ **Hipertensão gestacional:** Devido ao seu perfil de segurança, a metildopa é um dos fármacos de primeira escolha para o tratamento da hipertensão arterial em gestantes, sendo segura para uso durante a gravidez.

- Cuidados de Administração, considerações e potenciais efeitos adversos:
  - o Pacientes com insuficiência renal ou hepática podem precisar de ajuste de dose, devido à eliminação renal significativa e ao metabolismo hepático.
  - o É necessário monitorar a função hepática e hematológica em pacientes em uso prolongado de metildopa, pois podem ocorrer reações adversas raras, como hepatite e anemia hemolítica.
  - o A interrupção abrupta da metildopa pode causar um aumento rebote da pressão arterial, portanto, é recomendada uma redução gradual da dose.
  - o Altas doses de metildopa podem elevar a demanda dietética por vitamina B12 e folato.
  - o Os efeitos adversos mais comuns incluem sedação, boca seca, fadiga, cefaleia e tontura. Hepatotoxicidade e anemia hemolítica são efeitos raros, mas graves, e exigem vigilância.
- **Interações Medicamentosas:**
  - o **Anti-hipertensivos:** A metildopa pode ser combinada com outros anti-hipertensivos, como diuréticos, inibidores da ECA ou betabloqueadores, para potencializar o controle da pressão arterial.
  - o **Lítio:** O uso concomitante pode aumentar o risco de toxicidade do lítio, sendo necessário monitoramento dos níveis séricos.
  - o **Antidepressivos tricíclicos:** Podem reduzir a eficácia anti-hipertensiva da metildopa, pois aumentam a liberação de noradrenalina.

Isoproterenol

O isoproterenol é um agonista não seletivo dos receptores β-adrenérgicos, utilizado principalmente no manejo de condições que requerem aumento da frequência cardíaca ou melhora da função contrátil do coração. Como um potente estimulador dos receptores β1 e β2-adrenérgicos, seus efeitos abrangem tanto o sistema cardiovascular quanto o respiratório. Na prática clínica, o isoprotereno pode ser empregado no tratamento de bradiarritmias e em situações de choque cardiogênico, devido à sua capacidade de aumentar a frequência cardíaca e a contratilidade cardíaca. Além disso, seu efeito broncodilatador pode ser útil em crises asmáticas refratárias. Com uma meia-vida curta e início de ação rápido, o isoproterenol é administrado por infusão contínua, ajustando-se a dose conforme a resposta clínica do paciente.

- **Apresentação e Preparação:** as concentrações usuais para infusão IV em adultos variam conforme a necessidade clínica. As opções incluem: 1mg em 500mL (2mcg/mL), 2mg em 500mL (4mcg/mL), 1mg em 100mL (10mcg/mL) ou 4mg em 250mL (16mcg/mL), podendo ser diluídas em SG 5% ou NaCl 0,9%. A esco-

lha da concentração depende do protocolo terapêutico e da resposta clínica do paciente.

- **Mecanismo de Ação:** O isoproterenol estimula os receptores β1 e β2-adrenérgicos, promovendo a relaxação do músculo liso dos brônquios, trato gastrointestinal e útero. Além disso, causa aumento da frequência cardíaca e da contratilidade miocárdica, assim como vasodilatação da vasculatura periférica.
- **Farmacocinética:** a administração intravenosa de isoproterenol resulta em rápida absorção no plasma, atingindo concentrações terapêuticas quase imediatamente após a infusão. Apresenta uma distribuição rápida para os tecidos-alvo, como o coração, brônquios e vasos sanguíneos. Sua metabolização é realizada via conjugação em diversos tecidos, incluindo hepático e pulmonar. A meia-vida plasmática do isoproterenol é extremamente curta, entre 2 a 5 minutos, com excreção predominantemente renal, na forma de metabólitos inativos.
- **Farmacodinâmica:** o seu efeito é praticamente imediato após a administração intravenosa, o que o torna útil em situações emergenciais. O pico de efeito ocorre em 2 a 5 minutos após a infusão intravenosa. A duração do efeito é de 10 a 15 minutos, com a necessidade de infusão contínua para manter os efeitos desejados.
- Indicações e Posologia:
  - o **Bradiarritmias:** Em situações de bradicardia grave, mas que não exigem tratamento com choque elétrico ou implante de marcapasso; episódios graves de bloqueio cardíaco e ataques de Adams-Stokes (exceto quando causados por taquicardia ou fibrilação ventricular); adjuvante na reposição de fluidos e eletrólitos, além de outras terapias e procedimentos, no tratamento de estados de baixo débito cardíaco (por exemplo, insuficiência cardíaca descompensada e choque cardiogênico)
  - o **BAV com bradicardia (até implantar o marca-passo):** A dose pode ser ajustada para manter uma frequência cardíaca-alvo, geralmente 0,1 a 1,0μg/kg/minuto.
  - o **Torsades de Pointes:** 1 a 4mcg/min para aumentar a frequência cardíaca, geralmente associada ao uso de magnésio.
  - o **Torsades de Poites:** 1 a 4μg/min, para acelerar a frequência cardíaca, geralmente associada ao uso de magnésio.
  - o **Choque Cardiogênico:** Em alguns casos de choque com baixo débito cardíaco e vasodilatação periférica, o isoproterenol pode ser utilizado para aumentar a contratilidade cardíaca e a frequência cardíaca.
  - ▪ **Infusão Contínua:** 2 a 20μg/minuto (não por kg), ajustando conforme resposta clínica.

- o **Broncoespasmo:** Pode ser utilizado como broncodilatador em crises de asma refratárias a outras terapias.
- **Cuidados de Administração, Considerações e Potenciais Efeitos Adversos:**
  - o Não realizar bolus da medicação e utilizar sempre que possível sua infusão em via exclusiva.
  - o Monitorização contínua da frequência cardíaca e da pressão arterial é essencial, pois o isoproterenol pode causar taquiarritmias e isquemia miocárdica, particularmente em pacientes com doença coronariana.
  - o Os efeitos adversos mais comuns incluem taquicardia sinusal e arritmias ventriculares, exigindo ajuste de dose conforme resposta clínica.
  - o Doses excessivas podem provocar arritmias ventriculares graves e isquemia miocárdica.
- **Interações Medicamentosas:**
  - o **Betabloqueadores:** Podem antagonizar os efeitos do isoproterenol.
  - o **Inibidores da MAO e antidepressivos tricíclicos:** Podem aumentar os efeitos simpaticomiméticos do isoproterenol, levando à hipertensão e taquicardia exagerada.

Dobutamina

A dobutamina é o agente inotrópico mais amplamente estudado e recomendado para uso em pacientes críticos internados em Unidades de Terapia Intensiva. Além de seu efeito inotrópico positivo, a dobutamina também possui ação beta-adrenérgica que resulta em um efeito cronotrópico positivo, o qual deve ser cuidadosamente avaliado. Esse efeito pode ser tanto um alvo terapêutico desejado quanto uma possível complicação ou evento adverso, dependendo do contexto clínico em que é administrada.

- **Apresentação e Preparação:** a dobutamina está disponível no Brasil em ampolas de 12,5mg/mL (20mL) e bolsas de infusão de 250mg/250mL. A sua solução deve ser diluída para infusão contínua, normalmente utilizando NaCl 0,9% ou SG5%. A concentração recomendada para infusão contínua é de até 5mg/mL (geralmente até 1mg/mL), dependendo da necessidade clínica. Sempre que possível, respeitando o protocolo institucional de cada serviço. A administração é realizada por bomba de infusão para garantir precisão no ajuste de dose.
- **Mecanismo de Ação:** agonista seletivo dos receptores β1-adrenérgicos com efeitos predominantemente inotrópicos positivos. Ao ativar os receptores β1 no coração, a dobutamina aumenta a força de contração cardíaca (inotropismo), com efeitos mínimos sobre a FC e a resistência vascular periférica. Possui leve efeito vasodilatador em virtude da estimulação de receptores

β2 nos vasos periféricos, o que pode ajudar a reduzir a pós-carga em pacientes com insuficiência cardíaca.

- **Farmacocinética:** apresenta rápida absorção no plasma e rápida distribuição para os tecidos-alvo, como o coração. O seu volume de distribuição é relativamente pequeno, já que atua predominantemente no coração. Liga-se em torno de 50% às proteínas plasmáticas. A dobutamina é metabolizada principalmente no fígado e nos tecidos periféricos pela COMT, sendo convertida em metabólitos inativos. Apresenta uma meia-vida de eliminação curta, em torno de 2 minutos (excreção renal), o que requer infusão contínua para manter os níveis terapêuticos.
- **Farmacodinâmica:** o efeito inotrópico da dobutamina inicia-se em 1 a 2 minutos após o início da infusão. O pico de efeito ocorre em aproximadamente 10 minutos após a administração contínua. A duração do efeito é de 10 a 15 minutos após a interrupção da infusão.
- Indicações e Posologia
  - o **Choque Cardiogênico:** Ideal em pacientes com baixo débito cardíaco e pressão arterial relativamente preservada. O que inclui outras etiologias primárias de choque circulatório, onde a otimização do débito cardíaco possa ser interessante para a melhor efetividade da adequação da relação entre oferta e consumo de oxigênio. A Insuficiência Cardíaca Aguda é uma indicação clássica de inotrópicos (incluindo a dobutamina).
  - o Iniciar com 2,5-10 µg/kg/minuto, podendo ser ajustada conforme a resposta clínica. Em casos graves, doses até 20 µg/kg/minuto podem ser utilizadas, mas aumentam o risco de efeitos adversos. A **Figura 6.8.** indica uma sugestão de emprego racional de amigas vasoativas associadas a inotrópicos (onde a dobutamina é a droga de escolha) para o restabelecimento da perfusão tecidual e da oferta tissular de oxigênio em um paciente com choque circulatório.
- Cuidados de Administração:
  - o Possui efeito vasodilatador pulmonar, mas nenhum efeito vasodilatador renal.
  - o Monitorização contínua da frequência cardíaca e pressão arterial é imprescindível para evitar taquiarritmias e hipotensão.
  - o Corrigir hipovolemia antes da administração para otimizar os efeitos hemodinâmicos. Em conjunto, deve-se sempre objetivar um padrão de resistência vascular sistêmica que adeque a perfusão tecidual com um acoplamento ventrículo-arterial efetivo. O que pode ser contemplado na **Figura 6.9.**, que ilustra o uso de múltiplas abordagens farmacológicas para atingir essas metas.

Capítulo 6 • Farmacologia Aplicada ao Sistema Nervoso Simpático: Receptores Adrenérgicos – Agonistas e Antagonistas

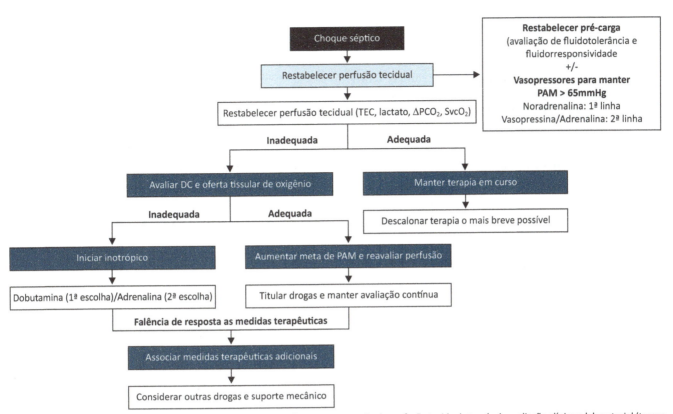

Figura 6.8. Fluxograma de manejo do choque séptico. O tratamento foca na restauração da perfusão tecidual através da avaliação clínica e laboratorial (tempo de enchimento capilar, lactato, ΔPCO_2, $SvcO_2$). Se a perfusão for inadequada, avalia-se o débito cardíaco (DC) e a oferta tecidual de oxigênio para guiar o tratamento. A terapia com vasopressores (norepinefrina como primeira linha e vasopressina/adrenalina como segunda linha) é utilizada para manter a pressão arterial média (PAM) > 65mmHg. Quando o débito cardíaco é insuficiente, iniciam-se inotrópicos como a dobutamina, e, se necessário, outras medidas terapêuticas adicionais, como suporte mecânico. Caso a perfusão seja adequada, o tratamento em curso é mantido e descalonado quando possível.

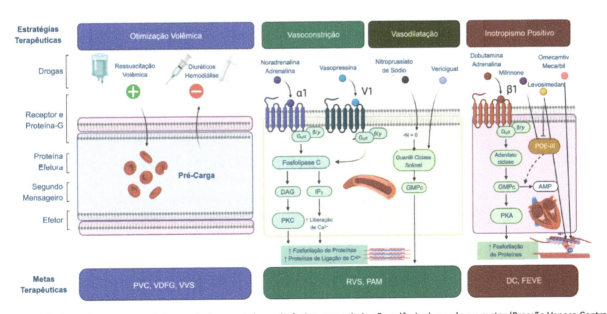

Figura 6.9. Medidas baseadas na contemplação ampla do suporte hemodinâmico, com otimização volêmica baseado em metas (Pressão Venosa Central: PVC; Volume Diastólico Final Global: VDFG e Variação do Volume Sistólico: VVS, por exemplo), com equilíbrio adequado de perfusão com uso de vasodilatadores ou vasconstritores (baseados na resistência vascular sistêmica: RVS, e na Pressão Arterial Média: PAM), com melhora da efetividade de contratilidade cardíaca (baseado no aumento do débito cardíaco: DC, com melhora da fração de ejeção de ventrículo esquerdo: FEVE).

Seção III • Farmacologia do Sistema Nervoso Autônomo

o Sempre que for possível, preferir o uso de uma via exclusive para a sua administração, para evitar interações com outras drogas.

o Efeitos Adversos: Taquicardia, arritmias ventriculares e, em doses mais elevadas, hipertensão e hipotensão, dependendo da resposta do paciente. O uso prolongado pode levar à tolerância farmacológica.

- **Interações Medicamentosas:**

  o Uso concomitante com betabloqueadores pode reduzir os efeitos inotrópicos da dobutamina.

  o Pode ser potencializado por inibidores da MAO.

A Tabela 4 apresenta uma relação entre os fármacos agonistas adrenérgicos abordados neste capítulo e sua seletividade aos receptores, assim como demonstra suas indicações e doses habituais.

Antagonistas de Receptores Adrenérgicos

Os antagonistas de receptores adrenérgicos, também conhecidos como drogas simpatolíticas, bloqueiam a ação das catecolaminas (adrenalina e noradrenalina) nos receptores α e β. Eles são amplamente utilizados no controle de distúrbios neurológicos, endócrinos, cardiovasculares (como hipertensão e arritmias), além de outras condições como feocromocitoma e disfunção erétil. O tempo de ação dessas drogas está relacionado à sua afinidade e ao tempo de ligação aos receptores, bem como à sua meia-vida.

As drogas simpatolíticas podem ser seletivas, agindo especificamente em subtipos de receptores ($\alpha 1$, $\alpha 2$, $\beta 1$ ou $\beta 2$), ou não seletivas, bloqueando vários receptores adrenérgicos simultaneamente. Essas drogas têm grande importância clínica, especialmente no manejo de hipertensão e arritmias. A Tabela 5 destaca alguns desses fármacos com sua respectiva afinidade pelos receptores adrenérgicos.

Antagonistas α-Adrenérgicos

Os antagonistas α-adrenérgicos bloqueiam os receptores $\alpha 1$ e $\alpha 2$, promovendo a vasodilatação e a redução da resistência vascular periférica. Eles são divididos em seletivos ($\alpha 1$-seletivos) e não seletivos.

Antagonistas α1-Seletivos

Prazosina, Terazosina e Doxazosina são antagonistas $\alpha 1$-seletivos, usados principalmente no tratamento de hipertensão e hiperplasia prostática benigna (HPB). Eles promovem vasodilatação ao bloquear os receptores $\alpha 1$ nos vasos sanguíneos, reduzindo a pressão arterial sem causar taquicardia reflexa significativa.

- **Mecanismo de Ação:** Bloqueiam seletivamente os receptores $\alpha 1$ nas arteríolas e veias, causando vasodilatação e reduzindo a resistência vascular periférica. A Prazosina tem uma maior afinidade aos receptores α_1 em relação aos demais.

- **Farmacocinética:**

Tabela 6.4. Relação entre Fármacos, Indicações e Doses Habituais

Fármaco	Receptor	Efeito		Indicação	Dose
		DC	RVS		
Adrenalina	$\alpha = \beta$	↑↑	↑*	PCR Opção como 2ª opção no choque circulatório Bradiarritmia sintomática	PCR: EV: 1mg (1 amp) por dose a cada 3 minutos (Pelo tubo endotraqueal: 2mg (duas ampolas) por dose, diluídas em 10ml de NaCl 0,9%) Choque circulatório: 0,05 a 0,5µg/kg/minuto
Noradrenalina		↑	↑↑	Choque circulatório	Dose inicial: 0,01-0,05mcg/kg/min, titulada consoante necessidade clínica
Felinefrina	α	↔ (pode ↓)	↑	Hipotensão Simpatectomia	IM, SC: 2 a 5mg/dose e EV: 0,2mg
Alfa-metildopa		↔ (pode ↓)	↓	Hipertensão.	Dose habitual: 500 a 2000mg/dia. (pouco usada exceto em gestantes)
Clonidina	$\alpha 2$	↔ (pode ↓)	↓	Hipertensão gente simpaticolítico Sedativo-Analgésico	Dose habitual: 0,2-0,8mg/dia÷2.
Isoproterenol	β	↑	↓	Antiarrítmico	0,1 a 1,0µg/kg/minuto.
Dobutamina		↑	↓	Insuficiência cardíaca Choque cardiogênico	Iniciar com 5 a 10µg/kg/minuto e titular com 20µg/kg/minuto.

Em dose baixa pode predominar ação α2, predominando efeito vasodilatador, com redução da Resistência Vascular Sistêmica (RVS)

Tabela 6.5. Seletividade relativa dos antagonistas adrenérgicos. Adaptado de Katzung.[7]

Fármaco	Afinidade pelos Receptores
Prazosina, terazosina, doxazosina	$\alpha_1 > > > > \alpha_2$
Fenoxibenzamina	$\alpha_1 > \alpha_2$
Fentolamina, tolazolina	$\alpha_1 = \alpha_2$
Rauwolscina, ioimbina	$\alpha_2 > > \alpha_1$
Labetalol, carvedilol	$\beta_1 = \beta_2 \geq \alpha_1 > \alpha_2$
Metoprolol, acebutolol, alprenolol, atenolol, betaxolol, celiprolol, esmolol	$\beta_1 > > > \beta_2$
Propranolol, cartelol, pembutolol, pindolol, timolol	$\beta_1 = \beta_2$
Butoxamina	$\beta_2 > > > \beta_1$

o **Prazosina:** apresenta volume de distribuição de 0,5L/kg, seguindo 97% ligada a proteínas, com metabolização hepática (via desmetilação e conjugação). Sua biodisponibilidade é variável (43% a 82%), início de ação em 2 horas (anti-hipertensivo), com pico de ação em 2-4 horas após administração oral, pico plasmático em aproximadamente 3 horas, com meia via de eleição de 2 a 3 horas, e duração de ação entre 10 e 24 horas; sendo excretando nas fezes e na urina.

o **Terazosina:** apresenta uma rápida e completa absorção, sendo 90 a 94% carreada por proteínas. O seu metabolismo é predominantemente hepático. O seu efeito anti-hipertensivo tem início de ação dentro de 15 minutos, com um pico de ação 2 a 3 horas, com uma meia-vida de eliminação de aproximadamente 12 horas, tem duração de ação de 24 horas. A sua eliminação é predominante fecal (aproximadamente 60%) e urinária (aproximadamente 40%).

o **Doxazosina:** apresenta uma biodisponibilidade entre 54 e 65%, aproximadamente 98% é carreada por proteína, sendo metabolizada no fígado, via CYP3A4 (principal), com contribuições de CYP2D6 e CYP2C9. O início de ação acontece entre 2-3 a 8-9 horas, com uma duração de ação de 24 horas. A sua excreção é predominantemente fecal (aproximadamente 63%).

• **Indicações e Posologia:** Tratamento da hipertensão arterial e HPB.

o **Prazosina:** uso aprovado no controle pressórico (não sendo um anti-hipertensivo de primeira linha), com potencial aplicação (off-label) no tratamento do fenômeno de Raynaud (efeito pode ser transitório e tornar-se inefetivo em semanas) e no distúrbio de estresse pós-traumático.

o **Hipertensão Arterial:** iniciar com 1mg, 2 ou 3 vezes ao dia, com potencial titulação para até 20mg/dia, dividido em 2 a 3 doses consoante necessidade clínica.

o **Fenômeno de Raynaud (off-label):** iniciar em 0,5 a 1mg uma vez ao dia, ou 0,5mg duas vezes ao dia (ajustar conforme tolerabilidade para até 12mg/dia dividido em 2 a 3 doses diárias).

o **Distúrbio do Estresse Pós-Traumático relacionado a pesadelos e distúrbios do sono (off-label):** Iniciar com 1mg ao deitar, aumentando para 2mg após 2 a 3 dias. Ajustar a dose conforme a resposta e tolerância, em incrementos de 1 a 5mg a cada 7 dias, até um máximo de 15mg/dia. A dose usual varia de 3 a 15mg ao deitar, podendo ser necessárias doses menores para pacientes civis, especialmente mulheres.

• **Terazosina:** indicado para a HPB (uso isolado ou combinado com outras drogas), no controle da hipertensão arterial (não é droga de primeira linha) e na expulsão de cálculos uretras (uso off-label).

o **HPB:** Iniciar com 1mg à noite; aumentar gradualmente a dose para 2mg, 5mg e 10mg, conforme resposta e tolerância. Dose usual: 10mg/dia. Se não houver resposta após 4-6 semanas, aumentar até um máximo de 20mg/dia.

o **Hipertensão (terapia adicional em casos de hipertensão refratária):** Iniciar com 1mg à noite, ajustando conforme necessário, até 20mg/dia, divididos em 1 ou 2 doses.

o **Expulsão de cálculos ureterais (uso off-label):** 2 a 5mg à noite até a passagem do cálculo ou por até 4 semanas.

• **Doxazosina:** tratamento da HPB, da pressão arterial e também de modo off-label para a expulsão de cálculos ureterais.

o **HPB:** iniciar com (1mg, se liberação imediata, ou 4mg se liberação prolongada, ambas 1 vez ao dia), com aumento subsequente consoante necessidade (liberação imediata: para 2mg, 4mg, até no máximo 8mg, em até 1 a 2 semanas; liberação lenta: pode aumentar para 8mg em 3 a 4 semanas).

o **Hipertensão Arterial:** iniciar com 1mg uma vez ao dia; ajustar gradualmente até 16mg/dia.

o **Cálculos Ureterais (off-label):** 4mg uma vez ao dia até a passagem do cálculo ou por até 4 semanas.

• **Cuidados:** Monitoramento da pressão arterial, especialmente após a primeira dose, para evitar hipotensão postural.

o **Prazosina:** pode agravar sintomas de angina, devendo ser interrompida se isso ocorrer. Pode causar depressão do sistema nervoso central, comprometendo habilidades físicas e mentais, além de hipotensão ortostática e síncope, principalmente após a primeira dose ou ajustes rápidos. Síndrome da íris flácida pode ocorrer em cirurgias de catarata, e priapismo requer atenção médica imediata. Em pacientes com insuficiência cardíaca, o uso deve ser cauteloso, pois pode agravar a disfunção miocárdica. Além disso, é necessário excluir câncer de próstata antes do início da terapia.

o **Terazosina:** a medicação pode causar depressão do sistema nervoso central, afetando habilidades físicas e mentais, portanto, é importante alertar os pacientes sobre tarefas que exigem atenção. A síndrome da íris flácida pode ocorrer em cirurgias de catarata, exigindo ajustes na técnica cirúrgica. Há risco de hipotensão ortostática grave, especialmente nas primeiras doses, sendo necessário cuidado ao iniciar ou ajustar a dose, ou ao introduzir outros anti-hipertensivos. Relatos de priapismo indicam a necessidade de assistência médica imediata para ereções prolongadas. Além disso, o uso do medicamento pode agravar a disfunção miocárdica em pacientes com insuficiência cardíaca.

o **Doxazosina:** o seu uso requer cuidados especiais devido à possibilidade de depressão do sistema nervoso central, comprometendo habilidades mentais e físicas, além do risco de hipotensão ortostática e síncope, principalmente nas primeiras doses. Pacientes com doença cardiovascular, como insuficiência cardíaca, angina ou infarto recente, devem utilizá-lo com cautela. Em cirurgias de catarata, a síndrome da íris flácida pode ocorrer, necessitando ajustes na técnica. Para pacientes com insuficiência hepática leve a moderada, o uso deve ser cauteloso, sendo contraindicado em casos graves.

Antagonistas α-Adrenérgicos Não Seletivos

Os antagonistas α não seletivos, como **Fentolamina, Tolazolina** e **Fenoxibenzamina,** bloqueiam os receptores α1 e α2, resultando em uma vasodilatação mais generalizada. Eles são indicados principalmente para o manejo de crises hipertensivas associadas ao feocromocitoma e para evitar necrose após extravasamento de agonistas α-adrenérgicos.

- **Mecanismo de Ação:** Bloqueio competitivo ou irreversível dos receptores α1 e α2, resultando em vasodilatação periférica e redução da resistência vascular.
- **Tolazolina:** menos potente, é semelhante à fentolamina. Também atua no músculo liso gastrintestinal e intensifica a produção de ácido gástrico e secreções pelas glândulas sudoríparas, lacrimais, salivares.
- **Farmacocinética:**
- **Fentolamina:** a sua ação inicia-se em 15-20 minutos quando aplicada por via IM e em 1 a 2 minutos quando IV. O seu pico de efeito é atingido em aproximadamen-

te 10 a 20 minutos, sendo a sua duração entre 30-45 minutos se IM e 10-30 minutos (IV). O seu metabolismo é hepático, com uma meia-vida de eliminação de aproximadamente 19 minutos, com excreção predominantemente por via urinária.

- **Fenoxibenzamina:** apresenta uma biodisponibilidade de 20% a 30%, acumulando-se em tecidos gordurosos. O seu início de ação em geral ocorre dentro de 2 horas, com um efeito máximo obtido em 4 a 6 horas, e com duração prolongada, chegando a mais de 3 a 4 dias. A sua meia-vida de eliminação é de aproximadamente 24 horas, com eliminação principalmente pela urina e pela bile.
- **Indicações:** Crises hipertensivas associadas ao feocromocitoma, prevenção de necrose tecidual em casos de extravasamento de fármacos agonistas alfa-adrenérgicos.
- **Fentolamina:** utilizada, a curto prazo, em pacientes com tumores da medula suprarrenal e dos neurônios simpáticos – feocromocitoma – como, também, no controle hipertensivo após interrupção radical da clonidina, ou para evitar necrose dérmica após extravasamento de agonistas α-adrenérgicos.
- **Extravasamento de vasopressores:** Infiltração subcutânea de 5 a 10mg diluídos em 10mL de NaCl 0,9% divididos em várias injeções no local onde houve o extravasamento
- **Crise hipertensiva associada ao excesso de catecolaminas (por exemplo, feocromocitoma):** Administrar em bolus IV, seguido de infusão contínua se necessário.
- **Episódios hipertensivos perioperatórios (feocromocitoma):** Administrar IM ou IV 1 a 2 horas antes da cirurgia; repetir durante a cirurgia, se necessário.
- **Diagnóstico de feocromocitoma:** Administrar IV ou IM; monitorar a pressão arterial. A queda de mais de 35 mmHg na sistólica e mais de 25 mmHg na diastólica é considerada uma resposta positiva.
- **Reversão da anestesia local de tecidos moles (lábios, língua):** Injeção submucosa com a mesma técnica usada para o anestésico local.
- **Tolazolina:** raramente utilizada, potencialmente utilizada no recém-nascido com síndrome respiratória aguda para controle da hipertensão pulmonar.
- A tolazolina não amplamente disponível para uso clínico regular no Brasil atualmente e seu uso é limitado.
- **Fenoxibenzamina:** tratamento clínico do feocromocitoma.
- **Feocromocitoma:** tratamento da sudorese e hipertensão associada ao feocromocitoma, com dose inicial de 10mg duas vezes ao dia, com aumentos graduais a cada dois dias até alcançar a resposta ideal de pressão arterial. Dose usual: 20 a 40mg 2 a 3 vezes ao dia. Doses de até 240mg diários já foram reportadas.

Capítulo 6 • Farmacologia Aplicada ao Sistema Nervoso Simpático: Receptores Adrenérgicos – Agonistas e Antagonistas **71**

- **Crianças:** Dose inicial de 0,2 a 0,25mg/kg/dose 1 a 2 vezes ao dia, com titulação lenta conforme a resposta clínica.
- **Cuidados:** Pode causar taquicardia reflexa e hipotensão ortostática. O que denota na observação cuidadosa da frequência cardíaca e da pressão arterial (utilizar sempre com monitorização adequada)
- **Fentolamina:** deve ser usada com cautela em pacientes com histórico de doenças cardiovasculares, pois pode causar infarto do miocárdio, espasmo e oclusão cerebrovascular, taquicardia e arritmias. É necessário interromper o uso se surgirem sintomas de angina. Além disso, pode ocorrer hipotensão ortostática, especialmente após administração intravenosa. A medicação é contraindicada em casos de hipersensibilidade, infarto do miocárdio, insuficiência coronariana e angina. As complicações incluem bradicardia, hipotensão, dor no local da injeção, cefaleia, parestesia, náusea e dor abdominal.
- **Fenoxibenzamina:** pode causar hipotensão exagerada e taquicardia, especialmente em combinação com compostos que estimulam receptores alfa e beta, devendo ser usada com cautela em pacientes com aterosclerose cerebral ou coronariana. Pode agravar infecções respiratórias e seus efeitos adversos incluem hipotensão ortostática, edema, sonolência, fadiga, congestão nasal, irritação gastrointestinal e inibição da ejaculação. É contraindicada em casos de hipersensibilidade ao fármaco ou quando uma queda na pressão arterial é indesejada. O uso prolongado não é recomendado devido a relatos de câncer.

A **Tabela 6.6** apresenta seus efeitos adversos, meia-vida, apresentações farmacêuticas e doses comumente utilizadas dessas drogas.

Antagonistas β-Adrenérgicos (Betabloqueadores)

Os betabloqueadores bloqueiam os receptores β1 e β2, diminuindo a frequência cardíaca, a contratilidade e a pressão arterial. Eles são amplamente usados no manejo de doenças cardiovasculares, como hipertensão, insuficiência cardíaca, arritmias e infarto do miocárdio. Podem ser seletivos para β1 ou não seletivos, bloqueando tanto os receptores β1 quanto β2.

Antagonistas β1-Seletivos

Metoprolol e **Esmolol** são betabloqueadores β1-seletivos, agindo principalmente no coração, o que os torna úteis para o controle da frequência cardíaca e da pressão arterial, com menor risco de broncoconstrição (em comparação aos betabloqueadores não seletivos).

- **Metoprolol:** betabloqueador seletivo dos receptores β1-adrenérgicos, indicado para o tratamento de hipertensão, angina, insuficiência cardíaca com fração de ejeção reduzida e arritmias. Durante o tratamento, especialmente em UTI, é fundamental monitorar a frequência cardíaca e a pressão arterial. Pacientes com insuficiência hepática ou idosos podem necessitar de ajustes de dose devido ao risco de metabolismo comprometido, bradicardia ou hipotensão. Em grávidas, o uso é possível, mas requer monitoramento fetal. O metoprolol também interage com antidiabéticos e outros betabloqueadores, aumentando o risco de bradicardia severa.
  - o **Apresentação:** Comprimidos de 50mg, 100mg, e solução injetável de 1mg/mL (ampolas de 5mL)
  - o **Mecanismo de Ação:** betabloqueador seletivo dos receptores β1-adrenérgicos, que estão localizados predominantemente no coração. Ao bloquear esses receptores, o metoprolol reduz a frequência cardíaca (efeito cronotrópico negativo), diminui a contratilidade cardíaca (efeito inotrópico negativo) e, consequentemente, a demanda de oxigênio do miocárdio, resultando em uma redução do trabalho cardíaco. Esse mecanismo é particularmente útil no tratamento de condições como hipertensão, angina e arritmias cardíacas. Além disso, o metoprolol, em doses menores que 100mg, apresenta pouca ou nenhuma atividade nos receptores beta2-adrenérgicos, que estão presentes principalmente nos pulmões e vasos sanguíneos, garantindo assim uma maior seletividade para o coração. Dessa forma, o metoprolol diminui a frequência cardíaca, o débito cardíaco e a

Tabela 6.6. Características de fármacos antagonistas α não seletivos

Fármaco* (apresentação)	Doses	Meia-Vida	Efeitos Adversos
Fentolamina (frasco ampola 5mg/10mL)	IV: 2-5mg; repetir se necessário (5-10 min) Infusão IV: 0,1-2mg/min. Diluir em NaCl 0,9% ou de SG5%.	5-7 horas	Hipotensão, tontura, arritmias (incluindo taquicardia intensa), e isquemia do miocárdio, cefaleia, congestão nasal.
Fenoxibenzamina (cápsulas de 10mg)	VO: início 10-20mg/dia, (considerar se necessário: aumentar até 100mg/dia)	Aproximadamente 12h	Hipotensão postural, taquicardia, congestão nasal, ejaculação inibida. Com menor intensidade fadiga, sedação e náusea.

pressão arterial, promovendo também uma redução no consumo de oxigênio pelo miocárdio, o que é benéfico para pacientes com doenças cardiovasculares.

o **Farmacocinética:** quando administrada por via oral é rapidamente absorvido no trato gastrointestinal l, com uma biodisponibilidade de aproximadamente 40% a 50% (metabolização hepática). A administração IV resulta em biodisponibilidade completa, eliminando o efeito de primeira-passagem hepático. O início de ação por VO é de 20 a 60 min e por IV em 5 a 10 minutos, chegando ao seu pico de efeito em 1,5 a horas, quando ofertada por VO e em 20 min, quando IV. A duração de ação por VO é em média de 6 a 12 horas, podendo chegar a 24 horas. Enquanto que a IV, dura em média 5 a 8 horas. O metoprolol é metabolizado no fígado, principalmente pelas enzimas CYP2D6, resultando em grande variabilidade interindividual. Indivíduos metabolizadores lentos do CYP2D6 podem apresentar concentrações plasmáticas mais elevadas de metoprolol. O volume de distribuição do metoprolol é de aproximadamente 5,6L/kg, com uma ligação proteica relativamente baixa (cerca de 12%), a sua meia-vida de eliminação varia entre 3 e 7 horas, dependendo do metabolismo individual. Aproximadamente 95% da dose é excretada pela urina, com cerca de 10% na forma inalterada.

o **Indicações e Posologia:** indicado para o tratamento de hipertensão, angina pectoris, insuficiência cardíaca com fração de ejeção reduzida e controle da frequência ventricular em arritmias como a fibrilação atrial. As doses variam conforme a condição tratada: para hipertensão, a dose inicial pode ser de 50mg/dia, podendo ser aumentada até 400mg/dia. Para insuficiência cardíaca, inicia-se com 12,5 a 25mg/dia, titulado gradualmente até 200mg/dia. Essas posologias podem ser ajustadas de acordo com as características individuais do paciente, como idade, função renal e hepática, além da resposta ao tratamento e da presença de efeitos adversos. O ajuste gradual das doses é fundamental para evitar hipotensão excessiva ou bradicardia.

- **Hipertensão arterial:** inicial de 50 a 100mg, 1 a 2 vezes ao dia, podendo aumentar ate 100 a 200mg por dia, podendo ser dividida em 1 ou 2 doses (pode ser necessário até 400mg/dia).
- **Angina:** inicial de 50mg, 2 a 3 vezes ao dia, podendo aumenta, conforme necessidade até 100 a 400mg/dia. A dose pode ser ajustada conforme a resposta clínica.
- **Insuficiência cardíaca:** 12,5 a 25mg uma vez ao dia, ajustada progressivamente até 200mg/dia (dividida em 1 a 2 vezes ao dia), conforme tolerância.

- **Arritmias supraventriculares:** 2,5 a 5mg administrados lentamente a cada 2 a 5 minutos IV, com uma dose máxima de 15mg. Após o controle inicial por via IV< a manutenção pode ser feita por VO, com doses de 50 a 100mg, 2 a 3 vezes por dia.
- **Infarto agudo do miocárdio:** pode ser necessária a administração IV de 5mg a cada 2 minutos (dose máxima de 15mg). A administração por VO de 50mg a cada 6 horas por 48 horas após a IV pode ser empregada. Após esse período, a dose de manutenção é de 100mg, 2 vezes ao dia, por 3 meses ou mais.
- **Profilaxia de enxaquecas:** a dose inicial indicada costuma ser de 50mg, 2 vezes por dia, com uma manutenção de 100 a 200mg por dia.

o **Cuidados de Administração e Considerações:** durante o tratamento com metoprolol em UTI, é essencial monitorar continuamente a frequência cardíaca e a pressão arterial, especialmente no início do tratamento ou após ajustes de dose. Pacientes com insuficiência hepática necessitam de cautela, pois o metabolismo do metoprolol pode estar comprometido, exigindo ajustes de dose. Em pacientes com insuficiência cardíaca descompensada ou bradicardia grave, o uso do fármaco deve ser cuidadosamente avaliado. Em idosos, há um risco aumentado de bradicardia e hipotensão, exigindo monitoramento rigoroso. Para gestantes, o metoprolol pode ser usado no tratamento da hipertensão, mas é necessário o acompanhamento do crescimento fetal e a observação de sinais de bradicardia neonatal. Além disso, o metoprolol interage com diversos medicamentos, como antidiabéticos, potencializando seus efeitos, e com outros betabloqueadores, aumentando o risco de bradicardia severa.

- **Esmolol**

O Esmolol é um bloqueador beta-1 adrenérgico de curta ação, utilizado em situações de emergência para controle rápido da frequência cardíaca e pressão arterial. Ele é especialmente útil em ambientes de cuidados intensivos devido à sua rápida titulação e reversibilidade, sendo administrado exclusivamente por via intravenosa. É comercializado sob o nome Brevibloc.

- **Apresentação e Preparação:** Solução injetável de 10mg/mL em frascos de 5 e 10mL, as quais devem ser empregadas em solução com solução salina 0,9% ou glicosada 5% para infusão contínua (diluição recomendada de até 1mg/mL). Bolsas prontas para uso contemplam uma solução de 250mg em 250mL.
- **Mecanismo de Ação:** um betabloqueador β1-seletivo de ação ultracurta. Ele inibe competitivamente os receptores β1-adrenérgicos no coração, reduzindo a frequência cardíaca, a contratilidade miocárdica e a condução através do nó atrioventricular. Ao bloquear esses receptores, ele reduz a frequência cardíaca (efeito

cronotrópico negativo) e a contratilidade miocárdica (efeito inotrópico negativo), diminuindo assim a demanda de oxigênio e a pressão arterial, sendo eficaz no manejo de arritmias e emergências hipertensivas.

- **Farmacocinética:** apresenta um início de ação rápido, de 2 a 10 minutos após administração intravenosa. Ele é metabolizado por esterases no sangue, resultando em uma meia-vida curta de cerca de 9 minutos. Seus efeitos duram em média 10 a 30 minutos após a suspensão da infusão, excretado principalmente na urina como metabólitos inativos.

- **Indicações:** Controle de arritmias supraventriculares, hipertensão perioperatória, emergências hipertensivas. Além de ser indicado para controle pressórico e da frequência cardíaca em situações agudas, como infarto agudo do miocárdio ou durante anestesia, assim como a hipertensão pós-operatória. Apesar de carecer de mais estudos, o uso de bloqueadores β1 seletivos no choque séptico pode ser benéficos para controlar a taquicardia excessiva, que frequentemente acompanha o choque séptico e pode aumentar a demanda de oxigênio miocárdico, assim como contribuir com melhora da perfusão tecidual (cascata vascular). Em geral, aplica-se um bolus de 500µg/kg administrado em 1 minuto, seguido de uma dose de manutenção com uma taxa de infusão de 50-300µg/kg/min, ajustando conforme a resposta clínica, a cada 5 minutos até o controle desejado da pressão arterial ou frequência cardíaca.
  - o **Fibrilação Atrial/Flutter Atrial:** Dose inicial de 500mcg/kg em bolus IV durante 1 minuto, seguida por infusão contínua de 50mcg/kg/min, ajustada conforme necessário até 300mcg/kg/min.
  - o **Emergências Hipertensivas (uso off-label):** Iniciar com 250-500mcg/kg em bolus IV durante 1 minuto, seguido por infusão contínua de 25-50mcg/kg/min, titulado a cada 5 minutos, até uma dose máxima de 300mcg/kg/min.
  - o **Taquicardia Intraoperatória/Pós-operatória:** Bolus inicial de 1.000mcg/kg por 30 segundos, seguido de infusão contínua de 150mcg/kg/min, ajustando até o máximo de 300mcg/kg/min.

- **Cuidados:** a sua aplicação deve ser realizada sob monitorização quanto à ocorrência de bradicardia e hipotensão grave, e seu uso é contraindicado em pacientes com bradicardia severa ou bloqueio cardíaco de segundo ou terceiro grau sem marca-passo. Deve-se ter cautela quando o esmolol é administrado com outros betabloqueadores ou medicamentos que afetam a condução cardíaca, como verapamil ou diltiazem, devido ao risco de bloqueio AV significativo. Além disso, em pacientes com hiperglicemia, especialmente sob uso de corticosteroides, o controle glicêmico deve ser ajustado, uma vez que os betabloqueadores podem mascarar sinais de hipoglicemia, como a taquicardia. Cautela adi-

cional é recomendada para pacientes idosos, que têm maior risco de bradicardia e hipotensão, assim como em gestantes, nas quais há risco de bradicardia fetal, sendo necessário monitorar o crescimento fetal. Interações medicamentosas incluem aumento do risco de bradicardia com o uso concomitante de bloqueadores de canais de cálcio e potencialização dos efeitos hipoglicemiantes de antidiabéticos. Também é necessário monitorar o potássio sérico em pacientes com risco de hipercalemia, especialmente em casos de insuficiência renal.

Outros betabloqueadores β1-adrenérgico seletivos são utilizados na prática clínica e muitas vezes comuns na rotina da UTI. Entre os quais, encontram-se no mercado brasileiro o **Atenolol, Bisoprolol, Nebivolol e o Acebutolol**, Eles são geralmente indicados no tratamento da Hipertensão arterial, da insuficiência coronariana com eventos anginosos, assim como no manejo de doenças isquêmicas cardíacas e no controle de arritmias.

Atenolol

O atenolol é um betabloqueador seletivo utilizado no tratamento de hipertensão, angina e controle de arritmias. Disponível em comprimidos de 25mg, 50mg e 100mg, tem uma dose inicial usual de 50mg, podendo ser ajustada até 100mg por dia. Sua ação começa em cerca de 1 hora, com pico de efeito entre 2 a 4 horas, e uma duração de até 24 horas. A meia-vida é de 6 a 7 horas, prolongando-se em pacientes com insuficiência renal, pois é eliminado principalmente pelos rins.

- o **Mecanismo de Ação:** o atenolol é um bloqueador beta-adrenérgico seletivo para os receptores beta-1. Ele age bloqueando a estimulação beta-adrenérgica no coração, o que resulta em redução da frequência cardíaca, débito cardíaco e pressão arterial. Seu efeito sobre os receptores beta-2 é mínimo, reduzindo assim o risco de broncoconstrição, especialmente em doses terapêuticas.

- o **Farmacocinética e Farmacodinâmica:** o atenolol é rapidamente absorvido no trato gastrointestinal, embora sua biodisponibilidade seja de aproximadamente 50% devido ao efeito de primeira passagem hepática. Ele tem baixa lipossolubilidade, o que reduz sua penetração no sistema nervoso central. O atenolol sofre metabolismo mínimo no fígado. A sua meia-vida de eliminação é de cerca de 6 a 7 horas, prolongada em casos de insuficiência renal. A sua excreção é principalmente pelos rins, com cerca de 40% excretado inalterado na urina.

- o **Indicações e Posologia:** indicado para o tratamento de quadros anginosos, além de controle da pressão arterial e da frequência cardíaca.

- o **Angina estável crônica:** Dose inicial de 50mg uma vez ao dia, podendo ser aumentada para 100mg/dia com base na resposta clínica.
- o **Hipertensão:** Inicia-se com 25mg uma ou duas vezes ao dia, com ajuste gradual conforme necessário até 100mg/dia.
- o **Fibrilação atrial** (uso off-label): Inicia-se com 25mg ao dia, com ajuste gradual para até 100mg ao dia.
- o **Tireotoxicose:** 25 a 50mg por sia, titulados para controle sintomático, podendo chegar a 200mg/dia (doses superiores a 50mg devem ser divididas em 02 doses ao dia)
- **Cuidados e Complicações:**
  - o Devido à menor depuração renal, pode ser necessário reduzir a dose em idosos para evitar toxicidade acumulada.
  - o O atenolol pode atravessar a placenta e tem sido associado a eventos adversos fetais, como baixo peso ao nascer e bradicardia neonatal. Seu uso deve ser evitado, particularmente no primeiro trimestre.
- **Interações medicamentosas:**
  - o **Amiodarona:** Pode aumentar o risco de bradicardia.
  - o **Antidiabéticos orais:** Pode mascarar sintomas de hipoglicemia.
  - o **Inibidores de cálcio não di-hidropiridínicos** (ex: verapamil): A combinação pode resultar em efeitos inotrópicos negativos e aumento do risco de bradicardia.

Bisoprolol

O bisoprolol é um agente betabloqueador seletivo para os receptores beta-1 adrenérgicos, utilizado no manejo de condições como hipertensão arterial, angina estável crônica e insuficiência cardíaca. Seus efeitos terapêuticos são alcançados por meio da redução da frequência cardíaca e da contratilidade miocárdica, o que resulta em menor demanda de oxigênio pelo coração e diminuição da pressão arterial. Esse medicamento pode ser encontrado em diferentes formas, incluindo comprimidos de 5mg e 10mg. O bisoprolol apresenta boa biodisponibilidade e uma meia-vida relativamente longa, permitindo uma administração conveniente, geralmente uma vez ao dia.

- **Mecanismo de Ação:** o bisoprolol é um antagonista seletivo dos receptores beta-1 adrenérgicos, com pouco ou nenhum efeito sobre os receptores beta-2 a doses ≤20mg. Isso resulta em uma redução do ritmo e contratilidade cardíaca, diminuindo a demanda de oxigênio do miocárdio e, consequentemente, a pressão arterial e os sintomas de angina.
- **Farmacocinética e Farmacodinâmica:** após a sua administração por VO, apresenta uma absorção rápida e quase completa, com uma biodisponibilidade de cerca de 80%. Liga-se a 30% às proteínas plasmáticas, com

maior concentração no coração, fígado e pulmões. A sua metabolização é predominantemente, com cerca de 50% excretado inalterado pelos rins. A sua meia-vida varia em torno de 9 a 12 horas, sendo ainda mais prolongada em pacientes com insuficiência renal ou hepática grave.

- **Indicações e Posologia:** encontra-se disponível sob a fórmula de comprimidos (2,5mg, 5mg, 10mg) e é indicado para o controle de quadros anginosos, da pressão arterial sistêmica e no manejo da insuficiência cardíaca.
  - o **Hipertensão:** Dose inicial de 2,5-5mg uma vez ao dia, com ajustes conforme necessário até 10mg diários.
  - o **Angina estável crônica:** Dose inicial de 5-10mg, com ajuste até 20mg por dia, conforme resposta clínica.
  - o **Insuficiência cardíaca:** Dose inicial de 1,25mg uma vez ao dia, aumentada gradualmente até a dose alvo de 10mg diários.
- **Cuidados e Complicações:**
  - o **Idosos:** Maior sensibilidade à bradicardia e hipotensão; ajustes de dose podem ser necessários.
  - o **Grávidas:** Não é recomendado como tratamento de primeira linha na gravidez devido ao risco potencial para o feto, incluindo bradicardia e hipoglicemia neonatal. Uso considerado em circunstâncias específicas.
- **Interações medicamentosas:** Deve-se ter cautela ao usar o bisoprolol com outros anti-hipertensivos, amiodarona e antagonistas de canais de cálcio, devido ao risco aumentado de bradicardia grave. Interage com antidiabéticos, mascarando sinais de hipoglicemia.

Nebivolol

O nebivolol, é um betabloqueador altamente seletivo para os receptores beta-1 adrenérgicos e é utilizado no tratamento da hipertensão. Uma de suas características distintivas é a promoção da vasodilatação através da liberação de óxido nítrico, o que reduz a resistência vascular sistêmica. Embora eficaz no controle da pressão arterial, o nebivolol não demonstrou redução na mortalidade em pacientes com insuficiência cardíaca.

- **Mecanismo de Ação:** o nebivolol atua principalmente como um inibidor seletivo dos receptores beta-1 adrenérgicos em doses de até 10mg, resultando em uma diminuição da frequência cardíaca e da contratilidade do miocárdio. Além disso, ele promove vasodilatação ao estimular a liberação de óxido nítrico endotelial, o que reduz a resistência vascular sistêmica.
- **Farmacocinética e Farmacodinâmica:** após sua administração por VO, apresenta uma rápida absorção, com picos plasmáticos alcançados entre 1,5 e 4 horas. O seu volume de distribuição de 8 a 12 L/kg, com 98%

de ligação às proteínas plasmáticas. O seu metabolismo é hepático, via glucuronidação e CYP2D6. O nebivolol passa por metabolismo de primeira passagem, produzindo múltiplos metabólitos ativos. A sua meia-vida é de 12 horas em metabolizadores extensivos e até 32 horas em metabolizadores pobres. A sua excreção é urinária (38% em metabolizadores extensivos, 67% em pobres) e fezes.

- **Indicações e Posologia:** indicado sobretudo para o tratamento da hipertensão arterial. não sendo recomendado como agente de primeira linha na ausência de comorbidades específicas, como doenças cardíacas isquêmicas ou arritmias. A sua dose inicial é de 5mg por via oral, uma vez ao dia. A dose pode ser ajustada a cada duas semanas até um máximo de 40mg/dia, conforme a resposta do paciente. Em pacientes com insuficiência renal, *clearance* de creatinina inferior a <30mL/min, a dose inicial é de 2,5mg/dia, com ajustes cautelosos conforme necessário. Além disso, paciente com insuficiência hepática moderada (Classe B de Child-Pugh), a dose inicial é de 2,5mg/dia. O uso é contraindicado na insuficiência hepática grave (Classe C de Child-Pugh).

- **Cuidados e Complicações:**
  - o **Idosos:** A bradicardia é mais frequente em pacientes com mais de 65 anos, sendo necessários ajustes de dose.
  - o **Gravidez:** Embora os dados sejam limitados, o uso de betabloqueadores durante a gestação pode levar a efeitos adversos no recém-nascido, como bradicardia e hipoglicemia. Recomenda-se monitoramento da mãe e do recém-nascido após o parto.

- **Interações Medicamentosas:**
  - o **Inibidores do CYP2D6:** Fármacos como amiodarona podem aumentar as concentrações séricas de nebivolol.
  - o **Agonistas alfa-2 (como clonidina):** Podem aumentar o risco de bloqueio atrioventricular ou hipertensão de rebote ao serem descontinuados abruptamente. O uso simultâneo de nebivolol e clonidina requer monitoramento rigoroso da frequência cardíaca e pressão arterial.

O **Acebutolol** é disponibilizado sob a forma de comprimidos de 200mg e de 400mg. Ele possui um efeito agonista parcial. O acebutolol possui atividade simpaticomimética intrínseca (ISA), o que significa que ele pode exercer uma leve estimulação dos receptores β1, mesmo enquanto bloqueia a ação das catecolaminas. Essa característica ajuda a prevenir bradicardia excessiva em repouso e é útil em pacientes que necessitam de controle da frequência cardíaca sem reduções excessivas. Após sua administração por via oral, o tempo de início ode sua ação varia entre 1 a 2 horas, com um pico em torno de 2 a 4 horas e duração de até 24 horas.

Sua posologia pode apresentar variações conforme a sua indicação, mas tende a iniciar em 200mg por dia, podendo chegar até 800mg. No controle da hipertensão arterial sua dose inicial varia de 200 a 400mg/dia (podendo chegar a 1.200mg/dia, as quais podem ser ofertadas em dose única ou divididas em 2 doses). Nos casos de arritmias ventriculares (batimentos ventriculares prematuros), a dose inicial de 200 a 400mg por dia, com titulação até a dose máxima de 1.200mg/dia. Enquanto que na tireotoxicose (uso off-label), a dose é de 200mg administrada 2 a 3 vezes ao dia por 7 a 10 dias. Em idosos, a dose não deve exceder 800mg por dia.

O acebutolol atravessa a placenta e pode ser detectado no sangue do recém-nascido, associado a diminuição do peso ao nascer, bradicardia e hipotensão neonatal. O monitoramento fetal e neonatal é recomendado em gestantes que utilizam acebutolol. O acebutolol e seu metabólito são excretados no leite materno, detectados em concentrações superiores às do plasma materno. A amamentação não é recomendada durante o uso deste medicamento devido ao risco de efeitos adversos no lactente, como bradicardia.

Esses betabloqueadores β1-seletivos são amplamente utilizados no manejo de condições cardiovasculares, oferecendo maior seletividade para o coração com menores efeitos colaterais respiratórios. Seu uso sempre deve ser realizado com cautela no paciente crítico, tendo em vista suas potenciais implicações hemodinâmicas, sobretudo as drogas com um tempo de ação mais prolongado.

Antagonistas β-Adrenérgicos Não Seletivos

O **Propranol** é um betabloqueador não seletivo amplamente utilizado no manejo de diversas condições, como hipertensão, arritmias, angina estável, tremor essencial e prevenção de enxaquecas. Atua antagonizando competitivamente os receptores beta-1 e beta-2 adrenérgicos, resultando em redução da frequência cardíaca, contratilidade miocárdica e demanda de oxigênio do miocárdio. Também é usado para controle de crises de ansiedade e para prevenir complicações cardiovasculares em diversas situações clínicas. Sua eficácia é influenciada pela sua rápida absorção, extensa metabolização hepática e elevada ligação às proteínas plasmáticas.

- **Apresentação:** comprimidos de 10mg. 40mg, 80mg e 160mg. Além e solução injetável de 1mg/mL

- **Mecanismo de Ação:** o propranolol realiza bloqueio tanto dos receptores β1 quanto dos β2-adrenérgicos. Atua reduzindo a frequência cardíaca, a contratilidade miocárdica e o débito cardíaco (bloqueio de β1), e também pode causar broncoconstrição e vasoconstrição (bloqueio de β2). Seu efeito principal no sistema cardiovascular é reduzir o consumo de oxigênio pelo miocárdio, além de diminuir a pressão arterial pela redução da atividade simpática. Além disso, a redução do débito cardíaco resulta em vasoconstrição esplâncnica, reduzindo o fluxo sanguíneo para a circulação portal e, consequentemente, a pressão sobre as varizes esofágicas. Como um bloqueador não seletivo dos receptores β1 e β2, o propranolol também reduz a demanda de oxigênio do miocárdio e exerce efeito vasoconstritor nas arteríolas esplâncnicas.

- **Farmacocinética:** o propranolol é rapidamente absorvido após administração oral, mas sofre considerável metabolismo de primeira passagem hepática, resultando em uma biodisponibilidade de cerca de 25%. Seu volume de distribuição é de aproximadamente 4L/kg, e o fármaco atravessa a barreira hematoencefálica. Extensamente metabolizado no fígado, o propranolol envolve a participação das enzimas CYP2D6 e CYP1A2, resultando na formação de metabólitos ativos e inativos, sendo o 4-hidroxipropranolol o principal metabólito ativo. A eliminação ocorre principalmente pelos rins, com menos de 1% sendo excretado inalterado. A meia-vida varia entre 3 a 6 horas para formulações de liberação imediata e de 8 a 10 horas para formulações de liberação prolongada.
- **Indicações:** Hipertensão, angina, arritmias, prevenção de enxaqueca, controle de tremores, prevenção secundária em pacientes com hipertensão portal.
  - o **Hipertensão:** Dose inicial de 80mg/dia, dividida em 1 a 4 doses. Aumenta-se gradualmente a dose, conforme necessário, até 160mg/dia.
  - o **Angina estável:** Dose inicial de 80mg/dia, podendo ser aumentada até 320mg/dia, dependendo da resposta do paciente.
  - o **Arritmias atriais (fibrilação/flutter):** 10 a 40mg, 3 a 4 vezes ao dia.
  - o **Controle da Frequência Cardíaca com formulação intravenosa:** 1mg administrada em 1 minuto, podendo repetir a cada 2 minutos até um máximo de 10mg, com monitoramento.
  - o **Enxaqueca (prevenção):** Dose inicial de 40 a 80mg/dia, ajustando-se até 240mg/dia, se necessário.
  - o **Tremor essencial:** 60 a 360mg/dia, em doses divididas.
  - o **Profilaxia na hipertensão portal com varizes esofágicas:** dose inicial de 20 a 40mg, 2 vezes ao dia. O ajuste deve ser feito gradualmente conforme a frequência cardíaca (meta de 55-60 batimentos por minuto ou uma redução de 25% da frequência cardíaca basal) e a tolerância do paciente, o que pode levar a uma dose de manutenção de 80mg a 320mg por dia, dividida em 2 ou 3 doses, dependendo da resposta clínica e tolerância.
- **Cuidados:** Usar com cautela em pacientes com doenças respiratórias. Monitorar para bradicardia e hipotensão.
  - o **Idosos:** Recomenda-se ajuste da dose em idosos devido ao risco aumentado de bradicardia, hipotensão e insuficiência cardíaca.

  - o **Grávidas:** O propranolol atravessa a placenta e pode causar bradicardia, hipoglicemia e depressão respiratória no recém-nascido. É necessário monitoramento fetal e neonatal.
  - o **Interações medicamentosas:** O propranolol interage com vários fármacos, como inibidores da CYP2D6 (ex.: amiodarona), que aumentam sua concentração sérica, e agentes hipoglicemiantes, com risco de mascaramento da hipoglicemia.
  - o **Precauções:** Deve-se ter cautela em pacientes com insuficiência cardíaca descompensada, asma e diabetes mellitus, devido ao risco de agravamento dessas condições.

O **Carvediolol** e o **Labetalol** são outros bloqueadores não seletivo. Contudo, eles apresentam propriedades vasodilatadoras adicionais devido ao bloqueio dos receptores α1-adrenérgicos. O bloqueio de α1 promove vasodilatação, o que reduz a resistência vascular periférica, complementando o efeito cardioprotetor dos receptores β1. Isso o torna particularmente útil em pacientes com insuficiência cardíaca, pois reduz a pré-carga e a pós-carga. Assim como todos os betabloqueadores devem ter seu uso realizado com cautela e vigilância, sobretudo em situações clínicas adversas, como as comumente encontradas em pacientes internados em UTI.

Carvedilol

Carvedilol é um bloqueador beta-adrenérgico com atividade de bloqueio alfa-1 adicional, amplamente utilizado no tratamento da insuficiência cardíaca congestiva, hipertensão e outras condições cardiovasculares. Possui propriedades antioxidantes e anti-inflamatórias, sendo útil em diversas doenças cardíacas e vasculares.

- **Apresentação:** comprimidos de 3,125mg, 6,25mg, 12,5mg, e 25mg.
- **Mecanismo de Ação:** antagonista não seletivo dos receptores beta-adrenérgicos (beta-1 e beta-2) e alfa-1 adrenérgicos. Sua ação resulta na diminuição da resistência vascular periférica, redução da pressão arterial e do débito cardíaco. A ausência de atividade simpatomimética intrínseca e suas propriedades antioxidantes conferem efeitos cardioprotetores adicionais.
- **Farmacocinética:** a sua absorção é rápida e extensiva após administração oral, mas com uma grande taxa de metabolismo de primeira passagem hepática. A biodisponibilidade é de cerca de 25% a 35%. O carvedilol é altamente lipofílico e carrega predominantemente por proteínas plasmáticas (98-99%). Sua metabolização é predominantemente hepática (sistema enzimático CYP2D6 e CYP2C9), gerando metabólitos ativos com propriedades betabloqueadoras e antioxidantes. A sua meia-vida de eliminação é de 7 a 10 horas, 60% da droga é eliminada nas fezes e o restante na urina. Após a sua administração, sua ação inicia e atinge um

pico dentro de 1 a 2 horas, perdurando por cerca de 24 horas.

- **Indicações:** o Carvedilol é indicado para o tratamento da insuficiência cardíaca congestiva, hipertensão e para a prevenção secundária após infarto do miocárdio. A dose inicial recomendada para insuficiência cardíaca é de 3,125mg duas vezes ao dia, podendo ser titulada até 25mg duas vezes ao dia, dependendo da tolerância e resposta do paciente. Em hipertensão, a dose inicial usual é de 6,25mg duas vezes ao dia, com ajuste gradual.

  o **Hipertensão arterial:** dose inicial de 6,25mg duas vezes ao dia, com potencial ajuste em 7 a 14 dias para 12,5mg duas vezes ao dia e consoante necessidade e tolerância clínica podendo atingir até 25mg duas vezes com dia;

  o **Insuficiência Cardíaca:** dose inicial de 3,125mg duas vezes ao dia. Caso tolerada, pode ser dobrada em 2 semanas. A dose máxima segue em 25mg duas vezes ao dia para indivíduos com menos de 85kg e de até 50mg duas vezes ao dia para aqueles com peso superior.

  o **Profilaxia de sangramento por varizes esofágicas:** dose inicial de 6,25mg uma vez ao dia, com potencial ajuste gradual para 12,5mg a 25mg por dia, dependendo da tolerância e da resposta clínica, para manter a frequência cardíaca em torno de 55-60bpm.

- **Complicações e Cuidados Específicos [107]:**

  o **Idosos:** Requer ajuste de dose devido ao aumento das concentrações plasmáticas (cerca de 50%) em pacientes idosos. Recomenda-se iniciar com doses menores e ajustar conforme tolerância.

  o **Grávidas:** o Carvedilol não é o tratamento preferencial durante a gravidez, pois pode causar bradicardia, hipoglicemia e depressão respiratória no neonato. Monitoramento fetal e neonatal é recomendado.

- **Interações Medicamentosas:** Carvedilol pode interagir com digoxina, aumentando seus níveis séricos. Medicamentos que induzem ou inibem o CYP2D6 podem alterar as concentrações plasmáticas do carvedilol. Deve-se evitar o uso com beta-agonistas devido ao risco de efeitos adversos cardiovasculares.

Labetalol

O labetalol é um potente agente anti-hipertensivo que exerce sua ação por meio do bloqueio combinado dos receptores β-adrenérgicos e α-adrenérgicos. Essa dupla ação confere ao medicamento alta eficácia no manejo de hipertensão tanto aguda quanto crônica, sendo amplamente utilizado em emergências hipertensivas e no tratamento da hipertensão durante a gestação. Um dos principais benefícios do labetalol é seu rápido início de ação, aliado à redução significativa do risco de taquicardia reflexa, graças ao equilíbrio entre o bloqueio dos receptores alfa e beta.

- **Apresentação:** Comprimidos de 100mg e 300mg e Solução injetável de 5mg/mL

- **Mecanismo de Ação:** O labetalol bloqueia os receptores beta-adrenérgicos (β1 e β2) e os receptores alfa1-adrenérgicos. Esta dupla ação reduz a pressão arterial por meio da vasodilatação periférica (devido ao bloqueio alfa1) e diminui a frequência cardíaca e a contratilidade (devido ao bloqueio beta). Os efeitos bloqueadores beta são cerca de três vezes mais potentes que os efeitos bloqueadores alfa quando administrado por via oral e sete vezes mais potentes quando administrado por IV.

- **Farmacocinética:** apresenta biodisponibilidade de 25% a 40%, quando administrado por VO. A qual pode ser aumentada mediante a administração conjunto com alimentos. O medicamento sofre extenso metabolismo de primeira passagem no fígado (o que leva a uma maior biodisponibilidade na presença de insuficiência hepática). O volume de distribuição (Vd) em adultos varia de 2,5 a 15,7L/kg, e cerca de 50% do medicamento é ligado a proteínas. O labetalol é metabolizado no fígado, principalmente por conjugação com ácido glicurônico. Cerca de 55% a 60% do medicamento é excretado na urina como conjugados de glicuronídeo, com menos de 5% excretado inalterado. Uma pequena porção é eliminada nas fezes. A sua meia-vida é de aproximadamente 6 a 8 horas por VO e cerca de 5,5 horas quando administrado por IV.

- **Indicações:** Hipertensão arterial, Crises hipertensivas (IV), incluindo na Pré-eclâmpsia (controle de pressão arterial)

  o **Hipertensão arterial crônica:** O labetalol oral é frequentemente usado para o manejo a longo prazo da hipertensão, com uma dose inicial de 100mg duas vezes ao dia, ajustada até uma dose de manutenção de 200 a 800mg/dia em doses divididas.

  o **Crise Hipertensiva (intravenosa):** bolus de 20mg (administração lenta: 2 minutos), com doses subsequentes de 20 e 80mg a cada 10 minutos, se necessário (máximo 300mg). A dose de manutenção, em infusão contínua é geralmente indicada em 0,5 a 2mg/min, ajustada consoante necessidade, podendo ser titulada até 10mg/minuto.

  o **Hipertensão na Gravidez:** O labetalol é uma das principais opções para controlar a hipertensão em gestantes. Pode ser administrado oralmente (iniciando com 100mg duas vezes ao dia) ou por via intravenosa em crises hipertensivas agudas.

- **Cuidado:** Labetalol pode causar hipotensão e bradicardia; é importante monitorar pressão arterial e frequência cardíaca, especialmente em infusões contínuas. Deve ser usado com cautela em pacientes com insuficiência cardíaca ou asma.

- o **Pacientes Idosos:** Devido à eliminação mais lenta, os pacientes idosos estão mais suscetíveis à bradicardia, e ajustes de dose podem ser necessários.
- o **Gravidez:** O labetalol é amplamente utilizado durante a gravidez e é considerado seguro para a mãe e o feto. No entanto, os recém-nascidos devem ser monitorados para bradicardia, hipoglicemia e depressão respiratória após o parto.
- o **Doença Hepática:** Pacientes com insuficiência hepática podem necessitar de ajustes de dose devido ao aumento da biodisponibilidade.
- **Interações Medicamentosas:** Deve-se ter cautela ao administrar labetalol com outros anti-hipertensivos ou betabloqueadores, pois isso pode levar à hipotensão ou bradicardia excessiva. O labetalol também pode mascarar os sintomas de hipoglicemia em pacientes diabéticos que utilizam insulina ou sulfonilureias.

Antagonistas β-Adrenérgicos com Atividade Simpaticomimética Intrínseca

Os antagonistas β-adrenérgicos com atividade simpaticomimética intrínseca (ISA) apresentam uma propriedade única: além de bloquearem os receptores β-adrenérgicos, também possuem uma leve ação agonista parcial. Isso significa que, em situações de baixo tônus adrenérgico, eles podem ativar esses receptores, enquanto em situações de alta atividade simpática, eles bloqueiam os efeitos das catecolaminas endógenas, como a noradrenalina e a adrenalina. Alguns exemplos de Antagonistas β-Adrenérgicos com ISA.

1. **Pindolol:** Um dos principais exemplos de betabloqueadores com ISA, é frequentemente utilizado no tratamento da hipertensão e arritmias.
2. **Acebutolol:** Um betabloqueador β1-seletivo com ISA, frequentemente usado para o controle da hipertensão e arritmias ventriculares.
3. **Carteolol:** Utilizado especialmente no tratamento do glaucoma, promovendo uma leve redução na pressão intraocular com menor risco de bradicardia grave.
4. **Oxprenolol:** Um betabloqueador não-seletivo utilizado em diversas condições cardiovasculares, como angina e hipertensão, com a vantagem de causar menos bradicardia.
5. **Alprenolol:** Empregado no manejo de arritmias e angina, com efeito similar ao Pindolol.

Os betabloqueadores com ISA agem bloqueando os receptores β-adrenérgicos de forma competitiva, prevenindo o efeito das catecolaminas nos receptores. No entanto, eles apresentam uma estimulação parcial desses receptores, o que ajuda a evitar bradicardia excessiva, inotropismo negativo severo e outros efeitos indesejáveis, especialmente em repouso. Isso é particularmente útil em pacientes com tendência a bradicardia ou aqueles que necessitam de controle da frequência cardíaca sem reduções excessivas.

- **Farmacodinâmica:**
  - o **Diminuição da frequência cardíaca:** Contudo, a queda na frequência cardíaca é menos pronunciada em comparação com os betabloqueadores sem ISA.
  - o **Redução da contratilidade cardíaca:** A ação agonista parcial previne uma queda acentuada da contratilidade miocárdica, o que pode ser vantajoso em pacientes com insuficiência cardíaca leve.
  - o **Menor impacto na broncoconstrição:** Embora ainda haja risco de broncoconstrição, ele tende a ser menos severo em comparação com betabloqueadores sem ISA.
- **Indicações:**
  - o **Hipertensão arterial:** A ISA proporciona um controle eficaz da pressão arterial com menor impacto na frequência cardíaca de repouso.
  - o **Arritmias cardíacas:** Útil no tratamento de arritmias supraventriculares e ventriculares, especialmente em pacientes que podem desenvolver bradicardia significativa com outros betabloqueadores.
  - o **Angina:** A redução na demanda de oxigênio do miocárdio sem uma diminuição excessiva do débito cardíaco faz desses fármacos uma opção atrativa.
  - o **Glaucoma:** Carteolol e outros betabloqueadores com ISA são utilizados para reduzir a pressão intraocular sem causar bradicardia intensa, um efeito indesejado comum nos pacientes oftalmológicos.

Vantagens dos Betabloqueadores com ISA

- **Prevenção de bradicardia severa:** Em comparação com os antagonistas β-adrenérgicos tradicionais, aqueles com ISA são menos propensos a causar bradicardia extrema, o que pode ser uma vantagem em pacientes ativos ou em repouso.
- **Menor impacto na função pulmonar:** A broncoconstrição, embora ainda possível, tende a ser menos pronunciada, o que pode ser benéfico para pacientes com doenças pulmonares leves.
- **Melhor tolerabilidade em pacientes com insuficiência cardíaca:** A ação simpaticomimética parcial previne a redução excessiva da contratilidade cardíaca.
- **Potenciais Efeitos Adversos:**
  - o Bradicardia (menos pronunciada que nos betabloqueadores sem ISA).
  - o Inotropismo negativo (menos severo).
  - o Bradiarritmias.
  - o Broncoconstrição: Ainda um risco em pacientes com asma ou DPOC.

Capítulo 6 • Farmacologia Aplicada ao Sistema Nervoso Simpático: Receptores Adrenérgicos – Agonistas e Antagonistas **79**

o Distúrbios do sono e fadiga.

o Prolongamento da hipoglicemia em pacientes diabéticos.

Os betabloqueadores com atividade simpaticomimética intrínseca (ISA) podem interagir com outros anti-hipertensivos, diuréticos e medicamentos que afetam a condução cardíaca, como verapamil e diltiazem, tornando essencial a monitoração cuidadosa de pacientes com comorbidades, como insuficiência cardíaca ou diabetes, para ajuste adequado das doses conforme necessário.

Esses antagonistas β-adrenérgicos com ISA apresentam-se como uma alternativa valiosa no manejo de diversas condições cardiovasculares, oferecendo a vantagem de reduzir o risco de bradicardia excessiva e disfunção ventricular grave. No entanto, seu uso deve ser cauteloso, especialmente em pacientes com histórico de asma ou insuficiência cardíaca grave, devido ao risco, ainda que reduzido, de broncoconstrição e efeitos metabólicos adversos.

Escolha de um betabloqueador

Os antagonistas β-adrenérgicos (betabloqueadores) são amplamente utilizados no manejo de doenças cardiovasculares como hipertensão, arritmias, insuficiência cardíaca e infarto do miocárdio. Os betabloqueadores em pacientes críticos,

destacando seu papel no controle da disfunção autonômica e imunológica em condições como choque séptico, choque cardiogênico, lesão cerebral traumática e insuficiência cardíaca aguda.

Os betabloqueadores podem ser divididos em seletivos para receptores β1, que agem predominantemente no coração, e não seletivos, que bloqueiam tanto os receptores β1 quanto β2. Para uma escolha aplicada a razoabilidade clínica, devem ser considerados aspectos intrínsecos das drogas, assim como as metas terapêuticas e as condições do paciente. A **Tabela 6.7.** destaca algumas das propriedades empregadas nessa escolha.

A escolha do betabloqueador deve ser cuidadosamente individualizada, levando em consideração as comorbidades e o perfil clínico de cada paciente. É essencial o monitoramento contínuo da frequência cardíaca e da pressão arterial para ajuste adequado das doses e prevenção de efeitos adversos. Alguns critérios-chave ajudam a guiar essa escolha:

1. **Aplicação Clínica Específica:** Certos betabloqueadores apresentam vantagens em condições particulares. **Carvedilol** e **bisoprolol**, por exemplo, são amplamente utilizados na insuficiência cardíaca, demonstrando redução da mortalidade e melhora da função cardíaca. Já **carvedilol** e **propranolol** são recomendados para a profilaxia de hemorragia digestiva varicosa em pacientes com hipertensão portal.

Tabela 6.7. Propriedades de Diversos Fármacos Bloqueadores dos Receptores β

	Seletividade	Atividade Agonista Parcial	Ação Anestésica Local	Liposso-lubili-dade	Meia-vida de Eliminação	Biodispo-nibilidade Aproximada
Acebutolol	β₁	Sim	Sim	Baixa	3-4 h	50
Atenolol	β₁	Não	Não	Baixa	6-9 h	40
Betaxolol	β₁	Não	Leve	Baixa	14-22 h	90
Bisoprolol	β₁	Não	Não	Baixa	9-12 h	80
Carteolol	Nenhuma	Sim	Não	Baixa	6 h	85
Carvedilol[1]	Nenhuma	Não	Não	-	6-8 h	25-35
Celiprolol	β₁	Sim[2]	Não	-	4-5 h	70
Esmolol	β₁	Não	Não	Baixa	10 min.	-0
Labetalol[1]	Nenhuma	Sim[1]	Sim	Moderada	5 h	30
Metoprolol	β₁	Não	Sim	Moderada	3-4 h	50
Nadolol	Nenhuma	Não	Não	Baixa	14-24 h	33
Pembutolol	Nenhuma	Sim	Não	Alta	5 h	>90
Pindolol	Nenhuma	Sim	Sim	Moderada	3-4 h	90
Propranolol	Nenhuma	Não	Sim	Alta	3,5-6 h	30[3]
Sotalol	Nenhuma	Não	Não	Baixa	12 h	90
Timolol	Nenhuma	Não	Não	Moderada	4-5 h	50

[1]*O carvedilol e o labetalol também causam bloqueio dos receptores α1-adrenérgicos*

2. **Seletividade β1:** Betabloqueadores como **metoprolol**, **bisoprolol** e **atenolol** são preferidos em pacientes com doenças respiratórias (como asma e DPOC), pois apresentam menor risco de broncoconstrição, ao serem mais seletivos para os receptores β1, localizados predominantemente no coração.
3. **Vasodilatação Adicional:** Fármacos como **carvedilol** e **labetalol** bloqueiam tanto os receptores β quanto os α1, promovendo vasodilatação periférica. Isso os torna opções vantajosas para o tratamento de hipertensão arterial e insuficiência cardíaca, onde a redução da resistência vascular é benéfica.
4. **Atividade Simpaticomimética Intrínseca (ISA):** Betabloqueadores como **pindolol** e **acebutolol** mantêm uma leve atividade agonista nos receptores β, prevenindo bradicardia excessiva. Isso os torna mais indicados para pacientes mais ativos, onde um controle mais flexível da frequência cardíaca é desejável.
5. **Início e Duração da Ação:** Betabloqueadores de ação rápida, como **esmolol** e **metoprolol**, são ideais para emergências e controle agudo em ambientes de UTI. O **esmolol**, com sua curta duração e administração contínua, permite um controle preciso da frequência cardíaca e pressão arterial, especialmente em situações críticas.
6. **Avaliação dos Efeitos Adversos:** Os efeitos adversos comuns incluem bradicardia, hipotensão, fadiga, disfunção sexual, e, em pacientes com doenças respiratórias ou metabólicas, broncoconstrição e hipoglicemia. A escolha de betabloqueadores seletivos β1 é recomendada em pacientes com essas comorbidades para minimizar esses riscos.

A escolha do betabloqueador, portanto, deve sempre considerar o perfil clínico do paciente, as características farmacológicas do medicamento, e o objetivo terapêutico, garantindo o máximo benefício com o menor risco de efeitos adversos.

Aplicabilidade multifatorial:

O entendimento da modulação adrenérgica no paciente crítico possibilita uma ampla abordagem que pode possibilitar um atendimento mais individualizado e potencialmente influenciar nos desfechos desses indivíduos. Sendo assim, o uso das drogas não deve ser visto como excludente, mas sim como somativo e até mesmo sinérgico. A Figura 6.9 ilustra essa ação multimodal dos fármacos que atuam nesses receptores.

CONSIDERAÇÕES ADICIONAIS – INDIVIDUALIZAÇÃO DO CUIDADO E MEDICINA DE PRECISÃO

As variações genéticas individuais, estudadas na farmacogenômica, podem influenciar significativamente a resposta aos medicamentos. Polimorfismos em genes como *ADRB1* e *ADRB2*, que codificam os receptores adrenérgicos, impactam a eficácia de agentes bloqueadores ou agonistas. As ciências ômicas (genômica, proteômica, metabolômica) oferecem uma visão mais abrangente desses processos, com biomarcadores específicos capazes de prever respostas individuais a terapias.

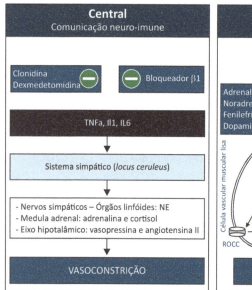
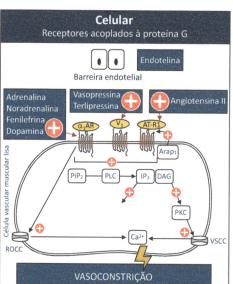
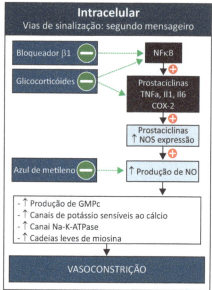

Figura 6.10. Esquema detalhado de como diferentes sistemas regulam o tônus vascular e as respostas celulares que levam à contração ou vasodilatação das células musculares lisas vasculares. O que engloba a parte central (comunicação neuimune), com a inibição simpática pelos betabloqueadores e pelos alfa-2 agonistas; a celular, com o acoplamento dos diferentes receptores e por fim com a via intracelular, onde há a ativação das vias de sinalização, efetivando a ação de cada estímulo. α1-AR: receptores α1-adrenérgicos; V11: Receptores de vasopressina, AT-R1: receptores de angiotensina II e iNOS: óxido nítrico sintase induzível), NO: Óxido nítrico.

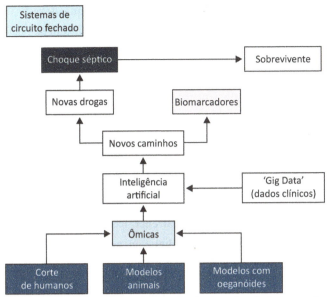

Figura 6.11. Utilização de inteligência artificial e da análise de ômicas no desenvolvimento de novas estratégias terapêuticas

Diversos biomarcadores potenciais podem guiar a escolha personalizada de vasopressores. Biomarcadores preditivos identificam quais pacientes terão melhor resposta a determinado vasopressor, otimizando a eficácia e segurança no tratamento de choque vasodilatador. Alguns exemplos incluem:

- SNPs (polimorfismos de nucleotídeo único) do receptor β2-adrenérgico, associados a maior mortalidade no choque séptico, auxiliam na identificação de pacientes que responderão bem à norepinefrina.
- Angiopoietina-2, cuja redução é promovida pela selepressina, atua como biomarcador no uso dessa droga, ajudando na seleção de pacientes.
- Níveis plasmáticos de componentes do sistema renina-angiotensina-aldosterona (RAAS) e SNPs do *AGTRAP* (proteína associada ao receptor de angiotensina II), vinculados a desfechos adversos no choque séptico, são possíveis biomarcadores para o uso de angiotensina II.

Nesse contexto, a medicina de precisão desponta como uma abordagem promissora. Ao integrar dados clínicos, genô-

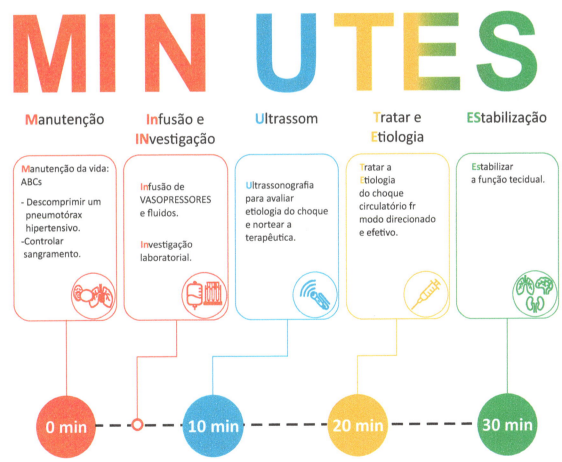

Figura 6.12. Abordagem Clínica no Manejo do Choque

Bundles MINUTES para o cuidado do choque circulatório:
1. Manutenção (0 min): Manutenção das funções vitais (ABCs), como descompressão de pneumotórax e controle de sangramentos.
2. Infusão e Investigação (10 min): Iniciar vasopressores (o seu uso racional é fundamental para otimizar a perfusão sem causar efeitos adversos) e fluidos, além de investigação laboratorial.
3. Ultrassom (20 min): Uso de ultrassom para direcionar o diagnóstico e o tratamento do choque.
4. Tratar a Etiologia (30 min): Abordagem dirigida à causa do choque com intervenções específicas.
5. Estabilização (40 min): Foco em estabilizar a função tecidual e proteger órgãos vitais.

micos e metabólicos, e com o uso de inteligência artificial (IA), é possível realizar ajustes terapêuticos mais precisos e individualizados. A IA pode prever a resposta medicamentosa, ajustar doses em tempo real e monitorar eventos como taquifilaxia e downregulation, prevenindo a perda de eficácia e minimizando efeitos adversos. Além disso, a IA pode acelerar o desenvolvimento de novas drogas, como ilustrado na **Figura 6.11**.

Dessa forma, a compreensão aprofundada tanto do perfil farmacológico dos agonistas e antagonistas adrenérgicos quanto das características individuais de cada paciente é essencial para a personalização dos tratamentos. O uso de inteligência artificial (IA), aliado às análises ômicas, oferece um cenário futuro onde a escolha e o ajuste de fármacos serão conduzidos de maneira precisa e criteriosa, sempre embasados nas melhores evidências disponíveis.

No entanto, é crucial destacar que as drogas discutidas neste capítulo constituem a base do manejo clínico do choque circulatório. O atendimento deve ser rápido, ágil e eficaz, visando sempre a resolução do quadro e a estabilização do paciente. A **Figura 6.12.** ilustra claramente essa abordagem clínica, destacando o manejo do choque nos primeiros 30 minutos de atendimento.

CONCLUSÃO

Os fármacos adrenérgicos são essenciais para o controle hemodinâmico de pacientes críticos, especialmente em situações de choque circulatório, onde a modulação precisa da pressão arterial, débito cardíaco e perfusão tecidual é crucial para a sobrevivência. Seu uso adequado, principalmente na UTI, exige uma compreensão profunda da farmacologia aplicada, possibilitando escolhas terapêuticas criteriosas e individualizadas, sempre acompanhadas de monitorização rigorosa. A prática clínica de excelência é alcançada ao se combinar esses conhecimentos farmacológicos com uma abordagem personalizada, assegurando que cada intervenção seja a mais eficaz e segura para o paciente.

PONTOS-CHAVE:

1. Agonistas Adrenérgicos:

Noradrenalina no Choque Circulatório: Primeira escolha para o tratamento do choque séptico, a noradrenalina age predominantemente em receptores α1, aumentando a resistência vascular periférica e, consequentemente, a pressão arterial, sem comprometer o fluxo sanguíneo para órgãos nobres.

Dobutamina como Inotrópico: Usada principalmente em casos de choque cardiogênico, a dobutamina melhora a contratilidade cardíaca sem aumentar significativamente a FC, sendo vital para o aumento do débito cardíaco.

PCR: A adrenalina é o principal agente utilizado na ressuscitação cardiopulmonar, devido à sua ação potente em receptores α1 e β1, promovendo vasoconstrição e aumentando o débito cardíaco.

2. Antagonistas Adrenérgicos (Betabloqueadores):

Controle Hemodinâmico com Betabloqueadores: Betabloqueadores, como o metoprolol, são amplamente usados para reduzir a FC e a contratilidade miocárdica, sendo indicados para o manejo de arritmias e hipertensão, além de melhorar a sobrevida em insuficiência cardíaca.

3. Sedativos e Anestésicos:

Dexmedetomidina e Clonidina na Sedação e Analgesia: Ambos são agonistas seletivos dos receptores α2, proporcionando sedação leve sem causar depressão respiratória significativa. São particularmente úteis na UTI, onde a preservação da ventilação espontânea é desejada.

4. Antagonistas Alfa-Adrenérgicos:

Fentolamina e Fenoxibenzamina: Usados para controle de crises hipertensivas associadas ao feocromocitoma, bloqueiam receptores α1 e α2, resultando em vasodilatação e controle rápido da pressão arterial.

5. Uso Individualizado e Monitorizado:

A escolha das drogas adrenérgicas deve ser sempre baseada nas condições específicas do paciente, com ajustes dinâmicos conforme a resposta clínica e monitorização contínua para evitar complicações como taquiarritmias e isquemia.

BIBLIOGRAFIA

1. Molinoff PB, Axelrod J. Biochemistry of catecholamines. Annu Rev Biochem. 1971;40:465-500, doi: 10,1146/annurev.bi.40,070171.002341. PMID: 4399447.
2. Peaston RT, Weinkove C. Measurement of catecholamines and their metabolites. Ann Clin Biochem. 2004 Jan;41(Pt 1):17-38. doi: 10,1258/0004563043226664663. PMID: 14713382.
3. Manson DK, Dzierba AL, Seitz KM, Brodie D. Running from a Bear: How We Teach Vasopressors, Adrenoreceptors, and Shock. ATS Sch. 2023 Feb 13;4(2):216-229. doi: 10,34197/ats-scholar.2021-0132HT. PMID: 37533537; PMCID: PMC10391691.
4. Silva P. Farmacologia. 8ª edição. Rio de Janeiro: Guanabara Koogan; 2010, p. 253-256.
5. Rang HP, Dale MM. Farmacologia. 6ª edição. Rio de Janeiro: Elsevier; 2007. p. 168-180,
6. Paw H, Park G. Manual de Drogas em Medicina Intensiva, Um Guia de A a Z. 3ª edição. Rio de Janeiro: Revinter; 2009. p. 82, 88, 117.
7. Katzung BG. Farmacologia: Básica & Clínica. 9ª edição. Rio de Janeiro: Guanabara Koogan; 2006. p. 63-73, 102, 107-109, 111, 119-129.
8. Golan DE, et al. Princípios de Farmacologia: A Base Fisiopatológica da Farmacoterapia. 2ª edição. Rio de Janeiro: Guanabara Koogan; 2009. p. 117-125.
9. Goodman LS, Gilman A. Goodman e Gilman, As Bases Farmacológicas da Terapêutica. 11ª edição. Rio de Janeiro:mcgraw-Hill; 2007. p. 237-253.
10. Guyton AC, Hall JE. Tratado de Fisiologia Médica. 11ª edição. Rio de Janeiro: Elsevier; 2006. p. 748, 749, 752, 754.
11. Yin Y, Zeng Z, Wei S, Shen Z, Cong Z, Zhu X. Using the sympathetic system, beta blockers and alpha-2 agonists, to address acute respiratory distress syndrome. Int Immunopharmacol. 2024 Sep 30;139:112670, doi: 10,1016/j.intimp.2024.112670, Epub 2024 Jul 16. PMID: 39018694.
12. Carrara M, Ferrario M, Bollen Pinto B, Herpain A. The autonomic nervous system in septic shock and its role as a future therapeutic target: a narrative review. Ann Intensive Care. 2021 May 17;11(1):80, doi: 10,1186/s13613-021-00869-7. PMID: 33999297; PMCID: PMC8128952.

13. Wieruszewski PM, Khanna AK. Vasopressor Choice and Timing in Vasodilatory Shock. Crit Care. 2022 Mar 22;26(1):76. doi: 10,1186/s13054-022-03911-7. PMID: 35337346; PMCID: PMC8957156.

14. Stampfl M, DeBlieux P. A Clinical Review of Vasopressors in Emergency Medicine. J Emerg Med. 2024 Jul;67(1):e31-e41. doi: 10,1016/j.jemermed.2024.03.004. Epub 2024 Mar 12. PMID: 38789351.

15. Permpikul C, Tongyoo S, Viarasilpa T, Trainarongsakul T, Chakorn T, Udompanturak S. Early Use of Norepinephrine in Septic Shock Resuscitation (CENSER). A Randomized Trial. Am J Respir Crit Care Med. 2019 May 1;199(9):1097-1105. doi: 10,1164/rccm.201806-1034OC. PMID: 30704260,

16. Einav S, Helviz Y, Ippolito M, Cortegiani A. Vasopressor and inotrope treatment for septic shock: An umbrella review of reviews. J Crit Care. 2021 Oct;65:65-71. doi: 10,1016/j.jcrc.2021.05.017. Epub 2021 May 31. PMID: 34090150,

17. Russell JA, Gordon AC, Williams MD, Boyd JH, Walley KR, Kissoon N. Vasopressor Therapy in the Intensive Care Unit. Semin Respir Crit Care Med. 2021 Feb;42(1):59-77. doi: 10,1055/s-0040-1710320, Epub 2020 Aug 20, PMID: 32820475.

18. Leone M, Einav S, Antonucci E, Depret F, Lakbar I, Martin-Loeches I, Wieruszewski PM, Myatra SN, Khanna AK. Multimodal strategy to counteract vasodilation in septic shock. Anaesth Crit Care Pain Med. 2023 Jun;42(3):101193. doi: 10,1016/j.accpm.2023.101193. Epub 2023 Jan 5. PMID: 36621622.

19. Fowler C, Raoof N, Pastores SM. Sepsis and Adrenal Insufficiency. J Intensive Care Med. 2023 Nov;38(11):987-996. doi: 10,1177/08850666231183396. Epub 2023 Jun 26. PMID: 37365820,

20. Mallat J, Rahman N, Hamed F, Hernandez G, Fischer MO. Pathophysiology, mechanisms, and managements of tissue hypoxia. Anaesth Crit Care Pain Med. 2022 Aug;41(4):101087. doi: 10,1016/j.accpm.2022.101087. Epub 2022 Apr 21. PMID: 35462083.

21. Kotani Y, Di Gioia A, Landoni G, Belletti A, Khanna AK. An updated "norepinephrine equivalent" score in intensive care as a marker of shock severity. Crit Care. 2023 Jan 20;27(1):29. doi: 10,1186/s13054-023-04322-y. PMID: 36670410; PMCID: PMC9854213.

22. Knotzer H, Poidinger B, Kleinsasser A. Pharmacologic Agents for the Treatment of Vasodilatory Shock. Curr Pharm Des. 2019;25(19):2133-2139. doi: 10,2174/1381612825666190704101907. PMID: 31272348.

23. McPherson KL, Kovacic Scherrer NL, Hays WB, Greco AR, Garavaglia JM. A Review of Push-Dose Vasopressors in the Peri-operative and Critical Care Setting. J Pharm Pract. 2023 Aug;36(4):925-932. doi: 10,1177/08971900221096967. Epub 2022 Apr 22. PMID: 35459405.

24. Asher E, Karameh H, Nassar H, Yosefy C, Marmor D, Perel N, Taha L, Tabi M, Braver O, Shuvy M, Wiener-Well Y, Glikson M, Bruoha S; Jerusalem Platelets Thrombosis and Intervention in Cardiology (JUPITER-16) Study Group. Safety and Outcomes of Peripherally Administered Vasopressor Infusion in Patients Admitted with Shock to an Intensive Cardiac Care Unit-A Single-Center Prospective Study. J Clin Med. 2023 Sep 3;12(17):5734. doi: 10,3390/jcm12175734. PMID: 37685801; PMCID: PMC10488618.

25. Tian DH, Smyth C, Keijzers G, Macdonald SP, Peake S, Udy A, Delaney A. Safety of peripheral administration of vasopressor medications: A systematic review. Emerg Med Australas. 2020 Apr;32(2):220-227. doi: 10,1111/1742-6723.13406. Epub 2019 Nov 7. PMID: 31698544.

26. Kalinoski M, Kalinoski T, Pendleton K. The use of peripheral vasopressors and its implications for hospital medicine. Br J Hosp Med (Lond). 2024 Jul 30;85(7):1-8. doi: 10,12968/hmed.2024.0048. Epub 2024 Jul 24. PMID: 39078910,

27. Mergoum AM, Rhone AR, Larson NJ, Dries DJ, Blondeau B, Rogers FB. A Guide to the Use of Vasopressors and Inotropes for Patients in Shock. J Intensive Care Med. 2024 Apr 13:8850666241246230, doi: 10,1177/08850666241246230, Epub ahead of print. PMID: 38613381.

28. Russell JA. Vasopressor therapy in critically ill patients with shock. Intensive Care Med. 2019 Nov;45(11):1503-1517. doi: 10,1007/s00134-019-05801-z. Epub 2019 Oct 23. PMID: 31646370,

29. Teja B, Bosch NA, Walkey AJ. How We Escalate Vasopressor and Corticosteroid Therapy in Patients With Septic Shock. Chest. 2023 Mar;163(3):567-574. doi: 10,1016/j.chest.2022.09.019. Epub 2022 Sep 23. PMID: 36162481.

30. Carrara M, Herpain A, Baselli G, Ferrario M. Vascular Decoupling in Septic Shock: The Combined Role of Autonomic Nervous System, Arterial Stiffness, and Peripheral Vascular Tone. Front Physiol. 2020 Jul 7;11:594. doi: 10,3389/fphys.2020,00594. PMID: 32733257; PMCID: PMC7358433.

31. Coloretti I, Tosi M, Biagioni E, Busani S, Girardis M. Management of Sepsis in the First 24 Hours: Bundles of Care and Individualized Approach. Semin Respir Crit Care Med. 2024 Aug;45(4):503-509. doi: 10,1055/s-0044-1789185. Epub 2024 Aug 29. PMID: 39208854.

32. Jia L, Wang P, Li C, Xie J. THE EFFICACY AND SAFETY OF VASOPRESSORS FOR SEPTIC SHOCK PATIENTS: A SYSTEMIC REVIEW AND NETWORK META-ANALYSIS. Shock. 2023 Dec 1;60(6):746-752. doi: 10,1097/SHK.0000000000002193. Epub 2023 Aug 4. PMID: 37548686.

33. Macdonald S, Peake SL, Corfield AR, Delaney A. Fluids or vasopressors for the initial resuscitation of septic shock. Front Med (Lausanne). 2022 Nov 24;9:1069782. doi: 10,3389/fmed.2022.1069782. PMID: 36507525; PMCID: PMC9729725.

34. De Backer D, Cecconi M, Chew MS, Hajjar L, Monnet X, Ospina-Tascón GA, Ostermann M, Pinsky MR, Vincent JL. A plea for personalization of the hemodynamic management of septic shock. Crit Care. 2022 Dec 1;26(1):372. doi: 10,1186/s13054-022-04255-y. PMID: 36457089; PMCID: PMC9714237.

35. Douglas N, Leslie K, Darvall JN. Vasopressors to treat postoperative hypotension after adult noncardiac, non-obstetric surgery: a systematic review. Br J Anaesth. 2023 Nov;131(5):813-822. doi: 10,1016/j.bja.2023.08.022. Epub 2023 Sep 29. PMID: 37778937.

36. Riccardi M, Pagnesi M, Chioncel O, Mebazaa A, Cotter G, Gustafsson F, Tomasoni D, Latronico N, Adamo M, Metra M. Medical therapy of cardiogenic shock: Contemporary use of inotropes and vasopressors. Eur J Heart Fail. 2024 Feb;26(2):411-431. doi: 10,1002/ejhf.3162. Epub 2024 Feb 23. PMID: 38391010,

37. De Backer D, Arias Ortiz J, Levy B. The medical treatment of cardiogenic shock: cardiovascular drugs. Curr Opin Crit Care. 2021 Aug 1;27(4):426-432. doi: 10,1097/MCC.0000000000000822. PMID: 33797431.

38. Adie SK, Abdul-Aziz AA, Ketcham SW, Moles VM. Considerations for Inotrope and Vasopressor Use in Critically Ill Patients With Pulmonary Arterial Hypertension. J Cardiovasc Pharmacol. 2022 Jan 1;79(1):e11-e17. doi: 10,1097/FJC.0000000000001155. PMID: 34654789.

39. Jentzer JC, Hollenberg SM. Vasopressor and Inotrope Therapy in Cardiac Critical Care. J Intensive Care Med. 2021 Aug;36(8):843-856. doi: 10,1177/0885066620917630, Epub 2020 Apr 13. PMID: 32281470,

40. Polyzogopoulou E, Arfaras-Melainis A, Bistola V, Parissis J. Inotropic agents in cardiogenic shock. Curr Opin Crit Care. 2020 Aug;26(4):403-410, doi: 10,1097/MCC.0000000000000744. PMID: 32496275.

41. Zhou HX, Yang CF, Wang HY, Teng Y, He HY. Should we initiate vasopressors earlier in patients with septic shock: A mini systemic review. World J Crit Care Med. 2023 Sep 9;12(4):204-216. doi: 10,5492/wjccm.v12.i4.204. PMID: 37745258; PMCID: PMC10515096.

42. Shabana A, Dholoo F, Banerjee P. Inotropic Agents and Vasopressors in the Treatment of Cardiogenic Shock. Curr Heart Fail Rep. 2020 Dec;17(6):438-448. doi: 10,1007/s11897-020-00493-9. Epub 2020 Oct 26. PMID: 33103204.

43. Fernando SM, Mathew R, Sadeghirad B, Brodie D, Belley-Côté EP, Thiele H, van Diepen S, Fan E, Di Santo P, Simard T, Russo JJ, Tran A, Lévy B, Combes A, Hibbert B, Rochwerg B. Inotropes, vasopressors, and mechanical circulatory support for treatment of cardiogenic shock complicating myocardial infarction: a sys-

tematic review and network meta-analysis. Can J Anaesth. 2022 Dec;69(12):1537-1553. English. doi: 10,1007/s12630-022-02337-7. Epub 2022 Oct 4. PMID: 36195825.

44. Petitjeans F, Geloen A, Pichot C, Leroy S, Ghignone M, Quintin L. Is the Sympathetic System Detrimental in the Setting of Septic Shock, with Antihypertensive Agents as a Counterintuitive Approach? A Clinical Proposition. J Clin Med. 2021 Oct 1;10(19):4569. doi: 10,3390/jcm10194569. PMID: 34640590; PMCID: PMC8509206.

45. Salvagno M, Geraldini F, Coppalini G, Robba C, Gouvea Bogossian E, Annoni F, Vitali E, Sterchele ED, Balestra C, Taccone FS. The Impact of Inotropes and Vasopressors on Cerebral Oxygenation in Patients with Traumatic Brain Injury and Subarachnoid Hemorrhage: A Narrative Review. Brain Sci. 2024 Jan 24;14(2):117. doi: 10,3390/brainsci14020117. PMID: 38391692; PMCID: PMC10886736.

46. Eraky AM, Yerramalla Y, Khan A, Mokhtar Y, Alamrosy M, Farag A, Wright A, Grounds M, Gregorich NM. Beta-Blockers as an Immunologic and Autonomic Manipulator in Critically Ill Patients: A Review of the Recent Literature. Int J Mol Sci. 2024 Jul 24;25(15):8058. doi: 10,3390/ijms25158058. PMID: 39125627; PMCID: PMC11311757.

47. Levy B, Fritz C, Tahon E, Jacquot A, Auchet T, Kimmoun A. Vasoplegia treatments: the past, the present, and the future. Crit Care. 2018 Feb 27;22(1):52. doi: 10,1186/s13054-018-1967-3. PMID: 29486781; PMCID: PMC6389278.

48. Nakada TA, Russell JA, Boyd JH, Aguirre-Hernandez R, Thain KR, Thair SA, et al. beta2-Adrenergic receptor gene polymorphism is associated with mortality in septic shock. Am J Respir Crit Care Med. 2010;181:143–9.

49. Belletti A, Landoni G, Lomivorotov VV, Oriani A, Ajello S. Adrenergic Downregulation in Critical Care: Molecular Mechanisms and Therapeutic Evidence. J Cardiothorac Vasc Anesth. 2020 Apr;34(4):1023-1041. doi: 10,1053/j.jvca.2019.10,017. Epub 2019 Oct 16. PMID: 31839459.

50. Clonidine: Drug information. In: UpToDate [Internet]. Available from: https://www.uptodate.com/contents/clonidine-drug-information?search=clonidine&source=panel_search_result&selectedTitle=1%7E150&usage_type=panel&kp_tab=drug_general&display_rank=1. Accessed September 17, 2024.

51. Dexmedetomidine: Drug Information. UpToDate. Available from: https://www.uptodate.com/contents/dexmedetomidine-drug-information?search=dexmedetomidin&source=panel_search_result&selectedTitle=1%7E150&usage_type=panel&kp_tab=drug_general&display_rank=1. Accessed on: 17 September 2024

52. Alexopoulou C, Kondili E, Diamantaki E, Psarologakis C, Kokkini S, Bolaki M, Georgopoulos D. Effects of dexmedetomidine on sleep quality in critically ill patients: a pilot study. Anesthesiology. 2014 Oct;121(4):801-7. doi: 10,1097/ALN.0000000000000361. PMID: 24988068.

53. UpToDate. Methyldopa: Drug information. Available from: https://www.uptodate.com/contents/methyldopa-drug-information?search=metildopa&source=panel_search_result&selectedTitle=1%7E45&usage_type=panel&kp_tab=drug_general&display_rank=1. Accessed September 17, 2024.

54. Isoproterenol: Drug information. In: UpToDate [Internet]. Available from: https://www.uptodate.com/contents/isoproterenol-drug-information?search=Isoproterenol&source=panel_search_result&selectedTitle=1%7E63&usage_type=panel&kp_tab=drug_general&display_rank=1#F184853. Accessed September 17, 2024.

55. Hernández G. Efecto agudo de dobutamina y amrinona sobre la hemodinamia y perfusión esplácnica de pacientes en shock séptico. Rev Med Chil. 1999;127(6):660-6.

56. Otsuka A, Shinbo H, Matsumoto R, Kurita Y, Ozono S. Expression and functional role of beta-adrenoceptors in the human urinary bladder urothelium. Naunyn Schmiedebergs Arch Pharmacol. 2008;377:473-81.

57. Prazosin: Drug information. In: UpToDate [Internet]. Available from: https://www.uptodate.com/contents/prazosin-drug-information?search=Prazosina&source=panel_search_result&selectedTitle=1%7E45&usage_type=panel&kp_tab=drug_general&display_rank=1. Accessed September 18, 2024.

58. Terazosin: Drug information. In: UpToDate [Internet]. Available from: https://www.uptodate.com/contents/terazosin-drug-information?search=Terazosin&source=panel_search_result&selectedTitle=1%7E26&usage_type=panel&kp_tab=drug_general&display_rank=1#F225480. Accessed September 18, 2024.

59. Doxazosin: Drug information. In: UpToDate [Internet]. Available from: https://www.uptodate.com/contents/doxazosin-drug-information?search=Doxazosina&source=panel_search_result&selectedTitle=1%7E36&usage_type=panel&kp_tab=drug_general&display_rank=1. Accessed September 18, 2024.

60. Phentolamine: Drug information. In: UpToDate [Internet]. Available from: https://www.uptodate.com/contents/phentolamine-systemic-drug-information?search=Fentolamina&source=panel_search_result&selectedTitle=1%7E37&usage_type=panel&showDrugLabel=true&display_rank=1. Accessed September 18, 2024.

61. Phenoxybenzamine: Drug information. In: UpToDate [Internet]. Available from: https://www.uptodate.com/contents/phenoxybenzamine-drug-information?search=Fenoxibenzamina&source=panel_search_result&selectedTitle=1%7E11&usage_type=panel&kp_tab=drug_general&display_rank=1. Accessed September 18, 2024.

62. UpToDate. Metoprolol: Drug information [Internet]. UpToDate. Available from: https://www.uptodate.com/contents/metoprolol-drug-information?search=metoprolol&source=panel_search_result&selectedTitle=1%7E150&usage_type=panel&kp_tab=drug_general&display_rank=1. Accessed September 17, 2024.

63. UpToDate. Esmolol: Drug information [Internet]. Available from: https://www.uptodate.com/contents/esmolol-drug-information?search=esmolol&source=panel_search_result&selectedTitle=1%7E99&usage_type=panel&kp_tab=drug_general&display_rank=1. Accessed on 17 Sept 2024.

64. Regardh CG, Johnsson G. Clinical Pharmacokinetics of Metoprolol. Clin Pharmacokinet. 1980;5(6):557-569. Link: PubMed

65. Melander A et al. Enhancement of the bioavailability of propranolol and metoprolol by food. Clin Pharmacol Ther. 1977.

66. Lindeberg S et al. Disposition of metoprolol in maternal plasma, amniotic fluid, and neonate. Eur J Clin Pharmacol. 1987.

67. Fonarow GC et al. Influence of beta-blocker continuation or withdrawal in heart failure patients. J Am Coll Cardiol. 2008.

68. Frishman WH. Beta-blockers and central nervous system effects. Hypertension. 1988. Link: PubMed

69. Gorczynski RJ. Basic Pharmacology of Esmolol. Am J Cardiol. 1985;56(11):3F-13F.

70. Brevibloc (esmolol) [prescribing information]. Deerfield, IL: Baxter Healthcare Corporation; June 2023.

71. Wiest DB, Garner SS. Esmolol: A Review of Its Therapeutic Efficacy and Pharmacokinetic Characteristics. Clin Pharmacokinet. 1995;28(3):190-202.

72. Lowenthal DT, Porter RS. Clinical Pharmacology, Pharmacodynamics and Interactions With Esmolol. Am J Cardiol. 1985;56(11):14F-18F.

73. American Heart Association (AHA). 2020 Guidelines for Cardiopulmonary Resuscitation and Emergency Cardiovascular Care. Circulation. 2020,

74. Elliott WJ, Varon J. Treatment of acute severe hypertension: current and newer agents. Drugs. 2008;68(3):283-297.

75. Tabbutt S, Nicolson SC. Esmolol for the Management of Pediatric Hypertension After Cardiac Operations. J Thorac Cardiovasc Surg. 1998.

76. Regitz-Zagrosek V et al. 2018 ESC Guidelines for cardiovascular diseases during pregnancy. Eur Heart J. 2018.

77. American College of Obstetricians and Gynecologists (ACOG) Committee. Practice Bulletin No. 203: Chronic hypertension in pregnancy. Obstet Gynecol. 2019.

78. American Society of Health-System Pharmacists (ASHP). Pediatric continuous infusion standards. Updated March 2024.

79. Uptodate. Atenolol: Drug information. [Internet]. 2023 [cited 2024 Sept 17]. Available from: https://www.uptodate.com/contents/atenolol-drug-information?search=atenolol&source=panel_search_result&selectedTitle=1%7E96&usage_type=panel&kp_tab=drug_general&display_rank=1

80. Tenormin (atenolol) [prescribing information]. Norwich, NJ: Norwich Pharmaceuticals Inc; June 2021.

81. Ábarzúa-Araya A, et al. Atenolol versus propranolol for the treatment of infantile hemangiomas. J Am Acad Dermatol. 2014;70(6):1045-1049. [PubMed 24656727].

82. Kirch W, Köhler H, Mutschler E, Schäfer M. Pharmacokinetics of atenolol in relation to renal function. Eur J Clin Pharmacol. 1981;19(1):65-71. [PubMed 7461026].

83. Flouvat B, et al. Pharmacokinetics of atenolol in patients with terminal renal failure. Br J Clin Pharmacol. 1980;9(4):379-385. [PubMed 7378254].

84. American College of Cardiology Foundation/American Heart Association. ACCF/AHA 2011 expert consensus document on hypertension in the elderly. Circulation. 2011;123(21):2434-2506.

85. Agarwal R, Sinha AD, et al. Hypertension in hemodialysis patients treated with atenolol. Nephrol Dial Transplant. 2014;29(3):672-681. [PubMed 24398888].

86. Whelton PK, et al. ACC/AHA guideline for the prevention, detection, evaluation, and management of high blood pressure in adults. Hypertension. 2018;71(6):1269-1324.

87. Regitz-Zagrosek V, et al. 2018 ESC Guidelines for cardiovascular diseases during pregnancy. Eur Heart J. 2018;39(34):3165-3241. [PubMed 30165544].

88. Dungan K, et al. Effect of beta blocker use and type on hypoglycemia risk. Cardiovasc Diabetol. 2019;18(1):163. [PubMed 31775749].

89. Toogood JH. Beta-blocker therapy and the risk of anaphylaxis. CMAJ. 1987;136(9):929-933. [PubMed 2882832].

90. Uptodate. Bisoprolol: Drug information. [Internet]. 2023 [cited 2024 Sept 17]. Available from: https://www.uptodate.com/contents/bisoprolol-drug-information?search=Bisoprolol&source=panel_search_result&selectedTitle=1%7E39&usage_type=panel&kp_tab=drug_general&display_rank=1

91. Bisoprolol [prescribing information]. St-Laurent, Quebec, Canada: Sivem Pharmaceuticals ULC; October 2022.

92. Bisoprolol fumarate (bisoprolol) [prescribing information]. East Windsor, NJ: Novitium Pharma LLC; October 2021.

93. Sandoz Bisoprolol tablets [product monograph]. Boucherville, Quebec, Canada: Sandoz Canada Inc; April 2021.

94. Go AS, Bauman M, King SM, et al. Hypertension. 2018;71(6)

95. Al-Khatib SM, Stevenson WG, Ackerman MJ, et al. Circulation. 2017;doi:10,1161/CIR.0000000000000549

96. American College of Obstetricians and Gynecologists (ACOG). Obstet Gynecol. 2019;133(1)

97. Antman EM, Hand M, Armstrong PW, et al. J Am Coll Cardiol. 2008;51(2):210-249.

98. Nebivolol: Drug information. UpToDate. Disponível em: https://www.uptodate.com/contents/nebivolol-drug-information?-search=Nebivolol&source=panel_search_result&selectedTitle=1%7E10&usage_type=panel&kp_tab=drug_general&display_rank=1. Acessado em: 17 de setembro de 2024.

99. Nebivolol: Drug information. UpToDate. Disponível em: https://www.uptodate.com/contents/nebivolol-drug-information. Acesso em 17 de setembro de 2024.

100. Bystolic (nebivolol) [prescribing information]. Madison, NJ: Allergan USA, Inc; June 2023.

101. Regitz-Zagrosek V, Roos-Hesselink JW, Bauersachs J, et al. 2018 ESC guidelines for the management of cardiovascular diseases during pregnancy. Eur Heart J. 2018;39(34):3165-3241.

102. Cífková R, Johnson MR, Kahan T, et al. Peripartum management of hypertension: a position paper of the ESC Council on Hypertension and the European Society of Hypertension. Eur Heart J Cardiovasc Pharmacother. 2020;6(6):384-393.

103. UpToDate. Acebutolol: Drug information. [Internet]. Available from: https://www.uptodate.com/contents/acebutolol-drug-information?search=Acebutolol&source=panel_search_result&se-lectedTitle=1%7E15&usage_type=panel&kp_tab=drug_general&display_rank=1. Acesso em: 17 de setembro de 2024.

104. UpToDate. Propranolol: Drug information [Internet]. Disponível em: https://www.uptodate.com/contents/propranolol-drug-information?search=propranolol&source=panel_search_result&se-lectedTitle=1%7E150&usage_type=panel&kp_tab=drug_general&display_rank=1. Acesso em: 17 de setembro de 2024

105. Regardh CG, Johnsson G. Clinical Pharmacokinetics of Metoprolol. Clin Pharmacokinet. 1980;5(6):557-569.

106. Melander A, et al. Enhancement of the bioavailability of propranolol by food. Clin Pharmacol Ther. 1977.

107. UpToDate. Carvedilol: Drug information [Internet]. Available from: https://www.uptodate.com/contents/carvedilol-drug-information?search=Carvedilol&source=panel_search_result&se-lectedTitle=1%7E66&usage_type=panel&kp_tab=drug_general&display_rank=1. Accessed: 18 Sep 2024.

108. UpToDate. Labetalol: Drug information [Internet]. Available from: https://www.uptodate.com/contents/labetalol-drug-information?-search=labetalol&source=panel_search_result&selectedTitle=1%7E105&usage_type=panel&kp_tab=drug_general&display_rank=1. Accessed: 18 Sep 2024.

109. Coreg (carvedilol) [prescribing information]. Wixom, MI: Woodward Pharma Services; May 2022.

110. Packer M, Bristow MR, Cohn JN, et al. The effect of carvedilol on morbidity and mortality in patients with chronic heart failure. N Engl J Med. 1996;334(21):1349-1355. doi:10,1056/NEJM199605233342101.

111. Coreg (carvedilol immediate release) [prescribing information]. Research Triangle Park, NC: GlaxoSmithKline; September 2017.

112. McTavish D, Campoli-Richards D, Sorkin EM. Carvedilol. A review of its pharmacodynamic and pharmacokinetic properties, and therapeutic efficacy. Drugs. 1993;45(2):232-258.

113. Heidenreich PA, Bozkurt B, Aguilar D, et al. 2022 AHA/ACC/HFSA guideline for the management of heart failure. Circulation. 2022;145(18). doi:10,1161/CIR.0000000000001063.

114. James PA, Oparil S, Carter BL, et al. 2014 evidence-based guideline for the management of high blood pressure in adults. JAMA. 2014;311(5):507-520,

115. Packer M, Coats AJ, Fowler MB, et al. Effect of carvedilol on survival in severe chronic heart failure. N Engl J Med. 2001;344(22):1651-1658.

116. Regitz-Zagrosek V, Roos-Hesselink JW, Bauersachs J, et al. 2018 ESC guidelines for the management of cardiovascular diseases during pregnancy. Eur Heart J. 2018;39(34):3165-3241.

117. Fonarow GC, Abraham WT, Albert NM, et al. Influence of beta-blocker continuation or withdrawal on outcomes in patients hospitalized with heart failure. J Am Coll Cardiol. 2008;52(3):190-199.

118. Gehr TW, Tenero DM, Boyle DA, et al. The pharmacokinetics of carvedilol and its metabolites in patients with hypertension and renal insufficiency. Eur J Clin Pharmacol. 1999;55(4):269-277.

119. Goa KL, Benfield P, Sorkin EM. Labetalol. Uma reavaliação de sua farmacologia, farmacocinética e uso terapêutico na hipertensão e doença isquêmica do coração. Drugs. 1989;37(5):583-627.

120. Wood AJ, Ferry DG, Bailey RR. Cinética de eliminação do labetalol na insuficiência renal grave. Br J Clin Pharmacol. 1982;13(suppl 1)

121. McNeil JJ, Louis WJ. Farmacocinética clínica do labetalol. Clin Pharmacokinet. 1984;9(2):157-167.

122. American College of Obstetricians and Gynecologists (ACOG). Hipertensão crônica na gravidez. Boletim de Prática ACOG No. 203. Obstet Gynecol. 2019;133(1)

123. Regitz-Zagrosek V, Roos-Hesselink JW, Bauersachs J, et al. Diretrizes ESC 2018 para o manejo de doenças cardiovasculares durante a gravidez. Eur Heart J. 2018;39(34):3165-3241.

124. Morales DR, Jackson C, Lipworth BJ, Donnan PT, Guthrie B. Efeito respiratório adverso da exposição aguda aos beta-bloqueadores na asma: uma revisão sistemática e meta-análise de ensaios clínicos randomizados. Chest. 2014;145(4):779-786.

125. UpToDate. Pindolol: Drug Information. Disponível em: https://www.uptodate.com/contents/pindolol-drug-information?-search=pindolol&source=panel_search_result&selectedTitle=1~17&usage_type=panel&kp_tab=drug_general&display_rank=1. Acessado em: 18 de setembro de 2024.

126. UpToDate. Acebutolol: Drug information. Disponível em: https://www.uptodate.com/contents/acebutolol-drug-information?-search=Acebutolol&source=panel_search_result&selectedTitle=1%7E15&usage_type=panel&kp_tab=drug_general&display_rank=1. Acesso em: 18 set. 2024.

127. UpToDate. Carteolol (ophthalmic): Drug information. Disponível em: https://www.uptodate.com/contents/carteolol-ophthalmic-drug-information?search=Carteolol&source=panel_search_result&selectedTitle=1%7E4&usage_type=panel&kp_tab=drug_general&display_rank=1. Acesso em: 18 set. 2024.

128. Kendall MJ, John VA. Oxprenolol: clinical pharmacology, pharmacokinetics, and pharmacodynamics. Am J Cardiol. 1983 Nov 10;52(9):27D-33D. doi: 10,1016/0002-9149(83)90639-2. PMID: 6356863.

129. Johnsson G. Alprenolol in hypertension. Acta Med Scand Suppl. 1974;554:5-7. doi: 10,1111/j.0954-6820,1974.tb02507.x. PMID: 4593675.

130. Mancia G, Kjeldsen SE, Kreutz R, Pathak A, Grassi G, Esler M. Individualized Beta-Blocker Treatment for High Blood Pressure Dictated by Medical Comorbidities: Indications Beyond the 2018 European Society of Cardiology/European Society of Hypertension Guidelines. Hypertension. 2022 Jun;79(6):1153-1166. doi: 10,1161/HYPERTENSIONAHA.122.19020, Epub 2022 Apr 5. PMID: 35378981.

131. Mahfoud F, Wang J, Ray S. The current position of □-blockers in hypertension: guidelines and clinical practice. Curr Med Res Opin. 2024;40(sup1):25-32. doi: 10,1080/03007995.2024.2318003. Epub 2024 Apr 10, PMID: 38597066.

132. Cruickshank JM. Are we misunderstanding beta-blockers. Int J Cardiol. 2007 Aug 9;120(1):10-27. doi: 10,1016/j.ijcard.2007.01.069. Epub 2007 Apr 12. PMID: 17433471.

133. Guarracino F, Cortegiani A, Antonelli M, Behr A, Biancofiore G, Del Gaudio A, Forfori F, Galdieri N, Grasselli G, Paternoster G, Rocco M, Romagnoli S, Sardo S, Treskatsch S, Tripodi VF, Tritapepe L. The role of beta-blocker drugs in critically ill patients: a SIAARTI expert consensus statement. J Anesth Analg Crit Care. 2023 Oct 23;3(1):41. doi: 10,1186/s44158-023-00126-2. PMID: 37872608; PMCID: PMC10591347.

134. Cruickshank JM. The Role of Beta-Blockers in the Treatment of Hypertension. Adv Exp Med Biol. 2017;956:149-166. doi: 10,1007/5584_2016_36. PMID: 27957711.

135. Heliste M, Pettilä V, Berger D, Jakob SM, Wilkman E. Beta-blocker treatment in the critically ill: a systematic review and meta-analysis. Ann Med. 2022 Dec;54(1):1994-2010, doi: 10,1080/07853890,2022.2098376. PMID: 35838226; PMCID: PMC9291706.

136. Senussi MH. Beta-Blockers in the Critically Ill: Friend or Foe? J Am Coll Cardiol. 2021 Sep 7;78(10):1012-1014. doi: 10,1016/j.jacc.2021.07.006. PMID: 34474732; PMCID: PMC9458104.

137. Puymirat E, Riant E, Aissaoui N, Soria A, Ducrocq G, Coste P, Cottin Y, Aupetit JF, Bonnefoy E, Blanchard D, Cattan S, Steg G, Schiele F, Ferrières J, Juillière Y, Simon T, Danchin N. β blockers and mortality after myocardial infarction in patients without heart failure: multicentre prospective cohort study. BMJ. 2016 Sep 20;354:i4801. doi: 10,1136/bmj.i4801. Erratum in: BMJ. 2016 Oct 17;355:i5602. doi: 10,1136/bmj.i5602. PMID: 27650822; PMCID: PMC5029148.

Fármacos que Atuam em Receptores Colinérgicos e Anticolinérgicos na UTI

Paulo César Gottardo • Jorge Luis dos Santos Valiatti

INTRODUÇÃO

Fármacos que modulam os receptores colinérgicos e anticolinérgicos são fundamentais no manejo de diversas condições críticas na Unidade de Terapia Intensiva (UTI). Eles agem predominantemente no sistema nervoso autônomo, influenciando funções como a frequência cardíaca, controle de secreções, motilidade gastrointestinal e contratilidade muscular. A correta utilização desses fármacos pode ser decisiva no tratamento de bradicardias severas, intoxicações, reversão de bloqueios neuromusculares e na otimização da ventilação e secreções em pacientes críticos. Recentemente, estudos têm sugerido a importância de monitorar a carga anticolinérgica em pacientes da UTI para evitar efeitos colaterais como xerostomia, que afeta significativamente o conforto dos pacientes.

IMPLICAÇÕES NOS PACIENTES CRÍTICOS

Inúmeras situações clínicas envolvendo drogas que atuam em Receptores Colinérgicos e Anticolinérgicos apresentam uma ação direta no comportamento do paciente crítico. O que é envolvido desde o comportamento funcional cognitivo, a mobilidade gastrointestinal, ao controle hemodinâmico e ventilatório. O que implica em potenciais causas de internação, a medidas para controle de sintomas e manutenção de vida.

FÁRMACOS COLINÉRGICOS NA UTI

Neostigmina

A neostigmina é um inibidor reversível da acetilcolinesterase que aumenta a disponibilidade de acetilcolina nas sinapses do sistema nervoso autônomo, promovendo a contração muscular lisa, especialmente no trato gastrointestinal. Essa característica faz da neostigmina uma opção terapêutica eficaz em várias condições de dismotilidade gastrointestinal e reversão de bloqueio neuromuscular induzido por anestésicos. Em pacientes críticos, a neostigmina tem sido utilizada principalmente no manejo de pseudo-obstruções intestinais, como a síndrome de Ogilvie, além de promover peristaltismo em pacientes com dismotilidade gastrointestinal grave, como na pancreatite aguda severa. Evidências mais recentes sugerem que o monitoramento da atividade da acetilcolinesterase em pacientes sob anestesia pode ser crucial para prever desequilíbrios autonômicos.

- **Mecanismo de Ação:** A neostigmina atua inibindo a enzima acetilcolinesterase, o que aumenta os níveis de acetilcolina nas junções neuromusculares. Essa elevação da acetilcolina resulta na estimulação dos receptores muscarínicos, promovendo a contração do músculo liso gastrointestinal, além de reversão do bloqueio neuromuscular causado por relaxantes musculares não despolarizantes.

- **Farmacocinética e Farmacodinâmica:** A neostigmina tem início de ação rápido, com meia-vida variando de 30 a 110 minutos. Sua administração pode ser por via intravenosa em bolus ou em infusão contínua, sendo rapidamente metabolizada pelo fígado e excretada pelos rins. No caso de uso para reversão de bloqueio neuromuscular, os efeitos são observados em 10 a 20 minutos após a administração.

- **Indicações e Posologias**

- **Reversão de bloqueio neuromuscular não despolarizante:** Dose recomendada entre 0,02 a 0,07mg/kg IV, em conjunto com um agente anticolinérgico, como a atropina ou glicopirrolato.

- **Tratamento de pseudo-obstrução colônica (síndrome de Ogilvie):** 2mg IV em bolus ou 2,5mg em infusão contínua por 60 minutos, ajustado conforme a resposta clínica do paciente.

- **Dismotilidade gastrointestinal em pancreatite aguda severa:** 0,5mg a 1mg administrado duas vezes ao dia, ajustado conforme necessidade clínica.

- **Cuidados na Insuficiência Renal e Hepática:** A dose de neostigmina deve ser ajustada em pacientes com insuficiência renal grave, sendo recomendado reduzir a dose pela metade para pacientes com clearance de creatinina entre 10 a 50mL/min, e administrando 25% da dose usual em pacientes com clearance < 10 mL/min. Para pacientes em diálise, recomenda-se monitoramento cuidadoso, mas não são necessárias reduções de dose. Não há recomendações específicas para ajuste de dose em pacientes com insuficiência hepática.

- **Cuidados na Gestação:** O uso de neostigmina durante a gravidez deve ser feito com cautela, uma vez que a segurança em gestantes não foi amplamente estudada. No entanto, há relatos de uso seguro em situações específicas, com monitoramento rigoroso dos efeitos adversos.

- **Efeitos Adversos Mais Comuns/Graves:** Os efeitos adversos mais frequentemente observados incluem bradicardia, salivação excessiva, náuseas, vômitos e broncoespasmo. Casos graves de bradicardia podem exigir o uso de atropina para reversão imediata.

- **Cuidados Específicos e Monitorização:** É essencial monitorar a frequência cardíaca dos pacientes, especialmente durante o uso de bolus intravenoso, devido ao risco de bradicardia. O uso de atropina deve estar prontamente disponível em casos de emergência. Em infusões contínuas, recomenda-se a monitorização de parâmetros gastrointestinais, como volume de resíduos gástricos, e a redução do diâmetro do cólon em pacientes com pseudo-obstrução.

- **Principais Interações Medicamentosas:** A neostigmina pode interagir com agentes bloqueadores neuromusculares, especialmente aqueles de ação prolongada, como o rocurônio e o vecurônio, além de interagir com anticolinérgicos, como a atropina, utilizada para prevenir a bradicardia induzida.

FÁRMACOS ANTICOLINÉRGICOS

Atropina

A atropina é um agente anticolinérgico que atua como um antagonista competitivo dos receptores muscarínicos, inibindo primariamente a atividade parassimpática. Esse mecanismo a torna útil em diversas situações clínicas, incluindo o manejo da bradicardia, intoxicação por organofosforados e a redução de secreções em pacientes intubados. Derivada historicamente da *Atropa belladonna*, a atropina continua sendo essencial em muitos cenários de cuidados críticos, embora seu papel tenha evoluído ao longo dos anos.

- **Mecanismo de Ação:** A atropina exerce seus efeitos ao inibir competitivamente a acetilcolina nos receptores muscarínicos, especialmente nos músculos lisos, tecidos cardíacos e estruturas glandulares. Ao inibir a estimulação parassimpática, a atropina promove o predomínio simpático, resultando em aumento da frequência cardíaca, redução de secreções brônquicas e relaxamento da musculatura lisa. Esses efeitos são especialmente úteis na reversão da bradicardia e no controle dos sintomas muscarínicos em casos de intoxicação.

- **Farmacocinética e Farmacodinâmica:** A atropina é rapidamente absorvida após a administração intravenosa (IV), com efeitos de pico ocorrendo dentro de minutos. Sua meia-vida varia entre 2 a 4 horas, dependendo da função renal e hepática. A droga é metabolizada no fígado e excretada principalmente pelos rins. Os efeitos farmacodinâmicos são dose-dependentes, com pequenas doses (<0,5mg) podendo causar bradicardia paradoxal devido a estimulação vagal central, enquanto doses maiores resultam em taquicardia e efeitos antimuscarínicos significativos.

- **Indicações e Posologia:** A atropina é indicada para o tratamento da bradicardia, especialmente em situações emergenciais, sendo geralmente administrada na dose de 0,5 a 1mg IV a cada 3-5 minutos, até a dose máxima de 3mg. Em casos de intoxicação por organofosforados, doses maiores são necessárias, com a titulação baseada na resposta clínica para controle dos sintomas.

- **Bradicardia Sintomática:** A atropina é amplamente utilizada no manejo de bradicardia sintomática, particularmente em casos emergenciais. Bradicardia sinusal é definida como uma frequência cardíaca abaixo de 60 bpm, e muitas vezes é associada a alterações hemodinâmicas como hipotensão, síncope ou fadiga extrema. A atropina atua antagonizando a ação da acetilcolina nos receptores muscarínicos, levando ao aumento da frequência cardíaca. A dose recomendada é de 0,5mg IV, repetida a cada 3-5 minutos, até uma dose máxima de 3mg. Em casos de bradicardia severa, doses abaixo de 0,5mg podem, paradoxalmente, agravar a bradicardia devido a estimulação vagal. A eficácia da atropina pode ser limitada em pacientes com bloqueios de segundo grau tipo II ou bloqueio atrioventricular de terceiro grau, assim como em pacientes transplantados cardíacos, onde a inervação vagal está ausente.

- De acordo com as diretrizes atualizadas do Advanced Cardiac Life Support (ACLS), a administração de atropina é recomendada em pacientes com bradicardia sintomática em doses de 1mg IV repetidas a cada 3-5 minutos, com dose máxima de 3mg. Esta abordagem visa restaurar a frequência cardíaca adequada e melhorar a perfusão dos órgãos críticos. Além disso, é enfatizada a importância da monitorização contínua e do suporte com compressões torácicas adequadas, se necessário, antes da intervenção farmacológica.

- **Intoxicação por Organofosforados e Agentes Muscarínicos:** A atropina é amplamente utilizada no tratamento da intoxicação por organofosforados, que inibem irreversivelmente a acetilcolinesterase, resultando em acúmulo de acetilcolina e no consequente desenvolvimento de uma "crise colinérgica". A dose inicial recomendada de atropina é de 1 a 2mg intravenosa (IV), repetida a cada 5 a 10 minutos até a atropinização, ou seja, até que os sintomas muscarínicos sejam controlados (redução de secreções brônquicas, taquicardia e dilatação pupilar). Em casos graves, pode ser necessário o uso de doses significativamente maiores, com relatos de doses que chegam a 75mg, conforme necessário, até o controle total dos sintomas. Infusões contínuas de atropina podem ser indicadas após a atropinização inicial para manter a estabilidade clínica e controlar a produção excessiva de secreções e a bradicardia. Em casos de intoxicação grave, quando o tratamento é atrasado ou a exposição é extrema, doses mais altas de atropina e infusões contínuas são essenciais. Além disso, o uso de pralidoxima, um reativador de colinesterase, pode ser combinado com a atropina para prevenir o processo de envelhecimento da ligação irreversível entre o organofosforado e a acetilcolinesterase.

- **Uso em Anestesia para Redução de Secreções:** Embora a atropina possa ser utilizada para reduzir secreções salivares e respiratórias antes da intubação ou durante procedimentos cirúrgicos, ela não é recomendada de forma rotineira. Sua dose para esse efeito é geralmente de 0,5 a 1mg IV, intramuscular (IM), ou subcutânea (SC), administrada 30 a 60 minutos antes do procedimento. A administração pode ser repetida a cada 4 a 6 horas, se necessário, com uma dose máxima total de 3mg por procedimento.

- **Intoxicação por Cogumelos Muscarínicos:** A atropina também pode ser utilizada no manejo de intoxicação por cogumelos que contenham muscarina. A dose inicial recomendada é de 1 a 2mg IV, repetida conforme necessário para controlar sintomas como hipersecreção, bradicardia e broncoespasmo. A dose deve ser titulada com base na resposta clínica, visando a reversão dos sintomas.

- **Pretenção em Intubação Rápida (RSI – Rapid Sequence Intubation):** Em situações onde há risco de bradicardia durante a intubação, especialmente em crianças ou com o uso de fármacos como a succinilcolina, a atropina pode ser administrada de forma profilática. A dose recomendada para adultos é de 0,5mg IV, administrada 3 a 5 minutos antes da indução da anestesia. Em crianças, a dose é de 0,02mg/kg (com uma dose mínima de 0,1mg e máxima de 0,5mg).

- **Cuidados na Insuficiência Renal e Hepática:** Em pacientes com insuficiência renal ou hepática, a atropina deve ser usada com cautela. Embora não existam ajustes de dose específicos fornecidos pelos fabricantes, é recomendável o monitoramento rigoroso desses pacientes para sinais de acúmulo ou toxicidade, uma vez que a droga é excretada principalmente pelos rins.

- **Uso na Gestação:** A atropina é classificada como um fármaco de categoria B para gestação, indicando que não há evidências de malformações fetais em estudos com animais, mas faltam estudos adequados em humanos. A atropina atravessa a barreira placentária e pode causar taquicardia fetal, sendo necessário o monitoramento fetal quando utilizada durante a gravidez.

- **Efeitos Adversos:** Os efeitos adversos mais comuns incluem boca seca, visão borrada, taquicardia e retenção urinária. Reações graves podem incluir delírio, alucinações ou arritmias cardíacas, especialmente em doses mais elevadas. A titulação cuidadosa e o monitoramento são essenciais para evitar esses desfechos.

- **Cuidados Específicos e Monitorização** Pacientes recebendo atropina, especialmente em cuidados críticos, devem ser monitorados quanto à frequência cardíaca, pressão arterial e sinais de excitação do sistema nervoso central, como delírio ou agitação. Em pacientes com doenças cardíacas preexistentes, especialmente doença isquêmica, a atropina deve ser administrada com cautela, devido ao risco de aumentar a demanda de oxigênio no miocárdio.

- **Principais Interações Medicamentosas** A atropina pode interagir com outros anticolinérgicos, potencializando seus efeitos, e com fármacos como a digoxina, o que pode exacerbar a bradicardia. O uso concomitante com beta-bloqueadores deve ser monitorado de perto, devido ao risco de efeitos opostos sobre a frequência cardíaca.

Glicopirrolato

O glicopirrolato atua bloqueando os receptores muscarínicos no sistema nervoso parassimpático, especialmente os subtipos M1 e M3. Isso inibe a ligação da acetilcolina, diminuindo os efeitos do sistema parassimpático, como aumento das secreções e broncoconstrição. Essa inibição resulta em broncodilatação e redução das secreções glandulares.

- **Farmacocinética e Farmacodinâmica:** A absorção do glicopirrolato é rápida, com início de ação em 1-2 minutos após administração intravenosa (IV). Sua meia-vida de eliminação varia de 1,7 a 3 horas, sendo eliminado principalmente pelos rins. O glicopirrolato apresenta baixa penetração no sistema nervoso central, o que minimiza os efeitos colaterais centrais.

- **Indicações e Posologias:** As principais indicações incluem:

- **Redução de secreções:** 0,1-0,2mg IV administrados conforme necessário, ou 4 mcg/kg IM antes da indução anestésica.

- **Tratamento de DPOC:** Via inalatória, 25-50mcg, duas vezes ao dia.

- **Cuidados na Insuficiência Renal e Hepática:** Pacientes com insuficiência renal podem necessitar de ajustes de dose, uma vez que a eliminação do glicopirrolato é significativamente reduzida em casos de disfunção renal. Para pacientes com insuficiência hepática, não são necessários ajustes específicos, pois o metabolismo hepático do glicopirrolato é mínimo.

- **Cuidados na Gestação:** O glicopirrolato está classificado na categoria B para uso durante a gestação. Estudos em animais não demonstraram risco fetal, mas os dados em humanos são limitados. Seu uso deve ser avaliado cuidadosamente durante a gestação, especialmente em casos de tratamentos prolongados.

- **Efeitos Adversos Mais Comuns/Graves:** Os efeitos adversos mais comuns incluem boca seca, constipação e visão turva. Efeitos graves, como retenção urinária, taquicardia e confusão, podem ocorrer, principalmente em doses elevadas ou em pacientes idosos.

- **Cuidados Específicos e Monitorização:** Recomenda-se a monitorização rigorosa de pacientes com histórico de retenção urinária, glaucoma ou doenças cardíacas. A monitorização deve incluir a avaliação das secreções, frequência cardíaca e função renal, particularmente em pacientes de risco.

- **Principais Interações Medicamentosas:** O glicopirrolato pode potencializar os efeitos de outros medicamentos anticolinérgicos, aumentando o risco de efeitos adversos. O uso concomitante com opioides pode agravar a constipação e a retenção urinária. Além disso, deve-se evitar o uso com medicamentos que interfiram no sistema nervoso central, como os benzodiazepínicos.

Ipratrópio

O ipratrópio é um agente anticolinérgico utilizado principalmente para o tratamento de condições respiratórias como asma e Doença Pulmonar Obstrutiva Crônica (DPOC). Ele atua bloqueando a ação da acetilcolina nos receptores colinérgicos, promovendo broncodilatação e inibição das secreções mucosas. Embora seja amplamente usado por via inalatória, sua aplicação nasal também é útil no manejo de rinite alérgica e resfriados.

- **Mecanismo de Ação:** O ipratrópio bloqueia os receptores muscarínicos no músculo liso das vias aéreas e nas glândulas seromucosas, resultando em broncodilatação e redução da secreção nasal. Isso ocorre pela inibição da ação da acetilcolina, um neurotransmissor do sistema parassimpático, no receptor M3.

- **Farmacocinética e Farmacodinâmica:** Após administração inalatória, o início de ação do ipratrópio ocorre em 15 minutos, com um pico de efeito entre 1 a 2 horas. Sua duração de ação varia de 2 a 4 horas para a formulação inalatória e de até 7 a 8 horas em alguns pacientes. A absorção sistêmica é mínima, com aproximadamente 7% da dose inalada sendo absorvida. O metabolismo ocorre por hidrólise do éster, resultando em metabó-

litos inativos, sendo excretados principalmente pela urina (50%).

- **Indicações e Posologias**
  - o **Asma e DPOC**: Para exacerbações agudas da asma e da DPOC, o ipratrópio pode ser utilizado em combinação com agonistas beta-2 de curta ação. A dose recomendada varia entre 0,5mg a cada 20 minutos por via nebulizada, ou 2 a 4 inalações com espaçador a cada 20 minutos.
  - o **Rinite alérgica e resfriado comum**: No tratamento da rinite alérgica e sintomas de resfriado comum, utiliza-se a formulação nasal com dose de 42 mcg por spray, administrada 2 a 4 vezes ao dia.

- **Cuidados na Insuficiência Renal e Hepática:** Não há recomendações específicas de ajuste de dose para pacientes com insuficiência renal ou hepática, pois a absorção sistêmica do ipratrópio é limitada. No entanto, recomenda-se cautela no uso.

- **Cuidados na Gestação:** Estudos em modelos animais não demonstraram efeitos adversos significativos, e a exposição sistêmica ao fármaco após inalação é mínima. O uso durante a gravidez deve ser avaliado considerando os benefícios maternos em comparação aos possíveis riscos fetais.

- **Efeitos Adversos mais Comuns/Graves:** os mais comuns são cefaleia (6%), tosse (3%), boca seca (2-4%), disgeusia (1%). Enquanto que os mais graves são reações de hipersensibilidade, incluindo anafilaxia, broncoespasmo paradoxal, glaucoma de ângulo fechado, retenção urinária e aumento da pressão intraocular.

- **Cuidados Específicos e Monitorização:** Pacientes devem ser monitorados quanto a sinais de retenção urinária, aumento da pressão intraocular (especialmente em pacientes com glaucoma) e broncoespasmo paradoxal. Além disso, é importante evitar o contato do medicamento com os olhos, pois pode causar midríase e aumento da pressão ocular.

- **Principais Interações Medicamentosas:** O ipratrópio pode potencializar o efeito anticolinérgico de outros agentes com ação semelhante, como os antidepressivos tricíclicos. A interação com outros broncodilatadores pode resultar em maior risco de efeitos adversos.

Escopolamina (Hioscina)

A escopolamina, também conhecida como hioscina, é um agente anticolinérgico amplamente utilizado para o controle de náuseas, vômitos e como antiespasmódico. Ela age bloqueando a ação da acetilcolina nos receptores muscarínicos, o que resulta na redução de secreções e controle de espasmos do trato gastrointestinal e geniturinário. Além disso, é empregada no manejo de secreções respiratórias e na profilaxia de enjoos de movimento e náuseas pós-operatórias.

- **Mecanismo de Ação:** A escopolamina atua como antagonista muscarínico, bloqueando os receptores da acetilcolina nos músculos lisos, glândulas secretoras e sistema nervoso central. Sua ação parassimpaticolítica aumenta o débito cardíaco, seca as secreções, antagoniza a histamina e a serotonina e inibe a atividade vagal no nódulo SA, resultando em aumento da frequência cardíaca.
- **Farmacocinética e Farmacodinâmica:** Quando administrada por via transdérmica, a escopolamina é absorvida gradualmente ao longo de 6 a 8 horas, enquanto a administração parenteral resulta em ação rápida, com início em cerca de 15 minutos. A droga possui um volume de distribuição amplo, estimado em 128L para a forma butilbromida. Após a administração, é metabolizada no fígado, com menos de 10% da dose transdérmica sendo excretada inalterada pela urina, sendo a principal via de excreção pelas fezes. A meia-vida terminal da escopolamina é de 9,5 horas para a formulação transdérmica e de 1 a 3,5 horas para a formulação injetável.
- **Indicações e Posologias:** apesar de ser classicamente utilizada para controle de sintomas gastrointestinais, sua ação pode possibilitar o controle de secreções em pacientes em cuidados paliativos, ou com outras motivações que denotem em sialorreia.
  - o **Enjoo de movimento**: Um adesivo transdérmico (1mg/72 horas) deve ser aplicado atrás da orelha pelo menos 4 horas antes da exposição ao estímulo, com duração de 3 dias.
  - o **Náuseas e vômitos pós-operatórios**: O adesivo transdérmico (1mg/72 horas) deve ser aplicado 1 a 2 horas antes da cirurgia e removido 24 horas após o procedimento.
  - o **Espasmos gastrointestinais e geniturinários**: Na forma parenteral (butylbromida), a dose varia de 10 a 20mg, podendo ser repetida a cada 30 minutos até o máximo de 100mg/dia.
- **Cuidados na Insuficiência Renal e Hepática:** Para a formulação transdérmica, não há necessidade de ajuste de dose para a função renal, mas é recomendada cautela e monitorização frequente em pacientes com insuficiência renal grave, devido ao risco aumentado de efeitos adversos no sistema nervoso central. Em pacientes com insuficiência hepática recomenda-se cautela devido ao risco elevado de efeitos adversos.
- **Cuidados na Gestação:** A escopolamina atravessa a placenta, sendo contraindicada para pacientes com pré-eclâmpsia grave. Há relatos de convulsões após uso intravenoso e intramuscular em gestantes. Durante a amamentação, pode estar presente no leite materno e afetar a produção de leite, especialmente com uso repetido.

- **Efeitos Adversos Mais Comuns:** Os mais comuns são xerostomia (29% a 67%), tontura (12%), e sonolência (8% a 17%). Enquanto que os mais graves podem incluir delírios, psicose aguda, amnésia, alucinações, ataxia e delírio. Pode apresentar sintomas de retirada, os quais podem se manifestar como tontura, fadiga, cefaleia e náuseas.
- **Cuidados Específicos e Monitorização:** Monitorização de temperatura corporal, frequência cardíaca, diurese e pressão intraocular. Especial atenção deve ser dada ao estado mental, especialmente em idosos e pacientes com histórico de psicose, devido ao risco de exacerbação dos sintomas.
- **Principais Interações Medicamentosas**
- **Inibidores da acetilcolinesterase:** Podem reduzir os efeitos terapêuticos da escopolamina.
- **Anticolinérgicos relevantes clinicamente**: O uso concomitante pode aumentar o risco de efeitos adversos anticolinérgicos.
- **Depressores do SNC**: Podem intensificar a sedação e depressão respiratória.

Propantelina

A propantelina é um agente anticolinérgico utilizado para bloquear a ação da acetilcolina nos receptores pós-ganglionares do sistema nervoso parassimpático. Seu principal uso terapêutico é como adjuvante no tratamento de úlceras pépticas, ajudando a reduzir a motilidade gastrointestinal e as secreções gástricas.

- **Mecanismo de Ação:** A propantelina atua bloqueando competitivamente a ação da acetilcolina nos receptores colinérgicos muscarínicos, inibindo a motilidade gastrointestinal e reduzindo as secreções das glândulas salivares e gástricas. Isso resulta na diminuição do tônus muscular liso e na redução da secreção glandular, efeitos desejados no tratamento de distúrbios gástricos como úlceras.
- **Farmacocinética e Farmacodinâmica:** A propantelina possui um tempo de meia-vida de aproximadamente 1,6 horas e atinge o pico plasmático em cerca de 1 hora após a administração oral. Sua duração de ação é de aproximadamente 6 horas. A droga é metabolizada no fígado por hidrólise em metabólitos inativos, sendo excretada pela urina, com cerca de 70% excretados como metabólitos.
- **Indicações e Posologias:** Indicada como terapia adjuvante no tratamento de úlceras pépticas, a dose recomendada é de 15mg administrada três vezes ao dia antes das refeições e 30mg ao deitar. A dose pode ser ajustada de acordo com a resposta e a tolerância do paciente. A sua aplicação tópica no tratamento da sialorreia pode ser uma alternativa de elevada eficácia, sobretudo no contexto de cuidados paliativos.

Seção III • Farmacologia do Sistema Nervoso Autônomo

- **Cuidados na Insuficiência Renal e Hepática:** Não há ajustes de dose específicos recomendados pelo fabricante para pacientes com insuficiência renal ou hepática. No entanto, é recomendado o uso com cautela nessas populações devido à falta de dados conclusivos.
- **Cuidados na Gestação:** Estudos de reprodução animal não foram realizados para determinar os efeitos da propantelina durante a gestação. O uso durante a gravidez deve ser avaliado cuidadosamente, considerando os potenciais benefícios e riscos.
- **Efeitos Adversos Mais Comuns e Graves:** Os efeitos adversos mais comuns incluem boca seca (xerostomia), constipação, visão turva, e retenção urinária. Efeitos adversos graves podem incluir taquicardia, palpitações, confusão mental e anafilaxia.
- **Cuidados Específicos e Monitorização:** Pacientes devem ser monitorados para sinais de efeitos adversos anticolinérgicos, como constipação severa, retenção urinária, e sintomas de confusão ou sedação. Recomenda-se cautela especial em pacientes com doenças cardiovasculares, neuropatias, ou que apresentem condições como hipertireoidismo ou insuficiência hepática.
- **Principais Interações Medicamentosas:** A propantelina pode interagir com inibidores da acetilcolinesterase, diminuindo sua eficácia terapêutica. Outras interações importantes incluem aumento dos efeitos anticolinérgicos quando combinada com agentes como amantadina, benzatropina, e oxibutinina, bem como aumento dos riscos de constipação e retenção urinária quando combinada com opioides.

CRISES COLINÉRGICAS E ANTICOLINÉRGICAS: MECANISMOS, DIAGNÓSTICO E MANEJO NA PRÁTICA CLÍNICA

A intoxicação anticolinérgica é uma emergência comum, especialmente quando múltiplos compostos com propriedades anticolinérgicas são ingeridos. Esses compostos inibem a ligação da acetilcolina aos receptores muscarínicos, provocando um conjunto de sintomas conhecidos, como vasodilatação cutânea, anidrose, hipertermia, midríase, delírio e retenção urinária. O manejo dessa intoxicação envolve cuidados de suporte, como estabilização das vias aéreas e monitorização cardíaca. Em casos graves, a fisostigmina, um inibidor da colinesterase, pode ser usada para reverter os efeitos anticolinérgicos centrais e periféricos. No entanto, o uso da fisostigmina é contraindicado em casos de overdose de antidepressivos tricíclicos, devido ao risco de complicações cardíacas.

A síndrome anticolinérgica central (SAC) ocorre frequentemente na anestesia e nos cuidados intensivos, sendo induzida por vários agentes anestésicos, como benzodiazepínicos, opiáceos ou anestésicos inalatórios halogenados. A apresentação clínica inclui agitação, alucinações e depressão respiratória, semelhante à intoxicação por atropina. Essa condição se torna particularmente perigosa em pacientes sob ventilação mecânica, dificultando o desmame da ventilação. O diagnóstico pode ser confirmado e tratado com fisostigmina, que auxilia na restauração da transmissão colinérgica central. A SAC requer manejo cuidadoso, especialmente durante a sedação prolongada em UTI.

Por outro lado, crises colinérgicas podem ocorrer quando inibidores da acetilcolinesterase, como a galantamina, são administrados em excesso. Este estudo de caso descreve uma paciente que ingeriu uma dose excessiva de galantamina, resultando em uma crise colinérgica caracterizada por miose, salivação excessiva e hipóxia grave. Curiosamente, apesar da crise, os níveis de colinesterase sérica permaneceram normais, possivelmente devido à inibição seletiva da acetilcolinesterase, sem afetar a butirilcolinesterase. Este caso ressalta a necessidade de intervenção imediata, com manejo das vias aéreas e administração de carvão ativado para prevenir a absorção adicional do medicamento.

MODULAÇÃO DA VIA ANTI-INFLAMATÓRIA COLINÉRGICA

Novos achados apontam que a ativação da via anti-inflamatória colinérgica pode ser uma abordagem terapêutica promissora no manejo de condições inflamatórias graves, como a sepse e a síndrome do desconforto respiratório agudo (SDRA). Fármacos como a dexmedetomidina têm se mostrado eficazes na modulação dessa via, ajudando a reduzir a inflamação e melhorar os resultados clínicos em modelos pré-clínicos. Além disso, a utilização de células estromais mesenquimais também foi explorada para ativar essa via em modelos de lesão pulmonar, sugerindo uma possível estratégia para pacientes com SDRA.

ALTERAÇÕES DA COLINESTERASE E DELIRIUM PÓS-OPERATÓRIO

O delirium pós-operatório é uma complicação comum em pacientes idosos submetidos a cirurgias, especialmente as de grande porte, como as cardíacas. Estudos indicam que alterações nos níveis de acetilcolinesterase e butirilcolinesterase podem estar diretamente associadas ao risco de desenvolvimento de delirium nesses pacientes. A monitorização perioperatória desses níveis tem sido proposta como uma ferramenta útil para identificar pacientes em risco e ajustar a terapia de forma proativa.

CONCLUSÃO

Os fármacos que atuam em receptores colinérgicos e anticolinérgicos desempenham um papel essencial no manejo de diversas condições críticas na UTI. A compreensão detalhada dos seus mecanismos de ação, farmacocinética, e aplicações clínicas é fundamental para garantir um tratamento eficaz e seguro. Desde o manejo de bradicardias severas com atropina até a reversão de bloqueio neuromuscular com neostigmina, cada agente tem um papel específico que pode ser potencialmente salvador para o paciente crítico. O manejo cuidadoso das crises colinérgicas e anticolinérgicas, além da modulação da via anti-inflamatória colinérgica, também destaca a importância desses fármacos em cenários de alta complexidade. A aplicação criteriosa desses medicamentos, associada ao monitoramento constante, garante a otimização do tratamento e a prevenção de complicações, o que é crucial para a evolução clínica dos pacientes.

PONTOS-CHAVE

- **Introdução aos fármacos colinérgicos e anticolinérgicos na UTI**
  - o Importância dos fármacos no sistema nervoso autônomo.
  - o Relevância para o manejo de pacientes críticos.
- **Implicações clínicas nos pacientes críticos**
  - o Impacto no controle hemodinâmico, gastrointestinal e ventilatório.
- **Fármacos Colinérgicos na UTI**
  - o Neostigmina: uso na reversão de bloqueio neuromuscular e dismotilidade gastrointestinal.
- **Fármacos Anticolinérgicos na UTI**
  - o **Atropina:** manejo da bradicardia, intoxicação por organofosforados, e redução de secreções.
  - o **Glicopirrolato:** controle de secreções e DPOC.
  - o **Ipratrópio:** manejo da DPOC e asma.
  - o **Escopolamina:** tratamento de espasmos e controle de secreções.
  - o **Propantelina:** adjuvante no tratamento de úlceras pépticas e sialorreia.
- **Crises Colinérgicas e Anticolinérgicas**
  - o Mecanismos, diagnóstico, e manejo clínico.
  - o Tratamento de intoxicações e síndrome anticolinérgica central.
- **Modulação da Via Anti-inflamatória Colinérgica**
  - o Impacto no manejo de sepse e SDRA.
  - o Exploração de novas terapias baseadas na via anti-inflamatória.
- **Alterações da Colinesterase e Delirium Pós-Operatório**
  - o Relação entre níveis de colinesterase e o risco de delirium pós-operatório em pacientes idosos.

BIBLIOGRAFIA

1. Smedley LW, et al. Safety and Efficacy of Intermittent Bolus and Continuous Infusion Neostigmine for Acute Colonic Pseudo-Obstruction. J Intensive Care Med. 2020;35(10):1039-43.
2. Sun H, et al. Efficacy and safety of neostigmine on treating gastrointestinal dysmotility in severe acute pancreatitis patients: study protocol for a randomized controlled trial. Trials. 2023;24:88.
3. He W, et al. Randomized controlled trial: neostigmine for intra-abdominal hypertension in acute pancreatitis. Crit Care. 2022;26:52.
4. El-Tamalawy MM, et al. Efficacy and Safety of Neostigmine Adjunctive Therapy in Patients with Sepsis or Septic Shock. Front Pharmacol. 2022;13:855764.
5. Paredes S, et al. Neostigmine versus Sugammadex for Neuromuscular Blockade Reversal in Patients with a Prior Heart Transplant. Anaesthesiol Intensive Ther. 2023;55(1):46-51.
6. Gholipour Baradari A, et al. A Double-Blind Randomized Clinical Trial Comparing the Effect of Neostigmine and Metoclopramide on Gastric Residual Volume in Mechanically Ventilated ICU Patients. Acta Inform Med. 2016;24(6):385-9.
7. Neostigmine: Drug information. UpToDate. 2024.
8. Carron M, et al. Impact on Grafted Kidney Function of Rocuronium-Sugammadex vs Cisatracurium-Neostigmine Strategy for Neuromuscular Block Management. Perioper Med. 2022;11:3.
9. Smedley LW, et al. Neostigmine for Treating Acute Colonic Pseudo-Obstruction in Neurocritically Ill Patients. J Clin Neurol. 2021;17(4):563-9.
10. Rahat-Dahmardeh A, et al. Comparing the Effect of Neostigmine and Metoclopramide on Gastric Residual Volume in Mechanically Ventilated Patients in ICU: A Double-Blind Randomized Clinical Trial. Biomed Res Int. 2021;2021:5550653.
11. McLendon K, Preuss CV. Atropine. In: StatPearls [Internet]. Treasure Island (FL): StatPearls Publishing; 2024.
12. Carvalho PR, et al. Hypertensive emergency secondary to atropine. Hipertens Riesgo Vasc. 2024;41:58-61.
13. Li Y, Gao J, Jiang L, Sun C, Hong H, Yu D. Severe hypertensive response to atropine therapy for bradycardia associated with dexmedetomidine. Clin Pharmacol. 2024;16:27-31.
14. Holmberg MJ, Moskowitz A, Wiberg S, et al. Guideline removal of atropine and survival after adult in-hospital cardiac arrest with a non-shockable rhythm. Resuscitation. 2019;137:69-77.
15. Achamallah N, Fried J, Love R, et al. Pupillary light reflex is not abolished by epinephrine and atropine during ACLS. J Intensive Care Med. 2021;36(4):459-465.
16. Atropine (ophthalmic): Drug information. UpToDate. Available from: https://www.uptodate.com.
17. Atropine (systemic): Drug information. UpToDate. Available from: https://www.uptodate.com.
18. Atropine (ophthalmic): Drug information. UpToDate. Available from: https://www.uptodate.com.
19. Atropine (systemic): Drug information. UpToDate. Available from: https://www.uptodate.com.
20. 20Sinus Bradycardia. UpToDate. 2024. Available from: https://www.uptodate.com/contents/sinus-bradycardia
21. Seltzer JA, Friedland S, Friedman NA, et al. Accidental organophosphate poisoning: A case series of 2 pediatric coumaphos exposures. JACEP Open. 2022;3.
22. Yao R, Yao S, Ai T, Huang J, Liu Y, Sun J. Organophosphate Pesticides and Pyrethroids in Farmland of the Pearl River Delta, China: Regional Residue, Distributions and Risks. Int J Environ Res Public Health. 2023;20(2):1017.
23. Baker E, Southern C, Martinez J. Atropine sulfate as a continuous intravenous infusion for the treatment of organophosphate toxicity in a cat. J Feline Med Surg Open Rep. 2024;10(2):20551169241249637.
24. Connors NJ, Harnett ZH, Hoffman RS. Comparison of Current Recommended Regimens of Atropinization in Organophosphate Poisoning. J Med Toxicol. 2014;10(2):143-147.
25. Bowell L, Williams MT. Atypical organophosphate poisoning and a successful case of prolonged intubation in a low-resource newly developed intensive care unit in rural Zambia. BMJ Case Rep. 2024;17(2).
26. Gautam VK, Kamath SD. Study of Organophosphorus Compound Poisoning in a Tertiary Care Hospital and the Role of Peradeniya Organophosphorus Poisoning Scale as a Prognostic Marker of the Outcome. J Assoc Physicians India. 2022;70(4):11-12.

27. Adeyinka A, Muco E, Regina AC, Pierre L. Organophosphates. StatPearls [Internet]. Treasure Island (FL): StatPearls Publishing; 2024.
28. Bird S, Stolbach A, Ganetsky M. Organophosphate and carbamate poisoning. UpToDate. 2024. Available from: https://www.uptodate.com
29. Elmer J, Walls RM, Page RL, Grayzel J. Advanced cardiac life support (ACLS) in adults. UpToDate. 2024. Available from: https://www.uptodate.com\
30. Zader JA, Jörres RA, Mayer I, Alter P, Bals R, Watz H, et al. Effects of triple therapy on disease burden in patients of GOLD groups C and D: results from the observational COPD cohort COSY-CONET. BMC Pulm Med. 2024;24(1):103.
31. Glycopyrrolate (glycopyrronium) (systemic): Drug information. In: UpToDate. 2024.
32. Glycopyrrolate (glycopyrronium) (topical): Drug information. In: UpToDate. 2024.
33. Glycopyrrolate (glycopyrronium) (oral inhalation): Drug information. In: UpToDate. 2024.
34. Ipratropium (nasal): Drug information. UpToDate. Disponível em: https://www.uptodate.com.
35. Ipratropium (oral inhalation): Drug information. UpToDate. Disponível em: https://www.uptodate.com.
36. Scopolamine (hyoscine). Drug information. UpToDate. 2024.
37. Propantheline (United States and Canada: Not available): Drug information. UpToDate, 2024.
38. Su MK, Goldman M, Burns MM, Hendrickson RG. Anticholinergic poisoning. UpToDate. Sep 11, 2024. Disponível em: https://www.uptodate.com
39. Schneck HJ, Rupreht J. Central anticholinergic syndrome in anesthesia and intensive care. Acta Anaesthesiol Belg. 1989;40(3):219-28.
40. Suzuki A, Mayahara T, Katayama T, Arai H, Matsuura K, Nagata K, Maruo E. Cholinergic crisis with normal serum cholinesterase levels due to excessive galantamine ingestion: a case report. JMA J.

41. 2024;7(2):292-4. DOI: 10.31662/jmaj.2023-0170. Disponível em: https://www.jmaj.jp/
41. Brzezinski-Sinai Y, Zwang E, Plotnikova E, Halizov E, Shapira I, Zeltser D, et al. Cholinesterase activity in serum during general anesthesia in patients with or without vascular disease. Sci Rep. 2021;11(1):16687.
42. Chung J, Tjia J, Zhang N, O'Connor BT. Anticholinergic burden and xerostomia in critical care settings. Dimens Crit Care Nurs. 2023;42(6):310-318.
43. Kho W, von Haefen C, Paeschke N, Nasser F, Endesfelder S, González-López A, et al. Dexmedetomidine restores autophagic flux and modulates the cholinergic anti-inflammatory pathway upon LPS-treatment in rats. J Neuroimmune Pharmacol. 2022;17:261–276.
44. Zhang X, Wei X, Deng Y, Yuan X, Shi J, Huang W, et al. Mesenchymal stromal cells alleviate acute respiratory distress syndrome through the cholinergic anti-inflammatory pathway. Signal Transduct Target Ther. 2022;7:307.
45. Zajonz TS, Kunzemann C, Schreiner AL, Beckert F, Schneck E, Boening A, et al. Potentials of acetylcholinesterase and butyrylcholinesterase alterations in postoperative delirium after coronary artery bypass surgery: an observational trial. J Clin Med. 2023;12(16):5245.
46. Kiryachkov Y.Y., Bosenko S.A., Muslimov B.G., Petrova M.V. Dysfunction of the autonomic nervous system and its role in the pathogenesis of septic critical illness (review). Sovremennye tehnologii v medicine 2020; 12(4): 106, https://doi.org/10.17691/stm2020.12.4.12
47. Wang W, Xu H, Lin H, Molnar M, Ren H. The role of the cholinergic anti-inflammatory pathway in septic cardiomyopathy. Int Immunopharmacol. 2021;90:107160. doi: 10.1016/j.intimp.2020.107160.
48. Hoover DB. Cholinergic modulation of the immune system presents new approaches for treating inflammation. Pharmacol Ther. 2017 Nov;179:1-16. doi: 10.1016/j.pharmthera.2017.05.002. Epub 2017 May 18. PMID: 28529069; PMCID: PMC5651192.

8

Farmacologia Aplicada e Interações Medicamentosas dos Bloqueadores Neuromusculares

Marciano de Sousa Nóbrega • Maria Letícia Ferreira de Sousa Nóbrega

INTRODUÇÃO

A história dos bloqueadores neuromusculares (BNM) remonta há mais de 500 anos, com os primeiros relatos vindos das expedições à Amazônia. Em 1516, Pietro Martire d'Anghier escreve em seu livro Orbe Novo (o Novo Mundo) a morte de soldados espanhóis com flechas "envenenadas" durante uma exploração na América do Sul e no Caribe. Em 1595, Sir Walter Raleigh investiga essas flechas e identifica a "toxina" extraída das plantas denominado Ouri, traduzido no idioma europeu com várias versões como Urari, Wouari e no final ficou o termo curare. Em 1914, Henry Hallett Dale identifica a acetilcolina (Ach) como um neurotransmissor da união neuromuscular. Somente em 1935, Harold King isola a tubocurarina de uma amostra de curare, descrevendo-a como uma molécula com dois grupos de amônio quaternário. Em 1938, nos laboratórios Squibb & Sons, foi obtido um produto chamado "Intocostrin", de uma única planta, o *Chondrodendrum tomentosum*, com ação paralisante muscular. O primeiro uso de um bloqueador neuromuscular foi em 1940, quando Bennet usou o Intocostrin para prevenir os acidentes da convulsoterapia. Em 1942, Griffith usou o curare pela primeira vez usado como auxiliar da anestesia geral.

O termo "bloqueio neuromuscular" se refere especificamente ao bloqueio da transmissão por aqueles medicamentos que interagem com receptores de acetilcolina localizados na face pós-juncional das placas terminais motoras dos músculos estriados.

MECANISMO DE AÇÃO

Placa mioneural

A estrutura da junção neuromuscular (JNM) é composta por três componentes:

1) o terminal nervoso pré-sináptico (ou pré-juncional), contendo vesículas sinápticas (preenchidas com Ach) e mitocôndrias;

2) a fenda sináptica, que contém a lâmina basal onde a acetilcolinesterase está anexada; e

3) o pós-sináptico (ou pós-juncional), uma membrana muscular que se opõe ao terminal nervoso, que é altamente enovelada e cujas dobras aumentam a área de superfície da membrana plasmática do músculo na região pós-sináptica.

Os receptores de acetilcolina (AchRs) estão concentrados nas cristas dessas dobras (opondo-se diretamente às zonas ativas da membrana pré-sináptica na qual as vesículas sinápticas são agrupadas) e os canais de sódio dependentes de tensão são presentes nas calhas das dobras, conforme mostrado na **Figura 8.1**.

Os receptores pré-juncionais estão envolvidos na facilitação da inibição da liberação de acetilcolina, por modulação do influxo de Ca^{2+}. O receptor colinérgico nicotínico pós-juncional consiste em um complexo pentamérico de subunidades (α, α, β, γ, δ) dispostas para formar um canal de íons. Eles estão configurados com um canal de íons central que abre quando a subunidade α se liga a Ach. A Ach contida nas vesículas sinápticas é coberta por proteínas da membrana vesicular que são responsáveis pelo transporte, fusão e liberação da Ach. Durante a neurotransmissão, o potencial de ação iniciado pelo neurônio motor (impulso) é propagado até o terminal nervoso, abrindo os canais de cálcio dependente de voltagem, que aumentam o Ca^{2+} intracelular e liberam Ach na fenda sináptica.

A contração muscular ocorre quando a Ach liberada se liga aos AchRs no músculo, causando despolarização da placa terminal, propagando-a por todo o músculo através dos canais de sódio. O Ca^{2+} atrai os filamentos de actina aos de miosina, fazendo com que um deslize sobre o outro o que desencadeia o processo contrátil. O Ca^{2+}, após uma fração de segundos, é transportado de volta ao retículo sarcoplasmático, havendo o término da contração. As moléculas de Ach são instantaneamente hidrolisadas pela acetilcolinesterase na fenda sináptica e o potencial de ação encerrado. Normalmente, o que é liberado e o número de receptores são maiores que o mínimo necessário para iniciar a contração muscular, o que permite uma margem extraordinária de segurança para uma neurotransmissão eficaz.

prolongada da região da placa terminal, resultando em dessensibilização do AchR, inativação dos canais de Na^+, aumento da permeabilidade ao K^+ em torno da membrana, produzindo a falta de geração de potencial de ação e bloqueio neuromuscular. Após a liberação da SCH na fenda sináptica, ocorre a hidrolisação de forma rápida pela pseudocolinesterase, também chamada butirilcolinesterase ou colinesterase plasmática, mecanismo responsável por sua meia vida curta, conforme mostrado na **Figura 8.2**.

Em situações, como portadores de doenças hepáticas, hipotireoidismo, câncer, realização de plasmaférese, uso de quimioterápicos e intoxicação por organofosforados, pacientes idosos, grávidas e pacientes com pseudocolinesterase atípica, a duração do bloqueio pode estar aumentada por diminuição da colinesterase plasmática.

Atualmente, seu uso é indicado apenas para situações específicas de emergência, como laringoespasmo, intubação traqueal em sequência rápida, controle de convulsões associadas a anestésicos locais ou procedimentos de ultracurta duração: eletroconvulsoterapia, redução de fraturas, exames de imagem.

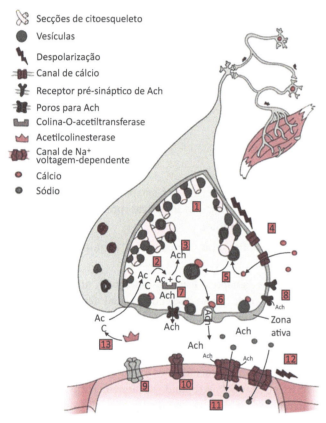

Figura 8.1. Vesículas presas ao citoesqueleto; 2. Acetilação da colina pela colina-O-acetil-transferase; 3. Acetilcolina (Ach) entrando ativamente nas vesículas; 4. Despolarização do axônio abrindo canais de cálcio (Ca^{2+}); 5. $Ca2^*$ libera vesículas do citoesqueleto; 6. Vesícula de Ach na zona ativa, liberando Ach para a fenda sináptica; 7. Ach livre liberada por poros; 8. Receptores pré-sinápticos de Ach geram feedback positivo; 9 e 10. Receptores nicotínicos; 11. Ach liga-se a cada subunidade alfa, abrindo o receptor e permitindo entrada de sódio (Na^*), que gera pequeno potencial; 12. Potencial gerado pelo Na^* abre o canal de Na^* voltagem-dependente, que desencadeia a despolarização; 13. Quebra da Ach pela acetilcolinesterase (AchE). Imagem de: Murilo Bastos Meira, Universidade Federal de Sergipe em Farmacologia Aplicada em Medicina Intensiva, 2011, Editora Roca Ltda.

BLOQUEADORES NEUROMUSCULARES DESPOLARIZANTES

Succinilcolina (SCH)

A SCH é o único BNM despolarizante disponível para uso clínico, sendo composto de duas moléculas de Ach ligadas através de um radical metil acetato. Produz despolarização

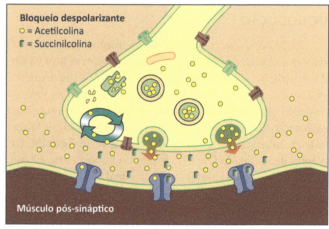

Figura 8.2. Ação da SCH na placa mioneural. (Miller, 2019)

As doses variam com a idade devido à variabilidade individual em pacientes pediátricos comparadas com as de adulto e a intensa resposta a pequenas doses. Doses de 2 a 3mg/kg, em neonatos (<1 mês) e lactentes (1 mês a 2 anos); 1,5 a 2mg/kg, nas crianças (2 a 11 anos) são superiores as preconizadas para adultos (0,6 a 1,0mg/kg). Reações adversas podem ocorrer e, quando exacerbadas podem produzir efeitos sistêmicos graves. **Quadro 8.1**.

Algumas drogas e condições clínicas modificam a liberação e ação da Ach na fenda sináptica, podendo prolongar ou retardar e até mesmo intensificar o bloqueio neuromuscular, **Tabela 8.1**. A fasciculação causada pela succinilcolina gera um aumento no potássio sérico de 0,5 a 1mEq/L sem produzir efeitos adversos sistêmicos, mas deve ser evitado em situações em que existe risco de hiperpotassemia prévia, como injúria renal. Algumas situações podem elevar exageradamente os níveis de potássio sérico e risco de arritmias e colapso cardíaco, sendo

Quadro 1. Efeitos adversos da Succinilcolina

- Arritmias cardíacas: bradicardia sinusal, ritmo juncional, parada sinusal.
- Fasciculações e mialgia.
- Hipercalemia.
- Mioglobinúria.
- Aumento da pressão: intraocular, intracraniana, intragástrica.
- Trismo.
- Hipertermia maligna.

contraindicação absoluta à succinilcolina nessas situações, **Tabela 8.1**. Em casos de queimaduras graves e traumas extensos o período crítico em que a succinilcolina é contraindicada varia de 24 a 72 horas após o trauma, até 6 a 12 meses depois, devendo evitar-se o uso da SCH. Nestes casos, o ideal é utilizar drogas adespolarizantes, sendo necessário doses maiores devido à resistência decorrente da proliferação de receptores (*up-regulation*) associada a uma diminuição na sensibilidade dos receptores pós-sinápticos de Ach. O mesmo acontece com pacientes com imobilização prolongada, que apresentam atrofia por desuso, o que leva a proliferação de receptores extrajuncionais (*up-regulation*), assim como uso de corticosteroides e BNMAs em pacientes críticos podem levar também a *up-regulation* por uma denervação farmacológica.

Bloqueadores Adespolarizantes

Os bloqueadores não despolarizantes ou adespolarizantes (BNMA) são drogas que agem competindo com a Ach por subunidades α nos receptores colinérgicos nicotínicos pós-juncionais e inibindo alterações na permeabilidade aos íons, impedindo a despolarização, com consequente ausência de contração do músculo. **Figura 8.3**.

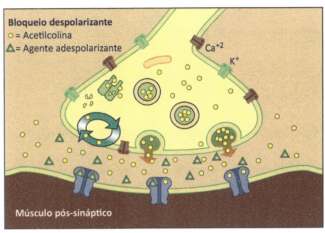

Figura 8.3. Ação dos BNMA

Ação dos BNMA na placa mioneural (Miller, 2019)

A classificação dos BNMA é realizada de acordo sua estrutura química (esteroides, benzilisoquinolínicos, fumaratos e outros compostos), do tempo de início de ação ou conforme o tempo de duração da ação (fármacos com longa, intermediária ou curta duração) em doses equipotentes, como pode ser visto no **Quadro 8.2**.

Alguns fatores podem influenciar a ação dos BNMA, prolongando ou diminuindo sua duração de ação e também intensificando o bloqueio.

Drogas que potencializam a ação dos BNMs

- Anestésicos locais:
  - Lidocaína.
- Antibióticos:
  - Aminoglicosídeos (tobramicina, gentamicina, amicacina); polimixina, clindamicina, tetraciclina.
- Antiarrítmicos:
  - Procainamida, quinidina.
- Magnésio;
- Bloqueadores dos canais de cálcio;
- Betabloqueadores;
- Ciclofosfamida;
- Dantrolene;
- Diuréticos:
  - Furosemida;
  - Tiazídicos.
- Carbonato de lítio;
- Ciclosporina.

Tabela 8.1. Patologias que aumentam risco de hipercalemia e resistência a agentes bloqueadores neuromusculares não despolarizantes

Fatores pré-juncionais	Fatores pós-juncionais
Desenervação de neurônios motores superiores ou inferiores: trauma medular, paraplegias	Doença inflamatória sistêmica com proteólise e perda muscular
	Doenças neurológicas associadas a déficits motores: esclerose múltipla, esclerose lateral amiotrófica, doença de Parkinson grave, síndrome de Guillain-Barré, polineuropatia, encefalite
Envenenamento por toxina botulínica, tétano	Atrofia por desuso e imobilização prolongada (sepse e tempo prolongado de UTI)
Infusão crônica de magnésio	Traumatismos/tumor muscular direto
	Lesão por queimadura (>30% da superfície corpórea)
	Uso prolongado de agente bloqueador neuromuscular

Quadro 8.2. Características farmacológicas dos bloqueadores neuromusculares

Agente	Duração	ED95 (mg/kg)	Dose de intubação (mg/kg)	Tempo de início (min)	Dose de infusão (µg/kg/min)	Duração (min)	Eliminação
Succinilcolina	Ultracurta	0,3	1-1,2	0,5-1s	NF	10-12	Colinesterase plasmática.
Rocurônio	Intermediária	0,3	0,6 (1,2 em sequência rápida)	1,5-3 (1 para dose de indução rápida)	5-12	20-70	Hepático (90%) e rins (10%). Sem metabólito ativo.
Pancurônio	Longa	0,07	0,1	3-5	0,8-1,7	60-100	Hepático (15%) e rins (85%).
Vecurônio	Intermediária	0,05	0,08-0,1	3-5	0,8-1,7	20-40	Hepático (60%) e rins (40%).
Cisatracúrio	Intermediária	0,05	0,15	4-7	1-3	35-50	Eliminação de Hofmann. Renal.
Atracúrio	Intermediária	0,25	0,5	3-5	10-20	30-45	Eliminação de Hofmann..
Mivacúrio	Curta	0,08	0,25	2-3	5-6	12-20	Metabolizado pela colinesterase plasmática.
Doxacúrio	Longa	0,025	0,03-0,06	5-10	NA	40-120	Renal.
Gantacúrio	Ultracurta	0,19	0,2-0,5	1,7	NA	6-8	Ester Hidrólise.

Drogas que antagonizam a ação dos BNMs

- Fenitoína;
- Teofilina;
- Ranitidina;
- Carbamazepina;
- Exposição crônica aos BNMs.

Condições podem prolongar os efeitos dos agentes bloqueadores neuromusculares:

- Hipotermia;
- Distúrbios metabólicos;
- Hipercalcemia;
- Hipermagnesemia;
- Hipocalemia;
- Hipotermia;
- Acidose respiratória;
- Alcalose metabólica.

BNM EM TERAPIA INTENSIVA

O uso de BNMAs é útil na unidade de terapia intensiva (UTI), especialmente em casos de síndrome respiratória aguda grave (SDRA) durante a ventilação mecânica. É usado em cerca de 25-45% dos casos, principalmente para otimizar a ventilação mecânica, prevenir esforços respiratórios espontâneos, reduzir o trabalho respiratório e o consumo de oxigênio, assim como o risco de barotrauma e evitar a assincronia paciente-ventilador, segundo o **Quadro 8.3**. Com estas ações, observa-se um benefício na função pulmonar e o melhor recrutamento alveolar.

Em amostras de lavados broncos alveolares e sanguíneas de pacientes com SDRA em uso de BNMA, foi observada

Quadro 8.3. Efeitos dos BNM sobre a ventilação pulmonar. (Modificado de Lavarone, 2024).

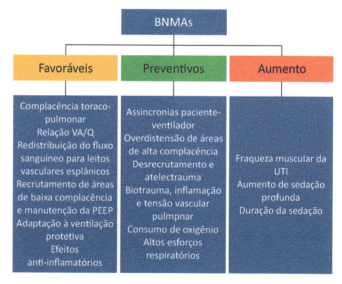

redução das concentrações de fator de necrose tumoral-α, interleucina (IL)-1β, IL-6 e IL-8 em comparação com pacientes sem uso, durante ventilação mecânica, o que pode representar um efeito anti-inflamatório destas substâncias.

Atualmente, o uso de bloqueio neuromuscular é preconizado em pacientes com SDRA grave (razão $PaO_2/FIO_2 \leqslant 100mmHg$), na fase inicial (recomendação condicional, baixa certeza), e que se limite o tempo de uso (<48 h desde o início da SDRA), mas não há recomendação para início tardio ou em casos de SDRA de menor gravidade. Análises de subgrupos de pacientes demonstraram uma redução na mortalidade para pacientes que receberam BNMAs em comparação com sedação profunda.

Outras considerações para implementação incluem a aplicação de protocolo de analgosedação e uso de bloqueadores neuromusculares, a seleção do agente e a duração da terapia. O atracúrio foi o primeiro bloqueador com metabolismo plasmático através da eliminação de Hoffman o que seria muito útil aos doentes críticos, mas seus efeitos colaterais cardiovasculares associados da liberação de histamina, com hipotensão, taquicardia fez diminuir sua indicação tanto em doses em bolus como em infusão contínua. O seu substituto foi o cisatracúrio, o mais recomendado BNM para uso em terapia intensiva no momento, podendo estar associado a efeitos pleiotrópicos, incluindo uma diminuição nas citocinas inflamatórias, ausência de liberação mínima de histamina e poucos efeitos cardiovasculares, além de ser mais potente do que o atracúrio, conforme **Quadro 8.4**.

O pancurônio foi usado por muitos anos, mas apresenta efeito vagolítico e tem meia-vida longa, tendo sido substituído por drogas de meia vida intermediária. É uma droga que não libera histamina, pode elevar a pressão arterial e aumento do consumo de oxigênio miocárdico.

O vecurônio foi a droga que veio em seguida ao pancurônio, tendo meia vida curta, boa estabilidade cardiovascular, baixa liberação de histamina, mas o efeito sinérgico com drogas de efeito bradicardizante, a excreção renal e hepática fez é um problema nos doentes críticos.

Rocurônio é um similar do vecurônio com menor efeito cardiovascular, não libera histamina e pode ser utilizado na intubação em sequência rápida. Também apresenta eliminação renal e hepática, fatores limitantes em pacientes críticos.

Na UTI, os BNMAs também são usados para intubação de emergência, em caso de *status asmaticus*, em casos de intracraniana ou intra-abdominal elevada, ou de hipotermia terapêutica após parada cardíaca relacionada à fibrilação ventricular e outras patologias, ou intervenções terapêuticas de forma condicionada e limitada a curtos períodos de duração, normalmente nas fases iniciais da terapia, que necessite um repouso da musculatura da parede torácica ou abdominal, ou até mesmo a paralisia generalizada para reduzir consumo de oxigênio e facilitar a monitorização e atividades terapêuticas.

O uso dos BNMA em UTI esteve associado por muito tempo a disfunção neuromuscular, levando a redução do seu uso com o tempo, mas ainda não foi totalmente elucidado essa correlação e existem muitos fatores envolvidos na etiologia desta disfunção.

As principais indicações do uso de BNMs em terapia intensiva são:

- Intubação endotraqueal;
- Hipotermia terapêutica após parada cardíaca;

Quadro 8.4. Efeitos adversos clínicos dos bloqueadores neuromusculares

Substância	Gânglios Autônomos	Receptores Muscarínicos Cardíacos	Liberação de Histamina
Substância Despolarizante			
Succinilcolina	Estimula	Estimula – bradicardia em crianças	Discreta
Compostos Benzilisoquinolínicos			
Mivacúrio	Nenhum	Nenhum	Discreta
Atracúrio	Nenhum	Nenhum	Discreta
Cisatracúrio	Nenhum	Nenhum	Nenhuma
d-Tubocurarina	Bloqueia	Nenhum	Moderada
Compostos Esteroidais			
Vecurônio	Nenhum	Nenhum	Nenhuma
Rocurônio	Nenhum	Bloqueia fracamente	Nenhuma
Pancurônio	Nenhum	Bloqueio moderado -Taquicardia	Nenhuma

- Síndrome do desconforto respiratório agudo;
- Controle da pressão intra-abdominal elevada;
- Hipertensão intracraniana;
- Estado asmático;
- Ventilação mecânica na SARA;
- Prevenção da assincronia paciente-ventilador em ventilação mecânica;
- Relaxamento muscular para procedimentos cirúrgicos;
- Terapia adjuvante para pacientes submetidos à terapia eletroconvulsiva Intubação em sequência rápida.

Monitorização do Uso dos BNMs

A sensibilidade aos BNMs apresenta variação de acordo com a musculatura, sendo o diafragma e a musculatura da laringe os músculos mais resistentes ao bloqueio, com necessidade de quase 90% dos receptores bloqueados para que sua força contrátil comece a diminuir. O músculo adutor do polegar começa a reduzir sua força com 75% dos receptores ocupados. Por esse motivo, a recuperação da musculatura envolvida na ventilação ocorre antes do adutor do polegar, tornando a monitorização por meio desse músculo muito confiável. A musculatura da faringe, da deglutição e de proteção das vias aéreas é a mais sensível ao efeito dos BNMs. Com isso, ao final da cirurgia, o paciente pode ter recuperado a capacidade de ventilar, mas ainda não ter recuperado a capacidade de proteger as vias aéreas contra aspiração e/ou obstrução.

Após o início do uso dos BNM em pacientes críticos o ideal é que se faça a vigilância contínua de suas ações de forma a evitar sobredosagem e uso desnecessário por longo tempo, sendo a melhor forma através da monitorização com estimulador de nervo periférico com estimulação TOF (tren-of-four), padrão de estimulação composto por uma sequência de 4 estímulos separados por 0,5 segundos e com frequência de 2hz cada um. O TOF é geralmente repetido a cada 10 a 15 segundos e a relação TOF (TOFR) é calculada dividindo a amplitude da quarta resposta (T4) pela amplitude da primeira resposta (T1), T4/T1. Diferente do estímulo simples nenhum valor de controle precisa ser determinado para a estimulação com TOF porque a sequência mede o relacionamento entre o quarto e o primeiro estímulo, servindo como seu próprio controle. No indivíduo não paralisado, a relação TOF é 1,0 (**Figura 8.4.**). Outras formas de monitorização são através de estímulo simples, estímulo tetânico, contagem pós-tetânica e estimulação *Double-burst*, mas estas formas são pouco utilizadas na terapia intensiva devido à suspensão antecipada muito antes da suspensão da sedação e analgesia.

Durante o bloqueio não despolarizante o TOF desaparece (a amplitude de T4 é menor que T1), tornando-se <1,0 (**Figura 8.4.**). Uma progressiva redução na amplitude de quatro estímulos é observada com a quarta contração sendo mais afetada. À medida que o bloqueio avança, a primeira resposta a desaparecer é a quarta contração, seguida pela terceira, segunda e finalmente pela primeira contração. Esta ordem de reaparecimento é revertida durante a fase de recuperação (T1 é a primeira contração a se recuperar). A contagem do TOF (TOFC) é definida como o número de respostas evocadas que pode ser detectado (0–4) e demonstra a quantidade de receptores bloqueados, sendo a intensidade de:

- TOFC de 1 = >95% dos receptores bloqueados.
- TOFC de 2 = 85 a 90% dos receptores bloqueados.
- TOFC de 3 = 80 a 85% dos receptores bloqueados.
- TOFC de 4 = 70 a 75% dos receptores bloqueados.

Os locais para uso são a região nervo ulnar no punho, a região frontal e a região pediosa (**Figura 8.5.**).

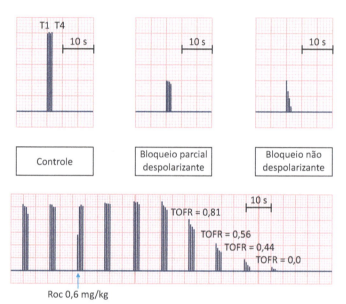

Figura 8.4. Gráfico do TOF e uso de rocurônio. (Naguib, 2017)

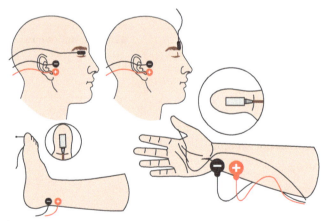

Figura 8.5. Locais para monitorização com estimulador de nervos. (Naguib, 2017)

ANTAGONISTAS DOS BLOQUEADORES NEUROMUSCULARES

Os anticolinesterásicos usados em anestesia são a **piridostigmina**, a **neostigmina** e o **edrofônio**. A **neostigmina** é a droga mais usada na anestesia no Brasil e sua dose é de 0,03 a 0,05mg, com pico de ação entre 5 e 10 minutos e duração de 60 a 100 minutos. Seu metabolismo é hepático (25-50%) e possui excreção renal (50-75%). A dose máxima preconizada é de 0,07mg/kg de neostigmina ou equivalente. Essas drogas só devem ser utilizadas quando existir recuperação parcial espontânea do bloqueio (2-3 respostas no TOF), o que ocorre de acordo com a meia-vida do bloqueador neuromuscular utilizado. Entre os efeitos colaterais, pelos efeitos muscarínicos encontram-se: salivação, miose, sudorese, lacrimejamento, aumento de secreções brônquicas, broncospasmo e aumento na motilidade intestinal.

O **sugamadex** é uma g-ciclodextrina com um anel composto de açúcares que se liga seletivamente ao rocurônio e vecurônio, promovendo a sua inativação. Liga-se também com menor afinidade ao pancurônio, não sendo indicado para seu antagonismo. A vantagem em relação aos anticolinesterásicos é a rápida reversão (2 a 5 minutos) com mínima variação interindividual, com capacidade de reversão de bloqueios intensos e profundos e a ausência de efeitos colaterais colinérgicos. A reversão ocorre em torno de 6 vezes mais rápido do que com neostigmine na dose de 2mg/kg e até 16 vezes com dose de 4mg/kg. As doses variam de acordo com o tempo em que foi administrado o bloqueador neuromuscular, de 2mg/kg quando já existe bloqueio parcial, 4mg/kg para bloqueios profundos e 16mg/kg para reversão imediata após injeção de bloqueador neuromuscular.**Pontos-chave**

- Utilizar BNM em casos selecionados pelo menor tempo possível.
- Utilizar analgésicos e sedativos antes e durante o bloqueio neuromuscular.
- Usar BNM despolarizantes ou adespolarizantes de ultracurta duração em situações de urgência, ou em procedimentos de ultracurta duração.
- O TOF não deve ser usado sozinho (sem avaliações clínicas) em pacientes que recebem infusão contínua de BNMAs.
- Protocolo de analgosedação e uso de BNMs devem ser utilizados para orientar a administração.

BIBLIOGRAFIA

1. Bases do Ensino da Anestesiologia/Editores: Airton Bagatini, Luiz Marciano Cangiani, Antônio Fernando Carneiro e Rogean Rodrigues Nunes Rio de Janeiro: Sociedade Brasileira de Anestesiologia/SBA, 2016. 1216 p.; 28cm.
2. Bowman WC. Neuromuscular block. British Journal of Pharmacology. 2006 Jan;147(S1).
3. Brunello AG, Haenggi M, Wigger O, Porta F, Takala J, Jakob SM. Usefulness of a clinical diagnosis of ICU-acquired paresis to predict outcome in patients with SIRS and acute respiratory failure. Intensive Care Med. (2010) 36:66–74.
4. Brunton, L.L. Goodman & Gilman: As Bases Farmacológicas da Terapêutica. 12ª ed. Rio de Janeiro: McGraw-Hill, 2012.
5. Farmacologia aplicada cm medicina intensiva/Gerson Luiz de Macedo, Luiz Fernando dos Reis Falcão. - São Paulo: Roca, 2011.
6. Forel JM, Roch A, Marin V, et al. Neuromuscular blocking agents decrease inflammatory response in patients presenting with acute respiratory distress syndrome. Crit Care Med 2006; 34: 2749e57.
7. Grasselli G, Calfee CS, Camporota L, Poole D, Amato MBP, Antonelli M, et al. ESICM guidelines on acute respiratory distress syndrome: definition, phenotyping and respiratory support strategies. Intensive Care Medicine, 2023 Jun 16;49(7):727–59.
8. Hraiech S, Yoshida T, Annane D, Duggal A, Fanelli V, Gacouin A, et al. Myorelaxants in ARDS patients. Intensive Care Medicine. 2020 Nov 7;46(12):2357–72.
9. Hristovska AM, Duch P, Allingstrup M, Afshari A. Efficacy and safety of sugammadex versus neostigmina in reversing neuromuscular blockade in adults. Cochrane Database of Systematic Reviews. 2017 Aug 14;2017(9).
10. Iavarone IG, Al-Husinat L, Vélez-Páez JL, Robba C, Silva PL, Rocco PRM, et al. Management of Neuromuscular Blocking Agents in Critically Ill Patients with Lung Diseases. Journal of Clinical Medicine. 2024 Feb 19;13(4):1182.
11. JP LIMONGI · 1946 O USO DO CURARE COM O AUXILIAR DA ANESTESIA. REVISTA DE MEDICINA — JULHO, 1946.
12. Manica, J. Anestesiologia: princípios e técnicas – 4. ed. – Porto Alegre: Artmed, 2018. ISBN 978-85-8271-463-8.
13. Martínez REA et al. Breve história de los bloqueadores neuromusculares. An Med ABC. 2021; 66 (3): 223-228.
14. Martyn JAJ, Sparling JL, Bittner EA. Molecular mechanisms of muscular and non-muscular actions of neuromuscular blocking agents in critical illness: a narrative review. British Journal of Anaesthesia. 2023 Jan;130(1):39–50.
15. Miller RD. Miller anestesia et al. - 8. ed. - Rio de Janeiro: Elsevier, 2019. ISBN 978-85-352-8391-4
16. Naguib M, Brull SJ, Johnson KB. Conceptual and technical insights into the basis of neuromuscular monitoring. Anaesthesia [Internet]. 2017 Jan;72(S1):16–37.
17. National Heart, Lung, and Blood Institute PETAL Clinical Trials Network, Moss M, Huang DT et al (2019) Early neuromuscular blockade in the acute respiratory distress syndrome. N Engl J Med 380:1997–2008.
18. Papazian L, Forel J-M, Gacouin A, et al. Neuromuscular blockers in early acute respiratory distress syndrome. N Engl J Med. 2010;363:1107–1116.
19. Qadir N, Sahetya S, Munshi L, Summers C, Abrams D, Beitler J, et al. An Update on Management of Adult Patients with Acute Respiratory Distress Syndrome: An Official American Thoracic Society Clinical Practice Guideline. American Journal of Respiratory and Critical Care Medicine [Internet]. 2024 Jan 1;209(1):24–36.
20. Renew JR, Ratzlaff R, Hernandez-Torres V, Brull SJ, Prielipp RC. Neuromuscular blockade management in the critically Ill patient. Journal of Intensive Care [Internet]. 2020 May 24;8(1).
21. Stoelting's pharmacology and physiology in anesthetic practice/ Steven Shafer, James P. Rathmell, Pamela Flood. — Fifth edition.
22. Wang W, Xu C, Ma X, Zhang X, Xie P. Intensive Care Unit-Acquired Weakness: A Review of Recent Progress with a Look Toward the Future. Frontiers in Medicine [Internet]. 2020 Nov 23; 7.

IV

Farmacologia do Sistema Nervoso Central

9

Farmacologia Aplicada ao Uso de Sedativos e Hipnóticos

Maykon Luis Santini • João Manoel Silva Jr.

INTRODUÇÃO

Sedativos e hipnóticos são classes de medicamentos amplamente utilizados na prática clínica, tanto em ambientes hospitalares, quanto ambulatoriais, para o manejo de diversas condições, incluindo insônia, ansiedade, indução anestésica e sedação em unidades de terapia intensiva (UTI). Esses agentes possuem mecanismos de ação distintos que modulam a atividade do sistema nervoso central, proporcionando efeitos que variam desde a simples sedação até a indução de estados hipnóticos profundos.

Entre os sedativos mais utilizados, o Propofol destaca-se por sua rápida indução e recuperação, sendo preferido em procedimentos de curta duração e em UTIs devido à sua capacidade de potencializar a ação do neurotransmissor ácido γ-aminobutírico (GABA) nos receptores GABA-A. Já o Etomidato é conhecido por sua rápida ação e menor impacto hemodinâmico, o que o torna uma opção segura para pacientes com comprometimento cardiovascular.

Os **Benzodiazepínicos** atuam também nos receptores GABA-A, sendo eficazes em uma ampla gama de indicações, desde a ansiedade até a sedação pré-operatória. A Cetamina, por outro lado, é um anestésico dissociativo, que antagoniza os receptores NMDA, proporcionando uma combinação única de sedação e analgesia, além de ser útil em contextos específicos devido ao seu perfil de efeitos colaterais e farmacocinética.

Os **Agonistas alfa2-adrenérgicos**, como a Dexmedetomidina, oferecem sedação com mínima depressão respiratória, sendo valiosos em procedimentos prolongados e no manejo de pacientes em ventilação mecânica. Por fim, o Zolpidem, um hipnótico da classe das imidazopiridinas, é amplamente utilizado para tratar distúrbios do sono, graças à sua seletividade pelos receptores GABA-A associados ao controle do sono, proporcionando uma indução eficaz do sono com menor risco de efeitos adversos no dia seguinte.

A compreensão detalhada desses agentes, seus mecanismos de ação e seus perfis de efeitos adversos é fundamental para a escolha apropriada do sedativo ou hipnótico em diferentes contextos clínicos, sempre considerando a individualidade e as condições clínicas do paciente.

PROPOFOL

O **propofol** é um agente anestésico intravenoso amplamente utilizado devido às suas propriedades rápidas de indução e recuperação do sono, além de ser preferido em procedimentos de curta duração e em Unidades de Terapia Intensiva (UTI). Seu mecanismo de ação principal envolve a potenciação da atividade do neurotransmissor ácido γ-aminobutírico (GABA) nos receptores GABA-A no sistema nervoso central, resultando em sedação e hipnose.

Os receptores GABA-A são canais iônicos ligados a receptores que medeiam a neurotransmissão inibitória no cérebro. Quando o GABA se liga aos receptores GABA-A, ocorre a abertura dos canais iônicos de cloro, resultando na hiperpolarização da membrana celular e na inibição da transmissão neuronal.

O propofol atua potencializando a ação do GABA nos receptores GABA-A. Especificamente, ele aumenta a duração da abertura dos canais de cloro mediados por GABA, o que resulta em uma maior hiperpolarização da membrana neuronal. Isso leva a um efeito sedativo e hipnótico significativo, contribuindo para a indução e manutenção da anestesia.

Além de potenciar a ação do GABA, o propofol também pode interagir com outros sistemas de neurotransmissão no cérebro, como os receptores de glutamato, embora seu efeito principal seja através da modulação dos receptores GABA-A.

Essa ação farmacológica do propofol nos receptores GABA-A explica sua eficácia como agente anestésico e sedativo, bem como seus efeitos colaterais, como a depressão respiratória e cardiovascular, que estão associados à sua potente ação depressora sobre o SNC.

106   **Seção IV** • Farmacologia do Sistema Nervoso Central

O propofol também exerce efeitos antieméticos. Sua farmacocinética inclui uma rápida distribuição para os tecidos periféricos seguida por uma eliminação hepática principalmente via metabolismo pelo sistema citocromo P450.

Efeitos adversos comuns incluem hipotensão, depressão respiratória e dor no local da injeção, enquanto reações raras incluem síndrome de infusão do propofol, caracterizada por acidose metabólica, rabdomiólise e insuficiência renal. O uso do propofol requer monitoramento cuidadoso da função cardiovascular e respiratória devido aos potentes efeitos depressores.

ETOMIDATO

O **etomidato** é um agente anestésico intravenoso com propriedades sedativas e hipnóticas rápidas, frequentemente utilizado para indução da anestesia geral. Seu principal mecanismo de ação envolve a potenciação da atividade do neurotransmissor ácido γ-aminobutírico (GABA) nos receptores GABA-A no sistema nervoso central.

Ao contrário de muitos outros anestésicos, o etomidato não atua diretamente no receptor GABA-A, mas aumenta a afinidade do receptor pelo GABA, facilitando a abertura dos canais de cloro e resultando em hiperpolarização da membrana celular. Esse efeito promove uma rápida indução de sono e sedação, tornando-o especialmente útil em procedimentos de curta duração e em situações em que uma recuperação rápida é desejada.

A farmacocinética do etomidato é caracterizada por uma rápida distribuição nos tecidos periféricos após administração intravenosa, seguida de uma eliminação rápida, principalmente através do metabolismo hepático. Isso contribui para sua curta duração de ação e rápida recuperação do paciente após a administração.

Efeitos adversos comuns incluem depressão respiratória, hipotensão transitória e dor no local da injeção, mas de forma bem menos pronunciada em relação ao propofol, sendo o etomidato conhecido por sua capacidade de manutenção da estabilidade hemodinâmica. A natureza lipofílica do etomidato também pode resultar em alterações transitórias nos lipídios séricos, embora essas mudanças geralmente não sejam clinicamente significativas. Vale mencionar que o etomidato inibe a enzima 11β-hidroxilase, o que pode causar supressão adrenal significativa, por 24 horas ou mais.

BENZODIAZEPÍNICOS

Os **benzodiazepínicos** exercem efeitos ansiolíticos, sedativos, hipnóticos, anticonvulsivantes e relaxantes musculares. Eles são amplamente utilizados no tratamento de distúrbios de ansiedade, insônia, convulsões e como medicação pré-operatória devido à capacidade de potenciar a neurotransmissão mediada pelo ácido γ-aminobutírico (GABA) nos receptores GABA-A no sistema nervoso central. Alguns exemplos de benzodiazepínicos utilizados na prática clínica:

- diazepam;

- midazolam;

- lorazepam;

- alprazolam; e

- clonazepam.

Seu mecanismo de ação envolve a potencialização dos receptores GABA-A: eles se ligam a sítios específicos nesses receptores, aumentando a afinidade do receptor pelo GABA. Isso facilita a abertura dos canais de cloro controlados por GABA, resultando em hiperpolarização da membrana celular e inibição da excitabilidade neuronal. Os diferentes fármacos da classe podem ter afinidades variadas por diferentes subunidades dos receptores GABA-A. Por exemplo, alguns podem ter maior afinidade por receptores contendo subunidades α1, associados a efeitos sedativos e hipnóticos, enquanto outros podem afetar subunidades α2-3, proporcionando efeitos ansiolíticos.

Quanto à farmacocinética, são administrados por via oral, intravenosa ou intramuscular, e são rapidamente absorvidos e distribuídos pelo organismo devido à lipossolubilidade. Eles são metabolizados no fígado por enzimas do sistema citocromo P450, resultando em metabólitos ativos ou inativos. A meia-vida dos benzodiazepínicos varia entre os diferentes agentes, influenciando a duração do efeito clínico e a frequência da administração.

Efeitos adversos importantes incluem sedação, tontura, ataxia e comprometimento cognitivo. O uso prolongado ou abuso de benzodiazepínicos pode levar à dependência física e psicológica, além de síndrome de abstinência quando interrompido abruptamente.

CETAMINA

A **cetamina** é um anestésico dissociativo com propriedades únicas que a distinguem de outros anestésicos. Seu mecanismo de ação envolve principalmente a antagonização dos receptores NMDA (N-metil-D-aspartato) no sistema nervoso central, mas também afeta outros sistemas de neurotransmissão.

Os receptores NMDA, importantes na transmissão sináptica e na modulação da plasticidade neuronal, são bloqueados seletivamente pela cetamina. Ao antagonizar esses receptores, a cetamina interfere na transmissão de sinais excitatórios no cérebro, resultando em um estado de anestesia dissociativa caracterizada por sedação profunda, analgesia, amnésia e catalepsia. Além do antagonismo dos receptores NMDA, a cetamina também pode afetar receptores opioides, receptores adrenérgicos e sistemas de neurotransmissão monoaminérgicos. Esses efeitos adicionais contribuem para sua complexa farmacologia e para os diferentes efeitos observados durante e após a administração.

Quanto à farmacocinética, é administrada geralmente por via intravenosa ou intramuscular devido à biodisponibilidade oral limitada. Após a administração, é rapidamente distribuída pelos tecidos e atravessa a barreira hematoencefálica, alcançando rapidamente o SNC. É metabolizada no fígado principalmente pelo sistema citocromo P450. A cetamina possui uma meia-vida curta, o que contribui para sua rápida recuperação pós-anestésica.

Efeitos adversos incluem náuseas, vômitos, tontura, aumento da pressão arterial e frequência cardíaca e sintomas dissociativos, como alucinações. O uso prolongado ou repetido de cetamina pode estar associado a problemas de saúde mental, como a síndrome da bexiga dolorosa e sintomas depressivos. Seu uso recreativo constitui problema de saúde pública em alguns países.

AGONISTAS ALFA2-ADRENÉRGICOS

Os **agonistas α2-adrenérgicos**, como a clonidina e a dexmedetomidina, ligam-se e ativam seletivamente os receptores α2-adrenérgicos pré-sinápticos no sistema nervoso central e periférico, o que resulta na inibição da liberação de neurotransmissores simpáticos, incluindo noradrenalina, levando a efeitos redutores da atividade simpática. Nos níveis centrais, os α2-agonistas exercem efeitos sedativos, analgésicos e ansiolíticos, sendo úteis no manejo da hipertensão, dor crônica, síndrome de abstinência de opioides e em procedimentos anestésicos. Perifericamente, eles podem causar vasoconstrição inicial seguida de vasodilatação, reduzindo a pressão arterial.

Vale a pena destacar que a dexmedetomidina é de 8 a 10 vezes mais seletiva aos receptores α2 que a clonidina. Seu perfil farmacológico distingue-se por proporcionar sedação semelhante à anestesia, com a vantagem de causar menos depressão respiratória do que outros sedativos. Além de seus efeitos sedativos e analgésicos, a dexmedetomidina possui propriedades ansiolíticas e amnésicas, sendo útil em ambientes de cuidados intensivos, procedimentos cirúrgicos e durante a ventilação mecânica.

Quanto à farmacocinética, são administrados por via oral, nasal, intravenosa ou transdérmica. Eles têm uma absorção variável e são metabolizados no fígado, com eliminação principalmente através dos rins. A clonidina, por exemplo, tem uma meia-vida curta, enquanto a dexmedetomidina possui uma meia-vida mais longa, influenciando a duração dos efeitos clínicos.

Efeitos adversos comuns incluem sedação, hipotensão, boca seca, constipação, retenção urinária e bradicardia. Em doses elevadas ou em casos de overdose, os agonistas α2-adrenérgicos podem causar depressão respiratória e coma.

ZOLPIDEM

O **zolpidem** é um fármaco sedativo-hipnótico da classe das imidazopiridinas, amplamente utilizado para o tratamento de distúrbios do sono, especialmente insônia de início e/ou manutenção. Seu perfil farmacológico destaca-se pela eficácia na indução do sono com um risco relativamente baixo de efeitos adversos durante o dia seguinte.

O zolpidem se liga seletivamente aos receptores GABA-A que contêm subunidades α1, localizados predominantemente nas áreas do cérebro envolvidas no controle do sono. Essa espe-

cificidade contribui para seus efeitos sedativos e hipnóticos sem afetar significativamente outros sistemas neurotransmissores. Como agonista dos receptores GABA-A, o zolpidem aumenta a neurotransmissão inibitória mediada pelo GABA, resultando em hiperpolarização neuronal e supressão da atividade cortical. Isso leva à indução e manutenção do sono.

O fármaco é administrado por via oral e é rapidamente absorvido no trato gastrointestinal. Possui uma meia-vida de eliminação curta, resultando em uma ação de curta duração que facilita seu uso para indução do sono sem efeitos residuais significativos pela manhã. É metabolizado no fígado e excretado principalmente pela urina.

Efeitos adversos mais comuns incluem sonolência, tontura, dor de cabeça, alterações no paladar e boca seca. O uso prolongado pode estar associado à dependência física e psicológica, portanto, o zolpidem geralmente é prescrito para uso a curto prazo.

Tabela 9.1. Relação de Hipnóticos e Sedativos

Fármaco	Mecanismo de Ação	Efeitos Colaterais
Propofol	Potenciação da atividade do GABA nos receptores GABA-A, aumentando a abertura dos canais de cloro.	Hipotensão, depressão respiratória, dor no local da injeção, síndrome de infusão do propofol.
Etomidato	Aumenta a afinidade do GABA pelos receptores GABA-A, facilitando a abertura dos canais de cloro.	Depressão respiratória, hipotensão transitória, dor no local da injeção, supressão adrenal.
Benzodiazepínicos	Potenciação dos receptores GABA-A, aumentando a afinidade do GABA e facilitando a abertura dos canais de cloro.	Sedação, tontura, ataxia, comprometimento cognitivo, dependência física e psicológica.
Cetamina	Antagonismo dos receptores NMDA e modulação de outros sistemas de neurotransmissão.	Náuseas, vômitos, tontura, aumento da pressão arterial, sintomas dissociativos, síndrome da bexiga dolorosa.
Dexmedetomidina	Ligação e ativação seletiva dos receptores α2-adrenérgicos, inibindo a liberação de neurotransmissores simpáticos.	Sedação, hipotensão, boca seca, constipação, retenção urinária, bradicardia, depressão respiratória (em overdose).
Zolpidem	Ligação seletiva aos receptores GABA-A contendo subunidades α1, aumentando a neurotransmissão inibitória.	Sonolência, tontura, dor de cabeça, alterações no paladar, boca seca, dependência física e psicológica.

ABUSO DE SEDATIVOS

Como citado anteriormente, o abuso de sedativos constitui problema significativo de saúde pública. Esses medicamentos são amplamente prescritos para tratar distúrbios como ansiedade, insônia e convulsões, com alto potencial de abuso e dependência. O abuso de sedativos pode levar a:

1. **Dependência física e psicológica:** o indivíduo precisa da droga para funcionar normalmente. A interrupção abrupta pode causar sintomas de abstinência severos, como ansiedade, tremores e convulsões.

2. **Overdose:** A combinação de sedativos com outras substâncias depressoras do sistema nervoso central, como álcool, aumenta significativamente o risco de overdose, que pode ser fatal devido à depressão respiratória.

3. **Impacto Cognitivo:** déficits cognitivos, incluindo problemas de memória e diminuição da capacidade de aprendizado e concentração.

4. **Impacto social e econômico:** dificuldades no trabalho, problemas familiares e aumento dos custos de saúde pública devido ao tratamento de overdoses e dependência.

Os principais fatores de risco para o abuso de sedativos incluem prescrição prolongada, história de abuso de substâncias, como álcool ou drogas; além de comorbidades psiquiátricas, como ansiedade e depressão. Para minimizar o abuso de sedativos, são necessárias várias estratégias, como a educação dos profissionais de saúde, monitoramento de prescrições e tratamento da dependência.

Médicos e outros profissionais devem ser educados sobre os riscos de dependência e abuso e sobre a cautela na prescrição. A implementação de programas de monitoramento pode ajudar a identificar padrões de prescrição inadequados e prevenir o abuso. Quando identificado abuso, programas de tratamento que incluem desintoxicação supervisionada, terapia comportamental e suporte social são essenciais para ajudar indivíduos a superar a dependência de sedativos.

PONTOS-CHAVE

- Os hipnóticos atuam, em sua maioria, no receptor GABA. Cetamina é um antagonista dos receptores NMDA e Clonidina e Dexmedetomidina são alfa2-agonistas adrenérgicos. A escolha do hipnótico deve ser baseada na indicação terapêutica e no perfil do paciente, respeitando sua individualidade e condição clínica.

- Os opioides se ligam aos receptores μ, κ e δ, modulando a liberação de neurotransmissores e inibindo a transmissão da dor. São analgésicos potentes, mas seu potencial de abuso demanda alta vigilância.

- O abuso de sedativos é um problema complexo que requer uma abordagem multifacetada. Embora esses medicamentos tenham um papel importante no tratamento de certos distúrbios, seu potencial de abuso e dependência não pode ser ignorado. A educação, a prescrição cautelosa e os programas de tratamento eficazes são fundamentais para enfrentar esse desafio de saúde pública.

BIBLIOGRAFIA

1. Sanna, E., Busonero, F., Talani, G., Carta, M., Massa, F., Peis, M., Maciocco, E., & Biggio, G. (2002). Comparison of the effects of zaleplon, zolpidem, and triazolam at various GABA(A) receptor subtypes. *European journal of pharmacology*, *451*(2), 103-110. https://doi.org/10.1016/s0014-2999(02)02191-x

2. Rudolph U, Knoflach F. Beyond classical benzodiazepines: novel therapeutic potential of GABAA receptor subtypes. Nat Rev Drug Discov. 2011 Jul 29;10(9):685-97. doi: 10.1038/nrd3502. PMID: 21799515; PMCID: PMC3375401.

3. Zanos P, Moaddel R, Morris PJ, Riggs LM, Highland JN, Georgiou P, Pereira EFR, Albuquerque EX, Thomas CJ, Zarate CA Jr, Gould TD. Ketamine and Ketamine Metabolite Pharmacology: Insights into Therapeutic Mechanisms. Pharmacol Rev. 2018 Jul;70(3):621-660. doi: 10.1124/pr.117.015198. Erratum in: Pharmacol Rev. 2018 Oct;70(4):879. doi: 10.1124/pr.116.015198err. PMID: 29945898; PMCID: PMC6020109.

4. Domino E. F. (2010). Taming the ketamine tiger. 1965. *Anesthesiology*, *113*(3), 678-684. https://doi.org/10.1097/ALN.0b013e3181e-d09a2

5. Shehabi, Y., Howe, B. D., Bellomo, R., Arabi, Y. M., Bailey, M., Bass, F. E., Bin Kadiman, S., McArthur, C. J., Murray, L., Reade, M. C., Seppelt, I. M., Takala, J., Wise, M. P., Webb, S. A., & ANZICS Clinical Trials Group and the SPICE III Investigators (2019). Early Sedation with Dexmedetomidine in Critically Ill Patients. *The New England journal of medicine*, *380*(26), 2506-2517. https://doi.org/10.1056/NEJMoa1904710

6. Licata, S. C., & Rowlett, J. K. (2008). Abuse and dependence liability of benzodiazepine-type drugs: GABA(A) receptor modulation and beyond. *Pharmacology, biochemistry, and behavior*, *90*(1), 74-89. https://doi.org/10.1016/j.pbb.2008.01.001

7. Brunton, L. L., Chabner, B., & Knollmann, B. C. (2011). Goodman & Gilman's: The Pharmacological Basis of Therapeutics (12ª ed.). New York: McGraw-Hill.

8. Katzung, B. G., Masters, S. B., & Trevor, A. J. (2012). Basic and Clinical Pharmacology (12ª ed.). New York: McGraw-Hill.

9. Shipton EA, Shipton EE, Shipton AJ. A Review of the Opioid Epidemic: What Do We Do About It? Pain Ther. 2018 Jun;7(1):23-36. doi: 10.1007/s40122-018-0096-7. Epub 2018 Apr 6. PMID: 29623667; PMCID: PMC5993689.

10. Kosten, T. R., & O'Connor, P. G. (2003). Management of drug and alcohol withdrawal. *The New England journal of medicine*, *348*(18), 1786-1795. https://doi.org/10.1056/NEJMra020617

11. Ashton H. (2005). The diagnosis and management of benzodiazepine dependence. *Current opinion in psychiatry*, *18*(3), 249-255. https://doi.org/10.1097/01.yco.0000165594.60434.84

12. Griffiths, R. R., & Johnson, M. W. (2005). Relative abuse liability of hypnotic drugs: a conceptual framework and algorithm for differentiating among compounds. *The Journal of clinical psychiatry*, *66 Suppl 9*, 31-41.

10

Analgésicos

Marcos Lopes de Miranda • Camille de Moura Balarini • Carlos Frederico Panisset Lanhas La Cava

INTRODUÇÃO

A dor, definida pela IASP (*International Association for the Study of Pain*) como uma experiência sensorial e emocional desagradável associada a lesões teciduais reais ou potenciais, é especialmente relevante na Medicina Intensiva, onde sua presença está frequentemente associada ao quadro clínico do paciente, intercorrências e complicações. Em pacientes críticos, o manejo inadequado da dor pode resultar em graves complicações, como ansiedade, agitação, hipoxemia, hipertensão, arritmias, isquemia miocárdica e maior risco de infecções nosocomiais, prolongando a internação e piorando os desfechos clínicos. A dor não controlada também pode desencadear hipermetabolismo, aumentando o consumo de oxigênio e exacerbando condições cardíacas e respiratórias subjacentes, o que contribui para uma maior taxa de mortalidade.

A prevalência da dor entre pacientes internados em Unidades de Terapia Intensiva (UTI) é alta, com causas multifatoriais, desde doenças de base graves até estímulos nocivos associados a intervenções necessárias para a monitorização e tratamento intensivo. Procedimentos como remoção de tubos torácicos, inserção de cateteres arteriais, aspiração traqueal e troca de curativos são particularmente dolorosos, requerendo analgesia oportuna e adequada para aliviar o sofrimento do paciente. A dor intensa e prolongada eleva o risco de desenvolvimento de síndromes de dor crônica, que podem persistir muito além da alta da UTI, afetando negativamente a qualidade de vida a longo prazo.

Diante desse cenário, o manejo da dor na UTI deve ser orientado por objetivos claros e centrados no paciente, visando proporcionar o maior conforto possível, minimizar os efeitos adversos dos fármacos e prevenir o desenvolvimento de síndromes de dor crônica. Para isso, é essencial que a dor seja tratada de forma proativa e personalizada, considerando as condições clínicas e as necessidades individuais de cada paciente.

NEUROFISIOLOGIA DA DOR

A nocicepção refere-se ao processo pelo qual os estímulos nocivos são detectados por receptores sensoriais especializados, os nociceptores. Localizados na pele, músculos e órgãos internos, esses receptores são ativados por lesões teciduais ou estímulos potencialmente prejudiciais, como calor, frio, pressão excessiva ou substâncias químicas. Após a ativação, os nociceptores transmitem sinais elétricos através das fibras nervosas periféricas até a medula espinhal. Na presença de lesão tecidual, ocorre a sensibilização periférica, na qual os nociceptores tornam-se mais sensíveis, resultando em hiperalgesia – uma amplificação da resposta à dor. Isso é particularmente relevante em pacientes de UTI que experimentam lesões agudas ou pós-operatórias, aumentando a intensidade da dor percebida e a dificuldade de seu controle.

As vias nociceptivas ascendentes transmitem os sinais de dor da medula espinhal ao cérebro, passando pelo tálamo, que atua como uma estação de retransmissão antes de chegar ao córtex cerebral, onde a dor é conscientemente percebida.

A neuroplasticidade, um processo adaptativo do sistema nervoso central, pode ocorrer em resposta à estimulação prolongada ou intensa. Quando excessiva, pode levar à sensibilização central, uma amplificação patológica da resposta à dor, que pode resultar em dor crônica, persistente mesmo na ausência de um estímulo periférico contínuo, ou seja, após a cura aparente dos tecidos. Esse fenômeno, comum em pacientes críticos, pode causar alodínia, onde estímulos normalmente não associados à lesão são percebidos como dolorosos.

A modulação descendente da dor envolve vias neuronais que partem do cérebro até a medula espinhal, podendo inibir ou amplificar os sinais de dor. Neurotransmissores como serotonina, noradrenalina e opioides endógenos desempenham papéis inibitórios importantes na transmissão dos sinais nociceptivos. Em pacientes críticos, o estresse fisiopatológico pode prejudicar essa modulação, exacerbando a dor.

Na UTI, a interação complexa entre as vias ascendentes e descendentes, combinada a neuroplasticidade, influencia tanto a percepção da dor quanto a eficácia dos tratamentos analgésicos.

CLASSIFICAÇÃO DA DOR

A dor pode ser classificada de diversas maneiras, sendo as distinções entre dor aguda e dor crônica e entre dor nociceptiva e dor neuropática particularmente relevantes na Medicina Intensiva. A correta classificação é essencial para o manejo eficaz, já que diferentes tipos de dor exigem abordagens terapêuticas específicas.

A dor aguda é geralmente de curta duração e está relacionada diretamente a uma lesão tecidual ou processo inflamatório. Na UTI, é comum após cirurgias, traumas ou intervenções invasivas, como inserção de cateteres ou ventilação mecânica, e tende a diminuir com a cura do tecido. Já a dor crônica persiste por mais de três meses, mesmo após a resolução aparente do dano inicial. Na UTI, ela pode se desenvolver em pacientes com condições patológicas prolongadas ou submetidos a múltiplas intervenções dolorosas. A dor crônica muitas vezes está ligada à sensibilização central, na qual o sistema nervoso continua a gerar sinais de dor na ausência de estímulo nocivo.

A dor nociceptiva resulta da ativação dos nociceptores por estímulos danosos, como cortes, queimaduras ou inflamações, sendo geralmente bem localizada e descrita como pulsante ou latejante. Esse tipo de dor é comum em pacientes críticos após trauma ou cirurgias, e o tratamento envolve analgésicos como opioides e anti-inflamatórios. Em contraste, a dor neuropática é causada por lesões ou disfunções no sistema nervoso periférico, ou central. Na UTI, pode surgir devido a lesões nervosas diretas, neuropatia diabética ou complicações da imobilidade prolongada. Geralmente descrita como queimação, formigamento ou choque elétrico, a dor neuropática é mais difícil de tratar e requer adjuvantes analgésicos, como anticonvulsivantes ou antidepressivos, além de opioides.

AVALIAÇÃO DA DOR

A autoavaliação é o "padrão ouro" para a avaliação da dor, pois oferece a perspectiva mais direta da experiência subjetiva do paciente. No entanto, em pacientes sedados, intubados ou com comprometimento cognitivo, essa abordagem torna-se inviável, e a avaliação da dor se torna um desafio.

Nesses casos, é necessário utilizar métodos indiretos para detectar e quantificar a dor, o que pode introduzir incertezas no diagnóstico. Sinais vitais como frequência cardíaca, pressão arterial e frequência respiratória podem ser alterados pela dor, mas também são influenciados por outros fatores, como medicações, infecções ou a própria condição crítica do paciente. Portanto, não devem ser usados isoladamente para o diagnóstico de quadros álgicos. Eles devem servir como ponto de partida para uma investigação mais detalhada.

O uso de ferramentas validadas em ambientes de terapia intensiva, como a *Behavioral Pain Scale* (BPS) e a *Critical-Care Pain Observation Tool* (CPOT), é amplamente recomendado. Essas escalas avaliam a dor com base em indicadores comportamentais e fisiológicos, como expressões faciais, movimentos corporais e nível de interação com o ventilador mecânico, sendo essenciais para o manejo de pacientes que não podem se comunicar.

A dor deve ser avaliada rotineiramente como o quinto sinal vital na UTI. Avaliações regulares asseguram o reconhecimento e tratamento oportuno e eficaz da dor, além de permitir o monitoramento da resposta aos tratamentos e o ajuste das intervenções conforme necessário. A frequência das avaliações deve ser ajustada ao estado clínico do paciente, garantindo a detecção precoce de mudanças no quadro álgico.

ABORDAGEM FARMACOLÓGICA DA DOR NA MEDICINA INTENSIVA

Opioides

Os opioides são a base do tratamento da dor em pacientes críticos devido à sua eficácia em modular a dor ao nível central. Eles agem nos receptores μ-opioides do sistema nervoso central e periférico, inibindo a liberação de neurotransmissores envolvidos na transmissão do sinal de dor, como a substância P e o glutamato (**Figura 10.1.**), resultando em analgesia potente. No entanto, estão associados a efeitos colaterais significativos, como depressão respiratória, náuseas, constipação e o risco de tolerância, o que pode levar à necessidade de doses progressivamente maiores para manter o efeito analgésico. Na Medicina Intensiva, a escolha do opioide deve considerar o perfil farmacocinético do paciente, incluindo função renal e hepática, estabilidade hemodinâmica e a necessidade de avaliações neurológicas frequentes.

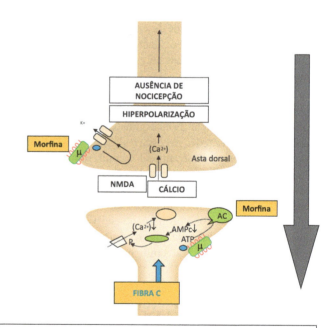

Se ligando ao receptor opioide, a morfina inibe a sinalização intracelular via proteína G-adenilciclase, bloqueando a formação de AMPc, consequentemente inibindo cálcio citoplasmático, levando ao aumento do fluxo de potássio e hiperpolarização da membrana pré-sináptica impedindo assim a condução nociceptiva neuronal.

Figura 10.1. Ausência de Nocicepção. Se ligando ao receptor opioide, a morfina inibe a sinalização intracelular via proteína G-Adenil ciclase, bloqueando a formação de AMOc, consequentemente inibindo cálcio citoplasmático, levando ao aumento do efluxo de potássio e hiperpolarização da membrana pré-sináptica impedindo assim a condução nociceptiva neuronal.

Opioides fortes

A morfina é amplamente utilizada no manejo da dor, mas seu mecanismo de eliminação a torna inadequada para pacientes com insuficiência renal, devido ao acúmulo do metabólito ativo morfina-6-glicuronídeo (M6G), que pode causar sedação prolongada e depressão respiratória. O morfina-3-glicuronídeo (M3G), outro metabólito ativo que se acumula na disfunção renal, possui propriedades neuroexcitadoras, podendo causar alodinia, hiperalgesia (dificultando o manejo da dor) e mioclonias, além de contribuir para agitação e confusão mental. A morfina também pode induzir liberação de histamina, causando vasodilatação e broncoconstrição, o que torna seu uso desfavorável em pacientes hemodinamicamente instáveis ou com broncoespasmo.

O fentanil é preferido em pacientes instáveis devido ao seu rápido início de ação e menor impacto sobre a pressão arterial, uma vez que não induz liberação de histamina. Com alta lipofilidade e afinidade pelos receptores μ, é 100 vezes mais potente que a morfina. Apesar de sua meia-vida relativamente longa em comparação a outros opioides sintéticos (cerca de 180-220min), sua rápida distribuição o torna adequado para infusões contínuas na UTI. No entanto, o uso prolongado pode levar ao acúmulo nos tecidos adiposos, prolongando seus efeitos após a descontinuação da droga. O fentanil é metabolizado no fígado pela enzima CYP3A4 e eliminado principalmente pelos rins. Ao contrário da morfina, o fentanil não gera metabólitos ativos, dispensando ajustes em pacientes com insuficiência renal. Um efeito adverso notável é a rigidez da parede torácica. Este efeito, que pode comprometer a ventilação, é mais frequentemente observado quando grandes doses (especialmente doses superiores a 5μg/kg) são administradas rapidamente. A rigidez torácica pode ser tratada com a administração de relaxantes musculares e antagonizada com naloxona, caso necessário. O fentanil também é utilizado de forma transdérmica para dor crônica. Após a aplicação do adesivo transdérmico, o início do efeito leva de 12 a 24 horas para se estabilizar, e, após a retirada do último adesivo, ainda haverá liberação do fármaco a partir do depósito dérmico pelas próximas 24 horas, o que deve ser considerado ao ajustar a dose ou trocar a via de administração.

Alfentanil e sufentanil são análogos do fentanil com perfis farmacológicos distintos — o alfentanil, com seu rápido início de ação e meia-vida de eliminação mais curta (cerca de 70-100 min), é interessante para indução/intubação em sequência rápida, enquanto o sufentanil, com uma meia-vida intermediária (cerca de 150-160 min), maior taxa de ligação às proteínas plasmáticas e com clearance plasmático mais rápido que o fentanil, apresenta perfil favorável para uso em infusão contínua. No entanto, ambos têm uso bastante restrito na UTI devido à menor familiaridade dos intensivistas com essas drogas e ao custo mais elevado em comparação ao fentanil.

O adesivo de buprenorfina é uma alternativa eficaz e segura ao fentanil para administração transdérmica de opioides. Esse opioide semissintético age como agonista parcial dos receptores μ-opioides e antagonista dos receptores kappa, proporcionando analgesia potente com menor risco de depressão respiratória em comparação aos agonistas completos (efeito teto). Após a aplicação do adesivo, a liberação é contínua e sustentada, com níveis terapêuticos alcançados entre 12 e 24 horas e efeito que pode durar até 7 dias, dependendo da formulação. Na UTI, o adesivo transdérmico de buprenorfina é útil para pacientes que necessitam de analgesia prolongada e estável, especialmente quando as vias oral ou intravenosa não são viáveis. A buprenorfina é metabolizada no fígado (CYP3A4) e, embora seja geralmente segura para pacientes com insuficiência renal, requer cautela na disfunção hepática. Efeitos adversos como náuseas, constipação e sedação são possíveis, embora a buprenorfina ofereça um perfil de segurança favorável, especialmente em termos de estabilidade respiratória.

A metadona é um opioide com um perfil único, atuando como agonista dos receptores μ-opioides e antagonista dos receptores NMDA, além de inibir a recaptação de serotonina. Isso a torna particularmente eficaz para dor neuropática e prevenção da tolerância ao longo do tratamento. Sua ação sobre os receptores NMDA ajuda a reduzir a sensibilização central e melhorar o controle da dor crônica. No entanto, sua longa meia-vida e farmacocinética complexa exigem monitoramento cuidadoso, especialmente em pacientes com disfunção hepática, onde o metabolismo é imprevisível. A metadona pode levar de 3 a 7 dias para atingir níveis séricos estáveis, o que significa que os ajustes de dose devem ser feitos com cautela e somente após esse período para evitar acúmulo e toxicidade. Por não gerar metabólitos ativos, é segura em pacientes com insuficiência renal, sendo uma escolha apropriada quando outros opioides são contraindicados ou mal tolerados.

O remifentanil é um opioide agonista seletivo dos receptores μ-opioides com ação ultracurta e potência analgésica semelhante à do fentanil. Seu início de ação é extremamente rápido, atingindo efeitos analgésicos em cerca de 1 minuto e alcançando níveis plasmáticos estáveis rapidamente. A farmacocinética do remifentanil também é caracterizada pela sua rápida recuperação; ele é hidrolisado por esterases plasmáticas e teciduais, o que permite uma titulação precisa e rápida reversibilidade, independente da função hepática ou renal. Sua ação cessa entre 3 e 10 minutos após a interrupção da infusão, independentemente da duração de seu uso, tornando-o ideal para pacientes que necessitam de avaliações neurológicas frequentes ou estão em desmame ventilatório. É também uma excelente opção para procedimentos dolorosos na UTI. Devido à curta duração de ação, o remifentanil é administrado por infusão contínua, não sendo viável seu uso intermitente. Efeitos adversos incluem náuseas, vômitos e rigidez muscular dose-dependente. Desvantagens de seu uso incluem o rápido desenvolvimento de tolerância, hiperalgesia com uso prolongado, maior risco de hipotensão em comparação ao fentanil, além de seu custo mais elevado.

Opioides fracos

O tramadol é um opioide sintético derivado da codeína natural, que atua como agonista parcial dos receptores μ-opioides, além de inibir a recaptação de serotonina e norepinefrina no sistema nervoso central, o que contribui para seu efeito analgésico. Esse duplo mecanismo o torna eficaz no manejo da dor moderada, especialmente em casos de dor neuropática. Na UTI, o tramadol pode ser utilizado como parte de uma estratégia de analgesia multimodal, particularmente quando se deseja evitar opioides mais potentes, como morfina ou fentanil. Entretanto, o uso deve ser cauteloso em pacientes com insuficiência renal ou hepática, pois é metabolizado no fígado (CYP2D6) em seu metabólito ativo, O-desmetiltramadol, e excretado pelos rins. Efeitos adversos incluem náuseas, vômitos, tontura e, convulsões, especialmente em doses elevadas ou combinadas com outros medicamentos que reduzem o limiar convulsivo. A neurotoxicidade do tramadol é um fator limitante ao seu uso regular como analgésico, mesmo em doses terapêuticas (Gardner JS, Blough D, Drinkard CR, *et al.* Tramadol and seizures: a surveillance study in a managed care population. Pharmacotherapy 2000;20(12):1423–31).

A codeína é um opioide fraco, frequentemente utilizado para alívio da dor leve a moderada. Farmacologicamente, é um pró-fármaco metabolizado no fígado, principalmente pela enzima CYP2D6, em morfina, responsável pela maior parte de sua atividade analgésica. Devido à variabilidade genética na expressão dessa enzima, a resposta à codeína pode ser imprevisível, variando de ineficaz a tóxica. Na UTI, seu uso é limitado, preferindo-se opioides mais previsíveis e potentes, especialmente em pacientes críticos que requerem controle rigoroso da dor. A codeína é frequentemente utilizada como antitussígeno por suprimir o reflexo da tosse diretamente no sistema nervoso central. Efeitos adversos incluem sedação, constipação e depressão respiratória, exigindo monitoramento cuidadoso.

A nalbufina é um opioide agonista-antagonista que age como agonista dos receptores kappa e antagonista dos receptores μ-opioides, oferecendo analgesia eficaz com menor risco de depressão respiratória em comparação com agonistas μ puros, como a morfina, graças ao seu efeito teto. É metabolizada no fígado e excretada pelos rins, apresentando um perfil de segurança favorável, embora possa causar sedação, náuseas e, em alguns casos, disforia devido à ativação dos receptores kappa. Na UTI, é útil no manejo da dor moderada, especialmente em pacientes com risco elevado de depressão respiratória ou quando se deseja evitar opioides mais potentes.

Anti-inflamatórios Não-Esteroidais (AINEs)

Os **AINEs** agem principalmente inibindo a enzima ciclo-oxigenase (COX), presente nas isoformas COX-1 e COX-2. A inibição da COX-2 é responsável pelos efeitos anti-inflamatórios e analgésicos, enquanto a inibição da COX-1 está associada a efeitos colaterais, como ulceração e sangramento gastrointestinal e prejuízo da função renal. Esses riscos são particularmente importantes em pacientes críticos, que já apresentam predisposição à lesão aguda de mucosa gástrica, insuficiência renal aguda e coagulopatias. Por isso, o uso de AINEs na UTI é bastante limitado, devendo-se pesar cuidadosamente os benefícios analgésicos contra os riscos, optando por alternativas mais seguras sempre que possível.

Paracetamol

O paracetamol exerce suas propriedades analgésicas e antipiréticas pela inibição de uma variante da enzima COX no sistema nervoso central, conhecida como COX-3, com mínimos efeitos periféricos sobre o trato gastrointestinal, rins e plaquetas. Devido ao seu fraco efeito anti-inflamatório periférico, o paracetamol possui perfil de segurança mais favorável que o dos AINEs tradicionais, tornando-o uma opção valiosa na UTI. Além disso, está disponível em formulações orais e intravenosas, proporcionando flexibilidade no manejo da dor e febre de pacientes críticos. A administração intravenosa permite um controle mais rápido e eficaz dos sintomas, sendo ideal para UTI. Contudo, a utilização de paracetamol exige cautela em pacientes com insuficiência hepática devido ao risco de hepatotoxicidade, especialmente em doses elevadas ou usos prolongados. Doses de até 3.200mg/dia são seguras para a maioria dos pacientes, mas grupos de risco como idosos, hepatopatas, alcoolistas, desnu-

Tabela 10.1. – Farmacologia aplicada dos opioides fortes

Opioide	Dose inicial	Início de ação	Duração de ação	Correção na disfunção renal.	Correção na disfunção hepática
Morfina	IV 0,05 a 0,1mg/kg a cada 4 horas. VO 5 a 10mg a cada 4 horas.	IV 10 minutos. VO 60 minutos.	IV 3 a 4 horas. VO 3 a 4 horas.	Necessária.	Necessária.
Fentanil	Bolus IV 2 a 5μg/kg. Infusão. 0,5 a 10μg/kg/h.	2 a 3 minutos.	30 a 60 minutos em doses baixas (<3μg/kg).	Não necessária.	Necessária.
Metadona	VO 2,5 a 10mg a cada 8 a 12 horas. IM/SC 2,5mg a cada 4 horas.	VO 60 minutos. IM/SC 10 minutos.	VO 12 a 24 horas. IM/SC 24 a 36 horas.	Não necessária.	Necessária (ajuste com cuidado).
Remifentanil	Bolus IV 1μg/kg por não menos do que 30 segundos. Infusão 0,1 a 1μg/kg/min.	1 a 2 minutos.	3 a 10 minutos.	Não necessária.	Não necessária.

tridos ou em jejum prolongado precisam ser cuidadosamente avaliados devido ao risco de lesão hepática.

Dipirona

A dipirona (metamizol) é um analgésico e antipirético amplamente utilizado no Brasil. Embora seu uso seja restrito ou proibido em alguns países devido ao risco de agranulocitose, na prática clínica brasileira, a dipirona é valorizada por sua eficácia no manejo da dor moderada a severa e da febre. Seu mecanismo de ação não é completamente elucidado, mas acredita-se que envolva a inibição central da síntese de prostaglandinas, similar aos AINEs, embora com menor efeito anti-inflamatório periférico. Ao atuar predominantemente no sistema nervoso central, a dipirona reduz a percepção da dor e o limiar febril, sem causar os efeitos adversos gastrointestinais e renais comuns aos AINEs, tornando-a uma opção atraente para pacientes críticos. Na UTI, a dipirona é frequentemente utilizada como parte de uma estratégia de analgesia multimodal, contribuindo para a redução da necessidade de opioides e, consequentemente, dos efeitos colaterais associados a esses medicamentos. Sua ação analgésica é mediada após a conversão da dipirona em seu metabólito ativo, a 4-metilaminoantipirina (4-MAA), responsável pelos efeitos terapêuticos observados. Em adultos, a dipirona é administrada por via intravenosa em doses de 1.000 a 2.500mg, até 4 vezes ao dia, com uma dose máxima diária de 5.000mg. O início de ação ocorre entre 30 a 60 minutos após a administração intravenosa, com uma duração de ação que varia entre 4 a 6 horas. Embora seu perfil de segurança seja geralmente favorável, a dipirona pode causar reações alérgicas, hipotensão (especialmente após infusão rápida) e, raramente, choque anafilático.

Medicações adjuvantes

A cetamina é um anestésico dissociativo que, em doses subanestésicas, proporciona analgesia eficaz sem causar depressão respiratória significativa. Atua como antagonista dos receptores NMDA, sendo especialmente útil para o manejo da dor neuropática e em pacientes com queimaduras. A cetamina também é eficaz no tratamento do broncoespasmo, devido à sua capacidade de promover broncodilatação, sendo opção valiosa em casos de asma grave e status asmático. Na UTI, suas propriedades poupadoras de opioides ajudam a reduzir a necessidade desses medicamentos nos pacientes críticos. Além disso, tem sido usada no manejo de status epiléptico refratário, particularmente quando outros anticonvulsivantes falham. A escetamina, isômero S(+) da cetamina racêmica, oferece analgesia eficaz com menor incidência de efeitos psicomiméticos e psicodélicos em comparação com a cetamina racêmica em doses equianalgésicas, tornando-se preferível em muitos casos. Além de ser menos alucinógena, quando ocorrem alucinações, elas tendem a ser mais agradáveis. A dose inicial de escetamina intravenosa varia de 1 a 4,5mg/kg, dependendo das necessidades do paciente e do procedimento. A dose média necessária para induzir anestesia profunda com uma duração de 5 a 10 minutos geralmente é de 2mg/kg. Imediatamente após a administração, observa-se excitação simpática, com elevação temporária da pressão arterial. As pressões diastólica e sistólica geralmente atingem picos de 10% a 50% acima dos níveis pré-indução, retornando aos valores iniciais em cerca de 15 minutos. A ação simpatomimética da escetamina é menor do que a da cetamina racêmica, tornando-a uma opção mais segura em pacientes com risco cardiovascular elevado. Sua ação anestésica é finalizada por redistribuição do sistema nervoso central para os tecidos periféricos e biotransformação hepática em um metabólito ativo, a norcetamina, que apresenta cerca de 30% da atividade da escetamina. A norcetamina é hidroxilada e excretada quase que inteiramente na urina. Apesar dessa via de eliminação, a escetamina não requer ajuste de dose em pacientes com insuficiência renal.

Agonistas α2-adrenérgicos, como clonidina e dexmedetomidina, são eficazes como adjuvantes analgésicos, potencializando a analgesia sem causar depressão respiratória significativa. Atuam inibindo a liberação de norepinefrina, modulando a transmissão da dor em níveis espinhal e supraespinhal. A dexmedetomidina é amplamente utilizada na UTI para promover analgesia e sedação leve em pacientes ventilados, além de reduzir a necessidade de opioides (efeito poupador). Mesmo em doses elevadas, a dexmedetomidina não causa depressão respiratória, sendo uma escolha segura para pacientes críticos. No entanto, infusões rápidas podem provocar efeitos vasoconstritores, resultando em hipertensão e bradicardia. Por essa razão, a dose de ataque de 1µg/kg deve ser administrada ao longo de 10 minutos. Atualmente, a prática de administração de dose bolus inicial está sendo progressivamente abandonada em favor de uma infusão contínua, com doses de 0,2 a 1,0µg/kg/h, que são bem toleradas mesmo em pacientes hemodinamicamente instáveis. Doses significativamente maiores já foram relatadas na literatura, elevando o risco de bradicardia sintomática. Em comparação à clonidina, a dexmedetomidina possui mais afinidade pelos receptores α2-adrenérgicos.

A lidocaína também pode ser administrada por via intravenosa para o manejo da dor neuropática ou inflamatória, especialmente em pacientes cirúrgicos na UTI. Além de seu efeito anestésico local, exibe propriedades anti-inflamatórias sistêmicas e moduladoras da dor, sendo útil para reduzir a dor pós-operatória. Sua infusão contínua em baixas doses pode diminuir a necessidade de outros analgésicos, promovendo uma recuperação mais rápida e confortável. Além disso, a lidocaína intravenosa é eficaz na redução da sensibilização central, podendo prevenir o desenvolvimento de hiperalgesia e alodinia.

O sulfato de magnésio é utilizado na UTI como adjuvante para dor neuropática ou refratária ao tratamento convencional. Administrado por via intravenosa, atua como antagonista dos receptores NMDA e bloqueador dos canais de cálcio, modulando a transmissão nociceptiva e reduzindo a sensibilização central. Isso o torna eficaz no alívio da dor crônica e na prevenção de hiperalgesia. Sua capacidade de estabilizar membranas neuronais e reduzir a liberação de neurotransmissores excitatórios faz do sulfato de magnésio uma opção valiosa para pacientes que não respondem adequadamente aos opioides ou que apresentam contraindicações ao uso de analgésicos convencionais. É geralmente bem tolerado e sua infusão contínua pode reduzir a necessidade de sedativos e opioides (efeito poupador), facilitando o desmame ventilatório e promovendo uma recuperação mais rápida.

Antidepressivos, particularmente os inibidores da recaptação de serotonina e noradrenalina (IRSNs) e os antidepressivos tricíclicos (ADTs), são eficazes como adjuvantes no manejo da dor neuropática e crônica. Atuam aumentando a disponibilidade dos neurotransmissores serotonina e noradrenalina no sistema nervoso central, modulando a transmissão nociceptiva e reduzindo a percepção da dor. Na UTI, os antidepressivos são valiosos para tratamento de pacientes com dor refratária aos analgésicos tradicionais. Os ADTs, como amitriptilina e nortriptilina, possuem efeito analgésico independente de suas propriedades antidepressivas, oferecendo analgesia em doses menores que as usadas para depressão. Os IRSNs, como duloxetina e venlafaxina, demonstraram eficácia no alívio da dor neuropática, com um perfil de efeitos colaterais mais favorável em comparação aos ADTs. Contudo, o uso de antidepressivos na UTI deve ser cuidadosamente monitorado devido ao risco potencial de efeitos colaterais, como sedação, hipotensão ortostática e interações medicamentosas, especialmente em pacientes críticos com múltiplas comorbidades.

Antiepilépticos, como gabapentina e pregabalina, são utilizados no manejo da dor neuropática, reduzindo a necessidade de opioides. Ao se ligar aos canais de cálcio dependentes de voltagem no sistema nervoso central, esses medicamentos modulam a liberação de neurotransmissores excitadores, oferecendo uma alternativa eficaz para o tratamento adjuvante da dor. Contudo, devem ser utilizados com cautela em pacientes críticos devido ao risco de efeitos colaterais, como sedação e tontura, que podem ser exacerbados em pacientes críticos.

Analgesia multimodal

A analgesia multimodal combina diferentes classes de analgésicos e adjuvantes para maximizar a eficácia e minimizar os efeitos colaterais. Ao utilizar mecanismos de ação complementares, essa abordagem permite uma redução significativa na dosagem de opioides, diminuindo o risco de complicações graves, como depressão respiratória, constipação, delírio e desenvolvimento de tolerância. Por exemplo, a combinação de opioides com dipirona, paracetamol, anestésicos locais e adjuvantes, como cetamina, clonidina ou dexmedetomidina, atua em múltiplos alvos na neurofisiologia da dor. Enquanto a dipirona e o paracetamol (maior efeito inibitório que a dipirona) inibem a síntese central de prostaglandinas inflamatórias, os anestésicos locais bloqueiam a condução nervosa e a cetamina atenua a sensibilização central ao antagonizar os receptores NMDA.

Na UTI, a analgesia multimodal é especialmente vantajosa, pois os pacientes geralmente apresentam várias fontes de dor, como a dor pós-operatória, traumática ou neuropática, cada uma exigindo uma abordagem específica. Além de proporcionar um controle mais eficaz da dor, essa estratégia permite a personalização do tratamento conforme as necessidades individuais, ajustando as combinações e doses para equilibrar alívio da dor e minimização de efeitos adversos. Ademais, a analgesia multimodal facilita o desmame da ventilação mecânica, promove a mobilização precoce e melhora a recuperação funcional, resultando em menor duração da internação e melhores desfechos clínicos. Dessa forma, além de melhorar o conforto do paciente, essa abordagem exerce um impacto positivo na evolução clínica, tornando-se indispensável no manejo da dor em ambientes críticos.

Anestesia regional

Embora raramente iniciada diretamente na UTI, a anestesia regional pode ser uma estratégia valiosa na analgesia multimodal, especialmente quando aplicada no ambiente cirúrgico e mantida no pós-operatório. Técnicas como bloqueios nervosos periféricos e bloqueios epidurais oferecem analgesia eficaz, reduzindo a necessidade de opioides sistêmicos e, consequentemente, minimizando seus efeitos colaterais. Essa abordagem facilita a recuperação, permitindo mobilização mais precoce e reduzindo o tempo de ventilação mecânica. Na UTI, o uso da anestesia regional requer cautela devido aos riscos potenciais de complicações hemorrágicas e infecções. No entanto, quando bem indicada e monitorada, essa técnica pode otimizar o manejo da dor e melhorar os desfechos clínicos em pacientes críticos.

ABORDAGEM NÃO FARMACOLÓGICA DA DOR NA MEDICINA INTENSIVA

A abordagem não farmacológica da dor em pacientes críticos desempenha um papel complementar essencial, especialmente quando a farmacoterapia é limitada ou há necessidade de minimizar seus efeitos colaterais. As intervenções complementares incluem uma variedade de técnicas destinadas a reduzir a percepção da dor e melhorar o bem-estar geral dos pacientes. Técnicas como fisioterapia e estimulação elétrica nervosa transcutânea (TENS) ajudam a aliviar a dor, modulando a resposta neural e fortalecendo os músculos, sendo particularmente úteis no pós-operatório e em reabilitação. Intervenções sensoriais, como musicoterapia, terapia com luz e aromaterapia, reduzem a dor e a ansiedade, promovendo suporte emocional e um ambiente mais positivo. Técnicas como massagem terapêutica, respiração profunda e meditação guiada também melhoram o conforto e relaxamento, reduzindo a necessidade de medicamentos. Manter um sono de qualidade é outro aspecto crucial, pois o sono inadequado agrava a percepção da dor e prejudica a recuperação. Integradas ao plano de analgesia multimodal, essas abordagens fornecem uma estratégia holística e humanizada para o manejo da dor, ajudando a aliviar o sofrimento físico e emocional dos pacientes na UTI.

CONSIDERAÇÕES ESPECIAIS

A. Dor em pacientes hipernociceptivos

Pacientes hipernociceptivos, ou seja, com um limiar de dor mais baixo, são comuns na UTI devido à inflamação sistêmica, imobilidade prolongada e exposição contínua a estímulos nocivos. Essas condições levam à sensibilização central e periférica, intensificando a percepção da dor e tornando o manejo analgésico mais desafiador. Esses pacientes tendem a responder de forma exagerada a estímulos considerados leves, exigindo uma abordagem que combine farmacoterapia adequada e intervenções não farmacológicas. A analgesia multimodal é particularmente indicada, pois controla a dor de forma eficaz e reduz os riscos de efeitos adversos associados ao uso excessivo de opioides.

B. Pacientes com disfunção de órgãos

Pacientes críticos frequentemente apresentam disfunções hepática, renal, respiratória e/ou cardiovascular, o que complica a escolha e ajuste da dosagem de analgésicos.

I. *Disfunção renal*

Em pacientes com insuficiência renal, é essencial evitar analgésicos excretados pelos rins ou com metabólitos ativos potentes, como a morfina, cujos metabólitos M3G e M6G podem se acumular e causar hiperalgesia, sedação prolongada e depressão respiratória. Quando necessários, esses medicamentos devem ser ajustados de acordo com a função renal, e o monitoramento regular dos níveis de analgesia e sedação é fundamental. Fentanil, remifentanil e metadona são preferidos por dependerem menos da função renal para a eliminação.

II. *Disfunção hepática*

A disfunção hepática afeta o metabolismo de muitos analgésicos, exigindo ajustes rigorosos de dose. Opioides como morfina e codeína podem se acumular e causar toxicidade em pacientes com comprometimento hepático. A buprenorfina, com metabolismo mais previsível e menor dependência da função hepática, pode ser uma opção mais segura; na insuficiência hepática leve a moderada, as doses geralmente não precisam ser alteradas, mas na insuficiência hepática grave é prudente iniciar com doses mais baixas e titular cuidadosamente, monitorando sinais de toxicidade. Paracetamol, embora seguro em doses terapêuticas, requer cautela em pacientes com disfunção hepática grave devido ao risco de hepatotoxicidade, especialmente em dosagens elevadas ou com uso prolongado. Analgésicos menos dependentes do metabolismo hepático, como cetamina e remifentanil, são alternativas mais seguras.

III. *Instabilidade hemodinâmica e respiratória*

Pacientes com instabilidade hemodinâmica ou respiratória exigem escolhas analgésicas cuidadosas. A morfina, que pode causar vasodilatação e broncoconstrição pela liberação de histamina, deve ser evitada. Fentanil, com menor impacto hemodinâmico e efeito broncoconstritor ausente, é uma opção mais segura, assim como a dexmedetomidina, que estabiliza a hemodinâmica e não causa depressão respiratória. A cetamina, com suas propriedades broncodilatadoras, é especialmente útil em casos de broncoespasmo. O sulfato de magnésio também pode ser utilizado como adjuvante broncodilatador em pacientes com asma grave ou status asmático; no entanto, é importante

monitorar o risco de vasodilatação, que pode agravar a instabilidade hemodinâmica em alguns casos.

C. Tolerância e dependência

O desenvolvimento de tolerância e dependência aos opioides é uma preocupação significativa em pacientes que necessitam de analgesia prolongada na UTI. A tolerância surge quando doses progressivamente maiores de opioides são necessárias para obter o mesmo efeito analgésico, enquanto a dependência se caracteriza pela síndrome de abstinência com a interrupção abrupta do uso. Para mitigar esses riscos, a rotação de opioides, alternando periodicamente entre diferentes drogas com perfis distintos de tolerância, pode ser eficaz. Além disso, adjuvantes analgésicos como cetamina, gabapentina e clonidina podem reduzir a necessidade de opioides, prevenindo o desenvolvimento da tolerância e minimizando efeitos adversos. O monitoramento regular dos pacientes é essencial para identificar precocemente sinais de dependência e ajustar o tratamento, garantindo analgesia segura e eficaz a longo prazo.

D. Manejo da dor, agitação e delirium

A dor, agitação e delirium (*Pain, Agitation, and Delirium – PAD*) frequentemente se inter-relacionam em pacientes críticos, criando um ciclo vicioso que dificulta o manejo clínico e compromete os desfechos. A dor não controlada pode levar à agitação, aumentando o risco de delirium, especialmente em pacientes sedados ou ventilados mecanicamente. Um manejo eficaz do PAD requer uma abordagem integrada que considere essa interdependência. A analgesia adequada é o primeiro e talvez mais importante passo para controlar a agitação e prevenir o delirium. Sedativos como a dexmedetomidina, que possuem propriedades analgésicas e sedativas sem causar depressão respiratória, são altamente recomendados. Técnicas não farmacológicas, como a reorientação cognitiva e a manutenção de um ciclo sono-vigília regular, também são essenciais para o manejo abrangente do delirium. Avaliações regulares e a implementação de protocolos de PAD bem definidos são fundamentais para melhorar os resultados clínicos em pacientes críticos.

CONCLUSÕES E RECOMENDAÇÕES

O manejo adequado da dor em pacientes críticos é essencial para melhorar os resultados clínicos a curto e longo prazo. O controle eficaz da dor não apenas alivia o sofrimento imediato, mas também acelera a recuperação, facilita a mobilização precoce e o desmame da ventilação mecânica, e reduz complicações, como o delirium. Esses benefícios se estendem além da internação, minimizando a incidência de transtornos psicológicos, como o transtorno de estresse pós-traumático, comum entre sobreviventes de UTI. Nesse contexto, abordagens multimodais de analgesia se destacam ao combinar diferentes classes de analgésicos com intervenções não farmacológicas, otimizando o controle da dor e reduzindo a necessidade de opioides, o que contribui para prevenir complicações significativas.

A individualização do tratamento é crucial no manejo da dor em ambientes críticos, pois cada paciente apresenta condições clínicas únicas que exigem um plano de manejo personalizado. A participação de uma equipe multidisciplinar é vital para integrar todos os aspectos do cuidado e otimizar os resultados. Além disso, o monitoramento contínuo e ajustes terapêuticos baseados na resposta do paciente são indispensáveis. A dor em pacientes críticos é uma experiência dinâmica, e o tratamento deve ser adaptado rapidamente para manter o controle eficaz. O uso de ferramentas validadas para avaliação da dor, aliado à observação clínica constante, permite a detecção precoce de alterações no estado do paciente e a rápida implementação de intervenções necessárias. Essa abordagem proativa garante que o manejo da dor seja continuamente ajustado para atender às necessidades em constante evolução, proporcionando o melhor cuidado possível durante a internação na UTI.

PONTOS-CHAVE

- Importância do manejo da dor: O manejo adequado da dor em pacientes críticos é essencial para melhorar a recuperação, a qualidade de vida e prevenir complicações como dor crônica, delirium e transtornos psicológicos.

- Uso de opioides: Os opioides continuam sendo o pilar do manejo da dor em pacientes críticos, porém exigem monitoramento rigoroso devido aos riscos de tolerância, dependência e efeitos adversos, como depressão respiratória.

- **Uso de AINEs, dipirona e paracetamol:** AINEs têm limitações importantes em pacientes críticos, principalmente pelo risco de complicações gastrointestinais, renais e hemorrágicas, devendo ser usados com critério, especialmente em pacientes com coagulopatias ou disfunção renal. A dipirona e o paracetamol oferecem alternativas mais seguras, mas o paracetamol requer cautela em pacientes com insuficiência hepática devido ao risco de hepatotoxicidade.

- **Adjuvantes analgésicos:** Medicamentos como cetamina, gabapentina, lidocaína e dexmedetomidina são valiosos como complemento aos opioides. A cetamina, com suas propriedades poupadoras de opioides e efeitos anti-hiperalgésicos, e a dexmedetomidina, que oferece analgesia com sedação sem depressão respiratória, são especialmente úteis no controle rigoroso da dor e na redução da necessidade de opioides, prevenindo complicações associadas ao uso excessivo e prolongado desses medicamentos.

- Intervenções não farmacológicas: Técnicas como fisioterapia, TENS, musicoterapia e relaxamento complementam a farmacoterapia no manejo da dor e melhoram o bem-estar dos pacientes na UTI.

- Abordagem multimodal: A combinação de diferentes classes de analgésicos e intervenções não farmacológicas é essencial para otimizar o controle da dor e minimizar os efeitos adversos, como a tolerância aos opioides.

- Considerações especiais: O manejo da dor deve considerar disfunções orgânicas, instabilidade hemodinâmica e broncoespasmo, exigindo ajustes cuidadosos na escolha e dosagem dos analgésicos.

BIBLIOGRAFIA

1. Devlin JW, Skrobik Y, Gélinas C, et al. Clinical Practice Guidelines for the Prevention and Management of Pain, Agitation/Sedation, Delirium, Immobility, and Sleep Disruption in Adult Patients in the ICU. Crit Care Med. 2018;46(9):e825-e873. doi: 10.1097/CCM.0000000000003299
2. Nordness MF, Hayhurst CJ, Pandharipande P. Current Perspectives on the Assessment and Management of Pain in the Intensive Care Unit. J Pain Res. 2021;14:1733-1744. doi: 10.2147/JPR.S256406
3. Seo Y, Lee HJ, Ha EJ, et al. 2021 KSCCM clinical practice guidelines for pain, agitation, delirium, immobility, and sleep disturbance in the intensive care unit. Acute Crit Care. 2022;37(1):1-25. doi: 10.4266/acc.2022.00094
4. Chanques G, Gélinas C. Monitoring pain in the intensive care unit (ICU). Intensive Care Med. 2022;48(10):1508-1511. doi: 10.1007/s00134-022-06807-w
5. Vieira Junior JM, Prinz LH. Acute pain in the critically ill patient: revisiting the literature. BrJP. 2022;5(2):147–53. doi: 10.5935/2595-0118.20220024-en
6. Pota V, Coppolino F, Barbarisi A, et al. Pain in Intensive Care: A Narrative Review. Pain Ther. 2022;11(2):359-367. doi: 10.1007/s40122-022-00366-0
7. Alves IG, Bezerra RD, Brito BB de. Incidence and impacts of pain in intensive care units: systematic review. BrJP. 2023;6(4):435–47. doi: 10.5935/2595-0118.20230084-en

11

Anticonvulsivantes

Rogério Ribeiro da Silveira • Antonio Eiras Falcão • João Augusto Brasiliense de Almeida

INTRODUÇÃO

No ambiente da terapia intensiva os profissionais de saúde prescrevem anticonvulsivantes em duas situações específicas: no estado de mal epiléptico e na prevenção das crises convulsivas decorrentes de lesões / disfunções encefálicas. Outra situação possível seria a da reconciliação medicamentosa, etapa fundamental muitas vezes esquecida na internação.

O *"Estado de Mal Epiléptico (EME)"*, ou *"Status Epilepticus"*, pode ser definido, de forma simplificada, como crises com duração maior do que cinco minutos ou quando tivermos duas, ou mais crises, sem retorno a consciência entre as crises. É uma emergência médica que deve ser tratada de maneira rápida e agressiva para se evitar os danos neuronais que se associam a morbidade e mortalidade elevadas, devendo o médico ter domínio das indicações, efeitos colaterais e principais interações medicamentosas.

Pacientes epilépticos que internam na UTI são de especial risco para o desenvolvimento de crise ou de estado de mal, uma vez que são muitos os fatores que interferem na farmacodinâmica e farmacocinética das drogas antiepilépticas (DAEs).

DESCRIÇÃO DO CAPÍTULO

Apesar de sempre haver uma tendência em se administrar alguma medicação no contexto das crises convulsivas, devemos lembrar que as crises convulsivas, na sua grande maioria das vezes, são autolimitadas e não necessitam de qualquer infusão de medicação. Basta proteção das vias aéreas e tentar minimizar as lesões por trauma ocasionadas pelos abalos.

São múltiplas as opções de medicamentos na epilepsia, algumas muito antigas, com grande aumento de novas possibilidades nos últimos anos (**Figura 11.1.**).

No atendimento ao paciente em SE, uma abordagem medicamentosa por fases é utilizada pela maioria dos autores (**Figura 11.2.**).

Os benzodiazepínicos continuam sendo os medicamentos iniciais de escolha no estado de mal epiléptico (**Estágio 1**).

ESTÁGIO 1

Os benzodiazepínicos (BZP) agem reforçando da atividade GABAérgica (inibitórias). Eles possuem grande lipossolubilidade, chegando rapidamente ao tecido cerebral, com meia vida curta. Essas medicações controlam os EME em 80% dos casos, mas podem demorar alguns minutos para o efeito desejado. Como regra geral demonstraram eficácia e segurança quando administradas fora do contexto hospitalar. Os efeitos secundários mais importantes são: rebaixamento do nível de consciência (20% a 60% dos pacientes), depressão ventilatória (3% a 10% dos pacientes), e hipotensão (< 2%). Antes de administrar, deve-se procurar ter à mão medidas de suporte ventilatório. Esses riscos aumentam se elas forem usadas juntamente com barbitúricos. Os efeitos indesejáveis dos BZD são mais frequentes em pessoas idosas e em pacientes com lesões neurológicas anteriores.

As principais interações medicamentosas dos BZPs são:

- **Interações com Outros Depressores do SNC:** Pode potencializar os efeitos sedativos de outros medicamentos que deprimem o SNC, como opioides e álcool.
- **Interações com Antiepilépticos:** Pode ter interações com medicamentos como a fenitoína e a carbamazepina.

Diazepam (DZP)

A administração deverá ser exclusivamente IV, pois a via IM apresenta absorção lenta e muito irregular. A medicação atravessa a BHE em aproximadamente 10 segundos, com efeito rápido (início em 3 minutos) controlando o EME em 3 a 10 minutos em 80% dos casos. A redistribuição para o tecido adiposo diminui as concentrações cerebrais, com efeito durante apenas 15 a 30 minutos e as crises podem reaparecer; por essa razão, torna-se necessário que sua utilização se acompanhe de outra droga de efeito mais prolongado. DZP é administrado por via IV a doses de 2 a 5mg/min, até que as crises cessem ou se chegue a uma dose total de 0,3mg/kg. A administração a um ritmo mais rápido acarreta depressão respiratória numa

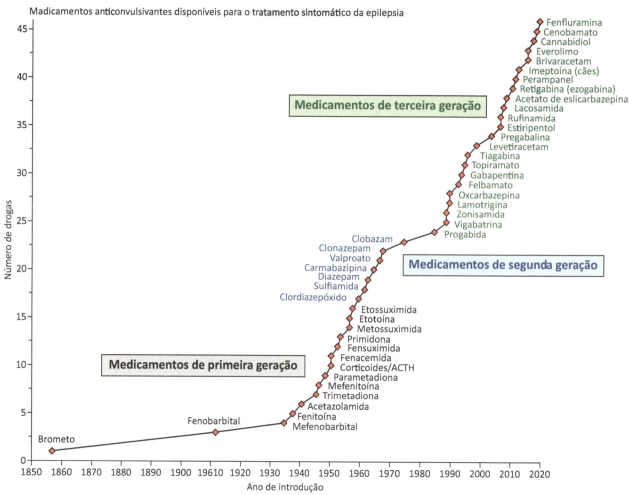

Figura 11.1. Aparecimento de medicamentos anticonvulsivantes com o passar dos anos

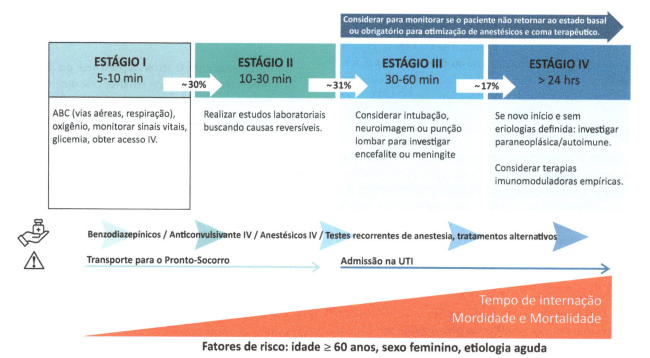

Figura 11.2. Curso clínico e tratamento por estágios no estado de mal epiléptico. *Retirado de CONTINUUM (MINNEAP MINN) 2024;30(3, NEUROCRITICAL CARE)*

frequência maior. O diazepam se mostra instável em diluições, precipitando em cateteres plásticos e pode ser inativado pela luz. Pode ser administrada por via intraóssea ou retal, sendo essa uma opção quando não é possível utilizar a via IV.

Lorazepam

Essa droga constitui uma das melhores opções terapêuticas iniciais no SE, porém não se encontra disponível no Brasil. Em comparação ao DZP, lorazepam tem menor lipossolubilidade, começa a agir em 5 a 7 minutos, com duração de ação mais longa; os efeitos anticonvulsivantes do LZP duram de 6 a 12 horas e as doses habituais são de 4 a 8 mg. Os efeitos adversos são idênticos aos do DZP.

Clonazepam

Tem propriedades análogas às do DZP, com meia vida de 24 horas, o que explica a menor frequência de recidiva das crises. A dose é de 0,5 a 1mg/min, até que as crises cessem ou até um total de 15 a 20mg. Não se deve indicar a perfusão contínua de clonazepam.

Midazolam (MDZ)

É um benzodiazepínico de grande potência e com rápido início de ação, que demonstrou eficácia em casos de EME refratários às medicações habituais. Possui meia vida relativamente curta. Apresenta taquifilaxia, razão pela qual sua administração deve ser feita de maneira escalonada quando for efetuada por infusão contínua. A possibilidade de se utilizar outras vias de administração intramuscular, nasal (gotas da solução IV em ambas as narinas), bucal ou sublingual (dispersão da solução IV na mucosa bucal ou sublingual) ocasiona grandes vantagens e foi demonstrado que MDZ é uma droga eficaz e segura, com poucos efeitos secundários. Por essas razões, ela constitui uma alternativa, com algumas vantagens, ao uso do DZP retal, basicamente em crianças, quando não se consiga obter com facilidade um acesso IV, no contexto extra-hospitalar e inclusive no contexto domiciliar.

ESTÁGIO 2

Pacientes com lesão cerebral aguda e crises convulsivas precisam de medicação profilática. As principais opções são fenitoína, valproato de sódio, levetiracetam, fenobarbital e lacosamida, cujas descrições, mecanismos de ação, doses, efeitos adversos serão descritos adiante.

Durante o tratamento, é crucial revisar todas as etapas de estabilização do paciente (ABCDE), pois condições como choque e problemas respiratórios podem causar crises devido à falta de oxigênio no cérebro. Além disso, mesmo que o estado neurológico do paciente seja estável, é importante investigar a causa das crises. Isso inclui realizar uma neuroimagem para identificar problemas neurológicos novos ou em piora, e um eletroencefalograma para verificar a eficácia do tratamento e detectar crises não convulsivas.

Por fim, devemos revisar a anamnese e o histórico do paciente para ajustar o diagnóstico e tratamento. Medicamentos como certos antibióticos (beta-lactâmicos e fluoroquinolonas), distúrbios glicêmicos e hidroeletrolíticos (como hiperglicemia e hiponatremia) podem causar crises. Pacientes com histórico de alcoolismo devem ser avaliados para tratamento de *delirium tremens*, entre outras condições.

Fenitoína

A fenitoína é uma hidantoína com atividade anticonvulsivante que não causa depressão geral do sistema nervoso central (SNC). Seu efeito é mediado pela diminuição da recuperação da inativação dos canais de Na+ quando está em níveis terapêuticos. Em níveis tóxicos, a fenitoína pode aumentar a resposta gabaérgica. A meia-vida plasmática da droga varia entre 6 e 24 horas, com concentrações menores que 10 microgramas/L. A maior parte da fenitoína é metabolizada no fígado pelo CYP2C9/10.

Os principais efeitos tóxicos incluem arritmias cardíacas, com ou sem hipotensão e/ou depressão do SNC, além de reações cutâneas graves como a síndrome de Stevens-Johnson. Esses efeitos tóxicos ocorrem com concentrações em torno de 20 microgramas/L, sendo o nistagmo o primeiro sinal clínico que pode indicar intoxicação. A dose recomendada é 20mg/kg IV, até um máximo de 1,5g (**Tabela 11.1.**). A velocidade de infusão nunca deve ultrapassar 50mg por minuto para evitar o risco de bradiarritmias instáveis e supressão cardiovascular.

As principais interações medicamentosas são:

- **Interações com Anticoagulantes:** Pode reduzir a eficácia de anticoagulantes como a varfarina, aumentando o risco de trombose.
- **Interações com Outros Antiepilépticos:** Pode reduzir os níveis plasmáticos de outros anticonvulsivantes, como o valproato e a carbamazepina, diminuindo sua eficácia.
- **Interações com Contraceptivos:** Pode reduzir a eficácia de contraceptivos hormonais, aumentando o risco de gravidez não planejada.

Valproato de sódio

O valproato inibe as deflagrações repetitivas persistentes, de ação semelhante à da fenitoína pela recuperação prolongada da inativação dos canais de Na+. Sua ação pode ser verificada nas crises de ausência, bem como nas convulsões parciais e tonicoclônicas generalizadas. Seus efeitos adversos mais comuns são sintomas GI transitórios, como náuseas e vômitos, e pode causar efeitos mais graves, incluindo trombocitopenia, hepatotoxicidade e pancreatite, sendo contraindicado em pacientes com disfunção hepática. O risco de toxicidade hepática e encefalopatia hiperamoniêmica devido ao valproato pode representar desafios diagnósticos em situações pós-ictais, es-

Seção IV • Farmacologia do Sistema Nervoso Central

pecialmente em crianças com algumas aminoacidopatias ou distúrbios mitocondriais.

Sua dose recomendada é 40mg/kg IV até uma dose de 3g (Tabela 11.1.).

As principais interações medicamentosas são:

- **Interações com Antiepilépticos:** Pode aumentar os níveis de outros anticonvulsivantes, como a fenitoína e a lamotrigina.
- **Interações com Anticoagulantes:** Pode potencializar o efeito da varfarina, aumentando o risco de sangramento.
- **Interações com Antidepressivos:** Pode potencializar os efeitos de antidepressivos, aumentando o risco de efeitos adversos.

Levetiracetam

O levetiracetam é uma nova medicação disponível no Brasil, com estudos bem documentados no tratamento da epilepsia e no SE. Seu mecanismo de ação ainda não foi totalmente esclarecido, porém existe a hipótese de que sua ação derive de sua ligação com a proteína de vesícula sináptica SV2A. É uma droga com capacidade de inibir convulsões tonicoclônicas parciais e secundariamente generalizadas, podendo também atuar como coadjuvante nas crises refratárias. Sua dose recomendada é 60mg/kg IV até uma dose de 4,5g (**Tabela 11.1.**). Esta deverá ser ajustada pelo *clearence* de creatinina, com doses adicionais devem ser administradas em pacientes em hemodiálise.

As principais interações medicamentosas são:

- **Interações com Outros Antiepilépticos:** Menos propenso a interações significativas, mas pode ter interações menores com outros anticonvulsivantes e medicamentos que afetam a função renal.
- **Interações com Anticoagulantes:** Pode potencializar o efeito de anticoagulantes como a varfarina.

Fenobarbital

O fenobarbital atua com a potencialização da inibição sináptica por ação no receptor GABAa, reduzindo inclusive deflagrações repetitivas persistentes observadas no estado de mal epilético, sendo sua concentração sérica terapêutica ideal entre 20 a 40 microgramas/mL. A sedação é o efeito adverso mais frequente da medicação, podendo causar irritabilidade e confusão. Sua dose recomendada é 15mg/kg IV na terapia profilática e, no estado de mal epilético (status epilético refratário), devemos realizar 5 a 15mg/kg em bolus, seguidos de uma dose de 0,5 a 5mg/kg/h em infusão contínua (**Tabela 11.1.**).

As principais interações medicamentosas são:

- **Interações com Anticoagulantes:** O fenobarbital pode reduzir a eficácia dos anticoagulantes orais, como a varfarina.
- **Interações com Outros Antiepilépticos:** Pode interagir com outros anticonvulsivantes, como a fenitoína e a carbamazepina, afetando seus níveis plasmáticos e eficácia.

Lacosamida

É um medicamento novo no mercado nacional. Tem como mecanismo de ação a inativação lenta dos canais de sódio. Grande destaque pela baixa interação medicamentosa, não necessitando de monitoração dos níveis séricos. A principal consideração é com respeito ao potencial aumento do tempo de condução elétrica cardíaca (intervalo PR do ECG) e bradicardia, devendo ser evitado nos pacientes com bloqueio cardíaco do segundo, terceiro e doença do nó sinusal. Dose sugerida de 8mg/kg (máximo de 600mg) IV, com manutenção de 200-300mg cada 12 horas (**Tabela 11.1.**). É necessário o ajuste da dose nos casos de falência renal ou hepática graves (dose máxima 300mg/d).

As principais interações medicamentosas são:

- **Interações com Outros Antiepilépticos:** Menos propenso a interações significativas, mas a combinação

Tabela 11.1. Anticonvulsivantes Utilizados no Estágio 2

	DOSE INICIAL	REBOLUS	DOSE DE MANUTENÇÃO	NÍVEL SÉRICO
FENITOÍNA	20mg/kg IV (máximo de 50mg/min)	5 a 10mg/kg até máximo cumulativo de 30mg/kg	100mg 8x8h	10-20mcg/mL
VALPROATO DE SÓDIO	20 a 40mg/kg IV (máximo de 5mg/kg/min)	20mg/kg	30 a 60mg/kg/d, VO/IV divididos a cada 6 a 12h	50-150mcg/mL
LEVETIRACETAM	60mg/kg em 15 minutos	Até máximo de 4500mg	500mg VO 12x12h; máximo de 1,5g de 12 x 12h	12-46mcg/mL
FENOBARBITAL	15-20mg/kg IV na velocidade de 50-100mg/min.	5-10mg/kg pode ser infundido após 10min	2mg/kg/dia em pelo menos duas tomadas	20mcg/L
LACOSAMIDA	200 a 400mg IV bolus	–	200-300mg cada 12 horas	Não necessário

com outros medicamentos pode necessitar de ajustes na dosagem.

- **Interações com Medicamentos que Afetam a Função Hepática:** Pode ter interações com medicamentos que afetam a metabolização hepática.

ESTÁGIO 3

A instabilidade hemodinâmica e falência ventilatória são frequentes nessa fase, devido aos efeitos colaterais das terapias instituídas – monitorar e corrigir anormalidades.

Neste estágio estamos diante de um cenário que nos exige uma abordagem agressiva, com estabelecimento de via aérea avançada, monitorização invasiva e utilização de medicações anestésicas em infusão contínua com o intuito de abortar clínica e eletricamente a atividade epilética. Além da estabilização inicial e do uso das medicações antiepiléticas anteriormente descritas para os Estágios 1 e 2, faremos uso de medicações anestésicas no Estágio 3, cujos principalmente representantes são a **cetamina**, **midazolam**, **propofol** e o **tiopental**.

Midazolam

Apesar de descrito acima, algumas considerações especiais são adequadas neste estágio. É a medicação de escolha para o manejo do estado de mal epilético refratário por sua eficácia e por não apresentar um perfil cardiovascular tão deletério quanto do propofol e do tiopental – medicações que passaram a ter sua prescrição considerada quando o controle do quadro epilético não for alcançado após 45 a 60 minutos de infusão da medicação. Taquifilaxia é comumente observada e os efeitos anticonvulsivantes da droga podem cessar rapidamente no momento de sua suspensão, dessa forma, a recorrência dos quadros de status epilepticus devem ser uma preocupação frequente.

Propofol

A formulação deste medicamento contém um óleo insolúvel em soluções aquosas, o que pode favorecer a contaminação bacteriana após a abertura dos frascos. Portanto, deve ser administrado dentro de 4 horas após a abertura estéril dos frascos e pode estar associado à hiperlipidemia secundária. Seus efeitos sedativos e hipnóticos são mediados pela ação nos receptores GABAA_AA, podendo induzir surto-supressão no EEG em casos de estado de mal epiléptico (EME). Se a supressão elétrica não for observada após uma hora de infusão, recomenda-se substituir ou adicionar outra medicação, como midazolam ou tiopental, em infusão contínua. O medicamento pode causar uma queda significativa da pressão arterial, de forma dose-dependente, devido ao seu efeito vasodilatador e cardiodepressor direto, além de provocar depressão respiratória. É importante ressaltar o risco da síndrome de infusão de propofol (SIP), uma complicação potencialmente fatal, que pode se manifestar como acidose metabólica, hiperlipidemia, rabdomiólise e hepatomegalia. As doses de infusão contínua não devem ultrapassar 48 horas devido ao risco de SIP.

Tiopental

Este medicamento pertence à classe dos barbitúricos e pode se precipitar na forma de barbiturato em suas formulações. Portanto, é recomendável administrar a infusão exclusivamente por acesso central para evitar o risco de flebite. O tiopental tem a capacidade de induzir surto-supressão no EEG, reduzindo o fluxo sanguíneo cerebral e a pressão intracraniana, o que o torna um potente anticonvulsivante. Seus principais efeitos adversos incluem vasodilatação com hipotensão arterial, causada também pela depressão miocárdica direta, além de redução do volume-minuto, o que pode levar a hipercapnia, hipóxia e infecções respiratórias nosocomiais secundárias. Também foram relatados episódios de crises porfíricas agudas em pacientes suscetíveis. Devido ao seu perfil de risco para efeitos adversos graves, este medicamento é reservado para casos em que outras drogas, como midazolam ou propofol, não sejam eficazes.

Cetamina

A cetamina, um anestésico dissociativo com propriedades únicas, tem sido cada vez mais considerada para o tratamento do estado de mal epiléptico, especialmente em casos refratários aos tratamentos convencionais.

Ela atua como um antagonista do receptor NMDA (N-metil-D-aspartato), um tipo de receptor glutamatérgico no cérebro. Ao bloquear esses receptores, a cetamina reduz a excitabilidade neuronal e pode interromper a cascata de eventos que leva à persistência das crises. Este mecanismo é distinto dos agentes anticonvulsivantes tradicionais, que geralmente atuam sobre o sistema gabaérgico ou canais iônicos específicos, oferecendo uma alternativa útil quando as terapias convencionais falham.

Sua eficácia no estado de mal epiléptico é sustentada por estudos que indicam que ela pode ser benéfica em pacientes que não respondem a outros anticonvulsivantes. A cetamina pode ajudar a interromper crises prolongadas e reduzir a frequência das convulsões em pacientes com epilepsia refratária. Sua rápida ação pode ser crucial em situações de emergência, onde a intervenção imediata é necessária.

A dosagem e a duração do tratamento são ajustadas de acordo com a resposta clínica e a tolerância do paciente (**Anexo 11.1.**).

Os efeitos adversos da cetamina podem incluir:

- **Alterações no Estado Mental:** Pode causar alucinações, delírios e sonhos vívidos devido à sua ação dissociativa.
- **Alterações Fisiológicas:** Pode provocar aumento da pressão arterial, salivação e dilatação das pupilas.
- **Aumento da Pressão Intracraniana:** Embora geralmente não aumente a pressão intracraniana em pacientes com hipertensão intracraniana, o monitoramento é essencial.

A utilização da cetamina para o tratamento do estado de mal epiléptico deve ser cuidadosamente considerada em pacientes com histórico de doenças cardíacas ou condições psiquiátricas, devido aos seus potenciais efeitos adversos. O monitoramento contínuo é essencial para ajustar a terapia e minimizar riscos.

ANEXO 11.1.

Cetamina

- Apresentação: 50mg/mL (amp com 100mg/2mL);
- Analgésico da classe de Antagonista do receptor glutamatérgico NMDA;
- Aplicabilidade: Intubação orotraqueal, analgossedação de paciente crítico, anestesia geral; e
- Diluição: Soro Glicosado 5% (SG 5%).

SOLUÇÃO PADRÃO	CONCENTRAÇÃO	DOSE USUAL
SG 5%-240mL Ketamin*-10mL (500mg)	2mg/mL	2 a 7mcg/kg/min (bolus Max.: 2mg/kg-30 min)

OBS1. Analgesia pode ser obtida com doses tão baixas quanto 5 mcg/kg/min.

OBS2. Pode ocorrer sialorreia.

DOSE / PESO (Kg)	2mcg/kg/min	5mcg/kg/min	7mcg/kg/min
50	3mL/h	7,5mL/h	10,5mL/h
70	4,2mL/h	10,5mL/h	14,7mL/h
90	5,4mL/h	13,5mL/h	18,9mL/h

Cuidados:

- Para início a dose em bolus de 1 a 4,5mg/kg deverá ser feita em 2 a 3 minutos.
- Deverá associar com o midazolam em infusão contínua quando o paciente agitar com doses moderadas.
- Não utilizar nos pacientes com IAM recente, hipertensão arterial importante.

Midazolan

- **Apresentação usual:** Ampola 5mg/ml – 3 e 10ml.

SOLUÇÃO PADRÃO	CONCENTRAÇÃO	DOSE USUAL
PURO	5mg/mL	0,5 a 3,3mcg/kg/min

BOLUS 0,2mg/kg IV (máximo de 2mg/min (infusão lenta de 1mg/30 segundos). Pico de ação em 5 minutos. Bolus adicionais a cada 5 minutos até controle das crises ou dose máxima de 2mg/kg

DOSE / PESO (Kg)	0,5mcg/kg/min	2mcg/kg/min	3,3mcg/kg/min
50	0,3mL/h	1,2mL/h	2mL/h
70	0,4mL/h	1,6mL/h	2,8mL/h
90	0,5mL/h	2,2mL/h	3,6mL/h

OBS. Pode ocorrer sedação residual na infusão prolongada.

Propofol

- **Apresentação usual:**
  - o Ampola 1% – 20 ml
  - o Frasco 1% – 50 ml e 100 ml
  - o Frasco 2% – 50 ml

SOLUÇÃO PADRÃO	CONCENTRAÇÃO	DOSE USUAL
Utilizar sem diluir	1% – 10mg/ml 2% – 20mg/ml	5 – 60mcg/kg/min

BOLUS: 0,5 a 1,0mg/kg. bolus adicionais a cada 5 minutos até controle das crises ou dose máxima de 10mg/kg

OBS. Agitar bem antes do início da infusão.

DOSE / PESO (Kg)	5mcg/kg/min	20mcg/kg/min	60mcg/kg/min
50	1,5mL/h (1%)	6mL/h	18mL/h
70	2,1mL/h	8,4mL/h	25,2mL/h
90	2,7mL/h	10,8mL/h	32,4mL/h

OBS1. Solução não contem conservantes e é um excelente meio de cultura (descartar a medicação após 12 horas fora da geladeira).

OBS2. Não ultrapassar a dose máxima – acidose metabólica, hipercalemia, rabdomiólise, hiperlipidemia e hepatomegalia podem ocorrer.

Erros comuns:

- Permitir infundir sangue ou derivado de sangue no mesmo equipo.
- Não descartar o frasco após 12 horas do início da infusão.
- Utilizar a medicação por mais de 2 dias.

Tiopental

- **Apresentação usual:**
  - o Ampola de 500mg
  - o Ampola de 1g

SOLUÇÃO PADRÃO	CONCENTRAÇÃO	DOSE USUAL
SF ou SG 5% – 90mL Tiopental – 1g dissolvido em 10mL	100mg/mL	1 a 4mg/kg/h

BOLUS de 3 a 5 mg/kg em 30 minutos - Bolus adicionais de 1-2 mg/kg a cada 3 minutos até controle das crises.

DOSE / PESO (Kg)	1mg/kg/h	2mg/kg/h	4mg/kg/h
50	0,5mL/h	1mL/h	2mL/h
70	0,7mL/h	1,4mL/h	2,8mL/h
90	0,9mL/h	1,8mL/h	3,6mL/h

OBS1. Alta lipossolubilidade – pacientes obesos e longo período de infusão associado aumento da meia vida.

OBS2. Sempre que possível monitorar com EEG contínuo.

OBS3. Está contraindicado nos pacientes com história de crise asmática e porfiria.

Erros comum:

- Não monitorar a queda pressórica e a depressão respiratória quando se inicia a infusão. Tem que estar com monitoração invasiva (PAM e PVC).
- Não reduzir a dose nos idosos (redução em 30%).

OBSERVAÇÕES GERAIS

Valproato de sódio – ótima opção nos pacientes com EME focal ou mioclônico, especialmente quando a sedação não seja desejada. Considerar o risco de hepatotoxicidade e encefalopatia por hiperamonemia com o uso do valproato de sódio no período pós-ictal.

Crises convulsivas nos pacientes com PRES (*Posterior Reversible Encephalopathy Syndrome*) e porfiria aguda intermitente, barbitúricos, benzodiazepínicos, fenitoína e carbamazepina deverão ser evitados, pois poderão agravar a evolução. Preferir levetiracetam ou gabapentina.

Nos alcoólicos, considerar o fenobarbital como droga de escolha das crises. Em grávidas, o sulfato de magnésio. Nos pacientes em tratamento de tuberculose (uso de isoniazida), desnutridos, dialíticos, considerar a deficiência da piridoxina (100-600mg/d IV ou por via enteral), sendo esta a droga de escolha no tratamento das crises neste contexto.

Vale sempre lembrar que muitas medicações poderão diminuir o limiar convulsivo, ocasionando crises. Sempre que possível, suspende-las ou evitá-las. As mais frequentemente associadas a crises são:

- Carbapenêmicos e cefepime;
- Bupropiona, antidepressivos tricíclicos e venlafaxina;
- Difenidramina;
- Tramadol;
- Anfetaminas; e
- Isoniazina.

Entre as drogas de uso recreativo com potencial de redução do limiar convulsivo, destaque para a cocaína e a 3,4-methylenedioxymethamphetamine (ecstasy).

CONCLUSÃO:

O EME é uma emergência neurológica que demanda uma intervenção rápida e eficaz para evitar danos cerebrais e outras complicações graves. A escolha das medicações é fundamental para o manejo bem-sucedido desta condição. As principais drogas utilizadas no tratamento do EME incluem benzodiazepínicos, como o lorazepam e o diazepam; anticonvulsivantes tradicionais, como a fenitoína e o fenobarbital; e agentes anestésicos gerais, como o midazolam, tiopental e o propofol.

1. **Benzodiazepínicos:** São frequentemente a primeira linha de tratamento devido à sua rápida ação e eficácia na interrupção das crises. No entanto, sua eficácia pode ser limitada em casos de EME persistente ou refratário, exigindo a adição de outras medicações.

2. **Anticonvulsivantes Tradicionais:** Fenitoína e fenobarbital são usados para estabilizar a atividade elétrica cerebral e prolongar o controle das crises. Embora eficazes, podem ter efeitos colaterais significativos e interações medicamentosas que precisam ser monitorados cuidadosamente.

3. **Anestésicos Gerais:** O tiopental e o propofol são utilizados em situações de emergência para induzir uma supressão profunda das crises, mas estão associados a riscos de efeitos adversos graves, como hipotensão, depressão respiratória e síndrome de infusão de propofol (SIP). Seu uso deve ser limitado a casos refratários e monitorado de perto.

4. **Novas Opções:** Medicamentos mais recentes, como a lacosamida e a cetamina, têm mostrado potencial em situações de EME refratária. A lacosamida oferece um perfil de efeitos adversos mais favorável e pode ser eficaz quando outros tratamentos falham. A cetamina, por sua vez, pode ser uma opção útil devido ao seu mecanismo único de ação, especialmente quando outras terapias não são suficientes.

PONTOS-CHAVE

- Diante de um paciente em crise convulsiva, a prioridade sempre será a estabilização ventilatória e circulatória.
- Utilizar medicamentos para cessar as crises apenas nos casos de crises prolongadas/estado de mal epiléptico.
- Ao utilizar BZD na interrupção de uma crise, associar alguma medicação do Estágio 2.
- Quando utilizar medicamentos do estágio 3, proceder intubação, linha arterial e acesso venoso profundo.
- Sempre que possível, a monitoração com EEG contínuo deverá ser indicada, em especial no Estágio 3.

BIBLIOGRAFIA

1. CONTINUUM (MINNEAP MINN) 2024;30 (3, NEUROCRITICAL CARE): 556–587.
2. https://www.uptodate.com/contents/epilepsy-overview-of-diagnosis-and-management. Acesso em 8 set. 2024.
3. Drug interactions with antiepileptic drugs: A review of the literature. R. K. Sharma, R. K. Prasad. *Epilepsy & Behavior* 2020,105, doi:10.1016/j.yebeh.2020.106980
4. Antiepileptic Drug Interactions: A Review.T. K. Kwan, T. E. Schachter. *Journal of Clinical Neurology*, 2017, 13, doi: 10.3988/jcn.2017.13.3.213
5. Pharmacology of Antiepileptic Drugs: An Overview of Drug Interactions. M. S. Sander, K. H. Marson. *Current Opinion in Neurology*, 2018, 31. doi: 10.1097/WCO.0000000000000564

12

Neurolépticos, Delirium e Síndrome Neuroléptica Maligna

José Mário Meira Teles • Rodrigo de Sá Figueiredo Meira Teles

INTRODUÇÃO

Os neurolépticos, também conhecidos como antipsicóticos, desempenham um papel crucial na medicina intensiva, especialmente no manejo de pacientes que apresentam agitação, delirium e outras condições neuropsiquiátricas preexistentes. A sua utilização nas unidades de terapia intensiva (UTI) exige um entendimento profundo de seus mecanismos de ação, perfis farmacocinéticos e potenciais efeitos adversos. Embora tradicionalmente associados ao tratamento de transtornos psicóticos, os neurolépticos têm sido amplamente empregados em UTIs para tratar sintomas como agitação psicomotora e delirium, que podem interferir na retirada de dispositivos, na adequação da ventilação mecânica, aumentar o risco de queda, entre outros cuidados críticos. O objetivo deste capítulo é fornecer aos médicos intensivistas uma visão abrangente e atualizada sobre o uso de neurolépticos em UTI, auxiliando-os na tomada de decisões terapêuticas mais seguras e eficazes para seus pacientes. Além disso, discutiremos as evidências atuais e as melhores práticas para a administração desses medicamentos para na prevenção e no tratamento do delirium e os aspectos mais importantes da complicação mais temida, a Síndrome Neuroléptica Maligna.

NEUROLÉPTICOS

Os neurolépticos, são fármacos popularmente conhecidos para o tratamento de transtornos psiquiátricos. A sua descoberta começou em 1950, quando Henri Laborit, identificou a prometazina como um potencializador dos anestésicos, o que levou à posterior síntese da clorpromazina. Em 1951, foi observado que a clorpromazina induzia um estado de "hibernação artificial", reduzindo a necessidade de altas doses de anestésicos e melhorando a tolerância ao trauma cirúrgico. A partir dessas observações clínicas, estudos foram conduzidos em populações psiquiátricas, demonstrando que a medicação estava associada a uma redução na agitação e nos comportamentos psicóticos

dos pacientes. Dessa forma, a clorpromazina foi então comercializada como o primeiro antipsicótico efetivo, e revolucionou o tratamento das psicoses.

Com o passar do tempo, outras medicações antipsicóticas foram desenvolvidas, e baseado nas diferenças nos mecanismos de ação e nos seus efeitos colaterais, foram então categorizadas entre típicas e atípicas. Os antipsicóticos típicos de primeira geração (APGs), ou convencionais, têm potencial significativo para causar mais sintomas extrapiramidais (que incluem tremor, rigidez, bradicinesia, inquietação), discinesia tardia e prolongamento do intervalo QT. Essa propensão para causar distúrbios do movimento é a principal diferença entre estes e os antipsicóticos atípicos de segunda geração (ASGs). As duas classes têm sobreposição substancial e eficácia comparável.

Entre os antipsicóticos típicos, o **haloperidol** é o mais conhecido, e atuam como fortes antagonistas dos receptores D2 da dopamina, enquanto os antipsicóticos atípicos, como a **risperidona**, apresentam afinidade mais fraca e antagonismo mais curto nestes receptores. Estudos publicados mais recentemente demonstraram que os receptores de serotonina 5-HT2A e 5-HT2C também são alvos dos ASGs, além dos receptores muscarínicos, receptores de serotonina H1 e receptores de dopamina D3.

Por atuarem reduzindo a atividade dopaminérgica, essas medicações são historicamente utilizadas na UTI para o controle dos sintomas da agitação, sendo que estudos inicialmente tentaram demonstrar benefícios na prevenção e no tratamento de quadros de delirium, mas que veremos mais detalhadamente a posterior. Na maioria dos pacientes, a via de administração oral é a preferida para os APGs. A dose inicial fica entre 2 e 10mg do haloperidol, com dose usual de 2 a 20mg/dia e dose máxima de 30mg/dia. A administração dividida ao longo do dia, minimiza os efeitos colaterais.

Dos antipsicóticos atípicos eficazes no tratamento da agitação aguda, incluem **quetiapina**, **olanzapina**, **ziprasidona** e **risperidona**. Os ASGs têm menos probabilidade de causar efeitos colaterais extrapiramidais e por terem menor ação de sedação em comparação com os APGs, são menos utilizados para tratar agitação aguda em pacientes de UTI. A quetiapina está disponível apenas em formulações orais, e nas doses de 25 a 50mg pode ser usado como medicação de base para agitação aguda leve a moderada em idosos, especialmente aqueles com algum grau de demência ou doença de Parkinson. A dose única de quetiapina de 100 a 200mg, demonstrou melhora de 69% da agitação aguda. A olanzapina administrada por via IM, tem início de ação de 15 a 45 minutos, com duração de ação é de até 24h. A sedação excessiva não está associada a doses de olanzapina superiores a 10mg. Num paciente com agitação leve ou risco aumentado de hipotensão, deve ser começado com dose reduzida, de 5 a 7,5mg. A ziprasidona, está disponível em formulações orais e IM, tem início de ação de 15 a 20 minutos e duração de ação de pelo menos 4h. A ziprasidona é a droga com maior prolongamento do intervalo QT em comparação com haloperidol, olanzapina e risperidona. A risperidona está disponível em formulação oral e IM, e este último não é utilizado para controle da agitação aguda e seu uso fica mais restrito a situações de conciliação medicamentosa.

Para os pacientes com agitações graves ou violentos que necessitam de sedação imediata, sugerimos uma combinação de haloperidol 5mg (IM/IV) ou droperidol 2,5 a 5mg (IM/IV) com midazolam 2,5 a 5mg (IM/IV) (Grau 2B). Esta combinação pode ser repetida em 15 minutos se o paciente não estiver o suficientemente calmo, com RASS (Escala de Agitação-Sedação de Richmond) entre 0 e -2. Em um paciente com agitação persistente apesar de múltiplas doses de um antipsicótico com benzodiazepínico, especialmente se ele estiver combativo e em uso de contenção física, as opções incluem cetamina de 1 a 2mg/kg IV ou 4 a 6mg/kg IM, com dose máxima de 400mg IM, a dexmedetomidina sem intubação traqueal, com infusão contínua de 0,2 a 1,5mcg/kg/h, ou intubação traqueal de sequência rápida para assegurar proteção da via aérea e ventilação adequada seguida de infusões de propofol ou dexmedetomidina.

DELIRIUM

Delirium é considerada uma disfunção orgânica aguda, que tem um comportamento de flutuação do nível de consciência e da cognição, com desatenção ou pensamento desorganizado. A prevalência desta condição é alta, atingindo em estudos iniciais até 80% dos pacientes adultos de UTI sob ventilação mecânica, com forte associação com aumento da mortalidade, tempo de internação prolongado na UTI e hospitalar, com piora cognitiva pós-UTI de longo prazo. Aproximadamente, metade dos pacientes internados em um hospital com quadro agudo sofrerá alguma forma de delirium durante a admissão. Existem três subtipos de delirium, descritos na **Tabela 12.1.** abaixo.

Os fatores de risco para delirium são influenciados pelas características prévias do paciente, em conjunto com sua con-

Tabela 12.1. Subtipos de Delirium

Delirium Hiperativo	Delirium Hipoativo	Delirium Misto
• Agitação psico-motora anormal (agitação). • Distúrbios emocionais. • Alucinações e desilusões.	• Calmo ou letárgico. • Depressão, apatia. • Confuso e sedado.	Flutuação entre os subtipos.

dição clínica atual. Entre as características prévias, destacam-se a idade avançada, comprometimento cognitivo, comprometimento funcional, doença cardiovascular, distúrbios do sistema nervoso central e transtornos psiquiátricos. É muito importante conhecer os fatores de risco considerados modificáveis para minimizar a exposição e reduzir a incidência de delirium na UTI. Evitar o uso benzodiazepínicos e sedação profunda, permitindo que os pacientes estejam conscientes e em alerta, instituir medidas para prevenção de perturbações do sono, manutenção dos níveis glicêmicos em níveis abaixo de 180mg/dL, controle adequado da dor, uso restrito de contenção mecânica, esteroides e bloqueadores neuromusculares. Os pacientes com história de demência pré-existente parecem ter o mais forte preditor para a ocorrência de delirium durante a internação na UTI. A **Figura 12.1.** abaixo apresenta os principais fatores de risco para o desenvolvimento de delirium.

O uso de neurolépticos em UTI representa um desafio terapêutico complexo e multifatorial. A alta prevalência de delirium nesses pacientes, associada à necessidade de controle de agitação e ajustes na sedação, torna o emprego dessas drogas uma prática comum. No entanto, a fisiopatologia complexa do delirium, a heterogeneidade da população de pacientes críticos e os efeitos adversos potenciais dos neurolépticos exigem uma abordagem individualizada e cautelosa. Uma ampla variedade de teorias se relaciona com a patogênese do delirium, e uma delas associa esta condição com o desequilíbrio dos neurotransmissores, como a acetilcolina (ACh), dopamina e GABA. Considerando que os antipsicóticos atuam principalmente bloqueando os receptores de dopamina, diversos estudos foram conduzidos com o intuito de investigar os efeitos dessas medicações na prevenção e tratamento do delirium. Neste cenário, o delirium se tornou uma condição clínica de crescente preocupação para os profissionais de saúde, e como resultado, foram realizados diversos estudos para explorar as intervenções que possam diminuir a sua incidência.

Entre os ensaios clínicos que investigaram os efeitos dos antipsicóticos no tratamento do delirium em pacientes críticos, destacam-se o EuRIDICE que foi interrompido precocemente devido à futilidade, porque o grupo tratado como haloperidol não apresentou aumento nos dias livres de delirium e coma. No entanto, entre os resultados observados, houve redução da necessidade de medicação de resgate e eventos adversos relacionados à agitação em pacientes com delirium que fizeram uso de haloperidol. Outro recente e importante estudo foi o AID-ICU, multicêntrico, cego e controlado por placebo, onde pacientes

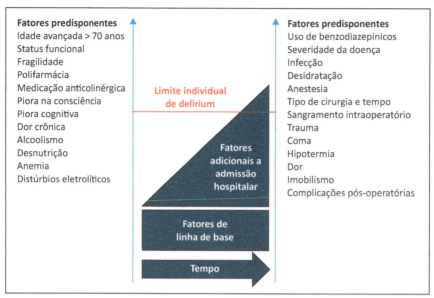

Figura 12.1. Fatores de risco para o desenvolvimento do delirium

foram randomizados para receber haloperidol venoso, 2,5mg, 3 vezes ao dia, mais 2,5mg conforme necessário até uma dose total diária máxima de 20mg ou receber placebo. Não houve benefício no grupo haloperidol no desfecho primário por não ter tido número significativamente maior de dias vivos e fora do hospital aos 90 dias do que o grupo placebo, nem diferença significativa em relação aos dias vivos sem delirium ou coma.

Em outro estudo randomizado, duplo-cego, controlado por placebo, MIND-ICU, em pacientes com insuficiência respiratória aguda ou choque e delirium hipoativo ou hiperativo, grupos foram designados para receber bolus IV de haloperidol, na dose máxima de 20mg/dia, ziprasidona, na dose máxima de 40mg/dia ou placebo. O uso de haloperidol ou ziprasidona, em comparação ao placebo, não alterou significativamente a duração do delirium neste perfil de pacientes. Em outro ensaio clínico randomizado, em pacientes que estavam recebendo cuidados paliativos, os sintomas de delirium e distúrbios comportamentais, foram significativamente maiores naqueles tratados com risperidona ou haloperidol do que naqueles que receberam placebo. O manejo individualizado dos fatores precipitantes do delirium e as estratégias de suporte resultam em menores pontuações e duração dos sintomas de delirium do que quando são usados com neurolépticos.

Além da falta de evidência na prevenção do delirium com uso de antipsicóticos na UTI, outro fator que desencoraja é o fato de seu uso estar frequentemente associado a uma continuação e administração prolongada após a alta hospitalar. As consequências indesejáveis do uso de haloperidol ou de um antipsicótico atípico superavam os benefícios potenciais para a maioria dos pacientes críticos com delirium. Além disso, não existem evidencias que demonstrem os efeitos a longo prazo deste uso no pós-alta. Entre os eventos adversos, pode se destacar o QT prolongado e a *Torsades de Pointes*, além da Síndrome Neuroléptica Maligna, que veremos a seguir.

Diante da ineficácia das diversas intervenções farmacológicas com o objetivo de reduzir a incidência de delirium, os estudos destacam os benefícios da prevenção não farmacológica do delirium por meio de estratégias que visam integrar ações de diferentes áreas de cuidado. Uma coorte multicêntrica com cerca de 15.000 pacientes, investigou a eficácia do pacote "ABCDEF" ou "Liberação da UTI", um conjunto de ações composto por 6 elementos construídos com base nas melhores evidências da literatura. Este pacote inclui:

- Avaliar, prevenir e controlar a dor;
- Realizar interrupção diária da sedação (IDS) combinada com o teste de respiração espontânea (TRE);
- Escolher a analgesia e sedação;
- Avaliar, prevenir e controlar o Delirium;
- Incentivar a Mobilidade Precoce e a realização de exercícios; e
- Aumentar o envolvimento e empoderamento Familiar.

Os resultados desta intervenção demonstraram benefícios consistentes, como aumento da sobrevivência, redução do coma e delirium, e diminuição da necessidade de contenção física, redução do tempo de ventilação mecânica, de UTI, e hospitalar, além de melhorar a qualidade de vida e reduzir as sequelas pós-alta com menor comprometimento físico, cognitivo e de transtornos mentais. Mesmo os pacientes com delirium hiperativo devem receber todas as intervenções não farmacológicas, controle efetivo da dor, mobilização e exercícios, visitas estendidas de familiares para melhor orientação do paciente, medidas para promoção do sono, e não focar somente no uso de antipsicóticos para controle da agitação.

O manejo do delirium não depende do uso de medicações que ajam diretamente em sua patogenia, mas sim de ações multidisciplinares não farmacológicas que em conjunto contribuam para redução de sua incidência.

SÍNDROME NEUROLÉPTICA MALIGNA

A **Síndrome Neuroléptica Maligna** (SNM) é uma complicação rara, mas rapidamente progressiva e potencialmente letal, associada à exposição aos antagonistas da dopamina ou à retirada abrupta de um agonista da dopamina. Desde que foi relatada pela primeira vez, em 1956, a maioria dos casos tem sido associada ao uso de antipsicóticos, embora possa ocorrer em pacientes que utilizam outros medicamentos que inibem a dopamina, como antieméticos, benzodiazepínicos, anticonvulsivantes e lítio.

A estimativa de incidência da SNM entre os pacientes tratados com antipsicóticos varia entre 0,06% e 1,4%. Entre os pacientes com transtorno bipolar, cerca de 9,4% evoluíram para óbito dentro de 30 dias após o diagnóstico. Mesmo com essas estimativas, permanece incerta a epidemiologia e mortalidade dos pacientes que tomam antipsicóticos.

Embora a fisiopatologia exata da SNM ainda não seja completamente compreendida, acredita-se que envolva a desregulação da dopamina nos gânglios da base e no hipotálamo. Essa desregulação, desencadeada pelo bloqueio neuroléptico dos receptores de dopamina, principalmente dos receptores D2, leva a um estado de deficiência deste neurotransmissor, e culmina em uma síndrome hipermetabólica sistêmica.

Classicamente, a SNM é caracterizada pela presença de 4 manifestações principais: instabilidade autonômica, hipertermia, alteração da consciência e rigidez muscular. Além destas manifestações clássicas, os pacientes podem apresentar hipertensão, hipersalivação, sudorese e hiporreflexia. Contudo, devido à falta de critérios diagnósticos específicos em conjunto com a sua rara ocorrência, a SNM é um diagnóstico de exclusão, e outros distúrbios devem ser previamente descartados.

Esses distúrbios incluem outras condições potencialmente fatais, como infecções do SNC e tumores do sistema nervoso central. As endocrinopatias, incluindo feocromocitoma e tireotoxicose, também compartilham complexos de sintomas semelhantes, assim como vários distúrbios autoimunes, como lúpus eritematoso sistêmico ou doenças mistas do tecido conjuntivo.

Outros diagnósticos diferenciais ao avaliar o paciente com as manifestações clássicas da SNM incluem a síndrome serotoninérgica, exposição a toxinas e outras ingestões de drogas, hipertermia maligna, hipertermia por estimulantes ou abuso de alucinógenos, intoxicação por anticolinérgicos e abstinência de álcool ou sedativo.

Embora os critérios estejam bem descritos, a variabilidade significativa no início, na progressão e nos desfechos desta condição dificultam com que o diagnóstico seja realizado. Diversos estudos têm identificado fatores de risco associados ao desenvolvimento da SNM. Algumas condições médicas, como psicose, agitação psicomotora e delirium foram associadas com sua incidência. Dentre os pacientes que foram prescritos antipsicóticos injetáveis de curta ação, demonstraram um risco aumentado de desenvolver a síndrome.

Em relação aos antipsicóticos, os de primeira geração, principalmente o haloperidol, foi associado a um maior risco de desenvolver a SNM. Entretanto, estudos vem demonstrando que antipsicóticos de segunda geração, como a quetiapina, também apresentam um risco aumentado para desenvolvimento. Além disso, certos polimorfismos genéticos da enzima citocromo

CYP2D6, afetam os processos farmacodinâmicos ou farmacocinéticos, e podem influenciar a suscetibilidade à síndrome.

Em 2011, um painel internacional de multiespecialidades tentou desenvolver critérios diagnósticos para SNM, que incluíam os seguintes parâmetros:

- Exposição recente a antagonista da dopamina ou retirada de agonista da dopamina nas últimas 72 horas;
- Hipertermia (>38° C por via oral) em pelo menos 2 ocasiões;
- Rigidez;
- Estado mental alterado (nível de consciência flutuante ou reduzido);
- Elevação da creatina quinase (CPK $\geq$ 4 vezes o limite superior normal);
- Labilidade do sistema nervoso simpático, definida por $\geq$ 2 dos seguintes:
  - o Pressão arterial elevada $\geq$ 25% acima da linha de base;
  - o Flutuação da pressão arterial ($\geq$ 20mmHg diastólica ou $\geq$ 25mm Hg sistólica em 24h);
  - o Diaforese;
  - o Incontinência urinaria.
- Hipermetabolismo, definido como taquicardia ($\geq$ 25% acima do valor basal) e taquipneia ($\geq$ 50% acima do valor basal);
- Avaliação negativa para causas neurológicas, metabólicas, infecciosas ou tóxicas.

O tratamento da SNM deve ser individualizado, levando em consideração à duração e gravidade da sua apresentação. Na maioria dos casos, a síndrome é iatrogênica e autolimitada, e a interrupção da medicação antipsicótica em conjunto com cuidados intensivos podem ser suficientes para reverter a condição.

A primeira etapa crítica no tratamento é a retirada imediata do neuroléptico desencadeante. Recomenda-se monitoramento em UTI visando prevenir complicações como choque, insuficiência respiratória, insuficiência renal, pneumonia aspirativa e coagulopatias. Nesses pacientes a reposição volêmica deve ser agressiva, especialmente porque a maioria estão desidratados durante a fase aguda da doença. Em casos de hipertermia extrema, as medidas de resfriamento físico são primordiais.

A introdução de benzodiazepínicos podem melhorar os sintomas e acelerar a recuperação, especialmente em casos menos graves. Um ensaio clínico com lorazepam, na dose de 1-2mg por IV a cada 4-6 horas, considerou uma intervenção razoável em pacientes com a doença na fase aguda, reduzindo a rigidez e a febre em 24-48 horas e sintomas catatônicos como mutismo e imobilidade.

A bromocriptina e a amantadina podem reverter os tremores na SNM, reduzir o tempo de recuperação e reduzir as taxas de mortalidade pela metade quando usadas isoladamente ou em combinação com outros tratamentos. A dose inicial recomendada é de 2,5mg, de 12/12 h ou de 8/8 h, e se necessário, aumentada para uma dose diária total de 45mg, entretanto seu uso pode piorar a psicose e precipitar hipotensão e vômitos. A bromocriptina deve ser continuada por 10 dias após a resolução do quadro, visto que a descontinuação prematura pode resultar em sua recorrência. A amantadina é normalmente iniciada com uma dose de 200-400mg/dia, administrada em doses fracionadas por via oral ou por sonda nasogástrica.

O dantroleno é um bloqueador neuromuscular que parece eficaz nos casos de SNM associados a rigidez extremas e hipertermia. O dantroleno normalmente é iniciado com a dose de 1-2,5mg/kg, IV, depois 1mg/kg a cada 6h se os sintomas reduzirem após a primeira dose. Os efeitos colaterais adversos incluem insuficiência respiratória e hepática. O dantroleno deve ser continuado por 10 dias após a resolução dos sintomas, assim como a bromocriptina, pois os pacientes podem sofrer recorrência se for retirado prematuramente. Benzodiazepínicos ou um agonista da dopamina podem ser usados concomitantemente com esta medicação, mas o dantroleno não deve ser administrado com bloqueadores dos canais de cálcio, visto que essa combinação pode precipitar uma hipotensão arterial grave.

A eletroconvulsoterapia (ECT) foi determinada como um tratamento eficaz para a SNM. Nos casos de falha na terapia medicamentosa anterior, a ECT também se demonstrou eficaz, além de ser preferida nos casos graves, quando uma resposta imediata é necessária ou se a catatonia letal não puder ser descartada. Um total de 6 a 10 sessões de tratamento são recomendadas, com início de resposta após uma média de 4,1 tratamentos. Os pacientes devem ser monitorados quanto a aumento da lesão muscular e hipercalemia.

Com base nesses achados, ao prescrever antipsicóticos, os médicos devem considerar o risco de indução da SNM na fase aguda após o início da medicação, juntamente com o risco de outros efeitos adversos.

PONTOS-CHAVE

- Para os pacientes de UTI com agitação grave ou violentos, deve ser associado neuroléptico com benzodiazepínico, e sugerimos uma combinação de haloperidol 5mg (IM/IV) ou droperidol 2,5 a 5mg (IM/IV) com midazolam 2,5 a 5mg (IM/IV).

- Não existem evidências na literatura de benefícios do uso de neurolépticos na prevenção nem no tratamento do delirium em UTI, entretanto as intervenções não farmacológicas oferecidas pelo bundle do ABCDEF estão bem estabelecidas.

- Os antipsicóticos podem ser associados para o controle da agitação no delirium hiperativo.

- A Síndrome Neuroléptica Maligna é uma complicação rara, mas grave, associada principalmente ao uso de antipsicóticos, que exige diagnóstico precoce e tratamento imediato devido ao risco de mortalidade.

BIBLIOGRAFIA

1. Racki V, Marcelic M, Stimac I, Petric D, Kucic N. Effects of Haloperidol, Risperidone, and Aripiprazole on the Immunometabolic Properties of BV-2 Microglial Cells. Int J Mol Sci [Internet]. 2021 May 1 [cited 2024 Jul 16];22(9). Available from: https://pubmed.ncbi.nlm.nih.gov/33922377/

2. Shen WW. A history of antipsychotic drug development. Compr Psychiatry [Internet]. 1999 [cited 2024 Jul 24];40(6):407–14. Available from: https://pubmed.ncbi.nlm.nih.gov/10579370/

3. Carayannopoulos KL, Alshamsi F, Chaudhuri D, Spatafora L, Piticaru J, Campbell K, et al. Antipsychotics in the Treatment of Delirium in Critically Ill Patients: A Systematic Review and Meta-Analysis of Randomized Controlled Trials. Crit Care Med. 2024;52(7):1087–96.

4. Wilson JE, Mart MF, Cunningham C, Shehabi Y, Girard TD, MacLullich AMJ, et al. Delirium. Nat Rev Dis Primers [Internet]. 2020 Dec 1 [cited 2024 Jul 16];6(1). Available from: https://pubmed.ncbi.nlm.nih.gov/33184265/

5. Kishi T, Hirota T, Matsunaga S, Iwata N. Antipsychotic medications for the treatment of delirium: a systematic review and meta-analysis of randomised controlled trials. J Neurol Neurosurg Psychiatry [Internet]. 2016 Jul 1 [cited 2024 Jul 16];87(7):767–74. Available from: https://pubmed.ncbi.nlm.nih.gov/26341326/

6. Ely EW, Shintani A, Truman B, Speroff T, Gordon SM, Harrell FE, et al. Delirium as a predictor of mortality in mechanically ventilated patients in the intensive care unit. JAMA [Internet]. 2004 Apr 14 [cited 2024 Jul 3];291(14):1753–62. Available from: https://pubmed.ncbi.nlm.nih.gov/15082703/

7. Ormseth CH, Lahue SC, Oldham MA, Josephson SA, Whitaker E, Douglas VC. Predisposing and Precipitating Factors Associated With Delirium: A Systematic Review. JAMA Netw Open [Internet]. 2023 Jan 3 [cited 2024 Jul 16];6(1):e2249950–e2249950. Available from: https://jamanetwork.com/journals/jamanetworkopen/fullarticle/2800112

8. Smit L, Slooter AJC, Devlin JW, Trogrlic Z, Hunfeld NGM, Osse RJ, et al. Efficacy of haloperidol to decrease the burden of delirium in adult critically ill patients: the EuRIDICE randomized clinical trial. Crit Care [Internet]. 2023 Dec 1 [cited 2024 Jul 16];27(1). Available from: https://pubmed.ncbi.nlm.nih.gov/37904241/

9. Andersen-Ranberg NC, Poulsen LM, Perner A, Wetterslev J, Estrup S, Hästbacka J, et al. Haloperidol for the Treatment of Delirium in ICU Patients. N Engl J Med [Internet]. 2022 Dec 29 [cited 2024 Jul 16];387(26):2425–35. Available from: https://pubmed.ncbi.nlm.nih.gov/36286254/

10. Devlin JW, Skrobik Y, Gélinas C, Needham DM, Slooter AJC, Pandharipande PP, et al. Clinical Practice Guidelines for the Prevention and Management of Pain, Agitation/Sedation, Delirium, Immobility, and Sleep Disruption in Adult Patients in the ICU. Crit Care Med [Internet]. 2018 Sep 1 [cited 2024 Jul 3];46(9):E825–73. Available from: https://pubmed.ncbi.nlm.nih.gov/30113379/

11. Pun BT, Balas MC, Barnes-Daly MA, Thompson JL, Aldrich JM, Barr J, et al. Caring for Critically Ill Patients with the ABC-DEF Bundle: Results of the ICU Liberation Collaborative in Over 15,000 Adults. Crit Care Med [Internet]. 2019 Jan 1 [cited 2024 Jul 17];47(1):3–14. Available from: https://pubmed.ncbi.nlm.nih.gov/30339549/

12. Marra A, Ely EW, Pandharipande PP, Patel MB. The ABCDEF Bundle in Critical Care. Crit Care Clin [Internet]. 2017 Apr 1 [cited 2024 Jul 17];33(2):225–43. Available from: https://pubmed.ncbi.nlm.nih.gov/28284292/

13. Sweileh WM. Neuroleptic malignant syndrome and serotonin syndrome: a comparative bibliometric analysis. Orphanet J Rare Dis [Internet]. 2024 Dec 1 [cited 2024 Jul 16];19(1). Available from: https://pubmed.ncbi.nlm.nih.gov/38825678/

14. Lao KSJ, Zhao J, Blais JE, Lam L, Wong ICK, Besag FMC, et al. Antipsychotics and Risk of Neuroleptic Malignant Syndrome: A Population-Based Cohort and Case-Crossover Study. CNS Drugs [Internet]. 2020 Nov 1 [cited 2024 Jul 16];34(11):1165–75. Available from: https://pubmed.ncbi.nlm.nih.gov/33010024/

15. Ware MR, Feller DB, Hall KL. Neuroleptic Malignant Syndrome: Diagnosis and Management. Prim Care Companion CNS Disord [Internet]. 2018 [cited 2024 Jul 18];20(1). Available from: https://pubmed.ncbi.nlm.nih.gov/29325237/

13

Farmacologia Aplicada na Hipertensão Intracraniana

Cássia Righy Shinotsuka

Resumo: A hipertensão intracraniana é um problema clínico frequente, que pode levar a grave morbidade e mortalidade. Uma vez esgotados os mecanismos de proteção cerebrais, pequenos aumentos do volume intracraniano acarretam grandes aumentos da pressão intracraniana. O cateter intraventricular é o padrão-ouro para mensuração da pressão intracraniana. O tratamento da hipertensão intracraniana é escalonado, iniciando com sedação e soluções hipertônicas e, em último caso, utilizando o pentobarbital.

Palavras-Chave: Hipertensão intracraniana; traumatismo cranioencefálico; soluções hipertônicas; pressão intracraniana

INTRODUÇÃO

A hipertensão intracraniana (HIC) é um grave problema clínico que deve ser rapidamente identificado e controlado para evitar suas consequências como sequelas e morte. É uma via final comum de vários distúrbios neurológicos e não-neurológicos.

Cerca de 50% dos pacientes com traumatismo cranioencefálico (TCE) apresentam hipertensão intracraniana; dentre os TCE graves, cerca de 35% evoluem com óbito e 18% com grave incapacidade física.

O conhecimento da dinâmica e da fisiopatologia da HIC é essencial para o reconhecimento e manejo desta entidade clínica, bem como efetivo uso da monitorização intracraniana.

OBJETIVOS

Ao final da leitura deste capítulo, o leitor será capaz de:

- compreender a fisiopatologia da HIC;
- revisar suas causas;
- conhecer as manifestações clínicas do paciente com HIC;
- reconhecer as indicações de monitorização da pressão intracraniana;
- conhecer os tipos de cateteres de monitorização, bem como suas vantagens e desvantagens; e

- estabelecer as condutas necessárias para o manejo da HIC.

DEFINIÇÃO

A pressão intracraniana em indivíduos normais varia entre 5 a 15mmHg, sendo considerada hipertensão intracraniana quando esses valores são maiores que 22mmHg. Mecanismos de compensação estabilizam a pressão intracraniana, sendo consideradas normais elevações transitórias associadas a eventos fisiológicos, tais como a manobra de Valsalva e a tosse.Para o entendimento da hipertensão intracraniana e da sua fisiopatologia, faz-se necessário o conhecimento das suas causas e da dinâmica cerebral.

Causas de Hipertensão Intracraniana

Podemos considerar os seguintes mecanismos envolvidos com a HIC:

- Edema cerebral;
- Acúmulo de LCR;
- Efeito de massa; e
- Congestão vascular cerebral.

Diante do conhecimento desses mecanismos, torna-se fácil a compreensão das suas principais causas, listadas no quadro a seguir:

Componentes Intracranianos

A pressão intracraniana normal resulta do equilíbrio entre os 3 principais componentes não-compressíveis dentro da caixa craniana, estrutura rígida, com volume interno fixo. O compartimento intracraniano fisiológico é composto por:

1. **Parênquima cerebral:** Corresponde a aproximadamente 80% do volume total. Possui volume aproximado de

Quadro 13.1. Principais causas de Hipertensão Intracraniana

- **Traumatismo craniano**
  - hematoma intracraniano – epidural, subdural e intraparenquimatoso;
  - edema cerebral difuso; e
  - contusão cerebral.
- **Tumores cerebrais**
  - primários; e
  - metastáticos.
- **Cerebrovascular**
  - acidente vascular encefálico – isquêmico extenso e hemorrágico;
  - encefalopatia hipertensiva;
  - hemorragia subaracnoide; e
  - trombose de seio venoso.
- **Hidrocefalia**
  - congênita ou adquirida; e
  - comunicante ou obstrutiva.
- **Infecção de SNC**
  - meningite;
  - encefalite;
  - ventriculite;
  - abscesso cerebral; e
  - hidrocefalia secundária.
- **Encefalopatias metabólicas**
  - hiponatremia;
  - encefalopatia hepática;
  - cetoacidose diabética;
  - quase-afogamento; e
  - encefalopatia hipóxico-isquêmica.
- **Alterações liquóricas**
  - aumento da produção liquórica – papiloma de plexo coroide; e
  - diminuição da absorção de líquor – aderências em granulações aracnoides.
- **Obstrução do retorno venoso**
  - trombose de seio venoso; e
  - compressão de veias jugulares.
- **HIC benigna – pseudotumor cerebral, HIC idiopática**

SNC – Sistema Nervoso central; HIC – Hipertensão Intracraniana

Fonte: Elaborado pelas autoras

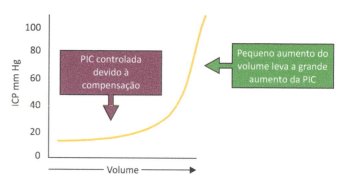

Figura 13.1. Curva volume-pressão intracraniana

Curva volume-pressão intracraniana. Fonte: Elaborado pelas autoras

pode ser interpretada da seguinte forma: como o volume intracraniano é fixo devido à rigidez da caixa craniana, qualquer aumento do volume de um dos componentes leva à diminuição do volume do outro, seja por aumento da drenagem do LCR, seja por alteração da capacitância do sistema venoso cerebral.

Como o tecido cerebral é de volume constante, em condições em que há aumento do volume intracraniano, são os mecanismos compensatórios que evitam a hipertensão intracraniana. Em primeiro lugar, o LCR é deslocado para o saco dural espinhal – caso não haja compensação, há diminuição do fluxo sanguíneo cerebral, com aumento da drenagem venosa. Posteriormente há alteração do diâmetro das artérias. Caso esses mecanismos não compensem as alterações pressóricas, pequenas alterações no volume irão levar a grande alteração da pressão intracraniana, podendo haver lesão cerebral por compressão de tronco (herniação pelo forame magno) e redução do fluxo sanguíneo cerebral.

Fluxo Sanguíneo Cerebral e Autorregulação

O fluxo sanguíneo cerebral (FSC) é de aproximadamente 50mL/100g de tecido por minuto, sendo maior no córtex cerebral. Ele é determinado pela viscosidade sanguínea, pressão de perfusão cerebral (PPC) e pelos diâmetros vasculares.

A pressão de perfusão cerebral (PPC) é definida pela diferença entre pressão arterial média (PAM) e a pressão intracraniana (PIC):

$$PPC = PAM - PIC$$

A autorregulação cerebral consiste na habilidade da manutenção do FSC constante dentro das variações da pressão de perfusão cerebral. As arteríolas se dilatam quando há diminuição da perfusão e há vasoconstricção quando a perfusão está aumentada. O calibre das arteríolas é ajustado em resposta a vários parâmetros, tais como a PAM, a pressão parcial de dióxido de carbono (pCO_2) e a pressão parcial de oxigênio (pO_2).

O fluxo sanguíneo cerebral, mantendo-se a PAM fixa, varia linearmente com valores de pCO_2 entre 25 e 60mmHg – a cada

1300 a 1500mL. É um compartimento minimamente compressível, com volume praticamente constante.

2. **Volume sanguíneo cerebral:** Corresponde a 10% do compartimento intracraniano. Seu conteúdo é de aproximadamente 65 a 75mL. Cerca de 70% do seu volume encontram-se no sistema venoso.

3. **Líquor (LCR):** O LCR corresponde a 10% do volume intracraniano, representado cerca de 65 a 75mL. Sua produção se dá principalmente pelo plexo coroide numa taxa de aproximadamente 20mL/h, sendo normalmente absorvido através de granulações aracnoides até os seios venosos. Em situações normais, todo LCR produzido é absorvido, e quando há desequilíbrio entre produção e absorção há risco de HIC.

A relação entre os três componentes acima é conhecida como "**doutrina de Monroe-Kellie**", proposta em 1783, que aumento de 1mmHg de CO_2 há aumento do volume sanguíneo cerebral de 0,04mL/100g de tecido, o que corresponde a 3-4% do volume. Diminuição na pCO_2 leva ao aumento da vasoconstricção, e seu aumento, à vasodilatação. A variação do FSC não se deve, porém, ao efeito direto do CO_2, e sim por alteração no pH no fluido extravascular e na ação direta dos íons H+. Essa responsividade ao CO_2 é reduzida em patologias como estenose carotídea, insuficiência cardíaca, traumatismo craniano, hemorragia subaracnoide, dentre outras.O mesmo não acontece com valores fisiológicos da pO_2; as flutuações entre 60-100mmHg de pO_2 não afetam o FSC, porém, níveis abaixo de 50mmHg causam grande aumento no FSC.

Quando a pO_2 e a pCO_2 são constantes, o FSC se mantém estável dentro da faixa de PAM entre aproximadamente 50-150mmHg. Acima desta faixa os mecanismos regulatórios são suprimidos e há aumento do volume sanguíneo cerebral; abaixo desta faixa, há isquemia cerebral. Em algumas patologias, tais como no acidente vascular encefálico, o mecanismo de autorregulação pode não estar preservado, fazendo com que haja uma relação linear entre a PAM e o FSC.

Com a PAM entre 75-90mmHg e a PIC entre 5-15mmHg, a perfusão cerebral é raramente comprometida. Com a elevação da PIC, a PAM aumenta para manter a PPC, mecanismo este conhecido como **Reflexo de Cushing**.

Em pacientes com hipertensão arterial crônica, os limites da autorregulação cerebral estão alterados. A hipertrofia dos vasos resulta na diminuição da capacidade de vasodilatação em resposta à hipotensão, e na habilidade aumentada de vasoconstricção com pressão de perfusão aumentada. Pressões que seriam toleradas em pacientes sem hipertensão arterial sistêmica podem ser sintomáticas em pacientes hipertensos. Níveis maiores de PPC são tolerados em pacientes com hipertensão crônica.

Manifestações Clínicas

Reduções globais ou locais do FSC são responsáveis pelas manifestações clínicas da hipertensão intracraniana, que podem ser gerais ou relacionadas à herniação de estruturas específicas.

Dentre os sintomas gerais inespecíficos, podemos incluir:
- cefaleia;
- depressão do nível de consciência – sonolência a coma;
- náuseas e vômitos; e
- visão borrada.

Outros sintomas vão existir de acordo com a alteração focal envolvida com o mecanismo da alteração intracraniana. A presença de um hematoma subdural, por exemplo, pode levar à hemiparesia contralateral à lesão.

Dentre os sinais principais, temos:
- paralisia de pares cranianos, principalmente o IV par;
- crises convulsivas;
- anisocoria;
- papiledema;

- tríade de Cushing: bradicardia, depressão respiratória e hipertensão; e
- descerebração.

A herniação cerebral ocorre quando a pressão intracraniana excede a pressão extracraniana, levando a compressões e deslocamentos de estruturas intracranianas.

Os locais mais comuns de herniação e os sinais e sintomas relacionados são: (**Figura 14.2.**)

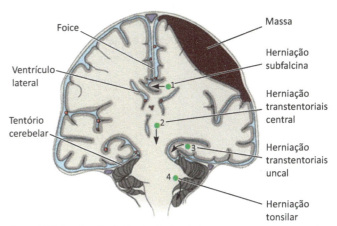

Figura 13.2. Localização da Herniação Cerebral

Fonte: Adaptado de Blumenfeld Neuroanatomy Through Clinical Cases. Sianuer Assoc. Inc. 2002.

- **Tonsilar:** Ocorre quando há herniação da junção ponto cerebelar através do forame magno. Quando as tonsilas cerebelares impactam no forame, o bulbo é comprimido, resultando em colapso respiratório e cardíaco.
- **Subfalcina:** Ocorre quando há massa lateral frontal ou parietal forçando o giro do cíngulo através da foice cerebral. Causa transtorno de personalidade e paresia no MI contralateral. Se a herniação for muito importante, pode haver compressão da artéria comunicante anterior contra a foice, gerando infarto no território desta artéria.
- **Transtentorial central:** Correlaciona-se com o edema difuso bilateral, havendo deslocamento de mesencéfalo através do hiato tentorial. Pode haver bloqueio da incisura tentorial pelos lobos temporais mesiais, causando uma hidrocefalia obstrutiva. Há queda do sensório e comprometimento cardiorrespiratório semelhante à herniação subfalcina.
- **Transtentorial uncal:** Ocorre quando o úncus (lobo temporal médio) atravessa os limites do tentório e impacta o III par craniano, causando midríase, estrabismo divergente e ptose. A progressão dessa herniação leva à compressão do pedúnculo mesencefálico. Geralmente resulta de massas temporais.
- **Transcalvariana:** Ocorre quando há herniação do córtex através de algum defeito na calota craniana, levando às alterações focais de acordo com o segmento herniado.

MONITORIZAÇÃO DA PRESSÃO INTRACRANIANA

A pressão intracraniana não pode ser estimada de forma adequada por parâmetros clínicos nos pacientes críticos. Faz-se então necessária a utilização de técnicas de monitorização direta da pressão intracraniana para se guiar a terapêutica e definir prognóstico. Os objetivos finais são a manutenção de perfusão e oxigenação cerebrais adequadas e a prevenção lesões secundárias enquanto há recuperação do tecido cerebral acometido.

Apesar de existirem técnicas não-invasivas de monitorização da PIC, tais como a ultrassonografia do nervo óptico, nenhuma delas é tão confiável como o cateter intraventricular com medida direta da PIC.

Indicações de Monitorização

Como os pacientes com traumatismo cranioencefálico grave apresentam risco significativo de desenvolvimento de HIC, a monitorização da PIC tem sido bastante estudada neste grupo de pacientes. No entanto, a indicação de monitorização da PIC neste paciente se estende também aos pacientes críticos com suspeita de HIC não traumática.

As indicações seriam:
- Paciente com escala de coma de Glasgow (ECG) <9, com TC de crânio alterada.
- Pacientes com ECG <9, com TC de crânio normal e pelo menos duas das condições abaixo:
  - idade >40 anos;
  - pressão arterial sistólica < ou igual a 90mmHg; e
  - presença de déficit motor.

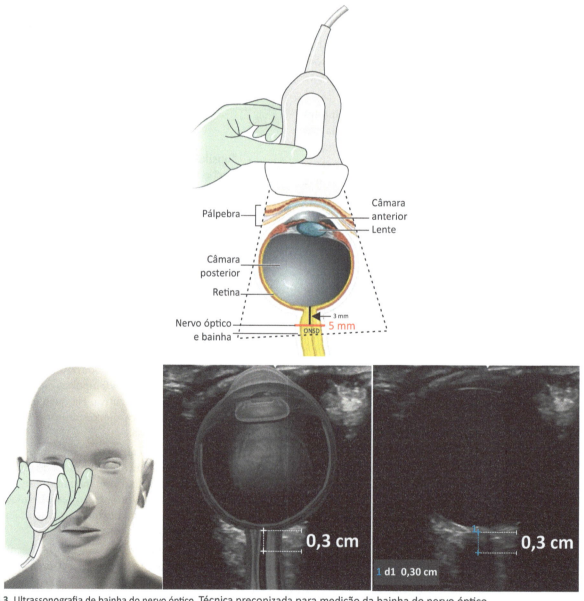

Figura 13.3. Ultrassonografia de bainha do nervo óptico, Técnica preconizada para medição da bainha do nervo óptico

- Pacientes com ECG >8 que requerem tratamento para HIC, porém sem possibilidade de exames neurológicos seriados, tais como aqueles que necessitam de sedação contínua.

A contraindicação maior à monitorização da PIC é a presença de coagulopatia grave. Considera-se aceitável um INR de 1,6 ou menor para a inserção de um cateter ventricular.

Tipos de Monitorização

Os métodos mais confiáveis de monitorização da PIC consistem nos cateteres ventriculares e intraparenquimatosos. O procedimento é passível de complicações, porém nenhum método não-invasivo apresenta valor clínico ou possui estudos que justifiquem seu uso rotineiro. Dentre os métodos não-invasivos de monitorização da PIC, podemos citar:

- Doppler transcraniano;
- Ultrassonografia de bainha do nervo óptico (**Figura 14.3.**)
- Monitorização da complacência da caixa craniana
- Brain 4 Care;
- Análise de ressonância tissular

Os principais sítios anatômicos usados para a medida da PIC são: intraventricular, intraparenquimatoso. O subaracnoideo e o epidural não são mais utilizados Todos necessitam de sistema de monitorização comum. Serão abaixo avaliadas as vantagens e desvantagens de cada tipo de cateter

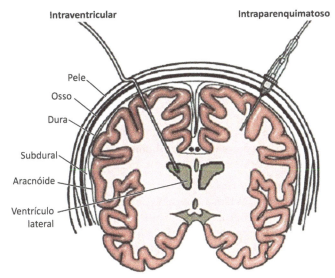

Figura 13.4. Sítios anatômicos para medição da PIC.

1. Intraventricular

É o padrão-ouro para monitorização da PIC. O cateter é inserido por um orifício na calota craniana e posicionado com sua extremidade no corno frontal do ventrículo lateral e acoplado ao sistema de transdutor de pressão. É o método mais confiável e o que permite tratamento em alguns casos de hipertensão craniana devido ao sistema de derivação ventricular externa do líquor. Além disso, há a possibilidade de administração de antibióticos intratecais neste tipo de cateter. Cateteres ventriculares disponíveis possuem sistemas simultâneos de drenagem e mensuração da PIC.

O maior risco deste tipo de cateter é a infecção, que será discutida na seção "Complicações da monitorização".

Outra desvantagem deste tipo de cateter é a dificuldade de sua inserção nos casos de desvio importante da linha média ou quando há colabamento ventricular. Além disso, o risco de sangramento também deve ser citado.

2. Intraparenquimatoso

O cateter intraparenquimatoso consiste em um cateter com um transdutor eletrônico ou de fibra ótica em sua extremidade, sendo esta última mais utilizada. Tem como vantagem o risco reduzido de infecções e a facilidade de sua inserção, sendo realizada diretamente dentro do parênquima através de pequeno orifício na calota craniana. Tem como desvantagens a incapacidade de drenagem liquórica e menor acurácia na mensuração da PIC quando comparado com o cateter intraventricular.

INTERPRETAÇÃO DA MONITORIZAÇÃO

As ondas da PIC se correlacionam normalmente com as ondas de pressão cardíacas. A curva fisiológica contém 3 principais ondas: (**Figura 14.5.**) **P1**: onda de percussão – consiste na sístole, transmitida através do plexo corióide.

- **P2:** onda tidal – consiste na propagação e reverberação da onda de pulso.
- **P3:** onda dicrótica – representa o fechamento da válvula aórtica.

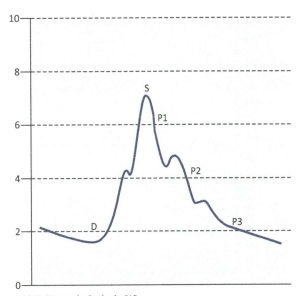

Figura 13.5. Forma da Onda da PIC

Forma da onda da PIC. Adaptado de Neurocritical care 2010 - Beaumont A. Intracranial pressure and cerebral blood flow monitoring. In: Torbey MT. Neurocritical Care. Cambridge University Press, 2010.

Quando há queda da complacência intracraniana, a P2 torna-se maior que P1.

A PIC é altamente variável, porém segue padrões que podem ser fisiológicos ou patológicos.

Outro padrão fisiológico consiste nas ondas pulmonares – são alterações de baixa amplitude na PIC em resposta ao ciclo respiratório.

Dentre os padrões de oscilação periódica da PIC, encontramos os descritos por Lundberg, que podem ocorrer em situações patológicas e pode ser amplificada quando a complacência cerebral é diminuída.

As ondas A de Lundberg, também conhecidas por ondas em platô, são consideradas patognomônicas de hipertensão intracraniana. São ondas de alta amplitude (50-100mmHg), sustentadas por 5 a 20 minutos. Representa uma queda importante da complacência intracraniana, podendo levar à perda dos mecanismos autorregulatórios e até mesmo à abolição da perfusão cerebral, levando à isquemia global. Pode causar cefaleia, vômitos e queda do sensório em pacientes conscientes e midríase, hipertensão e bradicardia em pacientes inconscientes. A fisiopatologia das ondas em platô não é bem esclarecida, mas há a hipótese da vasodilatação cerebral decorrente de uma resposta simpática anormal dos vasos cerebrais à hipotensão arterial. (**Figura 14.6.**).

As ondas B e C de Lundberg tem pouca significância clínica. As ondas B duram de 1 a 2 minutos, com amplitude de 20 a 50mmHg, e estão relacionadas a alterações respiratórias e sono. As ondas C duram de 4 a 5 minutos, com amplitude menor que 20mmHg, e corresponde a alterações cíclicas da pressão arterial sistêmica. A interpretação dos dados deve ser realizada em conjunto com dados clínicos e de imagem. As lesões temporais, por exemplo, podem levar à herniação com PIC não tão elevada ou até mesmo normal.

Os valores críticos da PIC podem variar entre os indivíduos e dentro do contexto clínico, porém o valor estabelecido para o tratamento da HIC foi alterado, segundo o mais recente guideline da Brain Trauma Foundation, em para 22mmHg.

Complicações da Monitorização

Como já relatados previamente na descrição dos tipos de monitorização, as principais complicações da monitorização invasiva da PIC são infecção e hemorragia.

A infecção podendo ocorrer em 2-20% dos pacientes com cateter intraventricular, sendo a ventriculite a infecção mais temida. Quanto maior o tempo de inserção, maior será o risco. Não há estudos que comprovem a eficácia da troca profilática do cateter, da inserção de cateteres recobertos com antibióticos ou do uso de antibióticos profiláticos para diminuição do risco de ventriculite. A prevenção se torna a medida mais eficaz, com a mínima manipulação do cateter, que deve ser realizada de forma mais estéril possível caso o procedimento se faça necessário.

A segunda complicação mais comum é a hemorragia intracraniana. Apesar do risco ser baixo, é uma complicação importante que deve ser ainda mais valorizada nos pacientes com coagulopatia.

TRATAMENTO DA HIPERTENSÃO INTRACRANIANA

Aspectos Gerais

Posicionamento no Leito: A cabeceira do leito deve estar sempre elevada em 45° e a cabeça do paciente deve ser mantida na posição central. Tais medidas são importantes para controle da HIC e para a prevenção de pneumonia associada a ventilação mecânica (PAVM).

Sedação: A sedação deve ser feita com agentes de meia-vida curta que permitam a suspensão intermitente para avaliação neurológica. Desses agentes, o preferido pela sua disponibilidade e preço é o propofol, que pode ser utilizado conjuntamente a um opioide como o fentanil ou o remifentanil. O propofol pode ser utilizado na dose de 1-2mg/kg (bolus) e a infusão contínua não deve ultrapassar 5mg/kg/h, devido ao risco da síndrome de infusão do propofol. Outros efeitos adversos são a depressão miocárdica e a possibilidade de contaminação bacteriana da solução (devido à emulsão composta de óleo de soja e lecitina, o que também pode gerar hipertrigliceridemia e pancreatite com infusões por tempo prolongado). O fentanil é um opiáceo muito utilizado no contexto da terapia intensiva na dose de 0,7-10mcg/kg/h.

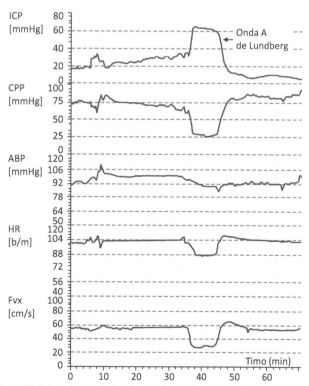

Figura 13.6. A onda em platô pode ser observada na curva da PIC, bem como a queda importante da perfusão cerebral (CPP), da frequência cardíaca (HR) e da velocidade de fluxo sanguíneo cerebral (FVx).

Fonte: Obrist et al. J Neurosurg 1984; 61: 241-55

O remifentanil apresenta meia-vida extremamente curta e tem como efeitos colaterais hipotensão, diminuição do *drive* respiratório e pode levar a rigidez de caixa torácica.

Quadro 13.1. Doses de Sedativos

Propofol 2% – 20mg/mL – Dose bolus: 1-2mg/kg
Infusão Contínua: Até 5mg/kg/h
Propofol 1% – 10mg/mL
Remifentanil – Frascos de 1, 2 e 5mg em 2mL.
Solução: Remifentanil 5mg/2mL + SF 0,9% 48mL – 100mcg/mL
Dose: 0,1-0,5mcg/kg/min
Fentanil – Ampolas de 50mcg em frascos de 2 e 5mL
Solução – Fentanil 60mL – 10mcg/mL (no frasco de 5mL)
    Dose: 0,7-10 mcg/ kg/h

Fonte: Elaborado pelas autoras.

Ventilação e Hemodinâmica: Para assegurar uma ventilação satisfatória, todo paciente com ECG < 8 ou com nível de consciência em deterioriação rápida deve ser intubado. A ventilação deve ter como objetivo parâmetros normais – pH normal, pO_2 >100mmHg, pCO_2 entre 35-40mmHg e $satO_2$ >95%. Embora a hiperventilação já tenha sido preconizada para o controle da HIC, estudos posteriores mostraram que ela pode piorar a isquemia cerebral, além de induzir ao "efeito rebote" quando descontinuada. Dessa forma, a hiperventilação (pCO_2<35mmHg) não deve ser implementada de forma contínua, mas pode ser utilizada em momentos pontuais de exacerbação da HIC, enquanto são providenciadas outras medidas terapêuticas.

Do ponto de vista hemodinâmico, deve-se almejar uma PAM >90mmHg, PPC entre 60-70mmHg, boa perfusão sistêmica e euvolemia com osmolaridade sérica normal-alta. Deve-se evitar tanto hipovolemia (pelo risco de má-perfusão tecidual) quanto hipervolemia (pelo risco de agravamento da injúria pulmonar). Deve-se também evitar hiponatremia com diminuição da osmolaridade sérica, pelo risco de agravamento do edema cerebral.

Quadro 13.2. Alvos Terapêuticos

• pO_2 > 100mmHg, pCO_2 entre 35-40mmHg, pH normal, $satO_2$> 95%
• PAM > 90mmHg, PPC entre 60-70mmHg, PIC < 20mmHg
• Euvolemia com sódio sérico, no mínimo, normal

Fonte: Elaborado pelas autoras.

Drenagem Liquórica: Caso o paciente tenha uma derivação ventricular externa (DVE) instalada, pode-se proceder à drenagem liquórica em casos de HIC. Deve-se ter cuidado com o colabamento ventricular e hiperdrenagem do líquor.

Osmoterapia: Os efeitos hemodinâmicos e osmóticos induzem a redução da PIC e aumento do FSC (em áreas com autorregulação preservada). Sem a monitorização da PIC, a osmoterapia deve apenas ser utilizada em casos de deterioriação rápida do quadro neurológico.

Deve-se monitorizar a osmolaridade sérica ao utilizar o manitol venoso, a qual não deverá ultrapassar 320mOsm/kg. A salina hipertônica também pode ser utilizada como alternativa ao manitol e só pode ser utilizada em veia profunda.

Quadro 13.3. Dose Osmoterapia

• Manitol 20% - 0,25-1g/kg/dose
• Salina hipertônica 20% (pode ser utilizada a ampola de sódio 20%) – 0,5-1mL/kg/dose

Fonte: Elaborado pelas autoras.

Hipotermia: A hipotermia é considerada um tratamento de segunda linha para a HIC. Deve-se aplicar hipotermia moderada (temperatura central: 32-33°C) com taxa de resfriamento e reaquecimento máximos de 0,5-1°C/h. Não se deve utilizar a hipotermia profilaticamente.

Os efeitos colaterais da hipotermia são:

- distúrbio hidroeletrolíticos (hipocalemia, hipomagnesemia e hipofosfatemia);
- maior incidência de complicações infecciosas; e
- coagulopatia.

O reaquecimento também é perigoso devido, principalmente, aos distúrbios eletrolíticos (hipercalemia, hipermagnesemia e hiperfosfatemia). Outro efeito colateral comum são os calafrios, que podem prejudicar o resfriamento.

Quadro 13.4. Protocolo de Hipotermia

• **Indução:** Infundir 40mL/kg de SF a 4°C em acesso periférico para indução de hipotermia. A metade da dose é utilizada em casos de insuficiência cardíaca, insuficiência renal e outras situações nas quais existe dificuldade de manejo do volume intravascular.
• **Manutenção:** A manutenção da hipotermia pode ser feita com manta térmica ou com bolus adicionais de SF a 4°C.
• **Monitorização:** A temperatura central deve ser monitorizada com termômetro esofagiano ou retal. Eletrólitos são medidos a cada hora durante o resfriamento e o reaquecimento. Na fase de manutenção, podem ser aferidos a cada 4h. Coagulograma deve ser medido 2x/dia.

Fonte: Elaborado pelas autoras.

Quadro 13.5. Tratamento de Calafrios

Os calafrios podem ser tratados através da infusão de meperidina, propofol e/ou dexmedetomidina.

Fonte: Elaborado pelas autoras.

Barbitúricos: Os barbitúricos são um tratamento de segunda ou terceira linha no tratamento da HIC. O racional de seu uso baseia-se na diminuição do metabolismo cerebral. Não deve ser utilizado profilaticamente. Seus principais efeitos colaterais são instabilidade hemodinâmica e aumento do risco de infecções.

Quadro 13.6. Dose de Barbitúricos

• Pentobarbital – Dose bolus – 10mg/kg
• Dose Manutenção – 1-2mg/kg/h
• Não infundir mais rápido que 50mg/min!

Fonte: Elaborado pelas autoras.

Craniectomia Descompressiva: A craniectomia descompressiva tem sido considerada um tratamento de segunda linha para HIC pós-TCE, entretanto ela tem sido utilizada cada vez mais precocemente nos últimos anos. Consiste na retirada de uma ampla área da calota craniana (mínimo de 12cm de diâmetro) e na plastia da dura, de forma a permitir a expansão do cérebro em casos de HIC.

Quadro 13.7. Algoritmo de Tratamento da Hipertensão Intracraniana

Linha 1 de Tratamento (Deve ser feito para todos os pacientes).
Cabeceira a 45°/Cabeça retificada
Normotermia/Glicemia entre 80-140mg/dL
Normovolemia/Sedação preferencialmente com propofol + remifentanil
spO_2>97%/pCO_2 entre 35-40mmHg
Natremia entre 140-155mEq/L/ Profilaxia crise convulsiva na primeira semana pós-trauma

Se PIC mantiver ≥ 22mmHg

Linha 2 de Tratamento.
Drenagem liquórica/Aumentar sedação
TCC para descartar lesão passível de correção cirúrgica
Manitol 0,25-1g/kg ou Salina 20% 0,5-1mL/kg

Se PIC mantiver ≥ 22mmHg

Linha 3 de Tratamento – HIC Refratária.
TCC para descartar lesão passível de correção cirúrgica
Coma barbitúrico – Pentobarbital – 10mg/kg bolus – 1-2mg/kg/h em infusão contínua
Hipotermia – temperatura central entre 32-33°C
Craniectomia Descompressiva

Fonte: Manual de Medicina Intensiva. Ed elsevier. 2009[9]

BIBLIOGRAFIA

1. Brain Trauma Foundation. Guidelines for the management of severe traumatic brain injury - 3rd edition. Journal of Neurotrauma 2007; 24 (1): S1-S106.
2. Lavinio A, Menon DK. Intracranial pressure: why we monitor it, how to monitor it, what to do with the number and what's the future? Curr Opin Anaesthesiol 2011; 24:117-123.
3. Eccher M, Suarez JI. Cerebral Edema and Intracranial Dynamics: Monitoring and Managemente or Intracranial Pressure. In: Suarez JI. Critical Care Neurology and Neurosurgery. 2004; Humana Press Inc.
4. Farahvar A, Huang JH, Papadakos PJ. Intracranial monitoring in traumatic brain injury. Curr Opin Anaesthesiol 2011; 24:209-213.
5. Raslan A, Bhardwaj A. Cerebral edema and intracranial pressure. In: Torbey MT. Neurocritical Care. 2010; Cambridge University Press.
6. Beaumont A. Intracranial pressure and cerebral blood flow monitoring. In: Torbey MT. Neurocritical Care. 2010; Cambridge University Press.
7. Pickard JD, Czosnyka M, Steiner LA. Raised intracranial pressure. In: Hughes RAC Neurologic emergencies. 2003; 4th ed, BMJ books.
8. Obrist WD, Langfitt TW, Jaggi JL, Cruz J, Gennerelli TA. Cerebral blood flow and metabolism in comatose patients with acute head injury - Relationship to intracranial hypertension *J Neurosurg* 1984; 61: 241-55
9. Nácul FE, Rocco JR, Japiassú AM, Salluh JIF, Shinotsuka CR. Hipertensão Intracraniana. In: Manual de Medicina Intensiva 2009.
10. Nag DS, Sahu S, Swain A, Kant S. Intracranial pressure monitoring: Gold standard and recent innovations. World J Clin Cases. 2019;7(13):1535–53.
11. Al-Mufti F, Lander M, Smith B, Morris NA, Nuoman R, Gupta R, Lissauer ME, Gupta G, Lee K. Multimodality Monitoring in Neurocritical Care: Decision-Making Utilizing Direct And Indirect Surrogate Markers. J Intensive Care Med. 2019;34(6):449–63.
12. Changa AR, Czeisler BM, Lord AS. Management of Elevated Intracranial Pressure: a Review. Curr Neurol Neurosci Rep. 2019 Nov 26;19(12):99.
13. Munakomi S, M Das J. StatPearls [Internet]. StatPearls Publishing; Treasure Island (FL): Aug 13, 2023. Brain Herniation.
14. Nehring SM, Tadi P, Tenny S. StatPearls [Internet]. StatPearls Publishing; Treasure Island (FL): Jul 3, 2023. Cerebral Edema.
15. Munakomi S, M Das J. StatPearls [Internet]. StatPearls Publishing; Treasure Island (FL): Feb 12, 2023. Intracranial Pressure Monitoring.

V

Farmacologia do Aparelho Respiratório

14A

Farmacologia da Broncodilatação na Asma e DPOC Grave

PRIMEIRA PARTE: BRONCODILATADORES E CORTICOSTEROIDES

Rosane S. Goldwasser

INTRODUÇÃO

Os agentes broncodilatadores desempenham um papel crucial no manejo de pacientes em unidades de terapia intensiva, especialmente aqueles com asma grave e na exacerbação aguda da **Doença Pulmonar Obstrutiva Crônica** (DPOC). A desobstrução do fluxo aéreo é fundamental em várias condições clínicas que afetam a população adulta, e o uso de broncodilatadores e corticosteroides são estratégias essenciais para otimizar a ventilação e melhorar os desfechos clínicos. Avaliar a gravidade e a resposta ao tratamento é fundamental, pois a administração adequada pode influenciar significativamente o resultado clínico em doenças como asma grave e exacerbações agudas da DPOC. Outras doenças agudas podem liberar mediadores inflamatórios que irão agir na musculatura lisa das vias aéreas e provocar broncoespasmo. Não é objeto deste capítulo a discussão da abordagem terapêutica das doenças que cursam com broncoespasmo e que podem levar à insuficiência respiratória aguda, mas vale comentar que os agentes broncodilatadores são parte importante, mas não isolada, de uma constelação de outras medidas (farmacológicas ou não) que deverão ser acionadas para o manuseio correto dos pacientes e seu desfecho clínico. (Tabela 14.1.)

ATUALIZAÇÕES DAS DIRETRIZES GOLD E GINA

A **GINA** (*Global Strategy for Asthma Management and Prevention*) atualiza suas diretrizes periodicamente para refletir os avanços na compreensão da asma e nas opções terapêuticas.

Tabela 14A.1. Diagnóstico Diferencial de Doenças com Obstrução ao Fluxo Aéreo

Localização	Doenças
Vias aéreas superiores	Corpo estranho, neoplasia, estenose de traqueia, paralisia das cordas vocais, obstrução do tubo traqueal, edema de laringe.
Vias aéreas inferiores	Exacerbação da DPOC, asma, bronquiolite, estenose brônquica, pneumonia, refluxo gastroesofágico, edema pulmonar cardiogênico, embolia pulmonar, reações alérgicas.

As diretrizes mais recentes enfatizam a importância dos corticosteroides inalatórios como a base do tratamento para asma persistente, recomendando também o uso de broncodilatadores de longa duração para controle adicional. A combinação de corticosteroides inalatórios com agonistas beta2-adrenérgicos de longa ação (LABAs) é recomendada para pacientes com asma não controlada com corticosteroides isolados.

As diretrizes **GOLD** (*Global Initiative for Chronic Obstructive Lung Disease*) enfatizam a importância da abordagem combinada no tratamento da DPOC, com uma ênfase crescente no uso de broncodilatadores de longa duração e corticosteroides inalatórios para reduzir exacerbações e melhorar a qualidade de vida. A adição de anticolinérgicos de longa ação (LAMA) pode ser considerada para pacientes com DPOC moderada a grave, especialmente em combinação com agonistas beta2-adrenérgicos de longa ação (LABAs) para um efeito sinérgico.

AGENTES BRONCODILATADORES

Os broncodilatadores são classificados principalmente em dois grupos: os beta2-adrenérgicos e os anticolinérgicos. De acordo com as diretrizes GOLD e GINA, a escolha e combinação desses medicamentos dependem da gravidade da condição e da resposta clínica individual.

1. Beta 2-adrenérgicos (ou beta 2-agonistas)

Os broncodilatadores b-adrenérgicos são classificados em **beta1**, **beta2** e **beta3**. Os beta1 estão no miocárdio e em células justa glomerulares; os beta2, na musculatura brônquica e vascular e nos aparelhos gastrointestinal e geniturinário; e os beta3, no tecido adiposo.

Os agonistas beta2-adrenérgicos são divididos em agentes de curta e longa duração. Os agonistas de curta duração, os **SABAs – Short-Acting Beta Agonists**, como o salbutamol (ou albuterol, nos USA) e a terbutalina, são eficazes no alívio rápido dos sintomas de broncoespasmo, enquanto os de longa duração, os **LABA – Long-Acting Beta Agonists**, como o formoterol e o salmeterol, são utilizados para controle contínuo.

1.1. LABA (Long-Acting Beta Agonists)

São agonistas beta-2 adrenérgicos de longa duração. São uma classe de broncodilatadores usados principalmente no tratamento de asma e DPOC (Doença Pulmonar Obstrutiva Crônica).

Os **LABA** atuam estimulando os receptores beta-2 adrenérgicos nas vias aéreas. Isso leva a uma série de reações bioquímicas que resultam em relaxamento da musculatura lisa brônquica, aliviando a obstrução das vias aéreas. O efeito broncodilatador é sustentado por até 12 horas, o que permite a administração de uma ou duas vezes ao dia. Na **asma** são usados em combinação com corticosteroides inalatórios para controlar os sintomas da asma que não são totalmente controlados por corticosteroides sozinhos. Na **DPOC** são utilizados para melhorar a função pulmonar e reduzir sintomas como falta de ar. O **Salmeterol** (Serevent®), **Formoterol** (Foradil®, Oxis®), o **Vilanterol** (Breztri®), em combinação com um corticosteroide e, mais recente, com ação mais prolongada, o **Indacaterol** (Onbrez®) são exemplos de LABA, disponíveis no Brasil.

1.2. SABA (Short-Acting Beta Agonists)

Os **SABAs** (Short-Acting Beta Agonists) são uma classe de broncodilatadores de ação rápida usados no tratamento de doenças respiratórias agudas, como na crise de asma e na exacerbação aguda da DPOC. Eles são chamados de "beta-agonistas de ação curta" devido à sua rápida iniciação de efeito e curta duração de ação.

O salbutamol (Ventolin®, ProAir®, Proventil®), por sua seletividade b2-adrenérgica, é a droga mais utilizada nessas situações. Trata-se da primeira linha de tratamento da asma aguda e outras situações de broncoespasmo. Também são utilizados o fenoterol (Berotec®) ou a terbutalina (Bricanyl®).

Mecanismo de ação

Promovem ativação de receptores b2-adrenérgicos, expressos nas vias aéreas proximais e distais. Os receptores adrenérgicos são membros da superfamília de receptores cujo sinal para o interior da célula ocorre via proteínas G e produzem aumento do monofosfato de adenosina (AMP) cíclico, que induz o relaxamento da musculatura lisa, via proteína quinase A (PKA). Os receptores de proteínas G são a maior família de receptores de superfície celular envolvidos em uma ampla gama de processos fisiológicos e compõem uma família de proteínas farmacologicamente importante, com aproximadamente 450 genes identificados até o momento.

As ações dos broncodilatadores b-adrenérgicos incluem, além da broncodilatação, diminuição da permeabilidade capilar e aumento da função mucociliar e da secreção das substâncias surfactantes pelas células alveolares tipo II. Além de estimular as substâncias surfactantes que têm efeitos antimicrobianos, estimula também a produção de lactoferrina, que é uma proteína com propriedades antimicrobiana, anti-inflamatória, antioxidante e imunomodulatória.

Os broncodilatadores atuam nos pneumócitos, nas células epiteliais e musculares lisas, nas glândulas mucosas e nas células alveolares. Esses fármacos atuam também nas células inflamatórias como monócitos e macrófagos, mastócitos e eosinófilos, linfócitos e neutrófilos. Essa ação primária broncodilatadora reverte e previne a contração da musculatura lisa e é responsável pela eficácia do tratamento.

Outros efeitos adicionais dos b2-agonistas incluem a inibição de liberação de mediadores pelos mastócitos e a redução de exsudação plasmática com diminuição do edema, mas sem efeito no processo inflamatório crônico.

Efeito dos agonistas adrenérgicos

- Mecanismo de ação: os beta2-adrenérgicos atuam nos receptores β2-adrenérgicos localizados na musculatura lisa brônquica, levando à ativação da adenilato ciclase, aumento dos níveis de AMP cíclico, e relaxamento da musculatura brônquica.
  - o Promovem a inibição da liberação de mediadores pelos mastócitos, aumentam o clearance mucociliar e inibem a exsudação plasmática e a formação de edema.
  - o Não agem no processo inflamatório crônico.
- Indicações: tratamento de crise aguda de asma e controle de sintomas persistentes em asma e DPOC.
- Efeitos colaterais: tremores, palpitações, taquicardia. A tolerância pode se desenvolver com o uso crônico.

Os agonistas de curta duração (salbutamol ou albuterol e terbutalina), tem início de ação rápido e duração de 3 a 6h; os agonistas de longa duração (formoterol, fenoterol e salmeterol), tem início de ação rápidos e duração de 12h. Esses agentes, em associação com corticosteroides inalatórios, têm mostrado eficiência no controle da asma.

Os agentes b2-agonistas são geralmente administrados via inalatória, sendo a forma mais comum através do inalador dosimetrado (MDI) ou nebulização. Eles são administrados diretamente nos pulmões, o que maximiza o efeito terapêutico e minimiza os efeitos colaterais sistêmicos. A forma **Oral ou Parenteral** é menos comum para SABAs e geralmente reservado

Capítulo 14A • Farmacologia da Broncodilatação na Asma e DPOC Grave **141**

Tabela 14A.2. Beta2-Adrenérgicos

Medicamento	Duração de Ação	Via de Administração	Dose Recomendada
Salbutamol (spray)	Curta (4-6h)	Inalatória	100 µg/jato
Formoterol (spray)	Longa (12h)	Inalatória	12 µg/jato
Salmeterol (spray)	Longa (12h)	Inalatória	25 µg/jato

para situações específicas ou em caso de falha do tratamento inalatório. Na forma oral apresentam menos efeitos colaterais que na parenteral. Os efeitos mais comumente observados são tremores e palpitações, mais frequentes nos pacientes idosos. O principal problema é a tolerância, quando utilizados cronicamente. Mesmo com essa diminuição do número de receptores na superfície das células alvo, fazendo com que elas se torna menos sensíveis aos receptores adrenérgicos (*down regulation*), a resposta ao uso não parece diminuir, uma vez que existe larga reserva de receptores na musculatura lisa.

Nos pacientes com DPOC, os b2-adrenérgicos provocam melhora dos sintomas agudos. Sua associação aos agentes anticolinérgicos inalatórios é prática comum, com demonstração de benefícios quanto à função pulmonar. A via inalatória é a de eleição, ficando a parenteral somente para situações de exceção.

Nos pacientes em ventilação mecânica, o fármaco é administrado por meio de aerossol dosimetrado (*spray*), acoplado a um espaçador colocado no ramo inspiratório do aparelho, ou por meio de nebulizadores acoplados a fluxos contínuos de oxigênio, ou ar comprimido (**Figuras**). Estudos mostram que ambas as formas de administração são eficientes em relação ao efeito broncodilatador. Os maiores trabalhos referem-se aos pacientes com asma aguda, aos que não são ventilados mecanicamente e, principalmente, à população pediátrica. Nesse caso, o tratamento feito com *spray* e espaçador leva maior vantagem, tornando-se a forma-padrão de administração de broncodilatadores b-adrenérgicos.

Estudos que compararam a segurança dos dois métodos de administração mostram que pacientes submetidos à nebulização sentem muito mais tremor (54,5%) do que aqueles que utilizaram o *spray* do broncodilatador (apenas 9%). Outro sintoma bastante comum nesses casos é a taquicardia, que atinge 17,6% dos usuários de inalação.

Para cada 1mg de *salbutamol* via *spray*, são necessários 2,5mg de *salbutamol* via nebulização para seguir o mesmo efeito terapêutico.

Em relação aos custos, um estudo realizado em Nova York mostra que hospitais e clínicas teriam uma economia de até 80% se estimulassem o uso do *spray* broncodilatador. Isso significa US$ 18,26 gastos com a inalação contra US$ 10,11 com o *spray*, por paciente. No Brasil, estudo similar realizado pelo Hospital da Criança calcula em R$ 3,01 o custo da nebulização (custo da medicação mais o agregado) *versus* o custo de R$ 0,29 por três jatos de *spray* broncodilatador. A mesma análise compara o tempo gasto para a realização dos dois procedimentos, utilizando a referência de cinco pacientes em atendimento em cada um dos grupos. Nesse caso, o cálculo para o *spray* também apresenta vantagem, com apenas 2min. Já para o processo da nebulização, são necessários 11,45min.

Os efeitos colaterais dos broncodilatadores b-adrenérgicos incluem cefaleia, câimbras, tremor, taquicardia, arritmias e palpitações e hipocalemia. Excepcionalmente, pode haver manifestação de hipersensibilidade e broncoespasmo. As evidências para o uso intravenoso desses agentes ou da epinefrina, na asma grave, são poucas e controversas. Em algumas situações, em pacientes jovens e na população pediátrica, nos quais o tratamento inalatório não se mostrou eficaz, pode-se tentar essa via.

Observações

- **Solução para Nebulização:** *Usada para administração direta as vias aéreas, adequada para situações agudas ou crônicas que exigem tratamento intensivo.*
- **Spray Inalatória:** *Forma prática para uso domiciliar ou em ambientes clínicos. Recomendado o uso com espaçador para melhor eficácia.*
- **Injetável (Intravenosa):** *Utilizado em emergências onde a administração por via inalatória não é suficiente. Este*

Tabela 14A.3. Formas de Administração e Dosagens dos Broncodilatadores β2-Adrenérgicos

Medicamento	Forma de Administração	Dosagem	Diluição/Observações
Salbutamol	Solução para Nebulização	2,5 a 5mg por nebulização	Solução fisiológica
Salbutamol	Spray Inalatória	100µg por jato	Usar com espaçador
Fenoterol	Gotas para Nebulização	2,5 a 5mg por nebulização	Solução fisiológica
Fenoterol	Spray Inalatória	100 ou 200µg por jato	Usar com espaçador
Terbutalina	Solução para Nebulização	2,5 a 5mg por nebulização	Solução fisiológica
Salbutamol	Injetável (Intravenosa)	0,5mg/mL; dose inicial: 200mg em 10 min, seguida de 3 a 12mg/min	Pouca evidência para uso intravenoso

Seção V • Farmacologia do Aparelho Respiratório

método tem menos evidências de eficácia comparado com as formas inalatórias.

2. Anticolinérgicos (ou Antimuscarínicos)

Os antagonistas muscarínicos, como o brometo de ipratrópio e tiotrópio, atuam bloqueando os receptores muscarínicos M1 e M3, responsáveis pela broncoconstrição.

No sistema motor parassimpático regulador do tônus broncomotor, a estimulação dos receptores M1 e M3 media o efeito broncoconstritor, enquanto a estimulação do receptor M2 antagoniza esse efeito, inibindo a liberação de acetilcolina. Assim, um medicamento antimuscarínico ideal para o tratamento da asma deveria inibir os receptores M1 e M3, sem agir sobre o M2.

Os antagonistas muscarínicos, ou anticolinérgicos inalatórios, usados no tratamento do asmático são os brometos de ipratrópio (BI) e de tiotrópio (BT). Têm poucos efeitos colaterais, que incluem boca seca, retenção urinária e cefaleia. O BI tem ação curta (3-6 h após inalação) e o BT tem ação prolongada. Esse último tem como propriedade a afinidade prolongada pelos receptores M1 (14,6h de inibição) e M3 (34h de inibição) e por se dissociar rapidamente do receptor M2 (4h). Assim, ele pode ser considerado um inibidor seletivo M1 e M3 de longa duração.

A associação do Brometo de Ipatrópio ao β2-agonista pode ter efeito sinérgico broncodilatador. Como os mecanismos de ação broncodilatadora de cada uma das duas classes de medicação são diferentes, essa associação está indicada especialmente no tratamento das crises graves de asma.

Os antagonistas dos receptores muscarínicos são menos efetivos que os agonistas adrenérgicos isoladamente. Não constituem primeira linha no tratamento agudo do broncoespasmo e devem ser administrados em conjunto com os broncodilatadores b2-adrenérgicos. Atualmente, preconiza-se sua administração já na primeira hora de tratamento da asma aguda e nos pacientes com DPOC.

Em pacientes idosos, deve-se atentar para a possibilidade de retenção urinária e glaucoma.

O fármaco mais utilizado é o brometo de ipratrópio, com duas apresentações: solução inalatória (0,25mg/mL) ou *spray* (0,02mg/jato). Pode-se utilizar em soluções mistas com os b2-a-

Tabela 14A.4. Anticolinérgicos

Medicamento	Duração de Ação	Via de Administração	Dose Recomendada
Ipratrópio (spray)	Curta (3-6h)	Inalatória	20µg/jato
Tiotrópio (spray)	Longa (24h)	Inalatória	18µg/jato

drenérgicos, na dose de 0,5mg em cada dose, podendo-se repetir a cada 2 a 4h ou 4 a 8 jatos nesse mesmo intervalo.

Mecanismo de Ação:

- Bloqueio dos receptores muscarínicos M1 e M3, reduzindo a broncoconstrição e a secreção de muco.
- Indicações: Tratamento de manutenção em DPOC e asma grave.
- Efeitos Colaterais: Boca seca, retenção urinária, cefaleia.

3. LAMA (Long-Acting Muscarinic Antagonists)

São antagonistas muscarínicos de longa duração. Também são usados no tratamento da DPOC e, ocasionalmente, na asma.

Os **LAMA** bloqueiam os receptores muscarínicos do tipo M3, que estão envolvidos na contração da musculatura lisa brônquica. Ao inibir a ação da acetilcolina nos receptores muscarínicos, eles reduzem o tônus vagal que causa broncoconstrição. Assim como os LABA, o efeito broncodilatador dos LAMA é sustentado por um período prolongado, geralmente até 24 horas, permitindo administração diária única. **Tiotrópio** (Spiriva®), **Aclidínio** (Tudorza®), **Glicopirrônio** (Seebri®), **Umeclidínio** (Incruse®), estão disponíveis no Brasil e são exemplos de LAMA.

LAMA são frequentemente usados na DPOC como tratamento de manutenção para reduzir a obstrução das vias aéreas e melhorar a qualidade de vida dos pacientes. Embora menos comuns para asma, LAMA podem ser usados em combinação com outros medicamentos para pacientes com asma severa ou difícil de controlar.

LABA e **LAMA** são ambos importantes para o manejo de condições respiratórias **crônicas**, mas eles têm mecanismos de ação diferentes e, frequentemente, são utilizados em com-

Tabela 14A.5. Comparação entre LABA e LAMA

Característica	LABA (Long-Acting Beta Agonists)	LAMA (Long-Acting Muscarinic Antagonists)
Mecanismo de Ação	Estímulo dos receptores beta-2 adrenérgicos, relaxamento da musculatura lisa brônquica.	Bloqueio dos receptores muscarínicos M3, redução do tônus vagal e broncoconstrição.
Duração de Ação	Até 12 horas (alguns até 24 horas).	Até 24 horas.
Forma de Administração	Inalatória.	Inalatória.
Principal Uso Clínico	Asma (em combinação com corticosteroides) e DPOC.	Principalmente DPOC, ocasionalmente asma.
Efeitos Colaterais Comuns	Tremores, palpitações, dor de cabeça.	Boca seca, retenção urinária, irritação ocular.

Capítulo 14A • Farmacologia da Broncodilatação na Asma e DPOC Grave **143**

binações para maximizar o controle dos sintomas. **LABA** são mais comuns na asma, onde são usados em combinação com corticosteroides. **LAMA** são frequentemente usados para tratar a DPOC, onde a broncoconstrição é um problema persistente.

4. Corticosteroides

São indicados no tratamento da asma aguda, estando seu uso precoce relacionado à redução da mortalidade e de novas readmissões hospitalares. O início de ação se dá de 4 a 8h após sua administração intravenosa. Os corticosteroides são fundamentais no tratamento da inflamação associada à asma e à DPOC.

Pode ser administrado via venosa ou oral. Nos pacientes em ventilação mecânica, a via intravenosa deve ser a preferida. As recomendações preconizam doses equivalentes a 60 a 125mg de metilprednisolona, a cada 6h de intervalo, ou hidrocortisona parenteral (400mg/dia, administrados 100mg de 6/6h) ou prednisona oral 60mg, de 6/6h. A redução da dose deve ser gradual, em dias. O Mecanismo de Ação é a redução da inflamação e da resposta imunológica nas vias aéreas. As Indicações para o controle de asma persistente e redução de exacerbações em DPOC. Os **Efeitos Colaterais** são aumento dos níveis de glicose no sangue, efeitos sistêmicos com uso prolongado.

Tabela 14A.6. Corticosteroides

Medicamento	Dose Recomendada	Via de Administração	Equivalência
Prednisona	60mg/dia	Oral	5mg = 20mg hidrocortisona
Metilprednisolona	60-125mg/dia	Intravenosa	4mg = 20mg hidrocortisona
Hidrocortisona	400mg/dia	Intravenosa	20mg = 20mg hidrocortisona

4.1. Corticosteroides Inalatórios

São denominados agentes controladores da asma, e seu uso revolucionou a evolução da doença em qualquer idade. Devem ser iniciados assim que os pacientes saírem da fase aguda e houver planejamento para o tratamento crônico.

A **Tabela 14.7.**, de equivalência, deve fornecer uma visão clara das doses equivalentes dos corticosteroides e suas formas de administração, ajudando na escolha do tratamento adequado para condições respiratórias.

Notas Adicionais:

- **Equivalência Oral:** *Refere-se à dose oral do corticosteroide que tem efeito semelhante ao de uma dose específica de outro corticosteroide.*
- **Equivalência Intravenosa:** *Mostra a dose intravenosa equivalente para corticosteroides que podem ser administrados de forma intravenosa.*
- **Forma de Administração:** *Indica as formas de administração típicas para cada corticosteroide.*
- **Notas:** *Comentários sobre a potência relativa e o uso clínico dos corticosteroides.*

OUTRAS CONSIDERAÇÕES TERAPÊUTICAS

Sulfato de Magnésio

O sulfato de magnésio intravenoso pode ser utilizado em situações de exacerbação grave de asma, quando os tratamentos convencionais não são suficientes.

- **Dose Recomendada:** 2 g administrados em 20 minutos para adultos; 25 a 75mg/kg para crianças.

As diretrizes mais recentes para o tratamento da Asma e da DPOC, publicadas pelo **GINA** e pelo **GOLD,** fornecem

Tabela 14A.7. Equivalência de Doses de Corticosteroides

Corticosteroide	Dose Oral Equivalente	Dose Intravenosa Equivalente	Forma de Administração	Notas
Hidrocortisona	20mg	-	Oral/Intravenosa	Menos potente; dose alta pode ser necessária.
Cortisona	25mg	-	Oral	Dose mais baixa comparada a outros corticosteroides.
Prednisona	5mg	-	Oral	Forma comum para tratamento crônico de asma.
Prednisolona	5mg	-	Oral	Forma ativa da prednisona; frequentemente usada em pediatria.
Metilprednisolona	4mg	1mg = 1mg (intravenosa)	Oral/Intravenosa	Mais potente; usada em doses mais baixas para situações agudas.
Dexametasona	0,75mg	0,75mg = 0,75mg (intravenosa)	Oral/Intravenosa	Muito potente; dose baixa é eficaz.
Betametasona	0,6mg	0,6mg = 0,6mg (intravenosa)	Oral/Intravenosa	Semelhante à dexametasona, com ação prolongada.
Deflazacorte	7,5mg	-	Oral	Menos comum; tem uma potência semelhante à prednisona.
Triancinolona	4mg	-	Oral	Utilizado principalmente para controle de inflamação local.

orientações detalhadas sobre o manejo dos broncodilatadores na fase aguda, respectivamente.

Na Asma Aguda, o Tratamento de Primeira Linha envolve:

1. **Beta-agonistas de ação rápida (SABAs):** O salbutamol e o fenoterol são os broncodilatadores de escolha para o alívio rápido durante uma crise asmática. Eles são administrados via inalador dosimetrado (MDI) com um espaçador ou via nebulização, dependendo da gravidade da crise e da resposta do paciente.

2. **Corticosteroides orais:** Em crises graves, o uso de corticosteroides orais, como a prednisona, é recomendado para reduzir a inflamação das vias aéreas. Eles são geralmente administrados por um curto período (5 a 7 dias).

- **Uso de LABA na Fase Aguda:**

1. LABA não são recomendados para o tratamento de crises agudas de asma. Eles são utilizados no tratamento de manutenção a longo prazo, em combinação com corticosteroides inalatórios.

- **Manejo de Crises Graves:**

1. **Beta-agonistas de ação rápida (SABA) são administrados em doses mais frequentes** (a cada 20 minutos, se necessário, até o máximo recomendado).

2. **Corticosteroides orais são iniciados** se a resposta ao SABA não for adequada.

3. **Considerar a adição de medicamentos como o sulfato de magnésio** em situações extremamente graves, se a resposta aos tratamentos convencionais for inadequada.

Na exacerbação aguda da DPOC, o tratamento de primeira linha envolve:

1. **Beta-agonistas de ação rápida (SABAs):** O salbutamol e o fenoterol são recomendados para o alívio rápido dos sintomas durante uma exacerbação da DPOC. São frequentemente administrados via inalador dosimetrado com espaçador ou nebulizador.

2. **Anticolinérgicos de ação curta (SACs):** O brometo de ipratrópio é frequentemente usado em combinação com SABAs para um efeito broncodilatador adicional e para melhorar os sintomas. A administração pode ser feita via nebulização ou inalador.

- **Uso de LABA na Fase Aguda:**

1. LABA são utilizados principalmente para manutenção a longo prazo e não são recomendados para tratamento de crises agudas. Durante uma exacerbação, os LABA não substituem o uso de SABAs e anticolinérgicos de ação curta.

- **Manejo de Exacerbações Graves:**

1. **Beta-agonistas de ação rápida e anticolinérgicos de ação curta são administrados em doses mais frequentes** conforme necessário.

2. **Corticosteroides orais são iniciados** se a resposta inicial com broncodilatadores não for suficiente. O tratamento com corticosteroides pode ser feito com prednisona ou metilprednisolona por um curto período.

3. **Deve-se considerar o uso de antibióticos** se houver sinais de infecção bacteriana.

RESUMO DAS RECOMENDAÇÕES

- **Para asma aguda**, os SABAs são a base do tratamento de emergência, com corticosteroides orais para casos graves. LABA são usados apenas para controle a longo prazo e não para alívio imediato.

- **Para DPOC aguda**, a combinação de SABAs e SACs é recomendada para alívio rápido, com corticosteroides orais para exacerbações graves. LABA são utilizados na manutenção a longo prazo e não substituem os broncodilatadores de ação curta durante as exacerbações.

Estas recomendações são baseadas em evidências e têm como objetivo melhorar o manejo das crises e exacerbações, garantindo alívio rápido dos sintomas e melhorando a qualidade de vida dos pacientes.

RESUMO DOS PRINCIPAIS AGENTES

Tabela 14A.8. Principais Agentes Broncodilatadores

Classe de Medicamento	Exemplos	Duração de Ação	Mecanismo de Ação	Efeitos Colaterais
Beta2-agonistas	Salbutamol, Formoterol	Curta (4-6h)/Longa (12h)	Agonismo dos receptores β2-adrenérgicos, aumento do AMP cíclico, relaxamento da musculatura lisa.	Tremores, palpitações, taquicardia, tolerância
Anticolinérgicos	Ipratrópio, Tiotrópio	Curta (3-6h)/Longa (24h)	Antagonismo dos receptores muscarínicos, redução da broncoconstrição.	Boca seca, retenção urinária, cefaleia.
Corticosteroides	Prednisona, Metilprednisolona	Variável	Redução da inflamação, modulação da resposta imunológica.	Aumento de glicose no sangue, efeitos sistêmicos.

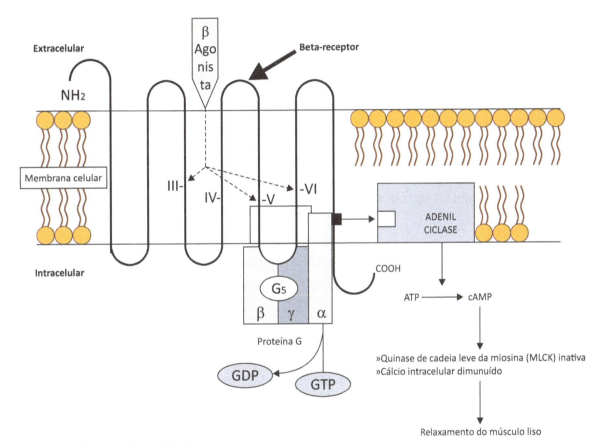

Figura 14.1. Mecanismo de Ação dos Broncodilatadores

BIBLIOGRAFIA

1. **Global Initiative for Asthma (GINA)**. Global strategy for asthma management and prevention. 2023. Disponível em: GINA 2023.
2. **Global Initiative for Chronic Obstructive Lung Disease (GOLD)**. Global strategy for the diagnosis, management, and prevention of chronic obstructive pulmonary disease. 2023. Disponível em: GOLD 2023.
3. British National Formulary (BNF). Available at: BNF.
4. Barnes, P. J. Distribution of receptor targets in the lung. *Proceedings of the American Thoracic Society*, 2004; 1(4):345-351.
5. Gross, N. J. Tiotropium bromide. *Chest*, 2004; 126(6):1946-1953.
6. Rodrigo, G. J., Rodrigo, C. The role of anticholinergics in acute asthma: An evidence-based evaluation. *Chest*, 2002; 121(6):1977-1987.

14B

Farmacologia da Broncodilatação na Asma e DPOC Grave

SEGUNDA PARTE: BRONCODILATADORES INALATÓRIOS EM VENTILAÇÃO MECÂNICA

Bruno do Valle Pinheiro
Jorge Luiz dos Santos Valiatti

INTRODUÇÃO

A via inalatória é uma importante via de administração de medicações, tanto em pacientes em ventilação espontânea, quanto naqueles em ventilação mecânica (VM). Durante a VM, diferentes medicações podem ser administradas por essa via, tais como broncodilatadores, corticoides, antibióticos, mucolíticos, prostanoides e surfactante. Certamente, os broncodilatadores são os principais medicamentos administrados por via inalatória durante a VM e, por conseguinte, serão discutidos mais detalhadamente neste capítulo.

BRONCODILATADORES INALATÓRIOS

A via inalatória é a principal via de administração de broncodilatadores, inclusive entre os pacientes em VM. Isso decorre do fato de ela proporcionar uma melhor relação entre efeito terapêutico e toxicidade, em função da ação direta das medicações sobre os receptores beta-2 (no caso dos agonistas beta-2) e muscarínicos (no caso dos anticolinérgicos), nas células musculares lisas das paredes dos brônquios e bronquíolos. Por outro lado, a limitação do emprego dessa via é a variabilidade do efeito em relação à dose empregada, o qual tende a ser menor do que o observado quando a via inalatória é empregada fora da VM. Estudos experimentais estimam que, quando as técnicas

corretas são empregadas, em torno de 11% das doses das medicações administradas por nebulímetros ("bombinhas") e 6 a 10% das administradas por nebulizadores chegam as vias aéreas inferiores de pacientes em VM. Dessa maneira, nos pacientes teoricamente mais graves, a chegada de medicação ao local de ação é menor. Isso faz com que tenhamos que otimizar as técnicas de administração e, algumas vezes, aumentar as doses ou repetir a administração mais frequentemente.

Parte das limitações de chegada das medicações às pequenas vias aéreas decorre de fatores inerentes às condições do paciente e não podem ser contornadas. Por exemplo, quanto maior a gravidade da obstrução, a quantidade de secreção nas vias aéreas e os graus de hiperinsuflação e colapso alveolar, menor a eficácia da administração de broncodilatadores.

Outros fatores que interferem estão associados à técnica de administração e à implementação da VM, com seus circuitos, filtros, umidificadores e parâmetros ventilatórios. Estes, sim, podem ser trabalhados para otimizar o tratamento.

NEBULÍMETROS VERSUS NEBULIZADORES

Os nebulímetros atualmente empregam o hidrofluoralcano (HFA) como propelente e estão disponíveis para agonistas beta-2 de curta ação e anticolinérgicos, bem como para a associação de ambos. É fundamental que o nebulímetro seja acoplado a um espaçador, idealmente localizado a 30cm da cânula traqueal, no ramo inspiratório do circuito. Existem várias opções de espaçadores comercializados e é necessário se certificar do seu adequado ajuste ao nebulímetro. O disparo do nebulímetro deve ser sincronizado como início da inspiração.

Nas **Figuras 14B.1A. e 1B.**, é demonstrada a colocação de uma aerocâmara retrátil após o filtro/umidificador. A mesma aerocâmara pode ser colocada no ramo inspiratório do ventilador sem a presença do filtro/umidificador, e na presença de sistemas ativos de umidificação.

Os nebulizadores mais comumente empregados durante a VM são os nebulizadores a jato. Eles podem ser conectados a uma fonte externa de oxigênio ou ar comprimido, ou por uma fonte do próprio ventilador. A fonte de gás do nebulizador a jato é muito importante, pois os fluxos muito baixos geram partículas de maior tamanho, que não alcançam as pequenas vias aéreas e, assim, são menos eficazes. Quando se conecta o nebulizador a uma fonte externa, deve-se garantir altos fluxos, em torno de 8L/min. Quando a fonte é do próprio ventilador, este ajuste não é possível, pois o fluxo já vem previamente definido. Nesse caso, é necessário se certificar, com bases clínicas, de que a nebulização está sendo eficaz. O fluxo do ventilador ainda pode ser contínuo ou sincronizado apenas com a inspiração, sendo este último mais eficaz em ofertar a medicação ao paciente. Da mesma maneira que ocorre com os nebulímetros, o posicionamento do nebulizador a uma distância da cânula traqueal aumenta a eficácia da nebulização.

Outros nebulizadores vêm sendo desenvolvidos e testados ao longo dos últimos anos, com destaque para os ultrassônicos e os de placas vibratórias.

Estudos experimentais e clínicos iniciais mostram superioridade dos mesmos sem relação aos nebulizadores a jato, com maior rapidez da nebulização, maior deposição e regularidade da entrega da medicação.

Os principais broncodilatadores e suas posologias estão listados no **Tabela14B.1**.

FATORES RELACIONADOS COM CIRCUITOS DO VENTILADOR, UMIDIFICADORES E CÂNULAS

O primeiro cuidado em relação aos circuitos do ventilador é que a medicação seja administrada no ramo inspiratório e, idealmente, como já comentado, a uma distância em torno de 30cm da conexão com a cânula traqueal. Outro fator é a umidificação do circuito, a qual reduz a disponibilização da medicação ao paciente em até 40%. Entretanto, não se recomenda a suspensão da umidificação, pelo risco de formação de "rolhas" de secreção.

Deve-se reconhecer essa limitação e, se necessário, aumentar a dose das medicações ou a periodicidade da administração.

Do mesmo modo, os filtros trocadores de umidade e calor (HMEs, do inglês *heat and moisture exchanger*) retêm parte da medicação administrada e, portanto, devem ser removidos ou colocados distalmente à oferta do aerossol ao paciente. No caso de remoção, deve-se atentar para sua recolocação assim que terminar a administração da medicação inalatória, pelo risco de formação de "rolhas".

FATORES RELACIONADOS COM PARÂMETROS VENTILATÓRIOS

Os principais ajustes ventilatórios que aumentam a deposição da medicação nas vias aéreas são aqueles relacionados

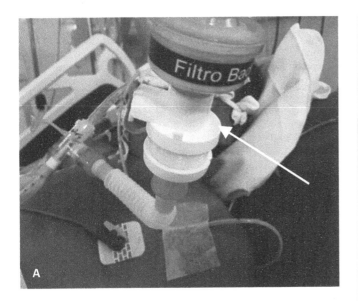
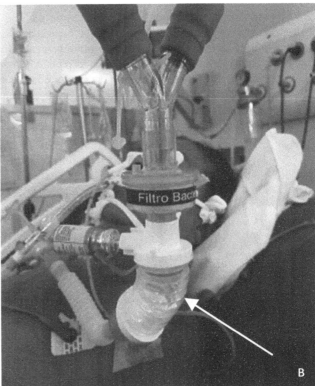

Figuras 14B.1A e 1B. Aerocâmara de Inalação. Em **A**, a aerocâmara de inalação foi adicionada após o filtro/umidificador (seta) e se encontra retraída. Em **B**, a aerocâmara de inalação encontra-se expandida (seta) e o inalador é acoplado para administração do fármaco. Após sua utilização, pode ser novamente retraída, de modo a reduzir o espaço morto. Na ausência de filtro, esta aerocâmara pode ser posicionada no ramo inspiratório do circuito. (Fotografias gentilmente cedidas pelo Dr. Jorge Luis dos Santos Valiatti.)

Seção V • Farmacologia do Aparelho Respiratório

com o prolongamento do tempo inspiratório, ou seja, maiores volumes correntes e menores fluxos inspiratórios. A frequência respiratória também parece ser um fator relevante, sendo maior a deposição quando a frequência é menor. Já em relação à onda de fluxo inspiratório, parece não haver diferenças significativas entre elas em relação à eficácia da terapia inalatória.

Tabela 14B.1. Principais Broncodilatadores Administrados Durante a Ventilação Mecânica

	Dose	Posologia
Nebulímetro		
Agonistas beta-2		
Salbutamol	100mcg/jato	4 a 8 jatos
Fenoterol	100mcg/jato	4 a 8 jatos
Anticolinérgico Ipratrópio	20mcg/jato	4 a 8 jatos
Combinação fenoterol + ipratrópico	50 + 20mcg/jato	4 a 8 jatos
Nebulizador		
Agonistas beta-w		
Salbutamol	5mg/ml	10 a 20 gotas
Fenoterol	5mg/ml	10 a 20 gotas
Anticolinérgico Ipratrópio	0,25mg/ml	40 gotas

A periodicidade da administração depende da gravidade do paciente, da resposta clínica, que deve ser monitorada após cada administração, e do surgimento de eventos adversos (sobretudo arritmias cardíacas).

Um questionamento importante em relação aos parâmetros ventilatórios que otimizam a deposição da medicação nas vias aéreas é que alguns deles, sobretudo o prolongamento do tempo inspiratório pelo aumento do volume corrente e/ou redução do fluxo inspiratório, são contrários às recomendações e VM em pacientes obstrutivos. Assim, nem sempre eles podem ser implementados e, nesses casos, pode-se assumir uma menor eficácia da terapia inalatória, aumentando-se as doses das medicações e a frequência com que são administradas.

Não há consenso sobre a influência do modo ventilatório sobre a eficácia da terapia inalatória. Estudos mostram que a deposição é similar nos modos controlados a volume ou a pressão. Por outro lado, ciclos espontâneos associam-se à maior deposição da medicação do que ciclos controlados.

OTIMIZAÇÃO DA VIA INALATÓRIA DURANTE A VENTILAÇÃO MECÂNICA

Com base no que foi exposto, alguns cuidados podem otimizar a terapia inalatória em pacientes em VM, tanto com nebulímetros (**Quadro 14B.1.**) quanto com nebulizadores (**Quadro 14B.2.**).

ANTIBIÓTICOS INALATÓRIOS EM VENTILAÇÃO MECÂNICA

Embora já tenha sido estudado no passado, o uso de antibióticos inalatório sem paciente em VM, durante muitos anos,

não se firmou como prática rotineira. Mais recentemente, com resultados positivos alcançados com o seu emprego em pacientes com bronquiectasias, sobretudo por fibrose cística, essa estratégia voltou a chamar a atenção.

Quadro 14B.1. Técnica para a administração de aerossol por nebulímetro durante a ventilação mecânica.

Aspirar a cânula traqueal para a remoção de secreções.
Agitar o nebulímetro e acoplá-lo ao circuito, preferencialmente com espaçador e distal à cânula em torno de 30cm.
Remover o filtro HME ou colocar o espaçador em um ponto do circuito inspiratório entre o filtro e a cânula. No caso de umidifcação, não desligar.
Ajustar o volume corrente para, pelo menos, 500mL.
Ajustar o tempo inspiratório para acima de 0,3s (excluindo-se o tempo de pausa inspiratória).
Acionar a bombinha no início da inspiração.
Repetir a dose após intervalo de 20 a 30s.
Recolocar o filtro HME.
Avaliar a resposta clínica: ausculta pulmonar, mecânica respiratória (pressões de pico e platô, e cálculo da resistência), frequência cardíaca e pressão arterial.
HME: trocador de umidade e calor.

Quadro 14B.2. Técnica para a administração de aerossol por nebulizador durante a ventilação mecânica.

Aspirar a cânula traqueal para a remoção de secreções.
Diluir a medicação em 4 a 6mL de soro fisiológico.
Remover o filtro HME ou colocar o nebulizador em um ponto do circuito inspiratório entre o filtro e a cânula, com uma distância de, pelo menos, 30cm. No caso de umidificação, não desligar.
Ajustar o volume corrente para, pelo menos, 500mL.
Ajustar o tempo inspiratório para acima de 0,3s (excluindo-se o tempo de pausa inspiratória).
Garantir um fluxo de 6 a 8L/min para o nebulizador, pois fluxos menores não geram partículas de tamanho pequeno o suficiente para chegar as vias aéreas inferiores. No caso do emprego do fluxo do ventilador, certificar-se de que é adequado.
Observar se está sendo gerado aerossol e se a solução está sendo ofertada ao paciente.
Desconectar o nebulizador do circuito após o término da nebulização, pois ele pode ser fonte de contaminação do paciente, sobretudo por bactérias como *Pseudomonas* e *Acinetobacter*.
Avaliar a resposta clínica: ausculta pulmonar, mecânica respiratória (pressões de pico e platô, e cálculo da resistência), frequência cardíaca e pressão arterial.
Acoplar o nebulizador a, pelo menos, 30cm do "Y" do circuito (junção entre o circuito e a cânula traqueal).
Recolocar o filtro HME.
HME: trocador de umidade e calor.

A via inalatória permite que diferentes antibióticos, tais como aminoglicosídeos, ceftazidima, vancomicina, carbapenêmicos, colistina e polimixina B, alcancem, nas vias aéreas e no parênquima pulmonar, concentrações superiores às mínimas necessárias para a ação dos principais patógenos envolvidos nas infecções respiratórias, incluindo os antibióticos resistentes a vários fármacos (MDRs, do inglês *multidrug-resistant*). Ao mesmo tempo, os níveis alcançados no sangue são baixos, o que reduz a ocorrência de eventos adversos sistêmicos, como a nefrotoxicidade, e também o risco de outras infecções, como a *Clostridium difficile*.

Essas características, tornam a via inalatória uma opção atrativa, porém não convincente para a administração de antibióticos, tanto para tratamento quanto para a prevenção de infecções respiratórias em pacientes em VM.

BIBLIOGRAFIA

1. Guerin C, Fassier T, Bayle F *et al*. Inhaled bronchodilator administration during mechanical ventilation: How to optimize it, and for which clinical benefit? J Aerosol Med Pulm Drug Deliv. 2008;21:85-96.
2. Fink JB, Dhand R, Grychowski J *et al*. Reconciling *in vitro* and *in vivo* measurements of aerosol delivery from a metered-dose inhaler during mechanical ventilation and defining efficiencyenhancing factors. Am J Respir Crit Care Med. 1999;159:63-8.
3. Newman SP, Pavia D, Moren F *et al*. Deposition of pressurised aerosols in the human respiratory tract. Thorax. 1981;36:52-5.
4. Dolovich M, Ruffin RE, Roberts R, Newhouse MT. Optimal delivery of aerossol from metered dose inhalers. Chest. 1981;80:911-915.
5. Dhand R. Aerosol delivery during mechanical ventilation: From basic techniques to new devices. J Aerosol Med Pulm Drug Deliv. 2008;21:45-60.
6. Dhand R, Mercier E. Effective inhaled drug administration to mechanically ventilated patients. Expert Opin Drug Deliv. 2007;4:47-61.
7. Miller DD, Amin MM, Palmer LB, Shah AR, Smaldone GC. Aerosol delivery and modern mechanical ventilation: In *vitro/in vivo* evaluation. Am J Respir Crit Care Med. 2003;168:1205-

8. Steckel H, Eskandar F. Factors affecting aerossol performance during nebulization with jet and ultrasonic nebulizers. Eur J Pharm Sci. 2003;19:443-55.
9. Dhand R. Nebulizers that use a vibrating mesh or plate with multiple apertures to generate aerosol. Respir Care. 2002;47:1406-16; discussion 1416-8.
10. Lange CF, Finlay WH. Overcoming the adverse effect of humidity in aerosol delivery via pressurized metered-dose inhalers during mechanical ventilation. Am J Respir Crit Care Med. 2000;161:1614-8.
11. Ari A, Alwadeai KS, Fink JB. Effects of heat and moisture exchangers and exhaled humidity on aerosol deposition in a simulated ventilator-dependent adult lung model. Respir Care. 2017;62:538-43.
12. O'Riordan TG, Greco MJ, Perry RJ, Smaldone GC. Nebulizer function during mechanical ventilation. Am Rev Respir Dis. 1992;145:1117-22.
13. Dhand R. Special problems in aerosol delivery: Artificial airways. Respir Care. 2000;45:636-45.
14. O'Doherty MJ, Thomas SHL, Page CJ, Treacher DF, Nunan TO. Delivery of ventilator settings and nebulizer type, position and volume of fill. Am Rev Respir Dis. 1992;146:383-8.
15. Hess DR, Dillmna C, Kacmareck RM. *In vitro* evaluation of aerosol bronchodilator delivery during mechanical ventilation: Pressure-control vs. volume control ventilation. Intensive Care Med. 2003;29:1145-50.
16. Fink JB, Dhand R, Duarte AG, Jenne JW, Tobin MJ. Aerosol delivery from a metered-dose inhaler during mechanical ventilation. An *in vitro* model. Am J Respir Crit Care Med. 1996;154:382-7.
17. Barbas CSV, Ísola AM, Carvalho AM *et al*. Brazilian recommendations of mechanical ventilation 2013. Part I. Rev Bras Ter Intensiva. 2014;26:89-121.

VI

Farmacologia do Aparelho Cardiovascular

15A

Fármacos inotrópicos em medicina intensiva

Laura Lino • Nathália Rodrigues da Silva • Flavio Eduardo Nácul

INTRODUÇÃO

Fármacos inotrópicos são frequentemente utilizados em pacientes críticos com necessidade de otimização da contratilidade miocárdica, débito cardíaco e perfusão dos tecidos. Atuando através de diferentes maneiras, eles são utilizados principalmente nos pacientes com insuficiência cardíaca grave, choque cardiogênico, choque séptico e pós-operatório de cirurgias cardíacas. Os inotrópicos mais usados nos pacientes graves são dobutamina, levosimendan e milrinone, que apresentam efeito inotrópico positivo através dos seguintes mecanismos:

1. ação simpaticomimética, especialmente nos receptores β1 adrenérgicos (dobutamina);

2. aumento da sensibilidade da troponina C ao cálcio (levosimendan), ou ainda

3. inibição da enzima fosfodiesterase-3 (milrinone).

Agentes inotrópicos

Dobutamina

A dobutamina (**Figura 15A.1.**) é uma catecolamina sintética com efeitos mistos nos β-adrenoceptores. Ela atua diretamente nos receptores α e β. E embora tenha sido originalmente considerada um agonista seletivo dos receptores β1, descobriu-se que seus efeitos farmacológicos são mais complexos, pois se ligando em uma proporção de 3:1 aos adrenoceptores β1 e β2, respectivamente. Além de demonstrar agonismo leve de α1-adrenoceptores, o que justifica por que em doses mais altas, a redução da resistência vascular não persiste.

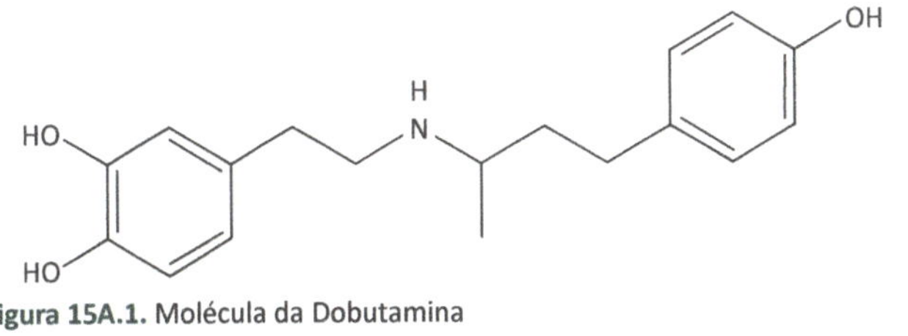

Os efeitos cardiovasculares da dobutamina são predominantemente os inotrópicos, quando comparados aos cronotrópicos. Presume-se que a resistência vascular periférica constante é justificada pelo equilíbrio entre a vasoconstrição mediada pelos receptores α1 e a vasodilatação mediada pelos receptores β2. Em caso do uso de antagonistas dos receptores β, o efeito de aumento do débito cardíaco pela dobutamina não ocorre, entretanto, a resistência periférica sistêmica se eleva, ratificando assim, o fato de que ela exerce efeitos diretos moderados sobre os receptores α-adrenérgicos nos vasos.

Em doses inotrópicas, ocorre o aumento da automaticidade do nodo sinusal. E a frequência cardíaca se eleva de forma moderada na velocidade de administração em ≤ 20μg/kg/min.

Como efeito adverso, pode ocorrer elevação da pressão arterial e a frequência cardíaca durante a sua administração em alguns pacientes, principalmente nos hipertensos prévios. Nesses casos, deve-se avaliar a redução da velocidade de infusão. Como ela facilita a condução atrioventricular, nos pacientes com fibrilação atrial correm risco de aumento da resposta ventricular. Alguns pacientes podem desenvolver atividade ventricular ectópica. A sua eficácia é incerta em período maior que alguns poucos dias, havendo evidências de desenvolvimento de tolerância.

Seu uso terapêutico está indicado para o tratamento de pacientes com insuficiência cardíaca grave ou contexto de choque cardiogênico, ou ainda no pós-operatório de cirurgia cardíaca com o objetivo de alcançar um débito cardíaco adequado. Como a dobutamina aumenta a demanda de oxigênio do miocárdio, ela é usada como um estressor na avaliação cardíaca não invasiva com a ecocardiografia em pacientes com suspeita ou portadores de doença arterial coronariana, pois o estresse do coração com o uso de dobutamina pode revelar alterações segmentares ou redução da fração de ejeção ventricular em pacientes selecionados.

Sua meia-vida aproximada é de 2 a 3 minutos, com início do efeito rápido. Por isso, não há necessidade de dose de ataque, e, em geral, são obtidas concentrações no estado de equilíbrio 10min após o início da administração em bomba de infusão.

Figura 15A.1. Molécula da Dobutamina

Normalmente, a velocidade de infusão necessária para aumentar o débito cardíaco é entre 2,5 e 10µg/kg/min, embora seja necessário, em certas ocasiões, o uso de velocidades maiores de administração que podem chegar a velocidade e a duração da infusão são determinadas pelas respostas clínicas e hemodinâmicas do paciente.

Levosimendan

O **Levosimendan (Figura 15A.2.)** é um fármaco sensibilizador de cálcio dos miofilamentos com propriedades inotrópicas e vasodilatadoras. Ele se liga ao N-terminal da troponina C com alta afinidade, prolongando a interação dos filamentos de miosina e actina por meio da inibição da troponina I. Como não estimula receptores de catecolaminas, aumenta a contratilidade com elevação mínima na demanda de oxigênio, sem piorar a função diastólica. Portanto, pode ter vantagens em pacientes com taquiarritmias ou sob terapia betabloqueadora crônica que precisam de suporte inotrópico.

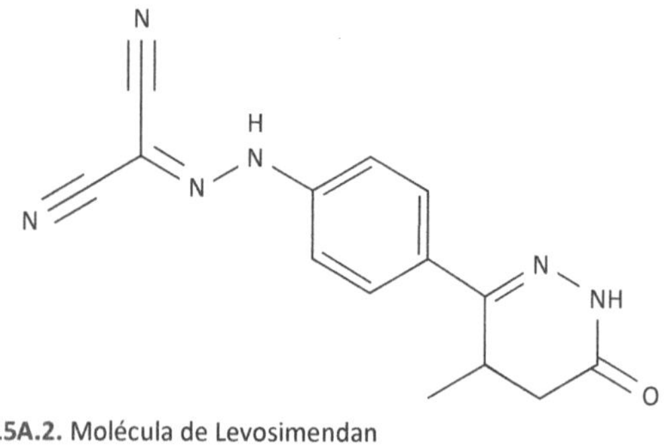

Figura 15A.2. Molécula de Levosimendan

Os efeitos cardiovasculares incluem aumento da frequência cardíaca quando elevadas doses e infusões são usadas, possivelmente por vias mediadas por barorreceptores. No tecido vascular, o levosimendan atua como um vasodilatador, diminuindo a sensibilidade dos miofilamentos ao Ca_2+ e ativando os canais de K+. Geralmente é usado por 24 horas devido ao acúmulo de seu metabólito ativo (OR-1896), que tem uma meia-vida terminal de aproximadamente 96 horas.

Seus efeitos hemodinâmicos como a inodilatação não são observados apenas no lado esquerdo do coração. A contratilidade ventricular direita também é melhorada, e a resistência vascular pulmonar diminuída. Dados sobre os efeitos do levosimendan na função renal em várias situações clínicas foram estudados e os resultados evidenciaram um efeito protetor renal, tornando o inotrópico de escolha em caso de declínio da síndrome cardiorrenal. Além disso, o efeito sobre os peptídeos natriuréticos acompanha seus efeitos hemodinâmicos: ambos são evidentes por pelo menos 1 semana após o período de infusão de levosimendan.

Sua dose de uso é feita em infusão contínua de 0,05 a 0,2µg/kg/min por 24 horas, que pode ser precedida por uma dose de bolus (ataque) de 6-12µg/kg em 10 minutos. Dado que sua meia-vida de eliminação é de aproximadamente 1 hora, seus efeitos hemodinâmicos são vistos mais tardiamente após o início da infusão, enquanto com um bolus o efeito é imediato. Entretanto, a dose de bolus pode piorar a hipotensão em casos de hipovolemia ou pressão arterial baixa inicialmente. Por isso, o uso de dose de ataque inicial geralmente não é recomendado sendo usado somente se for preciso um efeito instantâneo, na presença de uma pressão arterial satisfatória.

Milrinone

A **Milrinona (Figura 15A.3,)** é um derivado bipiridínico com ação inibidora seletiva da fosfodiesterase III (PDE3), enzima presente no coração, cérebro e músculos lisos vasculares. Age degradando, principalmente, a adenosina monofosfato cíclico (AMPc) e alterando a regulação da função cardíaca, da contratilidade muscular e do fluxo sanguíneo.

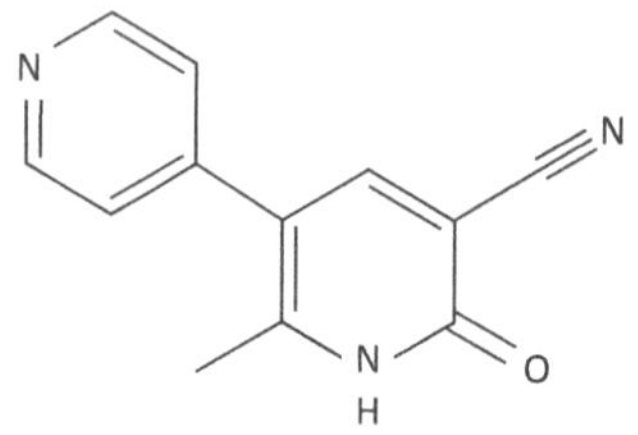

Figura 15A.3. Molécula de Milrinone

O PDE3 ao inibir a degradação do AMPc, eleva a presença desse nucleotídeo dentro do citoplasma, ativando a proteína quinase A. Esta eleva o influxo de cálcio para o compartimento intracelular produzindo uma maior a força de contração muscular. Dessa maneira, observamos, que o mecanismo de ação da milrinone, não envolve o sistema adrenérgico, uma característica importante, à medida que, muitos dos pacientes com síndrome de insuficiência cardíaca, que evoluem com necessidade de inotrópico, fazem uso de betabloqueadores.

Além da ação inotrópica positiva cardíaca da milrinone há também o seu efeito vasodilator, tanto em território arterial quanto venoso, reduzindo a pré e a pós-cargas. Pelo seu efeito inodilatador é indicada em quadros de insuficiência cardíaca grave, no pré e pós-operatório de cirurgias cardíacas, incluindo o transplante de coração, quando há baixo débito. Por apresentar efeitos inotrópicos e lusitrópicos positivos associados à vasodilatação periférica e redução da pressão arterial pulmonar, podem melhorar a função ventricular direita.

Apresenta início de ação em 5 a 15 minutos, pico plasmático em 2 minutos, duração de 3 a 5 horas. Deve ser utilizada através de infusão contínua pela via intravenosa, podendo ser administrada tanto em acesso periférico quanto central. Sofre metabolização hepática e é eliminada pelo rim (83% como droga não-metabolizada).

Recomenda-se dose de ataque de 50mcg/kg, lentamente durante 10 minutos; e uma dose de manutenção de 0,375 a 0,75mcg/kg/min. A dose total diária não deve ultrapassar 1,13mg/kg. Faz-se necessária a correção da dose pela função renal (**Tabela 15A.1.**)

Tabela 15A.1. Correção da dose da milrinone com base na função renal

Clearence de Creatinina (mL/min/1,73m²)	Taxa de Infusão (mcg/kg/min)
5	0,20
10	0,23
20	0,28
30	0,33
40	0,38
50	0,43

A milrinone pode apresentar como efeitos colaterais cefaleia, angina pectoris e arritmias ventriculares. O seu uso está contraindicado em pacientes com fibrilação atrial e resposta ventricular não controlada, portadores de distúrbios hidroeletrolíticos, hipotensão arterial, história de infarto recente, doença valvar aórtica ou pulmonar grave e disfunção renal. No tratamento de pacientes com baixo débito, a partir de estudos comparativos, principalmente entre dobutamina e milrinone parece não haver diferença na escolha da droga inotrópica a ser utilizada, pois as duas apresentam desfechos semelhantes. A individualização da escolha, faz-se através de parâmetros e fenótipos hemodinâmicos. (**Tabela 15A.2.**).

É fundamental que o médico que trata de pacientes graves esteja familiarizado com as indicações, contraindicações, farmacodinâmica e farmacocinética dos agentes inotrópicos para proporcionar um tratamento de alta qualidade a seus pacientes que necessitam usa este grupo de fármacos.

Tabela 15A.2. Fármacos Inotrópicos

Droga	Mecanismo de ação	Meia-Vida	Dose de infusão
Dobutamina	Catecolamina	2-3 min	2-20µg/kg/min
Levosimendano	Aumento da sensibilidade da troponina ao cálcio	1h (metabólito até 80h)	0,05-0,2µg/kg/min
Milrinone	Inibidor da PDE3	2 h	0,375-0,750µg/kg/min

BIBLIOGRAFIA

1. Jentzer JC, Hollenberg SM. Vasopressor and Inotrope Therapy in Cardiac Critical Care. Journal of Intensive Care Medicine. 2020 Apr 13;36(8):088506662091763.
2. Riccardi M, Matteo Pagnesi, Ovidiu Chioncel, Alexandre Mebazaa, Cotter G, Gustafsson F, et al. Medical therapy of cardiogenic shock: Contemporary use of inotropes and vasopressors. European Journal of Heart Failure. 2024 Feb 23.
3. Carsetti A, Bignami E, Cortegiani A, Donadello K, Donati A, Foti G, et al. Good clinical practice for the use of vasopressor and inotropic drugs in critically ill patients: state-of-the-art and expert consensus. Minerva Anestesiologica [Internet]. 2021 Jun 1 [cited 2024 Sep 10];87(6). Available from: https://pubmed.ncbi.nlm.nih.gov/33432794.
4. Papp Z, Agostoni P, Alvarez J, Bettex D, Bouchez S, Brito D, et al. Levosimendan Efficacy and Safety. Journal of Cardiovascular Pharmacology. 2020 Jun 22;Publish Ahead of Print.
5. Biswas S, Malik AH, Bandyopadhyay D, Gupta R, Goel A, Briasoulis A, et al. Meta-analysis Comparing the Efficacy of Dobutamine Versus Milrinone in Acute Decompensated Heart Failure and Cardiogenic Shock. Current Problems in Cardiology. 2022 May;101245.
6. Mathew R, Di Santo P, Jung RG, Marbach JA, Hutson J, Simard T, et al. Milrinone as Compared with Dobutamine in the Treatment of Cardiogenic Shock. New England Journal of Medicine. 2021 Aug 5;385(6):516–25.

15B

Terapia Vasodilatadora na UTI

Paulo César Gottardo • Beatriz de Lima Fernandes Gottardo • Rui Paulo Jinó Moreno, MD, PhD

INTRODUÇÃO GERAL AOS VASODILATADORES NA UTI

Os **vasodilatadores** possuem um papel crucial em diversas condições clínicas na Unidade de Terapia Intensiva (UTI), estendendo sua utilidade além do tratamento da insuficiência cardíaca aguda. Esses agentes são amplamente utilizados para o manejo da hipertensão grave, otimização da perfusão tecidual em estados de choque acompanhados de grande vasoconstrição periférica e na melhoria da hemodinâmica de pacientes com sobrecarga de volume ou com grande aumento na pós-carga. O seu principal mecanismo de ação é a redução da resistência vascular periférica (RVP), o que promove a diminuição da pressão arterial e o aumento do débito cardíaco pela diminuição da pós-carga que produzem bem como pela dilatação das artérias e arteríolas periféricas, facilitando eventualmente a perfusão dos órgãos vitais e melhorando o prognóstico hemodinâmico dos pacientes.

Na UTI, a aplicação de vasodilatadores abrange uma variedade de condições, como crises hipertensivas, choque séptico, controle da hipertensão pulmonar primária ou secundária e tratamento da insuficiência cardíaca/choque cardiogênico. Quando administrados de maneira adequada, esses fármacos podem impactar positivamente os desfechos clínicos, contribuindo para uma estabilização mais rápida e eficaz do quadro hemodinâmico. No entanto, seu uso exige vigilância constante, com monitoramento rigoroso da pressão arterial e avaliação contínua dos parâmetros hemodinâmicos, devido ao risco de efeitos adversos, como hipotensão grave e hipoperfusão periférica.

Especificamente no contexto da insuficiência cardíaca aguda, os vasodilatadores são fundamentais para reduzir a pré-carga e/ou a pós-carga, aliviando sintomas e melhorando a função cardíaca. O foco da revisão concentra-se nos efeitos hemodinâmicos desses medicamentos, destacando sua capacidade de dilatar veias e artérias – como ocorre com os nitratos e o nitroprussiato de sódio –, o que reduz o retorno venoso, diminui a congestão pulmonar e reduz a pós-carga ventricular esquerda.

USO DE VASODILATADORES NA UTI: INDICAÇÕES E CONSIDERAÇÕES

Indicações Gerais

Os vasodilatadores na UTI são indicados em diversas condições críticas, incluindo:

- **Crises hipertensivas:** São utilizados para reduzir rapidamente a pressão arterial em pacientes com elevações agudas da pressão arterial que colocam em risco órgãos-alvo, como cérebro, coração e rins.
- **Choque séptico:** Embora a principal abordagem envolva a reposição volêmica e vasopressores, vasodilatadores podem ser usados para melhorar a perfusão em pacientes com resistência vascular periférica elevada. O que é contemplado no entendimento de "coerência hemodinâmica".
- **Hipertensão pulmonar:** O uso de vasodilatadores, como o óxido nítrico inalatório, pode ser fundamental no manejo da hipertensão pulmonar, especialmente em pacientes com insuficiência respiratória grave.
- **Insuficiência cardíaca aguda e choque cardiogênico:** Os vasodilatadores são frequentemente usados para reduzir a congestão pulmonar e melhorar a função ventricular, mas sua aplicação deve ser feita com cautela, especialmente em pacientes com pressão arterial baixa.

Esses agentes também desempenham um papel importante na otimização da coerência hemodinâmica, permitindo que o acoplamento ventrículo-arterial seja ajustado para maximizar a função cardíaca e a perfusão tecidual. A **Figura 15B.1.** ilustra a ação básica de diferentes vasodilatadores, enquanto a **Figura 15B.2.** ilustra o mecanismo de ação básico dos fármacos que atuam por meio da ação direta no óxido nítrico na célula muscular lisa vascular.

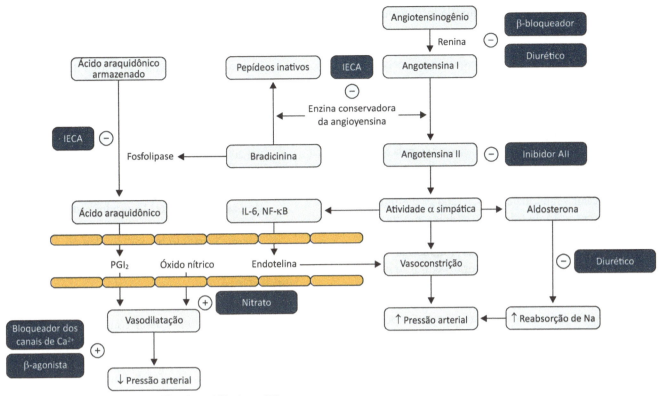

Figura 15B.1. Atuação de Alguns Vasodilatadores Utilizados na UTI

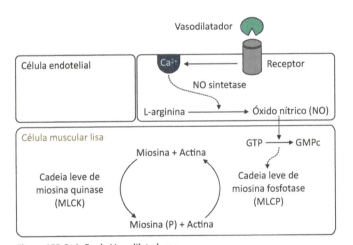

Figura 15B.2. Ação de Vasodilatadores

CLASSES DE VASODILATADORES UTILIZADOS NA UTI

Nitratos

Os nitratos, como **nitroglicerina** e **dinitrato de isossorbida**, são agentes vasodilatadores amplamente utilizados em situações de emergência, especialmente no manejo da hipertensão e no alívio dos sintomas da isquemia miocárdica. Sua ação primária ocorre na vasodilatação venosa, o que resulta na redução da pré-carga, diminuindo a congestão e aliviando rapidamente os sintomas do edema pulmonar. Esses fármacos têm uma ação rápida e são essenciais para a estabilização de pacientes com insuficiência cardíaca aguda e crises hipertensivas.

O **nitroprussiato de sódio**, por sua vez, é um potente vasodilatador de ação arterial e venosa, proporcionando uma redução tanto da pré-carga quanto da pós-carga. Esse perfil o torna especialmente eficaz no manejo de emergências hipertensivas e no tratamento de pacientes com insuficiência cardíaca aguda, onde o objetivo é a rápida diminuição da resistência vascular periférica e a melhora hemodinâmica global.

Assim, tanto a nitroglicerina, quanto o nitroprussiato de sódio têm papéis importantes na redução da carga de trabalho cardíaco, sendo frequentemente utilizados na UTI para melhorar a perfusão e estabilizar pacientes em estados críticos.

Nitroglicerina

A nitroglicerina é um potente vasodilatador, com ampla aplicabilidade na UTI. Em doses mais baixas produz dilatação venosa. Entretanto, doses mais elevadas podem levar a vasodilatação arterial.

- **Apresentação no Brasil**: Nitroglicerina (ampolas de 50mg/10mL). Apesar de existirem apresentações para administração transdérmica e por via oral, essas não fazem parte da sua aplicação rotineira em pacientes internados em UTI. Nomes comerciais: Nitradisc; Nitroderm; Nitronal; Tridil.
- **Modo de preparação:** a nitroglicerina pode ser diluída em solução glicosada a 5% (SG5%), ou em cloreto de sódio a 0,9% (NaCl 0,9%), costumeiramente, diluindo-se 10mL (1 ampola) em 90 a 240mL dessas soluções.

Sempre que houver um protocolo institucional, com padronização de soluções, essas devem ser respeitadas. Tem uma vida armazenada muito curta, o que torna o seu uso cada vez menos frequente pela necessidade constante de substituição das ampolas, mesmo com rigorosa proteção dos raios solares.

- **Mecanismo de Ação:** A nitroglicerina é um vasodilatador que age principalmente relaxando o músculo liso vascular. Seu mecanismo de ação ocorre pela liberação de óxido nítrico (NO), que ativa a enzima guanilato ciclase. Isso aumenta os níveis de GMP cíclico (GMPc) nas células musculares lisas, levando à diminuição da concentração de cálcio intracelular, resultando em relaxamento do músculo liso. A vasodilatação promovida pela nitroglicerina é mais pronunciada nas veias, o que reduz a pré-carga (retorno venoso ao coração), diminuindo a demanda de oxigênio do miocárdio. Em doses mais altas, a nitroglicerina também pode causar dilatação das artérias coronárias e reduzir a pós-carga.

- **Farmacocinética:** a nitroglicerina tem uma ampla e rápida distribuição tecidual, com uma taxa moderada de ligação as proteínas plasmáticas, estando a maior parte da droga livre no plasma. A sua metabolização é principalmente hepática. A enzima nitrato redutase converte a droga em metabólitos inativos (dinitrato de glicerila e mononitrate de glicerila). A sua eliminação é primordialmente por via renal (metabólito inativo). A sua meia-vida é curta (1 a 4 minutos), o que justifica seu uso de modo contínuo (em bomba de infusão).

  - vias alternativas de administração devem considerar a questão da sua baixa biodisponibilidade por via oral (metabolização). O que indica preferência pela via sublingual e transdérmica.

- **Farmacodinâmica:** com a sua administração por via intravenosa, seu início de ação é praticamente imediato, com uma duração de alguns minutos (dependendo da dose) após a administração IV.

  - A administração sublingual denota em um início de ação dentro de 1 a 3 minutos, com uma duração de aproximadamente 30 a 60 minutos. Enquanto a administração transdérmica leva a um início de ação mais lento, com efeitos que podem perdurar por até 24 horas.

- **Indicações e Posologia:** a nitroglicerina é um vasodilatador orgânico amplamente utilizado no tratamento de angina pectoris e insuficiência cardíaca aguda, sendo eficaz na rápida modulação da pré-carga e redução da demanda de oxigênio do miocárdio. Além disso, ela é indicada para controle de hipertensão perioperatória, hipotensão controlada durante cirurgias, emergências hipertensivas e insuficiência cardíaca congestiva associada ao infarto do miocárdio. O uso tópico da nitroglicerina também é eficaz no manejo de fissuras anais crônicas e, em alguns casos, no tratamento de hipertensão pulmonar.

  - **Insuficiência Cardíaca Descompensada:** pode ser indicada em casos de sobrecarga de volume sem hipotensão sintomática para aliviar a congestão e a dispneia como complemento aos diuréticos IV.

  - **dose inicial de** 5 a 10mcg/min, com potenciais incrementos de 5 a 10mcg/min a cada 3 a 5 minutos até 200mcg/min.

  - **Angina:** pode ser aplicada para o controle de quadros anginosos agudos, assim como na prevenção de angina recorrente. A sua administração deve ser contemplada mediante a constatação de segurança perante o padrão hemodinâmico do paciente. A sua administração deve ser evitada na presença de hipotensão (Pressão Arterial Sistólica < 90mmHg, ou com mais de 30mmHg de redução do padrão basal, além de casos de bradicardia (< 50bpm) ou de outras arritmias, assim como em casos de infarto de ventrículo direito).

  - **dose inicial** de 5 a 10mcg/min em bomba de infusão, com incrementos de 5mcg/min a cada 5 a 10 minutos até 20mcg/min; o que pode ser extrapolado para doses mais elevadas (até uma dose máxima de 400mcg/min) com acréscimos de 10 a 20mcg/min a cada 3 a 5 minutos, em casos refratários.

  - **Emergência hipertensiva:** Emergência hipertensiva (agente alternativo), considerado em casos de coronariopatia associada, assim como em edema pulmonar cardiogênico. A sua limitação nesse caso converge na eficácia variável em comparação com outros agentes, podendo ter uma resposta apenas transitória e muitas vezes inconsistente. Em geral, o objetivo da terapia é reduzir a pressão arterial média em cerca de 10% a 20% na primeira hora, seguido por uma redução adicional de 5% a 15% nas próximas 23 horas.

  - Iniciar com 5mcg/minuto, com potenciais incrementos de 5mcg/minuto a cada 3 a 5 minutos até 20mcg/minuto (máximo 200mcg/min).

  - aumentar com base na resposta da pressão arterial e na tolerabilidade, em incrementos de 5mcg/minuto a cada 3 a 5 minutos até 20mcg/minuto; se não houver resposta com uma dose de 20mcg/minuto, aumentar em 10 a 20mcg/minuto a cada 3 a 5 minutos até uma dose máxima de 200mcg/minuto.

  - **Hipertensão perioperatória:** pode ser aplicada com os mesmos princípios, e cuidados referentes ao controle da emergência hipertensiva. Nesses casos, vale ressaltar a necessidade de tratar causas subjacentes, como dor e agitação, por exemplo.

  - **Outras Aplicações:** a nitroglicerina pode ser utilizada no manejo da tendinopatia persistente (via transdérmica), como agente para o relaxamento uterino e em casos de extravasamento de agentes simpaticomiméticos, especialmente da dopamina.

o **Tendinopatia persistente**: uso com menor grau de evidência e recomendação de modo adjuvante a outras terapêuticas, por via transdérmica. Para isso, aplica-se um adesivo com liberação de 0,05 a 0,1mg/hora sobre a área de maior sensibilidade; substituir o adesivo a cada 24 horas; pode-se cortar o adesivo para administrar a dose desejada (por exemplo, se a dose desejada for 0,05mg/hora, orientar o paciente a aplicar um quarto de um adesivo de 0,2mg/hora); realizar reavaliações regulares (por exemplo, a cada 6 a 12 semanas); pode levar de 12 a 24 semanas para se obter uma melhora significativa.

o **Relaxamento uterino**: pode ser aplicada para emergências obstétricas, como em casos de inversão uterina, extração fetal difícil, por exemplo, assim como para facilitar a extração de uma placenta retida. A dosagem fornecida é um exemplo e pode variar conforme a indicação.

o Aplicação de 50mcg IV, uma vez; a qual pode ser repetida dentro de 1 minuto, consoante a necessidade para relaxar suficientemente o útero; dose total máxima: 250mcg. Se for necessário um relaxamento uterino urgente (por exemplo, para a extração fetal), pode-se usar um bolus inicial de 100 a 200mcg.

o **Gerenciamento de extravasamento, vasopressores simpatomiméticos**: uma alternativa ao uso de fentolamina para esse fim, a partir do uso de formulação em pomada tópica a 2%. A qual deve ser aplicada em tira de 2,5cm sobre o local de isquemia, podendo ser reaplicada a cada 8 horas se necessário.

o **Fissura Anal**: *Uso Tópico:* Formulações tópicas são eficazes no tratamento de fissura anal devido ao seu efeito vasodilatador local.

- **Cuidados Específicos**

o **Administração IV**: A infusão contínua de nitroglicerina IV deve ser realizada com monitoramento multimodal contínuo, especialmente em casos graves, preferencialmente com monitoramento invasivo da pressão arterial.

o **Interação com Inibidores da Fosfodiesterase-5**: Se o paciente utilizou um inibidor de fosfodiesterase-5 para disfunção erétil, o uso de nitratos deve ser adiado por pelo menos 12 horas após avanafil, mais de 24 horas após sildenafil ou vardenafil, e mais de 48 horas após tadalafil.

o **Taquifilaxia**: O uso contínuo de nitroglicerina por mais de 24 a 48 horas pode induzir taquifilaxia, o que exige transição para formulações orais quando possível, após estabilização clínica.

- **Interações medicamentosas** significativas podem ocorrer, necessitando de ajuste de dose ou evitação. Consultar banco de dados de interações medicamentosas.

- **Comprometimento Renal e Hepático:** Não há ajustes de dosagem fornecidos na bula para estas condições.

- **Efeitos Adversos mais comuns**: a cefaleia é o mais comum, sendo associada a vasodilatação (>10%, chegando a 50% a 64%). A hipotensão pode ser encontrada em ≤ 4%, sendo mais frequente quando utilizada em doses elevadas, a qual pode estar associada a síncope e tontura (2% a 6%), além de quadros de taquicardia reflexa. A presença de edema periférico, astenia e mais raramente (<1%), a Metahemoglobinemia, acidose lática e dermatite de contato.

- **Contraindicada** em casos de hipersensibilidade a nitroglicerina, nitratos ou nitritos. Assim como em casos onde sua ação pode ser relacionada a riscos de deterioração clínica, com hipotensão grave e consequente progressão para choque circulatório. O que envolve uma contraindicação relativa, devendo ser aventada unicamente sob monitorização contínua, em ambiente controlado e com equipe com recursos e expertise para correção de potenciais agravos. Entre essas situações, destacam-se indivíduos em uso de Inibidores da PDE5, assim como em casos de choque circulatório, tamponamento cardíaco, pressão intracraniana aumentada.

- **Intervalo Livre de Nitrato:** Recomendado para evitar tolerância com uso prolongado de adesivos ou pomadas.

- **Gravidez:** O uso é classificado como risco categoria C. Deve ser usado com cautela, principalmente no terceiro trimestre, devido ao risco de hipotensão materna e diminuição da perfusão placentária.

- **Lactação:** Não há dados suficientes sobre a excreção no leite materno; o uso prolongado deve ser evitado.

Nitroprussiato de sódio:

O nitroprussiato de sódio é um potente vasodilatador de ação direta, com efeitos tanto venosos quanto arteriais, amplamente utilizado no manejo de emergências hipertensivas, insuficiência cardíaca descompensada e para indução de hipotensão controlada durante procedimentos cirúrgicos. Administrado exclusivamente por infusão intravenosa, o fármaco provoca uma rápida redução da resistência vascular periférica, da pressão diastólica final do ventrículo esquerdo, da pressão capilar pulmonar e da pressão arterial média. Embora tenha início de ação rápido e curta duração, seu uso prolongado ou em altas doses está associado ao risco significativo de toxicidade por cianeto e tiocianato, especialmente em pacientes com insuficiência renal ou hepática, além de hipotensão grave. Por isso, seu uso requer monitoramento contínuo, preferencialmente com monitorização invasiva da pressão arterial.

- **Apresentação no Brasil:** Nitroprussiato de Sódio (ampolas de 50mg). O nitroprussiato não deve ser administrado por injeção direta. Após reconstituição, deve ser diluído em dextrose a 5% antes da infusão.

- **Mecanismo de Ação:** O nitroprussiato de sódio age como vasodilatador periférico ao provocar relaxamento do músculo liso das arteríolas e veias, resultando na redução da resistência periférica e da pós-carga cardíaca. Ele também diminui a impedância da aorta e do ventrículo esquerdo, melhorando o débito cardíaco em situações de insuficiência cardíaca.

- **Farmacocinética:** apresenta rápido início de ação (< 2 minutos) e uma curta duração (entre 1 a 10 minutos). O nitroprussiato se liga à hemoglobina, formando cianeto e cianometemoglobina. O cianeto é desintoxicado via conversão mediada pela enzima rodanase em tiocianato, excretado pelos rins. O nitroprussiato circulante possui uma meia-vida de ~2 minutos e o Tiocianato, ~3 dias, podendo aumentar em casos de insuficiência renal. A sua excreção é urinária, principalmente como tiocianato.

- **Farmacodinâmica:** O efeito hipotensor do nitroprussiato é rápido, com uma ação que dura de 1 a 10 minutos após o término da infusão. Sua ação é diretamente sobre a musculatura lisa vascular, sem envolvimento de receptores adrenérgicos.

- **Indicações e Posologia:** indicado para o controle rápido e expressivo da pressão arterial, assim como para o acoplamento ventrículo arterial na insuficiência cardíaca (redução de pós-carga). A sua administração sempre deve ser por via IV, sob monitorização contínua, em bomba de infusão, com doses que costumam variar na maioria das circunstâncias entre 0,3-10mcg/kg/min.

  o **Emergências hipertensivas:** Dose inicial de 0,25 a 0,5mcg/kg/min, titulando conforme necessário, com dose máxima de 10mcg/kg/min por não mais de 10 minutos.

  o **Insuficiência cardíaca descompensada:** Dose inicial de 0,1 a 0,3mcg/kg/min, ajustando a cada 5-15 minutos até o efeito desejado, com doses máximas de 5mcg/kg/min.

  o **Cirurgias com controle de pressão:** Usado para induzir hipotensão controlada, com doses ajustadas conforme necessário. Início com 0,3mcg/kg/min, titulado a cada 5 minutos, dose máxima de 10mcg/kg/min por até 10 minutos.

- **Cuidados Específicos:** Monitoramento rigoroso da pressão arterial é necessário para evitar hipotensão severa. O nitroprussiato deve ser administrado com precaução devido ao risco de toxicidade por tiocianato em infusões prolongadas, geralmente acompanhada por hiperreflexia marcada, mais evidente quanto se utilizam doses altas ou perfusões superiores a 48h.

  o **Efeitos Adversos:** Os mais comuns são hipotensão, bradicardia, cefaleia, aumento da pressão intracraniana e hiperreflexia. Enquanto os mais graves são relacionados a toxicidade por cianeto e tiocianato, especialmente em uso prolongado ou em doses elevadas.

  o **Toxicidade por cianeto:** O risco aumenta com infusões prolongadas ou doses acima de 2mcg/kg/min. A toxicidade pode se manifestar como acidose metabólica, hipoxemia e confusão.

  o **Toxicidade por tiocianato:** Pacientes com insuficiência renal são particularmente vulneráveis à acumulação de tiocianato, que pode causar sintomas neurológicos.

  o **Hipotensão severa:** Monitoramento contínuo da pressão arterial é obrigatório para evitar hipotensão excessiva e danos à perfusão de órgãos vitais. Esta monitorização não substitui a monitorização clínica.

  o **Uso na gravidez:** Pode atravessar a barreira placentária e causar níveis elevados de cianeto no feto. O uso deve ser cauteloso e justificado em gestantes.

  o **Uso na lactação:** Não se sabe se é excretado no leite materno. Considerar descontinuar a amamentação ou o tratamento.

  o **Insuficiência renal:** O acúmulo de tiocianato é uma preocupação, especialmente em pacientes com função renal prejudicada. Limitar a infusão a menos de 3mcg/kg/min.

  o **Insuficiência hepática:** Cautela devido ao risco aumentado de toxicidade por cianeto, já que o metabolismo do cianeto pode estar comprometido.

Isossorbida dinitrato (ISDN)

O **isossorbida dinitrato** (ISDN) é um vasodilatador pertencente à classe dos nitratos, usado principalmente na prevenção de angina pectoris associada à doença arterial coronariana e no tratamento da insuficiência cardíaca com fração de ejeção reduzida. Ele também é ocasionalmente utilizado em outras condições, como acalasia (uso off-label). O medicamento está disponível em formulações de liberação imediata e prolongada, tanto por via oral quanto sublingual.

- **Apresentação no Brasil:** comprimidos de 5, 10 e 20mg, além de apresentações sublinguais de 2,5mg e 5mg e de liberação prolongada de 40mg. Angil; Dinatrato de isossorbida; Isocord; Isogreen; Isorbid; Isordil; Isordil ap.

- **Mecanismo de Ação:** O ISDN atua liberando óxido nítrico (NO) livre nas células musculares lisas, o que ativa a guanilato ciclase, aumentando os níveis de GMPc (guanosina monofosfato cíclica). Esse processo leva à desfosforilação das cadeias leves de miosina, resultando no relaxamento do músculo liso e na vasodilatação.

Os efeitos predominantes são a redução da pré-carga, devido à vasodilatação venosa, e, em menor grau, da pós-carga. Além disso, o ISDN provoca dilatação das artérias coronárias, melhorando o fluxo colateral para áreas isquêmicas.

- **Farmacocinética:** após a sua administração por via sublingual o seu início de ação ocorre dentro de 2 a 5 minutos, com uma duração de ação de 1 a 2 horas. Enquanto por via oral, a sua ação inicia em 01 hora e perdura até 08 horas (liberação prolongada). Apresenta elevada variabilidade de biodisponibilidade (de 10% a 90%), com variação ainda maior consoante ao tempo de manutenção dessa terapia. O seu volume de distribuição é de 2 a 4L/kg. Apresenta metabolismo hepático com formação de dois metabólitos ativos (isossorbida 5-mononitrato e 2-mononitrato). A meia-vida do fármaco é de 1 hora, enquanto os metabólitos: 5-mononitrato (5 horas) e 2-mononitrato (2 horas).

- **Farmacodinâmica:** O isossorbida dinitrato reduz a demanda de oxigênio do coração ao diminuir a pressão diastólica final do ventrículo esquerdo (pré-carga). Também pode reduzir modestamente a resistência vascular sistêmica (pós-carga). Sua capacidade de dilatar as artérias coronárias pode melhorar o fluxo sanguíneo em áreas isquêmicas do miocárdio, ajudando a aliviar sintomas de angina.

- **Indicações e Posologia:** Tratamento de angina e insuficiência cardíaca, com o intuito de obter redução da pré-carga e/ou vasodilatação coronariana.
  - o **Prevenção de angina:**
    - ▪ **Liberação imediata:** 5 a 20mg, 2 a 3 vezes ao dia, com um período livre de nitrato de pelo menos 14 horas.
    - ▪ **Liberação prolongada:** 40 a 160mg/dia, com uma janela livre de nitrato de 18 horas.
    - ▪ **Sublingual:** 5 a 10mg a cada 2 a 4 horas, especialmente antes de atividades que provocam angina.
  - o Insuficiência cardíaca com fração de ejeção reduzida (uso off-label):
    - ▪ **Liberação imediata:** 20mg, 3 vezes ao dia, combinado com hidralazina. A dose pode ser titulada até 40mg, 3 vezes ao dia.

- **Cuidados Especiais:**
  - o **Reações adversas mais comuns são:** Cefaleia, hipotensão, síncope, angina instável. Enquanto que nas mais graves são: hipotensão severa.
    - ▪ **Hipotensão/bradicardia:** Pode causar hipotensão severa, especialmente em pacientes com hipovolemia ou infarto de parede inferior. O uso concomitante com álcool ou inibidores de fosfodiesterase aumenta o risco.

- ▪ **Para evitar eventos adversos graves**, deve-se evitar sua associação concomitante com inibidores de fosfodiesterase (sildenafil, tadalafil, vardenafil) e riociguat. Além disso, seu uso deve ser feito com monitorização e cuidado redobrado quando administrado em conjunto com outros agentes hipotensores, como alfa-bloqueadores e ainda mais em casos de uso de álcool.
  - o **Pressão intracraniana elevada:** O ISDN pode agravar a hipertensão intracraniana, sendo necessário cautela em pacientes com hemorragia intracraniana ou traumatismo craniano.
  - o **Tolerância:** A administração contínua pode induzir tolerância, que só pode ser evitada com períodos livres de nitrato. Esse efeito é menos preocupante quando combinado com hidralazina no tratamento da insuficiência cardíaca.
  - o **Uso na gestação e lactação:** Estudos em animais mostram eventos adversos. Não se sabe se o ISDN é excretado no leite materno; o uso durante a amamentação deve ser feito com cautela.
  - o **Insuficiência renal e hepática:** Não é necessário ajuste de dose em pacientes com disfunção renal ou hepática.

Isossorbida mononitrato (ISMN)

O isossorbida mononitrato (ISMN) é um agente vasodilatador pertencente à classe dos nitratos, utilizado principalmente para a prevenção de angina pectoris associada à doença arterial coronariana. A forma de liberação imediata ou prolongada oferece opções terapêuticas para prevenir episódios de angina, sendo frequentemente combinado com outras terapias antianginosas, como os betabloqueadores. O ISMN tem a vantagem de apresentar uma biodisponibilidade alta e não requer ajuste de dose para pacientes com disfunções renais ou hepáticas.

- **Apresentação no Brasil:** ampolas de 10mg em 1mL, comprimidos sublinguais de 5mg e comprimidos de 20, 40 e 50mg (Cincordil, Monocordil, Mononitrato de Isossorbida Biolab Gen, Vexell).

- **Mecanismo de Ação:** O ISMN, assim como outros nitratos, libera NO, que ativa a guanilato ciclase nas células musculares lisas, aumentando os níveis de GMPc. Isso resulta no relaxamento do músculo liso, provocando vasodilatação, principalmente das veias, e, em menor grau, das artérias. Sua ação principal é a redução da demanda de oxigênio cardíaca, diminuindo a pré-carga (pressão diastólica final do ventrículo esquerdo), com um efeito leve na pós-carga.

- **Farmacocinética:** apresenta um início de ação dentro de 30 a 45 minutos após sua administração. Comprimidos de liberação imediata tem uma duração de ação superior a 6 horas, enquanto os de liberação prolongada entre 12 e 24 horas. Apresenta um volume de distri-

Seção VI • Farmacologia do Aparelho Cardiovascular

buição (Vd) de ~0,6L/kg apresentando-se <5% ligado a proteínas, com uma biodisponibilidade ~100%. A sua meia-vida é de 5 a 6 horas, tendo um metabolismo hepático e eliminação primariamente por via urinária (2% como fármaco inalterado) e em menor percentual nas fezes (1%).

- **Farmacodinâmica:** O ISMN reduz a demanda de oxigênio do miocárdio ao diminuir a pressão diastólica final do ventrículo esquerdo (pré-carga). Também dilata as artérias coronárias, melhorando o fluxo sanguíneo colateral para regiões isquêmicas do miocárdio.

- **Indicações e Posologia:** Angina de esforço, hipertensão arterial e insuficiência cardíaca. A sua dose habitual por via oral é de 20 a 40mg, administradas 2 a 4 vezes ao dia.

  o **Prevenção de angina:**

    ▪ **Liberação imediata:** 20mg, duas vezes ao dia (intervalo de 7 horas entre as doses, por exemplo, 8h e 15h); pacientes de menor porte podem iniciar com 5mg e aumentar a dose nos primeiros dias de tratamento.

    ▪ **Liberação prolongada:** Iniciar com 30 a 60mg, uma vez ao dia pela manhã; pode-se aumentar para 120mg ao dia após alguns dias; em raros casos, pode ser necessário até 240mg/dia.

- **Cuidados Especiais:**

  o As reações adversas mais comuns são tontura (4% a 11%) e cefaleia (13% a 57%), as mais raras (<1%) são: anorexia, cãibras musculares, acidente vascular cerebral, asma. Enquanto as mais graves são hipotensão, bradicardia e aumento da pressão intracraniana.

  o **Hipotensão e bradicardia:** O ISMN pode causar hipotensão severa, especialmente em pacientes com depleção de volume ou em uso concomitante de inibidores da PDE5 (por exemplo: sildenafil).

  o **Aumento da pressão intracraniana:** Pacientes com hipertensão intracraniana devem usar com cautela, pois o fármaco pode piorar a condição.

- **Tolerância:** A tolerância ao ISMN pode se desenvolver com a administração contínua; é necessário um intervalo adequado livre de nitratos para evitar esse fenômeno.

- **Interações medicamentosas:** Não deve ser utilizado com inibidores da PDE5 (por exemplo: sildenafil, tadalafil), devido ao risco de hipotensão grave.

- **Uso na gestação e lactação:** Não há informações suficientes sobre a excreção no leite materno; deve-se ter cautela durante o uso em lactantes.

Inibidores da Enzima Conversora de Angiotensina (IECAs)

Os **IECAs** são amplamente utilizados para o manejo de hipertensão, insuficiência cardíaca e nefropatia diabética. Eles agem bloqueando a conversão de angiotensina I em angiotensina II, resultando em vasodilatação arterial e diminuição da retenção de sódio e água. Na UTI, são indicados principalmente em casos de insuficiência cardíaca aguda e crises hipertensivas.

- **Apresentação no Brasil**: Captopril, Enalapril, Ramipril.
- **Posologia**: Captopril 6,25-12,5mg oral; Enalapril IV 1,25mg a cada 6 horas.
- **Precauções**: Monitoramento renal e de eletrólitos, com atenção especial para o risco de hipercalemia e insuficiência renal.

Bloqueadores dos Receptores de Angiotensina II (BRAs)

Os **BRAs** são uma alternativa aos IECAs em pacientes que apresentam efeitos colaterais, como tosse. Eles bloqueiam a ação da angiotensina II nos receptores AT1, promovendo vasodilatação sem causar o mesmo grau de retenção de líquidos. Sua aplicação na UTI é semelhante aos IECAs, com uso predominante em hipertensão grave e insuficiência cardíaca. Muitas vezes, principalmente em pacientes com HTAS de controle difícil, são associados à anlodipino com excelentes resultados (geralmente na proporção de 80mg de Valsartana para 5mg de anlodipino).

- **Apresentação no Brasil**: Losartana, Valsartana, Candesartana.
- **Posologia:** Losartana 50-100mg/dia; Valsartana 80-160mg/dia.
- **Precauções:** Monitorar função renal e eletrólitos, devido ao risco de hipercalemia, especialmente em pacientes com insuficiência renal.

Betabloqueadores.

Os betabloqueadores, em sua maioria, não têm efeito vasodilatador direto, com exceção de alguns tipos específicos. No entanto, os **betabloqueadores vasodilatadores** (como o **carvedilol**, **nebivolol** e **labetalol**) exercem seu efeito vasodilatador através de diferentes mecanismos:

- **Bloqueio dos receptores beta-1 e beta-2 adrenérgicos:** Os betabloqueadores tradicionais bloqueiam os receptores beta-1 no coração, reduzindo a frequência cardíaca e o débito cardíaco, o que diminui a pressão arterial. No entanto, essa ação por si só não causa vasodilatação direta.

- **Bloqueio dos receptores alfa-1 (Carvedilol e Labetalol):** Alguns betabloqueadores, como o **carvedilol** e o **labetalol**, têm ação adicional de bloqueio dos receptores alfa-1 adrenérgicos presentes nos vasos sanguíneos. Ao bloquear esses receptores, ocorre relaxamento da musculatura lisa das artérias, resultando em vasodilatação e redução da resistência vascular periférica.

- **Aumento da liberação de óxido nítrico (NO) (Nebivolol):** O **nebivolol** é um betabloqueador que promove vasodilatação ao estimular a liberação de óxido nítrico pelas células endoteliais. O NO relaxa a musculatura lisa vascular, causando dilatação dos vasos sanguíneos, o que contribui para a redução da pressão arterial.

Portanto, os betabloqueadores que exercem efeitos vasodilatadores fazem isso por mecanismos complementares, como bloqueio dos receptores alfa-1 ou pela liberação de óxido nítrico, além de seus efeitos convencionais de bloqueio beta-adrenérgico. Esses fármacos estão mais bem detalhados no *Capítulo Farmacologia Aplicada ao Sistema Nervoso Simpático: Receptores Adrenérgicos – Agonistas e Antagonistas*.

A sua aplicação na UTI tem relação direta com o estresse adrenérgico em pacientes criticamente doentes. O estresse adrenérgico excessivo e o aumento da frequência cardíaca estão associados à disfunção orgânica e a uma maior mortalidade em pacientes graves. O controle da frequência cardíaca, especialmente no choque séptico, e no perioperatório deve ser sempre avaliado. Nesse âmbito, os betabloqueadores aparecem como uma importante opção terapêutica. O seu uso é muitas vezes condicionado pela bradicardia que pode estar associada e que não permite a otimização da dose vasodilatadora pretendida.

Clonidina

A clonidina é um agonista dos receptores α2 de ação central, que reduz o fluxo simpático a partir do sistema nervoso central. Isso resulta em diminuição da contratilidade cardíaca (inotropismo negativo) e da frequência cardíaca, levando à redução da pressão arterial sistêmica. Além disso, a clonidina tem propriedades analgésicas centrais, sendo útil no tratamento da hipertensão pós-operatória. Ela também estimula os receptores α2 pré-juncionais, diminuindo a liberação de norepinefrina. No entanto, pode causar hipertensão de rebote devido aos seus efeitos vasoconstritores periféricos, especialmente após uma queda inicial na pressão arterial. A clonidina pode ser administrada por via oral em doses de 50 a 100µg a cada 8 horas, com início de ação rápido (em 20 a 30 minutos).

Uma abordagem mais ampla e detalhada sobre os aspectos farmacológicos da clonidine, assim como os cuidados inerentes a sua administração podem ser encontrados no *Capítulo: Farmacologia Aplicada ao Sistema Nervoso Simpático: Receptores Adrenérgicos – Agonistas e Antagonistas*.

Hidralazina

A hidralazina é um potente vasodilatador de ação direta e seletiva nas arteríolas. Ela age estimulando a produção de GMP cíclico (cGMP), o que promove o relaxamento da musculatura lisa, resultando na diminuição da pressão arterial. Seu uso é indicado especialmente em emergências hipertensivas, onde é necessária uma rápida redução da pressão arterial (particularmente na gravidez e no período pós-parto). Além disso, é uma opção terapêutica alternativa em pacientes com insuficiência cardíaca com fração de ejeção reduzida que não toleram ou-

tras classes de medicamentos, como os inibidores da ECA ou bloqueadores dos receptores de angiotensina.

- **Mecanismo de Ação:** A hidralazina causa vasodilatação direta nas arteríolas, com pouco efeito sobre as veias. O mecanismo exato não é totalmente compreendido, mas pode incluir a inibição da liberação de cálcio do retículo sarcoplasmático e da fosforilação de miosina nas células de músculo liso arterial. Esse efeito resulta na diminuição da resistência sistêmica, ajudando a reduzir a pressão arterial.

- **Farmacocinética:** o seu início de ação é variável, mesmo administrado por via IV (10 a 80 minutos), com uma duração de ação de até 12 horas, dependendo do estado de aceitação do paciente. 87% da droga é ligada a proteínas plasmáticas, sendo metabolizada por aceitação no fígado, com grande efeito de primeira passagem. A sua biodisponibilidade também é variável perante o estado de aceitação (22% a 69%), com uma meia-vida de eliminação de 3 a 7 horas. A sua excreção é predominante urinária, como metabólitos.

- **Indicações e Posologia:** a sua posologia é variável consoante a sua aplicação clínica:

  o **Insuficiência cardíaca com fração de ejeção reduzida (off-label):** Terapia alternativa em pacientes com insuficiência cardíaca classe III ou IV da NYHA que não podem tolerar inibidores de ECA ou bloqueadores de receptores de angiotensina. A dose inicial empregada é de 25mg, 3 vezes ao dia, em combinação com dinitrato de isossorbida. A dose alvo almejada para otimização terapêutica variam entre 75 a 100mg, 3 vezes ao dia.

  o **Hipertensão crônica:** a dose inicial geralmente é de 10mg, 4 vezes ao dia, com titulação para 50mg, 4 vezes ao dia (dose máxima: 300mg/dia, dividida em doses)

  o **Emergência hipertensiva:** aplicação por via IM ou IV, na dose de 10 a 20mg a cada 4-6 horas, conforme necessário (dose máxima: 40mg por dose, alguns especialistas recomendam até 20mg/dose).

  o **Emergência hipertensiva na gravidez ou pós-parto:** a aplicação IV pode ser de 5 a 10mg, a qual pode ser repetida a cada 20 a 40 minutos, conforme a necessidade clínica (dose cumulativa máxima: 20-30mg).

  o **Hipertensão perioperatória:** pode ser administrado por via IV, com doses de 5 a 20mg a cada 4-6 horas, conforme necessário.

- **Cuidados Especiais:** alguns eventos imunomediados, assim como a taquifilaxia e efeitos colaterais associados ao seu mecanismo devem sempre ser avaliados e monitorizados.

  o **Eventos Adversos:** a hidralazina pode ser associada a quadros de hipotensão, taquicardia, dor de cabeça, edema e efeitos gastrointestinais como náuseas e vômitos. Além de síndrome semelhante ao lúpus, especialmente em doses altas e uso prolongado.

- **Lúpus-like Syndrome (Síndrome semelhante ao lúpus):** A hidralazina pode induzir uma síndrome semelhante ao lúpus, especialmente em doses elevadas (>200mg/dia por mais de 3 meses). Os sintomas podem incluir dor articular, febre, erupção cutânea e alterações hematológicas.

- **Risco cardiovascular:** Uso contraindicado em pacientes com doença arterial coronariana e valvopatia mitral reumática. Cuidado em pacientes com doença renal avançada ou insuficiência hepática.

o **Ajustes de dose na insuficiência renal:** Em casos de comprometimento renal severo (CrCl <10mL/min), ajustar a dose para administração a cada 8-12 horas. A hidralazina não é significativamente removida por diálise.

o **Ajustes na insuficiência hepática:** A hidralazina passa por metabolismo hepático extensivo, porém, não há ajustes de dose específicos recomendados pelo fabricante.

o **Taquifilaxia:** A hidralazina está associada ao desenvolvimento de taquifilaxia, que é uma redução progressiva da resposta terapêutica com o uso contínuo do medicamento. Esse fenômeno pode ocorrer devido ao aumento da ativação do sistema nervoso simpático e da retenção de fluidos como consequência da vasodilatação induzida pelo fármaco. Portanto, para mitigar esses efeitos e melhorar a eficácia, a hidralazina é frequentemente utilizada em combinação com outros medicamentos, como beta-bloqueadores ou diuréticos, para controlar melhor a pressão arterial e evitar a taquifilaxia.

o **Interações Medicamentosas:** A hidralazina pode interagir com diversos medicamentos, especialmente aqueles que afetam a pressão arterial. É importante ajustar a dose ou evitar seu uso concomitante com certos medicamentos, como os inibidores da fosfodiesterase tipo 5 (por exemplo: sildenafil), que podem intensificar o efeito hipotensor.

o **Contraindicações:** Hipersensibilidade à hidralazina e doença arterial coronariana e valvopatia mitral reumática

o **Gravidez:** A hidralazina é considerada segura e amplamente utilizada em emergências hipertensivas, como pré-eclâmpsia. Pode atravessar a placenta, mas os benefícios superam os riscos em casos agudos. Entretanto, doses elevadas e frequentes de hidralazina intravenosa podem estar associadas a eventos adversos, como hipotensão materna e taquicardia fetal.

o **Lactação:** A hidralazina é compatível com a amamentação, com pouca excreção no leite materno e sem efeitos clínicos significativos nos lactentes.

Óxido Nítrico (NO)

O óxido nítrico (NO) é uma molécula endógena produzida pela enzima sintase do óxido nítrico (NOS) a partir da oxidação da L-citrulina e L-arginina. É secretado em resposta ao estresse de cisalhamento pelas células endoteliais saudáveis, atuando como um mediador importante da vasodilatação vascular. O NO inalatório é uma opção vasodilatadora específica para o tratamento da hipertensão pulmonar, principalmente em pacientes com insuficiência respiratória aguda. Ele atua de forma seletiva nas artérias pulmonares, promovendo vasodilatação e melhora da oxigenação, sem causar hipotensão sistêmica significativa.

- **Apresentação no Brasil:** Gás inalatório.

- **Mecanismo de Ação:** O NO ativa a guanilato ciclase solúvel, que catalisa a formação do monofosfato de guanosina cíclico (cGMP), resultando na relaxação das células musculares lisas e na vasodilatação. Além disso, o NO reduz a proliferação de células musculares lisas, a agregação plaquetária e a adesão de leucócitos ao endotélio, desempenhando um papel protetor nos vasos sanguíneos e contribuindo para a homeostase vascular.

- **Indicações e Posologia:** Dose inicial de 20ppm, ajustada conforme a resposta clínica. Sua aplicação clínica pode ser indicada sobretudo referente ao controle da pressão arterial pulmonar, podendo ser indicada ainda na Síndrome do Desconforto Respiratório Agudo (SDRA), na Hipertensão Pulmonar Persistente do Recém-Nascido (HPPN), na COVID-19, na Lesão renal na Circulação extracorpórea, na hemólise relacionada a anemia falciforme e na lesão de isquemia/reperfusão.

- **HPPN:** O NO inalado (iNO) é aprovado pela FDA para tratar a HPPN em recém-nascidos, melhorando a oxigenação e reduzindo o uso de oxigenação por membrana extracorpórea (ECMO).

- **SDRA:** O iNO demonstrou melhorar a oxigenação arterial e reduzir a pressão arterial pulmonar em pacientes com SDRA grave, porém seus efeitos são transitórios e não houve benefício em termos de sobrevivência.

- **COVID-19:** O iNO foi estudado como uma opção para melhorar a oxigenação em pacientes com COVID-19 grave e pode ter um efeito antimicrobiano direto contra o SARS-CoV-2.

- **Insuficiência Renal e Circulação Extracorpórea:** O NO tem sido investigado para reduzir a lesão renal aguda (LRA) em pacientes submetidos à circulação extracorpórea e melhorar a função renal, reduzindo complicações associadas à insuficiência renal após a cirurgia cardíaca.

- **Hemólise e Anemia Falciforme:** O iNO pode restaurar a biodisponibilidade do NO em condições de hemólise intravascular, como na doença falciforme, prevenindo o comprometimento do fluxo microvascular.
- **Lesão de Isquemia/Reperfusão:** O NO pode reduzir a lesão isquêmica e de reperfusão no miocárdio e melhorar a perfusão cerebral após eventos de isquemia.
- **Precauções:** Monitorar níveis de meta-hemoglobina para evitar toxicidade.
- **Considerações Específicas:** Apesar dos benefícios potenciais, o NO inalado pode causar toxicidade, como a formação de dióxido de nitrogênio (NO2), um irritante das vias aéreas, e meta-hemoglobinemia. O risco de hipotensão também existe, principalmente em pacientes com disfunção do coração esquerdo.
- Embora os benefícios clínicos do NO em algumas situações já estejam bem estabelecidos, há espaço para mais estudos, especialmente com o desenvolvimento de dispositivos portáteis para a geração de NO, o que pode ampliar o uso terapêutico em ambientes ambulatoriais.

Inibidores da Fosfodiesterase-5: Tadalafil e Sildenafil

Os **inibidores da fosfodiesterase tipo 5** (PDE5), como tadalafil e sildenafil, são amplamente utilizados no manejo da hipertensão arterial pulmonar (HAP). Ambas as medicações compartilham o mesmo mecanismo de ação principal, que consiste na inibição da degradação do monofosfato de guanosina cíclico (GMPc) nas células musculares lisas vasculares. Isso resulta em vasodilatação, particularmente nas arteríolas pulmonares, aliviando a resistência vascular pulmonar e me-

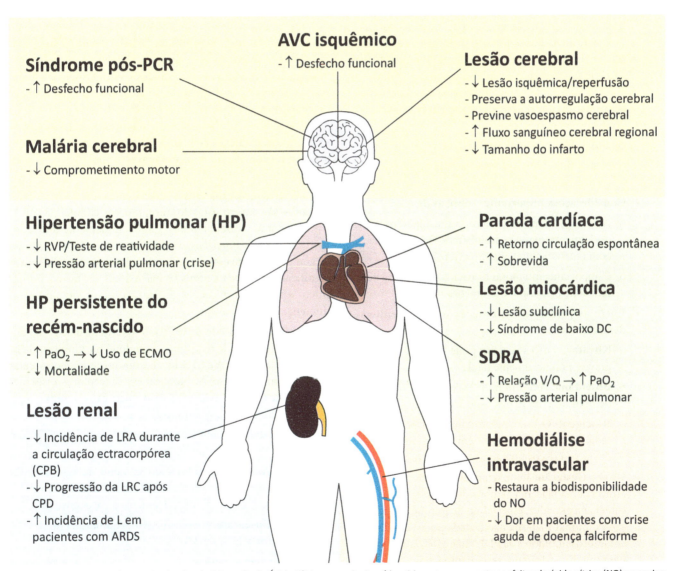

Figura 15B.3. Potenciais efeitos oriundos da administração do Óxido Nítrico no paciente crítico. A imagem representa os efeitos do óxido nítrico (NO) no paciente crítico, destacando os impactos em diversos órgãos e sistemas. As setas indicam o aumento (↑) ou a diminuição (↓) dos parâmetros clínicos relevantes com o uso de NO. LRA: Lesão Renal Aguda; LRC: Lesão Renal Crônica; HP: Hipertensão Pulmonar; SDRA: Síndrome do Desconforto Respiratório Agudo. Adaptada de Redaelli S *et al*.

lhorando o débito cardíaco. Apesar de suas similaridades, essas drogas apresentam diferenças em seus perfis farmacocinéticos, posologias e cenários de uso clínico.

- **Mecanismo de Ação:** promovem a vasodilatação ao inibir a PDE5, uma enzima que degrada o GMPc. Isso leva ao aumento da concentração de GMPc, que por sua vez relaxa o músculo liso vascular, principalmente no pulmão, mas também em outros vasos do corpo. O que leva a vasodilatação sistêmica, mas sobretudo pulmonar. O que determina a implicação dessas drogas para o tratamento da HAP.

- **Principais Diferenças:** Tadalafil possui uma meia-vida mais longa (~15 a 17 horas), permitindo uma administração uma vez ao dia. Já o sildenafil possui uma meia-vida de aproximadamente 4 horas, requerendo doses múltiplas ao dia (geralmente 3 vezes ao dia).

- **Indicação e posologia:** ambos são indicados no contexto do paciente crítico para o tratamento da HAP. O tratamento com inibidores da PDE5 pode ser considerado para alívio dos sintomas e melhora da capacidade funcional. Tadalafil é frequentemente preferido devido à sua dosagem mais conveniente (uma vez ao dia). No entanto, sildenafil, com sua meia-vida mais curta, pode ser preferido em cenários em que ajustes rápidos de dosagem são necessários.
  - o **Tadalafil:** 40mg uma vez ao dia.
  - o **Sildenafil:** 20mg três vezes ao dia (oral) ou 10mg três vezes ao dia (IV).

- **Considerações importantes sobre as drogas:**
  - o Ambos os fármacos podem causar hipotensão, especialmente quando administrados em combinação com outros agentes anti-hipertensivos.
  - o É importante monitorar os pacientes quanto à ocorrência de priapismo e alterações visuais.

- **Entre as principais interações medicamentosas, destacam-se:**
  - o **Nitratos:** o uso associado pode levar a hipotensão grave e potencialmente fatal.
  - o **Bosentana:** Pode diminuir as concentrações séricas de inibidores da PDE5, especialmente o sildenafil.
  - o **Riociguat:** O uso concomitante de riociguat com tadalafil ou sildenafil também está contraindicado devido ao risco aumentado de hipotensão.

- **Uso na Gestação:** Tanto o tadalafil quanto o sildenafil atravessam a placenta. Ambos devem ser usados com cautela na gravidez, especialmente porque a hipertensão pulmonar materna não tratada pode ser fatal. No entanto, os inibidores da PDE5 não são recomendados para tratar restrição de crescimento fetal.

- **Uso durante a Lactação:** Sildenafil está presente no leite materno, embora em concentrações muito baixas. Os dados sobre tadalafil são limitados, e o uso durante a amamentação deve ser avaliado com base na relação risco-benefício.

- **Insuficiência Renal:** ambas as drogas não necessitam de ajuste de dose em casos de CrCl ≥30mL/min. A presença de um CrCl <30mL/min indica a não utilização da Tadalafila e o uso com cautela do sildenafil.

- **Insuficiência Hepática:**
  - o **Tadalafil:** Em insuficiência hepática moderada (Child-Pugh A e B), a dose deve ser reduzida para 20mg/dia. O seu uso deve ser evitado em casos de insuficiência hepática grave (Child-Pugh C).
  - o **Sildenafil:** Recomenda-se iniciar com doses mais baixas (25mg) em pacientes com insuficiência hepática grave.

Antagonistas dos receptores de endotelina

Entre os **antagonistas dos receptores de endotelina**, destaca-se a bosentana, amplamente utilizada no tratamento da hipertensão arterial pulmonar (HAP) devido à sua capacidade de bloquear os receptores de endotelina, promovendo vasodilatação nas artérias pulmonares. Contudo, outros antagonistas também estão disponíveis no mercado brasileiro, como a **ambrisentana** e a **macitentana**, ambos utilizados para reduzir a resistência vascular pulmonar e melhorar a capacidade de exercício em pacientes com HAP. Esses medicamentos podem ser úteis no manejo de condições graves de hipertensão arterial pulmonar.

Os três medicamentos — macitentan, ambrisentan e bosentan — são antagonistas dos receptores de endotelina (ERA) e atuam como vasodilatadores, sendo amplamente utilizados no tratamento da hipertensão arterial pulmonar (HAP). Apesar de compartilharem esse mecanismo de ação, existem diferenças significativas em seus perfis farmacocinéticos, farmacodinâmicos e em suas aplicações clínicas. A seguir, detalho essas diferenças e semelhanças.

- **Mecanismo de Ação:** Todos os três fármacos são antagonistas de receptores de endotelina, bloqueando os subtipos ETA e ETB, localizados no endotélio vascular e músculo liso. Ao bloquear esses receptores, esses medicamentos reduzem a vasoconstrição e a proliferação celular, promovendo vasodilatação.
  - o **Macitentan:** Bloqueia os receptores ETA e ETB com afinidade semelhante.
  - o **Ambrisentan:** Preferencialmente antagoniza o receptor ETA (afinidade 4.000 vezes maior que o ETB), reduzindo significativamente a vasoconstrição.
  - o **Bosentan:** Atua de maneira equilibrada nos receptores ETA e ETB.

- **Farmacocinética:**
  - o **Macitentan:** possui uma meia-vida de ~16 horas (metabólito ativo: 48 horas). Atinge concentração máxima em 8 horas. O seu metabolismo é hepático,

via CYP3A4 e CYP2C19. A sua excreção é principalmente por via urinária (~50%) e fecal (~24%).

- o **Ambrisentan:** possui uma meia-vida de ~9 horas. Atinge concentração máxima em 2 horas. O seu metabolismo é hepático, principalmente via CYP3A4 e CYP2C19, com envolvimento de UGTs e OATPs. A sua excreção é principalmente não renal.
- o **Bosentan:** possui uma meia vida de 5 horas. Atinge concentração máxima em 3 a 5 horas. Metabolismo hepático, via CYP3A4 e CYP2C9. Sua excreção é predominantemente por via biliar.

- **Posologia e Ajustes em Insuficiência Hepática/Renal**
  - o **Macitentan:** 10mg, uma vez ao dia.
  - o **Ambrisentan:** 5mg a 10mg, uma vez ao dia.
  - o **Bosentan:** 62,5mg a 125mg, duas vezes ao dia
    - Todos devem ser contraindicados na insuficiência hepática moderada a grave. Não necessitam de ajustes na insuficiência renal

- **Considerações específicas dos fármacos**
  - o Esses medicamentos podem ser úteis no manejo da HAP, mas demandam monitoramento rigoroso, especialmente no que diz respeito à função hepática, risco de retenção de líquidos e os efeitos adversos hematológicos.
    - Embora todos exijam cautela no uso em insuficiência hepática, a necessidade de monitoramento regular da função hepática e do hemograma se aplica a todos, especialmente o bosentan, devido ao seu alto risco de hepatotoxicidade.
- Todos os fármacos aqui destacados são contraindicados durante a gestação.
- A sua utilização em pacientes com insuficiência cardíaca grave deve ser realizada com cautela (retenção de líquidos).
- **Efeitos adversos:**
  - o **Macitentan:** cefaleia (14%), bronquite (12%), anemia (13%).
  - o **Ambrisentan:** cefaleia (34%), edema periférico (14% a 38%), anemia (7% a 10%).
  - o **Bosentan:** Edema (≤11%), cefaleia (15%), infecção respiratória (22%).

Análogos das prostaciclinas

Os **análogos das prostaciclinas** são uma classe de medicamentos usados para dilatar vasos sanguíneos, especialmente nas situações de hipertensão arterial pulmonar, além de inibir a agregação plaquetária. Entre essas drogas, destacam-se o **iloprost**, além do **epoprostenol** e o **treprostinil**. Esses fármacos são comumente utilizados em UTIs para o tratamento de casos graves de hipertensão arterial pulmonar, onde é necessária uma potente vasodilatação e controle da pressão pulmonar.

- **Mecanismo de ação:** os análogos das prostaciclinas são potentes vasodilatadores que atuam no relaxamento do músculo liso dos vasos pulmonares e sistêmicos. Eles inibem a agregação plaquetária, reduzindo o risco de formação de trombos, e diminuem a resistência vascular pulmonar, sendo fundamentais no manejo da HAP. O mecanismo de ação comum entre eles é a ativação da adenilato ciclase, resultando no aumento de AMP cíclico, o que leva à vasodilatação.

- **Apresentação, Indicações e Posologia**
- **Iloprost:** solução inalatória (Ventavis):
  - o Usado principalmente em pacientes com HAP classe funcional III ou IV. A dose inicial recomendada é de 2,5mcg por inalação, podendo ser aumentada para 5mcg, administrada 6 a 9 vezes ao dia.
  - o Deve ser administrado com cautela em pacientes com asma ou Doença Pulmonar Obstrutiva Crônica devido ao risco de broncoespasmo.
  - o Sem necessidade de ajuste para função renal e hepática.
  - o Não há dados suficientes sobre o uso na gravidez, sendo recomendado evitar o uso.
- **Epoprostenol:** solução para infusão IV (Flolan e Veletri):
  - o Indicado para HAP e, em algumas situações, em pacientes com falência cardíaca direita grave. A dose inicial é de 2ng/kg/min, com titulação gradual conforme a tolerância.
  - o Devido à meia-vida curta, a interrupção abrupta da infusão pode causar descompensação grave de HAP.
  - o Sem necessidade de ajuste para função renal e hepática.
  - o Há dados limitados sobre seu uso na gestação, mas o uso não foi associado a resultados adversos significativos. É contraindicado na lactação.
- **Treprostinil:** infusão SC e IV (Remodulin), inalação (Tyvaso), e oral (Orenitram):
  - o Utilizado em diversas formas (IV, subcutânea, inalatória e oral). A dose inicial varia, com infusões começando em 1,25ng/kg/min para terapia IV ou subcutânea, e 16mcg para inalação, aumentando progressivamente.
  - o Para infusões IV ou subcutâneas, não são necessários ajustes; em forma oral ou inalatória, o medicamento não é removido por diálise.
  - o O uso subcutâneo pode causar dor intensa no local da infusão, e o ajuste deve ser gradual para minimizar efeitos colaterais.
  - o Em casos de insuficiência hepática leve a moderada, deve-se reduzir a dose inicial e aumentar lentamente. O uso é contraindicado em insuficiência hepática grave.

- o Recomenda-se evitar o uso na gravidez e lactação devido à falta de dados conclusivos.
- **Cuidados Específicos e Informações Importantes**
  - o Eventos Adversos Associados a Cada Droga
    - **Iloprost:** Flushing, tosse, dor na mandíbula, hipotensão e cefaleia são comuns.
    - **Epoprostenol:** Hipotensão, náuseas, vômitos, dor torácica e cefaleia são frequentes.
    - **Treprostinil:** Dor no local da infusão subcutânea, cefaleia, diarreia e náuseas são os eventos mais reportados.
- **Interações Medicamentosas Mais Significativas**
  - o **Iloprost:** Potencializa o efeito de anticoagulantes e antiplaquetários, aumentando o risco de sangramento.
  - o **Epoprostenol:** Pode aumentar os níveis de digoxina e causar hipotensão significativa quando usado com outros vasodilatadores.
  - o **Treprostinil:** Pode interagir com anticoagulantes e inibidores de CYP2C8, como o gemfibrozil, que aumentam sua concentração.

Inotrópicos com Efeito Vasodilatador: Levosimendan e Milrinona

Esses agentes são úteis em situações onde há necessidade de melhorar a contratilidade cardíaca enquanto se promove vasodilatação. O levosimendan aumenta a sensibilidade ao cálcio, promovendo contratilidade sem aumentar o consumo de oxigênio, enquanto a milrinona inibe a fosfodiesterase 3, aumentando os níveis de AMPc e promovendo vasodilatação.

- **Levosimendan:** Infusão de 6-12mcg/kg em bolus, seguida por infusão contínua de 0,1mcg/kg/min.
- **Milrinona:** 50mcg/kg em bolus, seguido de 0,375-0,75mcg/kg/min (podendo chegar a doses superiores, em especial no controle do vasoespasmo associado à hemorragia subaracnoideia (HSA) para a prevenção da isquemia distal tardia [*Br J Neurosurg. 2024 Oct;38(5):1120-1125. doi: 10.1080/02688697.2022.2125160. Epub 2022 Sep; Front Neurol. 2022 Jul 14;13:939015. doi: 10.3389/fneur.2022.939015. eCollection 2022.PMID: 35911878 ; Neurocrit Care. 2022 Feb;36(1):327-328. doi: 10.1007/s12028-021-01391-1.; Neurocrit Care. 2012 Jun;16(3):354-62. doi: 10.1007/s12028-012-9701-5.*]).
- **Precauções:** Monitorar pressão arterial e função renal. Ambos os fármacos têm risco de causar arritmias e hipotensão. Na HSA pode estar associados a fenômenos de "roubo", agravando a isquemia distal.

Esses fármacos são discutidos de modo mais pormenorizado no ***Capítulo*** específico sobre ***inotrópicos e ino-dilatadores***.

Nesiritide

O **nesiritide** é uma forma recombinante do peptídeo natriurético do tipo B (BNP) humano, utilizado principalmente para o tratamento de insuficiência cardíaca aguda descompensada. Sua administração intravenosa promove vasodilatação, alívio da congestão pulmonar e redução da pré-carga, proporcionando benefícios hemodinâmicos em pacientes com dispneia em repouso ou com atividade mínima.

- **Apresentação no Brasil:** Natrecor (não mais disponível nos EUA).
- **Mecanismo de Ação:** O nesiritide se liga ao receptor de guanilato ciclase nas células musculares lisas vasculares e endoteliais, aumentando os níveis intracelulares de GMPc. Isso resulta em relaxamento do músculo liso, promovendo vasodilatação e redução da pressão capilar pulmonar, além de reduzir a pressão arterial sistêmica.
- **Farmacocinética:** o seu efeito na redução da pressão capilar pulmonar ocorre em 15 minutos, com um pico de efeito dentro de 1 hora e duração de mais de 60 minutos para a pressão arterial sistólica; os efeitos hemodinâmicos persistem mais do que o previsto pela meia-vida sérica. O seu Volume de distribuição é de 0,19L/kg. O seu metabolismo se dá por Cleavage proteolítica por endopeptidases vasculares e metabolização após ligação ao receptor de peptídeo natriurético ligado à membrana (NPR-C) e internalização celular. A sua meia-vida de eliminação inicial é de ~2 minutos e terminal de ~18 minutos. A sua excreção é principalmente por metabolismo, com eliminação urinária.
- **Indicações e Posologia:**
- **Insuficiência cardíaca aguda descompensada:** bolus inicial (opcional): de 2mcg/kg. A infusão contínua deve ser realizada em 0,01mcg/kg/minuto. Não deve ser iniciada com doses superiores, e aumentos devem ser feitos com cautela em pacientes selecionados. Dose máxima: 0,03mcg/kg/minuto.
- **Cuidados Especiais:**
  - o As reações adversas mais comuns são hipotensão (4% a 12%) e o aumento da creatinina sérica (28%), seguidos de cefaleia (7%), náusea (3%) e dor nas costas (3%). Eventos adversos raros (<1%) relatados são reações anafiláticas, extravasamento, prurido.
  - o **Hipotensão:** O nesiritide pode causar hipotensão prolongada, sendo necessário monitoramento rigoroso da pressão arterial. Se ocorrer hipotensão, a dose deve ser reduzida ou a infusão descontinuada.
  - o **Efeitos renais:** Pode estar associado ao desenvolvimento de azotemia e aumento da creatinina sérica. Uso com cautela em pacientes com insuficiência renal ou em quem depende do sistema renina-angiotensina-aldosterona para perfusão renal.

- **Prolongamento da infusão:** O uso por mais de 96 horas deve ser feito com cautela devido à experiência limitada.
- **Contraindicações:** Hipersensibilidade ao peptídeo natriurético ou a qualquer componente da formulação; choque cardiogênico (quando utilizado como terapia primária) e hipotensão com pressão arterial sistólica <100mmHg.

Novos Vasodilatadores

Entre os novos vasodilatadores em estudo para insuficiência cardíaca aguda, a **serelaxina**, apesar de inicialmente promissora no alívio da dispneia e redução do tempo de internação, não mostrou benefícios significativos em desfechos de longo prazo como a sobrevida. A **ularitida** demonstrou melhorias hemodinâmicas, como a redução da pressão capilar pulmonar, mas ainda carece de evidências definitivas. O **TRV120027 (TRV027)**, que atua nos receptores de angiotensina II, apresentou resultados positivos na redução da pressão pulmonar e melhora do débito cardíaco. Já os **doadores de nitroxil (CXL-1020 e CXL-1427)** têm efeitos vasodilatadores e inotrópicos sem causar tolerância, mas ainda precisam de mais validação clínica. As **Figuras 15B.4.** e **15B.5.** ilustram o mecanismo de ação de alguns desses novos vasodilatadores.

ESCOLHA DO VASODILATADOR IDEAL NA UTI

A escolha do vasodilatador deve ser baseada na condição clínica e nas necessidades hemodinâmicas do paciente. **Nitratos e nitroprussiato** são eficazes no controle da hipertensão e na melhora da congestão pulmonar. IECAs e BRAs são indicados para o manejo a longo prazo da insuficiência cardíaca e hipertensão. O óxido nítrico é utilizado para tratar hipertensão pulmonar, enquanto levosimendan e milrinona são reservados para pacientes que necessitam de suporte inotrópico adicional.

Na insuficiência cardíaca aguda, os vasodilatadores são amplamente utilizados para reduzir a pré-carga e a pós-carga, melhorando a congestão e a função cardíaca. No entanto, as diretrizes da Sociedade Europeia de Cardiologia (ESC) de 2021 reduziram a recomendação para seu uso, devido à falta de evidências que comprovem benefícios consistentes a longo prazo. Embora ainda possam ser considerados em pacientes com pressão arterial sistólica acima de 110mmHg, o uso rotineiro é

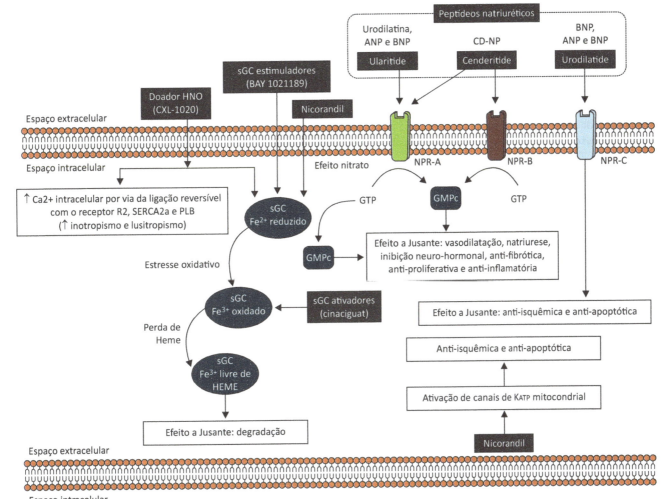

Figura 15B.4. Os mecanismos de ação de agentes vasodilatadores

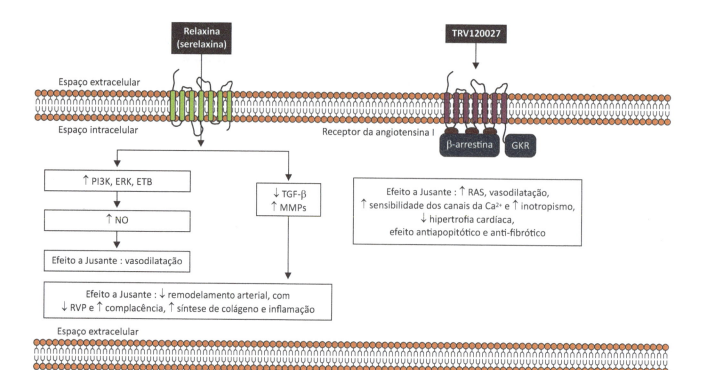

Figura 15B.5. Os mecanismos de ação de agentes vasodilatadores. Mecanismos de ação de agentes vasodilatadores que atuam via a guanilato ciclase solúvel (sGC), bem como os efeitos downstream da ativação desses mecanismos. Ela detalha como o óxido nítrico (NO) e seus doadores, como o Nicorandil, interagem com a sGC em diferentes estados (reduzida ou oxidada) para promover vasodilatação. Em estados de estresse oxidativo, a sGC se torna insensível ao NO devido à perda do grupo heme, o que limita os efeitos vasodilatadores. Além disso, novos agentes como doadores de HNO e ativadores de sGC (CXL-1020, BAY 1021189, Cinaciguat) têm mostrado potencial em melhorar a hemodinâmica sem causar os problemas associados ao uso de nitratos tradicionais. Adaptado de Singh A *et al.*

desencorajado sem dados mais robustos. O estudo GALACTIC corroborou essa posição ao não encontrar melhora significativa em mortalidade ou re-hospitalizações com o uso precoce e intensivo de vasodilatadores em pacientes com insuficiência cardíaca aguda.

Os vasodilatadores intravenosos, como a nitroglicerina e o nitroprussiato, são frequentemente utilizados em emergências hipertensivas quando o controle da pressão arterial com betabloqueadores se mostra insuficiente. A nitroglicerina é preferida em situações de insuficiência cardíaca aguda e síndromes coronarianas, devido à sua capacidade de reduzir a pré-carga em doses baixas e dilatar as artérias em doses mais altas. Já o nitroprussiato é mais indicado em emergências hipertensivas graves, como a dissecção aórtica, por proporcionar uma dilatação equilibrada de artérias e veias. No manejo de emergências hipertensivas, ambos os fármacos são eficazes para a rápida redução da pressão arterial, frequentemente sendo combinados com betabloqueadores para atingir uma pressão sistólica inferior a 120mmHg. No entanto, o uso prolongado de nitroprussiato deve ser evitado devido ao risco de toxicidade por cianeto, enquanto a nitroglicerina tem papel de destaque em condições cardíacas e pulmonares, como o edema pulmonar agudo associado à insuficiência cardíaca hipertensiva.

A **Figura 15B.6.** ilustra a meta de controle pressórico consoante ao processo de autorregulação cerebral, assim como os mecanismos fisiopatológicos envolvidos na alteração da vascularização cerebral com o controle cronicamente errôneo da pressão arterial. O que pode ser aplicado ao remodelamento e readaptação da circulação e da perfusão tecidual em diferentes tecidos. Enquanto a **Figura 15B.7.** ilustra um fluxograma básico de proposição terapêutica em cenários de atendimento de crises hipertensivas e a **Figura 15B.8.**, a velocidade de redução da pressão arterial em diferentes situações clínicas.

Os vasodilatadores desempenham um papel fundamental no tratamento da hipertensão arterial pulmonar (HAP), uma condição crônica e progressiva que afeta a vasculatura pulmonar. Eles atuam no relaxamento dos vasos sanguíneos, melhorando o fluxo sanguíneo e diminuindo a resistência vascular pulmonar, o que alivia a pressão sobre o ventrículo direito do coração e melhora os sintomas respiratórios. No entanto, é importante notar que os vasodilatadores aprovados atualmente, como os análogos da prostaciclina e os inibidores da fosfodiesterase-5 (PDE5i), têm limitações. Embora proporcionem alívio dos sintomas e melhorem a qualidade de vida dos pacientes, eles não revertem as alterações patológicas subjacentes na vasculatura pulmonar.

A via do NO desempenha um papel essencial na HAP. A redução da biodisponibilidade de NO contribui para o desequilíbrio entre vasoconstrição e vasodilatação. Medicamentos como o sildenafil (inibidor da PDE5) e o riociguat (estimulador da guanilato ciclase solúvel) atuam diretamente nessa via, aumentando a concentração de GMPc nas células musculares lisas e promovendo a vasodilatação. Além disso, os análogos da

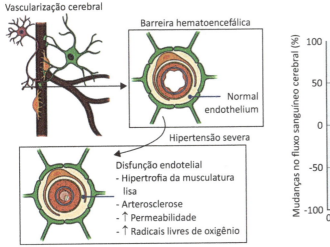
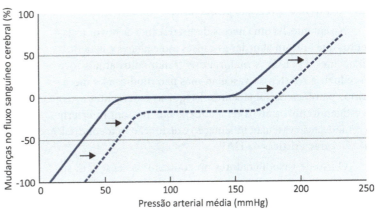

Figura 15B.6. Alterações da Vascularização Cerebral

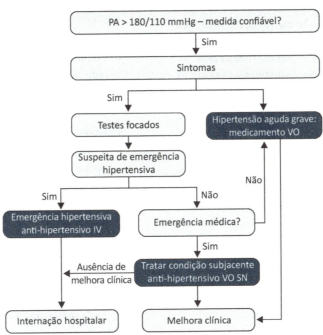

Figura 15B.7. Fluxograma associado ao tratamento do paciente com aumento importante da pressão arterial. Adaptado de Miller JP.

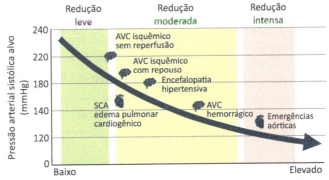

Figura 15B.8. Relação entre a pressão arterial sistólica-alvo (mmHg) e o risco de lesão mediada pela pressão. Alterações da vascularização cerebral decorrente do controle errôneo da pressão arterial crônico, associado a mudanças do perfil de autorregulação cerebral, levando a oligoemia com valores de pressão mais altos do que a população sem esse perfil, assim como um perfil para hiperemia cerebral com valores mais elevados (relacionados ao processo de adaptação da vascularização cerebral. Adaptado de Miller JP.

172 Seção VI • Farmacologia do Aparelho Cardiovascular

prostaciclina, como o epoprostenol e o iloprost, melhoram a dilatação vascular, inibem a proliferação de células musculares lisas e reduzem a agregação plaquetária.

No entanto, há uma necessidade crescente de novos tratamentos que possam abordar as causas moleculares e genéticas subjacentes da HAP. A maioria dos tratamentos atuais foca em reduzir a resistência vascular, mas não modifica os mecanismos patológicos subjacentes. Pesquisas emergentes estão investigando novos alvos terapêuticos que possam interferir na remodelação vascular, inflamação e disfunção mitocondrial, que são características da HAP.

O uso de vasodilatadores no contexto da sepse tem sido explorado para melhorar a perfusão microcirculatória e a oxigenação tecidual, componentes críticos na progressão da disfunção de órgãos. Vasodilatadores, como a nitroglicerina e doadores de óxido nítrico, têm mostrado resultados contraditórios, especialmente em ensaios clínicos. Embora a teoria sugira que o aumento da pressão de perfusão microcirculatória pode recrutar unidades microcirculatórias "fechadas" e melhorar a oxigenação tecidual, os estudos clínicos sobre nitroglicerina, por exemplo, não demonstraram consistentemente esse benefício. Em alguns casos, a nitroglicerina mostrou melhora no fluxo microvascular, mas não afetou significativamente a pressão arterial sistêmica. Outros estudos falharam em replicar esses efeitos benéficos, sugerindo que o uso de vasodilatadores em sepse deve ser cuidadosamente titulado e monitorado para evitar efeitos adversos, como hipotensão severa. A administração de prostaciclinas também foi estudada, mostrando efeitos benéficos na perfusão tecidual em alguns estudos experimentais, embora as evidências clínicas ainda sejam limitadas. Assim, o uso desses agentes permanece experimental, e mais estudos bem delineados são necessários para confirmar seus potenciais benefícios no manejo da sepse.

CONCLUSÃO

A terapia vasodilatadora na UTI continua a ser uma ferramenta essencial no manejo de pacientes críticos, especialmente aqueles com insuficiência cardíaca aguda, crises hipertensivas e hipertensão pulmonar. A escolha do vasodilatador ideal deve ser individualizada, considerando o quadro clínico, hemodinâmico e o risco de efeitos adversos. Embora esses agentes promovam melhorias significativas na perfusão e na estabilidade hemodinâmica, seu uso exige monitoramento cuidadoso devido ao potencial de hipotensão grave e outras complicações.

Os avanços na farmacologia de vasodilatadores, incluindo o desenvolvimento de novas classes e o aprimoramento dos agentes existentes, continuam a expandir as opções terapêuticas. Contudo, ainda há espaço para pesquisas adicionais que explorem alvos terapêuticos mais específicos, com foco na modificação das causas subjacentes de doenças como a hipertensão arterial pulmonar e a disfunção microcirculatória na sepse. A integração de novos conhecimentos clínicos e de tecnologia para monitoramento hemodinâmico avançado pode ajudar a refinar ainda mais a utilização desses agentes em contextos críticos.

PONTOS-CHAVE

1. **Importância dos vasodilatadores na UTI:**
- **Indicações amplas:** Vasodilatadores são essenciais na UTI para o manejo de diversas condições, desde crises hipertensivas até insuficiência cardíaca e hipertensão pulmonar.
- **Mecanismo principal:** redução da resistência vascular periférica, melhorando a perfusão.

2. **Principais classes de vasodilatadores:**
- Nitratos (por exemplo: nitroglicerina, nitroprussiato de sódio) para emergências hipertensivas e insuficiência cardíaca.
- IECAs e BRAs para hipertensão crônica e insuficiência cardíaca.
- Inibidores da PDE5 (por exemplo: sildenafil, tadalafil) no manejo da hipertensão arterial pulmonar.

3. **Uso de agentes específicos:**
- **Óxido nítrico:** no tratamento da hipertensão pulmonar com efeitos pulmonares seletivos.
- **Iloprost, Epoprostenol, Treprostinil:** análogos da prostaciclina usados em hipertensão arterial pulmonar.

4. **Considerações hemodinâmicas:**
- Monitoramento contínuo da pressão arterial e hemodinâmica é essencial, especialmente com nitratos e nitroprussiato.
- Cuidados especiais em casos de hipotensão e toxicidade por cianeto no uso prolongado de nitroprussiato.

5. **Terapias emergentes:**
- Novos vasodilatadores, como serelaxina e ularitida, mostram potencial, mas carecem de validação clínica robusta.

6. **Aplicação em sepse:**
- Uso experimental de vasodilatadores para melhorar a perfusão microcirculatória, com resultados ainda inconsistentes.

7. **Monitoramento e segurança:**
- A administração de vasodilatadores deve ser cuidadosamente monitorada para evitar complicações como hipotensão grave e toxicidade

8. **Suporte individualizado:**
- O uso desses agentes deve ser individualizado, com base no estado hemodinâmico do paciente e nas suas necessidades específicas.

BIBLIOGRAFIA

1. Grand J, Nielsen OW, Møller JE, Hassager C, Jakobsen JC. Vasodilators for acute heart failure-A protocol for a systematic review of randomized clinical trials with meta-analysis and Trial Sequential Analysis. Acta Anaesthesiol Scand. 2022 Oct;66(9):1156-1164. doi: 10.1111/aas.14130. Epub 2022 Aug 23. PMID: 36054782; PMCID: PMC9542024.

2. Damiani E, Carsetti A, Casarotta E, Domizi R, Scorcella C, Donati A, Adrario E. Microcirculation-guided resuscitation in sepsis: the next frontier? Front Med (Lausanne). 2023 Jul 5;10:1212321. doi: 10.3389/fmed.2023.1212321. PMID: 37476612; PMCID: PMC10354242.

3. Khan NN, Zurayyir EJ, Alghamdi AM, Alghamdi SF, Alqahtani MA, Abdalla EM, Jurays NS, Alassiri AM, Alzahrani HA, Althabet AA. Management Strategies for Hypertensive Crisis: A Systematic Review. Cureus. 2024 Aug 12;16(8):e66694. doi: 10.7759/cureus.66694. PMID: 39262522; PMCID: PMC1138975

4. Miller JB, Hrabec D, Krishnamoorthy V, Kinni H, Brook RD. Evaluation and management of hypertensive emergency. BMJ. 2024 Jul 26;386:e077205. doi: 10.1136/bmj-2023-077205. PMID: 39059997.

5. Stewart MH. Hypertensive crisis: diagnosis, presentation, and treatment. Curr Opin Cardiol. 2023 Jul 1;38(4):311-317. doi: 10.1097/HCO.0000000000001049. Epub 2023 Mar 28. PMID: 37016936.

6. Hariri L, Patel JB. Vasodilators. [Updated 2023 Aug 14]. In: StatPearls [Internet]. Treasure Island (FL): StatPearls Publishing; 2024 Jan-. Available from: https://www.ncbi.nlm.nih.gov/books/NBK554423/

7. Travessa AM, Menezes Falcão L. Vasodilators in acute heart failure - evidence based on new studies. Eur J Intern Med. 2018 May;51:1-10. doi: 10.1016/j.ejim.2018.02.020. Epub 2018 Mar 2. PMID: 29482882.

8. Hammond DA, Smith MN, Lee KC, Honein D, Quidley AM. Acute Decompensated Heart Failure. J Intensive Care Med. 2018 Aug;33(8):456-466. doi: 10.1177/0885066616669494. Epub 2016 Sep 16. PMID: 27638544.

9. Singh A, Laribi S, Teerlink JR, Mebazaa A. Agents with vasodilator properties in acute heart failure. Eur Heart J. 2017 Feb 1;38(5):317-325. doi: 10.1093/eurheartj/ehv755. PMID: 28201723.

10. Holt DB Jr, Pang PS. Vasodilator Therapies in the Treatment of Acute Heart Failure. Curr Heart Fail Rep. 2019 Feb;16(1):32-37. doi: 10.1007/s11897-019-0421-4. PMID: 30762175.

11. Hensley MK, Levine A, Gladwin MT, Lai YC. Emerging therapeutics in pulmonary hypertension. Am J Physiol Lung Cell Mol Physiol. 2018 May 1;314(5):L769-L781. doi: 10.1152/ajplung.00259.2017. Epub 2018 Feb 1. PMID: 29388467; PMCID: PMC6008125.

12. Ahmed MS, Ghallab M, Ostrow T, Nashawi M, Alagha Z, Levine A, Aronow WS, Lanier GM. Pharmacotherapy of refractory pulmonary arterial hypertension. Expert Opin Pharmacother. 2023 Sep-Dec;24(17):1861-1874. doi: 10.1080/14656566.2023.2257134. Epub 2023 Sep 12. PMID: 37698041.

13. Shah AJ, Beckmann T, Vorla M, Kalra DK. New Drugs and Therapies in Pulmonary Arterial Hypertension. Int J Mol Sci. 2023 Mar 19;24(6):5850. doi: 10.3390/ijms24065850. PMID: 36982922; PMCID: PMC10058689.

14. McDonagh TA, Metra M, Adamo M, et al. 2021 ESC Guidelines for the diagnosis and treatment of acute and chronic heart failuro. Eur Heart J. 2021;42(36):3599-3726. doi:10.1093/eurheartj/ehab368

15. Mueller C, et al. GALACTIC: Does Early Intensive, Goal-Directed Vasodilation Improve Outcomes in AHF Patients? American College of Cardiology. 2019. Available at: https://www.acc.org/latest-in-cardiology/articles/2019/09/02/08/00/esc-19-galactic-early-intensive-goal-directed-vasodilation-in-ahf

16. Tamargo J, Lopez-Sendon J. Novel therapeutic targets for the treatment of heart failure. Nat Rev Drug Discov 2011;10:536–555.

17. Uptodate. Nitroglycerin: Drug Information. Disponível em: https://www.uptodate.com/contents/search?se arch=nitroglicerina&sp=0&searchType=PLAIN_TEXT&source=USER_INPUT&searchControl=TOP_PULLDOWN&autoComplete=true. Acesso em: 26 de setembro de 2024

18. Nitroglycerin. In: ClinicalKey. Elsevier. Updated July 2024. Available at: https://www.clinicalkey.com/#!/content/drug_monograph/6-s2.0-439. Accessed September 18, 2024.

19. UpToDate. Nitroglycerin (glyceryl trinitrate): Drug information. Disponível em: https://www.uptodate.com/contents/nitroglycerin-glyceryl-trinitrate-drug-information?search=nitroglicerina&source=panel_search_result&selectedTitle=1~150&usage_type=panel&kp_tab=drug_general&display_rank=1#F59849846. Acesso em: 28 set. 2024.

20. ClinicalKey. Nitroprussiato de sódio. Disponível em: https://www.clinicalkey.com. Acesso em: 28 set. 2024.

21. Deranged Physiology. Nitrate vasodilators and sodium nitroprusside [Internet]. Disponível em: https://derangedphysiology.com/main/cicm-primary-exam/required-reading/cardiovascular-system/Chapter 954/nitrate-vasodilators-and-sodium-nitroprusside. Acesso em: 28 set. 2024.

22. UpToDate. Isosorbide dinitrate: Drug information. Disponível em: https://www.uptodate.com/contents/isosorbide-dinitrate-drug-information?search=Isossorbida%20dinitrato&source=panel_search_result&selectedTitle=1~37&usage_type=panel&kp_tab=drug_general&display_rank=1. Acesso em: 28 set. 2024.

23. UpToDate. Isosorbide mononitrate: Drug information. Disponível em: https://www.uptodate.com/contents/isosorbide-mononitrate-drug-information?search=Isossorbida%20mononitrato&source=panel_search_result&selectedTitle=1~21&usage_type=panel&kp_tab=drug_general&display_rank=1. Acesso em: 28 set. 2024.

24. Abu-Zaid A, Alshahrani MS, Al-Matary A, et al. Isosorbide mononitrate for cervical ripening during labour induction: a systematic review and meta-analysis of 23 randomized controlled trials. Eur J Obstet Gynecol Reprod Biol. 2022;276:38-46. doi:10.1016/j.ejogrb.2022.06.028 [PubMed 35803111]

25. Abad Pérez D, García Polo I, Rodríguez Salvanés FJ, Bellisco Roncal S, Ibáñez Sanz P, Suárez Fernández C. Sustained-release isosorbide mononitrate as adjuvant treatment in isolated systolic hypertension in the elderly. J Hum Hypertens. 2022;36(2):163-170. doi:10.1038/s41371-021-00498-4 [PubMed 33850272]

26. Natrecor (nesiritide) [prescribing information]. Titusville, NJ: Scios LLC; January 2019.

27. UpToDate. Nesiritide: Drug information. Disponível em: https://www.uptodate.com/contents/nesiritide-drug-information. Acesso em: 28 set. 2024.

28. Guarracino F, Cortegiani A, Antonelli M, Behr A, Biancofiore G, Del Gaudio A, et al. The role of beta-blocker drugs in critically ill patients: a SIAARTI expert consensus statement. J Anesth Analg Crit Care. 2023;3:41. doi:10.1186/s44158-023-00126-2.

29. UpToDate. Carvedilol: Drug information [Internet]. Available from: https://www.uptodate.com/contents/carvedilol-drug-information?search=Carvedilol&source=panel_search_result&selectedTitle=1%7E66&usage_type=panel&kp_tab=drug_general&display_rank=1. Accessed: 18 Sep 2024.

30. UpToDate. Labetalol: Drug information [Internet]. Available from: https://www.uptodate.com/contents/labetalol-drug-information?search=labetalol&source=panel_search_result&selectedTitle=1%7E105&usage_type=panel&kp_tab=drug_general&display_rank=1. Accessed: 18 Sep 2024.

31. Nebivolol: Drug information. UpToDate. Disponível em: https://www.uptodate.com/contents/nebivolol-drug-information?search=Nebivolol&source=panel_search_result&selectedTitle=1%7E10&usage_type=panel&kp_tab=drug_general&display_rank=1. Acessado em: 17 de setembro de 2024.

32. Redaelli S, Magliocca A, Malhotra R, et al. Nitric oxide: Clinical applications in critically ill patients. Nitric Oxide. 2022;121:20-33. doi:10.1016/j.niox.2022.01.007.

33. Brown MJ. Vasodilator Drugs: Systemic and Regional Considerations. Anaesth Intens Care. 1980;8:310-317.

34. Francis GS. Vasodilators in the intensive care unit. Am Heart J. 1991 Jun;121(6 Pt 1):1875-8.

35. Magee LA, Smith GN, Bloch C, et al. Guideline no. 426: hypertensive disorders of pregnancy: diagnosis, prediction, prevention, and management. J Obstet Gynaecol Can. 2022;44(5):547-571. e1. doi:10.1016/j.jogc.2022.03.002 [PubMed 35577426]

36. Maddox TM, Januzzi JL Jr, Allen LA, et al; Writing Committee. 2021 update to the 2017 ACC expert consensus decision pathway for optimization of heart failure treatment: answers to 10 pivotal issues about heart failure with reduced ejection fraction:

37. Heidenreich PA, Bozkurt B, Aguilar D, et al. 2022 AHA/ACC/HFSA guideline for the management of heart failure: a report of the American College of Cardiology/American Heart Association Joint Committee on clinical practice guidelines. Circulation. 2022;145(18):e895-e1032. doi:10.1161/CIR.0000000000001063 [PubMed 35363499]

a report of the American College of Cardiology Solution Set Oversight Committee. J Am Coll Cardiol. 2021;77(6):772-810. doi:10.1016/j.jacc.2020.11.022 [PubMed 33446410]

38. Elliott WJ. Drugs used for the treatment of hypertensive emergencies. Post TW, ed. UpToDate. Waltham, MA: UpToDate Inc. http://www.uptodate.com. Accessed August 1, 2023.

39. Colucci WS. Secondary pharmacologic therapy in heart failure with reduced ejection fraction. Post TW, ed. UpToDate. Waltham, MA: UpToDate Inc. http://www.uptodate.com. Accessed August 1, 2023.

40. Hydralazine: Drug Information. UpToDate. Disponível em: https://www.uptodate.com/contents/hydralazine-drug-information?search=hidralazina&source=panel_search_result&selectedTitle=1%7E107&usage_type=panel&kp_tab=drug_general&display_rank=1. Acessado em: 28 de setembro de 2024.

41. Sorrentino MJ. Acute Hypertensive Heart Failure, Management. ClinicalKey. Updated July 2024. Available from: https://www.clinicalkey.com

42. Miller JB, Hrabec D, Krishnamoorthy V, Kinni H, Brook RD. Evaluation and management of hypertensive emergency. BMJ. 2024;386. doi: 10.1136/bmj-2023-077205.

43. Yu Y, Gong Y, Hu B, Ouyang B, Pan A, Liu J, et al. Expert consensus on blood pressure management in critically ill patients. J Intensive Med. 2023;3:185-203. DOI: 10.1016/j.jointm.2023.06.001.

44. Mebazaa A, Longrois D, Metra M, et al. Agents with vasodilator properties in acute heart failure: how to design successful trials. Eur J Heart Fail. 2015;17(7):652-664. doi:10.1002/ejhf.294.

45. Teneggi V, Sivakumar N, Chen D, Matter A. Drugs' development in acute heart failure: what went wrong? Heart Fail Rev. 2018;23(5):667-691. doi:10.1007/s10741-018-9707-y.

46. Hensley MK, Levine A, Gladwin MT, Lai YC. Emerging therapeutics in pulmonary hypertension. Am J Physiol Lung Cell Mol Physiol. 2018;314(5). doi:10.1152/ajplung.00259.2017. PMID: 29388467. PMCID: PMC6008125

47. Shah AJ, Beckmann T, Vorla M, Kalra DK. New drugs and therapies in pulmonary arterial hypertension. Int J Mol Sci. 2023;24(6):5850. doi:10.3390/ijms24065850

48. Fuchs C, Ertmer C, Rehberg S. Effects of vasodilators on hemodynamic coherence. Best Pract Res Clin Anaesthesiol. 2016 Oct;30(4):453-465. doi:10.1016/j.bpa.2016.10.003.

49. Damiani E, Carsetti A, Casarotta E, Domizi R, Scorcella C, Donati A, Adrario E. Microcirculation-guided resuscitation in sepsis: the next frontier? Front Med. 2023;10:1212321. doi: 10.3389/fmed.2023.1212321.

50. Wang G, Lian H, Zhang H, Wang X. Microcirculation and Mitochondria: The Critical Unit. J Clin Med. 2023;12(20):6453. https://doi.org/10.3390/jcm12206453.

51. Wang H, Ding H, Wang ZY, Zhang K. Research progress on microcirculatory disorders in septic shock: A narrative review. Medicine (Baltimore). 2024;103(8). doi:10.1097/MD.0000000000037273.

52. Marcus C, Hansen C, Schlimgen C, Eitner-Pchalek J, Schulz J, Hof S, Kuebart A, Truse R, Vollmer C, Bauer I, Picker O, Herminghaus A. Effects of Local Vasodilators and the Autonomic Nervous System on Microcirculation and Mitochondrial Function in Septic Rats. Int J Mol Sci. 2024;25(9305):1-16. https://doi.org/10.3390/ijms25179305 :contentReference{index=0}.

53. Buwalda M, Ince C. Opening the microcirculation: can vasodilators be useful in sepsis? Intensive Care Med. 2002;28(9):1208-1217. doi:10.1007/s00134-002-1407-2

54. Corrêa TD, Rabello Filho R, Assunção MS, Silva E, Lima A. Vasodilators in septic shock resuscitation: a clinical perspective. Shock. 2017;47(3):269-275. doi:10.1097/SHK.0000000000000777

55. Sildenafil: Drug Information. UpToDate. [Internet]. 2024 [citado em 28 de setembro de 2024]. Disponível em: https://www.uptodate.com/contents/sildenafil-drug-information?search=sildenafila&-

source=panel_search_result&selectedTitle=1%7E136&usage_type=panel&kp_tab=drug_general&display_rank=1

56. Tadalafil: Drug Information. UpToDate. [Internet]. 2024 [citado em 28 de setembro de 2024]. Disponível em: https://www.uptodate.com/contents/tadalafil-drug-information?search=tadalafila&source=panel_search_result&selectedTitle=1%7E77&usage_type=panel&kp_tab=drug_general&display_rank=1

57. UpToDate. Macitentan: Drug Information. Disponível em: https://www.uptodate.com/contents/macitentan-drug-information?search=macitentan&source=panel_search_result&selectedTitle=1%7E23&usage_type=panel&kp_tab=drug_general&display_rank=1. Acessado em: 28 de setembro de 2024.

58. Humbert M, Kovacs G, Hoeper MM, et al; ESC/ERS Scientific Document Group. 2022 ESC/ERS guidelines for the diagnosis and treatment of pulmonary hypertension. Eur Heart J. 2022;43(38):3618-3731. doi:10.1093/eurheartj/ehac237 [PubMed 36017548]

59. UpToDate. Ambrisentan: Drug Information. Disponível em: https://www.uptodate.com/contents/ambrisentan-drug-information?search=ambrisentana&source=panel_search_result&selectedTitle=1%7E23&usage_type=panel&kp_tab=drug_general&display_rank=1. Acessado em: 28 de setembro de 2024.

60. Klinger JR, Elliott CG, Levine DJ, et al. Therapy for pulmonary arterial hypertension in adults: update of the CHEST guideline and expert panel report. Chest. 2019;155(3):565-586. doi:10.1016/j.chest.2018.11.030 [PubMed 30660783]

61. UpToDate. Bosentan: Drug Information. Disponível em: https://www.uptodate.com/contents/bosentan-drug-information?search=bosentana&source=panel_search_result&selectedTitle=1%7E47&usage_type=panel&kp_tab=drug_general&display_rank=1. Acessado em: 28 de setembro de 2024.

62. Amann U, Nadine Wentzell, Kollhorst B, Haug U. Prescribing of endothelin receptor antagonists and riociguat in women of childbearing age in a large German claims database study. Reprod Toxicol. 2023;119:108415. doi:10.1016/j.reprotox.2023.108415 [PubMed 37245698]

63. Epoprostenol: Drug Information. UpToDate. Disponível em: https://www.uptodate.com/contents/epoprostenol-drug-information?search=Epoprostenol&source=panel_search_result&selectedTitle=1%7E65&usage_type=panel&kp_tab=drug_general&display_rank=1. Acesso em: 28 de setembro de 2024.

64. Hernández-Oropeza JL, Rodríguez-Reyna TS, Carrillo-Pérez DL, et al. Pulmonary vasoreactivity and phenotypes in pulmonary arterial hypertension associated to connective tissue diseases. Rev Invest Clin. 2018;70(2):82-87. doi:10.24875/RIC.18002437 [PubMed 29718009]

65. Treprostinil: Drug Information. UpToDate. Disponível em: https://www.uptodate.com/contents/treprostinil-drug-information?search=Treprostinil&source=panel_search_result&selectedTitle=1%7E31&usage_type=panel&kp_tab=drug_general&display_rank=1. Acesso em: 28 de setembro de 2024.

66. Zhang J, Lu J, Zhou X, et al. Perioperative management of pregnant women with idiopathic pulmonary arterial hypertension: an observational case series study from China. J Cardiothorac Vasc Anesth. 2018;32(6):2547-2559. doi: 10.1053/j.jvca.2018.01.043. [PubMed 29525197]

67. Iloprost: Drug Information. UpToDate. Disponível em: https://www.uptodate.com/contents/iloprost-drug-information?search=iloprost&source=panel_search_result&selectedTitle=1%7E46&usage_type=panel&kp_tab=drug_general&display_rank=1. Acesso em: 28 de setembro de 2024.

68. Rao V, Ghadimi K, Keeyapaj W, Parsons CA, Cheung AT. Inhaled nitric oxide (iNO) and inhaled epoprostenol (iPGI2) use in cardiothoracic surgical patients: is there sufficient evidence for evidence-based recommendations?. J Cardiothorac Vasc Anesth. 2018;32(3):1452-1457. doi:10.1053/j.jvca.2017.12.014 [PubMed 29336971]

15C

Diuréticos

Paulo César Gottardo • Rui Paulo Jinó Moreno • Irla Lavor Camboim

O principal objetivo do uso de diuréticos na UTI é aumentar a diurese, o que resulta na redução da pressão hidrostática intravascular, diminuição do edema intersticial e redução das pressões compartimentais. Indicadores substitutos para a elevação da pressão hidrostática intravascular incluem aumento da pressão venosa central (PVC), pressão capilar pulmonar (PCWP) e níveis elevados de peptídeos natriuréticos (BNP). Além disso, sinais de edema em exames de imagem, como ultrassonografia pulmonar e radiografias, são úteis para monitorar o impacto da sobrecarga de fluidos. Quando disponível, a medição da água pulmonar extravascular, obtida por termodiluição transpulmonar (TDTP), também se correlaciona com o edema pulmonar e pode guiar o manejo nesses pacientes. O que indica a utilização de diuréticos mediante a presença ou risco de evolução para a "síndrome de acúmulo de fluidos" (**Figura 15C.2.**), o que pode determinar em melhores desfechos incluindo, incluindo redução de LRA e até de mortalidade.

Considerando-se esses princípios, torna-se notório que os diuréticos são agentes terapêuticos de grande relevância na prática clínica para o manejo de sobrecarga de volume, edema e disfunções cardíacas e renais. O que visa a obtenção de um equilíbrio tênue, onde se deve utilizar esses fármacos para a obtenção de um padrão de euvolemia. Nesse contexto, deve-se evitar tanto a hipervolemia, demarcada pela congestão venosa e intersticial, onde o uso de diurético é indicado, como a hipovolemia. Onde o uso e diurético pode desencadear um risco significativo ao paciente. A ultrassonografia demonstrou ser um método eficaz para esse fim, ao analisar padrões associados a fluidotolerância e a fluido-responsividade, detalhados na **Figura 15C.3**.

Vale ressaltar que a oligúria isolada não é uma indicação para o uso de diuréticos, devendo ser cuidadosamente avaliada dentro do contexto clínico mais amplo. O manejo inadequado de diuréticos em casos de oligúria pode levar a hipovolemia e outras complicações.

Nesse preâmbulo, o uso de diuréticos na UTI é mais comumente prescrito para pacientes críticos em que a sobrecarga de fluidos prejudica a função orgânica, como em casos de edema pulmonar, ascite e disfunção renal associada a sobrecarga de volêmica. Sem o intuito de obter-se um equilíbrio e uma coerência hemodinâmica adequadas. Além disso, os diuréticos podem ser utilizados em inúmeras outras circunstâncias clóricas, como em caos de hipertensão e controle e distúrbios eletrolíticos, por exemplo. Outras indicações clássicas desses fármacos são relacionados a suas ações indiretas, como no a redução da pressão intracraniana (PIC) e no controle de distúrbios eletrolíticos.

Na UTI, os diuréticos são frequentemente utilizados como terapia de primeira linha para remover o excesso de líquido, podendo ser administrados isoladamente ou em combinação com outras classes de diuréticos, como os diuréticos de alça (**furosemida**, **bumetanida**), inibidores da anidrase carbônica (**acetazolamida**), diuréticos tiazídicos e agentes semelhantes aos tiazídicos (**hidroclorotiazida** e **clortalidona**). Embora menos frequentemente usados, os antagonistas dos receptores de mineralocorticoides, como a espironolactona, podem ser prescritos para mitigar efeitos adversos de outros diuréticos, como a hipocalemia induzida pelos diuréticos de alça.

Este capítulo oferece uma visão abrangente sobre os diferentes tipos de diuréticos, seus mecanismos de ação, farmacocinética, complicações e resistência terapêutica.

MONITORIZAÇÃO DA TERAPIA COM DIURÉTICOS EM PACIENTES CRÍTICOS

A monitorização da terapia com diuréticos é fundamental para assegurar a eficácia e a segurança do tratamento. O objetivo central é garantir a remoção eficaz de fluidos e a resolução da congestão, ao mesmo tempo, em que se previnem complicações decorrentes do uso inadequado dessas medicações. O processo de monitoramento deve equilibrar a avaliação dos indicadores de eficácia (diurese, descongestão) e a prevenção de efeitos adversos (desequilíbrios eletrolíticos, lesão renal). A **Tabela 15C.1.** indica alguns desses pontos essenciais para uma prescrição adequada e segura desses fármacos.

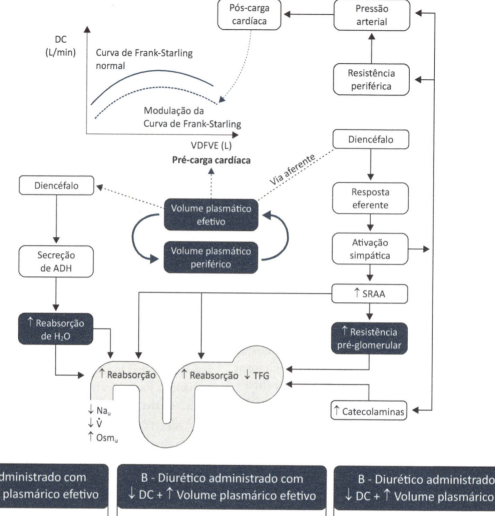

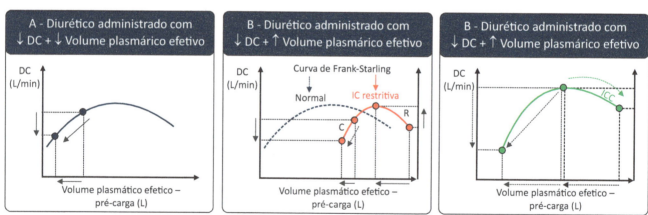

Figura 15C.1. Homeostase dos fluidos corporais e a relação entre a pré-carga ventricular e o débito cardíaco (DC) em diferentes cenários de função cardíaca. Na parte superior, destaca-se o controle da excreção de sódio em resposta à depleção de volume, com a ativação do sistema nervoso central, secreção de hormônio antidiurético (ADH), e ativação do sistema renina-angiotensina-aldosterona (SRAA). Esses mecanismos aumentam a reabsorção de água e a resistência vascular periférica. Na parte inferior, são apresentados três cenários: A) Diuréticos administrados em baixo volume de pré-carga e baixo DC, resultando em queda do DC com a redução da pré-carga. B) Diuréticos administrados em alta pressão de enchimento e baixo DC em insuficiência cardíaca restritiva, onde a diurese melhora inicialmente o DC, mas pode resultar em queda abrupta com diurese excessiva. C) Diuréticos em pacientes com insuficiência cardíaca congestiva (ICC), onde a diurese inicial melhora o DC, mas o uso excessivo pode levar à resistência diurética e piora do edema.

Entre esses aspectos, a ultrassonografia tem se mostrado um indicador muito interessante para o controle hemodinâmico do paciente crítico. Sobretudo empregando dados referentes a avaliação de fluidotolerância e de fluido-responsividade. Para isso, a conjunção da avaliação cardíaca (com destaque a estimativa do volume sistólico e da função diastólica), pulmonar (quantificação de Linhas B) e a análise de congestão venosa (VExUS) tem recebido um grande destaque pela sua excelente aplicabilidade a beira-do-leito. O que traz informações importantes, de modo rápido e acurado, possibilitando um direcionamento terapêutico individualizado.

O controle da água pulmonar extravascular (APEV) guiado por ultrassom, através da detecção das Linhas B, tem se

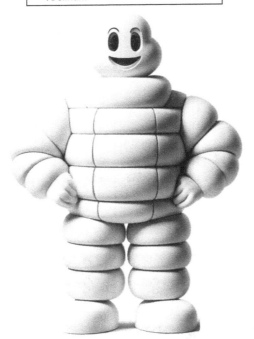

Figura 15C.2. Síndrome de acúmulo de fluidos: patofisiologia, diagnóstico, conotação clínica, prevenção e tratamento, com ênfase no uso de diuréticos.

mostrado uma ferramenta valiosa no manejo de pacientes em UTI, especialmente no uso de diuréticos. As Linhas B surgem quando as alterações intersticiais alcançam a pleura, permitindo a propagação dos feixes ultrassônicos, formando artefatos hiperecóicos que se estendem até o final da imagem e se movem com a Linha Pleural, apagando as Linhas A. A distribuição das Linhas B varia conforme a etiologia: em casos de sobrecarga hídrica cardiogênica, elas tendem a ser simétricas, bilaterais e sensíveis à terapia com diuréticos, enquanto nos processos inflamatórios, sua disposição é assimétrica e menos responsiva à diurese. A quantificação da APEV pode ser realizada com métodos semi-quantitativos como o protocolo de 28 áreas de Picano *et al.*, ou de forma mais prática e rápida, utilizando o protocolo de quatro pontos de Enghard *et al.*, ambos com alta acurácia e baixa variabilidade. Essas avaliações ajudam a guiar a otimização do uso de diuréticos, melhorando o manejo da sobrecarga hídrica e permitindo ajustes terapêuticos mais precisos no contexto da UTI. A Figura 4 ilustra o comportamento da ultrassonografia pulmonar consoante ao aumento gradativo de APEV (correlacionada diretamente com o número de linhas B).

Recentemente, o uso de pontuações baseadas em Doppler, como o VExUS (*Venous Excess Ultrasound Score*), tem ganhado atenção como uma ferramenta para avaliar a congestão venosa de forma mais precisa. No entanto, essa técnica exige treinamento e pode ser limitada pela dificuldade em obter sinais Doppler adequados em pacientes críticos. A **Figura 15C.5.** ilustra o padrão de avaliação de congestão venosa pelo VExUS.

Se a resposta diurética for insuficiente, especialmente em pacientes com baixa produção de urina ou impossibilidade de atingir o balanço hídrico desejado, deve-se investigar fatores que possam estar diminuindo a eficácia do diurético, como hipovolemia, congestão venosa refratária ou concentração inadequada do fármaco no sítio de ação devido à instabilidade hemodinâmica ou função renal comprometida. Nessas situações, ajustes na

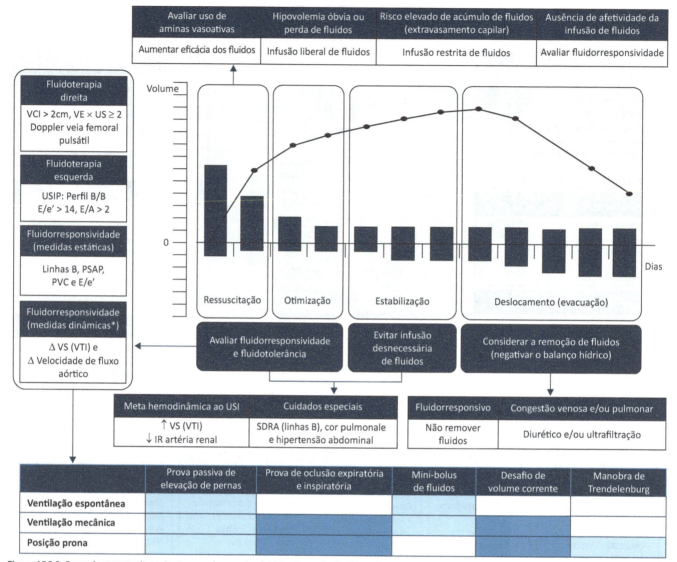

Figura 15C.3. Fases de suporte do paciente com choque circulatório. O uso de diuréticos é uma parte ativa da de-ressuscitação, onde se busca a negativação do balanço hídrico. Para isso, a avaliação da congestão venosa e de marcadores de fluido-responsividade como limitantes de segurança são essenciais.

dose ou na via de administração podem ser necessários, especialmente em pacientes com LRA ou lesão renal crônica (LRC), que frequentemente requerem doses maiores de diuréticos.

A hipovolemia intravascular, caracterizada por uma veia cava inferior colapsável e movimentos cardíacos hiperativos (sinal do "kissing heart" no ultrassom cardíaco), pode sugerir a necessidade de redução ou interrupção da terapia diurética. Outros sinais incluem hemoconcentração, aumento da concentração de proteínas plasmáticas, lactato elevado e sinais de hipoperfusão, como extremidades frias e pele moteada. O que denota no entendimento da busca constante por um padrão de euvolemia, a qual tem relação direta com a permeabilidade capilar, com a função cardíaca, entre inúmeros outros aspectos (**Figura 15C.6.**).

A congestão venosa, frequentemente observada na síndrome cardiorrenal, pode diminuir a resposta aos diuréticos e requer escalonamento do tratamento. Isso pode incluir doses mais altas, mudança da via de administração ou combinação de diuréticos. Em pacientes com insuficiência cardíaca descompensada, o uso de inibidores de SGLT2 (sodium-glucose co-transporter 2) pode aumentar a diurese diária e deve ser considerado como terapia adjuvante. A avaliação precisa do status volêmico é essencial para guiar o tratamento e diferenciar entre hipovolemia intravascular e congestão venosa.

Os diuréticos de alça, como a furosemida, estão associados a vários distúrbios eletrolíticos, incluindo hipocalemia, hiponatremia, hipomagnesemia, hipofosfatemia e hipocalcemia. Eles também podem induzir alcalose metabólica. Efeitos mais graves incluem retenção de ácido úrico e ototoxicidade, embora a frequência exata desses eventos adversos em pacientes críticos não seja completamente clara. Diuréticos tiazídicos podem induzir hiponatremia, enquanto os inibidores da anidrase carbônica, como a acetazolamida, estão associados a acidose metabólica.

Embora os diuréticos não sejam diretamente nefrotóxicos, a depleção excessiva de fluidos pode levar à diminuição da per-

Tabela 15C.1. Avaliação clínico-laboratorial do tratamento com diuréticos.

Critérios de Avaliação	Variáveis avaliadas
Achados clínicos relacionados à depleção efetiva de volume plasmático	- Pressão Arterial. - Alterações ortostáticas na pressão arterial. - Frequência cardíaca. - Preenchimento das veias jugulares. - Pressão venosa central (pode ser estimada de forma não invasiva pela pulsação jugular). - Ressecamento de mucosas e pele. - Persistência de enrugamento da pele quando puxada entre o polegar e o indicador. - Taxa de fluxo urinário ou volume urinário (pode ser estimado pelo número de micções). - Alívio da congestão pulmonar e melhora no estado respiratório. - Redução da pressão venosa central (PVC) e a pressão capilar pulmonar (PCWP).
Achados laboratoriais relacionados à depleção efetiva de volume plasmático	- Concentração plasmática de creatinina. - Concentração de sódio na urina. - Osmolalidade urinária (pode ser utilizada a densidade). - FENa (fração de excreção de sódio). - PNa (pressão de sódio). - Redução de peptídeos natriuréticos: Como o BNP e NT-proBNP, que refletem uma redução da sobrecarga de volume.
Avaliação ultrassonográfica relacionados à depleção efetiva de volume plasmático	- Redução do diâmetro e aumento da variabilidade da veia cava inferior. - Aumento da variação do volume sistólico mediante o ciclo ventilatório. - Redução do escore de congestão venosa (VExUS).
Sintomas para monitorar uma queda no débito cardíaco	- Amplitude do pulso. - Frieza das extremidades. - Frieza do suor. - Confusão mental.
Indicações que apontam para administração excessiva de diuréticos	- Hiponatremia associada a perda ou ausência de perda de peso significativa (também pode indicar excesso de ingestão de água). É menos eficaz do que tiazidas na hiponatremia por excesso de água. - Alcalose metabólica hipocalêmica (apenas tiazidas e furosemida). - Alcalose metabólica hiperpotassêmica (apenas com aldactona, amilorida e triamtereno, sulfonamidas). - Sintomas de depleção de volume e/ou redução do débito cardíaco.

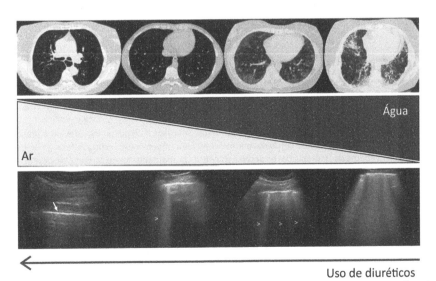

Figura 15C.4. Correlação entre linhas B e APEV. O que pode ser indicado como um marcador de efetividade de ação do diurético (redução de Linhas B).

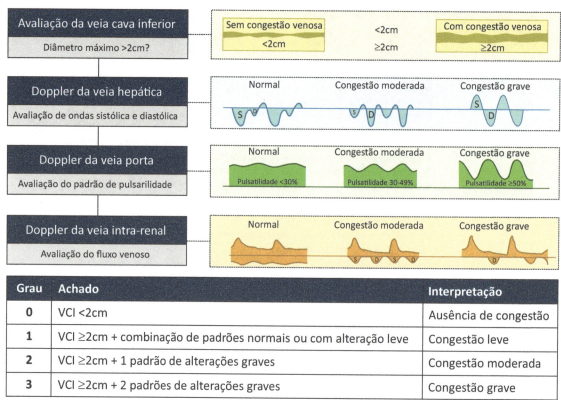

Figura 15C.5. Avaliação de Congestão Venosa pelo Protocolo VExUS.

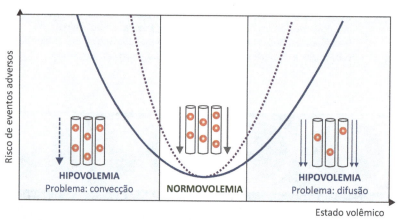

Figura 15C.6. Curvas de relação entre estado volêmico e risco de eventos adversos. Em casos de hipovolemia, devido a presença de déficit de convecção há risco de depredação de perfusão tissular, com maior risco de perda de anastomoses, LRA, isquemia espâncnica, alteração neurológica e disfunção de múltiplos órgãos. A presença de hipervolemia, gera edema intersticial, com os potenciais déficits já abordados nesse capítulo, associado a déficit difusivo. Vale destacar o padrão de comportamento diferenciado do estado volêmico mediante a permeabilidade capilar e a presença de comorbidades, sobretudo associadas a função cardíaca.

fusão renal e à queda na taxa de filtração glomerular, resultando em elevação dos níveis de creatinina. Pequenas elevações na creatinina podem indicar hemoconcentração e depleção efetiva de fluidos, uma situação muitas vezes denominada como "pseudo-agravamento da função renal", que pode ser transitória e não requer interrupção da diurese. No entanto, a congestão persistente acompanhada de piora da função renal está associada a desfechos clínicos piores e, portanto, a descongestão deve ser priorizada. Biomarcadores de lesão tubular, como lipocalina associada à gelatinase de neutrófilos (NGAL) e molécula 1 de lesão renal (KIM-1), podem ser úteis para diferenciar entre lesão renal verdadeira e alterações de creatinina associadas à diurese.

A adoção de condutas adequadas deve ser balizada por esse entendimento global do paciente crítico. A **Tabela 15C.2.** destaca itens que podem indicar alguns exemplos de decisões comuns adotadas à beira do leito mediante o uso de diuréticos.

A monitorização rigorosa da terapia com diuréticos em pacientes críticos é essencial para otimizar os resultados terapêuticos, assegurando a remoção eficaz de fluidos e a resolução da congestão, ao mesmo tempo que minimiza os riscos

Tabela 15C.2. Avaliação de padrão de condutas médicas adotadas mediante o uso de diuréticos

Padrão de Conduta	Exemplo de Conduta Adotada
Inadequada	- Inserção de cateter urinário para medir o fluxo de urina (a menos que seja necessário por outras razões, como insuficiência renal aguda ou em pacientes acamados). - Administração intravenosa (ou por via oral) de líquidos junto com diuréticos. - Omissão de estabelecer um alvo de peso. - Usar a diurese como guia para o tratamento. - Forçar os diuréticos quando a diurese cai.
Adequada	- Verificar o peso para monitorar a eficácia da diurese. - Estimar o peso seco do paciente. - Restringir a ingestão de líquidos por via oral, evitando infusões intravenosas de volume. - Administrar diuréticos à noite, manter as pernas elevadas acima da cabeça com almofadas quando o paciente estiver em posição reclinada. - Utilizar o exame clínico e a perda de peso como guia. - Interromper os medicamentos em caso de sinais de hipovolemia e administrar líquidos intravenosos, se necessário.

de complicações associadas. A avaliação do status volêmico, a identificação precoce de sinais de hipovolemia ou resistência ao diurético, e a correção de distúrbios eletrolíticos são partes integrais dessa abordagem. A **Figura 15C.7.** ilustra um fluxograma que indica uma potencial otimização da diureticoterapia em pacientes críticos mediante esse entendimento amplo de sua função.

CLASSIFICAÇÃO E EXEMPLOS DE DIURÉTICOS

Existem cinco principais classes de diuréticos utilizados na prática clínica: diuréticos de alça, tiazídicos, poupadores de potássio, inibidores da anidrase carbônica e osmóticos. Cada classe possui um mecanismo de ação distinto e é indicada para diferentes condições clínicas. A **Figura 15C.8.** ilustra o sítio de ação dessas drogas.

Diuréticos de Alça

Os diuréticos de alça, como **furosemida**, **torasemida** e **bumetanida**, são amplamente utilizados na UTI devido à sua alta eficácia na rápida remoção de fluidos, sendo cruciais no manejo de condições como insuficiência cardíaca aguda, edema pulmonar e insuficiência renal aguda. Esses agentes inibem o cotransportador Na^+-K^+-$2Cl^-$ (NKCC2) no ramo ascendente espesso da alça de Henle, reduzindo a reabsorção de sódio, potássio e cloreto. A excreção aumentada resultante desses eletrólitos facilita a redução do volume extracelular, essencial para tratar a sobrecarga de fluidos.

Os diuréticos de alça também afetam a reabsorção de cálcio e magnésio ao interferirem no transporte paracelular dependente da voltagem transepitelial, o que os torna úteis em condições como hipercalcemia. No entanto, essa ação também pode causar distúrbios eletrolíticos, como hipocalemia e hipomagnesemia, especialmente em tratamentos prolongados ou com doses elevadas, predispondo a arritmias. O uso rápido e de altas doses desses fármacos pode induzir ototoxicidade, especialmente com infusões intravenosas rápidas. A **Figura 15C.9.** ilustra esse mecanismo de ação da furosemida.

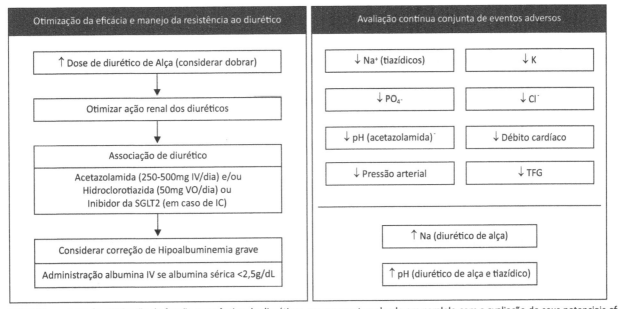

Figura 15C.7. Fluxograma de otimização da função terapêutico de diuréticos, sempre contemplando em paralelo com a avaliação de seus potenciais efeitos adversos. TFG: taxa de filtração glomerular.

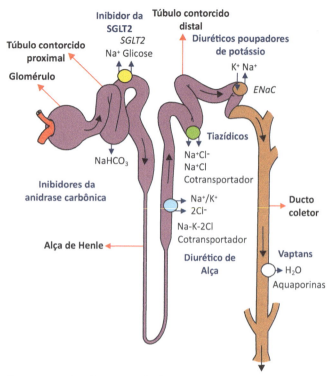

Figura 15C.8. Sítios de ação dos diuréticos

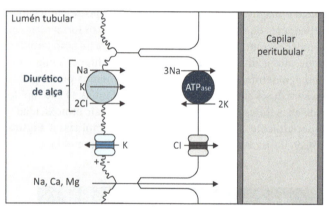

Figura 15C.9. Mecanismo de ação dos diuréticos de alça na porção espessa da alça ascendente de Henle. Esses diuréticos inibem o cotransportador Na^+/K^+/$2Cl^-$ (NKCC2) na membrana apical, bloqueando a reabsorção de sódio, potássio e cloreto. O sódio é bombeado para fora da célula pela Na^+/K^+-ATPase na membrana basolateral, criando um gradiente para a entrada de Na^+ no lúmen tubular. O potássio retorna ao lúmen por canais ROMK, enquanto o cloreto sai pela membrana basolateral, promovendo a reabsorção paracelular de cátions como Na^+, Ca^{2+} e mg^{2+}.

A furosemida é um dos diuréticos de alça mais utilizados devido à sua eficácia e flexibilidade. Ela possui uma meia-vida de 0,5 a 2 horas, com efeitos que podem durar até 6 horas. A bumetanida, por sua vez, é mais potente e possui meia-vida mais curta, permitindo ajustes mais rápidos na diurese. A torasemida destaca-se por sua maior biodisponibilidade e duração de ação prolongada, enquanto o ácido etacrínico, embora menos usado, é útil em pacientes com alergia a sulfonamidas. A **Tabela 15C.3.** destaca algumas das principais informações farmacológicas associadas a esses fármacos.

Tabela 15C.3. Características dos principais diuréticos de alça.

Características	Furosemida	Bumetanida*	Torsemida**
Biodisponibilidde (%)	10-100	80-100	80-100
Ação afetada por alimentos.	Sim	Sim	Sim
Meia-Vida (h) Disfunção Renal. Disfunção Hepática. Insuficiência Cardíaca.	1,5-2 2.8 2,5 2,7	1 1,6 2.3 1,3	3-4 4-5 8 6
Início de Ação - VO (min) Início de Ação - IV (min)	30-60 5	30-60 2-3	30-60 10
Potência relativa comparada à furosemida.	1 (40mg VO, 20mg IV)	40 (1mg)	2 (20mg VO = 20mg IV)
Dosagem Inicial. Dosagem Máxima Recomendada	40mg IV 20mg/h	1mg IV 2mg/h	20mg 20mg/h

*Bumetanida (Bumex): pode ser útil em pacientes que não respondem bem à furosemida, especialmente em casos de hipoalbuminemia; 1mg de bumetanida IV ou oral é equivalente a 20-40mg de furosemida IV. ** Torasemida: Melhor perfil farmacocinético.

Em pacientes críticos, a administração contínua desses diuréticos é pode ser utilizada, o que pode permitir uma melhor titulação, com menor risco de toxicidade. Em casos de resistência diurética, doses mais altas, como 160-200mg/dia de furosemida, podem ser necessárias, dependendo da resposta clínica e da função renal. No entanto, o uso prolongado pode causar nefrotoxicidade, especialmente em pacientes com insuficiência renal preexistente, o que exige monitoramento cuidadoso.

As complicações eletrolíticas mais comuns associadas ao uso de diuréticos de alça incluem hipocalemia, alcalose metabólica e hipomagnesemia, que devem ser cuidadosamente monitoradas para evitar complicações, como arritmias cardíacas. Além disso, o risco de ototoxicidade, especialmente com o uso intravenoso rápido e em altas doses, deve ser considerado e minimizado por meio da administração lenta e em infusão contínua, o que reduz a incidência de danos auditivos. A **Tabela 15C.4.** destaca alguns dos problemas associados ao uso desses fármacos e que podem ser corrigidas mediante a associação com outros diuréticos.

Em pacientes com insuficiência renal, as doses de diuréticos de alça devem ser ajustadas de acordo com a taxa de filtração glomerular (TFG). Pacientes com TFG reduzida requerem doses mais altas para atingir a diurese eficaz. Por exemplo, em pacientes com TFG <30mL/min/1,73m², doses de até 200mg de furosemida intravenosa podem ser necessárias. Já em pacientes

Tabela 15C.4. Problemas relacionados ao uso de furosemida e potenciais associações com outros diuréticos para controle desses problemas.

Problema	Resposta em forma de diurético
Hipocalemia	Associar amilorida ou espironolactona
Hipernatremia	Associar Tiazídicos
Alcalose Metabólica	Associar Acetazolamida
Diurese Insuficiente	Associar todos acima em conjunto
Diurese ainda insuficiente	Adicionar inibidor SGLT2 e/ou um vaptano
Diurese ainda insuficiente	Avaliar volemia, perfusão e potencial associação com albumina

com insuficiência renal aguda oligúrica, doses de até 500mg podem ser utilizadas.

4.1.1. Furosemida:

A furosemida é um diurético de alça amplamente utilizado em pacientes críticos na UTI devido à sua capacidade de promover a excreção de sódio, cloreto e água, atuando principalmente no cotransportador $Na^+/K^+/2Cl^-$ da alça ascendente de Henle. Seu efeito é particularmente valioso no manejo de condições como insuficiência cardíaca congestiva, cirrose hepática, doença renal crônica e aguda, e sobrecarga de volume. Além disso, o efeito venodilatador precoce, após a administração intravenosa, reduz rapidamente a pré-carga e facilita o alívio dos sintomas de congestão em condições agudas. A **Figura 15C.10.** ilustra a ação furosemida sobre os receptores NKCC específicos da ação da furosemida.

- **Indicações e Evidências:** Embora seja amplamente utilizada em pacientes com LRA, a eficácia da furosemida em prevenir a progressão da FRA ou melhorar a função renal não está totalmente estabelecida. Em alguns casos, seu uso pode estar associado a uma maior probabilidade de recuperação da função renal, embora esses resultados não se estendam a indivíduos com estágios avançados da LRA ou doença renal crônica. Estudos em modelos animais sugerem que a administração de furosemida pode agravar a função renal ou a oxigenação renal após um insulto isquêmico.

- A furosemida é frequentemente utilizada em pacientes com sobrecarga de fluidos em decorrência de LRA (lesão renal aguda), onde o manejo de fluidos é um componente essencial no tratamento. No entanto, em pacientes com hipovolemia ou instabilidade hemodinâmica, seu uso pode ser prejudicial, exacerbando a disfunção renal e levando à deterioração da perfusão tecidual.

- **Subfenótipos da Lesão Renal Aguda:** Os subfenótipos de LRA (**Figura 15C.11.**) podem apresentar respostas diferentes à furosemida, o que justifica a necessidade de uma abordagem individualizada. Biomarcadores, como níveis urinários elevados de olfactomedina 4 (OLFM4), foram associados a uma menor resposta à furosemida, sugerindo que esses marcadores podem ser utilizados para prever a eficácia da terapia diurética e evitar complicações desnecessárias.

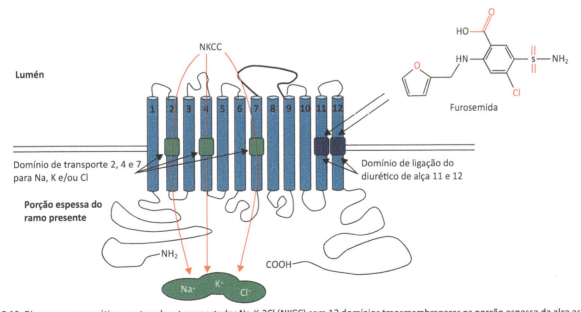

Figura 15C.10. Diagrama esquemático mostrando o transportador Na-K-2Cl (NKCC) com 12 domínios transmembranares na porção espessa da alça ascendente de Henle. Os diuréticos de alça ligam-se ao sítio de ligação de cloreto (porções dos domínios transmembranares 11 e 12), resultando em obstrução e subsequente inibição do transportador NKCC-2, bloqueando os domínios 2, 4 e 7, responsáveis pelo transporte de Na, K e/ou Cl.

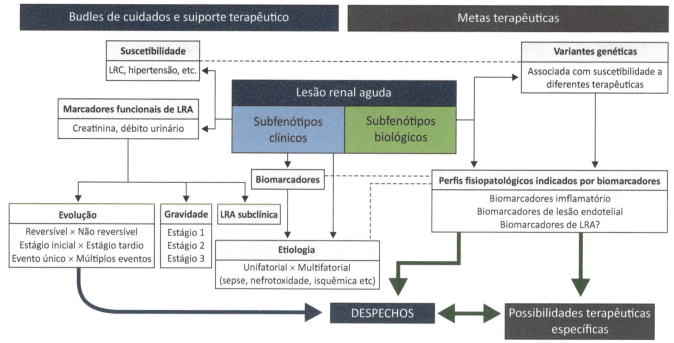

Figura 15C.11. Subfenótipos de LRA e sua potencial implicação em metas terapêuticas individualizadas

- Em termos de evidência científica, há estudos sugerindo que a furosemida não previne falência renal aguda pós-operatória nem melhora a mortalidade em pacientes com falência renal estabelecida. Estudos como o SPARK não encontraram benefício no uso da furosemida em pacientes com LRA, embora haja algum indício de que seu uso profilático possa reduzir o risco de lesão renal em certas circunstâncias.
- **De-resuscitação e Considerações Clínicas:** A remoção de fluidos deve ser feita com cautela, especialmente quando houver sinais de sobrecarga de fluidos e congestão venosa. A de-resuscitação com furosemida, associada a diuréticos combinados, como inibidores da anidrase carbônica (acetazolamida) e tiazídicos (indapamida), pode ser necessária para otimizar o manejo de fluidos em pacientes críticos.
- **Terapia Combinada e Tratamentos Potenciais:** a combinação de sildenafil e furosemida em casos de LRA com componente inflamatório significativo tem demonstrado melhorar a função renal e reduzir o dano tubular renal, conforme evidenciado por biomarcadores como KIM-1 e NGAL, bem como indicadores de estresse oxidativo como malondialdeído (MDA) e níveis de nitrito.
- **Teste de Estresse com Furosemida:** O teste de estresse com furosemida é uma ferramenta útil para avaliar a integridade tubular em pacientes com LRA. A diurese superior a 200mL nas primeiras 2 horas após a administração de um bolus de 1mg/kg de furosemida (ou 1,5mg/kg em pacientes que já utilizavam diuréticos) é indicativa de função tubular preservada e pode prever a recuperação da função renal, além de auxiliar no direcionamento da terapia de remoção de fluidos em pacientes críticos.
- **Resistência aos Diuréticos:** A resistência à furosemida é um problema significativo em alguns pacientes críticos, especialmente aqueles com insuficiência renal aguda ou síndromes edematosas refratárias. Essa resistência pode ocorrer devido à diminuição da taxa de filtração glomerular e à retenção pós-diurética de sódio. Para esses casos, o uso de diuréticos combinados, como tiazídicos ou antagonistas da aldosterona, pode ser necessário. Em pacientes com insuficiência cardíaca aguda, a combinação de inibidores do cotransportador sódio-glicose tipo 2 (SGLT2) com diuréticos de alça tem se mostrado promissora.
- **Farmacocinética e Modo de Administração:** A furosemida tem um início de ação rápido, com efeito diurético em 5 minutos após a administração IV e 30 a 60 minutos após a administração oral. Sua meia-vida é curta, variando entre 1 e 2 horas, e é eliminada predominantemente pelos rins. Em pacientes com insuficiência renal severa, doses maiores podem ser necessárias para obter a resposta desejada, com doses de até 200mg por administração sendo aceitas. Infusões contínuas são frequentemente usadas em casos de resistência à diurese, garantindo uma concentração plasmática mais estável.
- A administração em bolus pode ser usada inicialmente para avaliar a resposta ao diurético, a qual pode ser seguida com doses intermitentes, ou em infusões contínuas, que apesar de ser mais eficazes em garantir

uma diurese consistente, especialmente em pacientes críticos com sobrecarga hídrica, não demonstrou interferir na mortalidade e teve um maior risco de eventos adversos. Além disso, o uso concomitante de albumina em pacientes com hipoalbuminemia (<2,5g/dL) pode melhorar a eficácia da furosemida, aumentando a entrega do diurético ao seu local de ação.

- **Efeitos Adversos e Considerações Especiais:** Os efeitos adversos da furosemida incluem desidratação, hipotensão, deterioração da função renal, distúrbios eletrolíticos (hipocalemia, hiponatremia, hipomagnesemia) e ototoxicidade, principalmente em doses elevadas. A furosemida também pode provocar reações alérgicas em pacientes com hipersensibilidade a sulfonamidas. Em gestantes, a furosemida pode atravessar a placenta, e seu uso deve ser cuidadosamente monitorado para evitar efeitos adversos no feto.

- **Uso em Pacientes Especiais:** Em pacientes idosos, doses mais baixas podem ser necessárias para evitar hipotensão e desequilíbrios eletrolíticos graves. Em pacientes com disfunção renal severa, doses de até 500mg/dia podem ser necessárias para alcançar o efeito desejado.

Diuréticos Tiazídicos

Os diuréticos tiazídicos são amplamente utilizados como terapia adjuvante na UTI, especialmente em pacientes com resposta inadequada aos diuréticos de alça. Eles atuam principalmente bloqueando a reabsorção de sódio no túbulo distal, o que resulta em maior excreção de sódio e cloreto, amplificando o efeito diurético geral. Além disso, podem exercer efeitos adicionais modestos no túbulo proximal e no ducto coletor cortical, embora isso não contribua significativamente para a diurese líquida.

Indicações Clínicas:

- **Sinergia com Diuréticos de Alça:** Quando a furosemida isolada não é eficaz, tiazídicos como metolazona e clorotiazida são adicionados para aumentar a diurese. Esta combinação potencializa a excreção de sódio e cloreto, restaurando o equilíbrio de sódio e podendo aumentar a produção de urina em até três vezes. Essa estratégia é especialmente útil em casos de resistência aos diuréticos de alça e na correção de hipernatremia induzida pelo uso prolongado desses diuréticos.

- **Correção da Hipernatremia:** A hipernatremia, um efeito adverso comum com o uso prolongado de diuréticos de alça, pode ser corrigida com tiazídicos, que aumentam a excreção renal de sódio, ajudando a restaurar o equilíbrio.

- **Insuficiência Renal:** Em pacientes com baixa taxa de filtração glomerular (TFG), a metolazona é o tiazídico preferido, devido à sua eficácia mesmo em casos de comprometimento renal.

- **Terapia Anti-hipertensiva:** Os diuréticos tiazídicos são uma opção amplamente utilizada no manejo da hipertensão primária, especialmente em doses baixas para minimizar complicações metabólicas e eletrolíticas A redução inicial da pressão arterial (PA) é mediada por uma redução no volume plasmático e no débito cardíaco, com ativação compensatória do sistema renina-angiotensina. Os diuréticos de ação prolongada, como clortalidona e indapamida, demonstraram ser mais eficazes que hidroclorotiazida.

- **Eficácia em Baixas Doses:** Doses de 12,5 a 25mg/dia de clortalidona ou hidroclorotiazida, ou 1,25mg/dia de indapamida, são recomendadas para minimizar efeitos adversos como hipocalemia e hiperglicemia. Clortalidona e indapamida também têm eficácia superior na redução de eventos cardiovasculares comparadas à hidroclorotiazida.

Mecanismo de Ação:

- Os diuréticos tiazídicos inibem o cotransportador de Na-Cl (NCC), localizado no túbulo contorcido distal, bloqueando a reabsorção de sódio e cloreto, mecanismo que é o principal responsável pelo seu efeito diurético. Esse bloqueio também promove um aumento da reabsorção de cálcio, auxiliando no tratamento de condições como a hipercalciúria e cálculos renais recorrentes. Além disso, os tiazídicos têm um efeito inibidor fraco na anidrase carbônica, contribuindo de forma limitada para a diurese. No túbulo distal, a bomba Na-K-ATPase na membrana basolateral remove o sódio reabsorvido e introduz potássio na célula, mantendo a baixa concentração intracelular de sódio, o que facilita a reabsorção contínua de íons. O cloro reabsorvido é excretado por canais específicos, enquanto o cálcio é reabsorvido ativamente tanto no túbulo proximal quanto no distal. Entretanto, o bloqueio da reabsorção de sódio nos segmentos diluidores pode levar à hiponatremia, particularmente quando há depleção de volume extracelular e redução da excreção de água livre. **Figura 15C.12.** ilustra o mecanismo de ação desses diuréticos.

Efeitos Adversos

- Os principais efeitos adversos dos diuréticos tiazídicos são relacionados a distúrbios eletrolíticos (hipocalemia, hiponatremia e hipercalcemia). A **Hipocalemia** é resultante do aumento da excreção de potássio, especialmente quando combinado com diuréticos de alça. A **Hiponatremia** pode ocorrer devido à diluição excessiva do sódio corporal, sendo particularmente prevalente em pacientes idosos ou com uso prolongado. Os tiazídicos promovem a reabsorção de cálcio, o que pode determinar a sua elevação no plasma. Esse potencial evento adverso, pode, contudo ser uma potencial

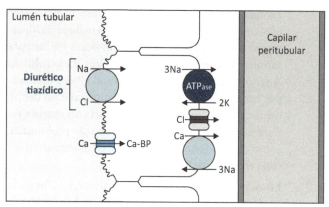

Figura 15C.12. Mecanismos de transporte no túbulo distal: a bomba Na-K-ATPase na membrana basolateral expulsa sódio (Na) e traz potássio (K) para dentro da célula, criando uma baixa concentração de Na intracelular. Isso facilita a entrada de Na e cloro (Cl) via cotransportador Na-Cl (NCC) na membrana apical, que é inibido pelos diuréticos tiazídicos. O sódio reabsorvido é expelido novamente pela Na-K-ATPase, enquanto o Cl sai da célula por canais de cloro. Além disso, o túbulo distal e o túbulo conector são locais importantes para a reabsorção ativa de cálcio (Ca), que entra pela célula via canais de cálcio (TRPV5) e é transportado para fora da célula por Ca-ATPase e trocador Na-Ca (NCX).

condições associadas a sobrecarga de volume, como insuficiência cardíaca e disfunção renal. Inicialmente administrada em doses elevadas (50 a 100mg/dia), essas doses foram associadas a complicações metabólicas e eletrolíticas. Hoje, doses mais baixas (12,5 a 25mg/dia) são preferidas por manter a eficácia anti-hipertensiva, minimizando os efeitos adversos. Embora outros tiazídicos, como a clortalidona e a indapamida, tenham demonstrado maior eficácia na redução de eventos cardiovasculares, a hidroclorotiazida permanece amplamente prescrita devido à sua segurança e eficácia em doses baixas.

- **Farmacocinética:** Os diuréticos tiazídicos são bem absorvidos por via oral, com uma biodisponibilidade de 65% a 75%. Seu início de ação ocorre em aproximadamente 2 horas, com um efeito máximo após 4 horas e uma duração de 6 a 12 horas em adultos. Não são metabolizados e são excretados principalmente na urina como fármaco inalterado.

- **Particularidades:** O efeito diurético diminui em pacientes com ClCr <30mL/min, e o uso não é recomendado em pacientes com ClCr <10mL/min ou em diálise. Além disso, podem aumentar os níveis séricos de cálcio e levar à retenção de cálcio.

- **Uso em gestantes:** Considerado uma medicação de segunda linha no tratamento da hipertensão crônica na gravidez. Pode ser usado para manejo de edema relacionado a causas patológicas.

- **Indicações e dosagens:**

- **Nefrolitíase por cálcio** (uso off-label): 25mg ao dia, ajustando conforme níveis de cálcio urinário.

- **Diabetes insipidus nefrogênico (off-label):** 25mg uma ou duas vezes ao dia.

- **Edema ou sobrecarga volumétrica:** 25 a 50mg, uma ou duas vezes ao dia, podendo aumentar até 200mg/dia se necessário.

indicação terapêutica, quando se busca tratar pacientes com nefrolitíase por hipercalciúria.

- O uso de diuréticos tiazídicos, especialmente em combinação com diuréticos de alça, oferece uma abordagem eficaz na UTI para otimizar a diurese, corrigir distúrbios eletrolíticos e ampliar a resposta diurética. O manejo cuidadoso com doses baixas é essencial para minimizar efeitos adversos, mantendo a eficácia clínica. A Tabela 4 destaca alguns dos principais aspectos desses fármacos.

4.2.1. Hidroclorotiazida

A hidroclorotiazida é o diurético tiazídico mais amplamente utilizado no tratamento da hipertensão primária e de

Tabela 15C.4. Principais características dos diuréticos tiazídicos.

Droga	Biodisponibilidade VO	Potência Relativa	Meia-Vida Estimada	Tempo estimado de Efeito	Posologia
Hidroclorotiazida	70%	1 (25mg)	2,5h	12-18h	12,5-100mg 1-2x/dia (máximo: 200mg)
Clorotiazida	9-50%*	0,1 (250mg)	1,5h	6-12h	25-500mg 1-2x/dia (máximo: 1000mg)
Bendroflumetiazida	100%	10 (2,5mg)	3-10h	18h	2,5-10mg 1-2x/dia (máximo: 10mg)
Clortalidona	65%	1 (25mg)	47h	24-72h	12,5-100mg/dia 1x/dia (máximo 100mg)
Indapamida	93%	20 (1,25mg)	14h	24-36h	2,5-5mg 1x/dia (máximo: 5mg)
Metolazona	65%	10 (2,5mg)	NA	24h	2,5-20mg 1x/dia (máximo 20mg)

- **Hipertensão crônica:** 12,5 a 25mg uma vez ao dia, com dose máxima recomendada de 50mg/dia.
- **Interações medicamentosas:** apesar de ter inúmeras interações. Destacamos que o uso de anti-inflamatório não esteroides pode reduzir a eficácia de diuréticos tiazídicos. Além disso, pacientes que recebem tratamento com lítio tem um maior risco de toxicidade, pela redução de sua excreção renal com o uso de tiazídicos. Outra interação importante é a redução do efeito terapêutico de agentes hipoglicemiantes.
- **Cuidados específicos:** deve sempre ser realizada a monitorização de eletrólitos, especialmente potássio e magnésio, durante o uso. O seu uso em pacientes com diabetes e com hipercolesterolemia deve ser realizado com cautela. Atém disso, deve-se evitar o uso em pacientes com insuficiência renal grave devido à ineficácia e riscos cumulativos

4.2.2. Clorotiazida

Atualmente, a clorotiazida não está amplamente disponível em formulações comerciais no Brasil. Assim como os demais fármacos de sua classe pode ser empregado em situações associadas a sobrecarga de volume, como edema e hipertensão arterial, contudo é menos potente que outros diuréticos da sua classe, como a hidroclorotiazida, mas pode ser usada de forma eficaz em combinação com diuréticos de alça para tratar pacientes que apresentam resistência a terapias com diuréticos isolados. A clorotiazida é conhecida por ser um diurético tiazídicos de ação relativamente curta, especialmente quando comparada à clortalidona e à indapamida, que possuem efeitos mais prolongados.

- **Farmacocinética e Farmacodinâmica:** apresenta início de ação diferente conforme a sua via de administração: 2 horas se ofertada por VO e 15 minutos, se IV. O pico de ação por IV é de 30 minutos, enquanto por VO ~4 horas. A absorção por via oral da clorotiazida é limitada e ela não é metabolizada, sendo excretada inalterada. A sua meia-vida de eliminação é de 45 a 120 minutos.
- **Indicações e Posologia**
- **Edema ou sobrecarga de volume (adjunto ao diurético de alça):** 250mg a 1g, uma ou duas vezes ao dia (máximo 2g/dia).
- **Hipertensão crônica:** 500mg a 1g, uma ou duas vezes ao dia; dose máxima de 2g/dia, dependendo da resposta clínica.
- **Diabetes insipidus:** Usado para controlar a diurese excessiva associada a essa condição.

Considerações Específicas:

- Evitar em pacientes com *clearance* de creatinina (CrCl) <10mL/min, pois é ineficaz com CrCl <30mL/min, a menos que seja usada em combinação com um diurético de alça.

- A clorotiazida atravessa a placenta e pode ser encontrada no sangue do cordão umbilical. Seu uso durante a gravidez deve ser limitado a condições específicas, como o tratamento de edema patológico e insuficiência cardíaca. Pode causar icterícia, trombocitopenia e outros eventos adversos no feto ou no recém-nascido, além de possíveis efeitos sobre o volume placentário, devendo ser monitorada de perto em mulheres grávidas.
- Associada a risco de hipersensibilidade, especialmente em indivíduos com histórico de alergia a sulfonamidas, e de efeitos colaterais como hipotensão ortostática e fotossensibilidade.

4.2.3. Clortalidona

A **Clortalidona** é um diurético tiazídico, derivado da sulfonamida, amplamente disponível no Brasil e utilizado no tratamento da hipertensão e edema. Seu efeito diurético resulta da inibição da reabsorção de sódio e cloreto no túbulo distal do néfron. O qual apresenta uma longa duração com ação prolongada de 48 a 72 horas. O que a faz frequentemente ser preferida em relação à hidroclorotiazida devido à sua maior duração de ação, associada a sua eficácia no controle da pressão arterial.

- **Farmacocinética e farmacodinâmica:** o seu início de ação ocorre em 2,6 horas, com um pico de efeito entre 2 e 6 horas, com uma duração prolongada de 48 a 72 horas. A sua meia-vida é de 40 a 60 horas, sendo 75% carreado por proteínas plasmáticas e excretado principalmente através da urina como droga inalterada.
- **Indicações e posologia**
- **Hipertensão arterial:** Dose inicial de 12,5 a 25mg uma vez ao dia. Doses acima de 25mg por dia geralmente não são recomendadas devido ao aumento de efeitos colaterais sem ganho adicional de eficácia.
- **Edema associado a insuficiência cardíaca:** Dose inicial de 12,5 a 25mg uma vez ao dia. Pode ser administrada em combinação com diuréticos de alça.
- **Nefrolitíase cálcica (uso off-label):** Iniciar com 12,5 a 25mg por dia, podendo ser aumentada até 100mg ao dia dependendo da resposta clínica.
- **Ajustes em função renal:** Em pacientes com clearance de creatinina (ClCr) menor que 10mL/min, o uso não é recomendado devido à ineficácia. Em casos de ClCr entre 10 e 30mL/min, o efeito anti-hipertensivo pode ser mantido, mas o efeito diurético é reduzido.
- **Uso em gestantes:** Clortalidona atravessa a placenta e pode causar efeitos adversos no feto, como icterícia, trombocitopenia e alterações eletrolíticas. Durante a gravidez, seu uso deve ser evitado, a menos que seja absolutamente necessário, principalmente devido ao risco de comprometimento da perfusão placentária. Para gestantes com insuficiência cardíaca, pode ser usada

com cautela sob monitoramento rigoroso do volume intravascular.

- **Cuidados com o uso na UTI:** o uso de clortalidona deve ser cauteloso, especialmente em pacientes com hipovolemia ou risco de desequilíbrios eletrolíticos. Deve-se monitorar frequentemente o estado volumétrico e eletrolítico, especialmente quando administrada junto com diuréticos de alça para prevenir hipocalemia, hiponatremia e hipomagnesemia. Em casos de insuficiência renal severa, a clortalidona não é recomendada.

4.2.4. Indapamida

A indapamida é um diurético tiazídico relacionado com propriedades anti-hipertensivas e diuréticas, amplamente disponível no Brasil. Ela atua predominantemente no segmento proximal do túbulo distal, promovendo a excreção de sódio e cloreto, mas não parece influenciar significativamente a taxa de filtração glomerular. A indapamida também possui efeitos vasodilatadores diretos, contribuindo para sua eficácia no tratamento da hipertensão.

- **Farmacocinética e farmacodinâmica:** Apresenta rápida e completa absorção por VO, com uma biodisponibilidade de ~93%, um volume de distribuição de 25L, com 71-79% de ligação às proteínas plasmáticas: 71% a 79%. Extensivamente metabolizada no fígado, tem uma excreção principalmente através da urina (~70%), sendo 7% como droga inalterada nas primeiras 48 horas, e 23% através das fezes.
- **Indicações e posologia:**
- **Hipertensão arterial:** Dose inicial de 1,25 a 2,5mg por via oral, uma vez ao dia. Avaliar a resposta em 2 a 4 semanas, ajustando a dose conforme necessário. Doses acima de 2,5mg por dia não são recomendadas devido ao aumento dos efeitos adversos.
- **Edema associado à insuficiência cardíaca:** Dose inicial de 2,5mg uma vez ao dia. Pode ser ajustada até 5mg por dia conforme a resposta clínica. É geralmente usada como terapia adjuvante aos diuréticos de alça para restaurar a euvolemia.
- **Nefrolitíase cálcica (off-label):** 2,5mg uma vez ao dia.
- **Ajustes em função renal:** Nenhum ajuste de dose é necessário para pacientes com TFG ≥30mL/min/1,73m². No entanto, o efeito diurético pode ser diminuído em pacientes com TFG <30mL/min, embora o efeito anti-hipertensivo possa ser mantido. Não recomendada para pacientes com insuficiência renal severa (TFG <30mL/min).
- **Uso em gestantes:** A indapamida atravessa a placenta e pode ser encontrada no sangue do cordão umbilical. O uso materno pode causar icterícia fetal ou neonatal, trombocitopenia e outras complicações. Durante a gravidez, seu uso deve ser evitado, exceto em casos estritamente necessários, e deve-se monitorar cui-

dadosamente o estado de volume da paciente para minimizar os riscos de hipoperfusão placentária. A indapamida pode ser usada para controle de sintomas em pacientes com insuficiência cardíaca durante a gravidez, mas deve ser monitorada com cuidado.

4.2.5. Metolazone

A metolazona é um diurético relacionado às tiazidas, utilizado no tratamento de edemas e sobrecargas volumétricas em pacientes com insuficiência cardíaca ou doenças renais. Ela atua principalmente inibindo a reabsorção de sódio nos túbulos distais.

- **Farmacocinética e Farmacodinâmica:** apresenta uma biodisponibilidade de 65% após administração por VO, com seu volume de distribuição é de 113L, com uma ligação proteica de 95%. Apresenta mínima metabolização hepática, sendo 80% excretada na urina (inalterada). A sua ação tem início em aproximadamente 60 minutos, com uma duração de efeito diurético superior a 24 horas.
- **Indicações e Posologia:**
- **Edema ou Sobrecarga Volêmica:** Usado em conjunto com diuréticos de alça para tratar edema refratário. Dose inicial: 2,5mg a 5mg uma vez ao dia, podendo ser aumentada até 20mg/dia em doses divididas.
- **Insuficiência Cardíaca e Doenças Renais:** Uso para controle de edema e volume.
- **Ajustes na Função Renal:** Sem necessidade de ajuste para eGFR ≥30mL/min/1,73m². Para eGFR <30mL/min/1,73m², monitorar de perto e ajustar a frequência conforme necessário.
- **Uso em Gestantes:** A metolazona atravessa a placenta e aparece no sangue do cordão umbilical. Seu uso pode causar complicações no feto ou no recém-nascido, incluindo hipoglicemia, hipocalemia, hiponatremia e icterícia. Não é recomendada para o tratamento de edemas durante a gravidez, a menos que sejam de causas patológicas.

Diuréticos Poupadores de Potássio

Os diuréticos poupadores de potássio, como a espironolactona, eplerenona, amilorida, triamtereno e finerenona, atuam nas células principais dos túbulos conectores e coletores, inibindo a reabsorção de sódio e prevenindo a excreção de potássio. A entrada de sódio nesses segmentos ocorre através de canais sensíveis à aldosterona. A reabsorção de sódio sem um ânion correspondente cria um gradiente elétrico negativo no lúmen, que favorece a secreção de potássio e íons hidrogênio. Dessa forma, a inibição da reabsorção de sódio pode levar a hipercalemia e acidose metabólica devido à redução na excreção de potássio e hidrogênio.

Os diuréticos poupadores de potássio diminuem a corrente de sódio por dois mecanismos diferentes:

- **Bloqueio direto dos canais de sódio epiteliais (ENaC):** Amilorida e triamtereno são cátions que bloqueiam diretamente os canais de sódio, sem afetar o receptor mineralocorticoide. Outro cátion, o antibiótico trimetoprima, pode exercer efeitos similares, especialmente em doses altas, levando à hipercalemia.
- **Inibição competitiva dos receptores de mineralocorticoides:** Espironolactona e eplerenona bloqueiam competitivamente o receptor de mineralocorticoides. A eplerenona é mais bem tolerada que a espironolactona, pois apresenta maior especificidade para o receptor mineralocorticoide, resultando em menor incidência de efeitos colaterais endócrinos, como ginecomastia, irregularidades menstruais, impotência e redução da libido, que são mediados pela ligação não seletiva aos receptores de estrogênio e progesterona. Em pacientes tratados com diuréticos, os inibidores dos receptores mineralocorticoides podem também atuar no túbulo distal, diminuindo indiretamente o número de cotransportadores Na-Cl, ao elevar a concentração de potássio no soro.

A **Figura 15C.13.** ilustra o mecanismo de ação desses fármacos. Envolvendo ainda a ação em inibidor da vasopressina (discutida a seguir).

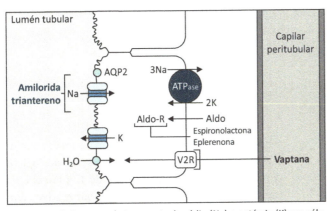

Figura 15C.13. Esquema do transporte de sódio (Na) e potássio (K) nas células principais dos túbulos coletores. O sódio entra pela membrana apical via canais seletivos (ENaC), sendo reabsorvido e bombeado para fora da célula pela bomba Na-K-ATPase na membrana basolateral. A reabsorção de sódio torna o lúmen negativo, favorecendo a secreção de potássio pelos canais de potássio (ROMK e BK). A aldosterona aumenta a reabsorção de sódio e a secreção de potássio ao ativar os canais de sódio e a bomba Na-K-ATPase. Diuréticos poupadores de potássio bloqueiam os canais de sódio (amilorida e triamtereno) ou competem com a aldosterona (espironolactona).

A espironolactona ou eplerenona são especialmente indicadas em pacientes com hiperaldosteronismo primário, ou insuficiência cardíaca, pois o bloqueio do receptor mineralocorticoide pode reduzir os efeitos adversos do excesso de aldosterona no coração. Essas drogas também são preferidas em pacientes com cirrose. A finerenona, um antagonista do receptor mineralocorticoide não esteroidal, pode retardar a perda da função renal em pacientes com nefropatia diabética, e sua incidência de hipercalemia pode ser menor que a de outros antagonistas desse receptor.

Os diuréticos poupadores de potássio possuem atividade natriurética relativamente fraca, levando à excreção máxima de apenas 1 a 2% do sódio filtrado. Portanto, eles são utilizados principalmente em combinação com um diurético de alça ou tiazídico, ocasionalmente para causar excreção adicional de sódio, mas mais comumente para reduzir a perda de potássio.

São utilizados principalmente para prevenir a hipocalemia causada por outros diuréticos, especialmente em condições como insuficiência cardíaca e cirrose hepática, onde a espironolactona é considerada uma droga de primeira linha. Espironolactona é iniciada em doses de 12,5 a 50mg por dia, enquanto a amilorida é administrada entre 5 e 20mg por dia. Além disso, a amilorida é eficaz no tratamento da poliúria e polidipsia causadas pela resistência à vasopressina induzida por lítio, bloqueando os canais de sódio e prevenindo a entrada de lítio nas células tubulares, o que reverte parcialmente o defeito de concentração.

Os principais efeitos adversos incluem hipercalemia e acidose metabólica, especialmente em pacientes com insuficiência renal ou em uso de inibidores da enzima conversora de angiotensina (IECA). A espironolactona pode causar ginecomastia e disfunção sexual devido ao bloqueio não seletivo de receptores hormonais. A amilorida é melhor tolerada que o triamtereno, que pode ser um potencial nefrotóxico, levando à formação de cristais urinários e, raramente, a lesão renal aguda devido à deposição de cristais intratubulares.

A espironolactona tem uma meia-vida de 1,6 horas, mas seus metabólitos ativos podem ter uma meia-vida de até 15 horas. A eplerenona, que é mais seletiva, possui uma meia-vida de aproximadamente 5 horas. A amilorida apresenta biodisponibilidade de 15-25%, com meia-vida de 21 horas. O triamtereno tem meia-vida de aproximadamente 10 horas e pode ter eficácia aumentada em pacientes com insuficiência renal crônica.

Os diuréticos poupadores de potássio têm papel importante no tratamento de várias condições, como insuficiência cardíaca, hipertensão resistente, hiperaldosteronismo primário e cirrose hepática, sendo frequentemente usados em combinação com outros diuréticos para maximizar o efeito terapêutico enquanto preservam o potássio.

Os principais fármacos empregados na prática clínica nesse contexto são a aldosterona e a amilorida, as quais tem suas principais características detalhadas na **Tabela 15C.5**.

4.3.1. Espironolactona

A espironolactona é um diurético poupador de potássio que age como um antagonista competitivo dos receptores de aldosterona nos túbulos coletores renais. Sua principal ação envolve o aumento da excreção de sódio e água, enquanto preserva o potássio e os íons hidrogênio, sendo amplamente utilizada no

Seção VI • Farmacologia do Aparelho Cardiovascular

Tabela 15C.5. Características farmacológicas associadas a espironolactona e a amilorida.

	Espironolactona	Amilorida
Classe	Antagonista do receptor de mineralocorticoide.	Bloqueador de canal ENaC.
Química	Lactona esteroide.	Pirazinoylguanidina.
Via de Administração	Via Oral.	Via Oral.
Biodisponibilidade	95%.	50%
Influência da nutrição	mantém 95% de biodisponibilidade.	reduz absorção.
Solubilidade	pKa 18,01; praticamente insolúvel em água.	pKa 8,67; pouco solúvel em água.
Volume de Distribuição	≈ 2L/kg; 90% ligado a proteínas.	≈ 5L/kg; 23% ligado a proteínas.
Receptor-alvo	Receptores de aldosterona em todos os lugares (particularmente no túbulo coletor e túbulo contornado distal).	Amilorida e triantereno se ligam e inibem o canal de sódio ENaC no túbulo coletor.
Metabolismo	100% metabolizada no fígado – alguns metabólitos são ativos e têm meias-vidas longas.	Não sofre qualquer metabolismo hepático.
Eliminação	Eliminação de metabólitos inativos é renal. Meia-vida de 2-3 horas, enquanto os metabólitos têm meia-vida de 10-12 horas.	Todo o medicamento administrado é eliminado pelos rins; meia-vida de cerca de 6-9 horas.
Tempo de Ação	Início de ação: 3-4 horas, efeito máximo pode levar até 2 dias para se desenvolver.	Atividade máxima em ~2 horas; o efeito dura cerca de 24 horas.
Mecanismo de Ação	Ao diminuir a reabsorção de Na através do canal ENaC, os antagonistas do receptor de aldosterona aumentam a perda de Na. A concentração aumentada de Na no lúmen do túbulo coletor cria uma carga positiva que repele os íons de K, levando à retenção de K.	Ao diminuir a reabsorção de Na via canal ENaC, amilorida e triantereno aumentam a perda de Na. A concentração aumentada de Na no lúmen do túbulo coletor cria uma carga positiva que repele os íons de K, levando à retenção de K.
Efeitos Clínicos	Diminuição da pressão arterial e do volume circulante, hiponatremia, hipercalemia, acidose metabólica (Tipo 4 ATR), hirsutismo e ginecomastia (por reatividade cruzada com outros receptores de esteroides, ex. hormônios sexuais).	Hipercalemia, hiponatremia.
Potência relativa	NA	10 (5mg)
Dosagem	12,5-50mg (máximo 50mg).	5-20mg

tratamento de insuficiência cardíaca, hipertensão resistente, cirrose hepática com ascite e hiperaldosteronismo primário. Além de suas ações diuréticas, a espironolactona também possui efeitos antiandrogênicos, o que a torna útil em condições como hirsutismo e acne em mulheres. No Brasil, a espironolactona está disponível nas seguintes formulações em comprimidos (25mg, 50mg, 100mg) e em solução oral de 25mg/5mL (uso menos comum e não é equivalente aos comprimidos em termos de biodisponibilidade).

- **Farmacocinética e Farmacodinâmica:** A biodisponibilidade da espironolactona aumenta em até 90% quando administrada com alimentos, especialmente refeições ricas em gordura. A formulação em suspensão pode resultar em concentrações séricas 15% a 37% maiores do que os comprimidos, especialmente em doses acima de 100mg. Ela liga-se extensivamente às proteínas plasmáticas, com mais de 90% de ligação. A espironolactona é rapidamente metabolizada no fígado em metabólitos ativos, incluindo o canrenona, 7-alfa-espironolactona e

6-beta-hidroxi-7-alfa-espironolactona, que são responsáveis pela maior parte de seus efeitos farmacológicos A meia-vida a espironolactona é de 1.,4 horas e da canrenona de 16,5 horas. Os metabólitos ativos têm uma meia-vida variável (10 a 35 horas), sendo ainda mais prolongada em indivíduos cirróticos. A excreção é principalmente na urina, como metabólitos e em menor quantidade na bile. A sua ação relacionada a competição pelos receptores nos túbulos coletores, promovendo a excreção de sódio e água enquanto retém potássio. Também exerce efeitos antiandrogênicos devido ao bloqueio dos receptores de andrógenos.

- **Indicações e Posologias:**
- **Insuficiência cardíaca com fração de ejeção reduzida:** Iniciar com 12,5 a 25mg/dia, podendo dobrar a dose a cada 4 semanas até um máximo de 50mg/dia.
- **Ascite devido à cirrose:** Dose inicial de 100mg/dia, podendo ser aumentada até 400mg/dia, mantendo a

proporção com furosemida (100mg de espironolactona para 40mg de furosemida).

- **Hiperaldosteronismo primário**: Dose inicial de 12,5 a 25mg/dia, ajustada até um máximo de 400mg/dia.

- **Hipertensão resistente**: Iniciar com 12,5 a 25mg/dia, podendo aumentar até 100mg/dia.

- **Hirsutismo**: Dose inicial de 50mg duas vezes ao dia, podendo ser aumentada até 100mg duas vezes ao dia, com ajustes baseados na resposta clínica após 6 meses.

- **Acne e alopecia androgenética em mulheres (uso off-label)**: Dose inicial de 25 a 50mg/dia, podendo aumentar até 200mg/dia.

- **Ajustes na Função Renal:** Pacientes com **TFG entre 30 e 50mL/min/1,73 m²**: iniciar com 12,5mg uma vez ao dia ou em dias alternados, com aumentos graduais a cada 4 semanas se os níveis de potássio permitirem. Sendo contraindicado naqueles com TFG **<30mL/min/1,73 m²**, devido ao risco de hipercalemia grave. Em **diálise**: doses de até 25mg diárias foram consideradas seguras em alguns estudos, mas devem ser usadas com extrema cautela e monitoramento rigoroso.

- **Ajustes conforme a função hepática**: Pacientes com cirrose devem ser cuidadosamente monitorados, pois a meia-vida da espironolactona e seus metabólitos é prolongada, o que pode exigir ajustes de dose. A retenção de potássio nesses pacientes pode precipitar encefalopatia hepática.

- **Gravidez e Lactação**: A espironolactona pode atravessar a placenta e causar feminização do feto masculino. Portanto, o uso deve ser evitado durante a gravidez, especialmente no primeiro trimestre.A espironolactona e seus metabólitos ativos são excretados no leite materno em pequenas quantidades. Apesar disso, a medicação é considerada compatível com a amamentação, mas o uso deve ser avaliado com cautela.

- **Interações Medicamentosas**

- **Inibidores da ECA e bloqueadores de receptores de angiotensina (BRAs)**: Potencializam o risco de hipercalemia. A monitorização frequente do potássio é recomendada.

- **Digoxina**: A espironolactona pode aumentar os níveis séricos de digoxina, devido à inibição da excreção renal, exigindo ajustes na dose da digoxina.

- **AINEs**: Podem reduzir o efeito diurético da espironolactona e aumentar o risco de insuficiência renal e hipercalemia.

- **Heparina e heparinas de baixo peso molecular**: A combinação aumenta o risco de hipercalemia, devendo ser evitada.

- **Cuidados Especiais na UTI:** o uso de espironolactona requer monitoramento rigoroso de eletrólitos, especialmente potássio, devido ao risco elevado de hipercalemia,

particularmente em pacientes com insuficiência renal ou aqueles que utilizam outros medicamentos que aumentam o potássio, como inibidores da ECA ou bloqueadores dos receptores de angiotensina. Monitorar a função renal e os níveis de potássio dentro de 3 a 7 dias após o início ou ajuste da dose, com reavaliação regular a cada 4 semanas. Essas informações são fundamentais para o uso seguro e eficaz da espironolactona em ambientes de terapia intensiva.

4.3.2. Eplerenona

A eplerenona é um antagonista seletivo dos receptores de mineralocorticoides, atuando principalmente para bloquear os efeitos da aldosterona, um hormônio envolvido na regulação da pressão arterial e retenção de líquidos. É amplamente utilizada no tratamento da insuficiência cardíaca e hipertensão resistente, especialmente em pacientes que não toleram os efeitos adversos associados à espironolactona, como ginecomastia e disfunções hormonais.

- **Particularidades e Cuidados Especiais** A eplerenona apresenta uma maior especificidade para os receptores de mineralocorticoides, o que reduz a ocorrência de efeitos colaterais relacionados a hormônios sexuais, como ginecomastia e irregularidades menstruais, frequentemente vistos com a espironolactona. É necessário monitorar de perto os níveis de potássio e a função renal durante o uso, pois a eplerenona pode causar hipercalemia, especialmente em pacientes com insuficiência renal ou que utilizam outros medicamentos que aumentam os níveis de potássio, como inibidores da ECA e BRA. O risco de hipercalemia é mais elevado em pacientes com diabetes, idosos e com função renal comprometida.

- **Indicações e Posologias**

- **Insuficiência cardíaca com fração de ejeção reduzida**: Dose inicial de 25mg uma vez ao dia, podendo ser aumentada para 50mg uma vez ao dia após 4 semanas, se a função renal e os níveis de potássio estiverem estáveis.

- **Hipertensão resistente**: Dose inicial de 50mg uma vez ao dia, podendo scr ajustada para até 50mg duas vezes ao dia conforme a resposta clínica e a tolerância.

- **Pós-infarto do miocárdio com fração de ejeção reduzida**: Dose inicial de 25mg uma vez ao dia, com ajuste gradual para até 50mg ao dia.

- **Aldosteronismo primário**: Uso off-label com dose inicial de 25mg duas vezes ao dia, podendo ser titulada até 300mg ao dia, de acordo com a resposta clínica.

- **Cuidados Específicos que Diferenciam da Espironolactona:** A eplerenona é mais seletiva para os receptores de mineralocorticoides, o que resulta em menor incidência de efeitos colaterais hormonais, como ginecomastia e disfunção sexual, comuns com a espironolactona. No entanto, a eplerenona requer maior cautela em pacientes com risco aumentado de hipercalemia e deve ser evitada em pacientes com insuficiência renal grave (TFG <30mL/min). Além disso, o uso concomitante de inibidores fortes da CYP3A4, como o cetoconazol e o itraconazol, é contraindicado devido ao risco aumentado de toxicidade. A eplerenona também é frequentemente preferida em pacientes que não toleram os efeitos adversos hormonais da espironolactona, tornando-a uma opção viável para indivíduos com hipertensão resistente ou insuficiência cardíaca que necessitam de terapia a longo prazo.

4.3.3. Amilorida

A amilorida é um diurético poupador de potássio que inibe a reabsorção de sódio no túbulo contornado distal e no ducto coletor do rim, resultando em retenção de potássio e excreção de sódio. Seus efeitos natriuréticos e diuréticos são geralmente considerados fracos, sendo comumente utilizada em combinação com outros diuréticos para prevenir hipocalemia.

- **Farmacocinética e Farmacodinâmica:** a absorção oral da amilorida varia entre 30% a 90%. O seu Volume de distribuição varia entre 350 a 380L. Não é metabolizada pelo fígado. Cerca de 50% é excretada na urina como fármaco inalterado e 40% nas fezes. Em indivíduos com função renal normal, a meia-vida de eliminação varia de 6 a 9 horas. Em pacientes com insuficiência renal, a meia-vida pode aumentar significativamente (21 a 144 horas).
- **Indicação e Posologia**
- **Ascite (uso off-label):** Dose inicial de 10mg duas vezes ao dia, podendo ser aumentada até 30mg duas vezes ao dia.
- **Hipertensão resistente:** Dose inicial de 5mg uma vez ao dia, podendo ser ajustada até 10mg diários, em 1 ou 2 doses divididas.
- **Hipocalemia por perda renal crônica de potássio:** Dose inicial de 5 a 10mg uma vez ao dia, com ajuste conforme necessário até 40mg/dia.
- **Particularidades em Relação à Espironolactona:** Ao contrário da espironolactona, que é um antagonista do receptor de aldosterona, a amilorida atua diretamente nos canais de sódio no túbulo contornado distal, bloqueando a reabsorção de sódio de forma independente dos níveis de aldosterona. Isso a torna útil em pacientes com hipocalemia induzida por diuréticos que não respondem bem à espironolactona. A amilorida age mais rapidamente, mas é eliminada pelos rins, enquanto a espironolactona é melhor para uso a longo prazo devido à sua ação retardada.
- **Cuidados na Gestação e Lactação:** Embora a amilorida tenha sido usada em casos de síndrome de Gitelman e aldosteronismo primário durante a gravidez, os dados sobre sua segurança em gestantes são limitados. Devido aos riscos potenciais, ela deve ser usada apenas quando os benefícios superarem os riscos. Não se sabe se a amilorida é excretada no leite materno. Há risco de redução no volume do leite e supressão da lactação.
- **Ajuste consoante a função renal:** Pacientes com insuficiência renal têm maior risco de toxicidade pela amilorida, com um aumento considerável da meia-vida de eliminação. Em pacientes com clearance de creatinina inferior a 30mL/min, seu uso deve ser evitado.
- **Cuidados Específicos:** Monitorar atentamente os níveis de potássio, pois a amilorida pode causar hiperpotassemia, especialmente em pacientes com insuficiência renal, diabetes mellitus ou em idosos. A amilorida também deve ser usada com cautela em pacientes com acidose metabólica ou respiratória. Em pacientes com cirrose, o uso de amilorida requer cuidados adicionais para evitar desequilíbrios eletrolíticos que possam levar à encefalopatia hepática.

4.3.4. Triantereno

Triamtereno é um diurético poupador de potássio utilizado no tratamento de edema e hipertensão. Ele é frequentemente usado em combinação com outros diuréticos para prevenir a hipocalemia. Apesar de ser aprovado para o manejo do edema, outros diuréticos são preferidos na prática clínica devido à sua maior eficácia.

Triamtereno bloqueia os canais de sódio epiteliais no túbulo contornado distal e no ducto coletor renal, inibindo a reabsorção de sódio e promovendo a retenção de potássio. Essa ação reduz a atividade da Na+/K+ ATPase, diminuindo também a excreção de cálcio, magnésio e hidrogênio, resultando em um efeito diurético e natriurético leve.

- **Farmacocinética e Farmacodinâmica:** após a sua administração, o início de ação se dá em 2 a horas, com uma absorção rápida, tem duração de efeito de 7 a 9 horas. O seu metabolismo é predominantemente hepático (para o conjugado sulfato de hidroxitriamtereno). A sua excreção se da por via urinária, com 21% a 50% eliminados como metabólitos.
- **Particularidades que o Diferenciam de Outros Diuréticos Poupadores de Potássio:** Triamtereno, ao contrário da espironolactona, não age como antagonista dos receptores de aldosterona. Ele é menos eficaz em termos de redução da mortalidade em insuficiência cardíaca e é mais utilizado para o manejo de hipocalemia associada ao uso de outros diuréticos.
- **Indicações e Posologia:**
- **Edema:** Dose inicial de 50 a 100mg por via oral, uma vez ao dia, com ajuste conforme a resposta do paciente. Dose máxima de 300mg/dia.
- **Hipertensão:** Pode ser utilizado em combinação com outros diuréticos para manter o equilíbrio de potássio.

- **Cuidados Especiais em Gestação e Lactação:** Atravessa a placenta e pode ser encontrado no sangue do cordão umbilical. Não é recomendado para tratar edema em gestações normais. Deve ser utilizado apenas em casos patológicos de edema. Não se sabe se é excretado no leite materno, portanto a amamentação não é recomendada.
- **Cuidados na Insuficiência Renal:** Não há ajustes recomendados em casos leves a moderados, mas deve-se monitorar o potássio. Contudo, é contraindicado na presença de insuficiência renal grave (CrCl ≤50mL/min) ou anúria (risco elevado de hipercalemia e toxicidade renal).
- **Detalhes Específicos sobre a Droga** Triamtereno está associado a vários efeitos adversos, incluindo hipercalemia, acidose metabólica, nefrolitíase, tontura e erupções cutâneas. O risco de hipercalemia é maior em pacientes com insuficiência renal, diabetes ou em idosos. Monitoramento frequente dos níveis de eletrólitos, especialmente potássio, e da função renal é essencial.

4.4. Antagonistas dos Receptores de Vasopressina

Tolvaptan é um antagonista dos receptores de vasopressina V2 usado para tratar doenças como a doença renal policística autossômica dominante (ADPKD) e hiponatremia euvolêmica ou hipervolêmica. Ele é particularmente eficaz na promoção da excreção de água livre, sem a perda de eletrólitos séricos, permitindo a correção dos níveis de sódio no sangue.

- **Mecanismo de Ação:** Tolvaptan é um antagonista seletivo dos receptores de vasopressina, com maior afinidade pelos receptores V2 em comparação com os V1a (proporção de 29:1). A ligação à vasopressina V2, localizada principalmente nos rins, resulta na excreção de água livre sem perda de eletrólitos, promovendo aumento do débito urinário, redução da osmolalidade urinária e correção dos níveis de sódio sérico. Isso ocorre porque o bloqueio dos receptores V2 impede a reabsorção de água pelos canais de aquaporinas, um mecanismo que normalmente é ativado pela vasopressina para conservar água.
- **Farmacocinética:** a droga tem um volume de distribuição de aproximadamente e 3 L/kg, com mais de 98% de ligação às proteínas plasmáticas. O seu início de ação se da 2 a 4 horas após a administração, com um pico de efeito dentro de 4 a 8 horas. 60% do aumento do sódio sérico é mantido por 24 horas. A sua metabolização é primordialmente por **via CYP3A4,** com nenhum metabólito farmacologicamente ativo. A meia-vida de eliminação varia de 3 horas (para doses de 15mg) até 12 horas (para doses maiores). A sua excreção é mista: fecal (59%, com 19% como droga inalterada); urinária (40%, com menos de 1% como droga inalterada).

- **Indicações e Posologia**
- **ADPKD (Jynarque):** Dose inicial de 45mg pela manhã e 15mg à tarde, podendo ser ajustada até 90mg pela manhã e 30mg à tarde, dependendo da tolerabilidade.
- **Hiponatremia euvolêmica ou hipervolêmica (Samsca):** Dose inicial de 15mg por via oral uma vez ao dia, podendo ser aumentada para 30mg e, se necessário, até 60mg/dia, com ajustes baseados nos níveis de sódio sérico.
- Sua aplicação em quadros congestivos refratários a outras drogas diuréticas, em UTI, ainda carece de maiores evidências, sendo colocado apenas como opção em casos refratários as demais classes de diuréticos.
- **Administração na Gestação e Lactação:** Estudos em animais mostraram efeitos adversos; portanto, o uso em humanos não é recomendado a menos que o benefício justifique o risco potencial. Não se sabe se tolvaptan é excretado no leite materno. Devido ao risco potencial de reações adversas graves em lactentes, a amamentação não é recomendada.
- **Cuidados na Insuficiência Renal:** contraindicado em pacientes anúncios com ADPKD, não sendo recomendada em casos de hiponatremia em pacientes com *clearance* de creatinina <10mL/min (eficácia pode ser reduzida em níveis muito baixos de função renal).
- **Cuidados na Insuficiência Hepática:** A função hepática deve ser monitorada regularmente (ALT, AST e bilirrubina). Em casos de ADPKD, o Tolvaptan é contraindicado em pacientes com comprometimento hepático significativo ou histórico de doença hepática grave, devido ao risco elevado de hepatotoxicidade.
- **Interações Medicamentosas:** devem ser atentar a interações relacionadas ao CYP3A4. Enquanto inibidores (como cetoconazol e ritonavir) podem predispor aumento das dosagens séricas do Tolvaptan; os indutores (como rifampicina e fenitoína), podem reduzi-la. O seu uso conjunto com diuréticos poupadores de potássio pode aumentar o risco de hipercalemia. Além disso, a sua oferta em conjunto com suco de laranja pode dobrar a exposição a tolvaptan; deve ser evitado.

4.5. Inibidores da Anidrase Carbônica

A acetazolamida é um inibidor clássico da anidrase carbônica, amplamente utilizado como diurético e no manejo de condições como glaucoma, alcalose metabólica, epilepsia e mal de montanha. Seu mecanismo de ação envolve a inibição da enzima anidrase carbônica, presente principalmente nos túbulos proximais renais, cérebro e olhos, promovendo a excreção de bicarbonato e resultando em acidificação da urina e alcalose metabólica. Embora seu efeito diurético seja modesto em comparação a diuréticos de alça ou tiazídicos, a acetazolamida desempenha um papel crucial no tratamento de condições onde o controle ácido-base é essencial, como em pacientes com alcalose metabólica induzida por diuréticos. Além disso, a acetazolamida é um medicamento versátil com aplicações em neurologia, oftalmologia e cuidados intensivos, sendo um dos fármacos preferidos em certos contextos clínicos devido à sua capacidade de modulação do equilíbrio ácido-base.

- **Mecanismo de Ação:** A acetazolamida atua inibindo a enzima anidrase carbônica, que desempenha um papel fundamental na reabsorção de bicarbonato, sódio e cloreto no túbulo proximal renal. Essa inibição resulta na excreção de $NaCl$ e $NaHCO_3$, levando à acidificação da urina e à alcalinização do plasma. Embora promova a diurese, o efeito diurético da acetazolamida é modesto, já que grande parte do fluido excedente é reabsorvida nos segmentos distais, como a alça de Henle. Além disso, a eficácia diurética é reduzida progressivamente devido à acidose metabólica induzida pela perda de bicarbonato.

- **Farmacodinâmica:** A anidrase carbônica (CA) catalisa a rápida conversão de CO_2 e H_2O em bicarbonato (HCO_3^-) e íon hidrogênio (H^+), facilitando o transporte de íons e o controle do pH. A inibição da CA nos túbulos proximais reduz a reabsorção de bicarbonato e sódio, resultando em diurese alcalina e excreção aumentada de bicarbonato pela urina. Nos rins, as isoformas CA II e CA IV são particularmente importantes para esse processo, sendo a CA II predominante nas células dos túbulos proximais.

- **Farmacocinética:** A acetazolamida é bem absorvida após administração oral (biodisponibilidade variando entre 60% e 100%), com início de ação em 1 a 2 horas e uma meia-vida de aproximadamente 10 a 15 horas. A excreção ocorre predominantemente pelos rins, com o fármaco sendo eliminado quase inalterado. A acetazolamida tem uma biodisponibilidade entre 60-100%, e a duração de ação pode variar de 8 a 12 horas dependendo da via de administração e da dose. Em pacientes com função renal comprometida, o acúmulo de acetazolamida pode levar à toxicidade, exigindo monitoramento rigoroso.

- **Indicações e Posologias:** A acetazolamida é amplamente utilizada em várias condições clínicas, incluindo alcalose metabólica, glaucoma, epilepsia e mal de montanha, sendo que cada uma dessas indicações exige ajustes específicos na dose e manejo. Na UTI, seu uso se destaca em situações onde o controle do equilíbrio ácido-base é fundamental, especialmente em casos de alcalose metabólica resultante de diuréticos ou ventilação mecânica prolongada. Nesses contextos, a acetazolamida auxilia na correção da alcalose ao aumentar a excreção urinária de bicarbonato, ajudando a restaurar o equilíbrio do pH sanguíneo. Esse efeito é particularmente benéfico para prevenir a hiperventilação compensatória que pode agravar a hipoxemia em pacientes com doença pulmonar obstrutiva crônica (DPOC).

- **Alcalose Metabólica:** Indicada para o tratamento de pacientes com alcalose metabólica, especialmente aqueles com sobrecarga de volume ou em uso prolongado de diuréticos de alça. A dose recomendada é de 250 a 500mg por via oral ou intravenosa, podendo ser repetida conforme necessário, com base no estado ácido-base do paciente.

- **Glaucoma de Ângulo Fechado Agudo:** Usado como terapia de curto prazo para reduzir a pressão intraocular, com dose inicial de 500mg por via oral ou intravenosa. É administrado como um tratamento adjuvante até que a cirurgia seja realizada ou o paciente seja avaliado por um oftalmologista.

- **Mal de Montanha/Edema Cerebral de Alta Altitude:** Para prevenção, a dose recomendada é de 125mg duas vezes ao dia, iniciando um dia antes da ascensão. Para o tratamento, a dose pode ser aumentada para 250mg duas vezes ao dia, continuando até a resolução dos sintomas ou descida.

- **Epilepsia:** Usada como terapia adjuvante no controle de crises, a acetazolamida pode ser administrada em doses de 250 a 1.000mg diários, divididos em doses, ajustando conforme a resposta clínica.

- **Interações Medicamentosas:** A acetazolamida pode interagir com uma variedade de fármacos, afetando sua eficácia e segurança. Algumas interações medicamentosas importantes incluem:

- **Salicilatos:** O uso concomitante de acetazolamida com altas doses de salicilatos pode aumentar o risco de toxicidade, levando a acidose metabólica grave. Essa combinação deve ser evitada ou monitorada rigorosamente.

- **Ciclosporina:** A acetazolamida pode aumentar as concentrações plasmáticas de ciclosporina, potencializando seus efeitos adversos, como nefrotoxicidade. Recomenda-se monitoramento frequente da função renal e dos níveis séricos de ciclosporina.

- **Lítio:** A acetazolamida pode reduzir as concentrações de lítio no sangue, diminuindo sua eficácia no tratamento de transtornos bipolares. Ajustes na dose de lítio podem ser necessários durante o uso concomitante.

- **Diuréticos de Alça:** A acetazolamida, quando usada junto com diuréticos de alça como a furosemida, pode aumentar a excreção de sódio e bicarbonato, intensificando a diurese, mas também aumentando o risco de distúrbios eletrolíticos, como hipocalemia.

- **Antiepilépticos:** A acetazolamida pode interagir com medicamentos anticonvulsivantes, alterando suas concentrações e eficácia. Pacientes em terapia combinada devem ser monitorados de perto para ajustar as doses conforme necessário.

- **Efeitos Adversos e Precauções:** Os efeitos adversos incluem acidose metabólica hiperclorêmica, hipocalemia, e nefrolitíase. Reações alérgicas graves, como síndrome de Stevens-Johnson, também foram relatadas, especialmente em pacientes com alergia a sulfonamidas. A acetazolamida é contraindicada em pacientes com insuficiência renal severa, acidose metabólica descompensada, e hipocalemia. Em pacientes geriátricos, deve-se ter cautela devido à maior sensibilidade aos efeitos adversos.

- **Ajustes na Função Renal e Hepática:** O ajuste da dose de acetazolamida é necessário em pacientes com insuficiência renal e hepática, devido ao risco aumentado de efeitos adversos. Em pacientes com comprometimento renal, a acetazolamida pode acumular-se, especialmente com função renal gravemente prejudicada (clearance de creatinina <30mL/min), aumentando o risco de toxicidade no sistema nervoso central, como confusão e letargia. Nestes casos, o uso de acetazolamida deve ser evitado ou, se indispensável, administrado com cautela em doses reduzidas e sob monitoramento rigoroso. Para pacientes com insuficiência hepática, o uso é contraindicado em casos de cirrose ou doença hepática grave, devido ao risco de precipitação de encefalopatia hepática causada pelo desequilíbrio ácido-base que o medicamento pode induzir.

- **Uso Durante Gravidez e Lactação:** Durante a gravidez, o uso de acetazolamida deve ser cuidadosamente avaliado, especialmente no primeiro trimestre, devido ao risco potencial de teratogenicidade observado em alguns estudos com animais. Embora haja relatos de uso em gestantes com hipertensão intracraniana idiopática, os dados disponíveis em humanos são limitados, e o uso deve ser ponderado contra os benefícios esperados. Em relação à lactação, a acetazolamida é excretada no leite materno em pequenas quantidades. Portanto, o risco de efeitos adversos no lactente deve ser considerado. A decisão de continuar a amamentação ou interromper o uso do medicamento deve levar em conta a importância da terapia para a mãe e o potencial risco para o bebê.

- **Cuidados Especiais na UTI:** Na UTI, o uso de acetazolamida deve ser monitorado de perto, principalmente em pacientes com insuficiência respiratória, uma vez que a acidose metabólica pode piorar a função pulmonar. Além disso, o monitoramento de eletrólitos, função renal e status ácido-base é essencial para evitar complicações como acidose metabólica grave, hipocalemia e distúrbios eletrolíticos.

Diuréticos Osmóticos: Manitol

O manitol, um diurético osmótico, é amplamente utilizado em UTI para condições que exigem controle rigoroso do equilíbrio hídrico e pressórico, como a redução da pressão intracraniana (PIC) em casos de edema cerebral e no manejo de glaucoma agudo. Sua eficácia está relacionada à capacidade de promover diurese osmótica sem aumento significativo na excreção de sódio, sendo particularmente valioso em situações onde a remoção de excesso de fluidos pode aliviar a pressão sobre órgãos vitais. Embora seja uma ferramenta importante no tratamento de condições críticas, seu uso requer monitoramento atento devido aos riscos de complicações renais e desequilíbrios eletrolíticos.

No Brasil, o manitol está disponível em soluções intravenosas a 10%, 15%, 20% e 25%. Essas apresentações são adequadas para uso em bolus ou infusão contínua, dependendo da condição clínica do paciente. A solução deve ser administrada com filtros em linha, devido à tendência do manitol cristalizar em baixas temperaturas, o que pode causar complicações durante a infusão.

- **Mecanismo de Ação:** O manitol atua aumentando a osmolaridade do plasma, o que atrai água do espaço intracelular e intersticial para o compartimento intravascular. Essa mudança osmótica reduz a pressão intracraniana e intraocular ao remover o excesso de água do cérebro e dos olhos. No nível renal, o manitol é filtrado pelos glomérulos, mas não é reabsorvido pelos túbulos, criando um gradiente osmótico que inibe a reabsorção de água e eletrólitos, resultando em diurese aumentada.

- **Farmacocinética e Farmacodinâmica:** O início de ação do manitol ocorre rapidamente, entre 15 a 30 minutos após a administração intravenosa, e seu efeito diurético pode durar de 6 a 8 horas. Sua excreção é principalmente renal, sendo eliminado inalterado na urina. A meia-vida do manitol varia entre 0,5 a 2,5 horas em pacientes com função renal normal, podendo prolongar-se significativamente em pacientes com insuficiência renal. Em casos de disfunção renal grave, a meia-vida pode se estender para até 36 horas.

- **Indicações e Posologia:** O manitol é utilizado na UTI principalmente para a redução da PIC, sendo administrado em bolus de 0,25 a 1g/kg, com doses ajustadas conforme a resposta clínica. Para redução da pressão intraocular em emergências oftalmológicas, a dose recomendada é de 1,5 a 2g/kg administrada em infusão lenta. Além disso, o manitol pode ser utilizado como profilaxia para insuficiência renal aguda em pacientes com risco elevado de rabdomiólise ou hemólise massiva.

- **Cuidados Específicos com Administração:** É recomendado que o manitol seja administrado com filtros em linha devido ao risco de cristalização da solução. Deve-se evitar a coadministração com sangue, devido à possibilidade de pseudoaglutinação. O manitol é classificado como um vesicante em concentrações acima de 5%, sendo necessária a administração em veias de grande calibre para evitar complicações como síndrome compartimental. Monitoramento rigoroso do estado hemodinâmico, volume intravascular e eletrólitos é essencial durante a terapia.

- **Uso na Gestação e Lactação:** O manitol atravessa a placenta, mas não há evidências conclusivas sobre seus efeitos teratogênicos em humanos. Seu uso na gravidez deve ser ponderado, sendo recomendado apenas quando os benefícios superam os riscos. Não se sabe se o manitol é excretado no leite materno, mas a maioria das fontes considera o uso compatível com a amamentação.

- **Cuidados na Insuficiência Renal e Hepática:** Em pacientes com insuficiência renal severa, o manitol é contraindicado devido ao risco de sobrecarga osmótica e LRA. O monitoramento da osmolaridade plasmática é crucial para evitar toxicidade renal. Em pacientes com insuficiência hepática, não é necessário ajuste de dose, uma vez que o manitol é excretado principalmente pelos rins.

- **Complicações e Efeitos Adversos:** Os principais efeitos adversos do manitol incluem desidratação, hipernatremia, hipocalemia e edema pulmonar devido à expansão de volume intravascular. Em doses elevadas, o manitol pode causar IRA, especialmente em pacientes com disfunção renal pré-existente. Complicações mais raras incluem hipernatremia dilucional, acidose metabólica e, em alguns casos, edema cerebral de rebote após infusões prolongadas.

- **Principais Interações Medicamentosas:** O manitol pode aumentar o risco de toxicidade renal quando administrado concomitantemente com aminoglicosídeos, como a tobramicina, e agentes nefrotóxicos, como o arsenito de trióxido. Além disso, pode diminuir a concentração sérica de lítio, exigindo ajustes na dose deste último.

- **Particularidades do Uso na UTI:** Na UTI, o manitol é frequentemente utilizado em bolus intermitentes para evitar o acúmulo no cérebro, o que poderia causar aumento de PIC por efeito de rebote. A terapia com manitol requer monitoramento contínuo da função renal e da osmolaridade plasmática, pois a elevação excessiva da osmolaridade (>55mOsm/kg) aumenta o risco de complicações renais graves, incluindo LRA. Em pacientes com insuficiência cardíaca, seu uso deve ser restrito devido ao risco de edema pulmonar.

4.7. Outros diuréticos potencialmente utilizados na UTI

Entre outros diuréticos utilizados na UTI, podemos destacar a **Nesiritida** e sobretudo os 7. Inibidores do cotransportador Sódio-Glicose 2 (**SGLT2i**).

A **Nesiritida** é uma forma sintética de peptídeo natriurético tipo B (BNP), com propriedades diuréticas e vasodilatadoras. É mencionada como potencialmente útil na prevenção de LRA em doses baixas e prolongadas, mas com resultados conflitantes e alguns riscos.

Os **SGLT2 (Dapagliflozina, empagliflozina)** têm emergido como agentes diuréticos adjuntos, particularmente em pacientes com insuficiência cardíaca. Esses agentes reduzem a reabsorção de sódio no túbulo proximal, aumentando a diurese sem afetar significativamente o equilíbrio eletrolítico. No entanto, seu uso em pacientes de UTI ainda é experimental, sendo geralmente evitado em casos de insuficiência renal aguda, tendo um papel mais centrado no manejo da insuficiência cardíaca. A sua ação é direcionada à inibição da reabsorção de glicose e sódio no túbulo proximal, aumentando a diurese osmótica. Além de exercerem efeitos cardioprotetores e nefroprotetores. Entre os principais eventos adversos encontrados destacam-se: Infecções urinárias, Cetoacidose diabética e, raramente, Gangrena de Fournier.

SELEÇÃO DE DIURÉTICOS NA UTI: QUAL, ONDE E COMO ESCOLHER

A escolha do diurético na UTI deve ser baseada em uma avaliação cuidadosa das condições clínicas do paciente, estado volêmico, função renal e resposta ao tratamento prévio. Cada diurético possui perfis específicos de ação, impacto em eletrólitos e potenciais efeitos colaterais, tornando a decisão terapêutica altamente individualizada. Abaixo estão detalhadas as principais situações em que diuréticos são indicados na UTI, assim como a avaliação dos efeitos colaterais associados e suas opções terapêuticas.

Em casos de sobrecarga volêmica grave, os diuréticos de alça, como a furosemida, são frequentemente a primeira escolha devido à sua eficácia em reduzir rapidamente o volume extracelular e aliviar os sintomas de dispneia e edema periférico. A dose inicial recomendada de furosemida é de 20-40mg IV, ajustada conforme a resposta diurética. No entanto, é fundamental monitorar continuamente eletrólitos, como sódio e potássio, uma vez que a furosemida pode causar hipocalemia e alcalose metabólica. Para mitigar esses efeitos, é comum associar espironolactona ou amilorida, que são poupadores de potássio e ajudam a manter o equilíbrio eletrolítico.

Em pacientes com insuficiência cardíaca ou cirrose hepática, a combinação de furosemida com espironolactona pode aumentar a eficácia, ajudando a reduzir a sobrecarga de líquidos com melhor controle do balanço eletrolítico. Nos casos de resistência aos diuréticos, onde a resposta às doses usuais de furosemida é insuficiente, o bloqueio sequencial do néfron com a adição de diuréticos tiazídicos, como a hidroclorotiazida, pode aumentar a natriurese e melhorar a eficácia do tratamento.

Em situações específicas, como edema cerebral ou glaucoma agudo, o manitol é o diurético osmótico de escolha. Ele atua criando um gradiente osmótico que reduz a pressão intracraniana e o edema cerebral. No entanto, o uso de manitol requer monitoramento rigoroso da osmolaridade sérica para evitar complicações, como efeito rebote ou insuficiência renal.

Outros diuréticos de alça, como a torasemida, também são alternativas viáveis à furosemida, oferecendo maior biodisponibilidade e uma meia-vida mais longa, sendo indicados em doses múltiplas diárias para otimizar a eficácia. Além disso, a acetazolamida tem sido usada em pacientes com insuficiência cardíaca descompensada, aumentando a eficiência diurética sem efeitos adversos significativos na função renal. Quando a resistência aos diuréticos persiste, a ultrafiltração pode ser considerada como uma opção terapêutica, especialmente em casos graves.

Os diuréticos desempenham um papel fundamental no manejo da sobrecarga de líquidos em pacientes gravemente enfermos na UTI. A furosemida é comumente utilizada como agente único, mas em casos de resistência, pode ser associada a tiazídicos para aumentar a excreção de sódio. Fatores como ventilação mecânica, internação pós-cirurgia cardíaca e histórico de insuficiência cardíaca estão associados ao aumento do uso de diuréticos. Entretanto, as estratégias de dosagem muitas vezes são subótimas, especialmente em pacientes com insuficiência renal, onde as doses de furosemida frequentemente não são ajustadas adequadamente com o aumento da creatinina sérica.

Além disso, estudos mostraram que cerca de 30% dos pacientes que receberam infusões contínuas de furosemida não receberam um bolus inicial, o que atrasou a obtenção de concentrações séricas eficazes do medicamento. Esse padrão sugere a necessidade de otimizar as estratégias de dosagem e o uso de diuréticos na UTI para melhorar a segurança e a eficácia nos cuidados críticos. Estudos futuros devem se concentrar em melhorar o uso de diuréticos para otimizar os resultados clínicos, especialmente em pacientes com função renal comprometida.

Portanto, a seleção de diuréticos na UTI envolve uma abordagem altamente individualizada, baseada na condição clínica do paciente, resposta ao tratamento, e um monitoramento rigoroso dos eletrólitos e função renal. A combinação de agentes, ajustes de dose e intervenções adicionais, como ultrafiltração, podem ser necessárias para melhorar o desfecho clínico.

Independente da motivação que determinou a utilização de diurético na UTI, a avaliação e atuação direta de distúrbios eletrolíticos e de outras complicações associadas devem ser realizadas de modo constante e exaustivo. Além disso, a resistência aos diuréticos deve ser avaliada de modo constante nesses indivíduos, com medidas direcionadas para um melhor suporte terapêutico.

Avaliação de Eventos Adversos e Potencias Complicações.

O uso inadequado ou excessivo de diuréticos na UTI pode levar a uma série de complicações graves, principalmente relacionadas à perda excessiva de fluidos e eletrólitos, que requerem manejo cuidadoso. Abaixo estão detalhadas as principais complicações associadas ao uso de diuréticos e suas abordagens terapêuticas.

- **Hiponatremia:** complicação comum e potencialmente fatal, especialmente associada ao uso de diuréticos tiazídicos. Ela ocorre devido à perda excessiva de sódio, exacerbada pela reposição inadequada de líquidos, resultando em uma diluição do sódio plasmático. Os diuréticos aumentam a excreção de sódio e água, desencadeando uma resposta compensatória de aumento da sede, levando a uma reposição desproporcional de água, o que agrava a diluição do sódio. Esse processo é exacerbado pela ativação do hormônio antidiurético (ADH) em resposta à hipovolemia. A hiponatremia grave é tratada com restrição de fluidos, podendo estar associada a furosemida e, em casos mais sérios, com a infusão cuidadosa de solução salina hipertônica.

- **Hipocalemia e Hipomagnesemia:** são complicações frequentemente observadas com o uso de diuréticos de alça e tiazídicos, uma vez que aumentam a excreção de potássio e magnésio. Isso pode resultar em arritmias cardíacas e fraqueza muscular. O aumento da entrega de sódio ao túbulo distal, promovido pelos diuréticos de alça, faz com que o sódio seja reabsorvido à custa da excreção de potássio. Além disso, a alcalose metabólica associada aumenta ainda mais a excreção de potássio. A suplementação de potássio e magnésio é frequentemente necessária durante a terapia com diuréticos, devendo sempre ser avaliadas. Além disso, a adição de diuréticos poupadores de potássio, como amilorida ou espironolactona, pode prevenir essas complicações.

- **Alcalose Metabólica:** frequentemente induzida pelo uso prolongado de diuréticos de alça e tiazídicos, que aumentam a perda de íons hidrogênio e potássio, promovendo uma retenção relativa de bicarbonato. O aumento da entrega de sódio ao túbulo distal estimula a secreção de íons hidrogênio e potássio, causando um desequilíbrio ácido-base que resulta na alcalose. A alcalose metabólica pode ser corrigida com a adição de inibidores da anidrase carbônica, como a acetazolamida, que induzem a excreção de bicarbonato e ajudam a restaurar o equilíbrio ácido-base.

- **Insuficiência Renal Funcional:** o uso excessivo de diuréticos pode levar à contração do volume plasmático efetivo, resultando em insuficiência renal ou pré-renal. Isso ocorre quando a redução no fluxo sanguíneo renal ativa mecanismos compensatórios de retenção de sódio, exacerbando a hipovolemia. A diurese excessiva reduz o volume plasmático, levando à diminuição da filtração glomerular e ativação de mecanismos renais de retenção de sódio e água. Se não corrigida, essa situação pode evoluir para insuficiência renal aguda. A interrupção do diurético e a reposições cuidadosas de fluidos são essenciais para restaurar a perfusão renal. Em casos graves, pode ser necessário suporte hemodialítico.

- **Impacto sobre o Cálcio e Magnésio:** Os diuréticos têm um impacto significativo na regulação do cálcio (Ca^{2+}) e do magnésio (Mg^{2+}) nos rins, influenciando sua reabsorção nos túbulos renais. Diferentes classes de diuréticos afetam de maneira distinta o transporte desses íons.

- Diuréticos de alça (furosemida) bloqueiam o cotransportador Na^+-K^+-$2Cl^-$ na alça de Henle, resultando no aumento da excreção de Ca^{2+} e mg^{2+}. Isso pode contribuir para a hipocalcemia e hipomagnesemia.

Seção VI • Farmacologia do Aparelho Cardiovascular

- **Diuréticos tiazídicos (hidroclorotiazida)**, ao inibir o cotransportador Na^+/Cl^- no túbulo contorcido distal, promovem a reabsorção de Ca^{2+}, tornando-os úteis no tratamento de condições como a **hipercalciúria** e prevenção de **cálculos renais**.
- **Diuréticos poupadores de potássio (espironolactona)**, afetam indiretamente o transporte de mg^{2+} ao modificar a reabsorção de sódio e o equilíbrio de outros eletrólitos.

Para garantir a segurança e eficácia da terapia diurética, é essencial monitorar o tratamento com precisão, incluindo:

- Medição diária do peso corporal para avaliar o sucesso da diurese.
- Restrição de líquidos para controlar o balanço hídrico.
- Monitoramento do potássio plasmático: Se o potássio estiver aumentando, deve-se substituir os diuréticos poupadores de potássio por agentes que aumentam a excreção de potássio, como furosemida ou tiazídicos. Se o potássio estiver diminuindo, pode-se suplementar com KCl oral e ajustar a medicação.
- Monitoramento do sódio plasmático: No caso de hiponatremia, pode-se impor restrição hídrica ou, em casos graves, infundir NaCl a 3%, com atenção à velocidade de infusão para evitar complicações.
- Se ocorrer alcalose metabólica durante o uso de diuréticos de alça ou tiazídicos, a acetazolamida pode ser usada para corrigir o desequilíbrio e restaurar a sensibilidade à furosemida, embora possa piorar a hipocalemia.

Portanto, o monitoramento contínuo e ajustes seriados das doses e combinações de diuréticos são fundamentais para prevenir e tratar complicações associadas ao seu uso. A escolha do diurético adequado, associada a uma monitorização rigorosa, é crucial para garantir a segurança e otimizar os desfechos clínicos em pacientes gravemente enfermos na UTI. A escolha de potenciais associações pode ser associada a esses achados, com medidas direcionadas consoante as necessidades clínicas apresentadas por cada indivíduo, conforme demonstrado na **Tabela 15C.6**.

Tabela 15C.6. Efeitos de diferentes classes de diuréticos sobre eletrólitos e pH.

Tipo de Diurético	Na^+	K^+	pH	Ca^{2+}	Mg^{2+}
Diurético de Alça	↑↓	↓	↑	↓	↓
Inibidores da Anidrase Carbônica	-	↓	↓	-	-
Tiazídicos	↓	↓	↑	↑	↓
Poupadores de Potássio	-	↑	-	-	↑

Resistência a Diuréticos: Avaliação e Direcionamento Terapêutico

A resistência aos diuréticos é uma complicação comum em pacientes criticamente enfermos, especialmente naqueles com insuficiência cardíaca, síndrome hepatorrenal e insuficiência renal crônica. Essa resistência ocorre quando os mecanismos compensatórios renais, como a ativação do sistema renina-angiotensina-aldosterona (SRAA), aumentam a reabsorção de sódio no néfron, suprimindo os efeitos dos diuréticos. A redução da TFG e a reabsorção aumentada de sódio no túbulo proximal limitam a quantidade de sódio disponível nos locais de ação dos diuréticos, resultando em menor eficácia.

Quanto a fisiopatologia envolvida na resistência aos diuréticos, dois fenômenos principais sempre devem ser considerados:

1. **Fenômeno de Freio Diurético:** Após o uso prolongado de diuréticos, o néfron desenvolve uma maior capacidade de reabsorção de sódio, especialmente no túbulo distal e na alça de Henle. Esse fenômeno é exacerbado pela ativação do SRAA, o que resulta na retenção de sódio, mesmo na presença de diuréticos.
2. **Resistência Funcional:** Em doenças avançadas, como insuficiência cardíaca e cirrose, a perfusão renal reduzida causada pela contração do volume plasmático efetivo estimula mecanismos compensatórios, como o aumento da atividade simpática e do SRAA, levando à reabsorção aumentada de sódio e à diminuição da resposta aos diuréticos.

Mediante a constatação de resistência aos diuréticos, algumas estratégias terapêuticas podem ser consideradas:

1. **Aumento da Dose ou Frequência:** Em casos de resistência, pode-se aumentar a dose de diuréticos de alça ou administrá-los em intervalos mais curtos para manter níveis terapêuticos constantes e maximizar o bloqueio do transporte de Na^+-K^+-$2Cl^-$ na alça de Henle.
2. **Combinação de Diuréticos:** A associação de diuréticos de alça com tiazídicos é uma abordagem eficaz, pois bloqueia a reabsorção de sódio em diferentes segmentos do néfron, tanto no túbulo proximal quanto no distal, aumentando a natriurese e potencializando a resposta diurética.
3. **Inibidores da Aldosterona:** A adição de espironolactona ou eplerenona pode ser útil para bloquear os efeitos da aldosterona, que promove a retenção de sódio e água. Isso é particularmente eficaz em casos de resistência associada ao RAAS.
4. **Restrição de Sódio e Líquidos:** Um controle rigoroso da ingestão de sódio e água é fundamental para evitar a reexpansão do volume extracelular, facilitando a eficácia dos diuréticos. A restrição adequada permite uma resposta mais eficiente ao tratamento.

5. **Infusão Contínua de Diuréticos:** A infusão contínua de furosemida pode ser uma alternativa eficaz em pacientes que não respondem bem às doses intermitentes, garantindo uma concentração plasmática estável do medicamento, otimizando a resposta diurética.

6. **Administração conjunta de albumina:** o uso de albumina pode levar a uma melhoria na entrega de diuréticos aos túbulos renais, ao otimizar o transporte da furosemida e dos demais diuréticos de alça, aumentando sua concentração nos túbulos renais e potencializando seu efeito. O que pode efetivar uma maior efetividade da terapêutica.

Tendo em vista esses princípios, é notório que o manejo da resistência aos diuréticos na UTI requer um entendimento profundo da fisiopatologia subjacente e a implementação de estratégias terapêuticas individualizadas, como ajustes de doses, combinação de agentes diuréticos e monitoramento rigoroso. Essas abordagens são essenciais para melhorar a eficácia do tratamento e prevenir complicações em pacientes gravemente enfermos.

Além do monitoramento contínuo de potenciais efeitos colaterais, complicações e resistência aos diuréticos, é fundamental realizar uma avaliação criteriosa e individualizada da condição clínica que motivou o uso do diurético.

Insuficiência Cardíaca Descompensada: o papel da furosemida

Pacientes com insuficiência cardíaca descompensada frequentemente apresentam congestão pulmonar e sobrecarga de volume, tornando os diuréticos de alça, como a furosemida, a primeira escolha devido à sua eficácia em reduzir rapidamente o volume extracelular e aliviar os sintomas de dispneia e edema periférico. A dose inicial recomendada de furosemida é de 20-40mg por IV, ajustada conforme a resposta diurética. Além disso, é importante monitorar continuamente os níveis de eletrólitos, como sódio e potássio, uma vez que a furosemida pode induzir hipocalemia e alcalose metabólica. Para mitigar esses efeitos, frequentemente se associa espironolactona ou amilorida, que são poupadores de potássio e ajudam a equilibrar os níveis eletrolíticos.

Em pacientes que apresentam resistência aos diuréticos, onde a resposta às doses usuais de furosemida é insuficiente, pode-se recorrer ao bloqueio sequencial do néfron com a adição de diuréticos tiazídicos, como a hidroclorotiazida, aumentando a natriurese e melhorando a eficácia do tratamento. Além disso, inibidores da SGLT-2 podem ser considerados, pois demonstraram benefícios significativos na redução da pré-carga e pós-carga, além de melhorar a função miocárdica e oferecer um efeito vasoprotetor. Esses inibidores também auxiliam no controle da albuminúria, da glicotoxicidade e no aumento da eritropoetina e hematócrito.

A dose de furosemida deve ser considerada de modo individualizado consoante a função renal. Em indivíduos com função renal preservada, a sua posologia inicial deve ser de 20-40mg IV ou 25-50mg VO, uma vez ao dia (q.d.) até quatro vezes ao dia (q.i.d.), sendo mais eficaz em posição deitada com elevação das pernas. Em casos de insuficiência renal a dose deve ser reavaliada. Podendo ser administrada, em até 125-250mg IV ou VO, uma vez ao dia (q.d.) até três vezes ao dia (t.i.d.), conforme o grau de insuficiência renal.

A torasemida, outro diurético de alça, pode ser uma alternativa à furosemida, pois oferece maior biodisponibilidade e uma meia-vida mais longa, sendo indicada em doses múltiplas diárias para otimizar a eficácia. Em casos de resistência persistente aos diuréticos, a ultrafiltração pode ser considerada como uma opção terapêutica, especialmente em casos graves. Além disso, a acetazolamida tem sido utilizada para aumentar a eficiência diurética em pacientes com insuficiência cardíaca descompensada, sem causar impactos negativos na função renal.

A terapia de manutenção da IC Crônica é de 12,5-25mg VO à noite, uma vez ao dia (q.d.) ou em dias alternados (q.o.d.), com doses maiores conforme a resposta e a creatinina plasmática. Espironolactona pode ser associada. Todo o manejo deve ser realizado perante um monitoramento rigoroso dos eletrólitos e ajustes nas doses de diuréticos conforme a resposta clínica do paciente. Em casos de resistência, a combinação de diferentes agentes diuréticos, como os tiazídicos e os inibidores da SGLT-2, bem como intervenções adicionais, como a **ultrafiltração**, são fundamentais para melhorar os desfechos clínicos.

Negativar o Balanço Hídrico: De-Ressuscitação

O manejo do choque circulatório segue um modelo terapêutico sequencial com as fases de ressuscitação, otimização, estabilização e, finalmente, de-ressuscitação. Nesta última fase, o uso de diuréticos, especialmente os diuréticos de alça como a furosemida, desempenha um papel fundamental, sendo frequentemente a primeira escolha para ajudar a remover o excesso de líquidos acumulados durante as fases anteriores.

A de-ressuscitação é essencial em pacientes criticamente enfermos que desenvolveram sobrecarga de volume, manifestada por edema, derrame pleural e ascite, frequentemente associada a oligúria e distúrbios no balanço de sódio. A oligúria, definida como uma diurese inferior a 0,3mL/kg/h por 24 horas, geralmente reflete uma perfusão renal inadequada e requer intervenção para corrigir a causa subjacente, como hipotensão ou sepse. Nesses casos, a furosemida é frequentemente usada para promover diurese, embora seu uso deva ser cauteloso, já que há evidências sugerindo que, em determinadas circunstâncias, o uso de diuréticos pode agravar a disfunção renal, especialmente em situações de hipovolemia ou choque persistente.

A avaliação do débito cardíaco e da perfusão tecidual tem um papel importante nessa fase, para garantir que o uso de diuréticos esteja otimizando o volume intravascular sem prejudicar a função renal. É notório que a manutenção de um balanço hídrico positivo acumulado na SDRA e na sepse demonstraram ter relação direta com piores desfechos clínicos. O que denota na necessidade de sempre avaliar esse controle de modo criterioso.

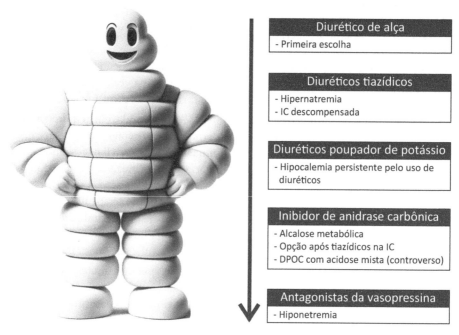

Figura 15C.14. Suporte farmacológico da síndrome de acúmulo de fluidos.

Sobretudo porque quando administrados de modo inadvertido (sobretudo na fase precoce do atendimento, dentro das primeiras 24 hora de internação) essa terapia pode ser associada um risco aumentado de lesão renal e desequilíbrios eletrolíticos, sem um benefício claro em termos de redução da mortalidade, duração da ventilação mecânica ou tempo de internação.

Diuréticos de alça, como a furosemida, muitas vezes são combinados com diuréticos tiazídicos ou outros diuréticos para aumentar a excreção de sódio e água em casos de resistência diurética. Portanto, a estratégia de de-ressuscitação requer uma abordagem cuidadosa e personalizada, com o uso de diuréticos sendo ajustado com base na condição clínica do paciente, sempre com foco na manutenção da perfusão renal adequada e no equilíbrio de fluidos, evitando complicações como lesão renal e desequilíbrio eletrolítico.

O suporte farmacológico da abordagem da "Síndrome de Acúmulo de Fluidos" pode ser avaliado de modo mais direcionado na **Figura 15C.14**.

Uso de Diuréticos na Insuficiência Renal

O uso de diuréticos em pacientes com insuficiência renal deve ser cuidadosamente avaliado, considerando a condição clínica e a função renal. Abaixo, discutimos o manejo do uso de diuréticos em quatro cenários comuns: LRA, oligúria, síndrome nefrótica, e LRC.

Lesão Renal Aguda

Pacientes com LRA podem se beneficiar do uso de diuréticos de alça, como a furosemida, especialmente em casos de sobrecarga volêmica significativa. O objetivo do tratamento é aumentar a diurese e aliviar o acúmulo de líquidos, melhorando a perfusão renal. A dose recomendada de furosemida é de 40-80mg IV, ajustada conforme a resposta urinária. O uso de diuréticos em doses elevadas, no entanto, pode causar hipovolemia e agravar a insuficiência renal ou pré-renal. Portanto, a titulação das doses deve ser feita com cautela. Nos casos de resistência à furosemida, pode-se associar um diurético tiazídico, como a metolazona, para potencializar o efeito natriurético

Oligúria e Sobrecarga de Volume

Pacientes oligúricos, com uma diurese inferior a 0,3mL/kg/h por 24 horas, frequentemente apresentam perfusão renal inadequada, que requer intervenções rápidas para evitar a progressão da insuficiência renal. Nesses casos, os diuréticos de alça, como a furosemida, são frequentemente a primeira escolha, promovendo a excreção de sódio e água, e ajudando a aliviar a sobrecarga de volume. A Furosemida IV deve ser iniciada, com dose de 40mg, com ajustes conforme a resposta diurética. Deve-se monitorar atentamente a função renal e os eletrólitos, principalmente sódio e potássio, já que hiponatremia e hipocalemia são complicações comuns e precisam ser prontamente corrigidas.

Síndrome Nefrótica

A síndrome nefrótica, caracterizada por edema hipo--oncótico e hipertensão, requer frequentemente o uso de diuréticos tiazídicos para promover diurese e aliviar o edema. Esses diuréticos, como a hidroclorotiazida, são úteis para reduzir a sobrecarga de líquidos e controlar a hipertensão, podendo iniciar com 12,5-25mg de hidroclorotiazida por VO uma vez ao dia. A hiponatremia é uma complicação comum com o uso prolongado de diuréticos tiazídicos. O monitoramento regular dos níveis de sódio é essencial, e ajustes nas doses ou pausas no tratamento podem ser necessários para prevenir esse efeito adverso. A dosagem pode ser reduzida para 1 vez a cada dois dias (q.o.d.) ou até 2 vezes por semana como medida de manutenção crônica, dependendo da resposta do paciente.

Lesão Renal Crônica

Nos casos de LRC, assim como descrito na LRA, o uso de diuréticos de alça como a furosemida pode ser útil para controlar a retenção de líquidos, mas as doses precisam ser ajustadas com base nos níveis de creatinina plasmática. A furosemida pode ser administrada em doses tão altas quanto 250mg IV ou oral, 4 vezes ao dia (q.i.d.), dependendo da função renal e da resposta diurética. A administração precisa ser monitorada de perto para evitar hipovolemia, desequilíbrios eletrolíticos, e para garantir que os níveis de creatinina sejam adequadamente controlados, otimizando a diurese sem comprometer a função renal.

O uso de diuréticos na insuficiência renal, tanto na LRA quanto na LRC, exige uma abordagem cautelosa e personalizada. A titulação das doses, o monitoramento rigoroso dos eletrólitos e a consideração de potenciais complicações, como hipovolemia e hiponatremia, são cruciais para otimizar o tratamento e evitar a progressão da disfunção renal.

Tratamento da Ascite em Pacientes Cirróticos

O tratamento da ascite associada à cirrose hepática envolve o uso de espironolactona como terapia de primeira linha, devido à sua capacidade de antagonizar a aldosterona, promovendo a excreção de sódio e água, sem causar uma perda significativa de potássio. A dose inicial de espironolactona é de 100mg/dia, podendo ser aumentada gradualmente até 400mg/dia, conforme a resposta clínica.

Nos casos em que a espironolactona sozinha não é suficiente ou há hipercalemia, pode-se adicionar furosemida à terapia para aumentar a eficácia diurética. A dose inicial de furosemida é de 40mg/dia, podendo ser titulada até 160mg/dia, visando induzir uma perda de peso de até 0,5kg/dia em pacientes sem edema periférico e até 1kg/dia em pacientes com edema.

Pacientes com ascite refratária, que não respondem adequadamente à terapia com diuréticos, podem necessitar de paracentese de grande volume, acompanhada de infusão de albumina para prevenir a disfunção circulatória pós-procedimento. Além disso, a administração de albumina a longo prazo em combinação com diuréticos tem demonstrado benefícios na redução da mortalidade e no controle da ascite refratária. Uma dieta com restrição de sódio (80-120mmol/dia) é recomendada para potencializar a eficácia do tratamento diurético e controlar melhor a retenção de líquidos.

O manejo deve ser feito com cautela, devido ao risco de complicações, como hiponatremia, insuficiência renal, hipercalemia, e encefalopatia hepática, que são frequentes em pacientes com cirrose.

Tratamento da Síndrome de Perda Capilar (Capillary Leak Syndrome – CLS)

A síndrome de perda capilar (CLS) é caracterizada por um aumento na permeabilidade capilar, levando à saída de fluido rico em proteínas do espaço intravascular para o intersticial. Frequentemente associada à sepse, também pode ocorrer em condições como a síndrome de Clarkson, síndrome de diferenciação e febres hemorrágicas virais. As manifestações clínicas incluem edema sistêmico, hipotensão, choque hipovolêmico, edema pulmonar não cardiogênico e LRA.

O manejo clínico da CLS envolve uma estratégia de reposição de fluidos cuidadosa para evitar o agravamento do edema intersticial. Diuréticos de alça, como a furosemida, são frequentemente utilizados, especialmente na fase de recuperação ou em casos leves. Em pacientes com sobrecarga de fluidos e pressão arterial marginal, a combinação de diuréticos de alça com albumina a 25% pode ser eficaz. Para casos de IRA refratária, pode ser necessária a terapia de substituição renal (TSR), sendo o uso contínuo dessa terapia preferido para controle mais eficiente da sobrecarga de fluidos em situações de anasarca.

Manejo da Hipertensão Intracraniana (HIC)

O manitol, um diurético osmótico, é amplamente utilizado no manejo da hipertensão intracraniana (HIC), especialmente em pacientes com edema cerebral e trauma cranioencefálico. Seu mecanismo de ação envolve a criação de um gradiente osmótico, que retira água do tecido cerebral para a circulação sistêmica, reduzindo assim o edema cerebral e, consequentemente, a pressão intracraniana (PIC) O manitol é geralmente administrado em doses de 0,25 a 1g/kg IV, ajustado conforme a resposta clínica e os níveis de osmolaridade. A osmolaridade sérica deve ser rigorosamente monitorada e mantida entre 310-320mOsm/L para evitar complicações, como o efeito rebote – caracterizado por um aumento subsequente no edema cerebral – e complicações renais, especialmente em pacientes com insuficiência renal.

Além de reduzir a PIC, o manitol promove vasoconstrição cerebral reflexa, melhora a reologia sanguínea e diminui a produção de líquido cefalorraquidiano (LCR). A eficácia do manitol depende da integridade da barreira hematoencefálica (BHE), uma vez que, em lesões onde a BHE está comprometida, o equilíbrio entre os líquidos intracerebrais e o sangue pode limitar sua ação.

No entanto, o uso prolongado do manitol pode levar ao efeito rebote e ao aumento do edema cerebral, além de potencialmente agravar a insuficiência renal, especialmente em pacientes com predisposição. Portanto, o uso de manitol requer um monitoramento contínuo da osmolaridade sérica e da função renal para garantir a segurança e a eficácia no manejo da hipertensão intracraniana.

A **Figura 15C.15.** ilustra as etapas de suporte do controle da PIC e da Pressão de Perfusão Cerebral (PPC) no paciente neuro-crítico.

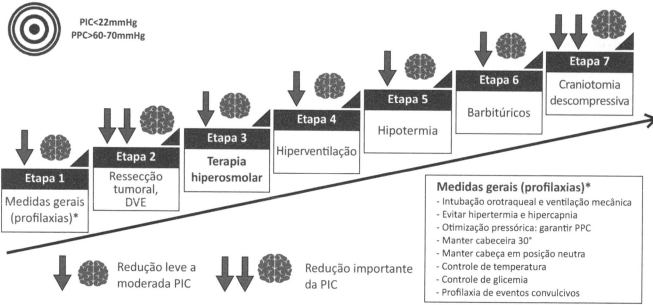

Figura 15C.15. Etapas do manejo da Hipertensão Intracraniana (HIC), com metas específicas de Pressão Intracraniana (PIC) e de Pressão de Perfusão Cerebral (PPC).

Um ponto interessante sobre o uso de diuréticos em pacientes internados em UTI é o padrão de utilização em pacientes obesos. Nesses indivíduos, o uso de diuréticos na UTI tem se mostrado significativamente mais frequente em comparação com pacientes de peso normal. Estudos indicam que a obesidade, especialmente nas classes I, II e III, está associada a um aumento da retenção de sódio, um fator comum em doenças cardíacas, hepáticas e renais. Em uma coorte de 7.724 pacientes criticamente enfermos, foi demonstrado que para cada aumento de 5 kg/m² no índice de massa corporal (IMC), o risco ajustado de uso de diuréticos aumenta em 19%. Além disso, os pacientes obesos tendem a receber doses diárias maiores de diuréticos, sugerindo uma necessidade aumentada de controle do balanço hídrico. Essa maior propensão ao uso de diuréticos reforça a obesidade como um fator de risco independente para retenção de sódio e sobrecarga hídrica, aspectos que exigem atenção especial na gestão de fluidos e medicamentos nesses pacientes, embora as implicações exatas para a função renal e desfechos clínicos precisem ser melhor investigadas.

A diurese em pacientes críticos visa remover o excesso de fluidos após a administração de grandes volumes, sendo a furosemida o diurético de escolha inicial, com doses ajustadas conforme a função renal. A resistência à diurese pode ser manejada com diuréticos tiazídicos ou bumetanida. O monitoramento rigoroso de eletrólitos é crucial para prevenir complicações, como distúrbios eletrolíticos. Em pacientes hipovolêmicos, a combinação de albumina hipertônica com diuréticos pode ser eficaz. Há oportunidades de otimização nas estratégias de dosagem, especialmente em pacientes com comprometimento renal. As **Tabelas 15C.7. e 8.** resumem alguns dos principais tópicos sobre os diuréticos utilizados na prática diária da UTI.

CONCLUSÃO

Os diuréticos são essenciais na UTI para o manejo de sobrecarga volêmica, insuficiência cardíaca, disfunções renais e outras condições críticas. Seu uso eficaz depende do conhecimento profundo sobre suas classes, mecanismos de ação e monitoramento rigoroso. Embora sejam ferramentas poderosas, o uso inadequado ou excessivo pode levar a complicações graves, como desequilíbrios eletrolíticos, resistência ao tratamento e lesão renal aguda.

A prática clínica dos diuréticos na UTI envolve decisões complexas e individualizadas, que devem considerar a função renal, estado volêmico e resposta ao tratamento. A combinação de agentes, ajustes na dosagem e intervenções adicionais, como a ultrafiltração, são estratégias que, quando bem implementadas, melhoram significativamente os desfechos clínicos.

A compreensão dos mecanismos que levam à resistência diurética, assim como a capacidade de identificar e corrigir complicações precocemente, são fundamentais para otimizar o tratamento e garantir melhores resultados em pacientes criticamente enfermos.

PONTOS-CHAVE

- **Mecanismos de Ação e Eficácia:** Cada classe de diuréticos atua em diferentes partes do néfron, influenciando a reabsorção de sódio, potássio e água. O entendimento desses mecanismos é essencial para uma escolha terapêutica eficaz.

- **Monitoramento Rigoroso:** A avaliação contínua de eletrólitos, função renal e balanço hídrico é crucial para o uso seguro de diuréticos. Complicações como hipo-

Tabela 15C.7. Características de alguns dos principais diuréticos utilizados na UTI.

Classe de Diurético	Meia-Vida	Duração de Ação Clínico	% TFG excretada no pico do efeito	Sítio de Ação no Túbulo Renal	Efeito Farmacológico	Complicações	Efeitos Adversos
Osmóticos manitol, glicerol	Curta (eliminação renal).	Minutos a horas, inversamente proporcional à TFG	Proporcional à concentração plasmática, até 10%	PT (túbulo proximal): A reabsorção de H_2O os concentra progressivamente ($\uparrow$ pressão osmótica ao longo do PT)	Bloqueio do fluxo osmótico de água do lúmen para o capilar	Desidratação, poliúria, sede, encolhimento celular	$\downarrow$Na (Na no ECV é diluído pela água osmoticamente abstraída das células)
Inibidores da AC acetozolamida, diclorfenamida	18h	24 h contínuo em IV	5%	PT: onde bloqueiam 50% da secreção relacionada ao H^+ e reabsorção de HCO_3	Bloqueio da hidratação do CO_2 dependente de CA (anidrase carbônica).	Urina alcalina, perda de $NaHCO_3$, acidose metabólica $\downarrow$K	$\uparrow$Na Acidose metabólica
Bloqueadores de transporte de Na de "alta-ceiling" Furosemida e congêneres	0,5 h IV 2 h VO	4 h. Até 24 h em CRF: efeitos de pico duram	30%	Ramo espesso da alça de Henle, onde anulam o transporte de Na^+-K^+-$2Cl^-$	Bloqueio do sistema de contra-transporte Na^+-K^+-$2Cl^-$	$\uparrow$ entrega de Na ao DT, $\uparrow$ da excreção de K^+-H^+, perda metabólica de alcalose.	$\downarrow$ Na $\uparrow$ excreção de Na acoplada à sede causa diluição do Na residual no ECV
Diuréticos Tiazídicos Dihidroclorotiazida, Clortalidona, Ácido tienílico	10h	24 h LRC: $\uparrow$ tempo de ação e $\downarrow$ eficácia	3%, ($\downarrow$ na LRC)	Túbulo distal (DT): desde o final de HL até o MD. $\uparrow$reabsorção de Ca	Bloqueio do contratransporte de Na^+-Cl^- na mucosa do túbulo distal	$\uparrow$a entrega de Na ao ducto coletor, perda de K^+ e H^+, $\uparrow$ Ca	$\downarrow$Na (perda de Na > água) $\uparrow$ Ca
Bloqueadores seletivos do ENaC Amilorida, Triamtereno	10h	24 h, ação prolongada em LRC associada a menor eficácia	De 1% ($\downarrow$ENaCs com $\downarrow$ aldosterona) - 5% ($\uparrow$ENaCs máximos $\uparrow$aldosterona)	Túbulo distal até CD cortical nas células intercalares	Bloqueio dos ENaCs: sem Na absorvido, sem Na^+-K^+ secretado no lúmen	$\uparrow$ excreção de Na, Retenção de K^+-H^+	$\downarrow$Na, $\uparrow$K, Acidose metabólica
Inibidores competitivos da aldosterona Espironolactona e canrenona	- 18h	<24h (ineficaz na LRC)	De 1% (se $\downarrow$ aldosterona)- 5% ($\uparrow$ aldosterona)	Túbulo distal até ducto coletor cortical	Bloqueio da síntese de canais de ENaC pela inibição nuclear.	$\uparrow$excreção de Na, acoplada à retenção de H^+-K^+, atraso comparado aos bloqueadores	$\downarrow$Na, $\uparrow$K, Acidose metabólica

Tabela 15C.8. Resumo dos principais diuréticos usados em UTI.

	Inibidor da Anidrase-Carbônica	Diurético de Alça	Diurético Tiazídico	Diurético Poupador de Potássio	Antagonistas dos receptores da Vasopressina
Indicação	Alcalose metabólica. Resistência a diurético de alça (opção alternativa) Alternativa na IC com hipervolemia DPOC com distúrbios de pH mistos (controverso).	1ª opção.	Hipernatremia. Primeira opção de terapia auxiliar quando há resistência a diuréticos de alça em insuficiência cardíaca descompensada.	Hipocalemia persistente devido ao uso de diuréticos.	Hiponatremia

	Inibidor da Anidrase-Carbônica	Diurético de Alça	Diurético Tiazídico	Diurético Poupador de Potássio	Antagonistas dos receptores da Vasopressina
Efeitos Adversos	Distúrbios eletrolíticos ($\downarrow$ K e $\downarrow$Na) Acidose metabólica. Reações da família das sulfonamidas.	Reações da família das sulfonamidas (menos comuns). Distúrbios eletrolíticos ($\downarrow$ K, $\downarrow$Ca, $\downarrow$Mg e $\uparrow$Na) Alcalose metabólica.	Distúrbios eletrolíticos ($\downarrow$Na, $\downarrow$K, $\uparrow$Ca Alcalose metabólica Reações da família das sulfonamidas (menos comuns).	Distúrbios eletrolíticos ($\uparrow$K). Acidose metabólica.	Lesão hepática. Hipernatremia.
Cuidados Específicos	Monitorar ionograma e o estado ácido-base. Evitar em casos de doença hepática avançada.	Monitorar o ionograma e o estado ácido-base. Ototoxicidade (se alta dose e infusão rápida).	Monitorar o ionograma e o estado ácido-base. Evitar em casos de doença hepática avançada.	Triamtereno: evitar em doenças renais e hepáticas avançadas. Amilorida: evitar em doenças renais avançadas. Monitorar potássio, especialmente em combinação com inibidores da ECA/BRA.	Monitorar os níveis de Na Evitar em casos de doença hepática avançada.

natremia, hipocalemia e alcalose metabólica devem ser prevenidas e tratadas adequadamente.

- **Resistência Diurética:** A resistência aos diuréticos é uma complicação comum em pacientes críticos. Estratégias como o bloqueio sequencial do néfron, aumento de dose e administração contínua podem ser necessárias para superar essa barreira terapêutica.

- **Uso Individualizado:** A escolha do diurético e sua combinação devem ser feitas com base na condição clínica específica do paciente, sempre considerando sua resposta ao tratamento e as complicações associadas.

- **Complicações e Eventos Adversos:** O uso prolongado ou inadequado de diuréticos pode resultar em distúrbios eletrolíticos, insuficiência renal e resistência. A identificação precoce e intervenção imediata são fundamentais para evitar desfechos negativos.

- **De-Ressuscitação e Balanço Hídrico:** O uso de diuréticos na fase de de-ressuscitação é essencial para remover o excesso de fluidos acumulados e melhorar a função orgânica. A avaliação precisa do estado volêmico é chave para ajustar a terapêutica.

- **Diuréticos na Insuficiência Renal:** Pacientes com lesão renal aguda ou insuficiência renal crônica demandam uma abordagem cautelosa, com ajustes nas doses e combinações de agentes para garantir uma diurese eficaz sem prejudicar ainda mais a função renal.

- **Insuficiência Cardíaca Descompensada:** o uso de diuréticos é uma ferramenta essencial do arsenal terapêutico;

- **Manejo da Ascite no Paciente Cirrótico:** o controle clínico pode ser auxiliado pela administração de espironolactona seguida, se necessário, de furosemida.

- **Manejo da Hipertensão Intracraniana:** o manitol é uma das principais etas do tratamento clínico para a redução da PIC e controle da PPC.

BIBLIOGRAFIA

69. Ostermann M, Awdishu L, Legrand M. Using diuretic therapy in the critically ill patient. Intensive Care Med. 2024 Aug;50(8):1331-1334. doi: 10.1007/s00134-024-07441-4. Epub 2024 May 2. PMID: 38695931.
70. Ostermann M, Shaw AD, Joannidis M.Management of oliguria. Intensive Care Med. 2023 49(1):103–106
71. Malbrain M, Martin G, Ostermann M. Everything you need to know about deresuscitation. Intensive Care Med. 2022 48(12):1781–1786
72. Beaubien-Souligny W, Rola P, Haycock K, Bouchard J, Lamarche Y, Spiegel R, Denault AY. Quantifying systemic congestion with Point-Of-Care ultrasound: development of the venous excess ultrasound grading system. Ultrasound J. 2020 Apr 9;12(1):16. doi: 10.1186/s13089-020-00163-w. PMID: 32270297; PMCID: PMC7142196.
73. De Backer D, Aissaoui N, Cecconi M, Chew MS, Denault A, Hajjar L, Hernandez G, Messina A, Myatra SN, Ostermann M et al. How can assessing hemodynamics help to assess volume status? Intensive Care Med. 2022 48(10):1482–1494
74. Schulze PC, Bogoviku J, Westphal J, Aftanski P, Haertel F, Grund S, von Haehling S, Schumacher U, Möbius-Winkler S, Busch M. Effects of early empagliflozin initiation on diuresis and kidney function in patients with acute decompensated heart failure (EMPAG-HF). Circulation 2022 146(4):289–298
75. Damman K, Van Veldhuisen DJ, Navis G, Vaidya VS, Smilde TD, Westen- brink BD, Bonventre JV, Voors AA, Hillege HL (2010) Tubular damage in chronic systolic heart failure is associated with reduced survival inde- pendent of glomerular filtration rate. Heart 96(16):1297–1302
76. Côté JM, Bouchard J, Murray PT, Beaubien-Souligny W. Diuretic strategies in patients with resistance to loop-diuretics in the intensive care unit: a retrospective study from the MIMIC-III database. J Crit Care. 2021;65:282-291.
77. Ostermann M, Alvarez G, Sharpe MD, Martin CM. Frusemide administration in critically ill patients by continuous compared to bolus therapy. Nephron Clin Pract. 2007;107(2)
78. Ng KT, Yap JLL. Continuous infusion vs intermittent bolus injection of furosemide in acute decompensated heart failure: system-

atic review and meta-analysis of randomised controlled trials. Anaesthesia. 2018;73(2):238-247.

79. Lee TH, Kuo G, Chang CH, Huang YT, Yen CL, Lee CC, Fan PC, Chen JJ. Diuretic effect of co-administration of furosemide and albumin in comparison to furosemide therapy alone: an updated systematic review and meta-analysis. PLoS ONE. 2021;16(12)

80. Chawla LS, Davison DL, Brasha-Mitchell E, Koyner JL, Arthur JM, Shaw AD, Tumlin JA, Trevino SA, Kimmel PL, Seneffmg (2013) Development and standardization of a furosemide stress test to predict the severity of acute kidney injury. Crit Care 17(5):R207

81. Sakhuja A, Bandak G, Barreto EF, Vallabhajosyula S, Jentzer J, Albright R, Kashani KB. Role of Loop Diuretic Challenge in Stage 3 Acute Kidney Injury. Mayo Clin Proc. 2019 Aug;94(8):1509-1515. doi: 10.1016/j.mayocp.2019.01.040. Epub 2019 Jul 3. PMID: 31279541; PMCID: PMC6746153.

82. McMahon BA, Chawla LS. The furosemide stress test: current use and future potential. Ren Fail. 2021 Dec;43(1):830-839. doi: 10.1080/0886022X.2021.1906701. PMID: 33971784; PMCID: PMC8118439.

83. Martínez-Chillarón M, Cupich AL, Piñeiro GJ, Molina-Andújar A, Poch López de Briñas E. Furosemide responsiveness test-is there any reason to be afraid of diuretic use after cardiac surgery? J Thorac Dis. 2024 Jul 30;16(7):4825-4828. doi: 10.21037/jtd-24-153. Epub 2024 Jul 26. PMID: 39144322; PMCID: PMC11320253.

84. Bolgiaghi L, Umbrello M, Formenti P, Coppola S, Sabbatini G, Massaro C, Damiani M, Chiumello D. The furosemide stress test, electrolyte response and Renal Index in critically ill patients. Minerva Anestesiol. 2021 Apr;87(4):448-457. doi: 10.23736/S0375-9393.21.14942-9. Epub 2021 Feb 16. PMID: 33591140.

85. Kataoka J, Uchimido R, Santanda T, et al. (July 31, 2024) The Urine Output Response to Low-Dose Diuretic Challenge Predicts Tolerance to Negative Fluid Balance in Mechanically Ventilated, Critically Ill Patients. Cureus 16(7): e65824. DOI 10.7759/cureus.65824

86. Rewa OG, Bagshaw SM, Wang X, Wald R, Smith O, Shapiro J, McMahon B, Liu KD, Trevino SA, Chawla LS, Koyner JL. The furosemide stress test for prediction of worsening acute kidney injury in critically ill patients: A multicenter, prospective, observational study. J Crit Care. 2019 Aug;52:109-114. doi: 10.1016/j.jcrc.2019.04.011. Epub 2019 Apr 9. PMID: 31035185; PMCID: PMC8704439.

87. Drugs.com. Available from: https://www.drugs.com/. Accessed on 29 Sep 2024.

88. Zhao G, Xu C, Ying J, et al. Association between furosemide administration and outcomes in critically ill patients with acute kidney injury. Crit Care. 2020;24(1):75. doi:10.1186/s13054-020-2798-6.

89. Dilken O, Ince C, Kapucu A, Heeman PM, Ergin B. Furosemide exacerbated the impairment of renal function, oxygenation and medullary damage in a rat model of renal ischemia/reperfusion induced AKI. Intensive Care Medicine Experimental. 2023;11:25.

90. Krishnasamy S, Sinha A, Lodha R, Sankar J, Tarik M, Ramakrishnan L, Bagga A, Hari P. Furosemide stress test to predict acute kidney injury progression in critically ill children. Pediatr Nephrol. 2024 Apr 30. doi: 10.1007/s00467-024-06387-5. Epub ahead of print. PMID: 38691152.

91. Biegus J, Voors AA, Collins SP, Kosiborod MN, Teerlink JR, Angermann CE, et al. Impact of empagliflozin on decongestion in acute heart failure: the EMPULSE trial. Eur Heart J. 2023;44(1):41-50.

92. Rosner MH, Ostermann M, Murugan R, Prowle JR, Ronco C, Kellum JA, et al. Indications and management of mechanical fluid removal in critical illness. Br J Anaesth. 2014;113(5):764-71.

93. Ter Maaten JM, Rao VS, Hanberg JS, Perry Wilson F, Bellumkonda L, Assefa M, et al. Renal tubular resistance is the primary driver for loop diuretic resistance in acute heart failure. Eur J Heart Fail. 2017;19(8):1014-22.

94. Klinkmann G, Klammt S, Jäschke M, Henschel J, Gloger M, Reuter DA, et al. Impact of albumin binding function on pharmacokinetics and pharmacodynamics of furosemide. Medicina (Kaunas). 2022;58(12):1780.

95. Almeshari K, Ahlstrom NG, Capraro FE, Wilcox CS. A volume-independent component to postdiuretic sodium retention in humans. J Am Soc Nephrol. 1993;3(12):1878-83.

96. Bagshaw, Sean M., et al. "The effect of low-dose furosemide in critically ill patients with early acute kidney injury: a pilot randomized blinded controlled trial (the SPARK study)." Journal of critical care 42 (2017): 138-146.

97. Patschan D, Patschan S, Buschmann I, Ritter O. Loop Diuretics in Acute Kidney Injury Prevention, Therapy, and Risk Stratification. Kidney Blood Press Res. 2019;44(4):457-464. doi: 10.1159/000501315. Epub 2019 Jul 30. PMID: 31362295.

98. Messina A, Calatroni M, Castellani G, De Rosa S, Ostermann M, Cecconi M. Understanding fluid dynamics and renal perfusion in acute kidney injury management. J Clin Monit Comput. 2024 Aug 28. doi: 10.1007/s10877-024-01209-3. Epub ahead of print. PMID: 39198361.

99. Gao S, Yang L, Wang Z. Do critically ill patients with AKI benefit from furosemide? Further real-word evidence from a large multi-center database. Crit Care. 2020 May 25;24(1):253. doi: 10.1186/s13054-020-02905-7. PMID: 32450912; PMCID: PMC7249379.

100. Karajala V, Mansour W, Kellum JA. Diuretics in acute kidney injury. Minerva Anestesiol. 2009 May;75(5):251-7. Epub 2008 Jul 18. PMID: 18636060.

101. Vaara ST, Forni LG, Joannidis M. Subphenotypes of acute kidney injury in adults. Curr Opin Crit Care. 2022 Dec 1;28(6):599-604. doi: 10.1097/MCC.0000000000000970. Epub 2022 Aug 4. PMID: 35942680.

102. Hasson DC, Zhang B, Krallman K, Rose JE, Kempton KM, Steele P, Devarajan P, Goldstein SL, Alder MN. Acute kidney injury biomarker olfactomedin 4 predicts furosemide responsiveness. Pediatr Nephrol. 2023 Sep;38(9):3153-3161. doi: 10.1007/s00467-023-05920-2. Epub 2023 Apr 3. PMID: 37010559.

103. Sabra MS, Allam EAH, Hassanein KMA. Sildenafil and furosemide nanoparticles as a novel pharmacological treatment for acute renal failure in rats. Naunyn Schmiedebergs Arch Pharmacol. 2024 May 15. doi: 10.1007/s00210-024-03128-1. Epub ahead of print. PMID: 38748227.

104. Zarbock A, Koyner JL, Hoste EAJ, Kellum JA. Update on Perioperative Acute Kidney Injury. Anesth Analg. 2018 Nov;127(5):1236-1245. doi: 10.1213/ANE.0000000000003741. PMID: 30138176.

105. Joannidis M, Druml W, Forni LG, Groeneveld ABJ, Honore PM, Hoste E, Ostermann M, Oudemans-van Straaten HM, Schetz M. Prevention of acute kidney injury and protection of renal function in the intensive care unit: update 2017: Expert opinion of the Working Group on Prevention, AKI section, European Society of Intensive Care Medicine. Intensive Care Med. 2017 Jun;43(6):730-749. doi: 10.1007/s00134-017-4832-y. Epub 2017 Jun 2. PMID: 28577069; PMCID: PMC5487598.

106. Claure-Del Granado R, Mehta RL. Fluid overload in the ICU: evaluation and management. BMC Nephrol. 2016 Aug 2;17(1):109. doi: 10.1186/s12882-016-0323-6. PMID: 27484681; PMCID: PMC4970195.

107. Pfortmueller, C.A., Dabrowski, W., Wise, R. et al. Fluid accumulation syndrome in sepsis and septic shock: pathophysiology, relevance and treatment—a comprehensive review. Ann. Intensive Care.2024 14, 115 https://doi.org/10.1186/s13613-024-01336-9

108. Monnet X, Lai C, Teboul JL. How I personalize fluid therapy in septic shock? Crit Care. 2023 Mar 24;27(1):123. doi: 10.1186/s13054-023-04363-3. PMID: 36964573; PMCID: PMC10039545.

109. Wichmann S, Barbateskovic M, Liang N, Itenov TS, Berthelsen RE, Lindschou J, Perner A, Gluud C, Bestle MH. Loop diuretics in adult intensive care patients with fluid overload: a systematic review of randomised clinical trials with meta-analysis and trial sequential analysis. Ann Intensive Care. 2022 Jun 13;12(1):52. doi: 10.1186/s13613-022-01024-6. PMID: 35696008; PMCID: PMC9192894.

110. Zampieri FG, Bagshaw SM, Semler MW. Fluid Therapy for Critically Ill Adults With Sepsis: A Review. JAMA. 2023 Jun 13;329(22):1967-1980. doi: 10.1001/jama.2023.7560. PMID: 37314271.

111. Messmer AS, Dill T, Müller M, Pfortmueller CA. Active fluid de-resuscitation in critically ill patients with septic shock: A systematic review and meta-analysis. Eur J Intern Med. 2023 Mar;109:89-96. doi: 10.1016/j.ejim.2023.01.009. Epub 2023 Jan 11. PMID: 36635127.

112. Bissell BD, Laine ME, Thompson BastinmL, Flannery AH, Kelly A, Riser J, Neyra JA, Potter J, Morris PE. Impact of protocolized diuresis for de-resuscitation in the intensive care unit. Crit Care. 2020 Feb 28;24(1):70. doi: 10.1186/s13054-020-2795-9. PMID: 32111247; PMCID: PMC7048112.

113. Jones TW, Chase AM, Bruning R, Nimmanonda N, Smith SE, Sikora A. Early Diuretics for De-resuscitation in Septic Patients With Left Ventricular Dysfunction. Clin Med Insights Cardiol. 2022 May 13;16:11795468221095875. doi: 10.1177/11795468221095875. PMID: 35592767; PMCID: PMC9112302.

114. Rudler M, Mallet M, Sultanik P, Bouzbib C, Thabut D. Optimal management of ascites. Liver Int. 2020;40(S1):128-35.

115. Levi N, Bnaya A, Wolak A, Shavit L, Jaffal S, Amsalem I, et al. Administration of Intravenous Furosemide in Patients with Acute Infection: Patient Characteristics and Impact on In-Hospital Outcome. J Clin Med. 2023;12:3496

116. Zhang R, Chen H, Gao Z, Liang M, Qiu H, Yang Y, Liu L. The Effect of Loop Diuretics on 28-Day Mortality in Patients With Acute Respiratory Distress Syndrome. Front Med (Lausanne). 2021;8:740675.

117. Mitsas AC, Elzawawi M, Mavrogeni S, Boekels M, Khan A, Eldawy M, et al. Heart failure and cardiorenal syndrome: A narrative review on pathophysiology, diagnostic and therapeutic regimens—From a cardiologist's view. J Clin Med. 2022;11(23):7041.

118. Hammond DA, Smith MN, Lee KC, Honein D, Quidley AM. Acute decompensated heart failure: Review of a large clinical series. J Intensive Care Med. 2018;33(8):456-66. doi:10.1177/0885066616669494.

119. Andrei S, Bahr PA, Berthoud V, Popescu BA, Nguyen M, Bouhemad B, Guinot PG. Diuretics depletion improves cardiac output and ventriculo-arterial coupling in congestive ICU patients during hemodynamic de-escalation. J Clin Monit Comput. 2023;37:1035–43.

120. Siddall E, Khatri M, Radhakrishnan J. Capillary leak syndrome: etiologies, pathophysiology, and management. Kidney Int. 2017;92(1):37-46. doi:10.1016/j.kint.2016.11.029

121. Schizodimos T, Soulountsi V, Iasonidou C, Kapravelos N. An overview of management of intracranial hypertension in the intensive care unit. J Anesth. 2020;34(5):741-757. doi: 10.1007/s00540-020-02795-7

122. de Louw EJ, Sun PO, Lee J, Feng M, Mark RG, Celi LA, et al. Aumento da incidência do uso de diuréticos em pacientes obesos criticamente enfermos. J Crit Care. 2015;30(3):619-23.

123. Zakrocka I, Targowska-Duda KM, Kocki T, Turski W, Urba□ska EM, Załuska W. Loop diuretics inhibit kynurenic acid production and kynurenine aminotransferases activity in rat kidneys. Pharmacol Rep. 2024 Sep 11. doi: 10.1007/s43440-024-00648-8.

124. Zacchia M, Capolongo G, Rinaldi L, Capasso G. The importance of the thick ascending limb of Henle's loop in renal physiology and pathophysiology. Int J Nephrol Renovasc Dis. 2018;11:81-92.

125. Brandon O. The art of diuresis – Critical Concepts. CritCon. 2021 Jan 17. Available from: https://www.critcon.org/archives/1012

126. McCoy IE, Chertow GM, Chang TI-H. Padrões de uso de diuréticos na unidade de terapia intensiva. PLoS One. 2019;14(5). DOI: 10.1371/journal.pone.0217911.

127. Subramanian S, Ziedalski TM. Oliguria, volume overload, Na+ balance, and diuretics. Crit Care Clin. 2005;21(2):523-33. doi:10.1016/j.ccc.2005.01.009.

128. Alexander RT, Dimke H. Effect of diuretics on renal tubular transport of calcium and magnesium. Am J Physiol Renal Physiol. 2017;312(6). doi:10.1152/ajprenal.00032.2017.

129. Lachance P, Bagshaw SM. Loop and thiazide diuretics. In: Critical Care Nephrology, 3rd ed. Philadelphia: Elsevier; 2019. p. 613-24. e1. doi:10.1016/B978-0-323-44942-7.00061-3.

130. McCoy IE, Montez-Rath ME, Chertow GM, Chang TI. Estimated Effects of Early Diuretic Use in Critical Illness. Crit Care Expl. 2019;1. DOI: 10.1097/CCE.0000000000000021.

131. Bissell BD, Esan OA, Brown MA, Wilcox CS. Informed diuretic choices in the ICU. J Crit Care. 2023;59:156-162.

132. Lee SK, Boron WF, Occhipinti R. Potential Novel Role of Membrane-Associated Carbonic Anhydrases in the Kidney. Int J Mol Sci. 2023;24(4251):4251. doi:10.3390/ijms24044251.

133. Escudero VJ, Mercadal J, Molina-Andújar A, Piñeiro GJ, Cucchiari D, Jacas A, et al. New Insights Into Diuretic Use to Treat Congestion in the ICU: Beyond Furosemide. Front Nephrol. 2022;2:879766. doi: 10.3389/fneph.2022.879766.

134. Bartoli E, Rossi L, Sola D, Castello L, Sainaghi PP, Smirne C. Use, misuse and abuse of diuretics. Eur J Intern Med. 2017;39:9-17.

135. Lichtenstein DA, Mezière GA. Relevance of lung ultrasound in the diagnosis of acute respiratory failure: the BLUE protocol. Chest. 2008 Jul;134(1):117-25. doi: 10.1378/chest.07-2800. Epub 2008 Apr 10. Erratum in: Chest. 2013 Aug;144(2):721. PMID: 18403664; PMCID: PMC3734893.

136. Linchtenstein D. Lung ultrasound in the critically ill. Annals of Intensive Care 2014, 4:1

137. Lichtenstein DA, Mezière GA, Lagoueyte JF, Biderman P, Goldstein I, Gepner A. A-lines and B-lines: lung ultrasound as a bedside tool for predicting pulmonary artery occlusion pressure in the critically ill. Chest. 2009 Oct;136(4):1014-1020. doi: 10.1378/chest.09-0001. PMID: 19809049.

138. Lichtenstein D. Lung ultrasound in the critically ill. Curr Opin Crit Care. 2014 Jun;20(3):315-22. doi: 10.1097/MCC.0000000000000096. PMID: 24758984.

139. Reissig A, Copetti R, Kroegel C. Current role of emergency ultrasound of the chest. Crit Care Med 2011 Vol. 39, No. 4. 839-45

140. Enghard P, Rademacher S, Nee J, Hasper D, Engert U, Jörres A, Kruse JM. Simplified lung ultrasound protocol shows excellent prediction of extravascular lung water in ventilated intensive care patients. Crit Care. 2015 Feb 6;19(1):36. doi: 10.1186/s13054-015-0756-5. PMID: 25656060; PMCID: PMC4335373.

141. Buhemad B, Zhang M, Lu Q, Rouby JJ. Clinical review: Bedside lung ultrasound in critical care practice. Critical Care 2007, 11:205

142. Al Deeb M, et al. Point-of-care Ultrasonography for the Diagnosis of Acute Cardiogenic Pulmonary Edema in Patients Presenting With Acute Dyspnea: A Systematic Review and Meta-analysis. Academic Emergency Medicine 2014;21:844–852

143. Lichtenstein D, Meziere G, Biderman P, Gepner A, Barre O: The comet-tail artifact. An ultrasound sign of alveolar-interstitial syndrome. Am J Respir Crit Care Med 1997, 156:1640- 1646.

144. Lichtenstein D, Meziere G: A lung ultrasound sign allowing bedside distinction between pulmonary edema and COPD: the comet-tail artifact. Intensive Care Med 1998, 24:1331- 1334.

145. Zhou S. The clinical value of bedside lung ultrasound in the diagnosis of chronic obstructive pulmonary disease and cardiac pulmonary edema. Zhonghua Wei Zhong Bing Ji Jiu Yi Xue. 2014 Aug;26(8):558-62

146. Colmenero M, Garcia-Delgado M, Navarrete I, López-Milena G. Utilidad de la ecografia pulmonar en la unidad de medicina intensiva. Med Intensiva. 2010;34(9):620–628

147. Lichtenstein DA, Lascols N, Prin S, Mezière G. The "lung pulse": an early ultrasound sign of complete atelectasis. Intensive Care Med. 2003 Dec;29(12):2187-2192. doi: 10.1007/s00134-003-1930-9. Epub 2003 Oct 14. PMID: 14557855.

148. Singh AK, et al. The Use of M-Mode Ultrasonography to Differentiate the Causes of B Lines. Chest. 2018 Mar;153(3):689-696. doi: 10.1016/j.chest.2017.10.019

149. Tardella M, et al. Ultrasound B-lines in the evaluation of interstitial lung disease in patients with systemic sclerosis: Cut-off point definition for the presence of significant pulmonary fibrosis. Medicine (Baltimore). 2018 May;97(18):e0566. doi: 10.1097/MD.0000000000010566.

150. Trezi M et al. Lung ultrasonography for the assessment of rapid extravascular water variation: evidence from hemodialysis patients. Intern Emerg Med. 2013(8:)409–415

151. Patel CJ, Bhatt HB, Parikh SN, Jhaveri BN, Puranik JH.Bedside Lung Ultrasound in Emergency Protocol as a Diagnostic Tool in Patients of Acute Respiratory Distress Presenting to Emergency Department. J Emerg Trauma Shock. 2018 Apr-Jun;11(2):125-129. doi: 10.4103/JETS.JETS_21_17.

152. Copetti R, Soldati G, Copetti P. Chest sonography: a useful tool to differentiate acute cardiogenic pulmonary edema from acute respiratory distress syndrome. Cardiovasc Ultrasound. 2008 Apr 29;6:16. doi: 10.1186/1476-7120-6-16. PMID: 18442425; PMCID: PMC2386861.

153. Picano et.al, Ultrasound Lung Comets: A Clinically Useful Sign of Extravascular Lung Water. J Am Soc Echocardiogr 2006;19:356-363

154. Benes J, Kirov M, Kuzkov V, Lainscak M, Molnar Z, Voga G, Monnet X. Fluid Therapy: Double-Edged Sword during Critical Care? Biomed Res Int. 2015;2015:729075. doi: 10.1155/2015/729075. Epub 2015 Dec 22. PMID: 26798642; PMCID: PMC4700172.

155. Ellison DH, Felker GM. Loop diuretics: Dosing and major side effects. UpToDate. 2024. Disponível em: https://www.uptodate.com/contents/loop-diuretics-dosing-and-major-side-effects. Acessado em 3 de outubro de 2024.

156. Furosemide: Drug information. UpToDate. 2024. Disponível em: https://www.uptodate.com/contents/furosemide-drug-information. Acessado em 3 de outubro de 2024.

157. UpToDate. Mechanism of action of diuretics. Disponível em: https://www.uptodate.com/contents/mechanism-of-action-of-diuretics?search=diuretics&source=search_result&selectedTitle=1%7E150&usage_type=default&display_rank=1. Acessado em 03 de outubro de 2024.

158. UpToDate. Use of thiazide diuretics in patients with primary (essential) hypertension [Internet]. 2024 [citado em 2024 Out 3]. Disponível em: https://www.uptodate.com/contents/use-of-thiazide-diuretics-in-patients-with-primary-essential-hypertension?search=thiazidics&source=search_result&selectedTitle=2%7E150&usage_type=default&display_rank=1

159. Hydrochlorothiazide: Drug information. Available from: https://www.uptodate.com/contents/hydrochlorothiazide-drug-information?search=thiazidics&selectedTitle=1%7E150&usage_type=panel&display_rank=1&kp_tab=drug_general&source=panel_search_result. Accessed on October 3, 2024.

160. UpToDate. Chlorothiazide: Drug information. [Internet]. 2024 [cited 2024 Oct 3]. Available from: https://www.uptodate.com/contents/chlorothiazide-drug-information?search=thiazidics&selectedTitle=1%7E150&usage_type=panel&display_rank=1&kp_tab=drug_general&source=panel_search_result

161. Indapamide: Drug Information. UpToDate. 2024. Disponível em: https://www.uptodate.com/contents/indapamide-drug-information?s earch=thiazidics&selectedTitle=1%7E150&usage_type=panel&display_rank=1&kp_tab=drug_general&source=panel_search_result. Acesso em: 03 de outubro de 2024.

162. Metolazone: Drug Information. UpToDate. 2024. Disponível em: https://www.uptodate.com/contents/metolazone-drug-information?s earch=thiazidics&selectedTitle=1%7E150&usage_type=panel&display_rank=1&kp_tab=drug_general&source=panel_search_result. Acesso em: 03 de outubro de 2024.

163. UpToDate. Spironolactone: Drug Information [Internet]. Waltham, MA: UpToDate, Inc.; 2024 [cited 2024 Oct 3]. Available from: https://www.uptodate.com/contents/spironolactone-drug-information?search=espironolactona&source=panel_search_result&selectedTitle=1%7E150&usage_type=panel&kp_tab=drug_general&display_rank=1.

164. UpToDate. Eplerenone: Drug information [Internet]. Waltham, MA: UpToDate; 2024 [cited 2024 Oct 3]. Available from: https://www.uptodate.com/contents/eplerenone-drug-information?search=Eplerenona&source=panel_search_result&selectedTitle=1%7E65&usage_type=panel&kp_tab=drug_general&display_rank=1

165. UpToDate. Amiloride: Drug information. [Internet]. Disponível em: https://www.uptodate.com/contents/amiloride-drug-information?search=Amilorida&source=panel_search_result&selectedTitle=1%7E59&usage_type=panel&kp_tab=drug_general&display_rank=1. Acesso em 3 de outubro de 2024.

166. UpToDate. Triamterene: Drug information [Internet]. 2024 [cited 2024 Oct 3]. Available from: https://www.uptodate.com/contents/triamterene-drug-information?search=Trianterreno&source=panel_search_result&selectedTitle=1%7E35&usage_type=panel&kp_tab=drug_general&display_rank=1

167. LEAF A, SCHWARTZ WB, RELMAN AS. Oral administration of a potent carbonic anhydrase inhibitor (diamox). I. Changes in electrolyte and acid-base balance. N Engl J Med 1954; 250:759.

168. Preisig PA, Toto RD, Alpern RJ. Carbonic anhydrase inhibitors. Ren Physiol 1987; 10:136.

169. UpToDate. Acetazolamide: Drug information [Internet]. 2024 [cited 2024 Oct 3]. Available from: https://www.uptodate.com/contents/acetazolamide-drug-information?search=Acetazolamida&source=panel_search_result&selectedTitle=1%7E99&usage_type=panel&kp_tab=drug_general&display_rank=1

170. Aviram A, Pfau A, Czaczkes JW, Ullmann TD. Hyperosmolality with hyponatremia, caused by inappropriate administration of mannitol. Am J Med 1967; 42:648.

171. Seely JF, Dirks JH. Micropuncture study of hypertonic mannitol diuresis in the proximal and distal tubule of the dog kidney. J Clin Invest 1969; 48:2330.

172. GIPSTEIN RM, BOYLE JD. HYPERNATREMIA COMPLICATING PROLONGED MANNITOL DIURESIS. N Engl J Med 1965; 272:1116.

173. Mathisen O, Raeder M, Kiil F. Mechanism of osmotic diuresis. Kidney Int 1981; 19:431.

174. UpToDate. Mannitol (systemic): Drug information. [Internet]. 2024 [citado em 3 de outubro de 2024]. Disponível em: https://www.uptodate.com/contents/mannitol-s ystemic-drug- information?search=manitol&source=panel_search_result&selectedTitle=1%7E150&usage_type=panel&showDrugLabel=true&display_rank=1

175. UpToDate. Complications of mannitol therapy. [Internet]. 2024 [citado em 3 de outubro de 2024]. Disponível em: https://www.uptodate.com/contents/complications-of-mannitol-therapy?search=manitol&source=search_result&selectedTitle=2%7E150&usage_type=default&display_rank=1

16

Farmacologia dos Antiarrítmicos

Henrique Miller Balieiro

INTRODUÇÃO:

As arritmias são um desafio na prática clínica das UTIs. Elas podem ser a própria causa da internação, além de ser comum em internações por doenças cardiovasculares de outras etiologias e ainda são complicações comuns em enfermos graves das mais diversas patologias não cardiovasculares como sepse, pós-operatório de cirurgias não cardíacas, distúrbios hidroeletrolíticos, etc.

O surgimento de arritmias durante uma internação na UTI urge como importante causa de morbimortalidade além do aumento do tempo de internação.

Saber manusear um antiarrítmico na UTI é essencial ao profissional e visa aliviar os sintomas, evitar as complicações e reduzir o tempo de internação hospitalar e o risco de morte súbita.

Este manejo só é possível levando em consideração o conhecimento farmacológico destas drogas para entender suas indicações, efeitos adversos e interações.

O objetivo deste capítulo é apresentar de maneira fácil, rápida e prática as informações mais importantes deste grupo importante de drogas na prática médica.

O POTENCIAL DE AÇÃO DAS CÉLULAS MUSCULARES LISAS DO MÚSCULO CARDÍACO

A capacidade de algumas células em gerar ou alterar um potencial elétrico, é conhecida como **Bioeletrogênese**.

O potencial de ação é gerado quando um estímulo elétrico é gerado numa célula, seja ela muscular ou nervosa.

Regulado por diversos fatores que irão alterar a polaridade de membranas, uma vez gerado, o potencial de ação é desenvolvido através de canais iônicos responsáveis pela entrada e saída de íons alterando a carga elétrica entre o meio intracelular e o meio extracelular.

Os principais solutos responsáveis por essa dinâmica iônica são o **sódio**; **cloro**, mais concentrados no meio extracelular e o **potássio** no meio intracelular. Em última análise o desenvolvimento desse potencial elétrico celular é responsável pela manutenção da vida.

Quando a célula se encontra em seu potencial de repouso, também conhecido como potencial de membrana, existe uma eletronegatividade intracelular, que varia nas diferentes células do nosso organismo. Ao contrário do meio intracelular, o meio extracelular é positivo.

Essa diferença de potencial elétrico é invertida no momento que a célula é despolarizada, propagando assim o potencial de ação (**Figura 16.1.**).

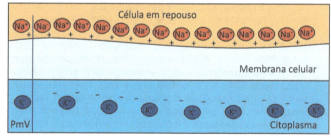

Figura 16.1. Diferença de Potencial Elétrico

Ao contrário do potencial de ação nas células do músculo esquelético, o potencial de ação do músculo cardíaco não é iniciado pela atividade nervosa. O Sistema Nervoso Autônomo modula, mas não controla as células marcapasso.

O potencial da célula muscular apresenta a **fase 0 (repolarização), as fases 1, 2 e 3 (repolarização) e a fase 4 (repouso)**. O nodo sinusal apresenta automatismo ou despolarização espontânea devida a um limiar mais alto (isto é, menos negativo) e ao influxo lento e gradual de íons sódio durante a diástole. (**Figura 16.2.**)

Os principais fármacos antiarrítmicos têm íntima relação com as fases do potencial de ação relacionados ao mecanismo farmacodinâmico, tanto pelos seus efeitos benéficos, quanto pelos efeitos adversos.(**Figura 16.3.**) O antiarrítmico mais uti-

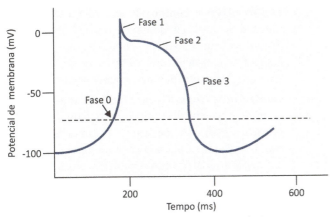

Figura 16.2. Relação do Potencial de Ação com os Antiarrítmicos

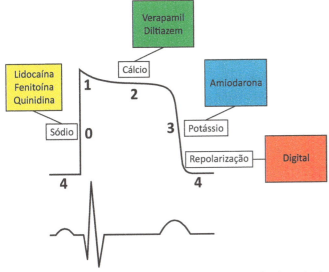

Figura 16.3. Relação das fases do potencial de ação com drogas antiarrítmicas

lizado no mundo, a amiodarona por ter seu alvo a fase 3 do potencial de ação está relacionada com o alargamento do intervalo QT, podendo ser responsável pela Torsades de Pointes.

CLASSIFICAÇÃO DAS DROGAS ANTIARRÍTMICAS

A classificação dos antiarrítmicos, proposta por Vaughan Williams, existente desde 1970 foi alterada no decorrer dos anos e recentemente tem várias sugestões de proposta para sua modernização, como sugerida por Lei M et al.

A seguir, como não existe consenso ainda sobre única nova classificação, vamos tentar enfatizar nos cenários clínicos como estas drogas devem ser utilizadas.

Classe 0:

Bloqueio do canal marcapasso ou corrente f, ou canal I_f, canal iônico cardíaco que se ativa na fase final da repolarização do coração, quando o potencial de membrana atinge valores negativos. A inibição do canal I_f reduz a pendente da fase 4 no nó sinoatrial, provavelmente, no nó atrioventricular e Purkinje aumentando o intervalo RR.

- **Exemplo de droga:** Ivabradine.
- **Efeitos adversos comuns:** bradicardia, cefaleia e tontura
- **Contraindicação:** hipotensão grave definida como pressão menos do que 90x50mmHg.
- **Aplicação clínica:**
1. Insuficiência cardíaca crônica sintomática após otimização com betabloqueadores, bloqueadores do sistema renina angiotensina aldosterona, bloqueadores de aldosterona, inibidores de SLGT2 e uso de diuréticos e quem mantém frequência cardíaca ≥70 bpm.
2. Taquicardia sinusal inapropriada.

Classe 1:

- **Subclasse 1A:** Atuam no canal de Na+ com dissociação de cinética intermediaria e frequentemente bloqueio do canal de K+. Promove redução na amplitude da fase 0 com aumento no limiar da excitação, condução lenta nos átrios, ventrículos e sistema especializado ventricular de condução, consequentemente aumentando os intervalos QT.
- **Exemplo de drogas:** quinidina e disopiramida.
- **Maiores aplicações clínicas:** Hoje bastante em desuso na prática clínica sendo substituídos por drogas mais eficazes e seguras. Podem ser usadas em fibrilação atrial e taquicardia ventricular da síndrome do QT curto congênito e de Brugada.
- **Subclasse 1B:** Inibição do canal de Na+ em estado aberto com taxa de dissociação rápida. Redução da amplitude da fase 0 do potencial de ação com aumento no limiar de excitação, redução na condução nos átrios, ventrículos e sistema de condução especializado, encurtamento do período refratário efetivo no ventrículo normal e nas fibras de Purkinje, prolongamento do período refratário efetivo e da pós-despolarização da refratariedade com redução da janela de corrente nas células isquêmicas.
- **Exemplo de droga:** lidocaína.
- **Efeitos adversos comuns:** cefaleia, vômitos, tontura, sonolência, visão turva, hipotensão, confusão mental, zumbido, convulsão, inconsciência, bradicardia e parada respiratória.
- **Contraindicações:** Contraindicação absoluta somente a hipersensibilidade a droga. Como é uma droga com efeito antiarrítmico usada somente em emergências médicas seu risco benéfico acaba valendo em conta nas suas contraindicações relativas.
- **Maiores aplicações clínicas:** Normalmente usada em pacientes cujas arritmias ventriculares são refratarias

a amiodarona ou em substituição dela nos pacientes com contra indicação, principalmente se a etiologia da arritmia ventricular for isquêmica.

- **Subclasse 1C:** Inativar o canal de Na+ com taxa de dissociação lenta, redução na amplitude da fase com aumento no limiar da excitabilidade, redução na condução atrial, ventricular e sistema de condução ventricular especializada, redução da excitabilidade com prolongamento do potencial de ação em frequências cardíacas elevadas.
- **Exemplo de drogas:** propafenona.
- **Efeitos adversos comuns:** bradicardia, náuseas, vômitos, prisão de ventre ou gosto desagradável na boca.
- **Contraindicações:** Doença pulmonar obstrutiva crônica e insuficiência cardíaca com fração de ejeção reduzida.
- **Maiores aplicações clínicas:** Muito negligenciada na prática clínica este grupo de droga é segura e tem um potencial elevado de reversão de fibrilação atrial, sendo comparado com a amiodarona, a propafenona é de uso oral, com reversão tempo de reversão mais rápida do que a própria amiodarona muito usada em nosso meio.
- **Subclasse 1D:** Age tardiamente nos canais de Na+ na fase 2, reduz a entrada tardia de Na+ afetando a recuperação do potencial de ação, refratariedade, reserva de repolarização e intervalo QT.
- **Exemplo de drogas:** Ranolazina.
- **Efeitos adversos comuns:** letargia, hipoestesia, sonolência, tontura postural, amnésia, nível de consciência deprimido, perda de consciência, coordenação anormal, distúrbio de marcha, parosmia, ansiedade, insônia, disfunção erétil.
- **Contraindicações:** Doença renal crônica com TFG <30ml/min.
- **Maiores aplicações clínicas:** angina estável refratária a tratamento convencional otimizado.

Classe 2:

- **Subclasse IIA:** Betabloqueadores seletivos e beta1 inibidor de receptor adrenérgico. Inibição da proteína G adrenergicamente induzida e aumento da atividade da adenil cinase o AMP cíclico com efeitos que incluem diminuição da frequência do marcapasso sinoatrial; aumento do tempo de condução atrioventricular e diminuição da atividade deflagradora de marcapasso do nó sinoatrial.
- **Exemplo de drogas:**
- **Inibidores não seletivos:** carvedilol, propranolol, nadolol.
- **Inibidores seletivos:** atenolol, bisoprolol, esmolol, metoprolol.

- **Efeitos adversos comuns:** bradicardia, náuseas, vômitos, desconforto abdominal, constipação, tontura, disfunção sexual, afetando a libido e a função erétil, fadiga, fraqueza, depressão, alterações do perfil lipídico, retenção de líquido, perda de memória, confusão.
- **Contraindicações:** Doença pulmonar obstrutiva crônica e/ou asma descompensadas, bloqueios atrioventriculares de segundo ou terceiro graus, bradicardia com frequência cardíaca inferior a 60bpm e nos casos de doença arterial obstrutiva periférica ou diabetes mal controlado o risco benefícios desta droga tem que ser levados em consideração.
- **Maiores aplicações clínicas:** Suas aplicações são inúmeras na cardiologia:
  1. Controle de frequência cardíaca taquicardia sinusal;
  2. Controle de frequência cardíaca em outras taquicardias como fibrilação atrial, flutter atrial, taquicardia atrial;
  3. Esta nos pilares do tratamento da insuficiência cardíaca com fração de ejeção reduzida;
  4. Reduz morte súbita em diversos pacientes com taquicardia ventricular e/ou risco de morte súbita;
  5. Anti-hipertensivos entre outras
- **Subclasse IIB:** ativador dos receptores não seletivos beta adrenérgico. Ativação da proteína G induzida adrenergicamente e aumento da atividade da adenil cinase e AMP cíclico.
- **Exemplo de drogas:** Isoproterenol.
- **Obs.:** Muito pouco usado na prática clínica.
- **Maiores aplicações clínicas:**
  1. Aumento da frequência do ritmo de escape ventricular em casos de bloqueio AV completo, antes do implante definitivo da marcapasso.
  2. Tratamento de torsades de pointes.
  3. Para abortar tempestades elétricas na síndrome de Brugada, mesmo em pacientes com cardiodesfibrilador implantável.
- **Subclasse IIC:** Inibição dos receptores muscarínicos colinérgicos M2 no nódulo AV e átrios, diminuição dos intervalos RR e PR.
- **Exemplo de drogas:** atropina, anisodamina, hioscina e escopolamina.
- **Efeitos adversos comuns:** aumento da pressão intraocular, falta de coordenação muscular, alucinação, boca seca, incoerência verbal, hiperatividade, convulsão e febre.
- **Contraindicação:** Glaucoma
- **Maiores aplicações clínicas:** bradicardia sinusal sintomática leve a moderada e bloqueio na condução supra-His e o nódulo AV. Exemplo: sincope vagal. Bradicardias sintomáticas a atropina pode ser usa-

da na tentativa de reversão em casos de paciente estáveis. Atropina também usada em intoxicação por organofosforado.

- **Subclasse IID**: Ativação dos receptores colinérgicos KAch no nódulo sinusal, átrios e nódulo AV. Hiperpolarização no nódulo sinusal e encurtamento dos PAs nos átrios e nódulo AV e redução do AMP cíclico e, portanto ICaL e If do nódulo sinoatrial por efeito inibitório da Adenil ciclase e ativação do AMP cíclico, reduzindo estes efeitos estimulatórios no ICaL, IKS, ICl e Iti no tecido ventricular adrenergicamente ativado.
- **Exemplo de drogas:** Digitais
- **Efeitos adversos comuns:** Intoxicação digitálica é relativamente comum pelo efeito terapêutico ser próximo do limiar de toxidade, sendo náuseas, sonolência, bradicardia e visão turva ou amarelada seus principais sintomas, além, da alteração eletrocardiográfica onde o segmento ST fica em formato de "colher de pedreiro".
- **Contraindicação:** Sarcoidose, bloqueios atrioventriculares de segundo e terceiro graus e bradicardia.
- **Maiores aplicações clínicas:** Hoje estão basicamente sendo utilizadas para controle de frequência cardíaca em pacientes com insuficiência cardíaca reduzida associada a fibrilação atrial.
- **Subclasse IIE:** Ativação do receptor de adenosina A1 no tecido supraventricular (nódulo sinusal, átrios, nódulo AV), ativação dos canais de entrada retificador de K+ ativados por proteína G acoplada e IKAdo, hiperpolarização do nódulo sinoatrial e encurtamento da duração do PA nos átrios, tecidos do nódulo AV e redução do AMP cíclico, e, portanto, ICaL, e If do nódulo sinusal. Efeito inibitório sobre adenil ciclase e ativação do AMP cíclico, reduzindo seus efeitos estimulatórios sobre ICaL, IKS, ICl, Iti nos tecidos ventriculares adrenergicamente ativados.
- **Exemplo de drogas:** adenosina.
- **Efeitos adversos comuns:** Sensação muito desagradável na sua injeção rápida com dificuldade para respirar, dor torácica e sensação de morte iminente com duração de segundos.
- **Contraindicação:** Bloqueios atrioventriculares de segundo e terceiro graus e bradicardia.
- **Maiores aplicações clínicas:** Droga de escolha na taquicardia por reentrada nodal

Classe 3:

- **Subclasse IIIA:** Bloqueio de múltiplos canais de K+, resultando em prolongamento do PA nos átrios, Purkinje e dos miócitos ventriculares; aumento do período refratário precoce e diminuição da reserva de regularização.
- **Exemplo de drogas:** amiodarona, dronedarona (menos utilizada, *abaixo vamos falar somente da amiodarona*).

- **Efeitos adversos comuns:** fotossensibilidade, microdepósitos em córneas, toxicidade pulmonar, hepatotoxicidade, neuropatia periférica, hipotireoidismo e tireotoxicose.
- **Contraindicação:** Bloqueios atrioventriculares de segundo e terceiro graus e bradicardia. Deve ser usada com parcimônia em pacientes com hipotensão e insuficiência cardíaca grave.
- **Maiores aplicações clínicas:** Taquicardia ventricular em pacientes sem cardiopatia estrutural ou isquêmico, fibrilação atrial, taquicardia por reentrada nodal.

Obs.: Talvez a droga mais utilizada em nosso meio, principalmente pelo seu poder de reversão de arritmias associados ao seu baixo efeito colateral.

Porém, vale salientar que aproximadamente 30% da sua molécula é a base de iodo devendo ser usada com precaução em patologias da tireoide e que sua infusão venosa propicia a flebite, principalmente quando usada por infusão contínua.

- **Subclasse IIIB:** Prolongamento da recuperação do PA no átrio, fibra de Purkinje e miócitos ventriculares; aumento do período refratário precoce e redução da reserva de repolarização com prolongamento dos intervalos QT.
- **Exemplo de drogas:** dofetilida, ibutilida, sotalol.
- **Obs.:** Muito pouco usado na prática clínica
- **Maiores aplicações clínicas:** taquicardia ventricular em pacientes sem cardiopatia estrutural ou de etiologia isquêmica; taquiarritmias associadas à síndrome de WPW; fibrilação atrial e outras taquiarritmias supraventriculares.
- **Subclasse IVA:** Bloqueio do canal de Ca_2+ (ICa) resultando em inibição do marcapasso sinusal, inibição da condução AV, prolongamento do período refratário efetivo, aumento do tempo de recuperação do PA, aumento do período refratário, diminuição da reserva de regularização e supressão do sinal de Ca_2+ intracelular.
- **Exemplo de drogas:** bloqueadores dos canais de cálcio tipo fenilalquilaminas (por exemplo, verapamil) e benzotiazepinas (por exemplo, diltiazem).
- **Efeitos adversos comuns:** edema de membros inferiores, cefaleia, rubor, náusea, tontura, astenia, bloqueio AV de 1º grau, bradicardia, constipação, coceira e elevação das transaminases.
- **Contraindicação:** bloqueios atrioventriculares de segundo e terceiro graus, bradicardia, hipotensão, insuficiência cardíaca.
- **Maiores aplicações clínicas:** controle da frequência cardíaca na fibrilação atrial sem disfunção severa do ventrículo esquerdo, bem como de outras taquiarritmias supraventriculares. Usada também para angina vasoespástica.
- **Outras Classes:**

Outras classes e subclasses de antiarrítmicos não serão abordadas neste livro por ainda não dispor de aprovação para humanos ou ainda estarem em fase de testes.

Classe 7 (Moduladores de alvo)

Vale deixar uma nota de que drogas que têm grande potencial de diminuir o risco de morte súbita cardíaca desempenham papel como antiarrítmicos, mas reduzindo cardiopatias estruturais, isquemias, etc.

Muitos autores hoje acham que estas drogas deveriam ser alocadas como moduladores de alvo e serem classificadas como Classe 7 de drogas antiarrítmicas.

As drogas mais comuns são inibidores da enzima de conversão de angiotensina, bloqueadores dos receptores de angiotensia I, estatinas, inibidores de PCSK9, inibidores de neprilisina associados a bloqueadores dos receptores de angiotensia I e inibidores de SGLT2.

Estas drogas serão mais abordadas em outros capítulos deste livro.

CONCLUSÃO

Os antiarrítmicos são extremamente utilizados na prática média. O conhecimento farmacológico destas drogas nos auxilia na tomada de decisão para melhor conduta e segurança para nossos pacientes.

PONTOS-CHAVE

Farmacologia dos antiarrítmicos, antiarrítmicos na terapia intensiva, arritmias supraventriculares, arritmias ventriculares, fibrilação atrial, classificação dos antiarrítmicos.

BIBLIOGRAFIA

1. Lei M, Wu L, Terrar DA, Huang CL Modernized Classification of Cardiac Antiarrhythmic. Drugs. Circulation. 2018 ct 23;138(17):1879-1896.
2. Swedberg K, Komajda M, Böhm M, et al., on behalf of the SHIFT Investigators. Ivabradine and outcomes in chronic heart failure (SHIFT): a randomised placebo-controlled study. *Lancet* 2010;376:875-85.
3. Cappato R, Castelvecchio S, Ricci C, et al. Clinical efficacy of ivabradine in patients with inappropriate sinus tachycardia: a prospective, randomized, placebo-controlled, double-blind, crossover evaluation. J Am Coll Cardiol 2012; 60:1323.
4. Mantha Y, Harada R, Hieda R. Management of Common Cardiovascular Emergencies in Critically Ill Patients. Heart Failure Clin 16 (2020) 153–166
5. Isabelle C Van Gelder, Michel Rienstra, Karina V Bunting et al. 2024 ESC Guidelines for the management of atrial fibrillation developed in collaboration with the European Association for Cardio-Thoracic Surgery (EACTS): Developed by the task force for the management of atrial fibrillation of the European Society of Cardiology (ESC), with the special contribution of the European Heart Rhythm Association (EHRA) of the ESC. *Endorsed by the European Stroke Organisation (ESO). European Heart Journal*, Volume 45, Issue 36, 21 September 2024, Pages 3314–3414
6. Katja Zeppenfeld, Jacob Tfelt-Hansen, Marta de Riva et al. 2022 ESC Guidelines for the management of patients with ventricular arrhythmias and the prevention of sudden cardiac death: Developed by the task force for the management of patients with ventricular arrhythmias and the prevention of sudden cardiac death of the European Society of Cardiology (ESC) Endorsed by the Association for European Paediatric and Congenital Cardiology (AEPC). *European Heart Journal*, Volume 43, Issue 40, 21 October 2022, Pages 3997–4126.
7. Michael Glikson, Jens Cosedis Nielsen, Mads Brix Kronborg et al. 2021 ESC Guidelines on cardiac pacing and cardiac resynchronization therapy: Developed by the Task Force on cardiac pacing and cardiac resynchronization therapy of the European Society of Cardiology (ESC) With the special contribution of the European Heart Rhythm Association (EHRA). *European Heart Journal*, Volume 42, Issue 35, 14 September 2021, Pages 3427–3520.
8. Josep Brugada, Demosthenes G Katritsis, Elena Arbelo et al. 2019 ESC Guidelines for the management of patients with supraventricular tachycardia The Task Force for the management of patients with supraventricular tachycardia of the European Society of Cardiology (ESC): Developed in collaboration with the Association **for** European Paediatric and Congenital Cardiology (AEPC). *European Heart Journal*, Volume 41, Issue 5, 1 February 2020, Pages 655–720.
9. José A. Joglar, Mina K. Chung, Anastasia L. Armbruster et al. 2023 ACC/AHA/ACCP/HRS Guideline for the Diagnosis and Management of Atrial Fibrillation: A Report of the American College of Cardiology/American Heart Association Joint Committee on Clinical Practice Guidelines. ACC. 2024 Jan, 83 (1) 109–279
10. Fred M. Kusumoto, Mark H. Schoenfeld, Coletta Barrett et al. 2018 ACC/AHA/HRS Guideline on the Evaluation and Management of Patients With Bradycardia and Cardiac Conduction Delay: A Report of the American College of Cardiology/American Heart Association Task Force on Clinical Practice Guidelines and the Heart Rhythm Society. JACC. 2019 Aug, 74 (7) e51–e156.
11. Paul A. Heidenreich, Biykem Bozkurt, David Aguilar et al. 2022 AHA/ACC/HFSA Guideline for the Management of Heart Failure: A Report of the American College of Cardiology/American Heart Association Joint Committee on Clinical Practice Guidelines. JACC. 2022 May, 79 (17) e263–e421.

VII

Endotélio e Microcirculação

17

Farmacologia Aplicada ao Endotélio e Microcirculação

Gerson Luiz de Macedo • Pedro Henrique Rosa da Silveira • Rodrigo Santos Biondi

PARTE 1: ENDOTÉLIO E FUNÇÃO/ DISFUNÇÃO MICROCIRCULATÓRIA

Gerson Luiz de Macedo

INTRODUÇÃO:

Segundo o *American Heritage Dictionary*, um órgão é definido como "uma parte diferenciada de um organismo, que realiza uma função específica". O *Webster's Revised Unabridged Dictionary* define um órgão como "parte natural ou estrutura em um animal ou uma planta, capaz de realizar alguma ação especial (denominado a sua função), o que é essencial para a vida ou o bem-estar do todo". Baseado nessas definições, o endotélio certamente se qualifica como um órgão. No entanto, isso não quer dizer que o endotélio é amplamente aceito ou reconhecido como um sistema orgânico.

Aos olhos da microscopia ótica e eletrônica, por muitos anos o endotélio foi visto como um tecido inerte, aparentando ser um simples cobertor de outras camadas de tecidos que compõem a estrutura de um vaso sanguíneo.

Longe do alcance do exame físico sistemático que fazemos dos outros órgãos do corpo humano e sem um marcador laboratorial que nos mostrasse a sua importância na origem de alguma doença, de forma equivocada, estudamos no passado a inflamação e a coagulação em capítulos separados nos livros de medicina, não permitindo assim conhecermos o verdadeiro significado e a explicação óbvia do capilar (e seu endotélio) ser o fundamento da integração de dois sistemas vasculares que, em última análise, permitem a nutrição e a manutenção do equilíbrio da função celular que rege o metabolismo humano.

Mesmo considerando as fontes literárias clássicas do estudo da fisiologia humana, nos dias de hoje, o endotélio ainda continua sendo citado como uma camada de tecido que atua como ator coadjuvante na recepção de nutrientes e remoção dos produtos de excreção celular (*Guyton e Hall* – 12ª edição).

Furchgott e Zanaozki, no início da década de oitenta, começaram a demonstrar que essa monocamada de epitélio pavimentoso, fazendo uma analogia a uma orquestra sinfônica, na realidade, fazia o papel de maestro, responsável pela harmonia e intensidade dos tons dos mais variados instrumentos responsáveis pela musicalidade da sinfonia correspondendo ao equilíbrio do meio interno humano.

Trazendo para a visão celular, quando vimos que a acetilcolina não foi capaz de promover vasodilatação na ausência do endotélio em um vaso sanguíneo e que este, quando estimulado, era capaz de liberar uma substância vasoativa (EDRF) identificada por *Ignarro* tempos depois como sendo o óxido nítrico, começamos a mudar o nosso conceito quanto a qualidade e a importância desse tecido que por produzir outras substâncias vasodilatadoras e vasoconstrictoras e, na luz atual do conhecimento do binômio inflamação/coagulação, é fundamental no reparo e manutenção do equilíbrio interno do organismo humano, faz com que ele seja reconhecido como um órgão de cerca de 1kg, com expressões fenotípicas variando com o tempo e o espaço, de acordo com o estímulo (nocivo ou não) que é submetido.

A própria mudança do conceito da cascata da coagulação cuja visão tradicional da via intrínseca e extrínseca gerando fator X ativado em um tubo de ensaio, foi decorrente desse novo entendimento que para coagular há necessidade da integração da função endotelial como modulador coagulante/anticoagulante, inflamatório/anti-inflamatório.

ENDOTÉLIO COMO UM ÓRGÃO

Considera-se o endotélio, na atualidade, um órgão que exerce inúmeras funções, participando principalmente do tônus vascular, resposta inflamatória e coagulação sanguínea. Essa regulação utiliza variados mecanismos (metabólicos, miogênicos e neuroendócrinos), existindo, na verdade, uma importante interação entre todos eles. Sendo responsável pela regulação parácrina do tônus vascular, ressaltando-se o impacto científico do estabelecimento do óxido nítrico (NO) como vasodilatador e antitrombótico endógeno, abriu-se uma nova era do entendimento desse novo órgão.

Entretanto, o endotélio não está ao alcance das manobras tradicionais de inspeção, palpação, percussão e ausculta, nem, aliás, ao interrogatório de diagnóstico padrão.

A tendência a negligenciar o endotélio na prática clínica é explicada, em parte, pela natureza oculta e enigmática desta camada de células. Como o sistema hematológico, o endotélio é uma rede muito difusa, estendendo-se a todos os rincões do corpo humano. Embora existam ensaios para marcadores circulantes de endotélio "ativado", estas são medidas indiretas de função endotelial e fornecem pouca gama de informações úteis, tornando seu estudo um desafio.

CARACTERÍSTICAS GERAIS

No embrião, o sistema cardiovascular é o primeiro sistema de órgãos a se desenvolver. Angioblastos começam a se diferenciar a partir da mesoderme e, posteriormente, formam um plexo vascular primitivo, um processo denominado vasculogênese. O posterior processo de surgimento de novos capilares a partir da rede preexistente é chamado de angiogênese. É durante o desenvolvimento embrionário que as células endoteliais (CEs) se diferenciam a partir dos angioblastos e adquirirem propriedades órgão-específicas. As CEs, que compõe o endotélio, são revestidas por um epitélio escamoso fino, detectado por microscopia de luz.

Em relação às características funcionais, o endotélio não é inerte como se pensava no passado. Pelo contrário, é altamente ativo, tem participação em vários processos fisiológicos. O endotélio medeia o tônus vasomotor, regula o tráfego de células e de nutrientes, mantém a fluidez do sangue, contribui para o equilíbrio local entre mediadores pró e anti-inflamatório, bem como atividade pró-coagulante e anticoagulante, participa na geração de novos vasos sanguíneos, interage com células do sangue circulante e sofre morte celular programada (apoptose).

Várias substâncias são produzidas pelo endotélio (**Tabela 17.1.**) que lhe dão características funcionais, permitindo sua definição como o órgão.

O ENDOTÉLIO COMO ÓRGÃO E A MICROCIRCULAÇÃO

A rede microcirculatória é tridimensional e composta de arteríolas, vênulas e vasos capilares respondendo por cerca de 70% do gradiente pressórico entre artérias e veias. Porém, por não apresentar músculo liso, o capilar se interpõe nesse sistema como o principal componente anatomofisiológico de integração dos sistemas orgânicos e representa o próprio endotélio, pois essa é a sua única camada histológica. Acredita-se que no organismo humano há cerca de 1 quilograma de endotélio distribuído estrategicamente de forma universal, controlando as necessidades metabólicas dos tecidos através de substâncias vasodilatadoras e vasoconstrictoras produzidas por ele.

Tabela 17.1. Substâncias produzidas pelo endotélio e suas funções

• **Vasodilatadores** o Óxido nítrico (NO). o Prostaciclina. o Fatos hiperpolarizantes derivados do endotélio (FHDE).	• **Vasoconstritores** o Endotelina I o Angiotensina II endoperóxido (PGH2) o Tromboxane A2
• **Antitrombóticos** o Óxido ativador tissular do plasminogênio. o Prostaciclina. o Óxido nítrico (NO)	• **Pró-trombóticos** o Inibidor do ativador de plasminogênio. o Tromboxane A2
• **Inibidores do crescimento** o Óxido nítrico (NO). o Prostaciclina.	• **Promotores do crescimento** o Radicais superperóxidos. o Endotelina. o Angiotensina II.
• **Inibidores da inflamação** o Óxido nítrico (NO).	**Promotores da inflamação** Superóxidos e outros radicais livres. Fator de necrose tumoral-α (TNF-α)

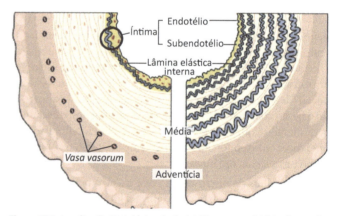

Figura 17.1. Localização Histológica do Endotélio em uma Artéria. (Junqueira e Carneiro-2006)

O óxido nítrico (NO) também é um neurotransmissor, sendo sua produção neuronal induzida sob demanda, em sítios pós-sinápticos através da ativação de N-metil de aspartato (NMDA), subtipo de receptor do glutamato (neurotransmissor excitatório), resultando em influxo de cálcio e ativação do NO neuronal na membrana pós-sináptica, funcionando como um mensageiro que, de forma retrógrada, se difunde para membrana pré-sináptica aumentando a capacidade e eficiência da liberação de neurotransmissores regulando assim a plasticidade sináptica, processo de reforço sináptico que fundamenta aprendizado e memória.

A ativação excessiva de NMDA por exagero na síntese de NO está ligada a toxicidade neuronal levando a morte neuronal em várias patologias neurológicas, incluindo AVE (Acidente Vascular Encefálico), Doença de Parkinson e Esclerose lateral amiotrófica, não havendo benefício em inibição farmacológica do NO, refletindo a não seletividade dos fármacos (por exemplo: azul de metileno).

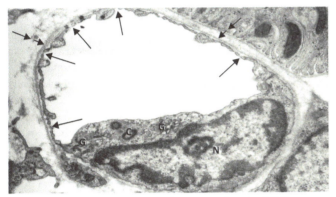

Figura 17.2. Capilar fenestrado de rim (Junqueira e Carneiro-2006).

DISFUNÇÃO ENDOTELIAL

Os estudos da década de 1990 estabeleceram definitivamente o papel do endotélio em todas as doenças cardiovasculares, as quais foram associadas à disfunção endotelial por comprometimento da liberação de fatores relaxantes derivados do endotélio, com consequente risco de espasmo e trombose.

A lesão do endotélio pode modificar suas funções regulatórias, resultando em função anormal. A disfunção endotelial tem sido definida como um desequilíbrio entre fatores relaxantes e contráteis, mediadores pró-coagulação e anticoagulantes, ou entre substâncias inibidoras e promotoras de crescimento. Clinicamente, a síndrome da disfunção endotelial pode ser descrita como vasoespasmo local ou generalizado, trombose, aterosclerose e reestenose.

Na prática clínica geral, quando falamos em disfunção endotelial, estamos nos referindo à incapacidade do organismo de promover o grau de vasodilatação adequado para determinado contexto clínico ou fisiopatológico. Nessa situação, os pacientes são considerados como em um estado de hiper-reatividade vascular, ou seja, seus vasos reagem prontamente com vasoconstrição em razão da dificuldade de dilatação.

No ambiente de terapia intensiva, o problema mais comum não é o de vasoconstrição excessiva e hipertensão. Ao contrário, a situação mais corriqueira é de pacientes vasodilatados e hipotensos.

A diminuição da resistência vascular sistêmica observada em choque séptico, vasoplegias associadas a reações inflamatórias sistêmicas e anafilaxia está associada à produção excessiva de NO. Nessas situações, o NO induz perda da sensibilidade vascular as catecolaminas e depressão miocárdica, contribuindo para a hipotensão letal. Qualquer processo em que haja liberação de citocinas pró-inflamatórias pode causar excesso de produção de NO, como ocorre, eventualmente, em pacientes submetidos à circulação extracorpórea. Ressalta-se que a disfunção endotelial vasoplégica está associada a todos os tipos de estado de choque.

Longe de ser uma barreira passiva de interface entre o fluxo sanguíneo e a parede dos vasos, o endotélio deve ser considerado um sistema orgânico, cuja função é crítica na manutenção da anticoagulação sanguínea *in vivo*, na manutenção do tono vascular e na regulação da perfusão. Existem três mecanismos de vasodilatação dependente do endotélio, sendo cada um mediado por diferente *Fator relaxador do endotélio* (EDRF):

1. Sistema NO/guanosina 3',5'-monofosfato cíclico (GMPc).

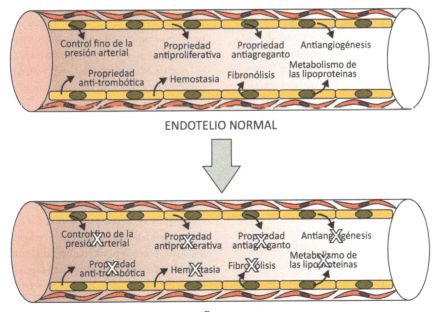

Figura 17.3. Funções Endoteliais e suas Alterações

2. Sistema PGI2/adenosina 3',5'-monofosfato cíclico (AMPc).

3. Sistema *Fator de hiperpolarização derivado do endotélio* (EDHF).

Esses mecanismos são sinérgicos, sendo o óxido nítrico o fator mais importante, pois é um fator antiplaquetário, além de ser um vasodilatador endógeno.

O comprometimento de sua liberação por disfunção endotelial cria condições para espasmo e trombose, ao passo que o excesso de liberação leva à vasoplegia e à tendência de sangramento difuso.

ENDOTÉLIO E MICROCIRCULAÇÃO – CHOQUE E MICROCIRCULAÇÃO

Além de alterações hemodinâmicas sistêmicas, alterações microvasculares são frequentemente observadas em pacientes criticamente enfermos. Como a microcirculação é o lugar onde as trocas de oxigênio ocorrem, sua disfunção, que acontece no choque séptico e em outros estados de choque, pode contribuir para a hipóxia celular, mesmo quando a entrega global de oxigênio é preservada. Estas alterações têm sido associadas com a disfunção de órgãos.

Em modelos experimentais de sepse, bem como em modelos associados com condições de baixo fluxo, alterações microvasculares são caracterizadas por uma diminuição da densidade capilar, resultando num aumento da distância de difusão para o oxigênio. Mais importante, o fluxo sanguíneo microvascular é heterogêneo, com perfusão capilar próximo de capilares não perfundidos, levando a alteração na extração de oxigênio e de zonas hipóxicas mesmo quando o fluxo total de sangue para o órgão é preservado.

DISFUNÇÃO ENDOTELIAL NO CHOQUE HIPOVOLÊMICO

Durante a evolução do choque hemorrágico podem ocorrer graves alterações hemodinâmicas, respiratórias e metabólicas, agravando ainda mais o delicado equilíbrio homeostático. Na tentativa de estabilizar essas funções, o organismo busca mecanismos fisiológicos de defesa, como a ativação das catecolaminas que levam à vasoconstrição periférica na tentativa de manter a perfusão em órgãos nobres, como coração e cérebro. Tardiamente, a ocorrência de desequilíbrios entre a influência da inervação central e dos metabólitos acumulados nos tecidos interfere com a responsividade da musculatura lisa ao estímulo vasoconstritor. Esquematicamente, o choque hipovolêmico pode ser traduzido em uma sequência de eventos: queda da volemia, queda do retorno venoso, queda do débito cardíaco, vasoconstrição microcirculatória, hipóxia tissular, metabolismo anaeróbico, vasodilatação microcirculatória, extravasamento capilar e queda adicional da volemia.

Vários estudos com animais de pequeno porte demonstraram redução da responsividade à acetilcolina (Ach) na microcirculação após o choque hemorrágico. A disfunção endotelial pode levar à redução da perfusão de leitos vasculares regionais,

com subsequente desenvolvimento de isquemia e eventual falência de órgãos.

DISFUNÇÃO ENDOTELIAL NO CHOQUE CARDIOGÊNICO

A fisiopatologia do choque cardiogênico é caracterizada por uma profunda depressão da contratilidade miocárdica, resultando em um círculo vicioso de redução do débito cardíaco, redução da pressão arterial, com maior agravamento da insuficiência coronariana. O clássico paradigma prediz que uma vasoconstrição sistêmica compensatória deveria ocorrer em resposta à depressão do débito cardíaco. Atualmente, sabe-se que a síndrome da resposta inflamatória sistêmica (SIRS), a ativação do complemento, a liberação de citocinas inflamatórias, a expressão de óxido nítrico sintetase induzível (iNOS), e a vasodilatação não só podem ter um papel importante na gênese de choque, mas também em sua evolução.

DISFUNÇÃO ENDOTELIAL NO CHOQUE SÉPTICO

Desde a década de 1990, o óxido nítrico (NO) vem sendo associado à vasoplegia do choque séptico resistente a altas doses de catecolaminas. Após a exposição à endotoxina bacteriana ou a certas citocinas, ocorre a expressão de iNOS em uma ampla variedade de tecidos. Essa enzima produz grandes quantias de NO, as quais estão intimamente relacionadas às alterações fisiopatológicas da sepse (**Figura 17.4.**). A hipotensão causada por endotoxina e/ou citocina pode ser revertida por inibidores da síntese de NO, e esses agentes poderiam, em teoria, constituir-se em uma abordagem terapêutica do choque séptico grave. Entretanto, o NO também participa dos mecanismos de defesa do hospedeiro. Em algumas células, incluindo os macrófagos, o NO sintetizado pela iNOS exerce efeitos tóxicos sobre os microorganismos invasores.

A sepse está associada com trombose microvascular causada por ativação simultânea da coagulação (mediada pelo fator tissular) e comprometimento de mecanismos anticoagulantes como consequência da atividade reduzida das vias anticoagulantes endógenas (mediada pela proteína C, antitrombina e inibidor do fator tissular) além do comprometimento da fibrinólise com aumento da produção do fator inibidor da ativação do plasminogênio (PAI-1).

A capacidade de gerar a proteína C ativada é danificada, pelo menos em parte, pela redução da expressão de dois receptores endoteliais, a trombomodulina e o receptor da proteína C endotelial. Com a interação coagulação/inflamação a formação do trombo é facilitada por produtos liberados por neutrófilos "mortos". A formação de trombos resulta em hipoperfusão tecidual, o que é agravado por vasodilatação, hipotensão e redução da deformabilidade das hemácias. A oxigenação do tecido é reduzida ainda mais com a perda da barreira endotelial devido à indução preferencial de S1P3 (sphinosine-1-phosphate receptor-3) através dos receptores ativado de protease 1 (PAR1) como resultado da redução da proporção de proteína C ativada para trombina. A utilização de oxigênio é prejudicada no nível celular devido a danos à mitocôndria decorrentes de stress oxidativo. Todo esse

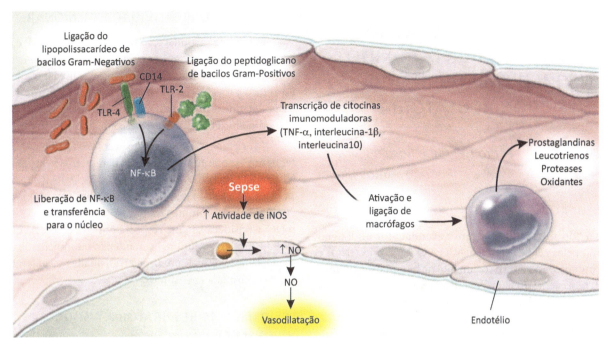

Figura 17.4. Produção do NO na sepse
Fonte: N Engl J Med 2006;355:1699-713

envolvimento fisiopatológico está integrado e ocorrendo no endotélio em fase evolutiva de disfunção e falência.

CONCLUSÃO

Durante os últimos 40 anos duas observações dramaticamente alteraram a maneira como pensamos sobre o endotélio, e, quando tomados em conjunto, estabelecem um raciocínio mais completo do campo em questão. Primeiro foi o reconhecimento de que o endotélio não é uma barreira inerte, mas sim uma camada de células altamente ativas que está envolvido em uma grande variedade de processos homeostáticos. A segunda importante observação foi a de que o endotélio, ao percorrer cada órgão, estabelece um diálogo que é único, subjacentes ao tecido, com efeito, marchando ao som do microambiente local.

A interface do tecido endotelial desempenha um papel importante não só na manutenção da saúde de um organismo, mas também em ditar a natureza focal de estados de doença vascular. Vista a partir desta perspectiva, o endotélio transcende todas as disciplinas clínicas. Embora alguns autores tenham sido pressionados durante 20 anos atrás para identificar algumas doenças em que o endotélio poderia ocupar um papel de destaque, **hoje é possível se afirmar que praticamente toda doença envolve o endotélio**, seja como um determinante primário ou secundário a doença, intensificando o insulto inicial.

BIBLIOGRAFIA:

1. Aird WC, Endothelium as an organ system. Crit Care Med. May;32(5 Suppl):S271-9, 2004.
2. ÉVORA, P. R. B. Disfunção Endotelial Vasoplégica e Choque Circulatório, 1 ed., São Paulo, Atheneu, 2012
3. MACEDO, G. L. Farmacologia aplicada em medicina intensiva, 1 ed., Roca, 2012.
4. BÜCHELE, G. L. et al. How microcirculation data have changed my clinical practice, Current Opinion in Critical Care 2007, 13:324-331
5. DUBIN, A. Microcirculação na Unidade de Terapia Intensiva, Rev Bras Ter Intensiva, 2011, 23(3), 249-251
6. PENNA, G. L. et al. Avaliação da microcirculação: Uma nova arma no manejo da sepse?, Rev Bras Ter Intensiva, 2011; 23(3); 352-357
7. BEZEMER, R. et al. Clinical review: Clinical imaging of the sublingual microcirculation in the critically ill - where do we stand?, Critical Care 2012, 16:224
8. De Backer D, Creteur J, Preiser JC, et al. Microvascular blood flow is altered in patients with sepsis. Am J Respir Crit Care Med 2002;166:98-104.
9. Lindert J, Werner J, RedlinM, et al. OPS imaging of human microcirculation: a short technical report. J Vasc Res 2002;39:368-72.
10. Spronk PE, Ince C, Gardien MJ, et al. Nitroglycerin in septic shock after intravascular volume resuscitation. Lancet 2002;360:1395-6
11. Piagnerelli M, Boudjeltia KZ, Vanhaeverbeek M, et al. Red blood cell rheology in sepsis. Intensive Care Med 2003;29(7):1052-61.
12. Chien S. Rheology in the microcirculation in normal and low flow states. Adv Shock Res 1982;8:71-80.
13. Hinshaw LB. Sepsis/septic shock: participation of the microcirculation: an abbreviated review. Crit Care Med 1996;24(6):1072-8.
14. Matot I, Sprung CI. Definition of sepsis. Intensive Care Med 2001;27(Suppl 1): S3-9.
15. Angus DC, Linde-Zwirble WT, Lidicker J, et al. Epidemiology of severe sepsis in the United States: analysis of incidence, outcome, and associated costs of care. Crit Care Med 2001;29(7):1303-10.
16. Rivers E, Nguyen B, Havstad S, et al. Early goal-directed therapy in the treatment of severe sepsis and septic shock. N Engl J Med 2001;345(19):1368-77.
17. Dellinger RP, Levy MM, Carlet JM, et al. Surviving sepsis campaign: international guidelines for management of severe sepsis and septic shock: 2008. Crit Care Med 2008;36(1):296-327.
18. Ince C. The microcirculation is the motor of sepsis. Crit Care 2005;9(Suppl 4): S13-9.
19. Vincent JL, De Backer D. Microvascular dysfunction as a cause of organ dysfunction in severe sepsis. Crit Care 2005;9(Suppl 4):S9-12.
20. Sakr Y, Dubois MJ, De Backer D, et al. Persistent microcirculatory alterations are associated with organ failure and death in patients with septic shock. Crit Care Med 2004;32(9):1825-31.

PARTE 2: MANIPULAÇÃO FARMACOLÓGICA DO ÓXIDO NÍTRICO FARMACOLOGIA MICROCIRCULATÓRIA

Pedro Henrique Rosa da Silveira
Rodrigo Santos Biondi

INTRODUÇÃO

O óxido nítrico (NO) é um vasodilatador endógeno produzido pelas células endoteliais. O NO inalatório (iNO) é atualmente aprovado para o tratamento de hipertensão pulmonar (HP) persistente do neonato. Em adultos, o iNO é utilizado principalmente em HP arterial, no teste de vasorreatividade pulmonar, durante o cateterismo cardíaco direito. Todavia, em casos de hipoxemia refratária, também pode ser utilizado, porém, com nível de evidência questionável.

BIOLOGIA E FARMACOCINÉTICA

Conforme descrito previamente, o óxido nítrico é produzido a partir da L-arginina nas células endoteliais pelo óxido nítrico sintetase endotelial (eNOS). O NO produzido difunde para o músculo liso vascular adjacente e reduz o tônus vascular na circulação pulmonar e sistêmica. Quando utilizada pela via inalatória, o objetivo é dilatar seletivamente a vasculatura pulmonar em áreas ventiladas do pulmão. Esse efeito é de início rápido e com meia vida curta, trazendo pouco ou nenhum efeito sistêmico durante seu uso.

O mecanismo de ação do NO se dá pela ativação da guanilato ciclase solúvel (GCs), que produz o monofosfato cíclico de guanosina (GMPc), que por sua vez ativa proteína cinases que vão ativar mecanismos que reduzem o cálcio intracelular, causando assim um relaxamento do tônus do músculo liso vascular nas arteríolas pré-capilares, levando à vasodilatação. Essa propriedade levou ao desenvolvimento do NO inalatório e outros medicamentos com mecanismo de ação semelhante, como a sildenafila, tadalafila e riociguat.

O iNO demonstrou-se efetivo em reduzir a resistência pulmonar a partir de doses de 1 parte por milhão (ppm). Além disso, o pico de efeito parece acontecer na dose de aproximadamente 10ppm.

HIPERTENSÃO ARTERIAL PULMONAR (GRUPO 1)

O 6º Simpósio Mundial de HP (SMHP) definiu a hipertensão pulmonar como uma pressão arterial pulmonar média ≥ 20mmHg, com uma resistência vascular pulmonar ≥ 3 Woods. Existem 5 grupos de hipertensão pulmonar pelo SMHP. O grupo 1 (hipertensão arterial pulmonar – HAP) inclui as doenças que causam HP pelo remodelamento vascular da circulação distal.

TESTE DE VASORREATIVIDADE PULMONAR

O teste de vasodilatação nos adultos com HAP é o único uso indiscutivelmente aceito para o iNO. Os *guidelines* de HAP recomendam a realização do teste antes de iniciar o tratamento específico para a doença. O teste se baseia na administração do vasodilatador de ação curta seguido das medidas da resposta hemodinâmica durante o cateterismo cardíaco direito.

Para a realização do teste, é necessário o implante de cateter de artéria pulmonar (CAP). Os parâmetros hemodinâmicos básicos são mensurados (PVC, PAD, PVD, PAP, POAP, PAS, FC e DC). Após as medidas, o iNO é administrado na dose de 20-40ppm por 5 minutos e anota-se novamente a PAP, POAP e o DC. Considera-se uma resposta positiva caso haja queda da PAP >10mmHg, < 40mmHg, mantendo ou aumentado o DC. A capacidade do teste de predizer a reatividade vascular pulmonar já foi confirmada em estudos.

INSUFICIÊNCIA RESPIRATÓRIA AGUDA HIPOXÊMICA

Outro caso no qual o uso de óxido nítrico pode ser considerado é no caso de HP com doenças agudas que pioram hipoxemia (por exemplo: pneumonia) e em casos selecionados (após transplante pulmonar, ressecção pulmonar ou cirurgia cardíaca). Entretanto, em metanálise de 18 estudos randomizados e controlados (RCT), com 958 pacientes, comparando iNO e outras terapias, não foi encontrado benefício em duração da VM, tempo de internação na UTI ou em sobrevida.

Nos pacientes sem HP, o uso do iNO é reservado a casos de falência a outras terapias, com hipóxia refratária e piora hemodinâmica grave. O racional terapêutico é o vasodilatador inalatório melhoraria a relação ventilação-perfusão (V/Q). A evidência que embasa esse suporte é limitada.

Possivelmente, em dois casos, pode haver benefícios: na falência de ventrículo direito (VD) e na síndrome do desconforto respiratório do adulto (SDRA).

Na insuficiência de VD, foi realizado RCT duplo-cego com iNO em TEP agudo. O dobro de pacientes atingiu melhora da função do VD no ecocardiograma e redução de troponina quando usaram iNO, comparado com placebo. Apesar de não ter sido estatisticamente significante, o estudo não teve poder de detectar uma diferença menor que 30%.

Na SDRA, o iNO reduz a pressão da artéria pulmonar e melhora a oxigenação. Estudos clínicos demonstraram melhora na oxigenação e melhor função pulmonar 6 meses após, mas não houve melhora na sobrevida. Devido ao risco de efeitos adversos, o uso normalmente não deve passar de alguns dias.

Quando utilizado por mais que alguns dias, o NO deve ser desmamado, reduzindo cerca de 10ppm por dia. Uma vez que a dose de 10ppm é atingida, a suspensão costuma ser segura. O aumento da FiO_2 é esperado na descontinuação. Os pacientes com piora hemodinâmica significativa devem desmamar até 5 ou 1ppm para suspender.

EFEITOS ADVERSOS

- **Piora hemodinâmica:** Redução da resistência vascular sistêmica (RVS), redução da pressão arterial, aumento da FC, edema pulmonar e hipoxemia. Caso aconteça qualquer um deles, a suspensão deve ser imediata.

- **Metahemoglobinemia:** Pouco comum se respeitado o limite de dose usual (40ppm).

- **Hipertensão pulmonar de rebote:** A ausência de desmame pode precipitar piora da relação V/Q e/ou hipertensão pulmonar, percebida por piora hemodinâmica ou hipoxemia. Em estudo com 31 pacientes que usaram iNO para insuficiência respiratória aguda hipoxêmica, 25% tiveram piora hemodinâmica ao interromper o uso abruptamente.

- **Lesão renal aguda (LRA):** Existe um risco maior de lesão renal, especialmente com uso prolongado em SDRA [19, 20]. Em metanálise de 10 RCTs, englobando um total de 1363 pacientes, o uso de iNO esteve associado a risco aumentado de LRA comparado com controles (RR 1,4, IC 95% 1,06-1,83). O uso por mais de 7 dias esteve associado a risco maior.

BIBLIOGRAFIA

1. Gaston B, Drazen JM, Loscalzo J, Stamler JS. The biology of nitrogen oxides in the airways. Am J Respir Crit Care Med 1994; 149:538.
2. Pepke-Zaba J, Higenbottam TW, Dinh-Xuan AT, et al. Inhaled nitric oxide as a cause ofselective pulmonary vasodilatation in pulmonary hypertension. Lancet 1991; 338:1173.
3. Ichinose F, Roberts JD Jr, Zapol WM. Inhaled nitric oxide: a selective pulmonary vasodilator: current uses and therapeutic potential. Circulation 2004; 109:3106.
4. Archer SL, Huang JM, Hampl V, et al. Nitric oxide and cGMP cause vasorelaxation by activation of a charybdotoxin-sensitive K channel by cGMP-dependent protein kinase.Proc Natl Acad Sci U S A 1994; 91:7583.
5. Rubin LJ. Primary pulmonary hypertension. N Engl J Med 1997; 336:111.

6. Sitbon O, Brenot F, Denjean A, et al. Inhaled nitric oxide as a screening vasodilator agentin primary pulmonary hypertension. A dose-response study and comparison with prostacyclin. Am J Respir Crit Care Med 1995; 151:384.
7. Pearl JM, Nelson DP, Raake JL, et al. Inhaled nitric oxide increases endothelin-1 levels: apotential cause of rebound pulmonary hypertension. Crit Care Med 2002; 30:89.
8. Simonneau G, Montani D, Celermajer DS, et al. Haemodynamic definitions and updated clinical classification of pulmonary hypertension. Eur Respir J 2019; 53.
9. Klinger JR, Elliott CG, Levine DJ, et al. Therapy for Pulmonary Arterial Hypertension in Adults: Update of the CHEST Guideline and Expert Panel Report. Chest 2019; 155:565.
10. Jolliet P, Bulpa P, Thorens JB, et al. Nitric oxide and prostacyclin as test agents of vasoreactivity in severe precapillary pulmonary hypertension: predictive ability and consequences on haemodynamics and gas exchange. Thorax 1997; 52:369.
11. Ricciardi MJ, Knight BP, Martinez FJ, Rubenfire M. Inhaled nitric oxide in primary pulmonary hypertension: a safe and effective agent for predicting response to nifedipine. J Am Coll Cardiol 1998; 32:1068.
12. Sardo S, Osawa EA, Finco G, et al. Nitric Oxide in Cardiac Surgery: A Meta-Analysis of Randomized Controlled Trials. J Cardiothorac Vasc Anesth 2018; 32:2512.
13. Mizutani T, Layon AJ. Clinical applications of nitric oxide. Chest 1996; 110:506.
14. Bhorade S, Christenson J, O'connor M, et al. Response to inhaled nitric oxide in patients with acute right heart syndrome. Am J Respir Crit Care Med 1999; 159:571.
15. Cornfield DN, Milla CE, Haddad IY, et al. Safety of inhaled nitric oxide after lung transplantation. J Heart Lung Transplant 2003; 22:903.
16. Christenson J, Lavoie A, O'Connor M, et al. The incidence and pathogenesis of cardiopulmonary deterioration after abrupt withdrawal of inhaled nitric oxide. Am J Respir Crit Care Med 2000; 161:1443.
17. Rossaint R, Falke KJ, López F, et al. Inhaled nitric oxide for the adult respiratory distress syndrome. N Engl J Med 1993; 328:399.
18. Kline JA, Puskarich MA, Jones AE, et al. Inhaled nitric oxide to treat intermediate riskpulmonary embolism: A multicenter randomized controlled trial. Nitric Oxide 2019;84:60.
19. Ruan SY, Huang TM, Wu HY, et al. Inhaled nitric oxide therapy and risk of renaldysfunction: a systematic review and meta-analysis of randomized trials. Crit Care 2015;19:137.
20. Gebistorf F, Karam O, Wetterslev J, Afshari A. Inhaled nitric oxide for acute respiratory distress syndrome (ARDS) in children and adults. Cochrane Database Syst Rev 2016;CD002787.

PARTE 3: FARMACOLOGIA APLICADA A HIPERTENSÃO ARTERIAL PULMONAR

Gerson Luiz de Macedo

INTRODUÇÃO

Temida por ser uma doença fatal intratável no passado, a **Hipertensão Artéria Pulmonar** (HAP) evoluiu para uma condição altamente controlável. Nos dias atuais temos três alvos farmacodinâmicos localizados no endotélio que produzem benefícios clinicamente importantes, especialmente quando usados em combinação em uma abordagem objetiva e racional.

A endotelina (ET), o Óxido nítrico (ON) e a Prostraciclina (PGI2) modulam a reatividade vascular endotelial mantendo um equilíbrio hemodinâmico, atuando na resistência vascular arterial pulmonar promovendo vasodilatação (ON e PGE2) e vasoconstrição (ET).

A hipertensão arterial pulmonar (HAP) é caracterizada por remodelação microvascular pulmonar, levando a um aumento progressivo na resistência vascular pulmonar (RVP); sem tratamento, resulta em insuficiência ventricular direita e morte.

Em 2019, o Simpósio Mundial sobre Hipertensão Pulmonar atualizou as definições hemodinâmicas e classificações clínicas de hipertensão pulmonar para incluir uma pressão arterial pulmonar média de 20mmHg ou maior com pressão de oclusão da artéria pulmonar menor que de 15mm.

Na luz do conhecimento atual, a terapia direcionada a esses alvos farmacodinâmicos visa corrigir a disfunção endotelial, inibindo a via da endotelina (vasoconstrictor endotelial) e aumentando as vias vasodilatadoras da prostaciclina (PGI2) e do ON (**Figura 17.1.**).

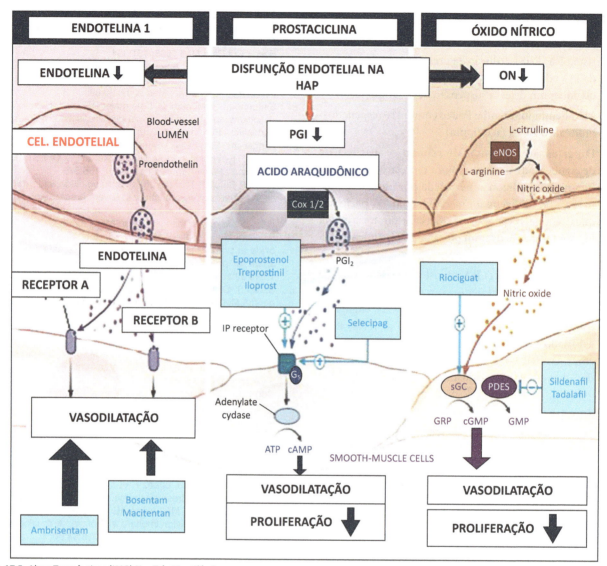

Figura 17.5. Alvos Terapêuticos (HAP) Nas Três Vias Clássicas
Adaptado-NEJM-NEJM-2021-Darrrem B.Taichman,M.D,Ph.D-Editor

Os níveis elevados de endotelina 1 (ET1) que causam HAP, em virtude vasoconstrição das células musculares lisas e proliferação celular podem ser antagonizados por fármacos que inibem tanto o receptor da endotelina A (ETA) quanto endotelina B (ETB) como, por exemplo, bosentana e macitentana ou receptor da ETA como, por exemplo, o ambrisentam.

A expressão e a função das vias PGI2 e NO são diminuídas na HAP, resultando, respectivamente, na diminuição do monofosfato de adenosina cíclico (cAMP) e do monofosfato de guanosina cíclico (cGMP), que são segundos mensageiros responsáveis pela vasodilatação e antiproliferação. Os agentes que aumentam o cAMP incluem análogos de PGI2 administrados por via intravenosa (por exemplo, epoprostenol e treprostinil), por via subcutânea (por exemplo, treprostinil), por inalação (por exemplo, iloprost e treprostinil), por via oral (treprostinil) ou com o uso de agonistas do receptor PGI2 (IP) oral (por exemplo, selexipag).

O aumento da liberação de cGMP promovendo vasodilatação arterial pulmonar pela inibição da fosfodiesterase tipo 5 (PDE5, que degrada o cGMP em GMP) pode ser alcançado com o uso de inibidores orais de PDE5 (sildenafila ou tadalafila).

O ativador direto da Guanilato ciclase solúvel (sGC), riociguat por via uoral pode aumentar a liberação de cGMP independentemente da liberação de NO.

Esses medicamentos já foram aprovados pela *Food and Drug Administration* para pacientes com HAP que têm um mPAP de 25mmHg ou superior.

Algoritmos para o tratamento hipertensão arterial pulmonar, estão disponíveis em diretrizes, como o da Sociedade Europeia de Cardiologia e da Sociedade Europeia de Pneumologia que nortearam, em 2015, a abordagem terapêutica da Hipertensão pulmonar (Eur Respir J 2015;46: 903-75.), não estando no escopo desse capítulo, o seu detalhamento, porém vale ressaltar alguns aspectos importantes no tratamento:

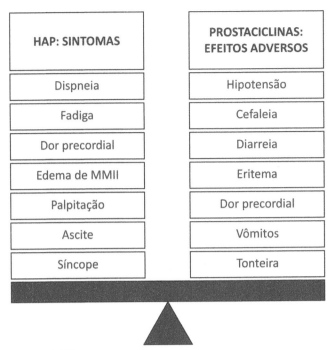

Figura 17.6. HAP

- Pacientes que têm vasorreatividade pulmonar (tipicamente ao óxido nítrico inalado durante o cateterismo cardíaco direito inicial), com base em critérios rigorosos (uma redução na pressão arterial pulmonar média de ≥10mmHg, para um valor absoluto de ≤40mmHg, acompanhada por um aumento ou nenhuma alteração no débito cardíaco), podem ser tratados com bloqueadores de canais de cálcio em altas doses sozinhos, desde que essa terapia resulte em classe funcional I ou II da *New York Heart Association* (NYHA) com melhora hemodinâmica mantida em testes repetidos após pelo menos 1 ano de terapia (menos de 10% dos pacientes com hipertensão arterial pulmonar alcançam esse objetivo).
- Em caso de deterioração clínica ou perda de vasorreatividade, a terapia específica para hipertensão arterial pulmonar deve ser revista de acordo com algoritmos aceitos, que mostram que a terapia combinada de fármacos com alvos terapêuticos diferentes são superiores a monoterapia.
- O epoprostenol intravenoso é a terapia recomendada para pacientes com HAP grave evidência de insuficiência ventricular direita dada sua eficácia comprovada.
- A terapia de HAP, especialmente para agentes que atuam na via PGI2, requer atenção cuidadosa aos seus efeitos colaterais adversos.

PONTOS-CHAVE

Os fármacos, para ao tratamento da hipertensão arterial pulmonar, atualmente aprovados para uso clínico, têm 3 alvos terapêuticos: excesso de atividade da endotelina (ET), atividade anormal do óxido nítrico (NO) e deficiência de prostaciclina (PGI2).

A terapia combinada inicial visando as vias da endotelina, óxido nítrico e prostaciclina demonstrou benefício clínico significativo comparada a monoterapia.

A terapia direcionada (goal-directed therapy) melhora os desfechos do paciente com HAP e a terapia médica, mudando o cenário de uma doença fatal intratável, para uma condição altamente controlável.

BIBLIOGRAFIA:

1. Galie N, Humbert M, Vachiery JL, et al.2015 ESC/ERS guidelines for the diagnosis and treatment of pulmonary hypertension:the Joint Task Force for the diagnosis and treatment of pulmonary hypertension of the European Society of Cardiology (ESC) and the European Respiratory Society (ERS). Eur Respir J 2015;46: 903-75.
2. Simonneau G, Montani D, Celermajer DS, et al. Haemodynamic-definitions and updated clinical classificationof pulmonary hypertension. Eur Respir J 2019;53(1):1801913.
3. Lang IM, Gaine SP. Recent advances in targeting the prostacyclin pathway in pulmonary arterial hypertension.Eur Respir Rev 2015;24(138):630–41.
4. Barst RJ, Rubin LJ, Long WA, et al. A comparisonof continuous intravenous epoprostenol (prostacyclin)with conventional therapy for primary pulmonaryhypertension. N Engl J Med 1996;334(5):296–301.
5. Galie` N, Channick RN, Frantz RP, et al. Risk stratification and medical therapy of pulmonary arterial hypertension.Eur Respir J 2019;53(1):1801889.
6. Benza RL, Gomberg-Maitland M, Elliott CG, et al.Predicting survival in patients with pulmonary arterial hypertension: the REVEAL risk score calculator 2.0 and comparison with ESC/ERS-based risk assessment strategies. Chest 2019;156(2):323–37.

VIII

Farmacoterapia da Trombose Venosa e Arterial

18A

Utilização de Heparinas na Unidade de Terapia Intensiva

Paulo César Gottardo • *Jorge Luis dos Santos Valiatti* • *Rui Paulo Jinó Moreno*

INTRODUÇÃO

As heparinas são anticoagulantes fundamentais na prática clínica em Unidades de Terapia Intensiva (UTI), utilizadas tanto na prevenção quanto no tratamento de eventos tromboembólicos. Seu mecanismo de ação baseia-se na potencialização da atividade da antitrombina III, inibindo os fatores da coagulação, principalmente o fator Xa e a trombina (fator IIa). O uso adequado das heparinas é crucial para balancear a prevenção de tromboses com o risco de sangramento. Para o entendimento mais amplo e adequado da ação e uso da heparina é fundamental compreender o sistema de coagulação, o que será abordado a partir da hemostasia.

HEMOSTASIA

A hemostasia é o processo biológico essencial para preservar a integridade vascular em resposta a lesões, equilibrando de forma precisa a formação de coágulos sanguíneos e a manutenção da fluidez do sangue. Esse mecanismo envolve uma série de etapas coordenadas que incluem a formação de um tampão plaquetário, a ativação da cascata de coagulação, a regulação antitrombótica e, por fim, a fibrinólise, que promove a dissolução do coágulo. Novos estudos estruturais têm proporcionado uma compreensão mais aprofundada sobre as interações entre os fatores de coagulação, abordando como as estruturas tridimensionais dessas proteínas regulam a cascata.

- **Lesão Vascular e Formação do Tampão Plaquetário:** A primeira resposta a lesão vascular ocorre com a exposição do colágeno subendotelial e do fator de von Willebrand (vWF), que facilitam a adesão das plaquetas ao local da lesão. As plaquetas se ligam ao colágeno via receptores de glicoproteínas, como GPIb/IX/V e GPIa/IIa, resultando em sua ativação. Esta ativação desencadeia uma série de eventos, incluindo a mudança de forma das plaquetas e a liberação de mediadores pró-coagulantes, como ADP, serotonina e tromboxano A2. Isso inicia a agregação plaquetária, formando um tampão temporário no local da lesão. O fator de von Willebrand desempenha um papel fundamental não apenas na adesão inicial, mas também na estabilização da interação entre as plaquetas e o colágeno.

- **Cascata de Coagulação – A Propagação do Coágulo:** Após a formação do tampão plaquetário, ocorre a ativação da cascata de coagulação, um processo que envolve uma série de reações de ativação de zimogênios. Recentes avanços na biologia estrutural, como a aplicação de técnicas de microscopia crioeletrônica, revelaram detalhes importantes sobre a estrutura tridimensional dos fatores envolvidos nas vias intrínseca, extrínseca e comum. Na via intrínseca, o fator XII é ativado ao entrar em contato com superfícies negativamente carregadas, o que desencadeia uma série de ativações subsequentes dos fatores XI e IX. Na via extrínseca, o fator tecidual (TF) é exposto após a lesão e se liga ao fator VIIa, ativando-o. Ambas as vias convergem na ativação do fator X, que, por sua vez, forma o complexo protrombinase, responsável pela conversão de protrombina em trombina.A trombina é um componente crucial da coagulação, convertendo o fibrinogênio solúvel em fibrina insolúvel, o que estabiliza o coágulo. Além disso, a trombina ativa outros fatores de coagulação (como os fatores V e VIII), amplificando ainda mais o processo e fortalecendo a rede de fibrina.

- **Controle Antitrombótico: Mecanismos de Regulação da Coagulação:** Para prevenir a formação descontrolada de trombos, o sistema de coagulação é regulado por mecanismos antitrombóticos. A antitrombina é uma das principais proteínas inibidoras da coagulação, neutralizando a trombina e o fator Xa. Além disso, o complexo trombina-trombomodulina ativa a proteína C, que, em conjunto com a proteína S, degrada os cofatores Va e VIIIa, suprimindo a amplificação do processo de coagulação. Outro regulador importante é o inibidor da via do fator tecidual (TFPI), que bloqueia a atividade do complexo TF/VIIa, limitando a ativação da via extrínseca. Estudos recentes também destacam o papel de novos inibidores, como aptâmeros, moléculas que podem se ligar a diferentes exosites na trombina, modulando sua atividade e oferecendo potencial terapêutico para regular a coagulação de forma mais precisa.

- **Fibrinólise – A Dissolução do Coágulo:** Após a estabilização do coágulo e a reparação tecidual, o próximo passo é a dissolução controlada do trombo, processo mediado pela fibrinólise. O plasminogênio, incorporado no coágulo de fibrina, é ativado em plasmina pelo ativador tecidual do plasminogênio (tPA). A plasmina é responsável por degradar a fibrina em fragmentos solúveis, dissolvendo o coágulo e restaurando o fluxo sanguíneo normal. A atividade da plasmina é regulada por inibidores, como a α2-antiplasmina, que asseguram que a dissolução do coágulo ocorra de forma gradual e controlada.

A **Figura 18A.1.** ilustra a visão clássica da coagulação. Enquanto a **Figura 18A.2.** ilustra o processo clássico de entendimento da cascata de coagulação.

A compreensão atual das estruturas tridimensionais dos fatores de coagulação tem permitido insights detalhados sobre as interações entre os fatores e os reguladores da fibrinólise, além de fornecer novas oportunidades para o desenvolvimento de terapias anticoagulantes mais específicas e eficazes.

MECANISMO DE AÇÃO DAS HEPARINAS

O entendimento do funcionamento das heparinas passa pela compreensão do processo de hemostasia, com a diferenciação dos diferentes fatores de coagulação e seus mecanismos de ação. Dentro desse processo, as heparinas atuam principalmente ligando-se à antitrombina (AT), que é um inibidor natural da coagulação. Essa ligação provoca uma mudança conformacional na antitrombina, tornando-a mais eficaz na inibição de várias proteases da cascata de coagulação, particularmente os fatores IIa (trombina) e Xa. A **Figura 18A.3.** e ilustra esse mecanismo de ação.

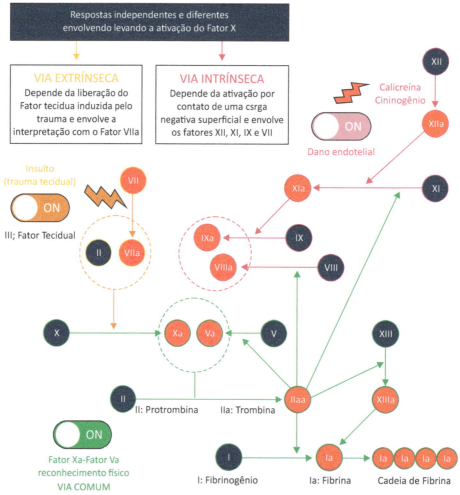

Figura 18A.1. Resposta independentes a diferentes eventos, levando a ativação do Fator X.

Capítulo 18A • Utilização de Heparinas na Unidade de Terapia Intensiva

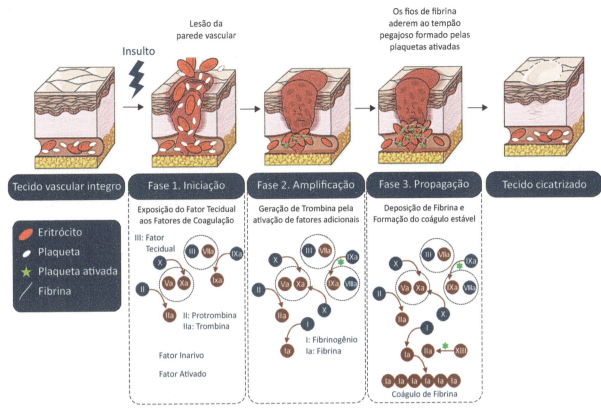

Figura 18A.2. Visualização clássica da cascata de coagulação.

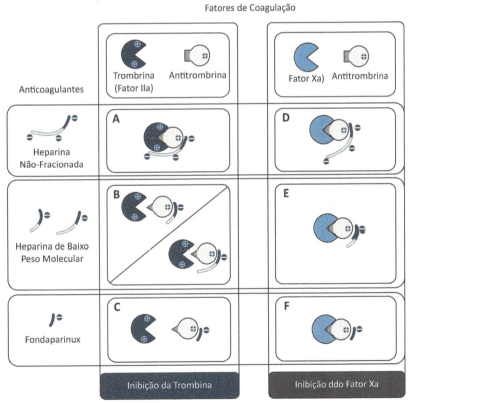

Figura 18A.3. Representação esquemática do funcionamento das heparinas. As quais se ligam à antitrombina (AT) e induzem uma mudança conformacional que torna a AT um inativador eficiente dos fatores de coagulação. A heparina não fracionada inibe a trombina (fator IIa) formando um complexo ternário entre a heparina, a antitrombina e a trombina, o que potencializa a inativação do fator IIa. A inibição da trombina pelas heparinas de baixo peso molecular (HBPM) varia de acordo com o comprimento do produto. Produtos mais longos, como a tinzaparina, têm maior capacidade de inibir a trombina, enquanto produtos mais curtos, como a enoxaparina, apresentam uma inibição reduzida. Todas as heparinas, incluindo as HBPM e o fondaparinux, são altamente eficientes na inativação do fator Xa, mas com diferentes mecanismos de ação.

A heparina não fracionada forma um complexo ternário com a antitrombina e a trombina (fator IIa), inibindo eficientemente a trombina. Ela também é eficaz na inibição do fator Xa. Esse mecanismo é mediado pela exposição de fosfolipídios aniónicos na superfície das plaquetas, facilitando a formação de complexos como a protrombinase, que converte protrombina em trombina.

As heparinas de baixo peso molecular (HBPM) também se ligam à antitrombina, mas têm uma maior afinidade pelo fator Xa do que pela trombina. A capacidade das HBPM de inibir a trombina varia conforme o comprimento da molécula. Produtos mais longos, como a tinzaparina, inibem a trombina mais eficientemente do que produtos mais curtos, como a enoxaparina. No entanto, todas as HBPM inativam eficientemente o fator Xa.

O fondaparinux é um pentassacarídeo sintético que se liga seletivamente à antitrombina e inibe exclusivamente o fator Xa, sem efeito direto sobre a trombina

Esses mecanismos são fundamentais para o controle da coagulação e a prevenção de eventos tromboembólicos, especialmente em cenários clínicos que envolvem risco aumentado de formação de trombos. Cada uma dessas drogas será discutida de modo mais pormenorizado ao longo do capítulo.

TIPOS E EXEMPLOS DE HEPARINAS UTILIZADAS NA UTI

Heparina Não Fracionada (HNF)

A heparina não fracionada (HNF) é derivada do intestino de porco ou boi e é composta por uma mistura de polissacarídeos com diferentes pesos moleculares, com uma média de cerca de 15.000 daltons (variação de 3.000 a 30.000 daltons). A HNF é um anticoagulante amplamente utilizado no tratamento e profilaxia de distúrbios tromboembólicos, bem como na prevenção de coagulação durante procedimentos cirúrgicos e extracorpóreos. Ela atua diretamente no sistema de coagulação sanguínea, sendo uma droga essencial na terapia anticoagulante intravenosa. Tem o benefício de ser amplamente conhecida e utilizada, contudo, tem a necessidade de monitoramento rigoroso do tempo de tromboplastina parcial ativada (TTPa).

- **Mecanismo de Ação:** A HNF atua como um potente inibidor indireto da trombina (fator IIa) e do fator Xa, aumentando significativamente a atividade da antitrombina III, um inibidor endógeno da coagulação. Isso leva à inativação desses fatores e, consequentemente, à prevenção da formação de trombos. A eliminação é predominantemente via depuração renal, mas também envolve mecanismos hepáticos. Além disso, a HNF possui efeitos anti-inflamatórios, imunomoduladores e auxilia processos de proteção tecidual.
- **Efeitos Anti-inflamatórios:** Além da sua ação anticoagulante, a HNF modula a resposta inflamatória na sepse. Ela interfere na via do fator nuclear-kappa B (NF-kB), crucial na produção de citocinas pró-inflamatórias. Citocinas como o TNF-α e a IL-6 estão envolvidas na inflamação exacerbada que ocorre na sepse. Ao bloquear essa via, a HNF ajuda a reduzir a inflamação sistêmica, evitando danos adicionais aos tecidos e órgãos.
- **Função Imunomoduladora:** A HNF tem um efeito protetor sobre as células endoteliais, que são essenciais para manter a integridade dos vasos sanguíneos. Ela preserva a barreira endotelial e previne a permeabilidade excessiva, um problema comum na sepse que leva ao extravasamento de fluidos e à disfunção de órgãos. Além disso, a HNF pode interferir na migração de monócitos e na produção de quimiocinas, modulando a resposta imune de forma mais controlada.
- **Proteção da Glicocálix Endotelial:** A glicocálix endotelial é uma camada protetora sobre as células dos vasos sanguíneos. Na sepse, essa camada é degradada, o que aumenta a permeabilidade dos vasos e contribui para a inflamação e lesão tecidual. A HNF tem a capacidade de proteger a glicocálix da destruição, mantendo a função da barreira endotelial e prevenindo a disfunção microvascular, uma característica central da sepse grave.
- **Prevenção de Lesões em Modelos Experimentais:** Estudos experimentais com animais, mencionados no artigo, demonstraram que a HNF reduz a mortalidade em modelos de sepse induzida, como em camundongos endotoxêmicos, sugerindo que sua ação pode reduzir os efeitos letais da sepse, controlando a inflamação e preservando a função orgânica.
- **Farmacocinética e Farmacodinâmica:** A HNF possui baixa biodisponibilidade quando administrada por via subcutânea e sua resposta clínica pode ser variável, exigindo monitoramento rigoroso dos níveis de anticoagulação através do tempo de tromboplastina parcial ativada (TTPa).
- **Indicações e Posologia:** A HNF é indicada para o tratamento e profilaxia de tromboembolismo venoso (TEV), embolia pulmonar (EP) e em síndromes coronarianas agudas (SCA). Para o tratamento de TEV, uma dose inicial de bolus de 80 unidades/kg seguida de infusão contínua de 18 unidades/kg/hora é recomendada. A dosagem é ajustada com base no TTPa para atingir o nível terapêutico ideal. Referente ao potencial efeito imunológico/anti-inflamatório da heparina, sua aplicação tem sido estudada também em outras circunstâncias, como na Síndrome do Desconforto Respiratório Agudo (o que não é consensual e carece de maiores evidências). Em relação à sua preferência perante as HBPM, as situações onde se usa como primeira linha a HNF são basicamente aquelas onde é necessária anticoagulação rápida e controlável, como em cirurgias cardíacas, cateterização venosa central, trombose venosa profunda (TVP) e EP. Além disso, é indicada em pacientes com insuficiência renal grave, pois não é eliminada primariamente pelos rins, ou

ainda quando os pacientes em que o controle estreito da anticoagulação é necessário, como durante procedimentos cirúrgicos, onde a rápida reversão é crucial.

- **Profilaxia de TEV:** indicada perante a constatação de risco de TEV em pacientes clínicos e cirúrgicos. A dose de profilaxia padrão é de 5.000 unidades administradas por via subcutânea (SC)a cada 8 a 12 horas.
  - o A dose deve ser ajustada conforme o risco individual do paciente para tromboembolismo e hemorragia.
  - o Geralmente, a profilaxia é mantida durante todo o período de internação hospitalar ou até que o paciente esteja completamente deambulante.
  - o Cirurgias ortopédicas, como artroplastia total de quadril ou joelho, podem-se estender a profilaxia por até 35 dias, dependendo da recuperação do paciente.

- **Tratamento de tromboembolismo venoso (dose terapêutica):** A HNF é usada no tratamento de tromboembolismo venoso, incluindoTEV e EP, além de ser indicada para pacientes com SCA ou em suporte circulatório extracorpóreo. A dose terapêutica baseia-se no peso corporal e é ajustada para alcançar um tempo de tromboplastina parcial ativada (TTPa) dentro da faixa terapêutica (normalmente 1,5 a 2,5 vezes o controle).

- **Infusão intravenosa (IV):** Bolus de 80U/kg administrado IV, com manutenção em infusão contínua de 18U/kg/h, a qual deve ser ajustada conforme a avaliação do TTPa, o qual tipicamente tem uma faixa terapêutica almejada de 1,5 a 2,5 vezes o valor de controle. O que geralmente encontra-se entre 60 e 80 segundos, dependendo do laboratório e dos reagentes específicos. Esse controle deve ser realizado com dosagens seriadas do TTPa.

- **Rotina de avaliação do TTPa:** dosar 6 horas após o início da HNF IV, ou após qualquer ajuste de dose realizado. Repetir a dosagem a cada 6 horas até atingir a meta terapêutica estipulada e obter estabilidade em 2 exames consecutivos. Após estabilização, essa avaliação deve ser diária (exceto no caso de ajustes de doses, onde retorna sequência de avaliação a cada 6 horas). A **Tabela 18A.1** destaca os ajustes da infusão da HNF IV consoante os valores encontrados de TTPa.
  - o O intervalo de 6 horas é derivado do tempo necessário para haver equilíbrio entre a heparina e a antitrombina III. O que reflete adequadamente o nível de anticoagulação.

- **Cuidados Especiais na Monitorização:**
  - o **Reagentes laboratoriais:** A sensibilidade do TTPa pode variar entre laboratórios dependendo dos reagentes utilizados. Portanto, é importante que o valor terapêutico seja estabelecido conforme o protocolo específico de cada instituição.

Tabela 18A.1. Ajustes da Infusão de HNF IV conforme o valor de TTPa.

TTPa	Ajuste	Nova dosagem de TTPa
< 40 segundos	Bolus: 25U/kg (dose adicional). Aumentar taxa de infusão em 3U/kg/h.	Repetir 6h após ajuste.
40 - 49 segundos	Aumentar taxa de infusão em 2U/kg/h.	Repetir 6h após ajuste.
50 - 70 segundos	Aumentar taxa de infusão em 2U/kg/h.	Repetir 6h após ajuste. Após 2 estáveis: 1x/dia.
71 - 90 segundos	Reduzir a taxa infusão em 1U/kg/h.	Repetir 6h após ajuste.
91 - 110 segundos	Reduzir a taxa infusão em 2U/kg/h.	Repetir 6h após ajuste.
> 110 segundos	Interromper a infusão por 1 hora. Reiniciar após 01 hora em 3U/kg/h.	Repetir 6h após reiniciar a infusão.

- o **Considerar a resistência à heparina:** Em alguns pacientes, a resistência à heparina (necessidade de doses elevadas para alcançar o TTPa terapêutico) pode ocorrer, especialmente em condições como sepse, trombose extensa, ou deficiências de antitrombina III. Nesse cenário, pode ser necessário medir os níveis de atividade anti-Xa para avaliar a anticoagulação de forma mais precisa.

- o **Interferências:** Certas condições podem alterar os resultados do TTPa, como a presença de fatores de coagulação anormais (deficiências congênitas ou adquiridas), altos níveis de fibrinogênio, ou uso concomitante de fármacos que interferem na coagulação. Nesses casos, pode ser necessário realizar testes complementares para ajustar o tratamento adequadamente.

- **Nebulização com HNF:** A nebulização de heparina tem sido investigada como um método para reduzir a inflamação pulmonar e a deposição de fibrina em pacientes com lesão pulmonar aguda, como aqueles com SDRA e ventilação mecânica. Há alguns dados incipientes que apontaram potenciais benefícios, como redução da permanência na UTI, do tempo de ventilação mecânica e aumento do número de dias livres de ventilação mecânica invasiva, sem aumentar a incidência de eventos adversos significativos, como sangramento. O mecanismo de ação envolve a redução da coagulação local nos pulmões e a deposição de fibrina, o que pode melhorar a função do surfactante alveolar e a troca gasosa.

- **Doses comumente emprega:** A dose de heparina nebulizada utilizada nos estudos variou de 5.000 a 25.000

unidades a cada 4 a 6 horas. A administração usual em UTI foi de 25.000 unidades a cada 6 horas.

- **Modo de Aplicação:** A heparina é administrada por nebulização em pacientes intubados ou não, através de nebulizadores de malha vibratória ou jato. O uso de dispositivos adequados é essencial para garantir que a droga atinja as vias aéreas inferiores de forma homogênea.

- **Cuidados e Problemas:** O principal cuidado é evitar complicações hemorrágicas, especialmente em pacientes que já têm risco de sangramento ou que estão recebendo outros anticoagulantes. Contudo, a nebulização de heparina não foi associada a um risco aumentado de sangramento sistêmico. Além disso, o aumento temporário da pressão nas vias aéreas durante a nebulização foi relatado, assim como a possibilidade de hipoxemia transitória.

- **Considerações:** A heparina nebulizada não mostrou impacto significativo na mortalidade ou na duração total da hospitalização. Embora a nebulização seja segura em doses padrão, mais estudos são necessários para definir melhor a dose ótima e o efeito de longo prazo.

- **Prevenir a oclusão de cateteres venosos centrais:** estudos demonstraram uma ampla variabilidade de concentrações (de 10 a 5000UI/mL) para lavar (ou "trancar") os acessos e prevenir a formação de coágulos que possam obstruir o cateter. No entanto, não há evidências claras de que o uso de heparina seja mais eficaz do que a solução salina para prevenir oclusões. Além disso, o uso de heparina pode estar associado a riscos, como hemorragias e trombocitopenia induzida por heparina (HIT). Assim, os autores sugerem cautela e indicam a necessidade de mais estudos para definir o papel da heparina nessa prática.

- **Heparinização de circuito de hemodiálise:** A heparina é utilizada rotineiramente durante a hemodiálise para prevenir a coagulação no circuito de diálise, o que pode levar à perda de sangue e reduzir a eficácia da sessão de diálise. Pacientes com baixo risco de sangramento normalmente recebem anticoagulação com heparina. No entanto, para pacientes com alto risco de sangramento (como aqueles com trombocitopenia grave ou que passaram por cirurgias recentes), o uso de heparina deve ser cuidadosamente avaliado.

- **Como utilizar:** Para pacientes de risco padrão, a administração de heparina geralmente começa com um bolo de heparina não fracionada (UFH) no início da diálise (normalmente 2000 unidades), seguido por uma infusão contínua durante a sessão. Dependendo do paciente, a dose pode ser ajustada com base no peso corporal ou na tendência de coagulação. Em algumas regiões, como a Europa, heparinas de baixo peso molecular (LMWH) são amplamente utilizadas, com doses específicas ajustadas conforme o tipo de LMWH e a duração da diálise.

- **Vale a pena?** O uso da heparina é amplamente justificado na maioria dos pacientes, pois evita a coagulação no circuito e aumenta a eficácia da diálise. No entanto, em pacientes com alto risco de sangramento, outras estratégias podem ser mais apropriadas, como o método de "não-heparina" (com lavagens salinas) ou o uso de dialisadores revestidos de heparina.

- **Quais os problemas:** Os problemas com o uso de heparina incluem o risco de sangramento em pacientes com predisposição, especialmente aqueles com condições pré-existentes de sangramento. Outro problema é a trombocitopenia induzida pela heparina (HIT), que pode causar trombose e queda das plaquetas. Além disso, a administração inadequada ou excessiva de heparina pode levar a complicações, como hemorragias prolongadas no final das sessões de diálise.

- **Uso em pacientes críticos:** Para pacientes críticos, especialmente aqueles com lesão renal aguda que requerem hemodiálise, o artigo sugere o método sem heparina como abordagem inicial, quando há alto risco de sangramento. Se houver trombose recorrente do filtro durante a diálise, eles podem ser tratados com HNF ou heparinas de baixo peso molecular (LMWH), semelhantes aos pacientes de risco padrão.

- **Resistência à Heparina:** A resistência à heparina é definida como a necessidade de doses muito elevadas de heparina para atingir a anticoagulação terapêutica, geralmente medida pelo tempo de tromboplastina parcial ativada (TTPa) ou pela atividade anti-Xa. Ela pode ocorrer em uma série de situações clínicas e deve ser considerada quando há dificuldade em alcançar o TTPa ou os níveis de anti-Xa desejados, apesar de doses adequadas ou crescentes de heparina.

- **Critérios para suspeitar de resistência à heparina:**

  - **Doses elevadas:** Necessidade de doses de heparina >35.000U/dia para manter o TTPa em níveis terapêuticos.

  - **Baixa resposta ao TTPa:** Apesar de aumento progressivo na dose de heparina, o TTPa permanece abaixo da faixa terapêutica (normalmente 1,5 a 2,5 vezes o controle).

  - **Condições predisponentes:** Pacientes com febre, trombose ativa, infecções graves, câncer, síndrome nefrótica, pós-cirurgia ou com níveis elevados de fatores de coagulação (especialmente fator VIII ou fibrinogênio) têm maior risco de resistência.

  o **Diagnóstico de Resistência à Heparina:**

  - **Exclusão de erros técnicos:** Certificar-se de que a infusão de heparina está sendo administrada corretamente. Verificar a adequação da técnica de coleta de sangue (coleta próxima ao local de infusão de heparina pode causar resultados falsamente elevados).

- **Medição da atividade anti-Xa:** A atividade anti-Xa pode ser medida para avaliar diretamente o nível de anticoagulação, independentemente da variação no TTPa. A meta terapêutica de anti-Xa é de 0,3 a 0,7UI/mL em pacientes tratados com heparina não fracionada. A resistência à heparina é confirmada quando a atividade anti-Xa está dentro da faixa terapêutica, mas o TTPa permanece subterapêutico.

- **Níveis de antitrombina III (AT III):** Uma das causas mais comuns de resistência à heparina é a deficiência adquirida ou congênita de antitrombina III, uma proteína essencial para a atividade da heparina. Se houver suspeita de resistência, é indicado medir os níveis de antitrombina III. Pacientes com níveis baixos de antitrombina podem se beneficiar da reposição com concentrado de antitrombina ou plasma fresco congelado, para restaurar a resposta à heparina.

- Manejo da Resistência à Heparina: deve ser avaliada o ajuste da dose heparina, a reposição antitrombina III, assim como a troca do esquema de anticoagulação.

- **Ajuste da terapia anticoagulante - Uso de doses mais elevadas de heparina:** Em alguns casos, o aumento progressivo da dose pode ser suficiente para superar a resistência, principalmente quando a resistência está relacionada a condições temporárias, como níveis elevados de fator VIII ou fibrinogênio. No entanto, há um limite de segurança para o aumento das doses, geralmente não excedendo 35.000 unidades/dia.

- **Reposição de antitrombina III:** Em pacientes com deficiência de antitrombina III confirmada, a administração de concentrado de antitrombina III ou plasma fresco congelado pode restaurar a resposta adequada à heparina. Essa abordagem é particularmente eficaz em pacientes com deficiência grave de antitrombina.

- **Troca para heparinas de baixo peso molecular (HBPM):** Como a resistência à heparina está frequentemente relacionada à interação com a antitrombina III, as HBPM, como a enoxaparina, podem ser uma alternativa eficaz, pois dependem menos dessa interação para sua ação anticoagulante. Além disso, o monitoramento com anti-Xa pode ser mais fácil com HBPM.

- **Uso de anticoagulantes alternativos:**

- **Inibidores diretos da trombina:** Em casos de resistência grave à heparina, anticoagulantes como a **argatrobana** ou o **bivalirudina** podem ser utilizados, especialmente em pacientes com trombocitopenia induzida pela heparina (HIT).

- **Fondaparinux:** Outro agente alternativo que pode ser considerado em casos de resistência é o fondaparinux, que atua como um inibidor direto do fator Xa, não dependendo da antitrombina III para sua eficácia.

- **Ajustes de dose em populações específicas:**

- **Insuficiência Renal:** não há necessidade de ajuste inicial de dose, mas o monitoramento do TTPa é crucial para evitar complicações hemorrágicas.

- **Insuficiência Hepática:** devido a alterações na coagulação, pode haver necessidade de ajuste das metas terapêuticas de TTPa, sendo a resistência à heparina uma preocupação comum nesses pacientes.

- **Paciente Gestante:**A HNF é segura para uso durante a gestação, sendo frequentemente utilizada em gestantes com alto risco de tromboembolismo. A dose é ajustada para atingir um TTPa de 1,5 a 2,5 vezes o controle e a administração deve ser interrompida antes do trabalho de parto para minimizar o risco de hemorragia.

- **Idoso:** Pacientes com > 60 anos tendem a apresentar maior sensibilidade à HNF, frequentemente necessitando de doses menores para atingir o efeito anticoagulante desejado, devido à redução na eliminação da droga e maior risco de sangramentos.

- **Cuidados Específicos:** Em casos de uso prolongado, a osteoporose é uma complicação potencial associada ao uso de HNF, especialmente em doses elevadas ou com tratamento superior a 6 meses. Monitoramento regular da densidade óssea pode ser necessário.

- **Efeitos Adversos:** Os principais efeitos adversos incluem hemorragias graves, trombocitopenia induzida pela heparina (HIT), reações alérgicas e osteoporose. A HIT é uma complicação imunomediada grave que pode levar à trombose.

- **Considerações na UTI – Efeito protetor em pacientes sépticos:** A HNF apresenta benefícios significativos no manejo da sepse devido à sua capacidade de controlar a coagulação desregulada, modular a resposta inflamatória e proteger a função endotelial. Embora haja variabilidade nas doses e duração do tratamento, a HNF foi eficaz em reduzir a mortalidade e melhorar os desfechos clínicos sem aumentar o risco de sangramento nos estudos analisados. Esses achados sugerem que a HNF é uma opção promissora para o tratamento de pacientes com sepse grave, especialmente quando usada em baixas doses por infusão contínua.

- **Manejo Mediante Sangramento:** O sangramento induzido pela HNF pode ser revertido com a administração de protamina, um antagonista que neutraliza a heparina. A dose de protamina depende da quantidade de heparina administrada nas últimas horas.

- **Protamina:** a protamina está disponível na forma de solução intravenosa. A formulação genérica contém 10mg/mL e é apresentada em frascos de 5mL e 25mL. Ela deve ser administrada por via intravenosa, de forma lenta, para evitar reações adversas graves. A administração rápida pode causar hipotensão grave e reações do tipo anafilactoide. O tempo de infusão recomendado é de 10 minutos para cada 50mg de protamina.

- **Posologia:** A dosagem da protamina depende da quantidade de heparina administrada. A relação geralmente utilizada é de 1mg de protamina para neutralizar 100 unidades de heparina. Em casos de heparina de baixo peso molecular (como enoxaparina), a dose de protamina deve ser de 1mg para neutralizar 1mg de enoxaparina administrada nas últimas 8 horas. A dose máxima para cada administração é de 50mg.

- **Cuidados com a Administração:** Durante a administração de protamina, deve-se ter à disposição vasopressores e equipamentos de ressuscitação devido ao risco de reações adversas graves. A administração rápida deve ser evitada, e o monitoramento contínuo da pressão arterial e do ritmo cardíaco é necessário para detectar sinais de complicações.

- **Eficácia:** A eficácia da protamina é monitorada através de testes de coagulação, como o tempo de tromboplastina parcial ativada (TTPa) ou o tempo de coagulação ativado (ACT). A pressão arterial e a função cardíaca também devem ser monitoradas durante a administração.

- **Potenciais Complicações:** Hipotensão, Colapso cardiovascular, Edema pulmonar não cardiogênico, Vasoconstrição pulmonar, Hipertensão pulmonar Reações de hipersensibilidade, incluindo choque anafilático, também podem ocorrer. O risco aumenta em pacientes com alergia a peixes, histórico de vasectomia ou disfunção ventricular esquerda grave.

- **Vantagens em relação as HBPM:**
  - o **Rápida reversão:** A HNF pode ser completamente revertida com o uso de sulfato de protamina, o que a torna ideal para situações em que é necessária uma interrupção rápida da anticoagulação, como em cirurgias ou sangramentos.
  - o **Monitoramento flexível:** Pode ser monitorada facilmente com o uso de aPTT ou ensaios de atividade anti-Xa.
  - o **Curta meia-vida:** A meia-vida curta (aproximadamente 45 minutos a 1 hora) permite um controle preciso da anticoagulação e a possibilidade de ajuste rápido.

- **Desvantagens em relação as HBPM:**
  - o **Risco elevado de HIT:** A HNF tem um risco significativamente maior de causar trombocitopenia induzida por heparina (HIT), uma complicação grave que requer a interrupção imediata da heparina.
  - o **Monitoramento frequente necessário:** Devido à sua variabilidade farmacocinética, a HNF exige monitoramento constante do aPTT ou da atividade anti-Xa para garantir níveis terapêuticos adequados.
  - o **Maior risco de complicações hemorrágicas:** O uso de HNF pode estar associado a um risco maior de hemorragias, especialmente em pacientes de alto risco.

Heparinas de Baixo Peso Molecular (HBPM)

As HBPMs são criadas a partir da despolimerização da heparina não fracionada, resultando em uma molécula com um tamanho menor e mais uniforme, com um peso molecular médio de cerca de 4.000 a 5.000 daltons. Assim como a HNF, as HBPMs atuam por meio da ligação à antitrombina, mas sua principal ação é inibir o fator Xa, pois suas cadeias curtas não permitem a inibição eficiente da trombina.

Em relação as HNF, apresentam uma farmacocinética mais previsível e a menor variabilidade interindividual tornam desnecessário o monitoramento frequente em muitos pacientes. Além disso, as HBPMs estão associadas a um menor risco de HIT em comparação com a HNF. e tem uma maior biodisponibilidade subcutânea. Essa característica indica que as HBPMs possuem uma absorção mais eficiente e uma meia-vida mais longa, permitindo uma dosagem menos frequente (geralmente uma ou duas vezes ao dia). Contudo, como as HBPMs são eliminadas principalmente pelos rins, sua administração em pacientes com insuficiência renal grave pode levar à acumulação e aumento do risco de sangramento, necessitando ajustes de dose ou a escolha de HNF. Outro limitante a sua utilização é o custo mais elevado.

Quanto as suas indicações, em relação as HNF, ela é indicada preferencialmente sempre que se desejar ter menor controle laboratorial (incluindo assim todos os pacientes ambulatoriais). Além de ser indicada preferencialmente em gestantes e em pacientes com menor risco de complicações hemorrágicas. Em pacientes críticos (salvo aqueles com insuficiência renal), tem sido mais utilizada pelo menor risco de sangramento e maior eficiência logística de obtenção de efeitos esperados.

Em pacientes com COVID-19, o uso de HBPM demonstrou estar associado a melhores desfechos em comparação com a HNF. Estudos indicam que a HBPM reduz a mortalidade intra-hospitalar e em 30 dias, diminui o tempo de internação hospitalar e o tempo de permanência em UTI, além de reduzir a necessidade de ventilação mecânica, sem aumentar significativamente o risco de sangramento. Por outro lado, uma análise sobre diferentes regimes de anticoagulação na UTI mostrou que doses terapêuticas de anticoagulantes não trazem benefícios claros na redução da mortalidade ou de eventos tromboembólicos venosos, mas podem reduzir a incidência de embolia pulmonar, com um aumento no risco de complicações hemorrágicas.

Enoxaparina

A enoxaparina, uma heparina de baixo peso molecular (HBPM), é amplamente utilizada em UTI para prevenção e tratamento de eventos tromboembólicos. Sua principal vantagem sobre a HNF é sua farmacocinética previsível, menor risco de trombocitopenia induzida por heparina (HIT) e menor necessidade de monitoramento laboratorial frequente. A enoxaparina é essencial no manejo de TEV, EP, SCA, e em pacientes submetidos a cirurgias de grande porte, como ortopédicas ou abdominais.

- **Mecanismo de Ação:** A enoxaparina exerce seus efeitos anticoagulantes através da ativação da antitrombina III, resultando na inibição seletiva do fator Xa. Ao contrário da HNF, que também inibe significativamente a trombina (fator IIa), a enoxaparina tem uma ação predominante sobre o fator Xa. Essa seletividade reduz a formação de trombina e, consequentemente, a geração de fibrina, evitando a formação e a propagação de trombos. Além disso, a menor afinidade pela trombina reduz o risco de sangramento, quando comparada à heparina não fracionada.

- **Farmacocinética e Farmacodinâmica:** Após administração subcutânea, a enoxaparina é rapidamente absorvida, com uma biodisponibilidade de aproximadamente 90%. O pico de atividade anticoagulante ocorre em 3 a 5 horas, e a meia-vida de eliminação é de 4 a 7 horas, variando conforme a função renal do paciente. A droga é eliminada predominantemente pelos rins, o que requer ajuste de dose em pacientes com insuficiência renal. A enoxaparina não afeta significativamente o tempo de tromboplastina parcial ativada (TTPa), ao contrário da HNF, o que dispensa a necessidade de monitoramento regular em muitas situações, exceto em casos específicos, como pacientes com insuficiência renal grave ou com risco elevado de sangramento.

- **Indicações e Posologias:** A enoxaparina é indicada em diversas situações clínicas:
  - o **Profilaxia de TEV:** 40 mg SC, uma vez ao dia.
  - o **Tratamento de TVP e EP:** 1mg/kg a cada 12 horas ou 1,5mg/kg SC uma vez ao dia.
  - o **SCA:** 1mg/kg SC a cada 12 horas, associado a terapia antiplaquetária.
  - o **Prevenção de trombose após cirurgia ortopédica (por exemplo, artroplastia de quadril):** 30mg a cada 12 horas ou 40mg uma vez ao dia, dependendo da avaliação de risco de tromboembolismo.

- **Cuidados na Insuficiência Renal e Hepática:** A função renal desempenha um papel fundamental na eliminação da enoxaparina. Em pacientes com clearance de creatinina inferior a 30mL/min, a dose deve ser ajustada para 1mg/kg uma vez ao dia, com monitoramento rigoroso dos sinais de sangramento, pois há risco de acúmulo da droga e, consequentemente, de complicações hemorrágicas. Em casos de insuficiência hepática, embora não haja diretrizes claras sobre ajuste de dose, recomenda-se cautela, pois a disfunção hepática pode alterar o metabolismo da droga.

- **Cuidados na Paciente Gestante:** A enoxaparina é considerada segura para uso durante a gravidez, especialmente para profilaxia e tratamento de trombose venosa em gestantes de alto risco. Sua baixa transferência placentária torna-a a escolha preferida para anticoagulação em gestantes. Para profilaxia, a dose recomendada é de 40mg subcutâneo uma vez ao dia, enquanto para tratamento, 1mg/kg subcutâneo a cada 12 horas é geralmente utilizado. É crucial interromper a anticoagulação pelo menos 12 a 24 horas antes do parto, especialmente se houver previsão de anestesia neuroaxial, para reduzir o risco de hematomas espinhais.

- **Cuidados no Idoso:** Pacientes idosos têm um risco aumentado de complicações hemorrágicas devido à função renal frequentemente reduzida e ao metabolismo alterado. Em idosos, especialmente aqueles com função renal comprometida, pode ser necessário um ajuste de dose para minimizar o risco de sangramento. Recomenda-se a monitorização rigorosa desses pacientes, particularmente quando se utilizam doses terapêuticas de 1mg/kg a cada 12 horas.

- **Cuidados Específicos:** O uso de enoxaparina em pacientes que estão recebendo anestesia neuroaxial ou submetidos a punção espinhal exige extrema cautela. O risco de formação de hematomas espinhais, que podem resultar em paralisia permanente, é significativo. Para minimizar esse risco, recomenda-se que a administração da enoxaparina seja suspensa pelo menos 12 horas antes de procedimentos neuroaxiais, ou 24 horas antes no caso de doses terapêuticas (1mg/kg a cada 12 horas). Além disso, a remoção de cateteres epidurais deve ser realizada após a suspensão do anticoagulante, e a reintrodução da enoxaparina só deve ocorrer quando houver segurança hemostática adequada.

- **Efeitos Adversos:** Os efeitos adversos mais comuns da enoxaparina incluem:
  - o **Sangramento: O efeito adverso mais preocupante, podendo ocorrer em locais de punção, trato gastrointestinal ou intracranianos. Em alguns casos, pode ser fatal.**
  - o **Trombocitopenia Induzida por Heparina (HIT):** A enoxaparina, embora associada a um risco menor de TIH em comparação com a HNF, ainda pode induzir essa condição. A monitorização regular das

plaquetas é recomendada, especialmente durante os primeiros dias de tratamento.

o **Necrose cutânea no local de injeção:** Embora raro, pode ocorrer, especialmente em pacientes com fatores de risco para vasculopatias.

o **Elevações Transitórias de Enzimas Hepáticas:** Observa-se aumento das transaminases em alguns pacientes, sem significância clínica na maioria dos casos.

• **Manejo Diante de Sangramento:** Em caso de hemorragias significativas induzidas pela enoxaparina, o uso de protamina pode neutralizar parcialmente seus efeitos. A dose de protamina recomendada é de 1mg para cada 1mg de enoxaparina administrada nas últimas 8 horas (dose máxima para cada administração: 50mg). No entanto, a reversão completa dos efeitos anticoagulantes da enoxaparina não é garantida, e o manejo deve incluir suporte hemodinâmico e, em casos graves, transfusões sanguíneas ou cirurgias para controle de focos hemorrágicos.

Dalteparina

A dalteparina é uma HBPM, amplamente utilizada em ambientes de cuidados intensivos para a profilaxia e tratamento de eventos tromboembólicos. Comparada à heparina não fracionada, a dalteparina tem uma maior relação de atividade antitrombótica (inibição do fator Xa) versus atividade anticoagulante (inibição da trombina), o que lhe confere um perfil farmacológico mais previsível e menor necessidade de monitoramento frequente em pacientes com função renal preservada. É comercializada sob o nome de *Fragmin* e é indicada para diversas condições clínicas, incluindo TEV em pacientes oncológicos e prevenção de complicações isquêmicas em SCA.

• **Mecanismo de Ação:** A dalteparina atua amplificando o efeito da antitrombina III, inibindo principalmente o fator Xa e, em menor grau, a trombina (fator IIa). Ao impedir a formação e o crescimento de trombos, ela reduz o risco de complicações tromboembólicas, sendo eficaz tanto na profilaxia quanto no tratamento dessas condições. Sua seletividade pelo fator Xa resulta em menor interferência nos mecanismos normais de hemostasia e, portanto, em menor risco de sangramento comparado à heparina não fracionada.

• **Farmacocinética e Farmacodinâmica:** A dalteparina é administrada por via subcutânea, com uma biodisponibilidade de aproximadamente 90%. Após administração subcutânea, atinge concentrações plasmáticas máximas em cerca de 4 horas, com uma meia-vida de eliminação de 3 a 5 horas. Sua eliminação é predominantemente renal. Em pacientes com insuficiência renal grave, pode ocorrer acúmulo da droga, especialmente em doses terapêuticas, o que justifica o monitoramento da atividade anti-Xa em casos específicos.

• **Indicações e Posologias:** As principais indicações da dalteparina incluem:

o **Profilaxia de TEV:** Em pacientes cirúrgicos e acamados com alto risco de TEV, a dose recomendada é de 5.000 unidades, administradas diariamente por via subcutânea.

o **Tratamento de TEV em pacientes com câncer:** 200 unidades/kg uma vez ao dia durante o primeiro mês, seguido por 150 unidades/kg por dia nos meses subsequentes.

o **Síndrome coronariana aguda (SCA):** Em pacientes com angina instável ou infarto do miocárdio sem supradesnivelamento do segmento ST (NSTEMI), 120 unidades/kg a cada 12 horas, em combinação com antiplaquetários.

• **Cuidados na Insuficiência Renal e Hepática:** Para pacientes com **insuficiência renal**, especialmente com depuração de creatinina <30mL/min, o uso de dalteparina em doses terapêuticas não é recomendado devido ao risco de acúmulo. O monitoramento da atividade anti-Xa deve ser considerado em pacientes com risco aumentado de sangramento. Para a profilaxia, a dose padrão pode ser mantida, mas em tratamentos prolongados (>10 dias), deve-se monitorar o anti-Xa ou optar por outra droga. Nos casos de **insuficiência hepática**, não há ajuste de dose específico recomendado, mas é necessário cautela, pois a disfunção hepática pode aumentar o risco de sangramento. A função hepática deve ser monitorada de perto em pacientes com insuficiência significativa.

• **Cuidados na Paciente Gestante:** A dalteparina é segura durante a gestação, pois não atravessa a placenta, sendo o anticoagulante de escolha para gestantes com trombofilia ou risco aumentado de tromboembolismo. A dose deve ser ajustada com base no peso corporal da paciente, e o uso de dalteparina deve ser interrompido 12 a 24 horas antes do parto, especialmente se planejado o uso de anestesia neuroaxial. Para gestantes de alto risco, pode-se considerar a profilaxia com doses intermediárias (5.000 unidades a cada 12 horas).

• **Cuidados no Idoso:** Em pacientes idosos, o risco de sangramento é aumentado, especialmente em função de comorbidades e uso concomitante de outros medicamentos. Portanto, deve-se proceder com cautela, monitorando regularmente a função renal e os parâmetros de coagulação.

• **Cuidados Específicos:** Pacientes submetidos a anestesia ou analgesia neuroaxial, como bloqueio epidural, apresentam risco de hematoma espinal, que pode resultar em paralisia permanente. A última dose de dalteparina deve ser administrada 12 a 24 horas antes do procedimento. A retomada da terapia anticoagulante deve ocorrer após pelo menos 24 horas, quando o risco de sangramento estiver controlado.

- **Efeitos Adversos** Os efeitos adversos mais comuns incluem hemorragias, trombocitopenia, elevações das enzimas hepáticas e hematomas no local de injeção. Em pacientes pediátricos, especialmente em oncologia, a trombocitopenia pode ocorrer com mais frequência. Hemorragias graves e reações alérgicas são eventos raros, mas significativos, que requerem interrupção imediata do tratamento.

- **Manejo Diante de Sangramento:** Em caso de sangramento significativo, a administração de protamina pode reverter parcialmente o efeito da dalteparina, embora a reversão total seja limitada. A dosagem de protamina varia com o tempo desde a última dose de dalteparina administrada. A descontinuação da anticoagulação e medidas de suporte hemodinâmico devem ser imediatamente implementadas em casos de hemorragia grave.

Nadroparina

A nadroparina é uma HBPM utilizada para prevenção e tratamento de distúrbios tromboembólicos. É amplamente indicada em casos de TVP, EP, e em situações de alto risco, como pacientes críticos e cirúrgicos, além de síndromes coronarianas agudas (angina instável e infarto do miocárdio sem elevação do segmento ST).

- **Mecanismo de Ação:** A nadroparina exerce sua ação anticoagulante ao potencializar a inibição do fator Xa pela antitrombina III. Esse mecanismo reduz a formação de trombos ao bloquear um ponto-chave da cascata de coagulação. A droga tem uma relação anti-fator Xa/fator IIa elevada, o que a torna mais específica para inibir o fator Xa, proporcionando uma potente atividade anticoagulante com menor interferência nos testes de coagulação, como o tempo de tromboplastina parcial ativada (TTPa).

- **Farmacocinética e Farmacodinâmica:** Administrada por via SC, a nadroparina apresenta uma alta biodisponibilidade (~98%) e atinge seu pico de concentração plasmática em cerca de 3 a 6 horas após a injeção. Sua mcia-vida de eliminação é de aproximadamente 3,5 horas, porém esse tempo é significativamente prolongado em pacientes com insuficiência renal, o que requer atenção especial. A excreção da nadroparina ocorre predominantemente pelos rins.

- **Indicações e Posologias**
  - **Profilaxia de TEV:** Em pacientes cirúrgicos de alto risco ou em estado crítico, a dose recomendada é de 2.850 a 5.700 unidades anti-Xa subcutâneas diariamente, dependendo do peso corporal e das condições clínicas.
  - **Tratamento de TVP e EP:** A dose recomendada para tratamento é de 171 unidades anti-Xa/kg por via subcutânea uma vez ao dia. Em pacientes com maior risco de sangramento, essa dose pode ser dividida em duas administrações diárias.
  - **Síndromes coronarianas agudas (angina instável e IAMSSST):** Um bolo inicial de 86 unidades anti-Xa/kg por via intravenosa é administrado, seguido de doses subcutâneas de 86 unidades anti-Xa/kg a cada 12 horas.

- **Cuidados na Insuficiência Renal e Hepática:** Pacientes com insuficiência renal grave (clearance de creatinina <30mL/min) devem ter suas doses ajustadas ou evitar o uso da nadroparina. Recomenda-se uma redução de 25 a 33% da dose, e o monitoramento de níveis antifator Xa pode ser necessário em casos críticos. Não existem recomendações específicas para ajustes de dose em pacientes com insuficiência hepática, mas o uso deve ser cauteloso, pois a disfunção hepática aumenta o risco de sangramento.

- **Cuidados na Paciente Gestante:** A nadroparina é segura para uso em gestantes, uma vez que não atravessa a barreira placentária. Seu uso é indicado em gestantes com trombofilias ou que apresentem alto risco de tromboembolismo venoso (TEV). Ajustes de dose podem ser necessários devido às mudanças fisiológicas que ocorrem durante a gravidez, como o aumento do volume plasmático e a depuração renal.

- **Cuidados no Idoso:** Devido ao risco elevado de sangramento em idosos, especialmente naqueles com insuficiência renal ou peso corporal baixo (<45kg), a dose de nadroparina deve ser ajustada cuidadosamente. O monitoramento regular da função renal e dos parâmetros de coagulação é essencial para evitar complicações hemorrágicas.

- **Cuidados Específicos:** Pacientes com risco aumentado de sangramento, como aqueles com histórico de úlceras gastrointestinais ou submetidos a procedimentos invasivos, devem receber doses ajustadas de nadroparina e ser monitorados rigorosamente. Em pacientes submetidos à hemodiálise, a nadroparina pode ser administrada no início da sessão dialítica para prevenir a coagulação do circuito.
  - Em pacientes criticamente enfermos que necessitam de suporte com vasopressores, a profilaxia tromboembólica padrão com HBPM, como a nadroparina, pode ser menos eficaz devido à perfusão periférica prejudicada, impactando negativamente a absorção da via SC. Um estudo comparativo de farmacocinética entre a administração IV e SC de nadroparina revelou que a administração IV proporcionou uma atividade anti-fator Xa (anti-Xa) mais previsível e eficaz, com picos significativamente maiores (0,42 UI/mL vs. 0,16 UI/mL, respectivamente), sem alterar os valores de vale ou a área sob a curva (AUC). Esses achados sugerem que a administração intravenosa pode oferecer anticoagulação

superior em pacientes com perfusão comprometida, especialmente os que estão em uso de vasopressores, onde a via subcutânea pode não garantir a eficácia necessária. Contudo, mais estudos são necessários para confirmar se essa abordagem resulta em melhores desfechos clínicos sem aumentar o risco de sangramento.

- **Efeitos Adversos:** Os efeitos adversos mais comuns incluem sangramento, trombocitopenia, e reações no local de injeção, como hematomas e necrose cutânea. Em casos raros, a nadroparina pode causar trombocitopenia induzida por heparina (HIT), uma complicação séria que requer a interrupção imediata da terapia.

- **Manejo Mediante Sangramento:** Se ocorrer sangramento significativo, a nadroparina deve ser interrompida imediatamente. A protamina pode ser usada para neutralizar parcialmente os efeitos anticoagulantes da nadroparina, com uma dose recomendada de 1 mg de protamina para cada 100 unidades anti-Xa de nadroparina administradas. No entanto, a reversão é incompleta, e o monitoramento rigoroso do paciente é essencial.

Heparinoides Sintéticos

Fondaparinux

Fondaparinux é um anticoagulante sintético que pertence à classe dos inibidores seletivos do fator Xa. Ele foi desenvolvido para atuar na prevenção e tratamento de condições tromboembólicas, como TVP e EP, especialmente em pacientes que não podem utilizar heparina devido a reações adversas, como trombocitopenia induzida por heparina (HIT). Sua alta especificidade pela antitrombina III torna-o eficaz no bloqueio seletivo da cascata de coagulação, sendo uma alternativa moderna e de baixo peso molecular em terapias anticoagulantes.

- **Mecanismo de Ação:** O mecanismo de ação do fondaparinux envolve a inibição seletiva do fator Xa por meio da interação com a antitrombina III. Ao se ligar à antitrombina, o fondaparinux potencializa sua atividade, resultando na neutralização do fator Xa, o que interrompe a conversão de protrombina em trombina. Essa interrupção impede a formação de trombos, sendo altamente eficaz na prevenção de complicações tromboembólicas, como a formação de coágulos nos vasos venosos e arteriais. Fondaparinux não afeta diretamente as plaquetas, diferentemente de outros anticoagulantes como a heparina.

- **Farmacocinética e Farmacodinâmica:** Após a administração subcutânea, o fondaparinux é rapidamente absorvido, com uma biodisponibilidade de 100%. A concentração plasmática máxima é atingida aproximadamente 2 a 3 horas após a administração. O volume de distribuição é de 7 a 11 litros, e o fondaparinux tem alta afinidade pela antitrombina III, com ligação proteica

superior a 94%. Sua meia-vida de eliminação é de 17 a 21 horas em pacientes com função renal normal, o que permite uma administração diária. A excreção ocorre predominantemente pela urina (até 77% da dose é excretada inalterada), tornando a função renal um fator crítico na sua eliminação.

- **Indicações e Posologias:** Fondaparinux é indicado para a profilaxia e tratamento de TEV, como TVP e EP, além de ser utilizado em pacientes com síndrome coronariana aguda (off-label), incluindo angina instável e infarto do miocárdio sem elevação do segmento ST (NSTEMI). A dose recomendada para profilaxia de TEV em pacientes adultos varia conforme o peso corporal:

  o **<50kg:** 5mg SC, uma vez ao dia;

  o **50-100kg:** 7,5mg SC, uma vez ao dia;

  o **> 100kg:** 10mg SC, uma vez ao dia. O tratamento geralmente é mantido por 5 a 9 dias, mas pode ser estendido conforme a evolução clínica do paciente, sendo possível o uso prolongado por até 30 dias em cirurgias de grande porte, como próteses de quadril.

- **Cuidados na Insuficiência Renal e Hepática:** Pacientes com insuficiência renal necessitam de monitoramento rigoroso, já que o fondaparinux é principalmente excretado pelos rins. Para pacientes com clearance de creatinina (CrCl) entre 30 e 50mL/min, o uso deve ser cuidadoso, e a dose pode ser ajustada para evitar acumulação. O fondaparinux é contraindicado em pacientes com CrCl inferior a 30mL/min, devido ao risco aumentado de sangramento e acúmulo da droga.[51] Na insuficiência hepática leve a moderada (Child-Pugh A e B), não há necessidade de ajuste de dose, embora o risco de sangramento deva ser monitorado. No entanto, em pacientes com insuficiência hepática grave (Child-Pugh C), o uso deve ser evitado, pois há falta de dados sobre a segurança e eficácia do fondaparinux nessa população.

- **Cuidados na Paciente Gestante:** O fondaparinux pode ser utilizado em gestantes, mas apenas em situações onde há reações adversas graves à heparina, como a HIT. Pequenas quantidades da droga podem atravessar a placenta, mas até o momento, não há relatos consistentes de teratogenicidade ou efeitos adversos significativos em fetos. Contudo, a decisão de uso durante a gestação deve envolver uma análise cuidadosa dos riscos e benefícios, considerando alternativas como o danaparoide.

- **Cuidados no Idoso:** Pacientes idosos, especialmente aqueles com mais de 75 anos, apresentam maior risco de sangramento ao utilizarem fondaparinux, principalmente devido à depuração renal reduzida e ao prolongamento da meia-vida da droga. A função renal desses pacientes deve ser monitorada regularmente, e, caso necessário, o ajuste de dose deve ser feito para minimizar os riscos de sangramento. Em pacientes idosos com função renal preservada, a dose habitual pode ser mantida, mas deve-se ter precaução adicional no manejo.

- **Cuidados Específicos:** Pacientes com peso corporal inferior a 50kg apresentam uma depuração diminuída de aproximadamente 30%, o que aumenta o risco de sangramento. Fondaparinux é contraindicado para profilaxia em pacientes com peso inferior a 50kg em procedimentos cirúrgicos como próteses de quadril, joelho ou fratura de quadril. Esses pacientes devem ser monitorados cuidadosamente quanto ao risco de complicações hemorrágicas.

- **Efeitos Adversos:** O principal efeito adverso do fondaparinux é o sangramento, com risco maior em pacientes com disfunção renal, idade avançada e baixo peso corporal. Outros efeitos adversos incluem anemia, trombocitopenia, hipotensão, epistaxe, hemorragia gastrointestinal e hematomas no local de injeção. O risco de sangramento pós-operatório é aumentado quando o fondaparinux é administrado menos de 6 horas após a cirurgia.

- **Manejo Mediante Sangramento:** Não há um antídoto específico para o fondaparinux, tornando o manejo de sangramentos um desafio. Em caso de sangramento significativo, a administração da droga deve ser interrompida imediatamente, e medidas de suporte, como transfusões de sangue, devem ser consideradas. Embora o fondaparinux não seja removível por hemodiálise, em situações de sangramento grave, pode-se considerar a administração de fatores pró-coagulantes ou complexos protrombínicos para auxiliar na reversão do efeito anticoagulante.

PROFILAXIA DE TROMBOSE VENOSA PROFUNDA NA UTI

A TVP é uma complicação grave e comum em pacientes criticamente enfermos, especialmente aqueles em UTIs, devido à combinação de múltiplos fatores de risco, como imobilização prolongada, procedimentos invasivos e uso de cateteres venosos centrais. A incidência de TVP nesses pacientes varia entre 5% e 31%, e mesmo com profilaxia farmacológica pode chegar a 15% em alguns casos. A profilaxia é essencial para prevenir esses eventos, mas falhas são frequentes, especialmente em pacientes obesos ou que utilizam vasopressores, nos quais a absorção subcutânea de heparina pode ser prejudicada.

A profilaxia de TVP tem um impacto significativo na redução de complicações tromboembólicas em pacientes críticos. Pacientes em UTIs têm fatores de risco gerais e específicos, como sedação, ventilação mecânica prolongada, e o uso de cateteres venosos centrais, que aumentam a probabilidade de trombose venosa. A prevenção adequada reduz as taxas de TVP e EP, que estão associadas a maior mortalidade e complicações a longo prazo. Além disso, a falha na profilaxia, especialmente em pacientes com alto risco, pode resultar em complicações graves, como a embolia pulmonar.

A triagem de pacientes críticos deve considerar fatores de risco individuais. Todos os pacientes internados em UTIs, até que seja provado o contrário, são considerados de alto risco para TEV, com um risco basal que pode chegar a 60% em casos de trauma grave. Pacientes com comorbidades, como câncer ou insuficiência renal, e aqueles que necessitam de suporte hemodinâmico com vasopressores, devem receber profilaxia ajustada. Além disso, pacientes obesos podem necessitar de ajustes de dose devido à menor eficácia da profilaxia com heparinas em doses fixas.

A profilaxia farmacológica com HNF ou heparina de HBPM é amplamente recomendada. Estudos indicam que a HBPM, como a enoxaparina, é mais eficaz na prevenção de TVP em comparação à HNF, e está associada a menor risco de trombocitopenia induzida por heparina (HIT) e eventos hemorrágicos graves. A HBPM também é preferida em pacientes com risco elevado de sangramento ou falha na profilaxia. Entretanto, em pacientes com insuficiência renal grave, a HNF pode ser uma escolha mais segura devido à sua eliminação mais previsível.

Pacientes gestantes internadas em UTI merecem um cuidado especial quanto a profilaxia de TEV. H/a um aumento do risco tromboembólico durante a gestação e o pós-parto. Escalas específicas para análise de risco de TEV são amplamente utilizadas e devem nortear a indicação de intervenções para profilaxias adequadas. A HBPM é preferida por não atravessar a placenta, sendo eficaz e segura para o feto. Além disso, apresenta menor risco de trombocitopenia induzida por heparina (HIT) e não requer monitoramento rotineiro. A HNF é indicada em casos de insuficiência renal grave ou quando é necessária uma reversão rápida do efeito anticoagulante, como no momento do parto.

Mesmo com a profilaxia farmacológica, falhas podem ocorrer, especialmente em pacientes com obesidade ou que necessitam de vasopressores, onde a absorção de anticoagulantes administrados por via subcutânea pode ser insuficiente. Estratégias de profilaxia individualizadas, como ajustes de dose com base no peso corporal e função renal, são recomendadas para otimizar a eficácia e minimizar os riscos de eventos tromboembólicos. Contudo, essas práticas ainda carecem de consenso baseado em evidências robustas, especialmente em pacientes críticos.

A eficácia da profilaxia deve ser monitorada continuamente, utilizando ultrassonografia de compressão como método de diagnóstico precoce de TVP em pacientes de alto risco. Além disso, ajustes de dose devem ser realizados com base na função renal e no risco de sangramento, especialmente em pacientes idosos ou com insuficiência renal. A reavaliação frequente é necessária para ajustar a terapia conforme o quadro clínico evolui, garantindo que a profilaxia seja mantida de forma eficaz e segura.

A profilaxia de TVP com heparinas é um componente fundamental no manejo de pacientes críticos, particularmente aqueles com alto risco de complicações tromboembólicas. A escolha entre HNF e HBPM deve ser guiada pela avaliação de riscos individuais, como função renal, peso corporal e comorbidades. Além disso, a personalização da profilaxia com ajustes de dose pode ser crucial para evitar falhas terapêuticas e melhorar os desfechos clínicos.

O uso de protocolos institucionais para a prevenção de TEV é essencial para garantir um atendimento seguro e de qualidade aos pacientes críticos. Esses protocolos são fundamentais para a padronização mínima em qualquer serviço de saúde, além de serem critérios importantes nas avaliações de qualidade e segurança realizadas por instituições certificadoras, como a Qmentum, a Organização Nacional de Acreditação (ONA) e a Joint Commission International (JCI). As **Figuras 18A.4., 18A.5. e 18A.6.** contemplam protocolos institucionais referentes a análise de risco de direcionamento terapêutico mediante tal análise.

O guideline europeu enfatiza que a TEV é uma complicação comum e potencialmente fatal em pacientes críticos, ocorrendo em 4% a 15% dos casos, mesmo com o uso rotineiro de profilaxia farmacológica. As principais recomendações incluem:

- Implementação de um protocolo institucional para prevenção de TEV em toda a instituição, incluindo profilaxia mecânica e farmacológica com HBPM preferida sobre HNF em pacientes críticos (Grau 1B).
- Uso de HNF em pacientes com insuficiência renal grave (Grau 2C) e sugestão de monitoramento da atividade anti-Xa quando HBPM for utilizada (Grau 2C).
- A profilaxia com filtros de veia cava inferior deve ser evitada de forma rotineira, sendo reservada apenas para pacientes com contraindicações absolutas para profilaxia farmacológica ou mecânica (Grau 2C).
- Suspensão imediata de todas as formas de heparina nos casos suspeitos ou confirmados de trombocitopenia induzida por heparina (HIT), com substituição por anticoagulantes não-heparínicos (Grau 1B).

Mesmo com uma conduta adequada, a falha na profilaxia de TEV em pacientes críticos com sepse é uma complicação relevante, ocorrendo em 12,5% dos casos, mesmo com o uso adequado de heparina ou enoxaparina. Fatores como o desenvolvimento da síndrome do desconforto respiratório agudo e o uso de pressões expiratórias positivas finais (PEEP) elevadas foram identificados como os principais responsáveis pelo aumento do risco de falha na profilaxia, com uma chance até 2,6 vezes maior de desenvolver TEV. Além disso, a falha na profilaxia está associada a um maior tempo de internação tanto na UTI quanto no hospital, o que reforça a importância de estratégias preventivas mais eficazes para essa população de alto risco.

INDICAÇÕES TERAPÊUTICAS

Como já bem explanado no corpo desse capítulo, para o tratamento de pacientes críticos, a HNF e as HBPM são amplamente utilizadas em condições como TEV, EP, isquemia mesentérica e síndrome coronariana aguda sem supradesnive-

lamento do segmento ST (NSTEMI). A HNF tem a vantagem de uma reversão mais rápida em situações emergenciais e é frequentemente preferida em pacientes com insuficiência renal grave, onde a depuração de HBPM é prejudicada. Para o manejo de NSTEMI, a anticoagulação deve ser iniciada imediatamente após o diagnóstico, sendo a heparina eficaz na redução de eventos recorrentes de infarto do miocárdio e morte. As HBPM, como a enoxaparina, são amplamente utilizadas por proporcionarem um perfil farmacocinético mais estável e exigirem menos monitorização comparadas à HNF, o que facilita o manejo em unidades de terapia intensiva. Além disso, em pacientes com risco elevado de sangramento, a escolha do anticoagulante deve ser cuidadosa, considerando a condição clínica e a presença de coagulopatias ou insuficiência orgânica.

Na Coagulação Intravascular Disseminada (CIVD), o uso de HNF pode ser benéfico em casos selecionados para controlar a coagulação desregulada. No entanto, seu uso é controverso e deve ser individualizado.

A monitorização do tratamento e da atividade de anticoagulação pode ser realizada por diferentes métodos como já mencionada. Sendo o TTPa empregado sobretudo na monitorização da terapêutica com HNF (alvo entre 1,5 e 2,5 vezes o valor de controle). O ensaio anti-Xa é útil para monitorar HBPM em pacientes com alto risco de sangramento, insuficiência renal ou obesidade mórbida. A tromboelastografia fornece avaliação global da coagulação, permitindo a identificação de alterações induzidas pelas heparinas. É útil em pacientes críticos com coagulopatias complexas.

O QUE FAZER EM CASO DE SANGRAMENTO DURANTE O USO DE HEPARINAS

Em caso de hemorragia, como já descrito na explanação dedicada a cada droga, sempre se deve avaliar a suspensão imediata da heparina. Nos casos em que estiver em curso o uso de HNF, deve-se administrar protamina para neutralizar o efeito anticoagulante. A dose é de 1mg de protamina para cada 100UI de heparina administrada nas últimas 2-3 horas, com ajuste conforme o tempo decorrido. Nos pacientes com HBPM, a protamina tem efeito parcial. Administrar 1mg de protamina para cada 1mg de enoxaparina administrada nas últimas 8 horas. Avaliar necessidade de suporte hemodinâmico e hemotransfusão sempre deve fazer parte básica, assim como de potenciais hemostasias diretas do sítio de sangramento.

TROMBOCITOPENIA INDUZIDA PELA HEPARINA (HIT)

A **Trombocitopenia Induzida por Heparina** (HIT) é uma complicação imunomediada grave decorrente do uso da heparina, tanto na sua forma não fracionada quanto de HBPM. Ela se manifesta pela formação de anticorpos que se ligam ao fator plaquetário 4 (PF4), criando um complexo PF4-heparina que ativa plaquetas, gerando um quadro clínico de trombocitopenia (queda de plaquetas no sangue) e trombose. A HIT é

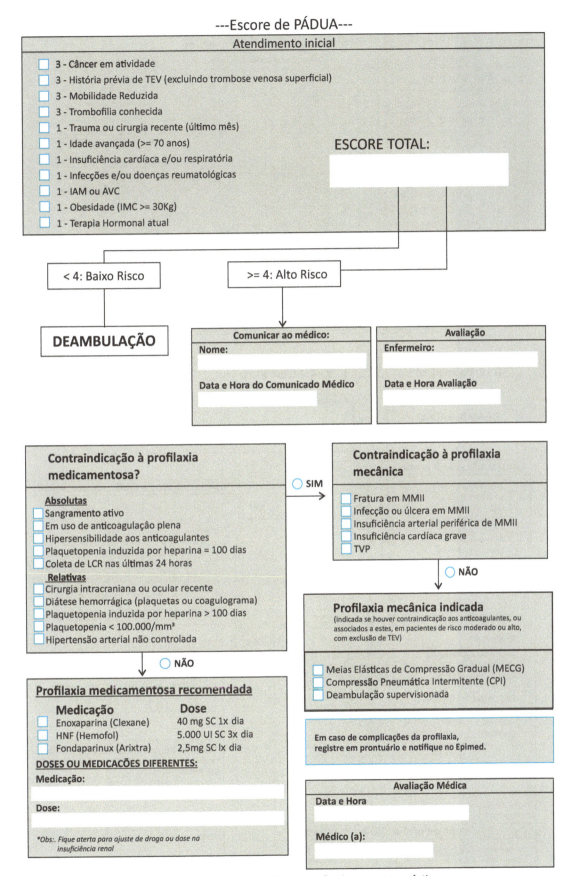

Figura 18A.4. Avaliação de risco de TEV pelo Escore de Pádua em pacientes clínicos com direcionamento terapêutico.

---Escore de CAPRINI---

Atendimento inicial (Enfermagem)

FAIXA ETÁRIA
- [ ] 01 - Idade 41 - 60 anos
- [ ] 02 - Idade 61 - 74 anos
- [ ] 03 - Idade > 75 anos

MOBILIDADE REDUZIDA
- [ ] 02 - Imobilização par gesso
- [ ] 01 - Restrição no leito
- [ ] 02 - Restrição ao leito (> 72 horas)

PROCEDIMENTOS CIRÚRGICOS
- [ ] 01- Cirurgia de pequeno porte
- [ ] 02 - Cirurgia grande porte (> 45 min)
- [ ] 01 - Cirurgia de grande porte prévia < 1 mês
- [ ] 05 - Artroplastia
- [ ] 05 - Fratura de quadril/pelve
- [ ] 05 - Palitruurna
- [ ] 05 - Trauma raquimedular
- [ ] 02 - Artroscopia
- [ ] 02 - Cateter venoso central

HISTÓRICO CLÍNICO
- [ ] 01 - Doença Inflamatória Intestinal
- [ ] 01 - Doença Pulmonar Grave
- [ ] 01 - DPOC
- [ ] 01 - Edema MMII
- [ ] 01 - Varizes
- [ ] 03 - História Familiar de TEV
- [ ] 03 - História prévia de TEV
- [ ] 01- IAM
- [ ] 01- Sepse (< 1 más)
- [ ] 05 - AVC (a 1 mós)
- [ ] 01 - ICC
- [ ] 02 - Câncer
- [ ] 01 - Obesidade
- [ ] 01 - Gravidez e pós-parto (< 1 mós)
- [ ] 01 - Perda fetal / Aborto
- [ ] 03 - Trombocitopenia por heparina

USO DE MEDICAMENTOS
- [ ] 01 - Contraceptivo oral/terapia de reposição hormonal
- [ ] 03 - Anticoagulante Lúpico
- [ ] 03 - Anticorpos Anticardiolipina

RESULTADOS LABORATORIAIS
- [ ] 03 - Fator V de Leiden
- [ ] 03 - Homocisteina elevada
- [ ] 03 - Protrombina 202 10 A

ESCORE TOTAL:

---

0 - 2: Baixo Risco → **DEAMBULAÇÃO**

3 - 4: Médio Risco
> Comunicar ao médico:
> Data e Hora do Comunicado Médico

> = 5: Alto Risco

Contraindicação à profilaxia medicamentosa?
- [ ] Sangramento ativo
- [ ] Úlcera péptica ativa
- [ ] HAS não controlada (> 180 × 110mm Hg)
- [ ] Coagulopatia (plaquetopenia < 30 mil ou INR > 1,5 se em uso de anticoagulante oral)
- [ ] Alergia ou plaquetopenia por heparina
- [ ] Coleta de LCR < 24h
- [ ] Raquianestesia a 12h
- [ ] Paciente em uso de anticoagulante

○ SIM →

Contraindicaçao à profilaxia amecânica?
- [ ] Contraindicação à profilaxia mecânica?
- [ ] Fratura exposta
- [ ] Infecçõ ou úlcera em MMII
- [ ] Insuficiência arterial periférica de MMII
- [ ] Insuficiência cardíaca grave
- [ ] TVP

○ NÃO

Profilaxia medicamentosa recomendada

Medicação

	Alto Risco	Médio Risco
Enoxaparina **(Clexane)***	40 mg SC 1× dia	20 mg SC 1× dia
HNF **(Hemofol)**	5.000 UI SC 3× dia	5.000 UI SC 2× dia
Fondaparinux **(Arixtra)**	2,5 mg 1× dia	

Exclusivo para Ortopedia

- [ ] Apizaban **(Eliquis)** 2,5 mg VO 2× dia
- [ ] Dabigatran **(Pradaxa)** ATQ/AT3: 110mg VO 1-4h pós-operatório, e a partir 2º dia, manter 220 mg 1× dia. Pacientes com idade >= 75 anos c/ creat 30-50 ml/min - 75 mg VO 1-4h pós-operatório 150 mg 1× dia, a partir do 2º dia.
- [ ] Rivaroxaban **(Xarelto)** 10 mg VO 1× dia, iniciado de 6-8h após a cirurgia, manter 5 semanas.

*Obs: Fique alerta para ajuste de droga ou dose na insuficiência renal
*Considerar doses maiores para os pacientes de Cirurgia Bariátrica 40 mg SC 2× dia

Tempo de profilaxia recomendado

Artoplasia de Quadril e fratura de quadril	4 a 5 semanas
Artroplastia de Joelho	Pelo menos 10 dias
Oncologia	3 a 4 semanas
Politrauma e Trauma Raquimedular	Até recuperação
Demais	Até alta hospitalar

○ NÃO

Profilaxia mecânica indicada?

(indicada se houver contraindicação aos anticoagulantes, ou associados a estes, em pacientes de risco moderado ou alto, com exclusão de TEV).

- [ ] Meias Elásticas de Compressão Gradual (MECG)
- [ ] Compressão Pneumática Intermitente (CPI)
- [ ] Deambulação supervisionada

Em caso de complicações da profilaxia, registre em prontuário e notifique no Epimed.

Avaliação Médica
Data e Hora

Médico (a):

Figura 18A.5. Avaliação de risco de TEV pelo Escore de Caprini em pacientes cirúrgicos com direcionamento terapêutico.

Fatores de riscos para TEV na hospitalização de gestantes e puérperas

Escores   Características do Paciente

- [ ] 4 - TEV anterior (exceto um único evento relativo a cirurgia de grande porte)
- [ ] 3 - Trombofilia hereditária ou adquirida
- [ ] 3 - Comorbidades: câncer, insuficiência cardíaca, lúpus eritematoso sistêmico ativo, poliartropatia inflamatória ou doença intestinal inflamatória, diabetes mel/itus tipo 1 com nefropatia, doença falciforme.
- [ ] 3 - Imobilidade no leito por período supenor a quatro dias com índice de massa corporal (IMC) >= 30 kg/m2
- [ ] 3 - Usuária de drogas
- [ ] 3 - Hiperemese na forma moderada/grave (nesta gestação)
- [ ] 3 - Síndrome Nefrótica
- [ ] 2 - Obesidade IMC >= 30
- [ ] 1 - Gestação múltipla
- [ ] 1 - Pré-eclâmpsia na gravidez atual
- [ ] 1 - Idade (>35 anos)
- [ ] 1 - Infecção sistémica atual
- [ ] 1 -Imobilidade, desidratação
- [ ] 1 - Tabagismo
- [ ] 1- Natimorto na gravidez atual
- [ ] 1 - Veias varicosas de grosso calibre

>>>> ESCORE TOTAL   **0 - BAIXO RISCO**

< 3: Baixo Risco → **DEAMBULAÇÃO**

>= 3: Alto Risco →

Comunicar ao médico:

Data e Hora do Comunicado Médico

Avaliação: _____   Dara e Hora: _____

Seção VIII • Farmacoterapia da Trombose Venosa e Arterial

Contraindicação à profilaxia medicamentosa?

- ☐ Sangramento ativo
- ☐ Hipertensão não controlada (> 180 × 110 mmHg)
- ☐ Coagulopatia (plaquetopenia < 70 mil ou INR > 1,5
- ☐ Alergia ou plaquetopenia por heparina
- ☐ Insuficiência renal (creatinina > 1,5mg/dL)
- ☐ Insuficiência hepática grave
- ☐ Metástase hepática ou cerebral
- ☐ Placenta prévia centro total
- ☐ Amniorrexe prematura
- ☐ Acidente vascular cerebral agudo nas 4 semanas precedentes (hemorragico ou isquémico).

○ SIM →

Contraindicação à profilaxia mecânica?

- ☐ Contraindicação à profilaxia mecánica
- ☐ Fratura exposta
- ☐ Infecção ou úlcera em MMII
- ☐ Insuficiência arterial periférica de MMII
- ☐ Insuficiência cardíaca grave
- ☐ TVP

○ NÃO

TERAPIA COMBINADA

☐ **Profilaxia medicamentosa + Profilaxia mecânica**

○ NÃO

Profilaxia medicamentosa recomendada

<u>Medicação</u>	<u>Dose</u>
☐ Enoxaparina **(Clexaner)***	40 mg SC 1× dia
☐ HNF **(Hemofol)**	☐ 5.000 ur SC 3× dia

<u>Dose ou medicações diferentes:</u>

Medicação:

Dose:

- • *Obs: Fique alerta para ajuste de droga ou dose na insuficiência renal*

<u>Manter a profilaxia medicamentosa enquanto persistir o risco</u>

Profilaxia mecânica indicada?

(indicada se houver contraindicação aos anticoagulantes, ou associados a estes, em pacientes de risco moderado ou alto, com exdusão de TEV).

- ☐ Meias Elásticas de Compressão Gradual (MECG)
- ☐ Compressão Pneumática Intermitente (CPI)
- ☐ Fisioterapia Motora

Em caso de complicações da profilaxia, registre em prontuário e notifique no Epimed.

Avaliação Médica

Médico:

Data e Hora da Avaliação:

Ajuste de doses da Enoxaparina pelo peso da paciente

Peso (kg)	*Dose de Enoxaparina*
= 50	20 mg
51-90	40 mg
91-130	60 mg
131-170	80 mg
> 170	0,6 mg/kg/dia

<u>Justificativa médica em caso de não adesão ao protocolo proposto:</u>

Formulário adaptado com base na Federação Brasileira das Associações de Ginecologia e Obstetrícia (FEBRASGO), Prevenção do tromboembolismo na gestante hospitalizada e no puerpéno. Prevenção do tromboembolismo na gestante hospitalizada e no puerpério e no protocolo do Royal College of Obstetricians and Gynecologists. Reducing the risk of venous thromboembolism during pregnancy and the puerperium [Green-top Guideline No. 37a]. 2015. MT-BR-2101442 Março/2021

Figura 18A.6. Avaliação de risco de TEV em pacientes obstétricas com direcionamento terapêutico.

uma síndrome paradoxal, pois, embora cause trombocitopenia, ela é mais temida pelos eventos trombóticos (trombose venosa profunda, embolia pulmonar, trombose arterial), que ocorrem em até 50% dos casos não tratados.

Há dois tipos de HIT:

- **HIT Tipo 1:** Não imunomediada, esta forma leve e autolimitada de trombocitopenia ocorre geralmente nas primeiras 48 horas após a exposição à heparina. Não está associada a trombose e, frequentemente, as plaquetas se recuperam mesmo com a continuidade da administração da heparina.

- **HIT Tipo 2:** Esta é a forma imunomediada e clinicamente significativa. Ela se desenvolve tipicamente entre 5 a 10 dias após a exposição à heparina, sendo causada por anticorpos contra o complexo PF4-heparina. Este tipo está associado a um risco elevado de eventos trombóticos graves e exige tratamento imediato. A HIT tipo 2 ocorre em 0,2% a 5% dos pacientes expostos à heparina, dependendo do contexto clínico (uso de heparina em cirurgias cardíacas, ortopédicas, ou em UTI eleva esse risco). O reconhecimento precoce é fundamental, pois o atraso no tratamento pode resultar em consequências catastróficas, como tromboses extensas e, em casos graves, morte, com mortalidade que pode chegar a 20%.

Diagnóstico de HIT

O diagnóstico de HIT é complexo e exige a combinação de dados clínicos e laboratoriais. Para ajudar na suspeita clínica, utiliza-se o **escore 4 Ts**, que avalia quatro fatores principais:

- **Trombocitopenia:** Uma queda superior a 50% nas contagens plaquetárias é característica de HIT.

- **Tempo de início:** A queda plaquetária geralmente ocorre entre o 5º e o 10º dia após a exposição à heparina, embora possa ocorrer mais cedo em pacientes previamente expostos à heparina.

- **Trombose:** A presença de novos eventos trombóticos ou a piora de tromboses pré-existentes é um forte indicativo de HIT.

- **Outras causas:** O diagnóstico de HIT é mais provável quando não há outras causas evidentes de trombocitopenia (ex.: infecções, medicamentos, sangramento).

Com base no escore **4 Ts**, o paciente é classificado com probabilidade baixa, intermediária ou alta para HIT. Pacientes com escore intermediário ou alto devem ser investigados com exames laboratoriais:

- **Testes imunológicos:** A detecção de anticorpos contra o complexo PF4-heparina é realizada por imunoensaios, como o **ELISA**.

- **Testes funcionais:** São usados para confirmar a capacidade dos anticorpos de ativar plaquetas, como o teste de ativação plaquetária dependente de heparina (HIPA). Um resultado positivo corrobora o diagnóstico de HIT.

Manejo de HIT

O manejo de HIT deve ser imediato, dado o alto risco de trombose e complicações fatais associadas à condição. O tratamento segue os seguintes passos:

Suspensão imediata de todas as formas de heparina: A heparina deve ser imediatamente suspensa em todos os pacientes com suspeita de HIT, independentemente da forma ou dose (incluindo cateteres impregnados com heparina e soluções heparinizadas). A eliminação rápida da heparina é o primeiro passo para interromper a ativação contínua de plaquetas.

Anticoagulação com anticoagulantes não-heparínicos:

- **Inibidores diretos da trombina** (por exemplo: argatrobana, bivalirudina) ou **inibidores do fator Xa** (por exemplo: fondaparinux) devem ser iniciados imediatamente para reduzir o risco de trombose adicional. Esses agentes são preferidos porque não desencadeiam a ativação dos anticorpos PF4-heparina.

- **Fondaparinux:** Esse inibidor do fator Xa é uma escolha comum, principalmente em pacientes estáveis sem necessidade de anticoagulação imediata com reversão rápida.

- A escolha do anticoagulante deve considerar a função renal e hepática do paciente, além da necessidade de reversão rápida (caso o paciente tenha um alto risco de sangramento).

A **varfarina** é contraindicada durante a fase aguda de HIT, pois pode precipitar gangrena venosa em membros devido à depleção rápida de proteína C. Ela deve ser introduzida apenas após estabilização com anticoagulantes não-heparínicos e quando as contagens plaquetárias tiverem se normalizado.

Pacientes com HIT devem ser monitorados regularmente quanto à contagem plaquetária, sinais de sangramento e complicações trombóticas. A anticoagulação deve continuar até que o risco de trombose esteja significativamente reduzido, o que pode durar várias semanas. Além disso, é fundamental que o paciente e a equipe de saúde sejam informados sobre a condição. Todas as formas de heparina devem ser evitadas no futuro, e alertas devem ser incluídos no prontuário do paciente para prevenir a reexposição acidental.

TROMBOCITOPENIA INDUZIDA POR HEPARINA EM CENÁRIOS CIRÚRGICOS

Pacientes que necessitam de cirurgias cardíacas ou vasculares e apresentam HIT representam um desafio particular, uma vez que o uso de heparina é muitas vezes indispensável nesses procedimentos. Nesses casos, anticoagulantes alternativos, como a **bivalirudina**, são indicados para permitir a realização da cirurgia sem exposição à heparina. O manejo intraoperatório requer cautela extra para evitar sangramentos excessivos, e o uso de anticoagulantes alternativos deve ser cuidadosamente monitorado para garantir a segurança do paciente.

MEDICINA DE PRECISÃO E PERSPECTIVAS FUTURAS

A medicina de precisão visa individualizar o tratamento com base em características genéticas, biomarcadores e dados clínicos avançados. O que ainda carece de maior validação no tocante da escolha e manejo dos anticoagulantes.

Uso de Machine Learning

Algoritmos de *machine learning* estão sendo desenvolvidos para prever o risco de TEV e sangramento, auxiliando na decisão terapêutica. Com isso, busca-se personalizar doses de heparina, considerando variáveis individuais.

Tecnologias Ômicas

A integração de dados genômicos, proteômicos e metabolômicos permite identificar polimorfismos genéticos que influenciam a resposta às heparinas. O que deve ser feito com base na detecção de biomarcadores para monitorar eficácia e segurança terapêutica.

Perspectivas Futuras

Mediante o contexto de evolução atual, vislumbra-se como perspectiva de futuro uma dosagem personalizada de heparinas, com ajuste de doses baseado em farmacogenômica e monitorização avançada com dispositivos point-of-care para avaliação em tempo real. Além do desenvolvimento de novos anticoagulantes, a partir do desenvolvimento de moléculas com melhor perfil terapêutico.

CONCLUSÃO

O uso de heparinas na UTI é um pilar essencial no manejo de pacientes críticos, especialmente na prevenção e tratamento de eventos tromboembólicos, como TVP e EP. O adequado uso das heparinas – seja na forma de HNF ou de HBPM – exige conhecimento detalhado do perfil clínico do paciente, com especial atenção à função renal, risco de sangramento, e necessidade de monitoramento intensivo.

A HNF destaca-se pelo seu rápido início de ação e reversibilidade, sendo ideal para situações de maior risco hemorrágico ou quando o ajuste fino da anticoagulação é necessário. Por outro lado, as HBPM, como a enoxaparina, oferecem uma farmacocinética mais previsível e menores taxas de complicações, como a HIT. Sua utilização é amplamente recomendada em pacientes que requerem menos monitoramento, o que facilita o manejo em UTI.

A HIT é uma complicação imunomediada grave, exigindo intervenção imediata e a substituição da anticoagulação por agentes alternativos. Além disso, o manejo de sangramentos durante o uso de heparinas deve ser feito de forma criteriosa, utilizando antagonistas como a protamina para reverter os efeitos da HNF e parcialmente os da enoxaparina.

As perspectivas futuras na anticoagulação em UTI incluem a personalização do tratamento com o uso de novas tecnologias, como *machine learning* e análise de dados genômicos. Esses avanços permitirão a individualização da dose e a previsão mais precisa de complicações, aprimorando o cuidado em ambientes críticos.

PRINCIPAIS TÓPICOS

- **Mecanismo de ação das heparinas:** Potencialização da atividade da antitrombina III, inibindo fatores de coagulação (principalmente fator Xa e trombina).
- **Heparina não fracionada (HNF):** Indicada para casos que necessitam de rápida reversão ou em pacientes com insuficiência renal grave; monitoramento rigoroso com TTPa.
- **Heparinas de baixo peso molecular (HBPM):** Como enoxaparina e dalteparina, apresentam menor risco de HIT e uma farmacocinética mais previsível, sendo amplamente utilizadas em pacientes críticos.
- **Profilaxia de trombose venosa profunda (TVP):** Fundamental na UTI, especialmente em pacientes com imobilização prolongada e múltiplos fatores de risco.
- **Trombocitopenia induzida por heparina (HIT):** Requer suspensão imediata da heparina e uso de anticoagulantes alternativos como fondaparinux ou argatrobana.
- **Manejo de sangramentos:** Uso de protamina para neutralizar a HNF e parcialmente as HBPM, com abordagem rápida e suporte hemodinâmico em casos graves.
- **Medicina de precisão:** A personalização da terapia anticoagulante com o uso de algoritmos de *machine learning* e dados genômicos é uma tendência promissora para otimizar o tratamento e reduzir complicações.
- **Avanços terapêuticos:** Novos métodos, como a nebulização de heparina para reduzir inflamação pulmonar, estão sendo investigados, ampliando o potencial terapêutico das heparinas.

BIBLIOGRAFIA

1. Hirsh J, Anand SS, Halperin JL, Fuster V. Mechanism of action and pharmacology of unfractionated heparin. Arterioscler Thromb Vasc Biol. 2001;21(7):1094-1096.
2. Garcia DA, Baglin TP, Weitz JI, Samama MM. Parenteral anticoagulants. Chest. 2012;141(2_suppl)
3. Barbar S, Noventa F, Rossetto V, et al. A risk assessment model for the identification of hospitalized medical patients at risk for venous thromboembolism: the Padua Prediction Score. J Thromb Haemost. 2010;8(11):2450-2457.
4. Caprini JA. Thrombosis risk assessment as a guide to quality patient care. Dis Mon. 2005;51(2-3):70-78.
5. Geerts WH, Bergqvist D, Pineo GF, et al. Prevention of venous thromboembolism: American College of Chest Physicians evidence-based clinical practice guidelines (8th Edition). Chest. 2008;133(6_suppl):381S-453S.

6. Gould MK, Garcia DA, Wren SM, et al. Prevention of VTE in non-orthopedic surgical patients. Chest. 2012;141(2_suppl)
7. Kearon C, Akl EA, Ornelas J, et al. Antithrombotic therapy for VTE disease. Chest. 2016;149(2):315-352.
8. Konstantinides SV, Meyer G, Becattini C, et al. 2019 ESC Guidelines for the diagnosis and management of acute pulmonary embolism. Eur Heart J. 2020;41(4):543-603.
9. Levi M, Toh CH, Thachil J, Watson HG. Guidelines for the diagnosis and management of disseminated intravascular coagulation. Br J Haematol. 2009;145(1):24-33.
10. Acosta S, Alhadad A, Svensson P, Nilsson T. Epidemiology, risk and prognostic factors in mesenteric venous thrombosis. Br J Surg. 2008;95(10):1245-1251.
11. Weitz JI, Eikelboom JW, Samama MM. New antithrombotic drugs. Chest. 2012;141(2_suppl).
12. Fareed J, Hoppensteadt D, Walenga J, et al. Pharmacodynamic and pharmacokinetic properties of enoxaparin: implications for clinical practice. Clin Pharmacokinet. 2003;42(12):1043-1057.
13. Whiting D, DiNardo JA. TEG and ROTEM: technology and clinical applications. Am J Hematol. 2014;89(2):228-232.
14. Carr ME Jr. Monitoring of heparin anticoagulation. Hematol Oncol Clin North Am. 1998;12(6):1151-1165.
15. Barillari G, Pasca S, Cherubini A, et al. Protamine sulfate for reversal of enoxaparin-associated bleeding. Blood Transfus. 2013;11(2):262-263.
16. Lo GK, Juhl D, Warkentin TE, et al. Evaluation of pretest clinical score (4 T's) for the diagnosis of heparin-induced thrombocytopenia in two clinical settings. J Thromb Haemost. 2006;4(4):759-765.
17. Warkentin TE, Greinacher A. Heparin-induced thrombocytopenia: recognition, treatment, and prevention. Chest. 2004;126(3_suppl):311S-337S.
18. Hirsh J, Raschke R. Heparin and low-molecular-weight heparin: the Seventh ACCP Conference on Antithrombotic and Thrombolytic Therapy. Chest. 2004;126(3_suppl):188S-203S.
19. Kakkar VV, Cohen AT, Edmonson RA, et al. Extended prophylaxis with bemiparin for prevention of venous thromboembolism after total hip replacement: the EXULT Study. Thromb Haemost. 2007;98(4):927-934.
20. Eriksson BI, Bauer KA, Lassen MR, Turpie AG. Fondaparinux compared with enoxaparin for the prevention of venous thromboembolism after hip-fracture surgery. N Engl J Med. 2001;345(18):1298-1304.
21. Büller HR, Davidson BL, Decousus H, et al. Subcutaneous fondaparinux versus intravenous unfractionated heparin in the initial treatment of pulmonary embolism. N Engl J Med. 2003;349(18):1695-1702.
22. Walenga JM, Jeske WP, Wood JJ, et al. Fondaparinux: a synthetic heparin pentasaccharide as a new antithrombotic agent. Expert Opin Investig Drugs. 2002;11(3):397-407.
23. Turpie AG, Gallus AS, Beattie WS, et al. Once-daily subcutaneous bemiparin sodium compared with twice-daily subcutaneous heparin sodium in the prevention of postoperative venous thromboembolism. Am Heart J. 2000;140(5):771-777.
24. Haas S. Certoparin: pharmacology and clinical applications of the low-molecular-weight heparin certoparin. Vasc Med. 2010;15(3):205-215.
25. Woller SC, Stevens SM, Adams DM, et al. Assessment of a multi-marker model for the diagnosis of pulmonary embolism using bedside-assessed clinical variables and advanced machine learning. Thromb Res. 2017;153:7-12.
26. Ghassemi M, Naumann T, Schulam P, Beam AL, Chen IY, Ranganath R. A review of challenges and opportunities in machine learning for health. AMIA Jt Summits Transl Sci Proc. 2020;2020:191-200.
27. Johnson JA, Gong L, Whirl-Carrillo M, et al. Clinical pharmacogenetics implementation consortium guidelines for CYP2C9 and VKORC1 genotypes and warfarin dosing. Clin Pharmacol Ther. 2011;90(4):625-629.

28. Gomez A, Ingelman-Sundberg M. Pharmacogenomic biomarkers for predicting adverse drug reactions. J Intern Med. 2009;265(1):44-60.
29. Coughlin SR. Thrombin signalling and protease-activated receptors. Nature 2000; 407:258.
30. Brass LF. Thrombin and platelet activation. Chest 2003; 124:18S.
31. Leung LLK, Mannucci PM, Tirnauer JS. Overview of hemostasis. UpToDate [Internet]. 2024 Jan 19 [cited 2024 Oct 10]. Available from: https://www.uptodate.com/contents/overview-of-hemostasis
32. Troisi R, Balasco N, Autiero I, Sica F, Vitagliano L. New insight into the traditional model of the coagulation cascade and its regulation: illustrated review of a three-dimensional view. Res Pract Thromb Haemost. 2023;7. doi:10.1016/j.rpth.2023.102160
33. Heparin (unfractionated): Drug information. UpToDate. 2024. Available from: https://www.uptodate.com/contents/heparin-unfractionated-drug-information
34. Zhang Y, Li Q, Sun C, Gu Y, Qi Z, Li J. The effect of nebulized heparin on clinical outcomes in mechanically ventilated patients: a meta-analysis and review of the literature. J Int Med Res. 2023;51(10):1-15
35. Fu S, Yu S, Wang L, Ma X, Li X. Unfractionated heparin improves the clinical efficacy in adult sepsis patients: a systematic review and meta-analysis. BMC Anesthesiol. 2022;22(1):28. DOI: 10.1186/s12871-021-01545-w.
36. Al-Husinat L, Abu Hmaid A, Abbas H, Abuelsamen B, Albelbisi M, Haddad S, et al. Role of aspirin, beta-blocker, statins, and heparin therapy in septic patients under mechanical ventilation: a narrative review. Front Med. 2023;10:1143090.
37. Protamine sulfate: Drug information. UpToDate. 2024© UpToDate, Inc. and its affiliates and/or licensors.
38. López-Briz E, Ruiz Garcia V, Cabello JB, Bort-Martí S, Carbonell Sanchis R. Heparin versus 0.9% sodium chloride locking for prevention of occlusion in central venous catheters in adults. Cochrane Database of Systematic Reviews. 2022;7 DOI: 10.1002/14651858.CD008462.pub4.
39. Zhong L, Wang H-L, Xu B, Yuan Y, Wang X, Zhang Y-Y, et al. Normal saline versus heparin for patency of central venous catheters in adult patients: a systematic review and meta-analysis. Crit Care. 2017;21(1):5. DOI: 10.1186/s13054-016-1585-x
40. Kovalik EC, Davenport A, Schwab SJ, Taylor EN. Anticoagulation for the hemodialysis procedure. UpToDate. 2024 [cited 2024 Sep 30]. Available from: https://www.uptodate.com
41. U.S. National Library of Medicine. Clinical Pharmacology of Enoxaparin. Clin Pharmacol. 2024;39(1):23-33.
42. Enoxaparin (including biosimilars available in Canada): Drug information. UpToDate, 2024
43. Garcia DA, Burnett AE, Leung LL, Tirnauer JS. Heparin and low molecular weight heparin: Dosing and adverse effects. UpToDate. 2024 Mar 11. Available from: https://www.uptodate.com
44. Alsagaff MY, Mulia EPB, Maghfirah I, Azmi Y, Rachmi DA, Yutha A, et al. Low molecular weight heparin is associated with better outcomes than unfractionated heparin for thromboprophylaxis in hospitalized COVID-19 patients: a meta-analysis. Eur Heart J. 2022.
45. Rachina S, Belkova Y, Shchendrygina A, Suvorov A, Bourgeois D, Karuk M, et al. Safety and efficacy of different anticoagulant doses for patients with COVID-19 in the ICU: a systematic review and meta-analysis. J Clin Med. 2023;12(6):2222.
46. Dalteparin: Drug Information – UpToDate. 2024
47. Davis R, Faulds D. Nadroparin Calcium. A Review of Its Pharmacology and Clinical Use in the Prevention and Treatment of Thromboembolic Disorders. Drugs Aging. 1997;10(4):299-322.
48. Nadroparin. Drug information. In: UpToDate, Waltham, MA. Disponível em: https://www.uptodate.com/contents/nadroparin-united-states-not-available-drug-information/
49. Cihlar R, Sramek V, Papiez A, Penka M, Suk P. Pharmacokinetic comparison of subcutaneous and intravenous nadroparin administration for thromboprophylaxis in critically ill patients on vasopressors. Pharmacology. 2020;105(1-2):73-78. DOI: 10.1159/000502847.

50. De Schryver N, Serck N, Eeckhoudt S, Laterre PF, Wittebole X, Gérard L. Pharmacokinetic profiles of intravenous versus subcutaneous administration of low molecular weight heparin for thromboprophylaxis in critically ill patients: A randomized controlled trial. *Journal of Critical Care*. 2022;70:154029. doi:10.1016/j.jcrc.2022.154029.

51. Fondaparinux: Drug Information. UpToDate. 2024

52. Buller HR, Davidson BL, Decousus H, et al. Fondaparinux or enoxaparin for the initial treatment of symptomatic deep venous thrombosis: a randomized trial. Ann Intern Med. 2004;140(11):867-873.

53. Bauer KA, Eriksson BI, Lassen MR, et al. Fondaparinux compared with enoxaparin for the prevention of venous thromboembolism after major knee surgery. N Engl J Med. 2001;345:1305-1310.

54. Lewis TC, Cortes J, Altshuler D, Papadopoulos J. Venous thromboembolism prophylaxis: A narrative review with a focus on the high-risk critically ill patient. J Intensive Care Med. 2019;34(11-12):877-888. DOI: 10.1177/0885066618796486

55. Boddi M, Peris A. Deep vein thrombosis in intensive care. In: Thrombosis and Embolism: from Research to Clinical Practice. Advances in Experimental Medicine and Biology. 2016; 906:167-181

56. Van Matre ET, Reynolds PM, MacLaren R, et al. Evaluation of unfractionated heparin versus low-molecular-weight heparin and fondaparinux for pharmacologic venous thromboembolic prophylaxis in critically ill patients with cancer. *J Thromb Haemost*. 2018;16:2492-2500. doi:10.1111/jth.14317.

57. Reynolds PM, Van Matre ET, Wright GC, et al. Evaluation of Prophylactic Heparin Dosage Strategies and Risk Factors for Venous Thromboembolism in the Critically Ill Patient. *Pharmacotherapy*. 2019;39(2):217-225. doi:10.1002/phar.2212.

58. Minet C, Potton L, Bonadona A, et al. Venous thromboembolism in the ICU: main characteristics, diagnosis and thromboprophylaxis. *Crit Care*. 2015;19:287. doi:10.1186/s13054-015-1003-9.

59. Prevention of venous thromboembolic disease in adult nonorthopedic surgical patients. *UpToDate*. Last updated Apr 2024. Available at: www.uptodate.com.

60. Fernando SM, Tran A, Cheng W, et al. VTE Prophylaxis in Critically Ill Adults: A Systematic Review and Network Meta-analysis. *Chest*. 2021;159(2):624-635. doi:10.1016/j.chest.2021.08.050.

61. Venous thromboembolism risk and prevention in the severely injured trauma patient. *UpToDate*. Last updated Feb 2023. Available at: www.uptodate.com.

62. Anticoagulation during pregnancy and postpartum: Selection and dosing. UpToDate. 2024.

63. Hospital Nossa Senhora das Neves – Rede D'Or São Luiz. Protocolo de Profilaxia de Tromboembolismo Venoso. João Pessoa, PB, Brasil; 2022.

64. Duranteau J, Taccone FS, Verhamme P, Ageno W, ESA VTE Guidelines Task Force. European guidelines on perioperative venous thromboembolism prophylaxis. *Eur J Anaesthesiol*. 2018;35:142–146.

65. Hanify JM, Dupree LH, Johnson DW, Ferreira JA. Failure of chemical thromboprophylaxis in critically ill medical and surgical patients with sepsis. *J Crit Care*. 2017;37:206-210. doi:10.1016/j.jcrc.2016.10.002.

66. Cutlip D, Lincoff AM, Cannon CP, Verheugt F, Dardas TF. Anticoagulant therapy in non-ST-elevation acute coronary syndromes. UpToDate; 2024. Disponível em: https://www.uptodate.com

67. Bauer KA, Lockwood CJ, Leung LK, Caughey AB, Tirnauer JS, Barss VA. Anticoagulation during pregnancy and postpartum: Selection and dosing. UpToDate; 2024. Disponível em: https://www.uptodate.com

68. Lip GYH, Hull RD, Mandel J, Douketis JD, Li H, Finlay G. Venous thromboembolism: Initiation of anticoagulation. UpToDate; 2024. Disponível em: https://www.uptodate.com

69. Levy JH, Lowe G, Nussmeier NA, Collins KA, Tirnauer JS. Point-of-care hemostasis testing (viscoelastic tests). UpToDate. 2024 Sep 17. Available from: https://www.uptodate.com

70. Clinical presentation and diagnosis of heparin-induced thrombocytopenia - UpToDate. 2024.

71. Management of heparin-induced thrombocytopenia during cardiac or vascular surgery - UpToDate. 2024.

72. Management of heparin-induced thrombocytopenia - UpToDate. 2024.

18B

Anticoagulantes orais diretos

Bruno Gonçalves • Cássia Righy

RESUMO

Anticoagulantes orais são parte fundamental do arsenal terapêutico de doenças tromboembólicas venosas e arteriais. Por décadas, esse grupo limitava-se a antagonistas da vitamina K. Entretanto, um novo grupo de anticoagulantes orais encontra-se agora disponível, os anticoagulantes orais diretos que possuem em comum o mecanismo de ação de inibição direta de um alvo específico. Todos inibem diretamente um único alvo (fator IIa no caso da dabigatrana, e fator Xa no caso da rivaroxabana e apixabana). Diferente dos antagonistas de vitamina K, não dependem de alvo terapêutico para garantir sua efetividade, prescindindo, dessa forma, de exames laboratoriais frequentes ou ajustes de dose. Dentre as indicações, estão a prevenção de tromboembolismo em pacientes com fibrilação atrial não--valvar, profilaxia de tromboembolismo venoso em cirurgias ortopédicas e tratamento de tromboembolismo venoso agudo. Entretanto, a ausência de antídoto é ainda sua principal limitação, já que todas as drogas anticoagulantes trazem consigo o inerente risco de sangramentos. É extremamente importante que os profissionais conheçam as drogas e seu mecanismo, tanto para seu uso correto como para o manejo de eventuais complicações relacionadas ao seu uso.

INTRODUÇÃO

Anticoagulantes orais são parte fundamental do arsenal terapêutico de doenças tromboembólicas venosas e arteriais. Por décadas, esse grupo limitava-se a antagonistas da vitamina K, como a varfarina, que age reduzindo a síntese hepática de fatores de coagulação dependentes de vitamina K, entre eles os fatores II, VII, IX, X, além de proteínas C e S. Entretanto, um novo grupo de anticoagulantes orais encontra-se agora disponível para complementar esse arsenal – composto por medicações como a dabigatrana, rivaroxabana, apixabana e edoxabana, com propriedades farmacológicas mais favoráveis do que os antagonistas da vitamina K, incluindo maior previsibilidade. Isso permite uma melhor comodidade posológica, independe de exames laboratoriais e/ou ajuste de dose frequentes, ou de

restrições dietéticas, levando a uma consequente maior adesão ao tratamento. Além disso, apresentam resultados benéficos em grandes ensaios clínicos de fase III, junto a um número significantemente menor de complicações hemorrágicas graves.

Vários termos foram cunhados com o intuito de classificar esse grupo. Novos anticoagulantes orais (**NOAC**, do inglês *Novel/new oral anticoagulants*), anticoagulantes orais diretos (**DOAC**, do inglês *Direct oral anticoagulants*), ou ainda anticoagulantes orais com alvo específico (**TSOAC**, do inglês *Target-specific oral anticoagulants*). Em todo caso, esses termos se referem a um mesmo grupo de drogas anticoagulantes, que possui em comum o mecanismo de ação de inibição direta de um alvo específico, sendo a dabigatrana inibidora direta da trombina, ou fator IIa (ativado) e a rivaroxabana e apixabana inibidores diretos do fator Xa (ativado).

Uma vez que alguns trabalhos usam o termo "**NOAC**" para designar a ausência de anticoagulação (do inglês *No Anticoagulation*), e para uniformizar a nomenclatura dessa classe de drogas em uso cada vez mais comum, é recomendado pela *International Society on Thrombosis and Haemostasis* e endossada por diversas outras sociedades americanas e canadenses, o uso do termo "**DOAC**" – anticoagulante oral direto, para se referir a esse grupo que inibe diretamente um alvo específico e possui características clínicas similares.

OBJETIVOS

Esse artigo revisa os principais anticoagulantes orais diretos.

Ao final da leitura, o leitor deve ser capaz de:

- Conhecer os principais anticoagulantes orais diretos;
- Entender seu mecanismo de ação;
- Conhecer as principais indicações para seu uso, bem como as recomendações da ANVISA;
- Saber a posologia e forma de uso de cada uma dessas drogas;

- Identificar as principais complicações relacionadas ao seu uso;
- Conhecer os principais antídotos de cada droga; e
- Saber realizar o manejo das complicações relacionadas aos anticoagulantes orais diretos.

DESENVOLVIMENTO

Mecanismo de ação

Os anticoagulantes orais diretos recebem esse nome devido ao seu mecanismo de ação e propriedades farmacológicas e clínicas similares. Todos inibem diretamente um único alvo (fator IIa no caso da dabigatrana, e fator Xa no caso da rivaroxabana e apixabana). Diferente dos antagonistas de vitamina K, não dependem de alvo terapêutico (e assim, independem de exames laboratoriais frequentes ou ajustes de dose) para garantir sua efetividade. A **Figura 18B.1.** mostra o local exato da ação de cada um desses anticoagulantes orais.

Possuem diversas vantagens em relação aos antagonistas de vitamina K, com um menor número de interações medicamentosas. Algumas interações dignas de nota são com o **cetoconazol, amiodarona** e **verapamil**, que podem aumentar o efeito anticoagulante da dabigatrana (cetoconazol, com efeito sobre as três DOAC), ou fenitoína e rifampicina, que podem diminuir seu efeito.

Ainda em comparação com antagonistas da vitamina K, que possuem diversas restrições e interações dietéticas, especialmente com alimentos que contenham a vitamina K, os DOAC não possuem tal relação, aumentando a comodidade ao paciente que a recebe. Uma das características dos DOAC é sua previsibilidade farmacológica (ao contrário dos antagonistas da vitamina K), sendo essa uma de suas principais vantagens. Possuem rápido início de ação (em geral, 1 a 3 horas após administração) o que permite que essas drogas não necessitem de uso concomitante de anticoagulação parenteral em caso de trombose aguda. Além disso, a farmacocinética mais previsível ainda faz com que não seja necessária a monitorização de rotina da atividade da anticoagulação. Todas essas vantagens tornam essa classe de drogas mais promissora por levar a uma maior adesão ao tratamento, haja vista uma comodidade posológica importante em relação aos antagonistas de vitamina K.

Naturalmente, possuem também desvantagens, entre elas, a ausência de antídoto amplamente disponível, seu alto custo, a ainda baixa experiência em seu uso, e a inexistência de exames laboratoriais padronizados para sua monitorização (por exemplo, em pacientes com insuficiência renal ou hepática, onde essa monitorização se faz mais necessária).

Dabigatrana

A dabigatrana foi a primeira das DOAC a ser aprovada, em 2008, na União Europeia. É comercializada com o nome de Pradaxa®. O fármaco é ingerido na forma de pró-droga sem atividade farmacológica (etexilato de dabigatrana), que é rapidamente convertido em dabigatrana no fígado. Trata-se de uma pequena molécula análoga da hirudina (substância anticoagulante produzida pela sanguessuga), que se liga ao fator IIa de forma univalente e reversível, o que inibe a ativação de fatores de coagulação mediada por trombina. Ainda pode inativar a trombina mesmo quando essa está ligada à fibrina, reduzindo o efeito inibitório da trombina na fibrinólise (**Figura 18B.2.**). É o único medicamento oral inibidor direto da trombina. Pode ser ingerida com ou sem alimentação concomitante, com biodisponibilidade de 6%, atingindo pico de concentração plasmática em 1 a 2 horas. Possui meia vida de 7 a 17 horas, independente de dose. Sua via de eliminação principal é renal (80%) (**Figura 18B.3.**).

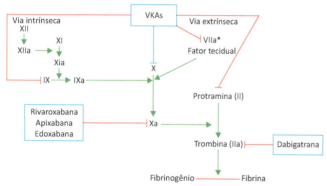

Figura 18B.1. Rivaroxabana, apixabana, edoxabana e dabigatrana agem através da inibição direta, enquanto o antagonista de vitamina K (VKA) inibe a síntese de fatores.

Fonte: Mekaj A, Mekaj Y, Duci S, Miftari E. New oral anticoagulants: their advantages and disadvantages compared with vitamin K antagonists in the prevention and treatment of patients with thromboembolic events. Therapeutics and Clinical Risk Management. 2015;11:967-77.

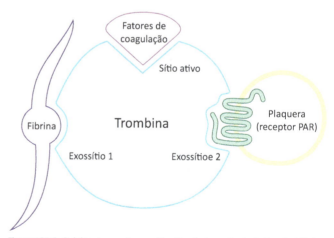

Figura 18B.2. O dabigatran se liga ao sítio ativo, independente de ligação à fibrina.

Fonte: Comin J, Kallmes D. Dabigatran (Pradaxa). American Journal of Neuroradiology. 2012;33(3):426-428.

Rivaroxabana

Comercializada com o nome de Xarelto®, foi a **segunda droga aprovada em diversos países**, também em 2008. Trata-se de um derivado de oxazolidinona (classe de antimicrobianos sintéticos da qual faz parte a linezolida), com atividade inibidora direta do fator Xa, de forma seletiva. Sua importância se dá no fato de ser o fator limitante na formação da trombina, além de ligar vias intrínseca e extrínseca da coagulação (**Figura 18B.3.**). Outras drogas anticoagulantes, como heparina de baixo peso molecular, também agem inibindo a ação do fator Xa, de forma indireta.

Possui alta biodisponibilidade após ingestão oral (60-80%), com pico de concentração plasmática em 2 a 4 horas. Pode ser administrada com alimentação ou em até 2 horas após. Possui meia-vida de aproximadamente 5 a 13 horas. Aproximadamente 30% da droga é eliminada sem metabolização via urinária e fecal. Seu metabolismo é predominantemente hepático (65%), pela enzima CYP3A4, o que faz com que sua biodisponibilidade aumente quando administrada simultaneamente a fármacos que utilizam essa mesma via (como cetoconazol).

Apixabana

De forma semelhante à rivaroxabana, possui mecanismo de ação através de antagonismo direto, reversível, ao fator Xa, impedindo a conversão de protrombina em trombina. Foi a terceira droga a ser aprovada, 2011. É comercializada com o nome de Eliquis®. É rapidamente absorvida após ingesta oral, com biodisponibilidade de 66%, e não sofre interferência da alimentação. Atinge o pico de concentração plasmática em 1 a 4 horas. Possui meia vida de 8 a 14 horas. É metabolizada principalmente no fígado (73%), também pela enzima CYP3A4.

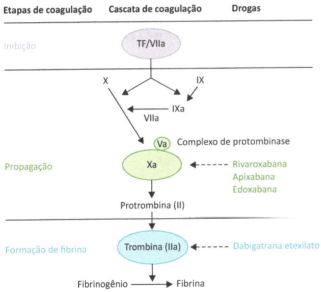

Figura 18B.3. Papel central do fator Xa na cascata de coagulação - sítio de ação da rivaroxabana e apixabana.

Fonte: Alberts M, Eikelboom J, Hankey G. Antithrombotic therapy for stroke prevention in non-valvular atrial fibrillation. The Lancet Neurology. 2012;11(12):1066-1081.

Indicações

Resumo das evidências

Prevenção de acidente vascular isquêmico ou embolia sistêmica em pacientes com fibrilação atrial não-valvar.

A terapia anticoagulante é fundamental para a prevenção de fenômenos embólicos e redução de mortalidade em pacientes com fibrilação atrial (FA). Em estudos recentes (2009 a 2011), as DOAC foram estudadas, com resultados similares em eficácia e segurança em relação à varfarina para esse propósito, nos estudos RE-LY com avaliação da dabigatrana, ROCKET-AF avaliando a rivaroxabana, e ARISTOTLE sobre a apixabana, todos ensaios clínicos de fase III.

No estudo RE-LY, estudo randomizado, não cego, de não inferioridade, a dabigatrana (em doses de 110mg e 150mg duas vezes ao dia) foi comparada à varfarina, tendo como desfecho primário a embolia (sistêmica ou cerebral), com follow-up mediano de 2 anos. Foram randomizados 18.133 pacientes. O desfecho primário ocorreu em 1.69%/ano no grupo varfarina, em 1.53%/ano no grupo dabigatrana 110mg (risco relativo com dabigatrana 0,91; Intervalo de confiança de 95% [IC], 0,74 a 1,11; P <0,001 para não inferioridade) e 1.11%/ano no grupo 150mg (RR 0,66; IC 95%, 0,53 a 0,82; P <0,001 para superioridade). A taxa de sangramento importante foi de 3.36%/ano no grupo varfarina, 2.71%/ano no grupo dabigatrana 110mg (P = 0,003) e 3.11%/ano no grupo 150mg (P = 0,31). Ou seja, a dabigatrana administrada a uma dose de 110mg foi associada a taxas de eventos embólicos semelhantes à varfarina, além de taxas mais baixas de sangramento importante. Já na dose de 150bmg, foi associado a menores taxas de fenômenos embólicos, mas com taxas semelhantes de sangramento em relação à varfarina.

O estudo ROCKET-AF, ensaio clínico randomizado, duplo-cego, também desenhado para analisar a não inferioridade, nesse caso da rivaroxabana em relação à varfarina, nesse mesmo grupo de pacientes – com fibrilação atrial não-valvar. Como desfecho primário foi usada a embolia sistêmica ou cerebral. Foram randomizados 14.264 pacientes, para receber varfarina ou rivaroxabana na dose de 20mg/dia. O desfecho primário ocorreu em uma taxa de 1,7%/ano no grupo rivaroxabana, e 2,2%/ano no grupo varfarina (Razão de risco 0,79; IC 95% 0,66 a 0,96; P <0,001 para não inferioridade) na análise primária, ou seja, a rivaroxabana não foi inferior à varfarina nesse estudo. Não houve diferença significativa entre os grupos em relação ao risco de sangramento importante.

O estudo ARISTOTLE, também ensaio clínico randomizado, duplo-cego, realizado com objetivo de avaliar a não inferioridade da apixabana em relação à varfarina, no mesmo grupo de pacientes dos estudos anteriores, com desfecho primário a embolia e secundários hemorragia e mortalidade. A taxa do desfecho primário foi de 1,27%/ano no grupo apixabana, e 1,60%/ano no grupo varfarina (Risco relativo 0,79; IC 95% 0,66 a 0,95; P <0,001 Para não inferioridade; P = 0,01 para superioridade). Além disso, também mostrou uma menor taxa de sangramento e mortalidade com uso de apixabana.

Finalmente, o edoxabana foi avaliado no estudo ENGAGE AF-TIMI 48 (*Effective aNticoaGulation with factor xA next GEneration in AF–Thrombolysis In Myocardial Infarction study 48*), um ensaio clínico duplo-cego. Nesse estudo, 21.105 pacientes com FA e risco moderado ou alto de AVC foram randomizados para receber dois regimes diários de edoxabana (60 ou 30mg) ou varfarina (INR alvo de 2,0-3,0). O desfecho primário de eficácia foi AVC ou embolia sistêmica, enquanto o desfecho primário de segurança foi sangramento maior. As comparações primárias em uma população modificada por intenção de tratar favoreceram tanto a dose de 60mg (HR 0,79, IC de 97,5% 0,63-0,99, p <0,001 para não inferioridade) quanto a dose de 30mg de edoxabana (HR 1,07, IC de 97,5% 0,87-1,31, p = 0,005 para não inferioridade).

Uma metanálise envolvendo os três estudos, com um grande número de pacientes, além de um quarto utilizando a edoxabana mostrou resultados favoráveis em relação ao risco-benefício, evidenciando redução significativa em eventos embólicos (sistêmicos ou cerebrais), hemorragia intracraniana e mortalidade, mas com aumento em sangramentos no trato gastrointestinal, quando comparados com a varfarina. Além desses estudos com drogas individuais, evidências utilizando dados gerais de eficácia e segurança das DOAC vem surgindo. Uma coorte dinamarquesa, envolvendo 61.678 pacientes com FA não valvar, com follow-up de 1 ano, mostrou taxas de embolia sistêmica, quando comparadas à varfarina, significativamente menores com rivaroxabana, e também menores, entretanto não de forma significativa estatisticamente, com dabigarana e apixabana. Ainda em comparação com a varfarina, o risco óbito e de sangramento importante foi menor com apixabana e dabigatrana. Em relação à isquemia cerebral, não houve diferença entre as drogas. Tais evidências, juntamente à comodidade posológica oferecida pelos DOAC, fazem com que essas drogas venham se tornando uma importante alternativa no tratamento desse grupo de pacientes, uma vez que vem se mostrando seguras e eficazes.

Profilaxia de tromboembolismo venoso em cirurgias ortopédicas

Uma metanálise publicada em 2013, comparando os DOAC com heparina de baixo peso molecular para profilaxia de fenômenos tromboembólicos em pacientes submetidos à artroplastia total de quadril ou joelho, mostrou eficácia em seu uso, entretanto, com um pequeno aumento de risco de sangramento (ainda que sem significância estatística). A rivaroxabana foi estudada ainda em uma grande coorte, de 17.701 pacientes submetidos a grandes cirurgias de quadril ou joelho, em 37 países, no estudo XAMOS. A incidência de eventos tromboembólicos sintomáticos foi significativamente menor nos pacientes recebendo rivaroxabana, quando comparados ao cuidado usual (0,9% contra 1,4%). A taxa de sangramento importante foi semelhante nos dois grupos (0,4% contra 0,3%, respectivamente), entretanto sangramentos menores foram mais frequentes no grupo com uso de rivaroxabana (2,9% contra 1,7%). Em todo caso, demostrou um perfil favorável ao uso da droga com essa finalidade.

Com a possibilidade de alta mais precoce após a cirurgia, essa nova classe de drogas parece promissora para continuação da profilaxia após a alta hospitalar.

Tratamento de tromboembolismo venoso agudo

Diversos ensaios clínicos de fase III têm mostrado eficácia e segurança no tratamento de tromboembolismo venoso com os DOAC, nos estudos AMPLIFY, que estudou a apixabana, EINSTEIN e EINSTEIN-PE, que avaliaram a rivaroxabana, e finalmente o estudo RE-COVER II, que se encarregou de avaliar o uso da dabigatrana na doença tromboembólica venosa aguda. Publicados entre 2010 e 2014, todos são estudos randomizados.

O estudo AMPLIFY avaliou o uso de apixabana em comparação com a terapia habitual (enoxaparina seguida de varfarina) em pacientes com tromboembolismo venoso agudo. Nesse estudo, a apixabana não mostrou inferioridade, com morte relacionada ao tromboembolismo ou sua recorrência ocorrendo em 2,3% no grupo de apixabana, em comparação a 2,7% no grupo de terapia convencional, e ainda com menor taxa de sangramentos no primeiro grupo.

Os estudos EINSTEIN e EINSTEIN-PE avaliaram a rivaroxabana, sendo o primeiro na trombose venosa profunda e o segundo no tromboembolismo pulmonar, comparados à terapia convencional de enoxaparina seguida de varfarina. Em ambos, foi demonstrada a não inferioridade da rivaroxabana, com potencial para melhor perfil de risco-benefício da droga.

O estudo RE-COVER II comparou a dabigatrana com a varfarina em pacientes com tromboembolismo venoso (TEV) agudo. Em sua análise combinada com dados anteriores, mostrou-se eficaz no tratamento (não inferior), entretanto com menor chance de sangramento, com risco relativo para TEV recorrente de 1,09 (IC 95%, 0,76-1,57), para sangramento maior de 0,73 (IC 95%, 0,48-1,11) e para qualquer sangramento de 0,70 (IC 95%, 0,61-0,79).

O uso das DOAC para TEV relacionados a síndrome do anticorpo antifosfolípideo ou a neoplasia ainda necessita de mais estudos para avaliar sua segurança e eficácia.

Indicações liberadas pela Agência Nacional de Vigilância Sanitária (ANVISA)

Com todas as evidências até o momento, algumas indicações dos anticoagulantes orais foram aprovadas na ANVISA. São elas:

Dabigatrana

- Prevenção de AVC e embolia sistêmica em pacientes adultos com fibrilação atrial não valvular; e
- **Prevenção primária** de tromboembolismo venoso em pacientes adultos que foram submetidos à cirurgia ortopédica de grande porte.

Rivaroxabana

- Prevenção primária de TEV em pacientes adultos que foram submetidos à cirurgia ortopédica de joelho e quadril;

- Prevenção de AVC e embolia sistêmica em pacientes com FA não valvular;
- **Tratamento da trombose venosa profunda (TVP)** e embolismo pulmonar (EP); e
- Reduzir o risco de TVP recorrente e EP após o tratamento inicial.

Apixabana
- Prevenção primária de TEV em pacientes adultos que foram submetidos à cirurgia ortopédica de joelho e quadril; e
- Prevenção de AVC e embolia sistêmica em pacientes com FA não valvular.

Edoxabana
- Prevenção de AVC e embolias sistêmicas em pacientes com FANV; e
- Tratamento de TEV agudo.

Sumário de recomendações e dosagens específicas

Profilaxia de TEV após cirurgias ortopédicas

Podem ser iniciados no dia da cirurgia.

- **Dabigatrana:** 220mg 1x/dia. Para artroplastia total do joelho ou quadril, pode ser iniciado na dose de 110mg no dia da cirurgia (em 1 a 4 horas), com 220mg nos dias subsequentes, por 10 dias (joelho) ou 28 a 35 dias (quadril).
  - o Em pacientes com insuficiência renal (ClCr 30-50mL/min), é recomendada a dose de 150mg/dia.
- **Rivaroxabana:** 10mg 1x/dia, por cinco semanas (quadril) ou duas semanas (joelho). Não é necessário ajuste de dose em insuficiência renal leve ou moderada.
- **Apixabana:** 2,5mg 2x/dia, por 32 a 38 dias (joelho) ou 10 a 14 dias (quadril). Não é necessário ajuste de dose em insuficiência renal leve ou moderada.

Profilaxia de eventos embólicos em FA

- **Dabigatrana:** 150mg 2x/dia, por tempo indeterminado. Não é necessário ajuste de dose baseado na função renal.
- **Rivaroxabana:** 20mg/dia, por tempo indeterminado. Para ClCr < 30-50mL/min, a dose recomendada é de 15mg/dia.
- **Apixabana:** 5mg 2x/dia. Em pacientes com pelo menos 2 das características: idade maior ou igual a 80 anos, peso corporal menor ou igual a 60kg, creatinina maior ou igual a 1,5mg/dL, a dose recomendada é de 2,5mg 2x/dia.

Tratamento de TVP ou EP

- **Dabigatrana:** 150mg 2x/dia, após tratamento com anticoagulação parenteral por pelo menos cinco dias. Duração do tratamento de no mínimo 6 meses. Não é necessário ajuste de dose em ClCr > 30mL/min. Para prevenção de recorrência, a dosagem é a mesma da doença aguda, por tempo indeterminado.
- **Rivaroxabana:** 15mg 2x/dia nas primeiras três semanas, seguido de 20mg 1x/dia para continuação do tratamento e prevenção de recorrência. Para ClCr < 30-50mL/min, a dose inicial segue a mesma, e após o fim da terceira semana segue em 15mg/dia.
- **Apixabana:** 10mg 2x/dia, por sete dias, seguida de 5mg 2x/dia. Em caso de recorrência, 2,5mg 2x/dia por pelo menos seis meses.

Contraindicações

Todos os DOAC são contraindicados em pacientes com história de hipersensibilidade à droga, e em pacientes com sangramento ativo importante (como sangramento intracraniano). Também são contraindicados em pacientes com hepatopatias e coaguloapatias associadas, com risco aumentado de sangramento.

A dabigatrana tem uma contraindicação adicional: pacientes com próteses valvares cardíacas mecânicas. Publicado em 2013, o estudo RE-ALIGN comparou a dabigatrana com a varfarina em pacientes com prótese valvar mecânica aórtica ou mitral. Foi terminado precocemente por um aumento de risco tanto de fenômenos embólicos quanto de sangramento no primeiro grupo.

Dosagem laboratorial

Em geral, não é necessária a monitorização da coagulação de forma rotineira durante o uso dos DOAC. Entretanto, em algumas situações pode ser útil: no manejo de sangramentos, onde a dosagem usada pode ser desconhecida e em necessidade de reversão imediata, em caso de dose excessiva, manejo per-operatório e insuficiência renal e hepática. Exames laboratoriais habituais podem aparecer normais em doses regulares dessas drogas, e se alterarem apenas em doses altas.

Para dosagem específica, o padrão-ouro para a dabigatrana são o tempo de trombina diluído e o tempo de coagulação de ecarina. Para drogas inibidoras do fator Xa, o exame de escolha é o ensaio da atividade anti-Xa, através de método cromogênico.

Entretanto, além de possuírem alto custo, são pouco disponíveis na prática clínica rotineira.

Complicações

Os DOAC apresentam algumas reações adversas como anemia, trombocitopenia, icterícia, xerostomia ou edema. Entretanto, o efeito adverso mais relevante é o sangramento,

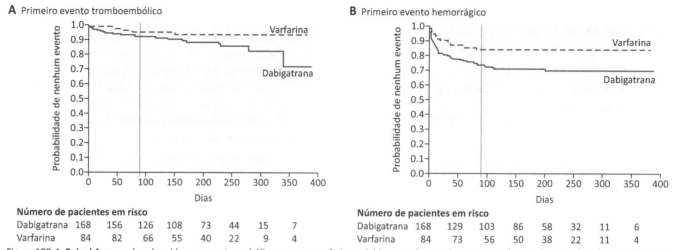

Figura 18B.4. Painel A: curva de sobrevida sem evento embólico no grupo varfarina e dabigatrana (em pacientes com prótese valvar mecânica). **Painel B:** curva de sobrevida sem sangramento.

Fonte: Estudo RE-ALIGN. Eikelboom J, Connolly S, Brueckmann M, Granger C, Kappetein A, Mack M et al. Dabigatran versus Warfarin in Patients with Mechanical Heart Valves. New England Journal of Medicine. 2013;369(13):1206-1214.

complicação possível com todas as classes de anticoagulantes, incluindo sangramentos com risco de óbito, como gastrointestinais ou intracranianos, esse último o mais temido dos efeitos adversos devido a sua significante maior morbimortalidade em relação aos outros tipos de sangramento. Ainda que estudos, de forma geral, tenham mostrado um risco menor de sangramento intracraniano grave com os DOAC em relação à varfarina, diferentemente da heparina ou varfarina, que possuem protocolos de reversão e manejo bem estabelecidos, o mesmo não é verdade com as DOAC, onde apenas recentemente vem sendo desenvolvidos antídotos, ainda não totalmente disponíveis na prática clínica.

Nos principais estudos envolvendo as DOAC, a mortalidade devido a grandes sangramentos em pacientes com FA variou entre 0,30% a 0,38%, e substancialmente maior em casos de hemorragias intracranianas. Pacientes que sofreram sangramentos importantes também mostraram maior risco de fenômeno tromboembólico subsequente.

Antídotos específicos

Em pacientes com grandes hemorragias em uso de DOAC, o tratamento específico é de suma importância. Entretanto, ainda não existem antagonistas disponíveis dos inibidores de fator Xa.

Para a dabigatrana, o agente específico para sua reversão é o idarucizumab (Praxbind®), anticorpo monoclonal desenvolvido para esse fim. A dose para administração venosa é de 5g (divididos em duas doses de 2,5g). É indicado para grandes sangramentos ou necessidade de cirurgia de urgência, em pacientes usuários da dabigatrana. Estudo recente, publicado em julho de 2017 – RE-VERSE AD – em sua análise da coorte final, utilizou duas doses de idarucizumab (2,5g), com quinze minutos de diferença entre as doses, em um total de 5g, em dois grupos de pacientes em uso de dabigatrana: aqueles com sangramento incontrolável e com risco de óbito, e os com necessidade de cirurgia ou procedimento invasivo imediato. A reversão da anticoagulação foi obtida de forma rápida e completa em mais de 98% dos pacientes. Já aprovado pela ANVISA (2017).

Para os inibidores do fator Xa, duas drogas estão atualmente em avaliação em ensaios clínicos: andexanet alfa e ciraparantag.

O andexanet alfa é uma molécula de fator Xa recombinante, inativa, com alta afinidade para inibidores do fator Xa, e baixa afinidade para o fator natural circulante. Após ligação com o DOAC (apixabana, rivaroxabana e edoxabana), leva a sua inativação de forma rápida e completa, como evidenciado em pequenos estudos até o momento. Possui meia-vida curta.

O ciraparantag (aripazina), droga também em estudo, é uma molécula catiônica sintética que pode se tornar um antídoto universal para diversos anticoagulantes, uma vez que pode ligar-se aos DOAC (ambos os inibidores do fator Xa quanto os inibidores diretos da trombina), como também à heparina de baixo peso molecular, não fracionada e fondaparinux. Após ligação, faz com que a droga em questão não se ligue ao seu alvo e consequentemente, não exerça seu efeito.

Manejo Geral de Sangramentos

Em caso de sangramento grave, o uso da droga deve ser interrompido. É importante determinar exatamente qual a droga e o momento do último uso. Devem ser avaliadas as funções hepática e renal, coagulação e hemograma completo, além de acompanhamento dos sinais vitais para detectar qualquer sinal de instabilidade hemodinâmica.

Uma das medidas gerais é eliminar a droga da circulação ou evitar sua absorção no trato gastrointestinal. Para a primeira medida, a hemodiálise é efetiva na depuração da dabigatrana da circulação, entretanto os inibidores do fator Xa são mais ligados às proteínas, dessa forma a terapia dialítica pode não ser tão

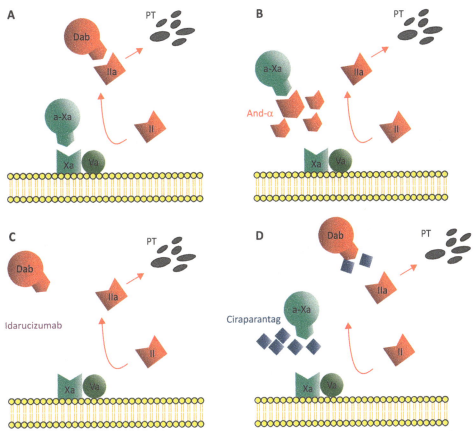

Figura 18B.5. A) Dabigatrana inibe diretamente a trombina (fator IIa) e inibidores de fator Xa (a-Xa), como rivaroxabana e apixabana, inibem diretamente o fator Xa. **B)** Andexanet alfa (And-alfa) se liga aos inibidores de fator Xa, inativando-os. **C)** Idarucizumab se liga diretamente à dabigatrana, o que faz com que ela não se ligue à trombina, bloqueando sua atividade anticoagulante. **D)** Ciraparantag liga-se a todos DOAC, de forma competitiva, assim mantendo-os fora dos fatores de coagulação e restaurando sua atividade.

Fonte: Enriquez A, Lip G, Baranchuk A. Anticoagulation reversal in the era of the non-vitamin K oral anticoagulants. Europace. 2015;18(7):955-964.

eficaz. Já em relação ao trato gastrointestinal, o uso de carvão ativado pode ser efetivo para limitar a absorção da dabigatrana ingerida em até 2-3 horas e apixabana em até 2 horas, porém para a rivaroxabana não há evidência robusta que o carvão ativado seja efetivo.

Outra medida geral é o uso de agentes hemostáticos não específicos para cada droga. São eles a transfusão de plasma fresco congelado, uma vez que aumenta em número os fatores de coagulação inibidos, excedendo o poder inibitório da droga; o concentrado de complexo protrombínico (por alguns autores, tratamento preconizado para reversão das DOAC), produto derivado do plasma que contém os fatores de coagulação, e, diferente do plasma fresco, é administrado com menor volume, minimizando riscos de hipervolemia; e o fator VII recombinante ativado. Vitamina K e antifibrinolíticos não são recomendados como rotina.

CONCLUSÃO

Os anticoagulantes orais diretos são uma classe relativamente nova de drogas ganhando amplo espaço na prática clínica dada sua comodidade terapêutica, especialmente por não necessitarem de acompanhamento laboratorial rotineiro, otimizando assim a adesão ao tratamento. Entretanto, a ausência de antídoto (por inexistência ou indisponibilidade) é ainda sua principal limitação, já que todas as drogas anticoagulantes trazem consigo o inerente risco de sangramentos, que podem se provar fatais. Em todo o caso, é extremamente importante que os profissionais conheçam as drogas e seu mecanismo, tanto para seu uso correto como para o manejo de eventuais complicações relacionadas ao seu uso.

BIBLIOGRAFIA

1. Barnes G, Ageno W, Ansell J, Kaatz S. Recommendation on the nomenclature for oral anticoagulants: communication from the SSC of the ISTH. *Journal of Thrombosis and Haemostasis*. 2015;13(6):1154-1156.
2. Lee L. DOACs – advances and limitations in real world. *Thrombosis Journal*. 2016;14(S1):17.
3. Mekaj A, Mekaj Y, Duci S, Miftari E. New oral anticoagulants: their advantages and disadvantages compared with vitamin K antagonists in the prevention and treatment of patients with thromboembolic events. *Therapeutics and Clinical Risk Management*. 2015;11:967-77.
4. Morotti A, Goldstein J. New Oral Anticoagulants and Their Reversal Agents. *Current Treatment Options in Neurology*. 2016;18(11):47.
5. Comin J, Kallmes D. Dabigatran (Pradaxa). *American Journal of Neuroradiology*. 2012;33(3):426-428.

6. Alberts M, Eikelboom J, Hankey G. Antithrombotic therapy for stroke prevention in non-valvular atrial fibrillation. *The Lancet Neurology*. 2012;11(12):1066-1081.

7. Connolly S, Ezekowitz M, Yusuf S, Eikelboom J, Oldgren J, Parekh A, et al. Dabigatran versus Warfarin in Patients with Atrial Fibrillation. *New England Journal of Medicine*. 2009;361(12):1139-1151.

8. Patel M, Mahaffey K, Garg J, Pan G, Singer D, Hacke W, et al. Rivaroxaban versus Warfarin in Nonvalvular Atrial Fibrillation. *New England Journal of Medicine*. 2011;365(10):883-891.

9. Granger C, Alexander J, McMurray J, Lopes R, Hylek E, Hanna M, et al. Apixaban versus Warfarin in Patients with Atrial Fibrillation. *New England Journal of Medicine*. 2011;365(11):981-992.

10. Ruff C, Giugliano R, Braunwald E, Hoffman E, Deenadayalu N, Ezekowitz M, et al. Comparison of the efficacy and safety of new oral anticoagulants with warfarin in patients with atrial fibrillation: a meta-analysis of randomised trials. *The Lancet*. 2014;383(9921):955-962.

11. Larsen T, Skjøth F, Nielsen P, Kjældgaard J, Lip G. Comparative effectiveness and safety of non-vitamin K antagonist oral anticoagulants and warfarin in patients with atrial fibrillation: propensity weighted nationwide cohort study. *BMJ*. 2016;353:i3189.

12. Adam S, McDuffie J, Lachiewicz P, Ortel T, Williams J. Comparative Effectiveness of New Oral Anticoagulants and Standard Thromboprophylaxis in Patients Having Total Hip or Knee Replacement: A Systematic Review. *Annals of Internal Medicine*. 2013;159(4):275-84.

13. Turpie A, Haas S, Kreutz R, Mantovani L, Pattanayak C, Holberg G, et al. A non-interventional comparison of rivaroxaban with standard of care for thromboprophylaxis after major orthopaedic surgery in 17,701 patients with propensity score adjustment. *Thrombosis and Haemostasis*. 2013;111(1):94-102.

14. Agnelli G, Buller H, Cohen A, Curto M, Gallus A, Johnson M, et al. Oral Apixaban for the Treatment of Acute Venous Thromboembolism. *New England Journal of Medicine*. 2013;369(9):799-808.

15. EINSTEIN Investigators, Bauersachs R, Berkowitz SD, Brenner B, Buller HR, Decousus H, Gallus AS, et al. Oral Rivaroxaban for Symptomatic Venous Thromboembolism. *New England Journal of Medicine*. 2010;363(26):2499-2510.

16. Buller HR, Prins MH, Lensin AW, Decousus H, Jacobson BF, Minar E, et al.

17. Oral Rivaroxaban for the Treatment of Symptomatic Pulmonary Embolism. *New England Journal of Medicine*. 2012;366(14):1287-1297.

18. Schulman S, Kakkar A, Goldhaber S, Schellong S, Eriksson H, Mismetti P, et al. Treatment of Acute Venous Thromboembolism With Dabigatran or Warfarin and Pooled Analysis. *Circulation*, 2013;129(7):764-772.

19. PRADAXA: Etexilato de dabigatrana. Boehringer Ingelheim, 2013. Bula de remédio.

20. XARELTO: Rivaroxabana. Bayer S.A., 2013. Bula de remédio.

21. ELIQUIS: Apixabana. São Paulo: Bristol-Myers Squibb Farmacêutica S.A., 2013. Bula de remédio.

22. Eikelboom J, Connolly S, Brueckmann M, Granger C, Kappetein A, Mack M et al. Dabigatran versus Warfarin in Patients with Mechanical Heart Valves. *New England Journal of Medicine*. 2013;369(13):1206-1214.

23. Milling TJ Jr, Frontera J. Exploring indications for the Use of direct oral anticoagulants and the associated risks of major bleeding. American Journal of Managed Care. 2017;23(4 Suppl):S67-S80.

24. Pollack C, Reilly P, van Ryn J, Eikelboom J, Glund S, Bernstein R et al. Idarucizumab for Dabigatran Reversal — Full Cohort Analysis. *New England Journal of Medicine*. 2017; Epub ahead of print.

25. Enriquez A, Lip G, Baranchuk A. Anticoagulation reversal in the era of the non-vitamin K oral anticoagulants. *Europace*. 2015;18(7):955-964.

26. Mayer S. Recombinant Activated Factor VII for Acute Intracerebral Hemorrhage. *Stroke*. 2007;38(2):763-767.

19

Trombolíticos

Paulo César Gottardo • Alexandre Jorge de Oliveira Negri •
Fátima Elizabeth Fonseca de Oliveira Negri • Rui Paulo Jinó Moreno, MD, PhD

INTRODUÇÃO

Os agentes trombolíticos, ou fibrinolíticos, são medicamentos que desempenham um papel crucial no tratamento de condições tromboembólicas agudas, como infarto agudo do miocárdio (IAM), com elevação do segmento ST; embolia pulmonar maciça; e acidente vascular cerebral isquêmico (AVCi). Eles atuam através da lise de coágulos sanguíneos já formados através da ativação do plasminogênio em plasmina, a enzima responsável pela degradação da fibrina. No ambiente da Unidade de Terapia Intensiva (UTI), o uso de trombolíticos requer uma avaliação criteriosa, pois está associado a um risco significativo de sangramento, especialmente em pacientes críticos. Este capítulo abordará os principais agentes trombolíticos, suas indicações, características farmacológicas e como gerenciar complicações hemorrágicas.

CONTEXTUALIZAÇÃO DO USO DE TROMBOLÍTICOS NA UTI

Os trombolíticos são usados na UTI, principalmente em emergências tromboembólicas onde a remoção rápida do trombo é necessária para salvar vidas ou prevenir danos permanentes. As principais indicações para o uso de trombolíticos incluem o infarto agudo do miocárdio com supradesnivelamento do segmento ST (IAMCST), o tromboembolismo pulmonar (TEP) e o acidente cerebrovascular isquêmico (AVCi). Cada uma dessas condições clínicas apresentam indicações específicas. Contudo, as contraindicações são consensuais a todas. A **Tabela 19.1.** destaca as contraindicações ao uso de trombolíticos.

Infarto agudo do miocárdio (IAM) com elevação do segmento ST

Os trombolíticos são uma das terapias de reperfusão disponíveis para o tratamento de pacientes com IAMCST quando a intervenção coronária percutânea primária (ICP) não pode ser

Tabela 19.1. Contraindicações ao uso de trombolíticos

Contraindicações absolutas
Histórico de qualquer hemorragia intracraniana.
Histórico de AVC isquêmico nos últimos 3 meses, com exceção de AVC isquêmico agudo nas últimas 3 horas, tratável com trombolíticos.
Presença de malformação vascular cerebral ou malignidade intracraniana primária, ou metastática.
Sintomas ou sinais sugestivos de dissecção aórtica.
Diátese hemorrágica ou sangramento ativo (exceto menstruação); trombolíticos podem aumentar o risco de sangramento moderado.
Trauma craniano fechado ou trauma facial significativo nos últimos 3 meses.
Contraindicações relativas
Histórico de hipertensão crônica grave, mal controlada, ou hipertensão não controlada no momento da apresentação.
Histórico de AVC isquêmico há mais de 3 meses.
Demência.
Doença intracraniana conhecida que não seja uma contraindicação absoluta.
Ressuscitação cardiopulmonar traumática ou prolongada (>10 min).
Cirurgia maior nas últimas 3 semanas.
Sangramento interno nas últimas 2 a 4 semanas ou úlcera péptica ativa.
Punções vasculares não compressíveis.
Gravidez.
Terapia atual com varfarina; risco de sangramento aumenta conforme o INR.
Exposição prévia a estreptoquinase ou anistreplase (há mais de 5 dias) ou reação alérgica a esses medicamentos.

realizada em tempo hábil. O objetivo dessa terapia é restaurar o fluxo sanguíneo na artéria coronária ocluída, prevenindo danos maiores ao miocárdio e reduzindo a mortalidade.

Os trombolíticos são indicados principalmente para pacientes que apresentam IAMCST e não têm acesso à ICP dentro da janela de tempo ideal de 120 minutos após o primeiro contato médico. As indicações específicas incluem:

- Pacientes com dor torácica sugestiva de IAM com elevação do segmento ST persistente.
- Pacientes que não podem ser transferidos rapidamente para um centro com capacidade para realizar ICP.
- Uso em ambientes pré-hospitalares em locais distantes de centros de ICP, para reduzir o tempo até a reperfusão.

A **Figura 19.1.** indica as estratégias de reperfusão coronariana no paciente com STEMI. Enquanto a **Figura 19.2.** ilustra o impacto do retorno da fibrinólise no desfecho desses indivíduos.

Tipos de Trombolíticos Utilizados

Os principais agentes trombolíticos utilizados no contexto de IAM com elevação do segmento ST incluem:

- **Tenecteplase (TNK-tPA) e Reteplase (rPA)**: Preferidos pela facilidade de administração, com bolus intravenoso único ou em duas doses. São mais fáceis de administrar no ambiente pré-hospitalar e possuem eficácia semelhante a outros agentes.
- **Alteplase (tPA)**: Apesar de eficaz, exige infusão contínua em doses ajustadas ao peso, o que torna seu uso menos conveniente comparado a tenecteplase e reteplase.
- **Estreptoquinase**: Seu uso tem sido limitado devido a maior risco de reações alérgicas e resistência adquirida.

A **Tabela 19.2.** destaca os principais fármacos utilizados na trombólise de pacientes com IAMCST.

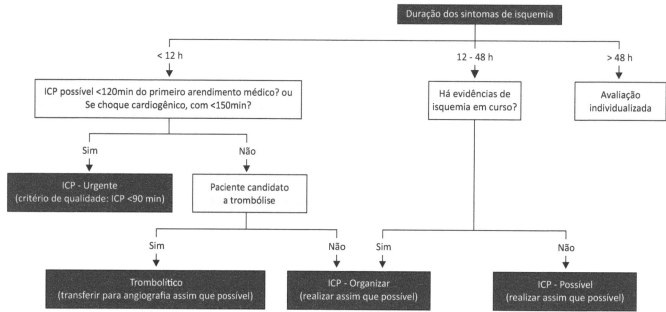

Figura 19.1. Estratégias de reperfusão em indivíduos com IAMCST.

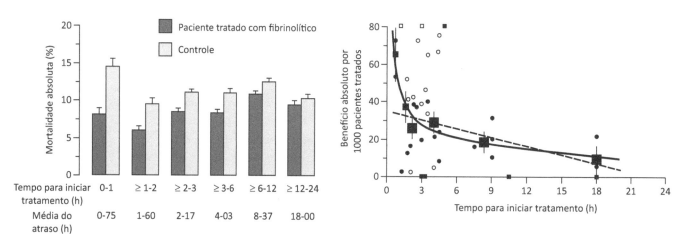

Figura 19.2. Impacto do atraso do trombolítico em indivíduo com IAMCST e seu desfecho na mortalidade.

Tabela 19.2. Trombolíticos utilizados no IAMCST

Medicamento	Regime IV recomendado	Vantagens e limitações
Alteplase *regime acelerado*	Bolus de 15mg em 1 a 2min, seguido de 0,75mg/kg (máximo 50mg) em 30min e de 0,5mg/kg (máximo 35mg) em 60min.	Em relação à estreptoquinase: mais caro, mas com maior redução de mortalidade em 30 dias (GUSTO-I: 6,3% vs 7,3%). Mais difícil de administrar: meia-vida curta.
Tenecteplase	- Bolus único em 5 a 10 segundos baseado no peso corporal: - < 60kg: 30mg - 60 a 69kg: 35mg - 70 a 79kg: 40mg - 80 a 89kg: 45mg - ≥ 90kg: 50mg	- Facilidade de aplicação: meia-vida longa (uso até no pré-hospitalar). - Eficácia semelhante, com menos sangramento em relação à alteplase (ASSENT-2).
Reteplase	10U em 2min, repetir bolus de 10U em 30min.	Resultados semelhantes aos de alteplase, porém mais fácil de administrar.
Estreptoquinas	- 1,5 milhões de UI, em 30 a 60min.	- Opção muito mais barata em comparação com outros fibrinolíticos, mas com resultados inferiores. - Anticorpos neutralizantes se desenvolvem, o que pode diminuir a eficácia do uso subsequente. - Risco elevado de reação de hipersensibilidade com doses repetidas.

O uso de trombolíticos deve ser cuidadosamente ponderado com base nas contraindicações absolutas e relativas, bem como em possíveis complicaçoes, especialmente o risco de sangramento. A avaliação das contraindicações (**Tabela 19.1.**) é essencial para evitar complicações graves associadas ao seu uso.

É recomendada a administração concomitante de anticoagulantes, como heparina não fracionada ou enoxaparina, para reduzir o risco de reoclusão. Em pacientes submetidos a fibrinólise pré-hospitalar, a heparina de baixo peso molecular é preferida pela facilidade de administração. Além disso, deve-se administrar aspirina (162-325mg) o mais cedo possível, junto com clopidogrel. Nos pacientes com fibrinólise, o clopidogrel é preferido em doses de 300mg (para pacientes < 75 anos) e 75mg (para pacientes ≥ 75 anos).

O uso adequado de trombolíticos no IAMCST pode influenciar de modo significativo na redução de mortalidade desses indivíduos. Estudos demonstram que a terapia trombolítica precoce reduz significativamente a mortalidade em pacientes com IAMCST, especialmente quando administrada nas primeiras horas após o início dos sintomas, o que é associado à melhora da perfusão coronariana. A restauração do fluxo sanguíneo reduz o tamanho do infarto e preserva a função cardíaca.

Outro benefício de sua utilização encontra-se na facilidade de uso no pré-hospitalar, onde, em áreas sem acesso rápido a ICP, a administração de trombolíticos tem se mostrado uma estratégia eficaz para melhorar os desfechos clínicos.

A falha da trombólise é definida pela ausência de melhora clínica ou eletrocardiográfica (por exemplo, resolução <50% da elevação do segmento ST) dentro de 60 a 90 minutos após a administração. Nessas situações, recomenda-se a transferência urgente para angiografia coronariana com ICP de resgate. Em locais onde a ICP de resgate não está disponível, a repetição da trombólise com um agente alternativo pode ser considerada.

A complicação mais temida da terapia trombolítica é o sangramento, principalmente a hemorragia intracraniana. A seleção criteriosa dos pacientes e o monitoramento contínuo após a administração são cruciais para minimizar esses riscos. Outras complicações incluem hipotensão e reações alérgicas, especialmente com o uso de estreptoquinase.

Embolia pulmonar

A terapia trombolítica é uma estratégia crucial no manejo do tromboembolismo pulmonar (TEP), especialmente nos casos de TEP maciço ou de alto risco, onde há deterioração hemodinâmica iminente ou risco de morte. Essa terapia visa acelerar a lise do trombo, melhorando tanto a perfusão pulmonar quanto a função do ventrículo direito. No entanto, seu uso deve ser cuidadosamente equilibrado com o risco de hemorragias graves, que podem ser fatais.

As indicações de trombólise no TEP são embasadas na avaliação de sua gravidade. Em suma podemos dividir esses indivíduos em três grupos básicos:

- **TEP Maciço (Alto Risco):** A terapia trombolítica é indicada em pacientes com TEP maciço, caracterizado por hipotensão sustentada (pressão arterial sistólica <90mmHg) com repercussão hemodinâmica, choque ou necessidade de suporte inotrópico. O risco de mortalidade em 30 dias, nesses casos, é elevado e os trombolíticos podem reduzir significativamente esse risco melhorando a função do ventrículo direito e a hemodinâmica geral.

- **TEP Submaciço (Risco Intermediário-Alto):** No TEP submaciço, os pacientes estão normotensos, mas apresentam disfunção ventricular direita, elevação de biomarcadores cardíacos (como troponina e BNP) e sinais clínicos de instabilidade hemodinâmica iminente. Trombolíticos podem ser considerados nesses pacientes se houver evidências de deterioração clínica, apesar do uso de anticoagulantes.

Seção VIII • Farmacoterapia da Trombose Venosa e Arterial

- **TEP de Risco Intermediário-Baixo:** Em pacientes com TEP de risco intermediário que permanecem hemodinamicamente estáveis, a terapia trombolítica geralmente não é recomendada devido ao maior risco de sangramento em comparação com os possíveis benefícios. Esses pacientes são manejados com anticoagulação isolada.

O **PESI** (*Pulmonary Embolism Severity Index*) e sua versão simplificada (**sPESI**) são ferramentas de estratificação de risco amplamente utilizadas para prever a mortalidade de curto prazo em pacientes com embolia pulmonar (EP). Essas ferramentas ajudam a categorizar os pacientes em diferentes níveis de risco, orientando as decisões terapêuticas, especialmente no que diz respeito à intensidade do tratamento e ao local de manejo (ambulatório, enfermaria ou UTI).

Pacientes com **PESI alto** têm maior risco de complicações e isso pode justificar a adoção de terapias mais agressivas como trombólise ou trombectomia, além de um acompanhamento mais intensivo na UTI. Pacientes classificados com **PESI baixo** (baixo risco) podem ser tratados com anticoagulantes de forma segura em ambientes ambulatoriais ou de enfermaria, sem necessidade de trombólise. Já aqueles com **PESI elevado** (alto risco) são candidatos ao manejo mais intensivo, como a trombólise sistêmica ou guiada por cateter, além de serem monitorados em uma UTI devido ao maior risco de deterioração hemodinâmica.

A versão simplificada do PESI (sPESI) é frequentemente usada por ser mais prática, mas igualmente eficaz na estratificação de risco. Pacientes com **sPESI elevado** e sinais de disfunção ventricular direita ou elevação de biomarcadores (como troponina) podem ser considerados para terapia trombolítica em casos de TEP submaciço ou de risco intermediário-alto, onde a mortalidade pode ser substancialmente reduzida com intervenções precoces.

As **Tabelas 19.3.** e **19.4.** destacam o escore PESI para avaliação da gravidade do TEP. Enquanto as **Tabelas 19.5.** e **19.6.** destacam a sua versão simplificada.

A **Figura 19.3.** ilustra um fluxograma de orientação quanto à decisão de conduta para a abordagem de pacientes com TEP.

Concretizada a formal indicação de trombólise em um indivíduo com TEP, deve-se avaliar a possibilidade de contraindicações a essa terapêutica. O principal risco da terapia trombolítica é o sangramento, incluindo hemorragias graves, como hemorragia intracraniana. Contraindicações incluem cirurgias recentes, sangramento ativo e hipertensão grave não controlada.

Após excluir potenciais contraindicações, a seleção da droga deve ser realizada conforme a disponibilidade no serviço e o padrão evolutivo do paciente. A **alteplase** é o trombolítico mais amplamente utilizado para esse fim, o qual foi mais amplamente estudado e validado. Geralmente administrado em uma dose de 100mg infundida ao longo de 2 horas. Doses menores (por exemplo, 50mg) têm sido exploradas em populações específicas, particularmente em pacientes com maior risco de complicações

Tabela 19.3. Escore de Avaliação de Gravidade do TEP (PESI)

Características do PESI (Índice de Severidade de Embolia Pulmonar)	Pontuação Atribuída
Idade, por anos	Idade, em anos
Sexo Masculino	10
Histórico de câncer	30
Histórico de insuficiência cardíaca	10
Histórico de doença pulmonar crônica	10
Frequência cardíaca ≥110/minuto	20
Pressão arterial sistólica (PAS) <100mmHg	30
Frequência respiratória (FR) ≥30/minuto	20
Temperatura <36°C	20
Alteração do estado mental	60
Saturação de O_2 arterial <90%	20

Tabela 19.4. Avaliação de Gravidade do TEP (baseado na pontuação do PESI)

Pontuação Total (PESI)	Classe de Risco PESI	Mortalidade em 30 dias
<60	Classe 1	0-1,6%
66-85	Classe 2	1,7-3,5%
86-105	Classe 3	3,2%-7,1%
106-125	Classe 4	4-11,4%
>125	Classe 5	10.24,5%

Tabela 19.5. Escore de Avaliação de Gravidade do TEP (sPESI)

Características do sPESI	Pontuação Atribuída
Idade, por anos	<80 anos = 0,>80 anos = 1
Histórico de câncer	Não = 0, Sim = 1
Histórico de doença cardiopulmonar crônica	Não = 0, Sim = 1
Frequência cardíaca – Bpm	<110 = 0,≥110 = 1
Pressão arterial sistólica (PAS) mmHg	≥100 = 0,<100 = 1
Saturação de O_2 arterial %	≥90 = 0,<90 = 1

Tabela 19.6. Avaliação de Gravidade do TEP baseado no escore sPESI

Pontuação Total (sPESI)	Classe de Risco sPESI	Mortalidade em 30 dias
0	Baixo	1,1%
≥1	Alto	8,9%

hemorrágicas. Nos últimos anos, a **Tenecteplase** vem ganhando atenção, especialmente após o estudo PEITHO, que mostrou resultados promissores em TEP submaciço.

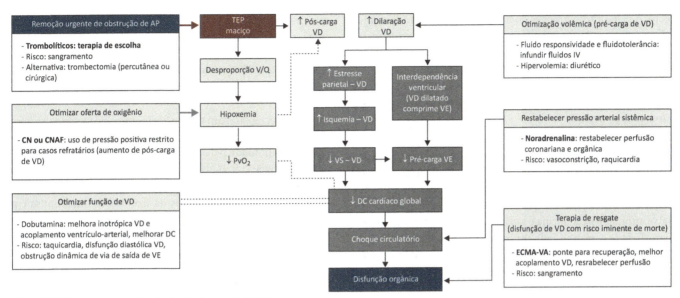

Figura 19.3. Fluxograma para de orientação do manejo do TEP.

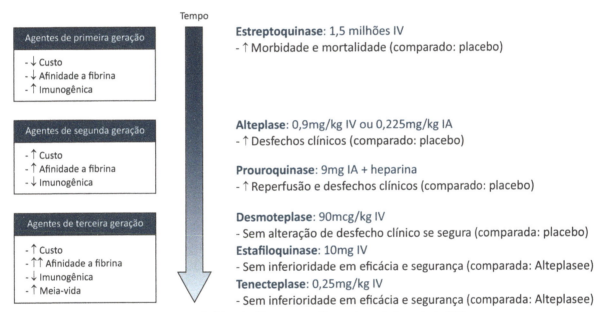

Figura 19.4. Esquema comparativo entre agentes trombolíticos de diferentes gerações usados no tratamento do AVCi.

A administração sistêmica é a abordagem padrão para TEP maciço com comprometimento hemodinâmico. A terapia precoce, idealmente dentro de 48 horas após o início dos sintomas, maximiza a eficácia. Entretanto, a Trombólise Guiada por Cateter (TGC) é uma opção em casos selecionados. A qual utiliza doses mais baixas de trombolíticos administrados diretamente no trombo e é geralmente reservada para pacientes com contraindicações à trombólise sistêmica ou com alto risco de sangramento.

Pacientes submetidos à trombólise devem ser monitorados de perto em ambiente de UTI, com acesso a suporte cardiovascular avançado. Se a trombólise falhar ou ocorrer sangramento, pode-se considerar a trombectomia mecânica ou suporte extracorpóreo (ECLS). Após a trombólise, a anticoagulação deve ser mantida para prevenir a recorrência. Geralmente, utiliza-se heparina de baixo peso molecular ou heparina não fracionada.

Os trombolíticos demonstraram melhorar a disfunção do ventrículo direito em casos de TEP maciço e submaciço, reduzindo o risco de hipertensão pulmonar tromboembólica crônica. No TEP maciço, a trombólise reduz a mortalidade e a recorrência em comparação com a anticoagulação isolada, tornando-se o tratamento preferido quando há deterioração rápida.

Acidente vascular cerebral isquêmico (AVCi)

Os trombolíticos são essenciais no tratamento de AVCi, com o objetivo de restaurar o fluxo sanguíneo em áreas cerebrais isquêmicas e prevenir a progressão para infarto cerebral completo. A restauração precoce do fluxo sanguíneo é fundamental para minimizar danos neurológicos e maximizar a recuperação funcional dos pacientes. O principal agente utilizado é a alteplase, um ativador do plasminogênio tecidual recombinante (tPA), que foi aprovado há mais de 25 anos. Novos agentes, como a tenecteplase, vêm emergindo como alternativas viáveis com vantagens potenciais.

A **Figura 19.6.** apresenta um esquema comparativo dos agentes trombolíticos utilizados no tratamento do AVCi, organizados em três gerações, com suas respectivas características, vantagens e desvantagens. Os **agentes de primeira geração**, como a estreptoquinase, têm baixo custo, porém apresentam baixa afinidade pela fibrina e são imunogênicos, o que aumenta a morbidade e mortalidade em comparação com placebo. Já os **agentes de segunda geração**, como a alteplase e a pró-uroquinase, possuem alta afinidade pela fibrina, não são imunogênicos e têm um custo elevado. Esses agentes demonstraram melhoras nos desfechos clínicos, com a administração intravenosa ou intra-arterial. Os **agentes de terceira geração**, como a tenecteplase e a estafiloquinase, apresentam afinidade pela fibrina ainda maior, não são imunogênicos e têm meia-vida mais longa, o que permite maior eficácia no tratamento, sendo considerados não inferiores à alteplase em termos de eficácia e segurança.

A administração de trombolíticos deve ocorrer dentro de uma janela de tempo específica para garantir sua eficácia. A trombólise intravenosa com alteplase é indicada para pacientes que se apresentam com AVCi dentro de 4,5 horas desde o início dos sintomas, com base em estudos que mostram melhor desfecho funcional em até 33% dos pacientes tratados. No entanto, a eficácia do tratamento diminui significativamente quando administrado fora dessa janela, exceto em casos onde a seleção do paciente pode ser feita com base em neuroimagem avançada, como perfusão por tomografia computadorizada (CTP) ou ressonância magnética (RM), que ajudam a identificar a penumbra isquêmica. Essas modalidades permitem diferenciar o tecido cerebral infartado da penumbra, possibilitando que alguns pacientes se beneficiem da trombólise mesmo fora da janela tradicional de 4-5 horas.

Para pacientes que se apresentam com "AVC ao acordar" ou com um tempo de início desconhecido dos sintomas, a elegibilidade para trombólise pode ser determinada por critérios de imagem, como a presença de lesões isquêmicas em DWI combinada com a ausência de hiperintensidade em FLAIR, na ressonância nuclear magnética, o que sugere um evento ocorrido dentro da janela de 4-5 horas.

A **Figura 19.5.** ilustra o processo de decisão para a indicação de trombólise no AVCi. A **Tabela 19.7.** destaca os critérios de inclusão e exclusão para essa conduta.

A trombólise com alteplase tem demonstrado benefícios clínicos significativos. Pacientes tratados dentro das primeiras três horas após o início dos sintomas têm uma maior chance de alcançar um desfecho favorável com base na escala de Rankin modificada (mRS). Em contrapartida, estudos mostram que o tratamento tardio (após 4-5 horas) está associado a um aumento no risco de hemorragia intracerebral sintomática e a uma redução dos benefícios. A dose recomendada da alteplase é de 0,9mg/kg, com 10% administrados como bolus e o restante infundido em 60 minutos. Esse regime demonstrou eficácia significativa, especialmente em pacientes tratados dentro da janela de 4-5 horas.

A tenecteplase, um agente fibrinolítico de terceira geração, tem sido investigada como uma alternativa à alteplase devido à sua maior afinidade pela fibrina, administração em bolus único e uma meia-vida mais longa, o que reduz a necessidade de infusão contínua e pode facilitar o tratamento em emergências.

Um dos principais riscos da trombólise intravenosa é a ocorrência de hemorragia intracerebral, que afeta até 6,8% dos pacientes tratados com alteplase. A monitorização rigorosa nas primeiras 24 a 48 horas após o início da trombólise é crucial, com atenção especial ao controle da pressão arterial, que deve ser mantida abaixo de 185/110mmHg para minimizar o risco de complicações hemorrágicas. A neuroimagem repetida deve ser considerada em casos de piora clínica para excluir sangramentos e ajustar o manejo terapêutico, especialmente em pacientes com comorbidades que elevem o risco de complicações.

O uso de trombolíticos exige uma abordagem multidisciplinar, envolvendo avaliação clínica rápida, neuroimagem avançada e manejo intensivo na UTI. A seleção dos pacientes deve ser cuidadosa, com exclusão de condições que aumentem o risco de sangramento, como história de hemorragia intracraniana recente ou uso de anticoagulantes não controlados. A reavaliação frequente e a monitorização contínua dos sinais vitais são essenciais, assim como o manejo agressivo da pressão arterial e dos níveis de glicose, fatores que podem afetar negativamente o desfecho clínico.

Uso de Trombolíticos em Outras Situações Associadas a Eventos Tromboembólicos Grave.

Os trombolíticos são agentes essenciais no manejo de tromboses associadas a eventos agudos e graves, tanto em veias quanto em artérias. As principais indicações e benefícios, assim como cuidados a serem tomados, são discutidos abaixo.

Assim como nas demais situações onde o uso de trombolítico é indicado, durante a sua administração, o risco de sangramento é uma preocupação significativa. Pacientes com risco elevado de complicações hemorrágicas devem ser cuidadosamente avaliados e o uso de trombolíticos deve ser ponderado em casos de contraindicações absolutas, como histórico recente de AVC hemorrágico ou cirurgia maior. A monitorização contínua é crucial para detectar precocemente qualquer sinal de sangramento, especialmente em áreas sensíveis como o cérebro ou o trato gastrointestinal.

Trombose da Veia Porta

A trombose da veia porta é uma condição grave que pode resultar em hipertensão portal, insuficiência hepática e complicações gastrointestinais. O tratamento trombolítico tem se mostrado eficaz na recanalização da veia, com uma taxa de sucesso de recanalização completa em cerca de 58% dos casos

Capítulo 19 • Trombolíticos   263

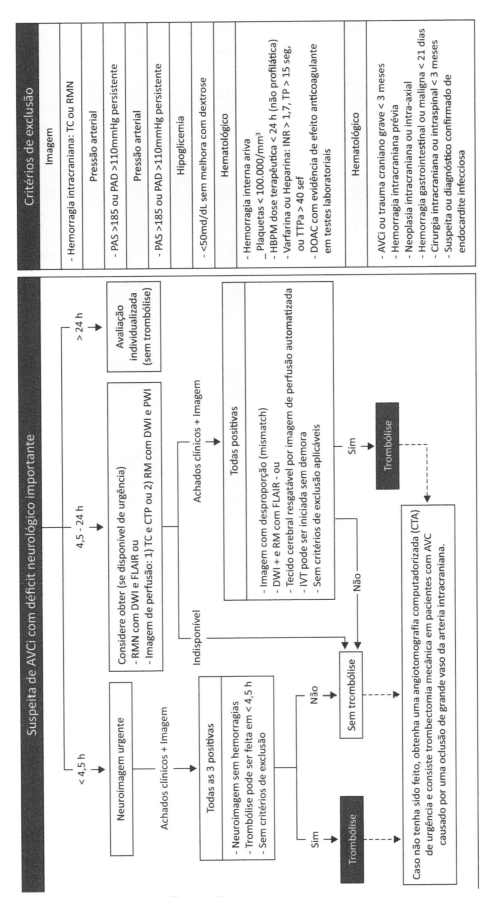

Figura 19.5. Processo de decisão para a indicação de trombólise no AVCi

Tabela 19.7. Critério de elegibilidade e cuidados para trombólise no paciente com AVCi.

Critérios de Elegibilidade para o Tratamento de AVC Isquêmico Agudo com Trombólise Intravenosa (tPA)	
CRITÉRIOS DE INCLUSÃO **Diagnóstico clínico de AVC isquêmico com déficit neurológico mensurável.** **Início dos sintomas <4-5 horas antes de iniciar o tratamento; se o tempo exato de início dos sintomas não for conhecido, define-se como o último momento em que o paciente foi considerado normal ou com estado neurológico basal.** **Idade ≥18 anos.**	**CRITÉRIOS DE EXCLUSÃO** **Histórico do Paciente:** - AVC isquêmico grave ou traumatismo craniano nos últimos 3 meses. - Hemorragia intracraniana anterior. - Neoplasia intracraniana ou intraespinal. - Neoplasia gastrointestinal maligna. - Hemorragia gastrointestinal nos últimos 21 dias. - Cirurgia intracraniana ou intraespinal nos últimos 3 meses. **Histórico Clínico:** - Sintomas sugestivos de hemorragia subaracnoide - PAS≥185 mmHg ou PAD≥110mmHg persistente. - Sangramento interno ativo. - Infecção intracardíaca suspeita ou confirmada. - Dissecção aórtica suspeita ou confirmada. - Discrasia sanguínea aguda (incluindo, mas não limitado a, critérios hematológicos). **Critérios Hematológicos** - Plaquetas <100.000/mm^3 - Uso de anticoagulante com INR >1,7 ou PT >15 segundos, ou aPTT >40 segundos. - Uso terapêutico de heparina de baixo peso molecular nas últimas 24 horas. - Uso de inibidores diretos de trombina ou inibidores de fator Xa nos últimos 48 horas, com função renal normal. **Critérios associados a TC de Crânio** - Evidência de hemorragia. - Áreas extensas de hipodensidade consistente com lesão irreversível. **Critérios associados a "avisos":** - Apenas déficits neurológicos menores ou sintomas que melhoram rapidamente. - Glicose sérica <50 mg/dL. - Cirurgia grave nos últimos 14 dias. - Trauma grave nos últimos 14 dias. - Hemorragia gastrointestinal ou urinária grave nos últimos 21 dias. - Convulsão no início do AVC com comprometimento neurológico residual pós-ictal. - Gravidez. - Punção arterial em local não compressível nos últimos 7 dias. - Aneurisma intracraniano não tratado com diâmetro ≥10 mm. - Malformação arteriovenosa intracraniana não tratada.
Avisos Adicionais para tratamento em 4,5 horas	Outros Avisos importantes
Idade >80 anos. Uso de anticoagulantes orais, independentemente do INR. AVC grave (NIHSS >25). História combinada de AVC isquêmico prévio e diabetes mellitus.	Pacientes com déficits neurológicos potencialmente incapacitantes devem ser tratados com trombólise intravenosa, exceto se houver contraindicações. O risco de sangramento grave deve ser equilibrado com os benefícios da redução dos déficits neurológicos relacionados ao AVC. Trombólise intravenosa pode ser considerada em pacientes com convulsão no início do AVC se os déficits neurológicos forem claramente devidos ao AVC isquêmico agudo. Pode ser utilizada na gravidez se os benefícios previstos superarem os riscos esperados.

tratados com trombolíticos e uma taxa de resposta geral de 93%. O tempo ideal para iniciar o tratamento é dentro de 14 dias após o início dos sintomas, uma vez que a intervenção precoce tem maior chance de sucesso. No entanto, o uso de trombolíticos em pacientes com pancreatite aguda pode ser menos eficaz, especialmente em termos de evitar ressecções intestinais adicionais.

Doença Arterial Aguda (Isquemia de Membro)

No contexto de isquemia de membros por trombose arterial, a trombólise intra-arterial guiada por cateter é indicada como uma abordagem inicial para pacientes com isquemia aguda de membro. Isso é especialmente recomendado quando a revascularização cirúrgica apresenta um risco maior de compli-

cações ou quando o tempo de oclusão arterial é curto (menos de 14 dias). O uso de ativadores do plasminogênio, como o alteplase (rTPA), tem sido preferido por sua maior especificidade para fibrina e melhor perfil de segurança em comparação com agentes de primeira geração, como a estreptoquinase. Além disso, o uso de trombolíticos em combinação com técnicas mecânicas de trombectomia pode ser necessário para maximizar o sucesso clínico em oclusões arteriais extensas ou com envolvimento de múltiplos segmentos.

TIPOS DE TROMBOLÍTICOS

Os trombolíticos são divididos em diferentes gerações, com base em seus mecanismos de ação e características farmacológicas. Os principais exemplos incluem alteplase, tenecteplase e estreptoquinase.

Alteplase (t-PA):

A Alteplase é um agente trombolítico amplamente utilizado no tratamento de emergências tromboembólicas, como o AVCi, TEP e IAMCST. Seu mecanismo de ação envolve a degradação de coágulos sanguíneos, o que torna a Alteplase essencial para restaurar a circulação em condições graves e potencialmente fatais.

- **Mecanismo de Ação:** A Alteplase atua iniciando a fibrinólise ao se ligar à fibrina no trombo e converter o plasminogênio, presente no coágulo, em plasmina. A plasmina, por sua vez, é a enzima responsável pela degradação da fibrina, fragmentando o coágulo e promovendo sua dissolução.

- **Farmacocinética e Farmacodinâmica:** A Alteplase é rapidamente eliminada do plasma, com mais de 50% do fármaco sendo depurado em aproximadamente 5 minutos após o término da infusão apresenta o início de sua ação. A sua meia-vida e Inicialmente de cerca de 5 minutos, com a atividade fibrinolítica persistindo por até 1 hora após a interrupção da infusão. O fármaco é depurado principalmente pelo fígado, com mais de 50% eliminado em 5 minutos e cerca de 80% em 10 minutos.

- **Apresentação:** Disponível no Brasil em pó para reconstituição para uso intravenoso, com frascos de 50 mg e 100 mg, liberada pela ANVISA.

- **Modo de Preparo:** A Alteplase está disponível em forma de pó liofilizado para reconstituição. Deve ser reconstituída com água estéril para injeção, gerando uma solução com concentração de 1mg/mL. Caso necessário, a solução pode ser diluída em cloreto de sódio 0,9% ou solução de dextrose 5%.

- **Indicações e Posologias:**
  - o **AVCi:** 0,9 mg/kg (máximo de 90mg). Administrar 10% da dose como bolus intravenoso em 1 minuto, seguido pelo restante da dose em Infusão contínua por 60 minutos.
  - o **Embolia Pulmonar:** 100mg administrados em infusão contínua por 2 horas.
  - o **Infarto Agudo do Miocárdio (IAMCST) - Pacientes com peso >67 kg:** Administrar 15mg como bolus intravenoso em 1 a 2 minutos, seguido por 5 mg em 30 minutos, e 35mg ao longo da hora seguinte (dose máxima total: 100mg)

- **Contraindicações:** segue as contraindicações absolutas e relativas gerais dos trombolíticos (**Tabela 19.1.**).

- **Cuidados na Insuficiência Renal e Hepática:** Não é necessário ajuste de dose em pacientes com insuficiência renal, incluindo aqueles em diálise. Embora não sejam necessários ajustes de dose específicos, o risco de hemorragia pode ser aumentado em pacientes com disfunção hepática grave.

- **Uso na Gestação:** A Alteplase pode ser utilizada em situações emergenciais, como AVC isquêmico agudo, durante a gravidez, com monitoramento cuidadoso para hemorragias uterinas. Conforme os dados disponíveis, não é esperado que a Alteplase atravesse a placenta.

- **Efeitos Adversos:** Os mais comuns são a hemorragia intracraniana (até 15% em pacientes com AVC), a hemorragia gastrointestinal e a hemorragia do trato geniturinário. Além disso, apresenta risco de embolização de colesterol, reações de hipersensibilidade (como angioedema) e eventos tromboembólicos.

- **Interações Medicamentosas:**
  - o **Anticoagulantes:** A combinação com anticoagulantes aumenta significativamente o risco de hemorragia; a coadministração deve ser evitada sempre que possível.
  - o **Aspirina:** A administração concomitante de aspirina dentro de 24 horas após a Alteplase aumenta o risco de transformação hemorrágica, especialmente no AVC.
  - o **Inibidores da Enzima Conversora de Angiotensina (IECA):** A combinação pode aumentar o risco de angioedema.

Tenecteplase:

A Tenecteplase é uma variante modificada da alteplase, um ativador do plasminogênio tecidual (tPA), desenvolvida para ser mais eficaz e de administração mais simples. Enquanto a alteplase requer infusão contínua, a tenecteplase pode ser administrada como um bolus único devido à sua meia-vida prolongada e maior especificidade pela fibrina. Ela é produzida por tecnologia de DNA recombinante usando uma linha celular de ovário de hamster chinês (CHO).

- **Mecanismo de ação:** A Tenecteplase promove a fibrinólise ao se ligar à fibrina no trombo e converter o plasminogênio em plasmina, que degrada a fibrina. Suas mutações em três pontos específicos aumentam a especificidade pela fibrina, conferindo maior resistência ao inibidor do ativador do plasminogênio 1 (PAI-1), além de aumentar sua meia-vida em comparação à alteplase.

- **Farmacocinética e Farmacodinâmica:** A distribuição inicial da tenecteplase é de 4,22 a 5,43 L e o volume de distribuição é de 6,12 a 8,01 L. Seu metabolismo ocorre principalmente no fígado, com uma meia-vida terminal entre 90 e 130 minutos. A depuração plasmática varia entre 99 e 119 mL/min.

- **Apresentação Comercial e Modo de Preparo:** A Tenecteplase está disponível em frascos de 50 mg. Deve ser administrada como um bolus intravenoso único sobre 5 segundos. É incompatível com soluções de dextrose, portanto, deve-se usar solução salina para lavar as linhas antes e depois da administração.

- **Indicações e Posologias:** A Tenecteplase é indicada para o manejo do infarto do miocárdio com elevação do segmento ST (IAMCST). A dose depende do peso do paciente, variando de 30 mg (para pacientes com menos de 60 kg) a 50 mg (para pacientes com mais de 90 kg), administrada como bolus único.

- **Comparações com a Alteplase:** Em comparação com a alteplase, a tenecteplase tem a vantagem de uma administração mais rápida (bolus único), enquanto a alteplase requer uma infusão prolongada. Estudos mostram que a tenecteplase pode ter taxas de recanalização superiores, especialmente em oclusões de grandes vasos. Além disso, apresenta uma menor taxa de hemorragia sistêmica, devido à sua maior especificidade pela fibrina.

- **Contraindicações:** As contraindicações incluem hemorragia interna ativa, histórico de acidente vascular cerebral, cirurgia intracraniana ou intraespinal recente e hipertensão não controlada. Há distinções entre contraindicações absolutas e relativas, como em casos de uso na gravidez, onde o risco de sangramento pode ser aumentado.

- **Cuidados na Insuficiência Renal e Hepática:** Não são necessários ajustes de dose para pacientes com insuficiência renal leve a moderada. Em pacientes com insuficiência hepática grave, o risco de sangramento deve ser avaliado em relação ao benefício da terapia.

- **Uso na Gestação:** Embora a tenecteplase não seja contraindicada na gravidez, seu uso deve ser cuidadosamente considerado, especialmente devido ao risco de hemorragia.

- **Efeitos Adversos:** Os efeitos adversos mais comuns incluem insuficiência cardíaca e choque cardiogênico. Reações de hipersensibilidade, como anafilaxia e angioedema, também foram relatadas. Hemorragias graves podem ocorrer, incluindo hemorragia intracraniana.

- **Interações Medicamentosas Importantes:** A tenecteplase pode aumentar o efeito anticoagulante de outros medicamentos anticoagulantes, como heparina e varfarina. É recomendado monitoramento rigoroso quando utilizada em combinação com antiplaquetários, como aspirina e clopidogrel.

Estreptoquinase:

A estreptoquinase é uma proteína não enzimática produzida pelos estreptococos beta-hemolíticos do Grupo C de Lancefield. Atua sobre o sistema fibrinolítico endógeno, ligando-se ao plasminogênio e formando um complexo ativador. Esse complexo induz a conversão do plasminogênio em plasmina, uma enzima fibrinolítica que dissolve a matriz de fibrina do trombo, promovendo a trombólise.

O uso da estrepquinase tem reduzido de modo significativo ao redor dos anos, pois vem sendo substituída pelos fármacos de novas gerações que apresentam melhores perfis de segurança. Contudo, devido ao seu baixo custo, ainda pode ser uma alternativa de resgate em situações onde as demais medicações não estiverem disponíveis e a realização da trombólise esteja indicada.

- **Mecanismo de Ação:** A estreptoquinase se liga ao plasminogênio formando o complexo estreptoquinase-plasminogênio, que ativa a conversão do plasminogênio em plasmina. A plasmina decompõe a fibrina, proteína essencial para a formação de coágulos, promovendo a dissolução dos trombos. A ativação fibrinolítica sistêmica ocorre enquanto a estreptoquinase está presente.

- **Farmacocinética e Farmacodinâmica:** A meia-vida do complexo estreptoquinase-plasminogênio é de aproximadamente 30 minutos após administração intravenosa de 1.500.000U.I., com efeito, máximo alcançado entre 20 minutos e 2 horas. A atividade fibrinolítica pode persistir por horas após o término da infusão. A eliminação ocorre principalmente pelos rins e intestinos.

- **Apresentação Comercial e Modo de Preparo:** A estreptoquinase é disponibilizada na forma de pó liofilizado para reconstituição em solução salina ou glicose. As doses variam de 750.000U.I. a 1.500.000U.I. por frasco-ampola, devendo ser diluídas conforme a indicação clínica e administrada por via intravenosa ou intracoronariana.

- **Indicações e Posologias:**

- **Infarto Agudo do Miocárdio:** Infusão intravenosa de 1.500.000U.I. em 100mL de solução salina, administrada em 30-60 minutos.

- **TEP:** Dose inicial de 250.000U.I., seguida por 100.000U.I./hora durante 3 dias, dependendo da resposta.

- **Contraindicações Absolutas:** Cirurgia recente, trauma, acidente vascular cerebral, sangramento ativo ou recente.

- **Contraindicações Relativas:** Hipertensão não controlada, doenças cerebrovasculares, gravidez e uso recente de estreptoquinase (5 dias a 12 meses)

- **Cuidados na Insuficiência Renal e Hepática:** Pacientes com insuficiência renal ou hepática devem ser monitorados com cautela devido ao risco aumentado de hemorragias e alteração na metabolização e excreção da droga.

- **Uso na Gestação:** Estreptoquinase é classificada como categoria C para o uso na gravidez, que somente deverá ser considerado quando os benefícios superarem os riscos, especialmente nas primeiras 18 semanas de gestação.
- **Efeitos Adversos:** As reações adversas mais comuns incluem sangramentos em locais de punção, hemorragias internas (gastrointestinais, intracranianas), reações alérgicas, febre, calafrios e hipotensão. Em casos graves, podem ocorrer hemorragias fatais.
- **Interações Medicamentosas Importantes:** O uso concomitante de anticoagulantes (como heparina) e inibidores da agregação plaquetária (aspirina) pode aumentar o risco de sangramento. Antifibrinolíticos podem inibir o efeito da estreptoquinase.

Reteplase

A reteplase é um agente trombolítico recombinante utilizado principalmente em emergências cardiovasculares, como o infarto agudo do miocárdio com elevação do segmento ST (IAMCST). Seu principal efeito é a lise do trombo, restaurando o fluxo sanguíneo nas artérias obstruídas.

- **Mecanismo de Ação:** A reteplase atua como ativador recombinante do plasminogênio, catalisando a conversão de plasminogênio endógeno em plasmina. A plasmina, por sua vez, degrada a matriz de fibrina do trombo, exercendo sua ação trombolítica.
- **Farmacocinética e Farmacodinâmica:** Trombólise ocorre entre 30 a 90 minutos, a sua meia-vida é de, aproximadamente, 13 a 16 minutos. A sua eliminação é predominantemente via fezes e urina, sendo a sua depuração plasmática de 250 a 450mL/min.
- **Apresentação Comercial e Modo de Preparo** A reteplase está disponível em kits para administração intravenosa. A apresentação típica inclui 10 unidades, sendo administrada em duas doses IV de 10 unidades cada, com 30 minutos de intervalo. O medicamento deve ser reconstituído e administrado em bolus por via IV durante 2 minutos.
- **Indicações e Posologia:** A reteplase é indicada no manejo do infarto do miocárdio com elevação do segmento ST (IAMCST). A dose recomendada é de 10 unidades intravenosas administradas em 2 minutos, seguidas de uma segunda dose de 10 unidades 30 minutos após a primeira.
- **Contraindicações:** seguem as mesmas contraindicações gerais relacionadas ao uso de trombolíticos (**Tabela 19.1.**)
- **Cuidados na Insuficiência Renal e Hepática:** Não existem ajustes de dose específicos recomendados para insuficiência renal ou hepática, embora o risco de complicações possa ser aumentado em ambas as condições.

- **Uso na Gestação:** O uso de reteplase durante a gravidez deve ser feito com cautela devido ao risco aumentado de sangramento. Estudos em animais mostraram eventos adversos relacionados ao uso do medicamento.
- **Efeitos Adversos:** Os mais comuns (>10%) são sangramento no local da injeção; os moderados (1-10%): hemorragia gastrointestinal, anemia; os raros (<1%): reações anafilactoides, hemorragia intracraniana.
- **Interações Medicamentosas Importantes.**
  - **Anticoagulantes e antiplaquetários, Herbais anticoagulantes/antiplaquetários (ex: alfafa, bilberry):** Aumentam o risco de sangramento.

CONDUTA PERANTE QUADRO HEMORRÁGICO

O principal risco associado ao uso de trombolíticos é o sangramento, especialmente hemorragia intracraniana e sangramento gastrointestinal. A avaliação criteriosa do risco-benefício é essencial e, em caso de hemorragia, medidas devem ser implementadas prontamente.

A administração de trombolíticos em pacientes que apresentam sangramento leve ou autolimitado, que não denotem risco ao paciente, como equimoses ou sangramento leve de mucosas, pode ser considerado em situações de emergência tromboembólica crítica, como um IAM com elevação do segmento ST ou AVC isquêmico em janela terapêutica. Nesses casos, a prioridade é salvar a vida ou preservar a função neurológica e o risco de hemorragia leve é aceitável diante dos benefícios. Contudo, qualquer sangramento deve ser rigorosamente monitorado.

Em casos de hemorragias graves, como hemorragia intracraniana ou sangramentos com instabilidade hemodinâmica (como hemorragia gastrointestinal maciça), a administração de trombolíticos deve ser interrompida imediatamente. O manejo agressivo do sangramento é crucial, incluindo reposição volêmica e transfusões de componentes sanguíneos (plasma fresco congelado, concentrado de plaquetas) para restaurar a hemostasia.

Deve ser avaliada a administração de crioprecipitado se os níveis de fibrinogênio estiverem baixos (<100mg/dL) e considerado o uso de antifibrinolíticos, como ácido aminocaproico ou ácido tranexâmico, para reverter o efeito fibrinolítico. Se houver trombocitopenia ou uso prévio de antiplaquetários, pode ser indicada a transfusão de plaquetas. Em casos de sangramento grave, como hemorragia intracraniana, considere o uso de plasma fresco congelado (PFC) para restaurar fatores de coagulação, além da transfusão de hemácias em casos de perda sanguínea significativa. O paciente deve ser monitorado continuamente para sinais de choque, disfunção orgânica ou persistência do sangramento e medidas de suporte, como reposição volêmica e controle pressórico, devem ser instituídas conforme necessário.

CONCLUSÃO

O uso de trombolíticos representa uma intervenção essencial no manejo de eventos tromboembólicos agudos, especialmente em cenários de urgência, como o infarto agudo do miocárdio com elevação do segmento ST (IAMCST), embolia pulmonar maciça e acidente vascular cerebral isquêmico (AVCi). A restauração precoce do fluxo sanguíneo pode salvar vidas e preservar a função dos órgãos afetados. No entanto, o uso dessa classe de medicamentos requer uma avaliação criteriosa dos riscos, particularmente o potencial de complicações hemorrágicas graves, como hemorragia intracraniana. A seleção adequada de pacientes, a estratificação de risco e o monitoramento contínuo são fundamentais para otimizar os resultados clínicos e minimizar complicações. No ambiente da UTI, onde os pacientes frequentemente apresentam múltiplas comorbidades, o manejo cuidadoso de trombolíticos, aliado ao uso criterioso de anticoagulantes e antiplaquetários, pode melhorar significativamente o prognóstico em eventos tromboembólicos. A terapia trombolítica, quando indicada e administrada de forma precisa, continua sendo uma das ferramentas mais poderosas na medicina intensiva para lidar com condições de risco iminente de vida.

PONTOS-CHAVE

- **Indicações Clássicas de Trombolíticos**: Incluem infarto agudo do miocárdio com elevação do segmento ST (IAMCST), embolia pulmonar maciça e acidente vascular cerebral isquêmico (AVCi) com indicação de reperfusão rápida.

- **Contraindicações:** As principais contraindicações absolutas incluem hemorragia ativa, história recente de AVC hemorrágico e grandes cirurgias recentes.

- **Agentes Trombolíticos:** Os principais agentes utilizados incluem alteplase, tenecteplase, estreptoquinase e reteplase, cada um com perfis distintos de farmacocinética e farmacodinâmica.

- **Riscos e Complicações:** O principal risco é o sangramento grave, especialmente hemorragia intracraniana. A avaliação rigorosa dos pacientes e o monitoramento são essenciais para mitigar esses riscos.

- **Manejo em IAMCST:** Trombolíticos são indicados quando a intervenção coronária percutânea não pode ser realizada em tempo hábil. Tenecteplase é preferida pela administração simples em bolus único.

- **Manejo em Embolia Pulmonar:** A trombólise é indicada em casos de embolia pulmonar maciça ou submaciça, especialmente com disfunção ventricular direita ou choque iminente.

- **Manejo no AVCi:** A janela terapêutica ideal para trombólise com alteplase é de 4,5 horas após o início dos sintomas. Pacientes fora dessa janela podem ser avaliados com técnicas de imagem avançadas.

- **Condutas em Casos de Hemorragia:** A interrupção imediata da trombólise e a instituição de medidas agressivas de controle de hemorragias, como a administração de plasma fresco e antifibrinolíticos, são fundamentais em casos de sangramento grave.

BIBLIOGRAFIA

1. Steg PG, James SK, Atar D, et al. ESC Guidelines for the management of acute myocardial infarction in patients presenting with ST-segment elevation. Eur Heart J. 2012;33(20):2569-2619.
2. Jauch EC, Saver JL, Adams HP Jr, et al. Guidelines for the early management of patients with acute ischemic stroke. Stroke. 2013;44(3):870-947.
3. Young JJ, Kereiakes DJ. Pharmacologic reperfusion strategies for the treatment of ST-segment elevation myocardial infarction. Rev Cardiovasc Med. 2003 Fall;4(4):216-27. PMID: 14668689.
4. Colman RW, Hirsh J, Marder VJ, et al. Hemostasis and Thrombosis: Basic Principles and Clinical Practice. 5th ed. Philadelphia: Lippincott Williams & Wilkins; 2006.
5. Antman EM, Anbe DT, Armstrong PW, et al. ACC/AHA guidelines for the management of patients with ST-elevation myocardial infarction--executive summary: a report of the American College of Cardiology/American Heart Association Task Force on Practice Guidelines (Writing Committee to Revise the 1999 Guidelines for the Management of Patients With Acute Myocardial Infarction). Circulation 2004; 110:588.
6. Gibson CM, Cutlip D, Cannon CP, Gersh BJ, Hoekstra J. Acute ST-elevation myocardial infarction: Selecting a reperfusion strategy. UpToDate. 2024 Sep 13. Available from: https://www.uptodate.com/contents/acute-st-elevation-myocardial-infarction-selecting-a-reperfusion-strategy/print.
7. Gibson CM, Muhlestein JB, Cutlip D, Hoekstra J, Dardas TF. Acute ST-elevation myocardial infarction: Failed fibrinolysis. UpToDate. 2024 Sep 30. Available from: https://www.uptodate.com/contents/acute-st-elevation-myocardial-infarction-failed-fibrinolysis/print.
8. Gibson CM, Alexander T, Cannon CP, Hoekstra J, Verheugt F, Dardas TF. Acute ST-elevation myocardial infarction: Management of fibrinolysis. UpToDate. 2024 Sep 18. Available from: https://www.uptodate.com/contents/acute-st-elevation-myocardial-infarction-management-of-fibrinolysis/print.
9. McGinnis H, Alexander T, Hoekstra J, Verheugt F, Dardas TF. Acute ST-elevation myocardial infarction: Prehospital fibrinolysis. UpToDate. 2024 Aug 21. Available from: https://www.uptodate.com/contents/acute-st-elevation-myocardial-infarction-prehospital-fibrinolysis/print.
10. Maqsood MH, Ashish K, Truesdell AG, Belford PM, Zhao DX, Rab ST, et al. Role of adjunct anticoagulant or thrombolytic therapy in cardiac arrest without ST-segment-elevation or percutaneous coronary intervention: A systematic review and meta-analysis. Am J Emerg Med. 2023;63:1-4.
11. Boersma E, Maas AC, Simoon ML. Early thrombolytic treatment in acute myocardial infarction: Reappraisal of the golden hour. Lancet. 1996;348(9030):771-5.
12. GUSTO investigators. An international randomized trial comparing four thrombolytic strategies for acute myocardial infarction. N Engl J Med. 1993 Sep 2;329(10):673-82. doi: 10.1056/NEJM199309023291001. PMID: 8204123.
13. Rivera-Lebron B, Weinberg AS, Mandel J, Finlay G. Approach to thrombolytic (fibrinolytic) therapy in acute pulmonary embolism: Patient selection and administration. UpToDate. 2024
14. Millington SJ, Aissaoui N, Bowcock E, Brodie D, Burns KEA, Douflé G, et al. High and intermediate risk pulmonary embolism in the ICU. Intensive Care Med. 2024;50:195-208
15. Reardon PM, Yadav K, Hendin A, Karovitch A, Hickey M. Contemporary Management of the High-Risk Pulmonary Embolism: The Clot Thickens. J Intensive Care Med. 2019;34(8):603-608
16. Bartholomew JR. Pulmonary Embolism in the Intensive Care Unit: Therapy in Subpopulations. Crit Care Clin. 2020;36(3):347-359
17. Tapson VF, Weinberg AS. Overview of Management of Intermediate- and High-Risk Pulmonary Embolism. Crit Care Clin. 2020;36(3):361-375
18. Igneri LA, Hammer JM. Systemic Thrombolytic Therapy for Massive and Submassive Pulmonary Embolism. J Pharm Pract. 2020;33(1):74-89

19. Su Y, Zou D, Liu Y, Wen C, Zhang X. Anticoagulant Impact on Clinical Outcomes of Pulmonary Embolism Compared With Thrombolytic Therapy: Meta-Analysis. Clin Cardiol. 2024;47

20. Weinstein T, Deshwal H, Brosnahan SB. Advanced management of intermediate-high risk pulmonary embolism. Crit Care. 2021;25:311

21. Zuo Z, Yue J, Dong BR, Wu T, Liu GJ, Hao Q. Thrombolytic therapy for pulmonary embolism. Cochrane Database Syst Rev. 2021;(4)

22. Anderson FA, Spencer FA (2003) Risk factors for venous thromboembolism. Circulation 107(23_S1): I9-16

23. Kasper W, Konstantinides S, Geibel A et al (1997) Management strategies and determinants of outcome in acute major pulmonary embolism: results of a multicenter registry. J Am Coll Cardiol 30(5):1165–1171

24. Janssens U. Intensive Care Treatment of Pulmonary Embolism: An Update Based on the Revised AWMF S2k Guideline. Hämostaseologie. 2024;44(02):119-127. doi: 10.1055/a-2237-7428.

25. Meyer G, Vicaut E, Danays T, Agnelli G, Becattini C, Beyer-Westendorf J, Bluhmki E, Bouvaist H, Brenner B, Couturaud F, Dellas C, Empen K, Franca A, Galiè N, Geibel A, Goldhaber SZ, Jimenez D, Kozak M, Kupatt C, Kucher N, Lang IM, Lankeit M, Meneveau N, Pacouret G, Palazzini M, Petris A, Pruszczyk P, Rugolotto M, Salvi A, Schellong S, Sebbane M, Sobkowicz B, Stefanovic BS, Thiele H, Torbicki A, Verschuren F, Konstantinides SV; PEITHO Investigators. Fibrinolysis for patients with intermediate-risk pulmonary embolism. N Engl J Med. 2014 Apr 10;370(15):1402-11. doi: 10.1056/NEJMoa1302097. PMID: 24716681.

26. Xiong Y, Wakhloo AK, Fisher M. Advances in Acute Ischemic Stroke Therapy. Circulation Research. 2022;130:1230–1251.

27. Oliveira-Filho J, Samuels OB, Biller J. Intravenous thrombolytic therapy for acute ischemic stroke: Therapeutic use. UpToDate. 2024.

28. Chen HS et al. Dual Antiplatelet Therapy vs Alteplase for Patients With Minor Nondisabling Acute Ischemic Stroke. JAMA. 2023;329(24):2135–2144.

29. Yogendrakumar V, Vandelanotte S, Mistry EA, et al. Emerging Adjuvant Thrombolytic Therapies for Acute Ischemic Stroke Reperfusion. Stroke. 2024;55(10):1235-1246.

30. Tsivgoulis G, Katsanos AH, Sandset EC, et al. Thrombolysis for acute ischaemic stroke: current status and future perspectives. Lancet Neurol. 2023;22:418–429.

31. Mosconi MG, Paciaroni M. Treatments in Ischemic Stroke: Current and Future. Eur Neurol. 2022;85:349–366.

32. Mitchell PJ, Fisher M. Intravenous thrombolysis before thrombectomy for acute ischaemic stroke. Lancet. 2022;400(1020):75–86.

33. Khatri P, Nguyen TN, Fischer U. Approach to reperfusion therapy for acute ischemic stroke. UpToDate. 2024.

34. Chung J, Eidt JF, Mills JL, Collins KA. Intra-arterial thrombolytic therapy for the management of acute limb ischemia. *UpToDate*. 2024.

35. Fangbo G, Wang L, Pan J, et al. Efficacy and safety of thrombolytic therapy for portal venous system thrombosis: A systematic review and meta-analysis. *Journal of Internal Medicine*. 2023. doi:10.1111/joim.13575.

36. Journal of Burn Care & Research. Guidelines for Thrombolytic Therapy for Frostbite. *Journal of Burn Care & Research*. 2020. 41(1):176-183.

37. UpToDate. Alteplase: Drug information [Internet]. 2024. Disponível em: https://www.uptodate.com

38. Miller SE, Warach SJ. Evolving Thrombolytics: From Alteplase to Tenecteplase. Neurotherapeutics. 2023;20:664-678.

39. Tenecteplase: Drug information. UpToDate. 2024. Reteplase: Drug information. UpToDate, 2024.

20

Farmacoterapia Antiplaquetária

Paulo César Gottardo • Rui Paulo Jinó Moreno • Neymar Elias de Oliveira • John Allexander de Oliveira Freitas

INTRODUÇÃO

Os antiplaquetários desempenham um papel essencial no manejo de pacientes críticos, sobretudo aqueles com alto risco de eventos tromboembólicos, como em síndromes coronarianas agudas (SCA), aterosclerose, e condições como sepse e síndrome do desconforto respiratório agudo (ARDS). A capacidade dessas drogas de inibir a ativação e agregação plaquetária as torna indispensáveis na prevenção de trombos em cenários clínicos de alta complexidade. No entanto, o uso de antiplaquetários na Unidade de Terapia Intensiva (UTI) deve ser criterioso, uma vez que o risco de sangramento é significativamente elevado nesses pacientes vulneráveis. Adicionalmente, as interações medicamentosas e as possíveis influências de outros agentes, como os inibidores da bomba de prótons (IBPs), requerem uma abordagem cuidadosa. Este capítulo discutirá detalhadamente os diferentes tipos de antiplaquetários, suas indicações específicas, mecanismos de ação, e o manejo seguro e eficaz no ambiente crítico da UTI.

FUNÇÃO PLAQUETÁRIA E MECANISMOS DE AÇÃO DOS ANTIPLAQUETÁRIOS

As plaquetas desempenham um papel crucial na hemostasia, sendo responsáveis pela adesão e agregação, essenciais para a formação de trombos tanto em condições fisiológicas quanto patológicas. Os principais glicoproteínas (GP), especialmente o complexo GPIb-IX-V e GPVI, regulam as interações iniciais das plaquetas com a parede vascular lesionada sob estresse de cisalhamento. O GPIb-IX-V se liga ao fator de von Willebrand (vWF), enquanto o GPVI interage com o colágeno, promovendo adesão e ativação plaquetária, resultando na formação de um trombo estável. A ativação das integrinas, particularmente a αIIbβ3, permite a ligação ao vWF ou fibrinogênio, mediando a agregação plaquetária. Esse processo é crucial na trombose arterial, especialmente em eventos como infarto do miocárdio e acidente vascular cerebral, onde a ruptura de placas ateroscleróticas expõe colágeno, desencadeando trombose. A **Figura 20.1.** ilustra as interações celulares vasculares relacionadas à função plaquetária.

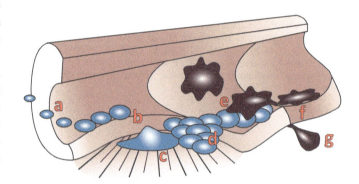

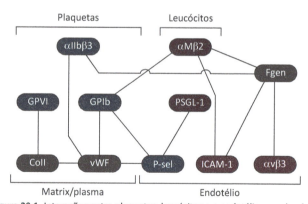

Figura 20.1. Interações entre plaquetas, leucócitos e o endotélio vascular durante a formação do trombo e a resposta inflamatória. Inicialmente, as plaquetas em estado de repouso circulam na corrente sanguínea, aderindo ao endotélio lesionado ou ativado por meio da interação entre o complexo GPIb e o fator de von Willebrand (vWF). Isso leva à formação do trombo mural, onde as plaquetas agregadas, por meio da ligação da integrina αIIbβ3 ao fibrinogênio, formam uma plataforma que facilita a adesão de leucócitos. Estes, por sua vez, interagem com as plaquetas através de moléculas de adesão como a P-selectina e a integrina αMβ2. Após a adesão, os leucócitos começam a migrar através da parede do vaso para o local da inflamação, completando o processo de extravasamento. Na parte inferior da figura, são mostradas as interações moleculares entre os receptores das plaquetas, como GPVI e GPIb, e componentes da matriz subendotelial, como o colágeno e o vWF, além das interações entre leucócitos e o endotélio, mediadas por moléculas como a P-selectina, ICAM-1 e PSGL-1. Essas interações são fundamentais para a hemostasia e para a modulação da resposta inflamatória no sistema vascular.

A **Figura 20.2.** apresenta os principais receptores de plaquetas e seus ligantes, destacando o papel central do receptor αIIbβ3 na agregação plaquetária, um passo crucial para a formação de coágulos sanguíneos. O processo envolve a ativação de diversas moléculas e receptores, como o PAR1 e PAR4, estimulados pela trombina e promovem a mudança de forma das plaquetas e amplificação da geração de trombina. Outro receptor importante, o TPα, é ativado pelo tromboxano A2, cuja produção é inibida pela aspirina, bloqueando a ativação plaquetária. O GPVI, ativado pelo colágeno, é essencial em lesões vasculares, enquanto receptores de ADP, como P2Y1 e P2Y12, participam da amplificação da resposta plaquetária, sendo alvos de fármacos como clopidogrel e prasugrel. A ativação inicial das plaquetas leva à liberação de grânulos que contêm ADP, ATP e proteínas importantes para a coagulação, ampliando a resposta e promovendo a agregação mediada pelo receptor αIIbβ3. O endotélio saudável, por outro lado, libera óxido nítrico e prostaciclina para inibir a ativação plaquetária em vasos não lesionados. Drogas como os inibidores de GPIIb/IIIa atuam bloqueando o receptor αIIbβ3, impedindo a agregação das plaquetas e evitando a formação de trombos, essenciais para o manejo de pacientes de risco. A figura, assim, descreve de forma clara os diferentes estágios da ativação plaquetária e os pontos onde fármacos antiplaquetários podem interferir para prevenir eventos trombóticos.

Além de seu papel hemostático, as plaquetas têm funções não-hemostáticas significativas, particularmente no contexto da inflamação e imunidade, destacando-se em pacientes críticos

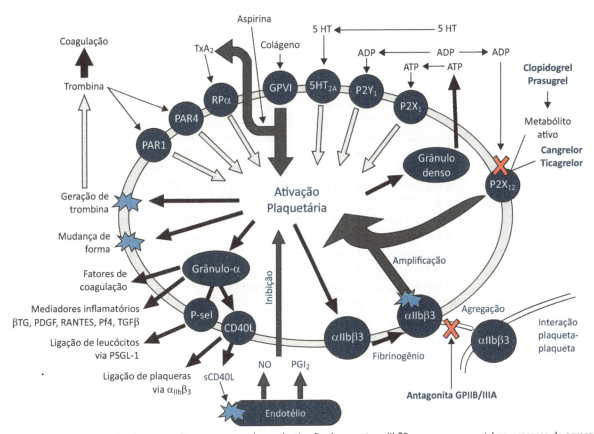

Figura 20.2. Principais receptores de plaquetas e ligantes que conduzem à ativação do receptor αIIbβ3, um passo essencial no processo de agregação plaquetária. TxA₂: Tromboxano A2 – uma substância liberada pelas plaquetas que promove a agregação plaquetária e a vasoconstrição. PAR1/PAR4: Receptores ativados por protease 1 e 4 – receptores de trombina que promovem a ativação e agregação plaquetária. TPα: Receptor de tromboxano A2 – receptor que, quando ativado por TxA2, amplifica a ativação das plaquetas. GPVI: Glicoproteína VI – receptor que reconhece colágeno, importante para a ativação inicial de plaquetas em locais de lesão vascular. 5HT₂A: Receptor de serotonina – receptor ativado por serotonina (5-hidroxitriptamina), que participa da vasoconstrição e ativação plaquetária. P2Y₁/P2Y₁₂: Receptores de ADP (difosfato de adenosina) – P2Y₁ inicia a ativação plaquetária e P2Y₁₂ é um importante alvo de drogas como clopidogrel, prasugrel e ticagrelor, que inibem a agregação plaquetária. P2X₁: Receptor purinérgico – receptor que responde ao ATP (trifosfato de adenosina), promovendo a ativação plaquetária. Grânulo-α: Grânulos alfa – organelas das plaquetas que contêm fatores de crescimento e mediadores inflamatórios, como PDGF, PF4, TGF-β. P-sel: P-selectina – molécula de adesão que facilita a interação de plaquetas e leucócitos no endotélio ativado. CD40L: Ligante CD40 – uma molécula que participa da ativação de plaquetas e da interação com leucócitos. NO: Óxido nítrico – uma molécula liberada pelo endotélio saudável que inibe a ativação plaquetária e promove vasodilatação. PGI₂: Prostaciclina – uma substância liberada pelo endotélio que inibe a agregação plaquetária e promove a vasodilatação. αIIbβ₃: Integrina αIIbβ₃ – receptor nas plaquetas que se liga ao fibrinogênio, essencial para a agregação plaquetária. PSGL-1: Ligante glicoproteico da P-selectina – importante na adesão de leucócitos a plaquetas e ao endotélio. βTG: β-tromboglobulina – proteína envolvida na função plaquetária, liberada durante a ativação das plaquetas. PDGF: Fator de crescimento derivado de plaquetas – promove a cicatrização e regeneração tecidual. PF4: Fator plaquetário 4 – proteína que neutraliza a heparina e tem um papel na coagulação. TGF-β: Fator de crescimento transformador beta – proteína envolvida na cicatrização de feridas e na regulação do sistema imune.

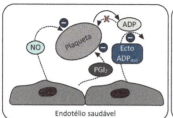 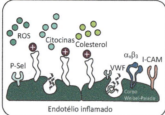 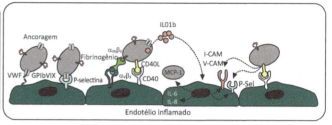

Figura 20.3. Esta figura ilustra as interações das plaquetas com o endotélio em estados de saúde (A) e inflamação (B e C), destacando o papel central das plaquetas nas respostas hemostáticas, inflamatórias e imunes.

na UTI. Elas armazenam e liberam proteínas bioativas como quimiocinas e citocinas, que modulam a resposta inflamatória e recrutam leucócitos, amplificando processos inflamatórios. Esse papel é especialmente relevante em condições como sepse, onde as plaquetas atuam na vigilância antimicrobiana e colaboram com neutrófilos, promovendo a formação de redes extracelulares (NETs) que aprisionam patógenos, embora isso possa resultar em trombose patológica. Na aterosclerose, as plaquetas aderem ao endotélio inflamado, liberando mediadores que recrutam monócitos, promovendo o desenvolvimento da placa aterosclerótica.

A **Figura 20.3.** ilustra as interações das plaquetas com o endotélio em estados de saúde e inflamação, destacando o papel central das plaquetas nas respostas hemostáticas, inflamatórias e imunes. No estado de endotélio saudável, as plaquetas são mantidas inativas devido à liberação de óxido nítrico (NO) e prostaciclina (PGI2), que aumentam a produção de cAMP e cGMP, inibindo a adesão plaquetária. Além disso, a ecto-ADPase (CD39) degrada o ADP, um potente ativador das plaquetas. Em contraste, no endotélio inflamado, como em condições de aterosclerose, ocorre a disfunção endotelial mediada pelo acúmulo de colesterol, citocinas e espécies reativas de oxigênio (ROS), o que promove a expressão de fatores adesivos como o fator de von Willebrand (VWF) e as seletinas. Estes fatores permitem a adesão das plaquetas ao endotélio danificado. O processo de interação das plaquetas com o endotélio inflamatório ocorre em múltiplas etapas: inicialmente, as plaquetas se ancoram ao endotélio por meio do complexo GPIb/VIX que interage com o VWF; em seguida, a integrina αIIbβ3 promove a adesão firme ao fibrinogênio, formando um acúmulo plaquetário. As plaquetas também secretam mediadores bioativos, como a interleucina-1β (IL-1β), que estimula a liberação de citocinas endoteliais como IL-6 e IL-8, intensificando a inflamação e recrutando mais leucócitos para o local. Essas interações aumentam a expressão de moléculas de adesão como ICAM-1 e VCAM-1, exacerbando ainda mais a resposta inflamatória.

O reconhecimento das funções imunológicas das plaquetas expandiu o conhecimento sobre sua importância além da hemostasia. Estudos recentes mostraram que elas podem apresentar antígenos para células T e influenciar a resposta adaptativa, participando de processos como defesa contra patógenos virais, incluindo o HIV e a COVID-19. Além disso, as plaquetas podem promover a progressão de tumores ao proteger as células malignas da destruição imunológica.

Na UTI, as plaquetas não apenas participam da formação de trombos, mas também desempenham um papel vital em processos inflamatórios. Elas interagem com o endotélio inflamado por meio de receptores como o GPIb-V e as integrinas, estabilizando a adesão plaquetária e exacerbando a resposta inflamatória. Essas interações têm implicações importantes no desenvolvimento de condições como lesão pulmonar aguda relacionada à transfusão (TRALI), onde as plaquetas interagem com neutrófilos, exacerbando a inflamação.

A metabolização do ácido araquidônico tem relação direta com essa casta de efeitos decorrentes da inflamação. A **Figura 20.4.** apresentada ilustra os diferentes caminhos de metabolização do ácido araquidônico em resposta a estímulos fisiológicos e inflamatórios, destacando as funções e inibições dos prostanoides gerados. No lado esquerdo, o estímulo fisiológico é mediado pela enzima PGHS-1 (COX-1), que está presente constitutivamente em diversos tecidos, como plaquetas e células endoteliais, e é responsável pela produção de tromboxano A2 (TXA2), prostaciclina (PGI2) e prostaglandina E2 (PGE2). Esses compostos são essenciais para manter funções fisiológicas normais, como a homeostase plaquetária, integridade da mucosa gástrica e perfusão renal. Já no lado direito, sob um estímulo inflamatório, o ácido araquidônico é metabolizado pela enzima induzível PGHS-2 (COX-2), resultando na produção de PGE2, um mediador importante para a inflamação, dor e febre. Esses produtos inflamatórios, como histamina e bradicinina, ativam células como neutrófilos e macrófagos, intensificando a resposta inflamatória. A **Figura 20.4.** demonstra como os processos inflamatórios, embora essenciais, podem levar à cronicidade e ao dano tecidual se descontrolados.

As doenças cardiovasculares (DCV) permanecem como uma das principais causas de mortalidade mundial, com a atividade plaquetária desempenhando um papel central na patogênese das síndromes coronarianas agudas (SCA), como o infarto do miocárdio e o acidente vascular cerebral (AVC). As plaquetas, pequenos fragmentos anucleados derivados de megacariócitos, são fundamentais para a hemostasia e trombose. Em condições normais, circulam de forma inativa, sendo ativadas em resposta a lesões vasculares, onde sua hiperatividade pode desencadear eventos cardiovasculares graves. No ambiente de cuidados intensivos, o manejo adequado da atividade plaquetária é crucial para a prevenção de complicações tromboembólicas, como infarto do miocárdio e embolia pulmonar. As terapias antiplaquetárias bloqueiam receptores específicos

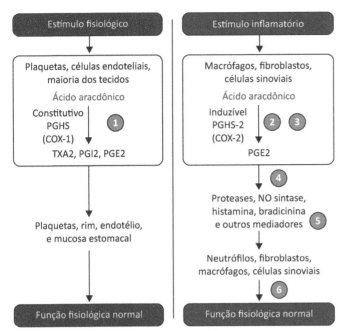

Figura 20.4. Representação dos processos de síntese de prostanoides a partir do ácido araquidônico sob estímulos fisiológicos e inflamatórios, destacando as diferentes vias metabólicas mediadas por COX-1 e COX-2.

das plaquetas, inibindo sua agregação excessiva e melhorando o prognóstico em pacientes de alto risco. Diversos receptores de superfície, como GPIb-IX-V, GPVI, P2Y12, tromboxano e GPIIb/IIIa, desempenham papéis centrais na adesão, ativação e agregação plaquetária, sendo alvos das diferentes classes de medicamentos antiplaquetários.

Na UTI, a administração de fármacos antiplaquetários é fundamental na prevenção de eventos trombóticos em pacientes críticos. A aspirina, que inibe irreversivelmente a COX-1, bloqueia a produção de tromboxano A2, um potente indutor da ativação plaquetária. Já os inibidores do receptor P2Y12, como clopidogrel e ticagrelor, bloqueiam a sinalização de ADP, prevenindo a amplificação da agregação plaquetária. Inibidores de GPIIb/IIIa, como o abciximab, são utilizados em situações agudas, impedindo a última etapa da agregação plaquetária ao bloquear a ligação do fibrinogênio. O entendimento desses mecanismos de ação é essencial para equilibrar o risco de sangramento com o benefício de prevenir a trombose, ajustando as terapias às necessidades individuais dos pacientes.

No contexto da sepse, as plaquetas desempenham um papel multifacetado, além de sua função tradicional na hemostasia, ao participarem de processos inflamatórios e interações com células imunes, como monócitos, linfócitos T e neutrófilos. Em pacientes sépticos, a ativação plaquetária é exacerbada, aumentando a secreção de mediadores pró-inflamatórios e o risco de complicações trombóticas, como trombose venosa profunda e infarto do miocárdio. Nesse cenário, a terapia antiplaquetária é uma intervenção essencial. A aspirina permanece como a base da terapia, enquanto inibidores de P2Y12, como clopidogrel e ticagrelor, são amplamente utilizados para prevenir a trombose em pacientes com stents e em risco de infarto recorrente.

Inibidores de GPIIb/IIIa são frequentemente reservados para contextos agudos, como procedimentos intervencionistas.

Apesar dos benefícios claros, o uso de antiplaquetários na UTI apresenta desafios, devido ao risco aumentado de sangramento, principalmente em pacientes com coagulopatias ou que necessitam de intervenções cirúrgicas. O manejo deve ser rigorosamente monitorado para equilibrar a prevenção da trombose com o risco de hemorragia. Pesquisas sobre os mecanismos moleculares da ativação plaquetária continuam a ser cruciais para o desenvolvimento de terapias mais seguras e eficazes.

Os avanços no entendimento da fisiologia das plaquetas e da farmacologia dos antiplaquetários revolucionaram o tratamento da doença arterial coronariana (DAC). A intervenção coronária percutânea (ICP) requer frequentemente a combinação de aspirina e clopidogrel, que inibe o receptor P2Y12 de ADP. Entretanto, limitações na eficácia do clopidogrel, como a variabilidade interindividual e o início de ação lento, levaram ao desenvolvimento de inibidores mais potentes, como prasugrel, ticagrelor e cangrelor.

A ativação plaquetária ocorre por várias vias, mediada por agonistas como ADP, tromboxano A2, serotonina e colágeno. Os agentes antiplaquetários atuam nessas vias para limitar a formação de trombos arteriais, mas seu uso está associado a um risco elevado de sangramento, especialmente em pacientes com tromboembolismo ou que se encontram em cuidados críticos. Compreender os mecanismos de sinalização plaquetária é essencial para otimizar o manejo dessas terapias e melhorar a segurança dos pacientes.

Os principais agentes antiplaquetários bloqueiam a amplificação da agregação plaquetária por meio da inibição dos receptores P2Y12 ou da produção de tromboxano A2 via inibidores de COX-1. Além disso, inibidores da fosfodiesterase aumentam os níveis de AMPc, inibindo a ativação plaquetária e promovendo vasodilatação. Já os inibidores de GPIIb/IIIa impedem a agregação final das plaquetas, bloqueando a ligação do fibrinogênio. Esses mecanismos tornam os antiplaquetários indispensáveis no tratamento de doenças tromboembólicas, especialmente em pacientes críticos com alto risco de complicações.

TIPOS DE ANTIPLAQUETÁRIOS E EXEMPLOS

O uso de antiplaquetários na Unidade de Terapia Intensiva (UTI) é crucial para o manejo de pacientes com alto risco de eventos trombóticos, como infarto do miocárdio e acidente vascular cerebral (AVC). As plaquetas desempenham um papel fundamental na hemostasia, e os antiplaquetários são essenciais para inibir sua ativação, prevenindo a formação de trombos em pacientes críticos.

Existem três principais classes de antiplaquetários amplamente empregadas na UTI: inibidores da ciclo-oxigenase (COX), antagonistas do receptor P2Y12 e antagonistas da glicoproteína IIb/IIIa. Cada classe interfere em diferentes etapas da cascata de ativação plaquetária, oferecendo uma abordagem

Tabela 20.1. Principais drogas antiplaquetárias

	Aspirina	Clopidogrel	Prasugrel	Ticagrelor	Vorapaxar
Pró-droga*	Não	Sim	Sim	Não	Não
Início de Ação	< 1h (revestido: 3-4h)	2-4h	30-60 min	30 min	60 min
Mecanismo de Ação	inibidor COX-1	Antagonista P2Y12 Tienopiridína	Antagonista P2Y12 Tienopiridína	Antagonista reversível P2Y12 de ação direta	Antagonista PAR-1
Dose de Ataque	325mg	300 ou 600mg	30 ou 60mg	180mg	40mg
Dose de Manutenção	81mg/dia	75mg/dia	10mg/dia	90mg 2x/dia	2,5mg/dia
Resistência conhecida	Sim (5-45%)	Sim (5-44%)	Não	Não	Não

* requer metabólito ativo que atua como antiplaquetário

terapêutica diversificada para prevenir complicações trombóticas nesses pacientes. A **Tabela 20.1.** destaca alguns aspectos farmacológicos de algumas das principais drogas antiplaquetárias utilizadas na UTI.

Inibidores da P2Y12

Os inibidores do receptor P2Y12 (**Figura 20.5.**) desempenham um papel crucial na terapia antiplaquetária, inibindo a agregação mediada por ADP, sendo amplamente utilizados em pacientes com síndrome coronariana aguda (SCA) e na prevenção secundária após intervenções coronarianas. Medicamentos como clopidogrel, prasugrel e ticagrelor são frequentemente usados em combinação com aspirina, formando a terapia antiplaquetária dupla (DAPT). Esses fármacos bloqueiam a via de sinalização do receptor P2Y12, interrompendo a ativação da glicoproteína IIb/IIIa, essencial para a agregação plaquetária.

O diagrama apresentado na **Figura 20.6.** ilustra o mecanismo de ação e metabolismo dos inibidores do receptor P2Y12, que podem atuar diretamente (como ticagrelor e cangrelor) ou como pró-fármacos (como clopidogrel e prasugrel), convertidos em metabólitos ativos. Essas terapias bloqueiam a ativação plaquetária e estabilizam a agregação, inibindo vias mediadas pelo ADP. As abreviações incluem: AMP (adenosina monofosfato),

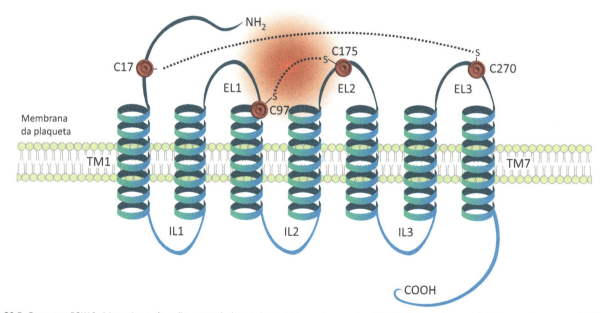

Figura 20.5. Receptor P2Y12. Mecanismo de ação e metabolismo dos inibidores do receptor P2Y12. As terapias com inibidores do receptor P2Y12 atuam diretamente ou através de pró-fármacos que geram metabólitos ativos. Tanto a ativação quanto a estabilização da agregação plaquetária são efetivamente bloqueadas por essas terapias. Abreviações: AMP, adenosina monofosfato; CYP, citocromo P450; P2Y, receptores purinérgicos acoplados à proteína G; PGR, receptor de progesterona; PKA, proteína quinase A; VASP, fosfoproteína estimulada por vasodilatador.

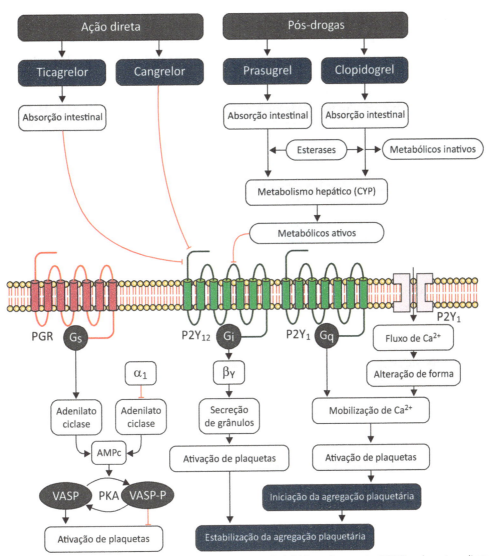

Figura 20.6. Mecanismo de ação e metabolismo dos inibidores do receptor P2Y12. Os inibidores do receptor P2Y12 podem atuar diretamente ou através de pró-fármacos que geram metabólitos ativos.

CYP (citocromo P450), P2Y (receptores purinérgicos acoplados à proteína G), PKA (proteína quinase A) e VASP (fosfoproteína estimulada por vasodilatadores).

Estudos demonstram que o **prasugrel** e o **ticagrelor** são mais eficazes que o clopidogrel, com menor resistência à ação antiplaquetária. No entanto, essas opções mais potentes estão associadas a um maior risco de sangramento, especialmente em pacientes com comorbidades como hipertensão ou diabetes. Além disso, o clopidogrel, que requer ativação pelo sistema hepático via CYP2C19, apresenta variabilidade significativa em sua eficácia, sendo que até 30% dos pacientes podem não responder adequadamente ao tratamento.

Em pacientes com sepse, os inibidores do receptor P2Y12 também têm sido explorados como possíveis intervenções, com estudos sugerindo que podem reduzir a adesão plaquetária às células imunes. No entanto, os resultados são inconsistentes e os efeitos clínicos ainda não são bem estabelecidos. A personalização da terapia antiplaquetária, com base em monitoramento farmacogenético e testes de função plaquetária, tem sido uma tendência crescente, visando otimizar o tratamento de pacientes com alto risco de eventos trombóticos ou de ineficácia ao tratamento padrão.

O ticagrelor, um inibidor reversível do P2Y12, se destaca por sua inibição mais profunda e sustentada, sem a necessidade de ativação metabólica. Entretanto, está associado a efeitos adversos como dispneia e elevação do ácido úrico. A monoterapia com ticagrelor, após um curto período de DAPT, tem mostrado eficácia comparável à DAPT tradicional, mas com menor risco de eventos hemorrágicos graves. Além disso, o cangrelor, um inibidor intravenoso do P2Y12, oferece uma opção terapêutica em cenários emergenciais de intervenção coronariana percutânea, onde a inibição rápida da função plaquetária é essencial.

Esses avanços no entendimento da farmacologia dos inibidores do receptor P2Y12 consolidam seu papel no manejo de síndromes coronarianas agudas, destacando a importância de uma abordagem terapêutica personalizada para maximizar a eficácia e minimizar os riscos de complicações.

A **Figura 20.7.** ilustra as estruturas de algumas das principais drogas inibidoras da P2Y12 utilizadas em UTI e que serão abordadas nesse capítulo. As quais tem alguns doss seus principais benefícios e desvantagens representados na **Tabela 20.2.**

Clopidogrel

O clopidogrel, um derivado da tienopiridina, é amplamente utilizado como agente antiplaquetário para a prevenção de eventos trombóticos em pacientes com síndrome coronariana aguda (SCA), infarto do miocárdio, acidente vascular cerebral e doença arterial periférica. Para se tornar ativo, o clopidogrel precisa passar por um processo de biotransformação em duas etapas mediado pela enzima citocromo P450, convertendo-se em um metabólito ativo que inibe irreversivelmente o receptor P2Y12 nas plaquetas, prevenindo a agregação plaquetária. A dose de 600mg atinge a inibição máxima do receptor P2Y12 entre 2 a 4 horas.

No estudo CURE, o uso de clopidogrel em combinação com aspirina em pacientes com SCA sem elevação do segmento ST (NSTEMI) reduziu significativamente os eventos adversos cardiovasculares, como morte, infarto não fatal e acidente vascular cerebral, em comparação ao placebo (9,3% vs 11,4%), embora tenha sido observado um aumento no risco de sangramentos maiores (3,7% vs 2,7%). No estudo CURRENT-OASIS 7, doses mais elevadas de clopidogrel (150mg por seis dias) não mostraram benefício adicional na redução da mortalidade cardiovascular, mas aumentaram a taxa de eventos hemorrágicos graves (2,5% vs 2,0%).

O clopidogrel, um pró-fármaco da classe das tienopiridinas, substituiu a ticlopidina devido à ausência de efeitos hematológicos adversos. No entanto, a resposta ao clopidogrel varia consideravelmente entre os pacientes, influenciada por fatores como polimorfismos genéticos e interações medicamentosas, o que pode comprometer sua eficácia. Apesar dessas variações, o clopidogrel permanece amplamente utilizado devi-

do à sua eficácia comprovada e à extensa experiência no manejo de doenças cardiovasculares.

- **Mecanismo de Ação:** O clopidogrel é um pró-fármaco que requer biotransformação no fígado para formar um metabólito ativo, que bloqueia irreversivelmente o receptor P2Y12 de ADP nas plaquetas. Isso impede a ativação do complexo receptor GPIIb/IIIa, responsável pela agregação plaquetária. Como resultado, a agregação plaquetária é reduzida, diminuindo o risco de formação de coágulos sanguíneos. As plaquetas inibidas pelo clopidogrel são afetadas por todo o seu ciclo de vida (aproximadamente 7 a 10 dias).

- **Farmacocinética e Farmacodinâmica:** a inibição da agregação plaquetária ocorre de maneira dose-dependente, com os primeiros efeitos detectados em até 2 horas após uma dose de ataque de 300 a 600mg. O pico de efeito ocorre por volta de 6 horas após essa dose. No caso das doses de manutenção, que variam entre 50 a 100mg/dia, o efeito máximo é alcançado entre 5 a 7 dias. A duração de ação se estende por aproximadamente 5 dias após a descontinuação do tratamento, quando a agregação plaquetária e o tempo de sangramento retornam aos níveis basais. A excreção do clopidogrel ocorre principalmente pelos rins (50%) e pelas fezes (46%).

- **Indicações e Posologias:** Amplamente utilizado em pacientes com risco de eventos trombóticos, como na doença arterial coronariana e após intervenções coronarianas percutâneas (ICP).

  o **SCA com elevação do segmento ST ≤75 anos:** Dose de ataque de 300mg, seguida de 75mg uma vez ao dia.

  o **SCA com elevação do segmento ST >75 anos:** 75mg uma vez ao dia.

  o **SCA sem elevação do segmento ST (angina instável/infarto sem supra ST):** Dose de ataque de 600mg, seguida de 75mg uma vez ao dia, combinada com anticoagulantes parenterais e aspirina.

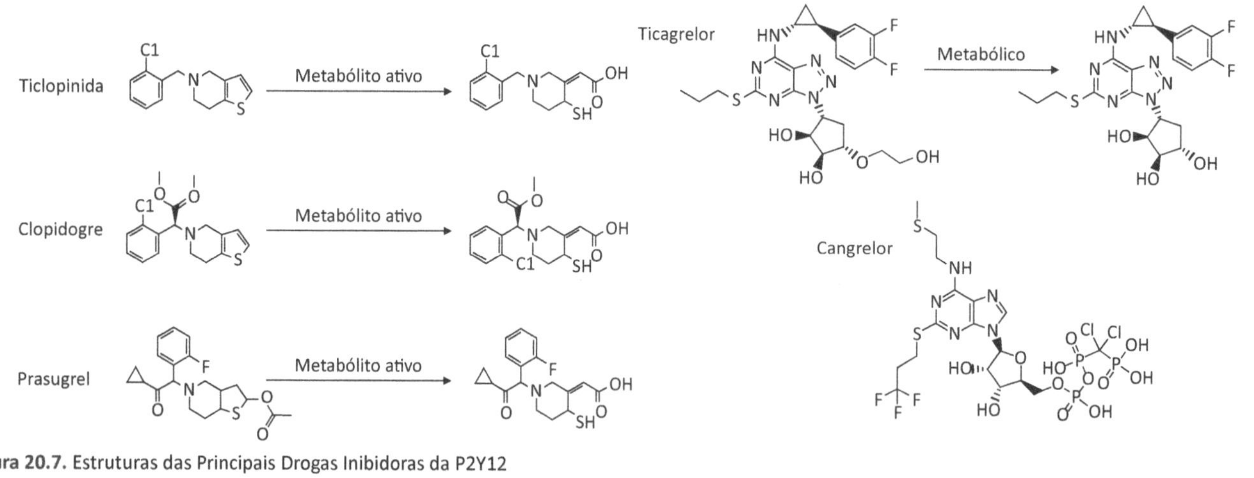

Figura 20.7. Estruturas das Principais Drogas Inibidoras da P2Y12

Tabela 20.2. Aspectos associados aos principais inibidores da P2Y12

Droga	Benefícios	Decantagens	Comentários
Inibidores de P2Y12. Tienopiridinas. Clopidogrel bisulfato	- Clopidogrel: usado ampliamente por longo tempo.	- Polimorfismo genético para um ou ambos os alelos da enzima CYP2C19. - Fatores de risco para sangramento: idade >75 anos, uso de fármacos (por exemplo, AINEs ou varfarina) que podem aumentar o risco de sangramento.	- Pacientes com perda de função em qualquer um dos alelos não metabolizam eficazmente o clopidogrel, levando à incapacidade de inibir a atividade plaquetária.
Inibidores de P2Y12. Tienopiridinas. Prasugrel	- Ação antiplaquetária mais potente com início e término mais rápidos em comparação com o clopidogrel. - O polimorfismo genético do CYP450 não afeta o efeito antiplaquetário. - IBPs não interagem significativamente com derivados de cumarina.	- Apresenta maior risco de sangramento em relação ao clopidogrel	- Usar com cautela em pacientes com AVC, AIT, idade >75 anos ou peso < 60kg.
Inibidores de P2Y12. Tienopiridinas. Elinogrel	- Ação antiplaquetária não afetada por polimorfismos genéticos comuns do CYP450. - Sem risco adicional de sangramento quando adicionado à terapia antiplaquetária dupla (DAPTI).	- A terapia com elinogrel foi associada a um aumento da incidência de dispneia e elevação das transaminases hepáticas.	- A sua utilização como adjuvante ou mesmo como alternativa à terapia antiplaquetária padrão, como aspirina e/ou clopidogrel, não foi seguida.
Inibidores de P2Y12. Ciclopentil triazolopirimidina. Ticagrelor	- Exibe início e término mais rápidos da ação antiplaquetária em comparação com o clopidogrel.	- Possíveis efeitos colaterais incluem dispneia, bradicardia e níveis elevados de ácido úrico.	- Usar com cautela em pacientes com AVC. - Pode ser usado como alternativa para pacientes que não respondem ao clopidogrel.
Inibidores de P2Y12. Análogos de ATP. Cangrelor	- Exibe início e término mais rápidos da ação antiplaquetária em comparação com clopidogrel, prasugrel e ticagrelor.	- Administrado IV. - Efeitos colaterais: dispneia. Pequenos sangramentos ocorrem com mais frequência com este medicamento do que com o clopidogrel.	- Terapia adjuvante promissora para a fibrinólise.

o **Infarto do miocárdio, acidente vascular cerebral isquêmico/transitório e doença arterial periférica:** 75mg uma vez ao dia.

o **Doença arterial periférica:** 75mg uma vez ao dia.

• **Cuidados na Insuficiência Renal e Hepática:** em pacientes com insuficiência renal, o uso do clopidogrel requer cautela, pois a função renal comprometida pode afetar a excreção do fármaco, aumentando o risco de sangramento. Embora a dose padrão geralmente seja mantida em pacientes com insuficiência renal leve a moderada, é importante monitorar cuidadosamente a função renal e os sinais de complicações hemorrágicas. Em casos de insuficiência hepática, especialmente em pacientes com doenças hepáticas graves, o clopidogrel deve ser utilizado com precaução, pois a metabolização do fármaco depende da função hepática. A capacidade reduzida do fígado para converter o clopidogrel em seu metabólito ativo pode comprometer sua eficácia antiplaquetária. Portanto, o ajuste de dose e a avaliação contínua da função hepática e da resposta terapêutica são essenciais nesses pacientes.

• **Cuidados na Gravidez e Lactação Gravidez:** Os dados disponíveis são limitados, mas o uso do clopidogrel durante a gravidez não foi associado a um risco aumentado de malformações congênitas, aborto espontâneo ou outros desfechos adversos para o feto. No entanto, recomenda-se que o clopidogrel seja utilizado apenas quando estritamente necessário, e por períodos curtos, até que mais dados sobre a segurança fetal estejam disponíveis. O uso deve ser interrompido 5 a 7 dias antes do parto, se possível, para minimizar o risco de hemorragia materna. Lactação: Não se sabe se o clopidogrel é excretado no leite materno. Como precaução, deve-se considerar a suspensão da amamentação ou do uso do medicamento, dependendo da importância do tratamento para a mãe.

- **Cuidados em Situações de Sangramento:** Pacientes em uso de clopidogrel têm maior risco de sangramentos, especialmente quando combinados com anticoagulantes ou outros agentes antiplaquetários. A administração de transfusões de plaquetas pode ajudar a restaurar a hemostasia, mas deve ser feita com cautela, pois a eficácia é limitada se a transfusão for realizada dentro de 4 horas após uma dose de ataque ou 2 horas após uma dose de manutenção.

- **Cuidados no Perioperatório:** Em pacientes submetidos a cirurgias cardíacas, como a revascularização do miocárdio (CABG), o clopidogrel deve ser interrompido pelo menos 5 dias antes da cirurgia, em consulta com um cardiologista e cirurgião. Em cirurgias não cardíacas de urgência, durante as primeiras semanas após a colocação de stents, o clopidogrel pode ser mantido. Se for necessária a interrupção do clopidogrel, deve-se reiniciar o uso o mais cedo possível, dependendo dos riscos de sangramento e trombose.

- **Reações de hipersensibilidade ao clopidogrel:** ocorrem em até 6% dos pacientes, sendo mais comuns as reações dermatológicas, como erupções maculopapulares eritematosas. Essas reações geralmente aparecem entre 5 a 10 dias após o início do tratamento, podendo se espalhar para todo o corpo em casos mais graves. As opções de manejo incluem a continuidade do tratamento com uso de glicocorticoides sistêmicos e anti-histamínicos, ou a troca para outros antiplaquetários, como prasugrel ou ticagrelor, em casos severos. Protocolos de dessensibilização também estão disponíveis para pacientes que precisam continuar com o clopidogrel.

- **Principais Interações Medicamentosas:**
  o **Inibidores da CYP2C19:** Medicamentos como omeprazol e esomeprazol podem diminuir a eficácia do clopidogrel, reduzindo a formação de seu metabólito ativo. Alternativas como pantoprazol devem ser consideradas.
  o **Outros Antiplaquetários e Anticoagulantes:** O uso concomitante com anticoagulantes (como heparina ou DOACs) aumenta o risco de sangramento. O uso de anti-inflamatórios não esteroidais (AINEs) também pode aumentar esse risco.

  o **Opioides:** Fármacos como morfina podem retardar a absorção do clopidogrel, diminuindo sua eficácia.

- **Considerações Importantes na UTI:** O clopidogrel é amplamente utilizado em pacientes de UTI para prevenir eventos trombóticos, especialmente após intervenções como angioplastias com colocação de stents. No entanto, o manejo de sua administração deve ser criterioso em situações de risco elevado de sangramento ou em pacientes politraumatizados. A avaliação da função renal e hepática, bem como o monitoramento rigoroso de sinais de sangramento, é essencial para garantir a segurança do tratamento em pacientes criticamente enfermos. A interação com outros medicamentos deve ser cuidadosamente monitorada para evitar a redução da eficácia do clopidogrel, particularmente em pacientes com necessidade de uso concomitante de inibidores da bomba de prótons ou anticoagulantes.

- **Limitações:** Sua eficácia pode ser limitada devido a variações genéticas nos pacientes, especificamente polimorfismos da enzima CYP2C19, que metaboliza o clopidogrel para sua forma ativa. Estima-se que até 30% dos pacientes apresentem alta reatividade plaquetária residual, o que está associado a maior risco de eventos cardiovasculares.

A **Tabela 20.3.** apresenta o perfil dos resultados de avaliação de segurança do Clopidogrel avaliado em diferentes ensaios clínicos.

Prasugrel

O prasugrel, uma tienopiridina de terceira geração, é um inibidor do receptor P2Y12 amplamente utilizado no manejo da síndrome coronariana aguda (SCA), particularmente em pacientes submetidos à intervenção coronariana percutânea (ICP). Semelhante ao clopidogrel, o prasugrel requer ativação via citocromo P450 após hidrolise pelas esterases intestinais, mas apresenta um início de ação mais rápido, entre 30 a 60 minutos, e proporciona uma inibição plaquetária mais potente.

No estudo TRITON-TIMI 38, pacientes com SCA tratados com prasugrel demonstraram uma redução significativa de eventos cardiovasculares em comparação ao clopidogrel (9,9% vs 12,1%), especialmente na redução de infarto do miocárdio. Contudo, o prasugrel esteve associado a um risco maior de sangramentos graves, principalmente em pacientes com mais de 75 anos, peso inferior a 60kg, ou com histórico de acidente vascular cerebral (AVC) ou ataque isquêmico transitório (AIT), sendo contraindicado nesses casos. Introduzido no final dos anos 2000 como uma alternativa ao clopidogrel, o prasugrel permanece uma opção relevante na terapia antiplaquetária dupla (TAP), juntamente com aspirina, mas seu uso é reservado para pacientes com alto risco trombótico, dadas as suas características de maior potência e rápida ação.

Tabela 20.3. Perfil de Segurança do Clopidogrel perante ao risco de sangramentos maiores

	Current-OASIS 7	CURE	CREDO	CLARITY-TIMI 28
Tratamento	Clopidogrel 600mg, 5 dias de 150mg,mg seguido de 75mg/dia	Clopidogrel 300mg seguido de 75mg/dia	clopidogrel 75mg/dia + AAS 325mg/dia	Clopidogrel 300mg seguido de 75mg/dia
Controle	Clopidogrel 300mg seguido de 75mg/dia	Placebo	AAS 325mg/dia	Placebo
Tratamento vs Controle (%)	2,5 vs 2	3,7 vs 2,7	8,8% vs 6,7%	1,9% vs 1,7%
HR (IC95%)	1,24 (1,05-1,46)	1,38 (1,13-1,67)	NA	NA
p	0,1	0,001	0,07	0,8

- **Mecanismo de Ação:** O prasugrel é um pró-fármaco que, após ser metabolizado no fígado, gera um metabólito ativo (R-138727), que se liga irreversivelmente ao receptor P2Y12 nas plaquetas, bloqueando a ativação do complexo GPIIb/IIIa mediada pelo adenosina difosfato (ADP) e, consequentemente, inibindo a agregação plaquetária. Sua inibição irreversível da função do receptor P2Y12 perdura até que novas plaquetas sejam produzidas, o que leva entre 5 a 9 dias. O mecanismo de ação do prasugrel é caracterizado por sua ativação hepática em uma única etapa, com um início de ação mais rápido e mais potente em comparação ao clopidogrel. A dose recomendada é de 60mg como dose de ataque, seguida por 10mg/dia (ou 5mg/dia em pacientes com menos de 60kg). O prasugrel é indicado para terapia antiplaquetária dupla (DAPT) em pacientes com SCA submetidos à intervenção coronariana percutânea (ICP). Embora sua eficácia seja superior ao clopidogrel, reduzindo eventos cardiovasculares em 9,9% contra 12,1%, está associado a um maior risco de sangramento, especialmente em pacientes com mais de 75 anos ou com histórico de AVC, ou AIT, sendo contraindicado nesses casos.

- **Farmacocinética e Farmacodinâmica:** O prasugrel apresenta uma conversão ao metabólito ativo de maneira mais eficiente que o clopidogrel, sendo rapidamente absorvido após administração oral, com uma biodisponibilidade superior a 79%, e não sendo afetado pela ingestão de alimentos. A inibição da agregação plaquetária começa dentro de 30 minutos após a dose de ataque de 60mg, com o efeito máximo observado cerca de 4 horas após a administração, apresentando uma inibição plaquetária média entre 78% e 84%. O efeito antiplaquetário persiste por 5 a 9 dias, até a renovação das plaquetas. Após sua hidrólise no intestino e no soro, o prasugrel passa por oxidação mediada pelas enzimas CYP3A4 e CYP2B6 para formar seu metabólito ativo, que exerce a inibição irreversível do receptor P2Y12. Quanto à excreção, cerca de 68% do fármaco é eliminado na forma de metabólitos inativos pela urina e 27% pelas fezes.

- **Indicações e Posologias:** O prasugrel é indicado para uso em pacientes com SCA submetidos à ICP, incluindo infarto do miocárdio sem elevação do segmento ST (IAMSEST), angina instável e infarto com elevação do segmento ST (IAMCEST). Preferido em pacientes com resposta insuficiente ao clopidogrel, especialmente após PCI.

  o Dose de Ataque: 60mg por via oral, administrados uma vez antes da ICP.

  o Dose de Manutenção: Para indivíduos com peso ≥60kg, a dose recomendada é de 10mg por dia, em combinação com aspirina. Em pacientes com peso <60kg, recomenda-se uma dose reduzida de 5mg por dia.

  o Duração da Terapia: A terapia antiplaquetária dupla com prasugrel e aspirina deve continuar por pelo menos 12 meses, salvo risco significativo de sangramento.

- **Ajustes para Insuficiência Renal e Hepática:** Não é necessário ajuste de dose para nenhum nível de comprometimento renal, incluindo pacientes em diálise. O prasugrel pode ser utilizado sem ajustes em pacientes com insuficiência hepática leve a moderada. Deve-se ter cautela em casos de insuficiência hepática grave devido ao risco aumentado de sangramento.

- **Uso na Gravidez e Lactação:** Os dados sobre o uso de prasugrel durante a gravidez são limitados. Não se sabe se o prasugrel é excretado no leite materno. A decisão de continuar o uso de prasugrel durante a amamentação deve considerar os benefícios para a mãe em comparação com o risco potencial para o bebê.

- **Considerações relacionadas a Sangramento:** O prasugrel apresenta risco significativo de sangramentos maiores, incluindo hemorragias fatais. Está contraindicado em pacientes com sangramento ativo patológico e deve ser usado com cautela em indivíduos com fatores

Seção VIII • Farmacoterapia da Trombose Venosa e Arterial

de risco, como peso corporal baixo, cirurgia recente ou uso concomitante de anticoagulantes.

- **Manejo Perioperatório:** O tratamento deve ser interrompido pelo menos 7 dias antes de cirurgias eletivas. Em casos de cirurgias urgentes, é necessário balancear cuidadosamente os riscos de trombose versus sangramento. Se o prasugrel for interrompido, deve ser reiniciado o mais cedo possível após a cirurgia, uma vez controlado o risco de sangramento.

- **Interações Medicamentosas:** O efeito antiplaquetário do prasugrel pode ser intensificado por outros fármacos com propriedades antiplaquetárias ou anticoagulantes, como AINEs, heparinas e inibidores seletivos da recaptação de serotonina (ISRS), aumentando o risco de sangramento. Por outro lado, opioides como a morfina podem reduzir a biodisponibilidade do prasugrel. Recomenda-se cautela ao combiná-lo com agentes como varfarina, cangrelor e DOACs.

- **Considerações na UTI:** Na UTI, é fundamental monitorar sinais de sangramento, especialmente em pacientes hipotensos após ICP. A púrpura trombocitopênica trombótica (PTT), embora rara, pode ocorrer tipicamente nas primeiras 2 semanas de tratamento. Em pacientes com insuficiência renal ou hepática, particularmente aqueles com histórico de sangramento gastrointestinal recente, o risco-benefício do uso contínuo de prasugrel deve ser reavaliado periodicamente. A decisão de descontinuar ou modificar o tratamento na UTI deve envolver uma abordagem multidisciplinar, equilibrando os riscos de sangramento e eventos trombóticos.

- **Limitações:** Pode aumentar significativamente o risco de sangramento, especialmente em pacientes com histórico de AVC, idade avançada (>75 anos) ou com peso corporal inferior a 60kg.

A **Tabela 20.4.** apresenta o perfil dos resultados de avaliação de segurança do Prasugrel avaliado em diferentes ensaios clínicos.

Ticlopidina

A ticlopidina foi o primeiro inibidor comercial do receptor P2Y12, demonstrando eficácia significativa na prevenção de eventos isquêmicos maiores, especialmente em combinação com aspirina para pacientes com stents coronarianos. Introduzida na década de 1980, a ticlopidina foi amplamente utilizada na prevenção de AVCs, principalmente em pacientes que não toleravam ou não respondiam à aspirina. No entanto, seu uso diminuiu drasticamente devido a preocupações com graves efeitos colaterais hematológicos, como neutropenia e púrpura trombocitopênica trombótica (PTT), o que levou ao desenvolvimento de inibidores mais seguros, como o clopidogrel. Atualmente, a ticlopidina foi descontinuada nos Estados Unidos, mas ainda encontra uso limitado em alguns mercados internacionais.

- **Mecanismo de Ação:** A ticlopidina é um pró-fármaco que necessita de biotransformação para gerar um metabólito ativo. Esse metabólito inibe irreversivelmente o receptor P2Y12 nas plaquetas, impedindo a agregação plaquetária mediada pelo ADP ao bloquear o complexo receptor GPIIb/IIIa. A inibição das plaquetas é irreversível, afetando-as durante todo o seu ciclo de vida, que dura cerca de 7 a 10 dias.

- **Farmacocinética e Farmacodinâmica:** A ticlopidina é bem absorvida, atingindo sua concentração plasmática máxima em cerca de 2 horas após a administração. Aproximadamente 98% da ticlopidina se liga a proteínas plasmáticas. Ela é extensamente metabolizada no fígado, principalmente pelas enzimas do sistema citocromo P450, incluindo CYP1A2 e CYP2C19. A excreção ocorre em 60% pela urina e 23% pelas fezes. A meia-vida da ticlopidina é de aproximadamente 13 horas, mas seus efeitos nas plaquetas duram mais tempo devido à inibição irreversível do receptor P2Y12. O início da inibição plaquetária ocorre cerca de 6 horas após a administração, com o efeito máximo sendo alcançado entre 3 a 5 dias.

- **Indicações e Posologias:** A ticlopidina era principalmente utilizada para reduzir o risco de AVC em pacientes que já haviam sofrido um AVC ou apresentavam precursor de AVC. Costumava ser reservada para pacientes intolerantes à aspirina ou que não respondiam à terapia com aspirina.

  o **Prevenção de AVC:** 250mg duas vezes ao dia com alimentos.

Tabela 20.4. Perfil de Segurança do Prasugrel perante ao risco de sangramentos maiores

	TRITON-TIMI 38	**TRILOGY-ACS**	**ACCOAST**
Tratamento	Prasugrel 60mg seguido ed 10mg/dia	Prasugrel 10mg/dia	Prasugrel 30mg/dia antes da cateterização
Controle	Clopidogrel 300mg seguido de 75mg/dia	Clopidogrel 75mg/dia	Placebo antes da cateterização
Tratamento vs Controle (%)	2,4 vs 1,8	2,5 vs 1,8	2,8 vs 1,5
HR (IC95%)	1,32 (1,03-1,68)	1,23 (0,84-1,81)	1,97 (1,26-3,08)
p	0,03	0,29	0,002

- o **SCA:** No passado, usada em combinação com aspirina para prevenir trombose de stent, mas foi largamente substituída por clopidogrel ou outros antiplaquetários.

- **Insuficiência Renal e Hepática:** Não há ajustes de dose recomendados pelo fabricante. No entanto, pacientes com insuficiência renal moderada a grave podem ter tempos de sangramento prolongados, e a cautela é necessária devido ao risco aumentado de efeitos adversos hematológicos, como neutropenia. Contraindicada em pacientes com insuficiência hepática grave devido ao risco de efeitos adversos severos. Cuidado é necessário em pacientes com insuficiência hepática leve a moderada, pois o metabolismo pode ser prejudicado.

- **Gravidez e Lactação:** Efeitos teratogênicos não foram observados em estudos animais, mas os dados em humanos são limitados. Assim, a ticlopidina deve ser usada durante a gravidez apenas se os benefícios superarem os riscos. Não se sabe se a ticlopidina é excretada no leite materno. Devido aos potenciais riscos, recomenda-se descontinuar o medicamento ou a amamentação.

- **Cuidados em Situações de Sangramento:** A ticlopidina apresenta um risco significativo de sangramento, especialmente em pacientes com condições pré-existentes que afetam a hemostasia ou em uso concomitante de anticoagulantes. O sangramento pode ocorrer em qualquer local, e os pacientes devem ser monitorados de perto. Exames de sangue, incluindo hemograma completo (CBC), devem ser realizados semanalmente durante os primeiros três meses de tratamento.

- **Cuidados no Perioperatório:** A ticlopidina geralmente deve ser descontinuada de 10 a 14 dias antes de cirurgias eletivas para reduzir o risco de complicações hemorrágicas. Em pacientes com stents coronarianos, a descontinuação da terapia antiplaquetária dupla deve ser cuidadosamente avaliada, e a orientação de um cardiologista é necessária para evitar trombose de stent.

- **Principais Interações Medicamentosas:**

  - o **Anticoagulantes (por exemplo: heparina, varfarina), trombolíticos e outros agentes antiplaquetários (por exemplo: clopidogrel, aspirina):** uso concomitante aumenta o risco de sangramento e deve ser monitorado de perto.

  - o **Inibidores/Indutores do CYP:** Medicamentos que afetam as enzimas do citocromo P450, especialmente CYP2C19 e CYP1A2, podem alterar o metabolismo da ticlopidina. Ajustes de dose podem ser necessários.

- **Considerações Importantes Adicionais na UTI:** Na UTI, o uso da ticlopidina diminuiu consideravelmente, mas, em casos onde ainda seja utilizada (por exemplo: em cenários internacionais), é necessário monitoramento rigoroso, especialmente em pacientes com insuficiência orgânica, que necessitam de intervenções cirúrgicas ou têm necessidades complexas de anticoagulação. O início de ação retardado e a inibição plaquetária de longa duração devem ser levados em conta nas decisões clínicas, principalmente em procedimentos de emergência.

Cangrelor

O cangrelor é um inibidor intravenoso do receptor P2Y12 com ação rápida e reversível, desenvolvido para fornecer uma inibição plaquetária imediata, especialmente em cenários clínicos onde os antiplaquetários orais, como clopidogrel e ticagrelor, não são adequados ou eficazes. Ele é particularmente utilizado durante procedimentos de ICP para prevenir complicações trombóticas, sendo uma alternativa valiosa em pacientes que não receberam previamente inibidores de P2Y12 ou que têm contraindicações ao uso de inibidores da glicoproteína IIb/IIIa. Embora os estudos iniciais não tenham demonstrado benefícios claros em comparação ao clopidogrel, o estudo CHAMPION PHOENIX evidenciou uma redução significativa nos eventos isquêmicos com o uso de cangrelor. Além disso, estudos retrospectivos mostraram que o monitoramento da reatividade plaquetária durante o uso de cangrelor pode guiar a dosagem, alcançando eficácia terapêutica em 89% dos casos, embora a taxa de eventos hemorrágicos tenha sido significativa (23%), sugerindo a necessidade de mais investigações para balancear o risco de sangramento com a prevenção de eventos isquêmicos.

- **Mecanismo de Ação:** O cangrelor atua como um análogo de trifosfato de adenosina (ATP), inibindo diretamente o receptor P2Y12 de forma reversível. Isso impede a ativação e agregação plaquetária induzida pela adenosina difosfato (ADP). Sua ação é rápida e reversível, com início de efeito em cerca de 2 minutos após a administração e retorno da função plaquetária normal dentro de uma hora após a descontinuação da infusão, sendo extremamente útil em situações em que o controle rápido e transitório da agregação plaquetária é necessário.

- **Farmacocinética e Farmacodinâmica:** O cangrelor apresenta uma farmacocinética rápida, com inibição plaquetária detectável em apenas 2 minutos após o início da infusão. Sua ação é mantida durante toda a infusão, e a recuperação da função plaquetária ocorre rapidamente após a descontinuação, geralmente dentro de 1 hora. O metabolismo do cangrelor ocorre por desfosforilação na circulação, gerando um metabólito primário com atividade antiplaquetária insignificante. A meia-vida de eliminação do cangrelor é curta, variando entre 3 a 6 minutos, e a excreção é majoritariamente pela urina (58%) e pelas fezes (35%).

- **Indicações e Posologias em Cada Indicação:** Usado como terapia adjunta em intervenções de revascularização coronariana, especialmente em pacientes que necessitam de uma inibição plaquetária rápida e de curta duração.

- o **ICP:** administrar 30mcg/kg in bolus antes do início da ICO e manter infusão de 4mcg/kg/minuto por pelo menos 2 horas ou até a conclusão do procedimento.

- o **Transição para terapia com inibidores orais de P2Y12 após ICP:**

- ▪ **Clopidogrel:** Administrar 600mg imediatamente após a descontinuação do cangrelor.

- ▪ **Prasugrel:** Administrar 60mg após a descontinuação.

- ▪ **Ticagrelor:** Administrar 180mg durante ou imediatamente após a infusão de cangrelor.

- **Cuidados na Insuficiência Renal e Hepática:** Não há necessidade de ajuste de dose em pacientes com insuficiência renal ou hepática, o que facilita seu uso em uma ampla gama de pacientes com comorbidades.

- **Cuidados na Gestação e Lactação:** Embora eventos adversos tenham sido observados em estudos de reprodução animal, não há dados suficientes sobre a excreção do cangrelor no leite materno. Portanto, o uso deve ser cauteloso e apenas quando os benefícios superarem os riscos, especialmente em gestantes e lactantes.

- **Cuidados em Situações de Sangramento:** O uso de cangrelor aumenta o risco de sangramento, como ocorre com outros inibidores de P2Y12. No entanto, devido à sua curta meia-vida, o efeito antiplaquetário desaparece uma hora após a interrupção da infusão, o que permite um controle mais preciso do risco de sangramento, especialmente em situações de emergência ou cirúrgicas.

- **Cuidados no Perioperatório:** Em pacientes de alto risco, o cangrelor pode ser usado como terapia ponte antes de cirurgias cardíacas, com doses contínuas de 0,75mcg/kg/minuto sem bolus. A infusão deve ser interrompida entre 1 a 6 horas antes da cirurgia, dependendo do risco de complicações trombóticas. Seu uso rotineiro no perioperatório não é recomendado.

- **Principais Interações Medicamentosas:**

- o **Clopidogrel e prasugrel:** O cangrelor diminui a eficácia antiplaquetária desses fármacos, portanto, sua administração deve ocorrer apenas após a descontinuação do cangrelor.

- o **Anticoagulantes e outros agentes antiplaquetários:** O cangrelor pode aumentar o risco de sangramento quando combinado com anticoagulantes orais diretos, inibidores da GP IIb/IIIa e AINEs, exigindo monitoramento cuidadoso.

- **Considerações Importantes Adicionais na UTI:** Devido à sua rápida reversibilidade, o cangrelor é uma escolha valiosa para pacientes críticos na UTI que podem necessitar de intervenções urgentes ou ajustes

rápidos na terapia antiplaquetária. Ele deve ser utilizado com cautela em pacientes com risco aumentado de sangramento, e sua administração exige monitoramento rigoroso dos parâmetros hemodinâmicos e sinais de sangramento. Além disso, o cangrelor pode ser facilmente descontinuado antes de procedimentos invasivos, oferecendo uma flexibilidade que inibidores orais não conseguem fornecer). Em relação ao clopidogrel, o cangrelor é associado a um maior risco de sangramento, com menor incidência de eventos trombóticos.

Ticagrelor

O ticagrelor é um antagonista reversível do receptor P2Y12, diferindo do clopidogrel e do prasugrel, que são tienopiridinas. Ele apresenta um início de ação mais rápido, com pico de efeito em cerca de 30 minutos, e uma meia-vida relativamente curta, variando entre 8 a 12 horas. Utilizado principalmente para reduzir o risco de eventos cardiovasculares como infarto do miocárdio, acidente vascular cerebral e trombose de stent em pacientes com SCA ou histórico de infarto, o ticagrelor permite uma recuperação mais rápida da função plaquetária após sua descontinuação, em comparação com os agentes tienopiridínicos. No estudo PLATO, o ticagrelor demonstrou ser superior ao clopidogrel na redução da mortalidade cardiovascular, infarto e AVC (9,8% vs 11,7%), além de reduzir a mortalidade por todas as causas. No entanto, houve um aumento no risco de sangramentos maiores não relacionados à CABG (4,5% vs 3,8%). O ticagrelor foi aprovado pela FDA em 2011 sob o nome comercial Brilinta, e, apesar de sua eficácia, pode causar dispneia em 10% a 20% dos pacientes, provavelmente devido ao aumento dos níveis de adenosina.

- **Mecanismo de Ação:** O Ticagrelor liga-se de maneira reversível e não competitiva ao receptor P2Y12 nas plaquetas, impedindo a ativação mediada pelo ADP do complexo GPIIb/IIIa, reduzindo, assim, a agregação plaquetária. Sua natureza reversível o diferencia de outros inibidores de P2Y12, como o clopidogrel e o prasugrel, permitindo uma reversão mais rápida da inibição plaquetária, algo particularmente relevante em contextos perioperatórios.

- **Farmacocinética e Farmacodinâmica:** O ticagrelor é rapidamente absorvido, com uma biodisponibilidade de aproximadamente 36%. Ele possui um volume de distribuição de 88 litros, e mais de 99% do fármaco e de seu metabólito ativo estão ligados às proteínas plasmáticas. O ticagrelor é metabolizado no fígado, principalmente pelas enzimas CYP3A4/5, formando o metabólito ativo AR-C124910XX. A meia-vida do ticagrelor é de cerca de 7 horas, enquanto a do metabólito ativo é de aproximadamente 9 horas. A inibição da agregação plaquetária se inicia dentro de 30 minutos após a administração, atingindo o pico de efeito em 2 horas após uma dose de ataque de 180mg. A excreção do ticagrelor ocorre predominantemente pelas fezes (58%) e pela urina (26%).

- **Indicações e Posologias:** Utilizado principalmente em pacientes com síndrome coronariana aguda e para aqueles que não respondem adequadamente ao clopidogrel.

  o **SCA:** 180mg por via oral, seguido de uma dose de manutenção de 90mg duas vezes ao dia, em combinação com aspirina de baixa dose (75-100mg). Deve-se seguir, nos primeiros 12 meses, com 90mg duas vezes ao dia. Após deve ser realizada uma redução 60mg duas vezes ao dia em terapia prolongada, se indicado. Na **ICP** deve ser mantida a mesma dosagem para SCA, começando com 180mg antes do procedimento.

    - A análise post-hoc do estudo GLOBAL LEADERS investigou o impacto da contagem de leucócitos (WBC) na monoterapia com ticagrelor após IPC. Pacientes com contagem de WBC baixa (<7,8 x 10^9 células/L) apresentaram melhores resultados, com redução na mortalidade por todas as causas e no risco de infarto do miocárdio, enquanto aqueles com WBC elevado, sugerindo maior inflamação, não obtiveram os mesmos benefícios. Isso indica que o status inflamatório pode influenciar a eficácia do ticagrelor e deve ser considerado no tratamento pós-PCI.

  o **AVC Isquêmico Menor ou AIT:** Dose de ataque de 180mg, seguido por 90mg duas vezes ao dia.

- **Cuidados na Insuficiência Renal e Hepática:** Não é necessário ajuste de dose para pacientes com insuficiência renal, incluindo aqueles em hemodiálise. No entanto, é necessário cautela em pacientes com doença renal em estágio terminal devido ao risco aumentado de sangramento. O seu uso deve ser evitado em casos de insuficiência hepática grave. Em casos de insuficiência hepática leve a moderada, não há ajuste de dose específico, mas o uso deve ser cauteloso devido ao metabolismo hepático do fármaco.

- **Cuidados na Gestação e Lactação:** Há dados limitados sobre o uso do Ticagrelor durante a gravidez. Seu uso geralmente não é recomendado, a menos que os benefícios potenciais superem os riscos (ESC 2018). Não se sabe se o Ticagrelor é excretado no leite humano, portanto, a amamentação não é recomendada durante o tratamento.

- **Cuidados em Situações de Sangramento:** O Ticagrelor está associado a riscos significativos de sangramento, incluindo hemorragia grave. Não deve ser utilizado em pacientes com sangramento patológico ativo ou histórico de hemorragia intracraniana. Em situações de sangramento, a descontinuação deve ser ponderada contra o risco aumentado de eventos trombóticos, já que transfusões de plaquetas podem não ser eficazes

devido à ligação reversível do Ticagrelor ao receptor P2Y12.

- **Cuidados no Perioperatório:** Para pacientes que necessitam de cirurgia eletiva, o Ticagrelor deve ser descontinuado pelo menos 5 dias antes do procedimento para reduzir o risco de hemorragia significativa. No caso de cirurgia de emergência, a descontinuação deve ocorrer pelo menos 24 horas antes. Após a cirurgia, o Ticagrelor deve ser reiniciado o mais rápido possível, equilibrando o risco de trombose e sangramento.

- **Principais Interações Medicamentosas:**

  o **Inibidores potentes do CYP3A4** (por exemplo: cetoconazol, ritonavir) devem ser evitados, pois aumentam as concentrações plasmáticas do Ticagrelor.

  o **Anticoagulantes e outros antiplaquetários:** O uso concomitante aumenta o risco de sangramento.

    - **Aspirina:** A eficácia do Ticagrelor é reduzida quando usado com doses de aspirina superiores a 100mg por dia, portanto, recomenda-se aspirina de baixa dose (75-100mg).

- **Considerações Importantes na UTI:** Em pacientes criticamente enfermos, a natureza reversível da inibição plaquetária pelo Ticagrelor torna-o uma escolha adequada em situações em que a reversão rápida da função plaquetária pode ser necessária, como em cirurgias emergenciais ou em pacientes com riscos variáveis de sangramento. No entanto, é essencial o monitoramento rigoroso da função renal e hepática, além da gestão cuidadosa de interações medicamentosas.

- **Efeitos Colaterais:** Pode causar dispneia e bradicardia, além de aumentar os níveis de ácido úrico.

  o O estudo *"Bleeding and Ischemic Outcomes With Ticagrelor Monotherapy According to Body Mass Index"*, parte do ensaio TWILIGHT, avaliou o uso de ticagrelor em monoterapia após IPC em pacientes de diferentes faixas de IMC (peso normal, sobrepeso e obesidade). Os resultados mostraram que o ticagrelor reduziu significativamente os eventos de sangramento, independentemente do IMC, sem aumentar o risco de eventos isquêmicos, como morte, infarto do miocárdio ou acidente vascular cerebral, sugerindo que é uma estratégia segura e eficaz para pacientes de alto risco submetidos à IPC.

A **Tabela 20.5.** apresenta o perfil dos resultados de avaliação de segurança do Ticagrelor avaliado em diferentes ensaios clínicos.

Novos Agentes

Novos agentes, como o **GLS-409**, estão sendo desenvolvidos e possuem um mecanismo de ação inovador, bloqueando simultaneamente os receptores P2Y12 e P2Y1. Estudos preliminares indicam que esses novos inibidores podem oferecer

Tabela 20.5. Perfil de Segurança do Ticagrelor perante ao risco de sangramentos maiores

	PLATO	PEGASUS-TIMI 54
Tratamento	Ticagrelor 180mg/dia seguido de 90mg 2x/dia	Ticagrelor 90mg 2x/dia vs 60mg 2x/dia
Controle	Clopidogrel 300mg seguido de 75mg/dia	Placebo
Tratamento vs Controle	11,6% vs 11,2%	2,6% vs 1,06%
HR (IC95%)	1,04 (0,95-1,13)	2,69 (1,96-3,70)
p	0,43	<0,001

uma inibição plaquetária mais completa, com menor risco de variabilidade interindividual e efeitos colaterais. O **GLS-409** mostrou-se promissor na redução da agregação plaquetária e prevenção de trombose em modelos animais, sem aumentar significativamente o tempo de sangramento.

Inibidores da COX-1

Os inibidores da COX-1, como o ácido acetilsalicílico (AAS), atuam na inibição irreversível da síntese de tromboxano A2, prevenindo a ativação plaquetária.

Ácido Acetilsalicílico (AAS)

A aspirina, ou ácido acetilsalicílico (AAS), atua inibindo irreversivelmente a ativação plaquetária ao bloquear a síntese de tromboxano A2, sendo amplamente utilizada no tratamento da síndrome coronariana aguda (SCA). Seus benefícios estão bem documentados desde a década de 1980, com o estudo ISIS-2 demonstrando que uma dose de 160mg de aspirina por 5 semanas reduziu a mortalidade vascular total em 23% em pacientes com suspeita de infarto do miocárdio, comparado ao placebo (9,4% vs. 11,8%, P < 0,001). Além disso, uma metanálise de 287 estudos envolvendo 135.000 pacientes mostrou que a aspirina reduz em 23% os eventos cardiovasculares maiores e em 33% os infartos do miocárdio não fatais. De acordo com as diretrizes atuais, a aspirina deve ser administrada a todos os pacientes com SCA, salvo contraindicações, com uma dose inicial de 162mg a 325mg, seguida de manutenção com 81mg diários.

- **Mecanismo de Ação:** A aspirina atua inibindo irreversivelmente a enzima ciclooxigenase (COX-1 e COX-2), responsável pela conversão do ácido araquidônico em prostaglandinas e tromboxano A2. A inibição da COX-1 leva à redução da produção de tromboxano A2, o que inibe a agregação plaquetária e prolonga o tempo de sangramento, tornando-a um potente agente antiplaquetário. A inibição da COX-2 contribui para seus efeitos anti-inflamatórios.
  - o A aspirina na expressão da proteína ATP-binding cassette transporter A1 (ABCA1) e no efluxo de colesterol em astrócitos humanos. O ABCA1 é essencial para a remoção de colesterol das células, desempenhando um papel crucial na prevenção do acúmulo de colesterol, que pode levar a doenças neurológicas como Alzheimer. O estudo comparou o efeito da aspirina com o da apolipoproteína A-I (apoA-I) na expressão de ABCA1 e na liberação de colesterol. A aspirina aumentou a expressão do gene ABCA1 em até 4,7 vezes e o nível de proteína em 67%. Além disso, o co-tratamento com aspirina e apoA-I teve um efeito aditivo na liberação de colesterol, sugerindo que a aspirina pode ter um papel na regulação do equilíbrio do colesterol no cérebro. Esses achados indicam uma possível utilização da aspirina no tratamento de distúrbios neurológicos relacionados ao acúmulo de colesterol.

- **Farmacocinética e Farmacodinâmica:** Após administração oral, a aspirina é rapidamente absorvida no trato gastrointestinal. A biodisponibilidade é alta, e a meia-vida de eliminação varia entre 15 e 20 minutos para a aspirina não metabolizada. Entretanto, seu metabólito ativo, o ácido salicílico, possui uma meia-vida mais longa. A aspirina é metabolizada principalmente no fígado e excretada pelos rins.

- **Indicações e Posologias:**
  - o **Prevenção secundária de eventos cardiovasculares:** 75 a 100mg ao dia.
  - o **SCA:** Dose inicial de 162 a 325mg, preferencialmente mastigada para rápida absorção, seguida de uma dose de manutenção de 75 a 100mg diários.
  - o **AVC isquêmico:** A dose recomendada é de 160 a 325mg inicialmente, seguida por doses de manutenção de 50 a 325mg diários, dependendo do contexto clínico.

- Reduz mortalidade vascular em 23% nos pacientes com SCA.

- ISIS-2 Trial (1988) demonstrou que o AAS reduz significativamente a mortalidade em pacientes com infarto agudo do miocárdio.

- O estudo Current-OASIS 7 avaliou a segurança da aspirina conforme o risco de sangramento. O que foi realizado com base na comparação do tratamento efetivado em duas posologias: 300-325mg/dia vs 75-100mg/dia. O percentual de sangramento não teve diferença entre os grupos (1,5 vs 1,3%, HR 1,18 (IC95% 0,92-1,53), p=0,20).

  - o **Doença arterial periférica:** 75 a 100mg diários são indicados para a prevenção de eventos isquêmicos.
  - o Potencial uso como profilaxia de TEV em pacientes em pós-operatório de cirurgia ortopédica: alguns estudos demonstraram potencial segurança e eficácia da aspirina para esse fim. Um desses estudos foi um ensaio clínico randomizado, comparou a as-

pirina com enoxaparina em pacientes submetidos a artroplastia de quadril ou joelho, sem diferença significativa nas taxas de mortalidade em 90 dias, sugerindo que a aspirina pode ser uma alternativa eficaz para a profilaxia de TEV [59]. Uma meta-análise de 16 ensaios clínicos, não encontrou diferenças significativas na incidência de TVP, embolia pulmonar, TEV, hemorragia maior ou morte entre aspirina e anticoagulantes, mas indicou uma maior incidência de TVP em subgrupos, como pacientes submetidos à artroplastia total de joelho ou cirurgia de fratura.

- **Cuidados na Insuficiência Renal e Hepática:** Não é necessário ajuste de dose em insuficiência renal leve ou moderada. No entanto, a aspirina deve ser evitada em pacientes com insuficiência renal grave (clearance de creatinina <10mL/min) devido ao risco de exacerbação de sintomas urêmicos. Insuficiência hepática: Deve ser evitada em casos de doença hepática grave, devido ao risco de hemorragia e hepatotoxicidade.

- **Cuidados na Gestação e Lactação:** Durante a gravidez, especialmente no terceiro trimestre, o uso de aspirina deve ser evitado devido ao risco de fechamento prematuro do ducto arterioso no feto. No entanto, em baixas doses (81 a 162mg), ela pode ser usada para a prevenção de pré-eclâmpsia. A aspirina é excretada no leite materno e seu uso em lactantes deve ser cauteloso.

- **Cuidados em Situações de Sangramento:** A aspirina aumenta significativamente o risco de sangramento gastrointestinal e intracraniano. Pacientes com histórico de úlceras pépticas ou uso concomitante de outros anticoagulantes devem ser monitorados de perto. Em casos de sangramento ativo, a aspirina deve ser descontinuada e medidas de reversão podem ser consideradas.

- **Cuidados no Perioperatório:** Em pacientes com indicação de aspirina para prevenção secundária, a continuidade ou suspensão do uso perioperatório deve ser decidida com base no risco de trombose versus o risco de sangramento. A aspirina pode ser mantida em cirurgias de baixo risco de sangramento, mas deve ser suspensa em procedimentos com alto risco hemorrágico.

- **Principais Interações Medicamentosas:**
  - o **AINEs:** O uso concomitante pode reduzir o efeito cardioprotetor da aspirina.

- O uso concomitante de anti-inflamatórios não esteroidais (AINEs) pode reduzir a eficácia antiplaquetária da aspirina devido à inibição da COX-1. Por esse motivo, deve-se evitar o uso de AINEs, especialmente o ibuprofeno, em pacientes que estão tomando aspirina.

  - o **Anticoagulantes (varfarina, heparina):** Aumenta o risco de sangramento.

  - o **Inibidores da ECA e ARBs:** Podem reduzir a função renal, especialmente em combinação com aspirina em doses elevadas.

  - o **Corticosteroides: Aumentam** o risco de ulceração gastrointestinal.

- **Considerações Importantes Adicionais na UTI:** a Aspirina deve ser usada com cautela em pacientes criticamente enfermos, especialmente aqueles com múltiplos fatores de risco para sangramento. A monitorização rigorosa da função renal e hepática é recomendada, assim como o controle do risco de úlceras gástricas, especialmente em uso prolongado. A administração de inibidores de bomba de prótons (IBPs) é recomendada para pacientes de alto risco.

  - o Doença Respiratória Exacerbada por Aspirina (AERD), também conhecida como Doença Respiratória Exacerbada por AINEs (NERD), é caracterizada por asma, rinossinusite crônica com polipose nasal e reações de hipersensibilidade aos AINEs, especialmente aos inibidores de COX-1. Essas reações geralmente ocorrem entre 30 minutos e três horas após a ingestão, manifestando-se como congestão nasal e broncoespasmo. Os protocolos diagnósticos de provocação com AINEs envolvem a administração incremental de doses de AINEs, geralmente aspirina, sob supervisão médica rigorosa. A dessensibilização também pode ser alcançada através desses protocolos, permitindo o uso prolongado de AINEs. A pré-medicação com modificadores de leucotrienos (como o montelucaste) pode reduzir as reações broncoespásticas, embora os sintomas nasais e oculares possam persistir. A dessensibilização cria uma tolerância temporária, que deve ser mantida com a ingestão diária de aspirina. A falha em manter essa rotina resulta na perda da tolerância, exigindo nova dessensibilização. O tratamento pode envolver protocolos orais ou inalatórios, sendo o último mais rápido e seguro para pacientes com asma grave ou obstrução nasal. O evento adverso mais comum da terapia crônica com aspirina é a irritação gastrointestinal, sendo que o uso profilático de inibidores da bomba de prótons pode ser considerado em pacientes de alto risco.

Inibidores da Fosfodiesterase

Esses fármacos atuam inibindo a enzima fosfodiesterase III, aumentando os níveis de AMPc e inibindo a agregação plaquetária.

Cilostazol

O Cilostazol é um fármaco utilizado principalmente como vasodilatador e inibidor da agregação plaquetária, pertencente à classe dos inibidores da fosfodiesterase III. Desenvolvido inicialmente para o tratamento da claudicação intermitente, uma condição associada à doença arterial periférica, o cilostazol tem se destacado pelo aumento da distância de caminhada sem dor em pacientes com essa condição. Além disso, ele apresenta propriedades promissoras para outras condições como acidente vascular cerebral não cardioembólico e intervenções coronarianas percutâneas, embora seu uso nessas indicações seja off-label. Sua utilização, no entanto, deve ser criteriosa devido às contraindicações, especialmente em pacientes com insuficiência cardíaca de qualquer gravidade.

- **Mecanismo de Ação:** O cilostazol atua através da inibição da fosfodiesterase III, uma enzima que degrada o AMP cíclico (cAMP). Como resultado, há um aumento dos níveis de cAMP nas plaquetas e no músculo liso vascular. Esse aumento leva à inibição reversível da agregação plaquetária, vasodilatação e inibição da proliferação das células do músculo liso vascular. Isso o torna eficaz na redução dos sintomas de claudicação intermitente, ao melhorar o fluxo sanguíneo nas extremidades.

- **Farmacocinética e Farmacodinâmica:** O cilostazol começa a apresentar efeito sobre a distância de caminhada entre 2 a 4 semanas de uso, com o benefício máximo alcançado em até 12 semanas. Ele possui alta taxa de ligação às proteínas, com 95% a 98% para o fármaco ativo e 66% a 97% para seus metabólitos. O metabolismo ocorre principalmente no fígado, pelas isoenzimas CYP3A4 e CYP2C19 (maior), e CYP1A2 e CYP2D6 (menor). A meia-vida de eliminação varia entre 11 a 13 horas, e a excreção ocorre majoritariamente pela urina (74%) e em menor proporção pelas fezes (20%).

- **Indicações e Posologias:** O cilostazol, quando adicionado à DAPT após a colocação de stents coronarianos farmacológicos, mostrou potencial para reduzir significativamente a reatividade plaquetária residual elevada (HRPR), um conhecido fator de risco para oclusão vascular. Em um estudo randomizado e prospectivo com 64 pacientes com HRPR, a terapia tripla (TAPT), incluindo cilostazol 100mg duas vezes ao dia, além da DAPT convencional (clopidogrel e aspirina em baixas doses), resultou em uma redução significativa da HRPR após 30 dias. A eficácia foi avaliada por três métodos de análise de agregação plaquetária: VerifyNow, agregometria de transmissão de luz e analisador Multiplate. Embora os resultados laboratoriais indiquem a eficácia do cilostazol na redução da reatividade plaquetária, ainda não está claro se essa estratégia impacta desfechos clínicos. Estudos randomizados com maior poder estatístico são necessários para confirmar esses benefícios.

  - **Claudicação intermitente:** 100mg por via oral, duas vezes ao dia. Caso os sintomas não melhorem após três meses de terapia, o tratamento deve ser descontinuado.

  - **AVC não cardioembólico ou AIT (uso off-label):** 100mg por via oral, duas vezes ao dia, como alternativa ao clopidogrel ou aspirina de liberação prolongada.

  - **IPC (uso off-label):** 100mg por via oral, duas vezes ao dia, em combinação com aspirina ou clopidogrel, especialmente em pacientes com alergia ou intolerância a esses medicamentos.

- **Cuidados na Insuficiência Renal e Hepática:** Em pacientes com insuficiência renal grave, há aumento nas concentrações dos metabólitos do cilostazol. Portanto, o uso deve ser cauteloso, mas sem ajuste de dose pré-estabelecido. O uso em pacientes com insuficiência hepática moderada a grave não foi estudado adequadamente, e deve ser feito com precaução. Não há necessidade de ajuste de dose em casos de insuficiência hepática leve.

- **Cuidados na Gestação e Lactação:** Estudos em animais mostraram efeitos adversos durante a reprodução. Portanto, o uso do cilostazol durante a gravidez deve ser evitado, a menos que os benefícios superem os riscos potenciais para o Não se sabe se o cilostazol é excretado no leite materno. Devido ao risco potencial de reações adversas graves no lactente, recomenda-se avaliar a descontinuação da amamentação ou do fármaco.

- **Cuidados em Situações de Sangramento:** O cilostazol não deve ser utilizado em pacientes com sangramentos ativos ou distúrbios hemostáticos, já que pode aumentar o risco de hemorragias. O uso concomitante com anticoagulantes ou outros antiplaquetários deve ser feito com monitoramento rigoroso devido ao aumento do risco de eventos hemorrágicos.

- **Cuidados no Perioperatório:** O tempo necessário para a recuperação da função plaquetária após a interrupção do cilostazol é de cerca de 2 dias. No entanto, estudos indicam que o tempo de sangramento não foi significativamente alterado após 3 a 14 dias de tratamento, o que sugere uma relativa segurança em procedimentos cirúrgicos quando adequadamente monitorado.

- **Principais Interações Medicamentosas:**

  - **Interações com anticoagulantes:** Aumenta o risco de sangramento quando utilizado com anticoagulantes, como varfarina.

  - **Inibidores de CYP3A4 e CYP2C19:** Medicamentos como omeprazol, esomeprazol e outros inibidores moderados a fortes dessas enzimas aumentam as concentrações de cilostazol, e a dose deve ser reduzida para 50mg duas vezes ao dia.

  - **Anticoagulantes e outros antiplaquetários:** O uso concomitante pode potencializar os efeitos antiplaquetários e aumentar o risco de sangramento.

- **Considerações Importantes Adicionais na UTI:** Em pacientes críticos, o cilostazol pode ser útil na manutenção de patência arterial periférica e em casos específicos de prevenção de eventos isquêmicos. Contudo, seu uso em pacientes com insuficiência cardíaca é contraindicado, e deve-se monitorar de perto pacientes com distúrbios hemostáticos ou submetidos a cirurgias. É fundamental a monitorização dos parâmetros hematológicos e a avaliação do risco de hemorragia, particularmente em cenários de politrauma ou cirurgias invasivas.

Inibidores do Receptor Glicoproteico IIB/IIIA

Os inibidores da glicoproteína IIb/IIIa são drogas empregadas no manejo de pacientes com alto risco de eventos trombóticos, principalmente durante ICP. A glicoproteína IIb/IIIa é uma integrina presente nas plaquetas que facilita a agregação plaquetária e a formação de trombos. Os antagonistas desse receptor, como abciximab, eptifibatida e tirofibana, bloqueiam a ligação das plaquetas ao fibrinogênio e ao fator de von Willebrand, prevenindo a formação de trombos. Esses medicamentos são amplamente utilizados em pacientes com SCA submetidos à ICP, como demonstrado em estudos clínicos, incluindo PRISM-PLUS e PURSUIT, que comprovaram sua eficácia na redução de eventos tromboembólicos.

O mecanismo de ação desses inibidores envolve o bloqueio do processo final de agregação plaquetária (ilustrado na **Figura 20.8.**), sendo eficazes na prevenção de eventos tromboembólicos durante e após a ICP. No entanto, os riscos associados ao seu uso incluem trombocitopenia e hemorragias graves, especialmente em doses elevadas ou em pacientes com comprometimentos renais, ou hepáticos. Abciximab, em particular, está associado a casos de trombocitopenia imunomediada severa, enquanto eptifibatida e tirofibana, de segunda geração, permitem reversão mais rápida da função plaquetária, o que pode ser vantajoso em casos de risco elevado de sangramento.

Novas abordagens terapêuticas estão sendo estudadas para minimizar esses riscos, como o bloqueio da sinalização de fora para dentro da αIIbβ3, que pode reduzir o risco de sangramento sem comprometer a eficácia na prevenção de trombose arterial. O desenvolvimento de peptídeos anti-αIIbβ3 mais eficientes e com menor risco de sangramento representa uma potencial inovação no tratamento de condições trombóticas. Ensaios clínicos como o On-TIME 2 demonstraram benefícios na administração precoce de tirofibana, reduzindo significativamente a trombose de stents e eventos cardiovasculares em pacientes com infarto do miocárdio com supradesnivelamento do segmento ST (STEMI). Além disso, o ensaio CELEBRATE está investigando o uso de um novo inibidor subcutâneo, zalunfiban, com potencial de melhorar a reperfusão miocárdica em pacientes com STEMI, oferecendo uma nova abordagem no tratamento pré-hospitalar.

A **Tabela 20.6.** destaca algumas das propriedades farmacológicas dos principais representantes dessa classe de fármacos.

Tirofiban

O tirofiban é um antagonista reversível do receptor de glicoproteína (GP) IIb/IIIa, desenvolvido como uma opção terapêutica para pacientes com SCA, especialmente durante ICP. Ele bloqueia a ligação do fibrinogênio e outros ligantes às plaquetas, prevenindo a agregação plaquetária e, consequentemente, a formação de trombos arteriais em cenários de alto risco trombótico. Tirofiban é um derivado não peptídico da tirosina e tem uma afinidade maior pelo receptor GP IIb/IIIa em comparação com abciximab ou eptifibatida, sendo particularmente eficaz na prevenção de eventos trombóticos, como infarto do miocárdio e morte cardiovascular.

Embora eficaz, o tirofiban está associado a efeitos adversos graves, como trombocitopenia e hemorragias fatais, incluindo hemorragia alveolar difusa em casos raros. Seu uso requer monitoramento rigoroso, especialmente em pacientes com disfunção renal ou em idade avançada, devido ao aumento do risco de complicações hemorrágicas. Em relação aos outros fármacos de sua classe, o tirfiban apresenta uma meia-vida mais curta e menor risco de complicações hemorrágicas quando comparado ao abciximab.

- **Mecanismo de Ação:** O tirofiban atua como um antagonista reversível do receptor GP IIb/IIIa, bloqueando a ligação do fibrinogênio e outros ligantes adesivos às plaquetas, um passo crucial na agregação plaquetária. Quando administrado por via intravenosa, sua

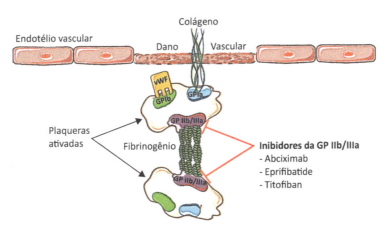

Figura 20.8. Mecanismo de ação dos inibidores da glicoproteína IIb/IIIa

Tabela 20.6. Inibidores da Glicoproteína IIbIIIa

	Abciximav	Eptifibatide	Tirofiban
Peso Molecular (Da)	Fragmento Fab de anticorpo 47.600	Peptídeo cíclico 832	Não peptídico 495
Inibição	Não competitiva	Competitiva	Competitiva
Ligação	Reversível	Reversível	Reversível
Afinidade Plaquetária	Alta	Baixa	Alta
Meia-Vida	10-30 minutos	2,5 horas	2 horas
Recuperação da função plaquetária	Lenta (24-48 horas)	Rápida (< 4 horas)	Rápida (4-8 horas)
Antigenicidade	Menos comum, ligação plaque-tária, ligada por mecanismos desconhecidos	Raríssima	Rara
Depuração (clearance)	Desconhecida	Renal (60-70%) ou biliar (20-30%)	Renal (98%)
Via de Administração	IV, Intracoronária	IV	IV
Dosagem Recomendada Bolus Manutenção	0,25µg/kg 0,125µg/kg/min (12 horas)	125µg/kg x 2 2µg/kg/min	0,15µg/kg/min
Efeito colateral mais relevante	Trombocitopenia	Trombocitopenia	Trombocitopenia (pior)
Morbidade	Dano alveolar difuso dentro de 1 hora após a administração do medicamento	Dano alveolar difuso dentro de 12 horas após a administração do medicamento	Dano alveolar difuso dentro de 2,5 horas após a administração do medicamento
Complicações Sistêmicas	Distúrbio respiratório agudo. Pericardite hemorrágica com tamponamento cardíaco.	eventos hemorrágicos sistêmicos, sobretudo em indivíduos com redução da função renal	eventos hemorrágicos sistêmicos, sobretudo em indivíduos com redução da função renal
Estrutura			

ação inibe de maneira dose-dependente a agregação plaquetária. Mais de 90% da inibição ocorre em aproximadamente 10 minutos após o início da administração, tornando-o eficiente para uso em contextos agudos, como em intervenções coronárias.

- **Farmacocinética e Farmacodinâmica:** apresenta início de ação rápido, com inibição da agregação plaquetária em aproximadamente 10 minutos após administração intravenosa. Seu volume de distribuição (Vd) varia de 22 a 42L, com uma ligação às proteínas plasmáticas em torno de 65%, de forma dependente da concentração. O metabolismo do tirofiban é insignificante, sendo excretado principalmente de forma inalterada. A meia-vida de eliminação é de cerca de 2 horas, e a recuperação da agregação plaquetária ocorre entre 4 a

8 horas após a descontinuação. A excreção do fármaco ocorre predominantemente pela urina (65%) e, em menor proporção, pelas fezes (25%).

- **Indicações e Posologias em Cada Indicação:** A administração de tirofiban começa com uma dose inicial de 0,4µg/kg/min por 30 minutos, seguida por uma infusão contínua de 0,1µg/kg/min por 18 a 72 horas. Em pacientes com disfunção renal grave, a dose deve ser reduzida em 50%.

  o **SCA sem elevação do segmento ST (angina instável/infarto do IAM sem SST):** administrar dose de ataque de 25mcg/kg administrada por via intravenosa em até 5 minutos, imediatamente antes da intervenção coronária; com dose de Infusão de manutenção de 0,15mcg/kg/min por até 18 horas após o procedimento.

   o **IAM com SST (uso off-label)**: Pode ser administrado em pacientes com alto risco trombótico que serão submetidos à ICP.

- **Cuidados na Insuficiência Renal e Hepática:** Para pacientes com clearance de creatinina ≤60mL/min, a taxa de infusão de manutenção deve ser reduzida para 0,075mcg/kg/min. O tirofiban é dialisável, devendo ser administrado com cautela em pacientes embora o tirofiban seja excretado principalmente pelos rins, deve-se usar com cautela em pacientes com doença hepática significativa, embora os ajustes de dose não sejam formalmente recomendados.

- **Cuidados na Gestação e Lactação:Gestação:** Dados limitados sobre o uso de tirofiban durante a gravidez indicam que ele deve ser utilizado apenas se o benefício superar claramente o risco potencial ao feto. A evidência de segurança é restrita a relatos de casos. Lactação: Não se sabe se o tirofiban é excretado no leite materno. A decisão de continuar a amamentação durante a administração de tirofiban deve equilibrar os riscos de exposição do lactente com os benefícios para a mãe.

- **Cuidados em Situações de Sangramento:** O tirofiban está associado a um risco aumentado de hemorragias, incluindo hemorragias retroperitoneais, pulmonares e gastrointestinais. Recomenda-se monitorização rigorosa de locais de punção arterial e venosa e suspensão do tirofiban em casos de trombocitopenia grave ou hemorragias significativas. A administração concomitante de outros anticoagulantes, como heparina, deve ser feita com cautela para evitar aumento do risco hemorrágico.

- **Cuidados no Perioperatório:** A terapia com tirofiban deve ser interrompida pelo menos 4 horas antes de procedimentos cirúrgicos de grande porte, como revascularização do miocárdio, para minimizar o risco de complicações hemorrágicas intraoperatórias. O tempo de coagulação ativado (ACT) deve ser <180 segundos antes da remoção de bainhas de cateter.

- **Principais Interações Medicamentosas:**

   o **Anticoagulantes e fibrinolíticos (por exemplo: heparina, fondaparinux):** O uso concomitante pode aumentar o risco de sangramento.

   o **Inibidores de P2Y12 (por exemplo: clopidogrel, prasugrel):** Potencializam os efeitos antiplaquetários e aumentam o risco de hemorragia.

   o **AINEs e SSRIs:** Aumentam o risco de sangramento gastrointestinal.

- **Considerações Importantes Adicionais na UTI:** O uso de tirofiban na UTI deve ser cuidadosamente monitorado, especialmente em pacientes com múltiplos fatores de risco para sangramento, como tromboci-

topenia ou insuficiência renal. O ajuste da dose para pacientes com insuficiência renal é crucial para evitar toxicidade. Além disso, seu uso em combinação com outros agentes antiplaquetários ou anticoagulantes deve ser avaliado de forma crítica para balancear os benefícios tromboprotetores com o risco aumentado de sangramento.

Eptifibatide

A eptifibatida é um heptapeptídeo cíclico que contém a sequência de aminoácidos Lys-Gly-Asp (KGD), altamente específico para se ligar aos receptores GP IIb–IIIa nas plaquetas. Atua como inibidor competitivo e seletivo, bloqueando a ligação do fibrinogênio e do fator von Willebrand às cadeias αIIb e β3 do receptor GP IIb–IIIa, impedindo a agregação plaquetária. Utilizada principalmente em ICP e no manejo da SCA, a eptifibatida tem rápida associação e dissociação com o receptor, sendo eliminada principalmente pelos rins como droga inalterada. A dose inicial recomendada é de 180μg/kg em bolus intravenoso, seguida por uma infusão contínua de 2μg/kg/min por 12 a 48 horas. Em pacientes com disfunção renal, a dose deve ser reduzida pela metade.

Apesar de sua eficácia, o uso da eptifibatida está associado a complicações, como trombocitopenia severa e hemorragias graves, incluindo hemorragia alveolar e trombose venosa profunda. A trombocitopenia pode causar quedas drásticas nas contagens de plaquetas, mas a reversibilidade da droga permite recuperação após sua suspensão e administração de transfusões de plaquetas. A eptifibatida tem uma meia-vida de 2 a 2,5 horas e é eliminada em cerca de 50% pelos rins. Em pacientes com insuficiência renal moderada a grave, o *clearance* deve ser reduzido em 50%. Oferece benefícios semelhantes ao abciximab, mas com menores taxas de hemorragia e trombocitopenia. Sua meia-vida curta facilita a reversão rápida dos efeitos.

- **Mecanismo de Ação:** O eptifibatide é um heptapeptídeo cíclico que se liga de forma reversível ao receptor glicoproteico IIb/IIIa, presente nas plaquetas, inibindo a ligação de fibrinogênio, fator de von Willebrand e outras ligantes essenciais para a agregação plaquetária. Ao bloquear essa etapa final da agregação, o eptifibatide previne a formação de trombos, reduzindo assim a incidência de eventos isquêmicos em pacientes submetidos a PCI ou com síndromes coronarianas agudas.

- **Farmacocinética e Farmacodinâmica:** O efeito antiplaquetário da eptifibatida é imediato após a administração do bolus inicial, com mais de 80% de inibição da agregação plaquetária induzida por ADP em apenas 5 minutos. A duração do efeito é relativamente curta, com a função plaquetária sendo restaurada entre 4 a 8 horas após a interrupção da infusão. A ligação às proteínas plasmáticas é de aproximadamente 25%, e a meia-vida de eliminação é em torno de 2,5 horas. A excreção ocorre predominantemente pelos rins, com cerca de 50% da depuração total sendo renal, e a depuração corporal total é de aproximadamente 55mL/kg/h.

- Indicações e Posologias
- **SCA sem ST:** Bolus IV de 180mcg/kg seguido de uma infusão contínua de 2mcg/kg/min. Um segundo bolus de 180mcg/kg deve ser administrado 10 minutos após o primeiro. A infusão contínua é mantida por até 18 a 24 horas após a ICP.
- **ICP:** Mesmo regime da SCA sem ST. Em alguns casos, a infusão pode ser reduzida para menos de 2 horas após a PCI, dependendo do perfil de risco do paciente.
- **IAM com supra ST (off-label):** Semelhante ao regime da PCI.
- **Cuidados na Insuficiência Renal e Hepática:** Em pacientes com ClCr <50mL/min, a dose de infusão contínua deve ser reduzida para 1mcg/kg/min. O eptifibatide é contraindicado em pacientes dependentes de diálise. Não há necessidade de ajustes de dose, uma vez que o eptifibatide não foi amplamente estudado em pacientes com comprometimento hepático.
- **Cuidados na Gestação e Lactação:** A experiência com o uso do eptifibatide durante a gravidez é limitada. Deve ser usado com cautela, especialmente em casos de infarto do miocárdio, onde o benefício materno supera o risco fetal. Não se sabe se o eptifibatide é excretado no leite materno, mas é esperado que seja degradado no trato gastrointestinal do lactente, o que minimiza o risco de absorção.
- **Cuidados em Situações de Sangramento:** O maior risco associado ao uso do eptifibatide é o sangramento, que pode ocorrer em locais de punção arterial, sítios cirúrgicos ou espontaneamente, em órgãos como o trato gastrointestinal e urinário. Monitoramento rigoroso de sinais de sangramento e restrição de procedimentos invasivos são cruciais. Pacientes com menos de 70kg podem ter maior risco de hemorragias graves.
- **Cuidados no Perioperatório:** O eptifibatide deve ser descontinuado pelo menos 4 horas antes de cirurgias, especialmente em pacientes que necessitem de revascularização do miocárdio (CABG). A função plaquetária é tipicamente restaurada dentro de 4 a 8 horas após a descontinuação, o que permite uma janela segura para procedimentos cirúrgicos.
- **Principais Interações Medicamentosas:** O eptifibatide pode potencializar os efeitos de outros agentes antiplaquetários e anticoagulantes, como heparina, anticoagulantes orais diretos (DOACs) e inibidores de P2Y12. Essas combinações aumentam o risco de sangramento e requerem monitoramento rigoroso. Interações com fármacos como aspirina, anti-inflamatórios não esteroidais (AINEs) e certos fitoterápicos (por exemplo, óleo de peixe) também podem aumentar o risco de hemorragias.
- **Considerações Importantes Adicionais na UTI:** O manejo do eptifibatide na UTI exige monitoramento frequente de parâmetros de coagulação, contagem de plaquetas e avaliação de sítios de inserção de cateteres arteriais e venosos. Recomenda-se extrema cautela na manipulação de acessos vasculares e na administração concomitante de outros agentes antiplaquetários e anticoagulantes.

Abciximab

O abciximab é um potente inibidor do receptor glicoproteico IIb/IIIa, amplamente utilizado para prevenir trombose durante ICP e no manejo de SCA. Derivado de um fragmento Fab quimérico de anticorpo monoclonal murino/humano, ele se liga rapidamente e com alta afinidade ao receptor GP IIb/IIIa nas plaquetas, bloqueando a ligação do fibrinogênio e do fator de von Willebrand, prevenindo a agregação plaquetária. Embora sua meia-vida plasmática seja curta, ele pode permanecer ligado às plaquetas por até uma semana devido à redistribuição para plaquetas recém-formadas, tornando-o eficaz mesmo sem ajustes de dose em pacientes com insuficiência renal.

A dose recomendada de abciximab é um bolus intravenoso de 0,25mg/kg, seguido por uma infusão contínua de 0,125µg/kg/min por até 12 horas. O abciximab foi o primeiro inibidor de GP IIb/IIIa aprovado pela FDA, sendo amplamente utilizado em pacientes de alto risco isquêmico, como aqueles com infarto agudo do miocárdio com elevação do segmento ST (STEMI) durante ICP. Estudos como EPILOG, EPISTENT e ADMIRAL demonstraram sua eficácia na redução de eventos isquêmicos, incluindo morte e infarto do miocárdio. No estudo TARGET, o abciximab se mostrou superior ao tirofiban na redução de infartos e revascularizações urgentes, sendo particularmente eficaz em cenários de alto risco.

Apesar de sua eficácia, o abciximab está associado a complicações significativas, como trombocitopenia grave, com quedas dramáticas na contagem de plaquetas para níveis tão baixos quanto 3.000/µL, o que requer monitoramento e, em alguns casos, transfusões de plaquetas. A trombocitopenia tardia é uma complicação potencialmente grave, ocorrendo entre 3 e 30 dias após a administração, frequentemente associada à formação de anticorpos contra o complexo GP IIb/IIIa-abciximab. Além disso, casos de hemorragia alveolar difusa foram relatados, sendo tratáveis com suporte intensivo, como oxigenação por membrana extracorpórea.

Farmacologicamente, o abciximab tem uma meia-vida bifásica, com uma fase inicial de 10 minutos e uma fase secundária de cerca de 30 minutos. Embora a função plaquetária se recupere em cerca de 48 horas, o abciximab pode permanecer detectável nas plaquetas por até 15 dias. O uso desse medicamento não requer ajuste em pacientes com comprometimento renal, o que é uma vantagem em comparação com outros inibidores da GP IIb/IIIa. Contudo, o risco de sangramento pode ser minimizado por protocolos de manejo cuidadosos, incluindo ajuste de dose de heparina e retirada precoce da bainha vascular.

Além do uso em ICP, o abciximab também foi explorado em contextos neurovasculares, como no tratamento de aneurismas. Estudos indicam que ele demonstrou eficácia em prevenir a recanalização durante o coiling de aneurismas, com taxas de sucesso de 80% a 100%. No entanto, devido ao risco elevado de sangramentos, seu uso em tais cenários exige cautela.

Em termos de segurança durante a amamentação, o abciximab é uma molécula grande, com peso molecular de 47.615 Da, e sua transferência para o leite materno é mínima, com provável absorção insignificante pelo lactente. No entanto, a monitorização do lactente para sinais de hematomas ou sangramentos é recomendada se o abciximab for utilizado.

Portanto, o abciximab é uma ferramenta útil no manejo de síndromes isquêmicas agudas e em ICP, embora seu uso deva ser cuidadosamente monitorado devido ao risco de trombocitopenia e sangramentos graves. Seu uso eficaz e seguro depende de uma administração precoce, monitoramento contínuo das plaquetas e ajuste de protocolos de anticoagulação para minimizar complicações hemorrágicas.

Zalunfiban

O zalunfiban, (RUC-4), é um inibidor de glicoproteína IIb/IIIa de segunda geração, projetado para bloquear a ligação do fibrinogênio e a subsequente agregação plaquetária sem induzir mudanças conformacionais no receptor. Ele se liga competitivamente às subunidades αIIb e β3 do receptor GP IIb/IIIa, deslocando o íon mg2+, crucial para a ligação do fibrinogênio e do fator von Willebrand. Isso impede a formação de trombos de forma eficaz.

Com um peso molecular de 386 Da, zalunfiban (**Figura 20.9.**) é um inibidor de afinidade intermediária que demonstra início de ação rápido, atuando em até 15 minutos após a administração subcutânea, o que o torna particularmente promissor para uso em cenários de infarto agudo do miocárdio com supradesnivelamento do segmento ST (STEMI), especialmente no ambiente pré-hospitalar. Sua meia-vida é relativamente curta, de aproximadamente 2 horas, o que limita o risco de sangramento, tornando-o uma opção atrativa em situações de emergência, como facilitador de reperfusão antes da chegada ao hospital.

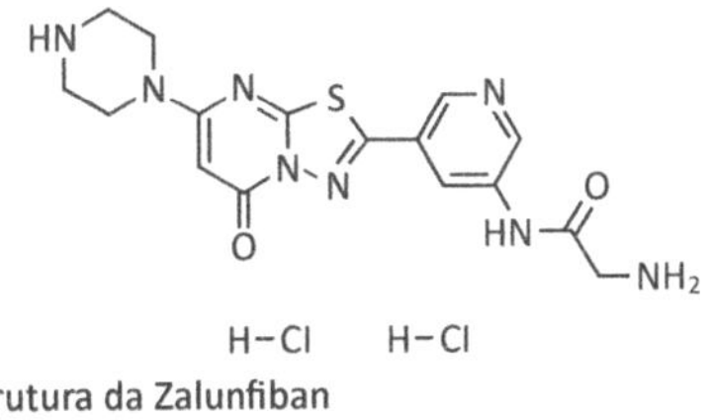

Figura 20.9. Estrutura da Zalunfiban

A posologia do zalunfiban está em fase de estudo, com doses de bolus entre 0,11 e 0,13mg/kg, sem necessidade de dose de manutenção. A depuração ocorre principalmente por excreção renal de metabólitos inativos. Embora seus parâmetros de recuperação plaquetária e antigenicidade ainda sejam desco-

nhecidos, o perfil farmacológico inicial sugere que zalunfiban pode ser uma estratégia promissora para a intervenção precoce no manejo de STEMI.

Ativador do Receptor Ativador de Protease (PAR)-1

Ao se ligar ao PAR-1 inibe a trombina induzida pela ativação plaquetária.

Vorapaxor

O vorapaxar é um antagonista oral do receptor ativado por protease-1 (PAR-1), que atua inibindo a ativação plaquetária mediada pela trombina através de ligação reversível ao receptor PAR-1 nas plaquetas. Seu mecanismo de ação é inovador, pois bloqueia a principal via de ativação plaquetária da trombina, mas sem afetar a coagulação primária. O vorapaxar é administrado na dose de 2,5mg/dia e é indicado como terapia adicional à tDAPT em pacientes com síndrome SCA e doença aterotrombótica estabelecida.

No estudo TRACER, que incluiu 12.944 pacientes com síndrome coronariana aguda sem elevação do segmento ST (NSTEMI), o vorapaxar foi comparado ao placebo quando adicionado à terapia médica padrão, incluindo TAPD. O desfecho primário, composto por mortalidade cardiovascular, infarto do miocárdio, AVC, isquemia recorrente ou revascularização urgente, não foi significativamente reduzido no grupo vorapaxar (18,5% vs 19,9%, P = 0,07). Entretanto, o risco de sangramento maior foi significativamente elevado segundo o critério TIMI (3,2% vs 2,1%, P < 0,001).

No estudo TRA 2P–TIMI 50, que avaliou a prevenção secundária de eventos aterotrombóticos em pacientes com histórico de infarto do miocárdio, AVC isquêmico ou doença arterial periférica, a adição de vorapaxar à terapia padrão resultou em uma redução significativa de eventos isquêmicos, incluindo morte cardiovascular (9,3% vs 10,5%, P < 0,001). No entanto, isso foi acompanhado por um aumento substancial nas taxas de sangramento clinicamente significativo (15,8% vs 11,1%, P < 0,001).

Em uma subanálise do estudo TRA 2P–TIMI 50 focada em pacientes com doença arterial periférica de membros inferiores, o vorapaxar demonstrou benefícios na redução de hospitalizações por isquemia aguda de membros (2,3% vs 3,9%, P = 0,006) e na redução das revascularizações arteriais periféricas (18,4% vs 22,2%, P = 0,02). No entanto, isso veio acompanhado de um aumento no risco de sangramento (7,4% vs 4,5%, P = 0,001).

Apesar de seus efeitos benéficos na prevenção de eventos isquêmicos, o risco elevado de sangramento associado ao vorapaxar limitou sua adoção ampla na prática clínica. A modesta redução de eventos isquêmicos não compensou o aumento substancial no risco de sangramento, levando à sua indicação restrita em contextos muito específicos.

RESISTÊNCIA AOS ANTIPLAQUETÁRIOS

A resistência aos antiplaquetários é um fenômeno importante, particularmente no contexto das síndromes coronarianas agudas e ICP, onde a eficácia desses fármacos é crucial para a prevenção de eventos trombóticos. A resistência à aspirina, por exemplo, pode ser atribuída a variações genéticas na COX-1, com um haplótipo específico presente em cerca de 12% da população. Esse haplótipo está relacionado à menor agregação plaquetária induzida pelo ácido araquidônico e à redução na geração de tromboxano B2, o que resulta em menor eficácia da aspirina e maior risco de sangramento. Além disso, o uso concomitante de AINEs, como o ibuprofeno, pode interferir na eficácia da aspirina, inibindo a COX-1 e contribuindo para a resistência.

No caso do clopidogrel, a resistência está amplamente associada a polimorfismos genéticos que afetam a biotransformação do pró-fármaco em seu metabólito ativo, um processo mediado pela enzima hepática CYP2C19. Polimorfismos de perda de função dessa isoenzima, presentes em uma parcela significativa da população, estão associados a um risco elevado de eventos cardiovasculares adversos, incluindo trombose de stent e infarto do miocárdio recorrente. Estudos sugerem que até 50% dos pacientes podem apresentar alta reatividade plaquetária durante a terapia com clopidogrel. Embora testes laboratoriais, como os de alta reatividade plaquetária (HPR), possam identificar resistência, esses exames não são amplamente disponíveis em muitos contextos, especialmente em países de baixa e média renda. Em situações de resistência ao clopidogrel, inibidores de P2Y12 mais potentes, como ticagrelor e prasugrel, são recomendados, mas seu custo elevado e disponibilidade limitada podem restringir seu uso.

O prasugrel, por outro lado, não apresenta resistência associada a fatores genéticos conhecidos, pois sua biotransformação não é significativamente afetada por polimorfismos do CYP2C19. O ticagrelor, sendo um inibidor direto do receptor P2Y12, também não requer ativação metabólica, o que explica a ausência de resistência genética associada a esse fármaco. Contudo, o custo mais elevado desses medicamentos e seu acesso limitado em diversas regiões representam barreiras para sua adoção mais ampla.

A resistência à aspirina, frequentemente detectada por testes laboratoriais específicos, como o uso de ácido araquidônico para induzir a agregação plaquetária, também representa um desafio clínico. Embora a relevância clínica desses testes ainda não seja totalmente estabelecida, a resistência à aspirina pode estar relacionada a fatores como variações genéticas, baixa adesão ao tratamento, absorção inadequada (especialmente em formulações com revestimento entérico), e a ativação de vias plaquetárias alternativas. Para contornar essa resistência, estratégias incluem o aumento da dose de aspirina, o uso de formulações alternativas, ou a adição de outros antiplaquetários, conforme a necessidade clínica.

Em resumo, a resistência aos antiplaquetários, particularmente à aspirina e ao clopidogrel, continua sendo um desafio clínico significativo, especialmente em cenários onde o acesso a terapias mais potentes é limitado. A identificação precoce e o

manejo adequado da resistência são essenciais para melhorar os desfechos em pacientes com alto risco de eventos trombóticos.

Manejo do sangramento

O manejo de sangramentos em pacientes em uso de antiplaquetários representa um desafio, especialmente em contextos críticos como a UTI, onde o equilíbrio entre o risco de trombose e a necessidade de controle de hemorragia é crucial. A abordagem convencional para restaurar a função plaquetária em situações de sangramento agudo ou durante cirurgias inclui a transfusão de plaquetas. No entanto, essa estratégia pode ser ineficaz em pacientes tratados com ticagrelor, já que o fármaco ou seu metabólito ativo presente no plasma pode inibir as plaquetas transfundidas. Isso sugere que, mesmo após transfusões repetidas, a função plaquetária pode não ser completamente restaurada, destacando a necessidade de antídotos específicos para ticagrelor.

Em casos de hemorragia grave, a suspensão dos antiplaquetários deve ser considerada com base na meia-vida do medicamento. Situações emergenciais, como cirurgias de urgência, podem exigir o uso de concentrados plaquetários. A decisão de continuar ou interromper o uso de antiplaquetários deve sempre equilibrar o risco de trombose com o de sangramento. Em hemorragias intracranianas ou choque hemorrágico, a suspensão imediata dos antiplaquetários, seguida de suporte hemodinâmico e transfusões, é mandatória. Nesses casos, a transfusão de plaquetas é indicada, especialmente para pacientes em uso de clopidogrel ou prasugrel, com o intuito de reverter a inibição plaquetária.

Nos pacientes em risco elevado de trombose, como aqueles com SCA ou stent coronário recente, pode ser necessário manter o uso de antiplaquetários mesmo diante de sangramentos controlados, após uma análise criteriosa do risco-benefício. Em tais cenários, deve-se considerar o impacto hemodinâmico, o risco de recorrência do sangramento e os potenciais eventos trombóticos.

A reintrodução de antiplaquetários após o controle de uma hemorragia grave deve ser cuidadosamente planejada, geralmente 48 a 72 horas após a estabilização clínica, especialmente em pacientes de alto risco trombótico. Em casos de sangramento menor ou autolimitado, a continuidade dos antiplaquetários pode ser apropriada, especialmente nos primeiros dias após uma intervenção coronária.

Diversos modelos preditivos, como nomogramas e o método LASSO, têm sido desenvolvidos para prever o risco de sangramento em pacientes sob tratamento com aspirina. Esses modelos, que consideram fatores como hemoglobina, contagem de plaquetas, histórico de sangramento prévio e outras variáveis clínicas, têm mostrado alta acurácia na estratificação de risco. A combinação de aspirina com clopidogrel, embora eficaz na prevenção de eventos isquêmicos, está associada a um aumento significativo no risco de sangramento maior e menor.

A desmopressina (DDAVP), por sua vez, tem mostrado resultados promissores na restauração da função plaquetária em pacientes sob terapia antiplaquetária, particularmente em casos de hemorragia espontânea ou cirurgias não cardíacas. A DDAVP atua aumentando as concentrações do fator de von Willebrand e fator VIII, favorecendo a agregação plaquetária, sendo particularmente útil em pacientes sob ácido acetilsalicílico (AAS).

Testes viscoelásticos, como a tromboelastografia (TEG) e a tromboelastometria rotacional (ROTEM), têm ganhado relevância na avaliação rápida da hemostasia e podem orientar intervenções, como a necessidade de transfusões direcionadas de componentes sanguíneos. Esses testes são utilizados amplamente em cenários de cirurgias de alto risco e traumas, e podem ajudar a guiar as decisões terapêuticas em pacientes sob terapia antiplaquetária, embora apresentem limitações na detecção de inibidores de plaquetas.

O estudo APTITUDE, que investigou a eficácia da transfusão de plaquetas em pacientes sob inibidores de P2Y12, demonstrou que a eficácia da transfusão diminui com a potência do inibidor, sendo mais eficaz em pacientes em uso de clopidogrel do que em pacientes usando prasugrel ou ticagrelor. Além disso, em pacientes sépticos críticos, a continuidade da terapia antiplaquetária não aumentou significativamente as necessidades transfusionais, enquanto foi observada uma maior sobrevida em 90 dias entre aqueles que mantiveram a terapia.

Estudos observacionais indicam que a terapia antiplaquetária mais potente, como ticagrelor combinado com aspirina, está associada a um aumento do risco de sangramento, sem redução proporcional dos eventos isquêmicos, levantando questões sobre a escolha de regimes mais agressivos em certos grupos de pacientes com síndrome coronariana aguda. Pacientes submetidos à cirurgia de revascularização coronária também enfrentam maior risco de complicações hemorrágicas, o que exige a suspensão temporária dos antiplaquetários antes de cirurgias de urgência.

Pacientes em uso de antiplaquetários que sofrem traumatismos, especialmente traumatismos cranianos ou toracoabdominais, têm maior mortalidade e pior prognóstico devido ao aumento do risco de sangramento e complicações associadas. Por fim, pacientes submetidos à ICP apresentam risco aumentado de hemorragia digestiva devido ao uso prolongado de antiplaquetários e anticoagulantes. O manejo desses casos exige uma abordagem multidisciplinar, com uso profilático de inibidores da bomba de prótons (IBP) e individualização da terapia antitrombótica.

Programação e Execução Cirúrgica em Pacientes em Uso de Antiagregantes Plaquetários

A gestão de pacientes que utilizam antiagregantes plaquetários em cirurgias é complexa e envolve o equilíbrio entre o risco de sangramento e o risco de eventos isquêmicos. A interrupção desses medicamentos pode aumentar a probabilidade

de trombose, enquanto sua continuidade pode aumentar o risco de complicações hemorrágicas.

Segurança da Suspensão de Antiagregantes Plaquetários

A suspensão de medicamentos antiplaquetários, como a aspirina e os inibidores do receptor P2Y12 (clopidogrel, prasugrel e ticagrelor), antes de cirurgias eletivas ou de emergência, deve primeiramente avaliar as características farmacológicas das drogas empregas, para que assim seja avaliado potenciais ajustes posológicos e suspensões em tempo devido para reduzir riscos associados. Além de avaliar potenciais condutas para reduzir riscos de complicações hemorrágicas. A **Tabela 20.7.** destaca algumas dessas propriedades.

Tabela 20.7. Tempo de Meia-Viada, e par recuperação de função plaquetária

Droga	Reversível ou Irreversível	Meia Vida	Tempo para recuperar função plaquetária
AAS	Irreversível	15-20min	30% em 48 horas
Clopidogrel	Irreversível	6-8 horas	40% em 3 dias
Prasugrel	Irreversível	7 horas	2-3 dias
Ticagrelor	Reversível	7-9 horas	57% em 24 horas
Ticlopidina	Irreversível	8-12 horas	3-14 dias
Abciximab	Irreversível	10-15min	12 horas
Eptifibatide	Reversível	2-5 horas	2-4 horas
Tirofiban	Reversível	2 horas	2-4 horas
Cangrelor	Reversível	3-6 min	3-6 min
Vorapaxar	Reversível	5-13 dias	4-8 semanas
Cilostazol	Reversível	11 horas	12-16 horas

A avaliação cuidadosa do risco de sangramento em comparação com o risco isquêmico é essencial para a programação cirúrgica. O que poderia ser ainda mais bem avaliado com a utilização de testes Point-of-Care para uma análise mais criteriosa e ajuste individualizado da conduta. A **Figura 20.10.** ilustra o processo de análise clínica para direcionamento terapêutico nessas circunstâncias. A **Tabela 20.8.** delimita a relação entre riscos de sangramento e trombose, para orientar a conduta frente a interrupção de antiagregantes.

Em geral, a aspirina pode ser mantida até o dia da cirurgia, exceto em procedimentos com alto risco de sangramento, como neurocirurgias. A interrupção dos inibidores do receptor P2Y12 deve ocorrer entre 5 e 7 dias antes da cirurgia, dependendo do tipo de fármaco, sendo recomendada a suspensão do ticagrelor entre 3 e 5 dias antes da cirurgia e do prasugrel com antecedência mínima de 7 dias devido ao seu maior risco de sangramento. As **Tabelas 20.9. e 20.10.** exemplificam as orientações de diferentes sociedades médicas internacionais.

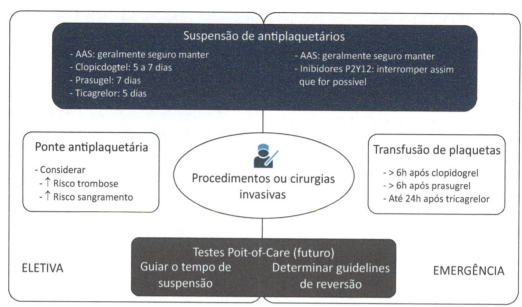

Figura 20.10. Processo decisório sobre análise de interrupção de antiagregantes mediante a realização e procedimentos e cirurgias invasivas.

Tabela 20.8. Direcionamento de interrupção de antiagregantes mediante risco de sangramento e de trombose.

Droga	↑ Risco de Sangramento ↓ Risco de Trombose	↓ Risco de Sangramento ↓ Risco de Trombose	↓ Risco de Sangramento ↑ Risco de Trombose
AAS	Interromper pelo período necessário.	Continuar	Continuar
Clopidogrel	Interromper pelo período necessário.	Interromper pelo período necessário.	Interromper pelo período necessário + Ponte Antiplaquetária.
Prasugrel ou Ticagrelor	Interromper pelo período necessário.	Interromper pelo período necessário.	Interromper pelo período necessário + Ponte Antiplaquetária.
DAPT	Interromper pelo período necessário.	Continuar AAS e interromper ouros pelo período necessário.	Continuar AAS e interromper ouros pelo período necessário + Ponte Antiplaquetária.

O uso contínuo de terapia antiplaquetária dupla (DAPT), composta por aspirina e um inibidor do receptor P2Y12, está associado a um risco aumentado de sangramento em procedimentos cirúrgicos, especialmente em cirurgias cardíacas, como a revascularização do miocárdio. Estudos mostram que pacientes que mantêm a TAPD até o dia da cirurgia apresentam maior risco de sangramento, necessitando de mais transfusões e reexplorações cirúrgicas. No entanto, a TAPD é crucial para a prevenção de eventos trombóticos em pacientes com stents recentes ou síndromes coronarianas agudas, tornando a suspensão da terapia um dilema clínico.

Em casos de cirurgias de emergência, onde a suspensão dos antiplaquetários não é possível, estratégias como transfusões de plaquetas, o uso de ácido tranexâmico, desmopressina (DDAVP) e técnicas de hemoadsorção com dispositivos como o CytoSorb podem ser utilizadas para reduzir o risco de sangramento. O dispositivo CytoSorb tem demonstrado ser uma solução promissora para remover rapidamente medicamentos como o ticagrelor da circulação, minimizando o sangramento perioperatório, embora mais estudos sejam necessários para validar sua eficácia.

A "ponte antiplaquetária" refere-se ao uso temporário de agentes antiplaquetários de curta duração durante o período em que os medicamentos antiplaquetários orais, como clopidogrel, prasugrel ou ticagrelor, precisam ser suspensos antes de cirurgias ou procedimentos de alto risco de sangramento. Essa estratégia é particularmente importante em pacientes com alto risco trombótico, como aqueles que passaram por intervenções coronarianas recentes ou têm stents coronarianos.

O principal objetivo da ponte antiplaquetária é garantir que a agregação plaquetária continue suprimida enquanto os agentes orais são descontinuados para reduzir o risco de sangramento perioperatório. Agentes de curta duração, como cangrelor, eptifibatida ou tirofibana, podem ser utilizados como parte dessa estratégia. Estes agentes possuem uma meia-vida curta, permitindo um controle mais eficaz sobre o tempo de reintrodução da terapia antiplaquetária completa após a cirurgia.

A **Figura 20.11.** ilustra essa estratégia, com a substituição da via de administração de fármacos previamente ao procedimento cirúrgico e continuando até que o paciente esteja

Tabela 20.9. Indicações de sociedades internacionais sobre o manejo de antiagregante perante a programação cirúrgica.

Guideline	Procedimentos Eletivos	Procedimento de Neuroeixo	Ponte Antiplaquetária
ESC/Sociedade Europeia de Anestesiologia e Cuidados Intensivos 2022.	- Continuar: AAS - Descontinuar anter: - Clopidogrel: 5 dias - Ticagrelor: 3-5 dias - Prasugrel: 7 dias	Sem recomendações específicas.	Considerar em casos de alto risco com cangrelor, tirofiban ou eptifibatida.
Associação Europeia de Cirurgia Cardio-Torácica 2017.	- Continuar: AAS - Descontinuar anter: - Clopidogrel: 5 dias - Ticagrelor: 3 dias - Prasugrel: 7 dias	Sem recomendações específicas.	Considerar se a cirurgia for < 1 mês após a inserção de stent.
ESC/Sociedade Europeia de Anestesiologia 2014.	- Continuar: AAS - Descontinuar anter: - Clopidogrel: 5 dias - Ticagrelor: 3-5 dias - Prasugrel: 7 dias	Sem recomendações específicas.	Considerar para pacientes com risco trombótico elevado.
Sociedade Britânica de Hematologia 2016.	- Continuar: AAS - Descontinuar anter: - Clopidogrel: 5 dias - Ticagrelor: 5 dias - Prasugrel: 7 dias	Continuar: AAS Descontinuar inibidores P2Y12: 7 dias antes	Sem recomendações específicas.
Colégio Americano de Médicos do Tórax 2022.	- Continuar: AAS - Descontinuar anter: - Clopidogrel: 5 dias - Ticagrelor: 3-5 dias - Prasugrel: 7 dias	Sem recomendações específicas	Não recomendado rotineiramente, considerar em procedimentos de alto risco selecionados
Sociedade Japonesa de Circulação 2020.	- Continuar: AAS - Descontinuar anter: - Clopidogrel: 5 dias - Ticagrelor: 3 dias - Prasugrel: 7 dias	Sem recomendações específicas	Não recomendado
Comissão de Excelência Clínica, Austrália 2018.	- Continuar: AAS - Descontinuar anter: - Clopidogrel: 5 dias - Ticagrelor: 5 dias - Prasugrel: 7 dias - Ticlopidina: 14 dias	Continuar: AAS Descontinuar anter: Clopidogrel: 5 dias Ticagrelor: 5 dias Prasugrel: 7 dias Ticlopidina: 14 dias	Não recomendado
Swan D *et al.* 2024.	- AAS: continuar exceto se muito alto risco de sangramento (interromper com 5 dias) - Descontinuar anter: - Clopidogrel: 5-7 dias - Ticagrelor: 5 dias - Prasugrel: 7 dias	AAS: sem contraindicação, avaliar risco-benefício Descontinuar anter: Clopidogrel: 5-7 dias Ticagrelor: 5 dias Prasugrel: 7 dias	

clinicamente estável e a cirurgia tenha sido completada com segurança. O agente intravenoso é então descontinuado logo antes da cirurgia, e o tratamento antiplaquetário oral é retomado o mais cedo possível após o procedimento.

Apesar da utilidade da ponte antiplaquetária, essa estratégia ainda tem evidências limitadas e não é amplamente recomendada como prática de rotina, sendo indicada apenas em casos específicos de alto risco.

Recentemente, o desenvolvimento de antídotos específicos para inibidores do receptor P2Y12 tem ganhado destaque. A bentracimabe, por exemplo, é um antídoto para o ticagrelor que mostrou ser eficaz na reversão da inibição plaquetária, possibilitando maior segurança em cirurgias de emergência. Esse avanço pode reduzir a dependência de métodos inespecíficos, como transfusões de plaquetas, que são ineficazes em reverter completamente os efeitos de medicamentos como o ticagrelor.

Tabela 20.10. Recomendações das diretrizes em anestesia neuraxial/anestesia regional de plexo profundo/radiologia intervencionista de alto risco e procedimentos de dor

Guideline	Anestesia neuraxial/anestesia regional de plexo profundo/radiologia intervencionista de alto risco/procedimentos de dor
Associação Canadense de Radiologia Intervencionista e Sociedade Cardiovascular e Radiológica Intervencionista da Europa 2019.	AAS: Continuar Inibidores de P2Y12: Descontinuar 5 dias antes
ESAIC/ESRA 2022.	AAS Dose Baixa: Continuar AAS Dose Alta: descontinuar 3-7 dias antes Clopidogrel: 7 dias antes Ticagrelor: 5-7 dias antes Prasugrel: 7 dias antes
Sociedade Americana de Anestesia Regional e Medicina da Dor, Sociedade Europeia de Anestesia Regional e Medicina da Dor, Academia Americana de Medicina da Dor, Sociedade Internacional de Neuromodulação, Sociedade Norte-Americana de Neuromodulação e Instituto Mundial da Dor 2018.	AAS: descontinuar 6 dias antes de procedimentos com alto risco de sangramento Clopidogrel: descontinuar 7 dias antes de procedimentos de risco moderado-alto de sangramento (5 dias em casos de alto risco trombótico) Ticagrelor: 5 dias antes de procedimentos de risco moderado-alto de sangramento Prasugrel: 7-10 dias antes de procedimentos de risco moderado-alto de sangramento
Sociedade Americana de Anestesia Regional e Medicina da Dor 2018.	AAS: Continuar Clopidogrel: descontinuar 7 dias antes Ticagrelor: 5 dias antes Prasugrel: 7-10 dias antes Ticlopidina: 10 dias antes
Sociedade Europeia de Anestesiologia 2010.	AAS: Continuar Clopidogrel: descontinuar 7 dias antes Ticagrelor: 5 dias antes Prasugrel: 7-10 dias antes Ticlopidina: 10 dias antes

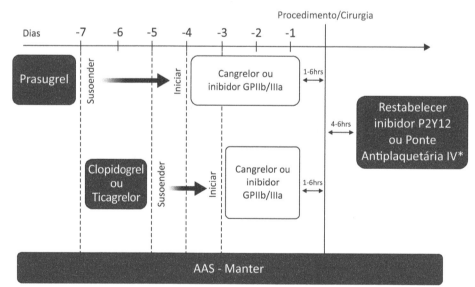

Figura 20.11. Realização de ponte plaquetária, a qual pode ser realizada com Cangrelor ou com inibidores da GPIIb/IIIa, como Eptifibatida e Tirofibana).

Uma revisão da Cochrane Database sobre a continuidade ou interrupção da terapia antiplaquetária antes de cirurgias não cardíacas concluiu que não há evidências sólidas de que a suspensão dos antiplaquetários tenha impacto significativo em desfechos de mortalidade ou eventos isquêmicos pós-operatórios. No entanto, a continuidade da terapia aumenta o risco de transfusões de sangue, embora de forma limitada. Em cirurgias cardíacas, o risco de sangramento é elevado, com a TAPD aumentando a necessidade de reexplorações cirúrgicas, sem afetar significativamente a mortalidade operatória.

Para pacientes em uso de DAPT que precisam de cirurgias de emergência, onde a suspensão dos antiplaquetários não é possível, medidas hemostáticas imediatas, como transfusões de plaquetas e a administração de agentes antifibrinolíticos, são recomendadas para conter o sangramento. A hemoadsorção, como mencionado anteriormente, pode ser uma alternativa inovadora e eficaz em alguns cenários de alto risco de sangramento. Em situações onde a interrupção dos antiplaquetários não é viável, estratégias de ponte com agentes de curta duração, como o cangrelor, podem ser adotadas.

No contexto de cirurgias não cardíacas, a interrupção de antiplaquetários como clopidogrel e prasugrel é recomendada de 5 a 7 dias antes do procedimento, com a aspirina podendo ser mantida em alguns casos de risco trombótico elevado. A terapia de ponte com agentes de curta duração, como tirofibana ou eptifibatida, pode ser considerada em pacientes com alto risco de eventos tromboembólicos, mas a evidência para essa prática ainda é limitada.

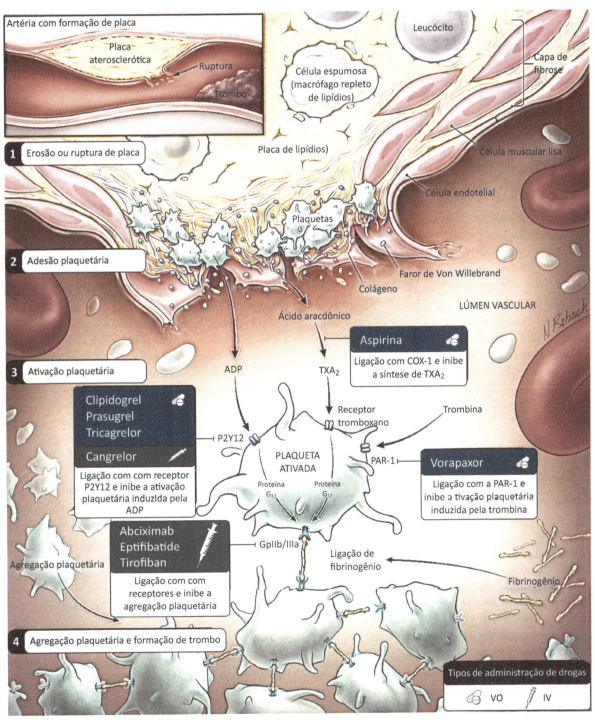

Figura 20.12. Antiagregantes planetários utilizados no manejo da DAC

Em procedimentos endoscópicos, a gestão da terapia antiplaquetária depende do risco de sangramento associado ao procedimento. Em procedimentos de baixo risco, como biópsias simples, a terapia antiplaquetária pode ser mantida. No entanto, em procedimentos de maior risco, como polipectomias ou ressecções submucosas, a interrupção dos inibidores P2Y12 é recomendada, enquanto a aspirina pode ser mantida em alguns casos. A análise de sangramentos pós-colangiopancreatografia retrógrada endoscópica (CPRE) sugere que o risco de sangramento está mais relacionado ao procedimento do que ao uso de antiplaquetários.

No contexto de transplantes hepáticos, o uso de antiplaquetários deve ser cuidadosamente monitorado, dado o risco aumentado de sangramento em pacientes com disfunções hepáticas. Estudos sugerem que o uso de antiagregantes no pós-transplante pode ser justificado em pacientes com alto risco de trombose do enxerto, mas o manejo deve ser adaptado a cada caso, levando em consideração as condições hemostáticas do paciente.

A substituição valvar aórtica transcateter (TAVR) também representa um cenário desafiador para o manejo da terapia antiplaquetária. As diretrizes atuais recomendam o uso de TAPD com aspirina e clopidogrel por 3 a 6 meses após o procedimento, seguido pelo uso de aspirina isolada. No entanto, uma revisão recente questiona essa prática, sugerindo que a TAPD pode aumentar o risco de eventos hemorrágicos sem reduzir significativamente os eventos trombóticos, como acidentes vasculares cerebrais ou infartos do miocárdio.

Portanto, a programação e execução cirúrgica em pacientes em uso de antiplaquetários demanda uma abordagem multidisciplinar, balanceando cuidadosamente o risco de sangramento com o risco de eventos tromboembólicos. A interrupção desses medicamentos deve seguir as diretrizes clínicas, considerando o tipo de cirurgia, a condição clínica do paciente e o tempo decorrido desde o último evento isquêmico ou a colocação do stent.

SELEÇÃO DE ANTIPLAQUETÁRIOS NA UTI: QUAL, ONDE E COMO ESCOLHER

A escolha de antiplaquetários na UTI deve ser baseada na condição clínica do paciente e na urgência do tratamento. Para pacientes com SCA, a combinação de AAS com um antagonista do receptor P2Y12, como clopidogrel, é uma abordagem padrão. Nos casos de risco elevado de trombose, especialmente após intervenções coronárias, pode ser indicado o uso de antagonistas da glicoproteína IIb/IIIa, como o abciximab. No entanto, é importante ponderar o risco de sangramento, especialmente em pacientes com coagulopatias ou que necessitam de procedimentos invasivos frequentes.

Quando o paciente apresenta intolerância ao AAS ou requer uma inibição mais potente da agregação plaquetária, podem ser utilizados outros antagonistas do receptor P2Y12, como ticagrelor ou prasugrel. Para pacientes submetidos a angioplastia percutânea com colocação de stent, é comum a associação de antiplaquetários, geralmente AAS e clopidogrel, conforme as diretrizes internacionais. A escolha entre esses agentes também deve levar em consideração fatores como metabolismo hepático e renal, especialmente em pacientes idosos ou com insuficiência orgânica.

Doença Arterial Coronariana

As plaquetas desempenham um papel central na fisiopatologia da aterosclerose e no desenvolvimento de eventos trombóticos agudos, como a SCA. A ativação plaquetária leva à formação de trombos, sendo um fator crítico nos eventos isquêmicos. O manejo de antiagregantes plaquetários na doença arterial coronariana (DAC) é essencial tanto na prevenção primária quanto no tratamento de eventos agudos e crônicos, com a seleção e a duração da terapia dependendo da gravidade da doença, do risco isquêmico e do risco de sangramento de cada paciente. A Figura 11 ilustra os mecanismos envolvidos na ação dessas drogas na DAC.

Na SCA, a DAPT, que combina aspirina e um inibidor do receptor P2Y12 (clopidogrel, prasugrel ou ticagrelor), é indicada como padrão de tratamento. Em pacientes com supradesnivelamento de ST (IAM-ST), a administração precoce de aspirina (162-325mg) associada a um inibidor de P2Y12 melhora significativamente os desfechos, principalmente em pacientes submetidos à ICP. Nos casos de NSTE-ACS, a DAPT é igualmente essencial para a prevenção de eventos trombóticos.

No IAM-ST, o uso de DAPT deve ser iniciado o mais rápido possível. A aspirina (162 a 325mg) deve ser administrada imediatamente, seguida de uma dose de manutenção de 75 a 100mg diários. A escolha do inibidor de P2Y12 depende da estratégia de reperfusão: para pacientes que passarão por ICP, ticagrelor (dose de ataque de 180mg) ou prasugrel (dose de ataque de 60mg) são as escolhas preferidas, com manutenção de ticagrelor em 90mg duas vezes ao dia e prasugrel em 10mg ao dia. Em pacientes tratados com fibrinólise, o clopidogrel (300mg de dose de ataque) é geralmente recomendado. A DAPT deve ser mantida por 12 meses, sendo revisada com base no risco isquêmico e de sangramento.

Para o manejo do Infarto sem Supradesnivelamento do Segmento ST, a DAPT também é indicada de forma precoce, sendo o ticagrelor (180mg de dose de ataque) ou o prasugrel as drogas preferenciais em combinação com aspirina. O clopidogrel (dose de ataque de 300 a 600mg) pode ser usado em pacientes com maior risco de sangramento ou que não têm acesso imediato a ICP. A DAPT é mantida por 12 meses, com redução progressiva ou ajustes baseados no perfil de risco do paciente.

A escolha do inibidor P2Y12 deve levar em conta o perfil clínico do paciente e o risco de sangramento. O clopidogrel, embora eficaz, é menos potente que o prasugrel e o ticagrelor, sendo indicado principalmente em pacientes com maior risco hemorrágico. Já o prasugrel e o ticagrelor demonstram superioridade em termos de redução de eventos isquêmicos, sendo preferidos em pacientes submetidos à ICP, com maior risco de trombose. A escolha entre prasugrel e ticagrelor depende do risco de sangramento e da presença de comorbidades, como história de AVC.

O uso prolongado de DAPT é recomendado por 12 meses após ICP em pacientes com SCA, com potencial extensão em casos de alto risco isquêmico. No entanto, para pacientes com alto risco de sangramento, a TAPD pode ser encurtada para 3 a 6 meses, com posterior monoterapia com um inibidor de P2Y12. Estudos como o PLATO e o TRITON-TIMI 38 suportam o uso de ticagrelor e prasugrel por sua eficácia superior, especialmente em pacientes com IAM. A **Figura 20.13.** ilustra um direcionamento de escolha de esquema de antiagregação plaquetária e de sua duração.

Em intervenções coronarianas percutâneas complexas como em pacientes com lesões longas, bifurcações, múltiplos stents ou doença multivascular, a DAPT é importante para prevenir a trombose de stent e reduzir os eventos isquêmicos. Nesses casos, o uso de agentes mais potentes como o prasugrel ou o ticagrelor é preferido devido à sua eficácia superior na inibição da agregação plaquetária. A duração da DAPT pode ser prolongada para mais de 12 meses, dependendo do risco trombótico residual.

Nos pacientes que apresentam alto risco de sangramento após ICP complexas, uma abordagem alternativa é o uso de TAPD por um período mais curto, seguido de monoterapia com um inibidor de P2Y12, conforme demonstrado em estudos como o TWILIGHT e o GLOBAL LEADERS. Esses ensaios demonstraram que essa estratégia pode reduzir o risco de sangramento sem aumentar os eventos isquêmicos, principalmente em pacientes com alto risco de hemorragia.

A **Figura 20.14.** apresenta as recomendações das diretrizes ACC/AHA e ESC para a duração ideal da DAPT em pacientes submetidos à ICP complexas, com os referidos níveis de evidência e classe de recomendação.

A **Figura 20.15.** ilustra uma proposição mais simplificada não apenas do tempo, mas do processo de escolha do esquema antiagregante para esses indivíduos com ICP Complexa.

Em pacientes com alto risco trombótico, como aqueles com múltiplos stents ou doença multivascular, pode ser necessário o uso de inibidores de glicoproteína IIb/IIIa (abciximab, eptifibatida) durante a ICP para prevenir trombose. Em casos selecionados, a terapia tripla (DAPT associada a anticoagulante oral) pode ser indicada, mas o risco de sangramento aumenta substancialmente, o que demanda vigilância contínua.

Pacientes com eventos isquêmicos recorrentes podem se beneficiar de TAPD prolongada (>12 meses), especialmente aqueles com diabetes ou insuficiência cardíaca. No entanto, a duração da DAPT deve ser balanceada com o risco de sangramento, utilizando ferramentas como a pontuação DAPT para guiar decisões terapêuticas.

Estudos recentes indicam que a monoterapia com ticagrelor ou prasugrel após 3 a 6 meses de DAPT pode ser uma estratégia eficaz para reduzir eventos hemorrágicos sem comprometer a proteção antitrombótica. A análise de grandes ensaios, como o GLOBAL LEADERS e o TWILIGHT, reforça que essa estratégia pode ser benéfica em pacientes com alto risco de sangramento.

Tendo em vista esses critérios, evidencia-se que o manejo de antiagregantes plaquetários na DAC, incluindo intervenções percutâneas complexas, deve ser individualizado, levando em

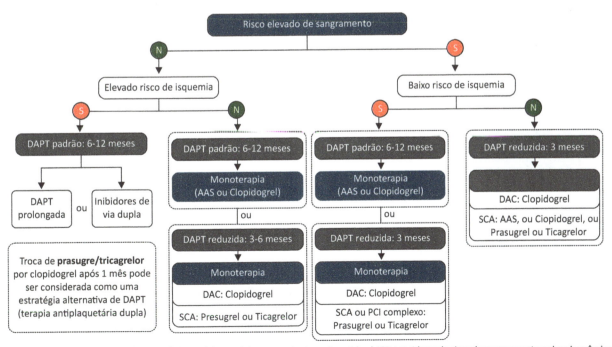

Figura 20.13. Algoritmo para seleção de estratégias antiplaquetárias em pacientes submetidos à ICP, considerando risco de sangramento e risco isquêmico, com opções de DAPT reduzido ou prolongado e monoterapia subsequente.

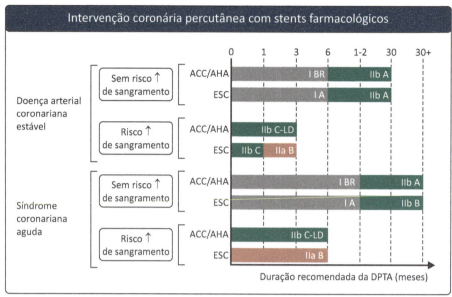

Figura 20.14. Recomendações de Duração para a Terapia Antiplaquetária Dupla após Intervenção Coronária Percutânea com Stents Farmacológicos da ACC/AHA e da ESC.

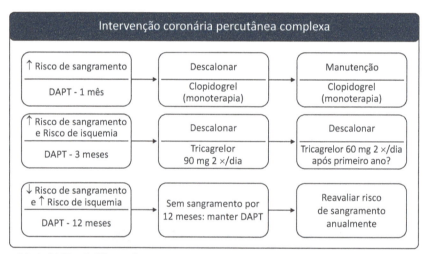

Figura 20.15. Estratégias potenciais de DAPT após ICP complexa.

consideração o equilíbrio entre o risco de trombose e o risco de sangramento. A escolha do agente, a duração da TAPD e as associações terapêuticas precisam ser cuidadosamente ajustadas com base nas características clínicas do paciente e nas evidências mais recentes. A **Tabela 20.11.** destaca algumas dessas principais evidências.

DOENÇA CEREBROVASCULARES

A terapia antiplaquetária desempenha um papel fundamental na prevenção de acidentes vasculares cerebrais (AVC) recorrentes e no manejo de complicações tromboembólicas associadas a procedimentos endovasculares e aneurismas cerebrais. Um exemplo clássico é o uso de AAS e clopidogrel, como indicado no estudo MATCH, cujo objetivo principal é a prevenção de AVC recorrente. Nesse contexto, a combinação desses agentes demonstrou ser eficaz em reduzir o risco de novos eventos tromboembólicos cerebrais após um AVC isquêmico.

No manejo de complicações tromboembólicas relacionadas ao tratamento endovascular de aneurismas cerebrais, os inibidores da glicoproteína IIb/IIIa, como abciximab, tirofiban e eptifibatida, demonstram benefícios significativos na prevenção e resolução de eventos tromboembólicos. Estes agentes bloqueiam a agregação plaquetária ao inibir a ligação do fibrinogênio ao receptor GPIIb/IIIa, essencial para a formação de trombos durante procedimentos como a embolização de aneurismas. O eptifibatida tem se destacado por ser uma opção segura, com menores taxas de complicações hemorrágicas, tornando-se particularmente útil em pacientes com maior risco de sangramento.

Outro aspecto importante do uso de antiagregantes plaquetários refere-se aos aneurismas intracranianos não rotos.

Capítulo 20 • Farmacoterapia Antiplaquetária **301**

Tabela 20.11. Estudos referentes ao uso de antiagregantes na SCA

Estudo	População	Tratamento	Controle	Seguimento (meses)	Desfecho primário	Tratamento vs controle (%)	HR (IC95%)	p
Aspirina								
Lewis et al. 1983	1266 Angina Instável	AAS 324mg/dia	Placebo	3	Morte ou IAM	5 vs 10,1	0,51	<0,01
ISIS-2 1988	17187 Suspeita de IAM	AAS 160mg/fia	Placebo	1,25	Mortalidade cardiovascular	9,4 vs 11,8	0,77 I0,7-0,85)	<0,001
Current-OASIS 7 2010	25086 SCA	AAS 330-325mg/dia	AAS 75-100mg/dia	1	Mortalidade cardiovascular ou AVC	4,2 vs 4,4	0,97 (0,86-1,09)	0,61
Clopidogrel								
CURE 2001	12562 SCA sem Supra-ST	Clopidogrel 300mg seguido de 75mg/dia	Placebo	8	IAM não fatal, AVC, morte cardiovascular	9,3 vs 11,4	0,8 (0,72-0,9)	<0,001
CAPRIE 1996	19185 SCA, AVC, DAP	AAS 325mgdia	Clopidogrel 75mg/dia	23	morte cardiovascular, AVC	5,3 vs 5,83	0,91 (0,84-0,97)	0,043
CREDO 2002	2116 PCI	AAS 325mgdia + Clopidogrem 75mg/dia	AAS 325mg/dia	12	Morte, infarto, AVC	8,5 cs 11,5	0,73 (0,56-0,96)	0,02
CLARITY-TIMI 2005	3491 SCA com Supra-ST	Clopidogrel 300mg seguido de 75mg/dia	Placebo	1	Morte cardiovascular, infarto ou AVC	11,6 vs 14,1	0,8 (0,65-0,97)	0,03
Current-OASIS 7 2010	25086 SCA	Clopidogrel 300mg seguido por 150mg por 5 dias e então 75mg/dia	Clopidogrel 300mg seguido de 75mg/dia	1	Mortalidade cardiovascular ou AVC	4,2 vs 4,4	0,94 (0,83-1,06)	0,30
Prasigrel								
TRITO-TIMI 2007	13608 SCA	Prasugrel 60mg seguido de 10mg/dia	Clopidogrel 300mg seguido de 75mg/dia	15	Mortalidade cardiovascular, Infarto ou AVC	9,9 vs 12,1	0,81 (0,73-0,9)	<0,001
TRILOGY-ACS 2012	7243 < 75 anos SCA sem supra-ST	Prasugrel 10mg/dia	Clopidogrel 75mg/dia	17	Mortalidade cardiovascular, Infarto ou AVC	13,9 vs 16	0,91 (0,79-1,05)	0,21
ACCOAST 2013	4033 PCI	Prasugrel 30g antes da cateterização	Placebo prévio a cateterização	1	Mortalidade cardiovascular, Infarto AVC, resgate com iGpIIb/IIIa ou revascularização	10,8 vs 10,8	0,99 (0,83-1,2)	0,98
ISAR-REACT-5 2019	4018 SCA com PCI	Ticagrelor 180mg seguido de 90mg 2x/dia	Prasugrel 60mg seguido de 10mg/dia	1	Mortalidade cardiovascular, Infarto ou AVC	9,3 vs 6,9	1,36 (1,09-1,7)	0,006
Ticagrelor								
TRITON-TIMI 38 2007	18624 SCA	Ticagrelor 180 m seguido de 90mg 2x/dia	Clopidogrel 300-600mg seguido de 75mg/dia	12	Mortalidade cardiovascular, Infarto ou AVC	9,8 vs 11,7	0,84 (0,77-0,92)	<0,001
PEGASUS-TIMI 54 2015	21162 História de Infarto dentro de 1 a 3 anos	Ticagrelor 90mg 2x/dia	Placebo	36	Mortalidade cardiovascular, Infarto ou AVC	7.85 vs 9,05	0,85 (0,75-0,96)	0,008
Voropaxar								
TRACER 2012	12944 SCA sem supra-ST	Vorapaxar 40mg seguido de 2,5mg/dia	Placebo	16,5	Mortalidade cardiovascular, Infarto, AVC, revascularização urgente ou readmissão por isquemia	18,5 vs 19,9	0,92 (0,85-1,01)	0,07
TRA 2P-TIMI 50 2012	17779 história de infarto	Vorapaxar 2,5mg/dia	Placebo	30	Mortalidade cardiovascular, Infarto ou AVC	9,3 vs 10,5	0,87 (0,8-0,94)	<0,001

PCI: angiocoronariografia percutânea, SCA: síndrome coronariana aguda

Esses aneurismas são detectados em até 2-3% dos adultos submetidos a exames de imagem não invasivos. Embora o risco de ruptura seja uma preocupação clínica, não há evidências conclusivas de que o uso de antiagregantes, como a aspirina, aumente significativamente esse risco. Na verdade, estudos sugerem que o uso crônico de aspirina pode ser seguro e até protetor, especialmente pela inibição de mediadores inflamatórios, como as metaloproteinases. No entanto, resultados de estudos variam, com alguns apontando para um aumento do risco de hemorragia subaracnoide com o início recente de aspirina ou clopidogrel, particularmente nos primeiros meses de uso.

Em pacientes críticos com hemorragia intracraniana, o uso prévio de antiagregantes plaquetários, como AAS e clopidogrel, apresenta desafios. Estudos indicam que, apesar do uso desses medicamentos, não há associação clara entre antiagregantes e aumento significativo da mortalidade hospitalar em pacientes com hemorragia intracraniana admitidos na UTI. A hemorragia intracerebral e a hemorragia subaracnoide (HSA) não demonstraram piora significativa nos desfechos com o uso pré-admissional de antiagregantes, e há até indicações de que o uso de aspirina pode reduzir o risco de isquemia cerebral associada a vasoespasmo. Além disso, estudos revelam que o uso pré-admissional de agentes antiplaquetários não está associado a aumentos significativos na mortalidade intra-hospitalar ou nos custos hospitalares em pacientes com hemorragia intracraniana na UTI.

O uso precoce de antiagregantes plaquetários também é uma estratégia eficaz para prevenir a recorrência de eventos isquêmicos em pacientes com AIT ou AVC isquêmico menor. Ensaios clínicos como o POINT e CHANCE demonstraram que a DAPT, com aspirina e clopidogrel, por 21 a 90 dias, é eficaz para reduzir o risco de novos eventos isquêmicos em pacientes de alto risco, como aqueles com AIT de alto risco (ABCD² ≥ 4) ou AVC isquêmico leve a moderado (NIHSS ≤ 5). Após esse período, a monoterapia com aspirina é recomendada para minimizar o risco de sangramento, especialmente em casos de aterosclerose intracraniana significativa.

Portanto, o uso de antiagregantes plaquetários em condições cerebrovasculares deve ser cuidadosamente ajustado com base no risco de sangramento e isquêmico, levando em consideração a individualidade de cada caso e as diretrizes clínicas disponíveis. A terapia personalizada, a escolha adequada do agente e a duração do tratamento são essenciais para melhorar os desfechos em pacientes com risco de eventos isquêmicos e hemorrágicos.

Doença Aterosclerótica

A doença aterosclerótica é caracterizada pela formação de placas que obstruem as artérias, resultando em eventos isquêmicos, como infarto do miocárdio. Os antiagregantes plaquetários desempenham um papel crucial no manejo desta condição ao prevenir a formação de trombos que podem agravar o quadro clínico. O AAS atua inibindo a COX-1, bloqueando a produção de tromboxano A2, uma substância que promove a agregação

plaquetária. Além disso, inibidores do receptor P2Y12, como clopidogrel, prasugrel e ticagrelor, são essenciais para reduzir a ativação plaquetária em pacientes com síndromes coronarianas agudas. Entre eles, ticagrelor e prasugrel têm mostrado maior eficácia em comparação ao clopidogrel, embora apresentem um risco mais elevado de sangramento. Em intervenções coronárias percutâneas, inibidores da glicoproteína GPIIb/IIIa, como o tirofiban, são utilizados para uma inibição mais potente da agregação, mas seu uso é limitado pelo risco de sangramentos graves. Novas abordagens terapêuticas, como os inibidores do receptor PAR e os inibidores do fator XIa, estão sendo exploradas para melhorar a eficácia e segurança no manejo de pacientes com aterosclerose, especialmente em cenários de alto risco isquêmico.

Sepse

O processo inflamatório e imunológico relacionado à sepse desencadeia uma cascata complexa que resulta em ativação excessiva do sistema imunológico e disfunção endotelial. Esse estado hiperinflamatório promove a ativação plaquetária, contribuindo para a formação de microtrombos, podendo até levar à coagulação intravascular disseminada (CID). A ativação plaquetária, por sua vez, desempenha um papel crítico na perpetuação da resposta inflamatória, exacerbando a disfunção de múltiplos órgãos, um dos aspectos mais desafiadores da sepse.

Nesse contexto, o uso de antiagregantes plaquetários, particularmente a aspirina, tem sido investigado como uma possível intervenção para mitigar os efeitos deletérios dessa ativação plaquetária exacerbada. A aspirina, ao inibir a COX-1 e, consequentemente, a formação de tromboxano A2 – um potente indutor da agregação plaquetária –, ajuda a prevenir a formação de microtrombos e a atenuar a inflamação sistêmica. Além disso, a aspirina possui efeitos anti-inflamatórios que podem contribuir para a modulação da resposta inflamatória exacerbada associada à sepse.

Apesar de alguns estudos observacionais e metanálises sugerirem um potencial efeito protetor do uso da aspirina em pacientes sépticos, essa abordagem segue sem um embasamento significado que sustente a sua adoção no manejo usual. O que é ponderado pelos riscos d interferir no processo e disfunção orgânica, sobretudo quando há evidências de alterações da coagulação. Contudo, evidências sugerem que a manutenção da terapia antiagregante durante a internação na UTI não está associada a um aumento significativo nas complicações hemorrágicas ou na necessidade de transfusões.

Síndrome do Desconforto Respiratório Agudo (SDRA)

A SDRA é uma condição inflamatória pulmonar grave que se caracteriza por lesão alveolar difusa, hipoxemia refratária e infiltrados pulmonares bilaterais, frequentemente resultante de sepse, pneumonia ou trauma grave. Esse processo inflamatório exacerbado leva à ativação endotelial e à agregação plaquetária, contribuindo para a formação de microtrombos e aumento da permeabilidade capilar. A ativação plaquetária, além de intensificar a resposta inflamatória, promove a formação de redes extracelulares de neutrófilos (NETs), exacerbando a lesão tecidual nos pulmões. Nesse contexto, os antiagregantes plaquetários, como a aspirina e os inibidores do receptor P2Y12 (clopidogrel, ticagrelor), têm sido investigados por seu potencial de inibir a ativação plaquetária e mitigar as complicações microvasculares na ARDS.

A aspirina, ao inibir a COX-1, previne a formação de tromboxano A2, um potente agente agregante plaquetário, reduzindo assim a formação de microtrombos e a inflamação nos pulmões. Estudos observacionais sugerem que o uso de antiagregantes pode reduzir a incidência de SDRA em pacientes de alto risco, como aqueles com sepse, trauma ou submetidos a grandes cirurgias, com uma meta-análise demonstrando uma redução de 32% no risco relativo de desenvolvimento da síndrome em pacientes tratados com antiagregantes. No entanto, esses benefícios não são consistentes em todos os estudos. Ensaios clínicos randomizados não demonstraram reduções significativas na mortalidade ou incidência de ARDS, levantando questionamentos sobre a eficácia do uso de antiagregantes na fase estabelecida da síndrome.

Embora haja promessas em termos de prevenção, o uso de antiagregantes em ARDS já estabelecida permanece incerto. Dados preliminares indicam que a ativação plaquetária e a formação de microtrombos já podem ter causado danos irreversíveis no estágio avançado da doença, limitando os benefícios de inibir a função plaquetária nesse ponto. Portanto, embora estudos observacionais apontem para uma possível redução da gravidade da ARDS com o uso de antiagregantes, ensaios clínicos mais robustos são necessários para determinar a real eficácia e segurança desses agentes, especialmente na ARDS plenamente desenvolvida.

COVID-19

Em pacientes com COVID-19 grave, a coagulopatia associada à COVID-19 é uma condição pró-trombótica comum, sendo a tromboprofilaxia com heparina amplamente recomendada. No entanto, o papel dos antiagregantes plaquetários, como a aspirina, permanece controverso. A infecção por SARS-CoV-2 promove um estado inflamatório exacerbado, levando à disfunção endotelial e ativação plaquetária hiperativa, aumentando o risco de trombose venosa e arterial, especialmente em pacientes críticos. Embora estudos clínicos recentes sugiram que antiagregantes plaquetários possam reduzir a mortalidade e a necessidade de ventilação mecânica em alguns casos, o risco de sangramento maior, particularmente em pacientes críticos, deve ser considerado. O ensaio REMAP-CAP, por exemplo, não encontrou benefício significativo no aumento de dias livres de suporte a órgãos com o uso de antiagregantes em comparação ao controle, e o risco de sangramento foi substancialmente maior no grupo tratado com esses fármacos. Portanto, embora a tromboprofilaxia seja essencial, o uso de antiagregantes deve ser avaliado caso a caso, considerando os riscos de sangramento e sua eficácia incerta em pacientes críticos com COVID-19.

Síndrome do Anticorpo Antifosfolípide (APS)

Pacientes com APS têm alto risco de trombose, sendo o uso de anticoagulantes e aspirina uma estratégia comum. A combinação desses agentes pode aumentar o risco de sangramento.

CUIDADOS ESPECÍFICOS NA UTI

O uso de antiagregantes plaquetários em pacientes críticos na UTI requer monitoramento rigoroso devido ao delicado equilíbrio entre os riscos de sangramento e trombose. Esses fármacos são frequentemente indicados para a prevenção de eventos trombóticos arteriais em pacientes com SCA, AVC isquêmico, e em pacientes que passaram por intervenções como angioplastia com colocação de stents. Na UTI, o uso de antiplaquetários é uma prática comum, especialmente em pacientes com risco elevado de trombose e na profilaxia secundária de eventos cardiovasculares. No entanto, em pacientes com disfunções multiorgânicas ou submetidos a procedimentos invasivos, o uso desses medicamentos deve ser acompanhado com cautela para evitar complicações hemorrágicas significativas.

O monitoramento e ajuste cuidadoso são ainda mais importantes quando os antiplaquetários são combinados com anticoagulantes, o que é comum em pacientes críticos, especialmente aqueles com insuficiência renal ou hepática. Estudos clínicos mostraram que inibidores do receptor P2Y12, como clopidogrel e ticagrelor, têm papel importante na redução de eventos trombóticos, especialmente em situações de inflamação sistêmica, como a sepse. A combinação de terapias antiplaquetárias e anticoagulantes, contudo, eleva o risco de sangramentos e demanda uma vigilância rigorosa para ajuste de doses e prevenção de hemorragias.

Além de seu papel na prevenção de trombose, os antiplaquetários também exibem propriedades anti-inflamatórias, que podem ser benéficas na modulação da resposta inflamatória exacerbada em condições críticas, como sepse e SDRA. Estudos sugerem que esses medicamentos podem contribuir para a melhora dos desfechos clínicos, como observado em metanálises que demonstram uma redução significativa na mortalidade e complicações inflamatórias nesses pacientes. Contudo, a decisão sobre a duração da terapia dupla antiplaquetária, particularmente em pacientes com risco elevado de sangramento, deve ser individualizada para garantir o melhor balanço entre eficácia e segurança. Pacientes com lesão renal crônica, assim como pacientes oncológicos e gestantes apresentam alterações fisiológicas que convergem com uma potencial associação com o efeito dessas drogas, merecendo um destaque final nesse capítulo.

Antiagregantes em Condições Críticas

Lesão Renal Crônica

Pacientes com Lesão renal crônica (LRC) apresentam um risco elevado de eventos cardiovasculares, como infarto do miocárdio e trombose, devido à ativação exacerbada das plaquetas e ao estado pró-trombótico inerente à condição. No entanto, o uso de agentes antiagregantes plaquetários nesses pacientes requer um cuidadoso equilíbrio entre a prevenção de eventos trombóticos e o aumento do risco de sangramentos, especialmente em estágios avançados da LRC, como nos pacientes em terapia renal substitutiva.

Os efeitos dos antiagregantes, como aspirina, clopidogrel e antagonistas do receptor P2Y12 (prasugrel, ticagrelor), incluem a redução da incidência de infarto do miocárdio, embora não tenham mostrado impacto claro sobre a mortalidade geral ou a redução de acidentes vasculares cerebrais em comparação com o placebo, ou tratamento padrão.

O uso desses medicamentos, embora beneficie na prevenção de infartos, aumenta significativamente o risco de sangramentos maiores, particularmente em pacientes em hemodiálise, com estimativas de aumento de até 35% no risco relativo de sangramentos maiores e 55% no de sangramentos menores. Além disso, há evidências limitadas sobre seu impacto na preservação de acessos vasculares para diálise, como a prevenção de trombose de enxertos arteriais. Assim, a administração de antiagregantes deve ser cuidadosamente avaliada em pacientes com DRC avançada, considerando sua predisposição a disfunções plaquetárias e maior risco hemorrágico. Em pacientes sob hemodiálise, a prevenção de trombose de acesso vascular pode ser uma das poucas situações em que os benefícios superam os riscos potenciais.

Pacientes Oncológicos

Pacientes oncológicos, especialmente aqueles com embolia pulmonar, necessitam de anticoagulação cuidadosa para prevenir tromboembolismo venoso recorrente, porém o uso de antiagregantes é limitado pela fragilidade e pelo aumento do risco de sangramento. Em pacientes com câncer internados na UTI, o risco elevado de trombose devido à hipercoagulabilidade associada ao estado neoplásico torna o uso de antiagregantes, como os antagonistas do receptor P2Y12 (clopidogrel, ticagrelor), uma estratégia relevante. Esses agentes reduzem a formação de trombos arteriais e podem diminuir o risco de eventos trombóticos, além de apresentar possíveis efeitos antitumorais, como a redução de metástase. No entanto, o manejo é desafiador devido à disfunção plaquetária exacerbada pelo câncer e tratamentos como quimioterapia. Assim, a decisão de utilizar antiagregantes em pacientes oncológicos na UTI deve ser feita com cautela, equilibrando os riscos de trombose e sangramento, e avaliando os potenciais benefícios antitrombóticos e antitumorais.

Pacientes Gestantes

Em pacientes gestantes internadas na UTI, o uso de antiagregantes plaquetários pode ser importante para prevenir eventos tromboembólicos arteriais, dado o estado hipercoagulável da gestação. O AAS é o antiagregante mais utilizado, devido à sua eficácia na prevenção de trombose arterial e segurança, sendo indicado para reduzir o risco de pré-eclâmpsia e com-plicações cardiovasculares. Em casos específicos, como após a colocação de stents, o clopidogrel pode ser utilizado, embora com cautela e geralmente interrompido antes do parto para evitar hemorragias. Agentes como ticagrelor e prasugrel são menos recomendados por falta de dados de segurança. O manejo de antiagregantes em gestantes na UTI deve ser individualizado, considerando os riscos de sangramento materno e fetal, especialmente perto do parto, com a reintrodução cuidadosamente avaliada no pós-parto.

INDICAÇÃO DE INIBIDORES DA BOMBA DE PRÓTONS (IBPS) EM PACIENTES EM USO DE ANTIPLAQUETÁRIOS

A coadministração de inibidores da bomba de prótons (IBPs) é recomendada para pacientes em uso prolongado de antiplaquetários, especialmente aqueles com maior risco de sangramento gastrointestinal, como aqueles em uso concomitante de anticoagulantes ou com histórico de úlcera péptica.

Estudos como o CREDO Trial sugerem que o omeprazol pode reduzir a eficácia do clopidogrel, enquanto o pantoprazol apresenta menor interferência. O COGENT Trial, por outro lado, demonstrou que o uso de IBPs, como o omeprazol, reduz significativamente o risco de sangramento gastrointestinal sem aumentar eventos cardiovasculares. Além disso, o estudo de Ono *et al.* (2022) indicou que o uso de IBPs está associado a um aumento de eventos cardiovasculares adversos em pacientes sob terapia antiplaquetária convencional com aspirina, mas não em pacientes usando monoterapia com ticagrelor, sugerindo que este pode ser uma opção mais segura para quem necessita de IBPs.

O uso prolongado de IBPs com antiagregantes, particularmente clopidogrel, é associado a um maior risco de eventos cardiovasculares adversos, devido à inibição da enzima CYP2C19 por IBPs como omeprazol e esomeprazol, diminuindo a bioativação do clopidogrel. No entanto, antiagregantes mais recentes, como ticagrelor e prasugrel, parecem ser menos afetados por essa interação. A escolha do IBP, como o rabeprazol, com menor afinidade pela CYP2C19, pode reduzir os riscos de interação medicamentosa e complicações cardiovasculares, devendo ser considerada caso a caso para minimizar os riscos associados.

USO DE ANTIAGREGANTES: PERSPECTIVAS FUTURAS BASEADA NA MEDICINA DE PRECISAO

A medicina de precisão no uso de antiagregantes plaquetários, especialmente os inibidores do receptor P2Y12, está emergindo como uma abordagem promissora para melhorar os resultados terapêuticos em pacientes SCA tratados com ICP. Atualmente, a variabilidade de resposta à terapia antiagregante, particularmente com clopidogrel, tem sido uma grande preocupação devido à alta taxa de eventos trombóticos e hemorrágicos associados ao tratamento. Estudos recentes demonstraram a relevância do uso de testes de função plaquetária e farmacogenômicos para personalizar a terapia antiagregante.

Essa estratégia visa maximizar a eficácia, minimizando, ao mesmo tempo, os riscos de sangramento e os custos associados. O modelo de medicina personalizada integra dados clínicos e biológicos (incluindo informações farmacodinâmicas, genômicas, epigenômicas e metabólicas), permitindo uma escolha terapêutica mais eficiente e segura (**Figura 20.15**). Com base em estudos como o TAILOR-PCI, a genotipagem do CYP2C19 tem sido sugerida como uma ferramenta útil para guiar a escolha entre clopidogrel, prasugrel ou ticagrelor, especialmente em pacientes de alto risco trombótico. Embora os dados ainda sejam iniciais, há um consenso crescente sobre o potencial da medicina de precisão em moldar o futuro da terapia antiagregante, otimizando os resultados clínicos e reduzindo as complicações associadas ao tratamento padronizado. As **Figuras 20.16.** e **20.17.** ilustram os fatores associados ao processo que determina a biodisponibilidade do inibidor da P2Y12 consoante ao seu perfil individual de resposta.

CONCLUSÃO

A terapia antiplaquetária desempenha um papel vital no manejo de pacientes críticos, principalmente aqueles com risco elevado de eventos trombóticos. A eficácia dos antiplaquetários em inibir a ativação e agregação plaquetária tem sido essencial no manejo da SCA e do AVC, com um potencial impacto em outras situações de risco trombótico elevado, como na sepse e na SDRA. Entretanto, o uso desses fármacos na Unidade de Terapia Intensiva (UTI) deve ser abordado com cautela, devido ao risco de sangramentos, especialmente em pacientes com coagulopatias ou que necessitam de intervenções invasivas.

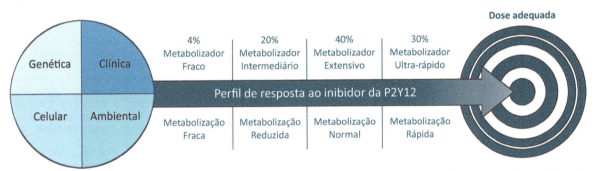

Figura 20.16. Fatores que influenciam o perfil de resposta aos inibidores do receptor P2Y12. Os quais podem ter diferentes graus de metabolização da droga, com subsequente interferência direta no resultado da terapêutica.

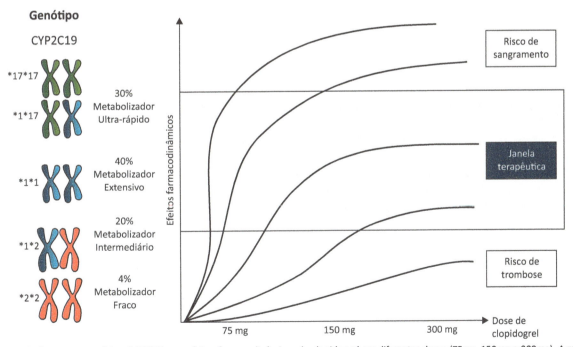

Figura 20.17. Relação entre o genótipo CYP2C19 e os efeitos farmacodinâmicos do clopidogrel em diferentes doses (75mg, 150mg e 300mg). A resposta ao clopidogrel varia de acordo com o genótipo, que pode influenciar a velocidade de metabolização do fármaco. Os genótipos são categorizados como: Metabolizador Ultra-Rápido (*17/*17, verde), presente em 30% da população. Metabolizador Extensivo (*1/*1, azul), presente em 40% da população. Metabolizador Intermediário (*1/*2, vermelho claro), presente em 20% da população. Metabolizador Fraco (*2/*2, vermelho escuro), presente em 4% da população. Conforme a dose de clopidogrel aumenta, os efeitos farmacodinâmicos variam, sendo que os metabolizadores rápidos têm maior risco de sangramento (acima da "Janela Terapêutica"), enquanto os metabolizadores lentos apresentam maior risco de trombose (abaixo da "Janela Terapêutica"). A figura destaca a importância de ajustar a dose de clopidogrel com base no perfil genético para maximizar a eficácia e minimizar riscos.

Este capítulo revisa detalhadamente os principais tipos de antiplaquetários, como inibidores da ciclo-oxigenase (aspirina), antagonistas do receptor P2Y12 (clopidogrel, prasugrel, ticagrelor), inibidores da glicoproteína IIb/IIIa (abciximab, eptifibatida, tirofibana) e inibidores da fosfodiesterase (cilostazol). Também são abordadas as indicações específicas, mecanismos de ação, farmacocinética e precauções no uso desses medicamentos em pacientes críticos, além de estratégias para manejo de sangramentos associados a essas terapias.

A escolha do antiplaquetário deve ser guiada pela condição clínica do paciente, o perfil de risco de eventos trombóticos e hemorrágicos, e a necessidade de intervenções cirúrgicas ou procedimentos invasivos. A combinação de aspirina e inibidores do receptor P2Y12 permanece como a abordagem padrão na SCA, enquanto antagonistas de GP IIb/IIIa são usados em situações de maior risco trombótico.

12. PRINCIPAIS TÓPICOS ABORDADOS:

- **Função plaquetária e ativação** – Revisão dos mecanismos de agregação plaquetária e da função das plaquetas na hemostasia e inflamação.

- **Tipos de antiplaquetários** – Descrição detalhada das classes de fármacos, suas indicações e manejo seguro.

- **Uso criterioso na UTI** – A importância de equilibrar a prevenção de trombose com o risco de sangramento, especialmente em pacientes vulneráveis.

- **Resistência aos antiplaquetários** – Discussão sobre polimorfismos genéticos que podem reduzir a eficácia de medicamentos como clopidogrel.

- **Manejo de sangramentos** – Estratégias para o tratamento de sangramentos associados ao uso de antiplaquetários, com destaque para transfusões de plaquetas e antídotos emergentes.

- **Seleção de antiplaquetários** – Critérios para a escolha de fármacos em cenários de doenças coronarianas, intervenções coronárias percutâneas, e condições críticas na UTI.

Em resumo, o manejo antiplaquetário na UTI requer uma abordagem individualizada e multidisciplinar, com constante monitoramento dos riscos e benefícios para garantir o melhor desfecho para os pacientes.

BIBLIOGRAFIA

1. Andrews RK, Berndt MC. Platelet physiology and thrombosis. Thromb Res. 2004;114(6):447-453. doi:10.1016/j.thromres.2004.07.020.
2. Hashemzadeh M, Haseefa F, Peyton L, Shadmehr M, Niyas AM, Patel A, et al. A comprehensive review of the ten main platelet receptors involved in platelet activity and cardiovascular disease. Am J Blood Res. 2023;13(6):168-188. doi: 10.62347/NHUV4765 (000)
3. McFadyen JD, Kaplan ZS. Platelets Are Not Just for Clots. Transfus Med Rev. 2015;29(2):110-119.
4. Maouia A, Rebetz J, Kapur R, Semple JW. The Immune Nature of Platelets Revisited. *Transfus Med Rev.* 2020;34(3):209-220. doi:10.1016/j.tmrv.2020.09.005.

5. Abrams CS, Leung LL, Tirnauer JS. Platelet biology and mechanism of anti-platelet drugs. UpToDate. 2024 May 10.
6. Amoafo EB, Entsie P, Kang Y, Canobbio I, Liverani E. Platelet P2Y12 signalling pathway in the dysregulated immune response during sepsis. Br J Pharmacol. 2024 Aug 1;181(4):1234-1246. doi: 10.1111/bph.16207.
7. Kamran H, Jneid H, Kayani WT, Virani SS, Levine GN, Nambi V, Khalid U. Oral Antiplatelet Therapy After Acute Coronary Syndrome: A Review. JAMA. 2021;325(15):1545-1555. doi:10.1001/jama.2021.0716.
8. LewisHDJr,DavisJW,ArchibaldDG,etal. Protective effects of aspirin against acute myocardial infarction and death in men with unstable angina: results of a Veterans Administration cooperative study. N Engl J Med. 1983;309(7):396-403. doi:10.1056/NEJM198308183090703
9. Randomizedtrialofintravenousstreptokinase, oral aspirin, both, or neither among 17,187 cases of suspected acute myocardial infarction: ISIS-2.ISIS-2 (Second International Study of Infarct Survival) Collaborative Group. J Am Coll Cardiol. 1988;12(6)(suppl A):3A-13A. doi:10.1016/0735-1097 (88)92635-6
10. MehtaSR,BassandJP,ChrolaviciusS,etal; CURRENT-OASIS 7 Investigators. Dose comparisons of clopidogrel and aspirin in acute coronary syndromes. N Engl J Med. 2010;363(10):930-942. doi:10.1056/NEJMoa0909475
11. YusufS,ZhaoF,MehtaSR,ChrolaviciusS, Tognoni G, Fox KK; Clopidogrel in Unstable Angina to Prevent Recurrent Events Trial Investigators. Effects of clopidogrel in addition to aspirin in patients with acute coronary syndromes without ST-segment elevation. N Engl J Med. 2001;345(7): 494-502. doi:10.1056/NEJMoa010746
12. CAPRIE Steering Committee. A randomised, blinded, trial of clopidogrel versus aspirin in patients at risk of ischaemic events (CAPRIE). Lancet. 1996;348(9038):1329-1339. doi:10.1016/S0140-6736 (96)09457-3
13. Steinhubl SR, Berger PB, Mann JT III, et al; CREDO Investigators. Early and sustained dual oral antiplatelet therapy following percutaneous coronary intervention: a randomized controlled trial. JAMA. 2002;288(19):2411-2420. doi:10.1001/ jama.288.19.2411
14. Sabatine MS, Cannon CP, Gibson CM, et al; CLARITY-TIMI 28 Investigators. Addition of clopidogrel to aspirin and fibrinolytic therapy for myocardial infarction with ST-segment elevation.
15. N Engl J Med. 2005;352(12):1179-1189. doi:10.1056/ NEJMoa050522
16. WiviottSD,BraunwaldE,McCabeCH,etal; TRITON-TIMI 38 Investigators. Prasugrel versus clopidogrel in patients with acute coronary syndromes. N Engl J Med. 2007;357(20):2001-2015. doi:10.1056/NEJMoa0706482
17. RoeMT,ArmstrongPW,FoxKAA,etal; TRILOGY ACS Investigators. Prasugrel versus clopidogrel for acute coronary syndromes without revascularization. N Engl J Med. 2012;367(14):1297- 1309. doi:10.1056/NEJMoa1205512
18. MontalescotG,BologneseL,DudekD,etal; ACCOAST Investigators. Pretreatment with prasugrel in non–ST-segment elevation acute coronary syndromes. N Engl J Med. 2013;369(11): 999-1010. doi:10.1056/NEJMoa1308075
19. SchüpkeS,NeumannFJ,MenichelliM,etal; ISAR-REACT 5 Trial Investigators. Ticagrelor or prasugrel in patients with acute coronary syndromes. N Engl J Med. 2019;381(16):1524-1534. doi:10.1056/NEJMoa1908973
20. WallentinL,BeckerRC,BudajA,etal;PLATO Investigators. Ticagrelor versus clopidogrel in patients with acute coronary syndromes. N Engl J Med. 2009;361(11):1045-1057. doi:10.1056/NEJMoa0904327
21. BonacaMP,BhattDL,CohenM,etal; PEGASUS-TIMI 54 Steering Committee and Investigators. Long-term use of ticagrelor in patients with prior myocardial infarction. N Engl J Med. 2015;372(19):1791-1800. doi:10.1056/ NEJMoa1500857
22. Tricoci P, Huang Z, Held C, et al; TRACER Investigators. Thrombin-receptor antagonist vorapaxar in acute coronary syndromes. N Engl J Med. 2012;366(1):20-33. doi:10.1056/NEJMoa1109719
23. Morrow DA, Braunwald E, Bonaca MP, et al; TRA 2P–TIMI 50 Steering Committee and Investigators. Vorapaxar in the secondary prevention of atherothrombotic events. N Engl J Med. 2012;366(15):1404-1413. doi:10.1056/ NEJMoa1200933

24. Connery A, Ahuja T, Katz A, Arnouk S, Zhu E, Papadopoulos J, Rao S, Merchan C. Antithrombotic stewardship: evaluation of platelet reactivity-guided cangrelor dosing using the VerifyNow assay. J Cardiovasc Pharmacol. 2024 May;83(5):482-489. doi: 10.1097/FJC.0000000000001543.
25. Pallangyo P, Bhalia SV, Komba M, Mkojera ZS, Mayala HA, Kifai E, Kisenge PR. A nightmare of clopidogrel resistance in a resource-limited setting: case report of subacute stent thrombosis. Egypt Heart J. 2023;75(85):1-8. DOI: 10.1186/s43044-023-00408-8.
26. Máchal J, Hlinomaz O. Efficacy of P2Y12 receptor blockers after myocardial infarction and genetic variability of their metabolic pathways. Curr Vasc Pharmacol. 2019;17(1):35-40. doi: 10.2174/1570161116666180206110657
27. Clopidogrel: Drug information. UpToDate. Disponível em: https://www.uptodate.com/contents/clopidogrel-drug-information
28. Cohn JR, Savage MP, Adkinson NF, Cutlip D, Feldweg AM. Reações de hipersensibilidade ao clopidogrel. UpToDate. 2024.
29. Tantry US, Hennekens CH, Zehnder JL, Gurbel PA. Clopidogrel resistance and clopidogrel treatment failure. UpToDate [Internet]. 2024 [cited 2024 Oct 6]. Available from: https://www.uptodate.com
30. Ono M, Tomaniak M, Koenig W, et al. Impact of white blood cell count on clinical outcomes in patients treated with aspirin-free ticagrelor monotherapy after percutaneous coronary intervention: insights from the GLOBAL LEADERS trial. Eur Heart J Cardiovasc Pharmacother. 2020;8(1):39-47.
31. Laine M, Paganelli F, Bonello L. P2Y12-ADP receptor antagonists: Days of future and past. World J Cardiol. 2016;8(5):327-332. DOI: 10.4330/wjc.v8.i5.327.
32. Prasugrel: Drug information. UpToDate. 2024. Disponível em: https://www.uptodate.com/contents/prasugrel-drug-information
33. Ticlopidine (United States: Not available): Drug information. UpToDate. 2024
34. Cangrelor: Drug information. UpToDate [Internet]. 2024 [cited 2024 Oct 6]. Available from: https://www.uptodate.com/contents/cangrelor-drug-information
35. Sukun A, Tekeli F. Comparison of clopidogrel, prasugrel and ticagrelor response of patients by PFA-100-Innovance test results. Indian J Hematol Blood Transfus. 2023;39:294-299.
36. Orban M, Kleeberger J, Ouarrak T, Freund A, Feistritzer HJ, Fuernau G, et al. Clopidogrel vs. prasugrel vs. ticagrelor in patients with acute myocardial infarction complicated by cardiogenic shock: a pooled IABP-SHOCK II and CULPRIT-SHOCK trial sub-analysis. Clin Res Cardiol. 2021;110:1493-503.
37. Orban M, Limbourg T, Neumann F-J, Ferenc M, Olbrich H-G, Richardt G (2016) ADP receptor antagonists in patients with acute myocardial infarction complicated by cardiogenic shock: a post hoc IABP-SHOCK II trial subgroup analysis. EuroIntervention 12(11):e1395–e1403
38. Orban M, Mayer K, Morath T, Bernlochner I, Hadamitzky M, Braun S (2014) Prasugrel vs clopidogrel in cardiogenic shock patients undergoing primary PCI for acute myocardial infarction. Thromb Haemost 112(12):1190–1197
39. Bertling A, Fender AC, Schüngel L, Rumpf M, Mergemeier K, Geißler G, et al. Reversibility of platelet P2Y12 inhibition by platelet supplementation: ex vivo and in vitro comparisons of prasugrel, clopidogrel and ticagrelor. J Thromb Haemost. 2018;16:1089–98
40. Capranzano P, Moliterno D, Capodanno D. Aspirin-free antiplatelet strategies after percutaneous coronary interventions. Eur Heart J. 2024;45(8):572-585.
41. Vranckx P, Valgimigli M, Odutayo A, Serruys PW, Hamm C, Steg PG, et al. Efficacy and safety of ticagrelor monotherapy by clinical presentation: pre- specified analysis of the GLOBAL LEADERS trial. J Am Heart Assoc. 2021;10
42. Baber U, Dangas G, Angiolillo DJ, Cohen DJ, Sharma SK, Nicolas J, et al. Ticagrelor alone vs. ticagrelor plus aspirin following percutaneous coronary intervention in patients with non-ST-segment elevation acute coronary syndromes: TWILIGHT-ACS. Eur Heart J. 2020;41:3533–45.
43. Lee YJ, Suh Y, Kim JS, Cho YH, Yun KH, Kim YH, et al. Ticagrelor monotherapy after 3-month dual antiplatelet therapy in acute coronary syndrome by high bleeding risk: the subanalysis from the TICO trial. Korean Circ J. 2022;52:324–37
44. Nappi F. P2Y12 Receptor Inhibitor for Antiaggregant Therapies: From Molecular Pathway to Clinical Application. Int J Mol Sci. 2024;25(7575). https://doi.org/10.3390/ijms25147575:-contentReference{index=0}.
45. Ticagrelor: Drug information. In: UpToDate, 2024. Available from: https://www.uptodate.com/contents/ticagrelor-drug-information
46. Kunadian V, Baber U, Pivato CA, Cao D, Dangas G, Sartori S, et al. Bleeding and ischemic outcomes with ticagrelor monotherapy according to body mass index. J Am Coll Cardiol Intv. 2022;15(19):1948–60.
47. Sheng X-Y, An H-J, He Y-Y, Ye Y-F, Zhao J-L, Li S. High-Dose Clopidogrel versus Ticagrelor in CYP2C19 intermediate or poor metabolizers after percutaneous coronary intervention: A Meta-Analysis of Randomized Trials. J Clin Pharm Ther. 2022;47:1112–1121
48. Valgimigli M, Mehran R, Franzone A, da Costa BR, Baber U, Piccolo R, et al. Ticagrelor monotherapy versus dual-antiplatelet therapy after PCI: An individual patient-level meta-analysis. J Am Coll Cardiol Intv. 2021;14(4):444-456.
49. Sardella G, Beerkens FJ, Dangas G, Cao D, Baber U, Sartori S, et al. Ticagrelor with and without aspirin in patients with a prior coronary artery bypass graft undergoing percutaneous coronary intervention: the TWILIGHT-CABG study. EuroIntervention. 2022;18
50. Escaned J, Cao D, Baber U, et al. Ticagrelor monotherapy in patients at high bleeding risk undergoing percutaneous coronary intervention: TWILIGHT-HBR. Eur Heart J. 2021;42(45):4624–4634.
51. Gamal AS, Hara H, Tomaniak M, Lunardi M, Gao C, Ono M, et al. Ticagrelor alone vs. dual antiplatelet therapy from 1 month after drug-eluting coronary stenting among patients with STEMI: a post hoc analysis of the randomized GLOBAL LEADERS trial. Eur Heart J Acute Cardiovasc Care. 2021;10(6):756-773.
52. Krucoff M, Spirito A, Baber U, et al. Ticagrelor with or without aspirin following percutaneous coronary intervention in high-risk patients with concomitant peripheral artery disease: A subgroup analysis of the TWILIGHT randomized clinical trial. Am Heart J. 2024;272:11-22.
53. Spirito A, Kastrati A, Cao D, Baber U, Sartori S, Angiolillo DJ, et al. Ticagrelor with or without aspirin in high-risk patients with anaemia undergoing percutaneous coronary intervention: a subgroup analysis of the TWILIGHT trial. Eur Heart J Cardiovasc Pharmacother. 2023;9(4):328-336. doi:10.1093/ehjcvp/pvad006.
54. Dehghani P, Cao D, Baber U, et al. Monoterapia com ticagrelor após PCI em pacientes com diabetes mellitus concomitante e doença renal crônica: TWILIGHT DM-CKD. Eur Heart J Cardiovasc Pharmacother. 2022;8(7):707-716. doi:10.1093/ehjcvp/pvac016.
55. Ono M, Onuma Y, Kawashima H, Hara H, Gao C, Wang R, et al. Impact of proton pump inhibitors on efficacy of antiplatelet strategies with ticagrelor or aspirin after percutaneous coronary intervention: insights from the GLOBAL LEADERS trial. Catheter Cardiovasc Interv. 2022;100(1):72-82.
56. Jackson R, Trus RM, El-Diasty M. Hemadsorption for removal of ticagrelor and direct oral anticoagulants in cardiac surgery. Expert Rev Cardiovasc Ther. 2022;20(2):141-150. doi: 10.1080/14779072.2022.2044306.
57. Adamski P, Skonieczny G, Hajdukiewicz T, Kern A, Kubica J. Reversal of Platelet Inhibition in Patients Receiving Ticagrelor. Rev Cardiovasc Med. 2022;23(9):300.
58. Nappi F. P2Y12 Receptor Inhibitor for Antiaggregant Therapies: From Molecular Pathway to Clinical Application. Int J Mol Sci. 2024;25:7575.
59. UpToDate, Inc. Aspirin: Drug information. UpToDate. 2024. Available from: https://www.uptodate.com
60. Sidhu VS, Kelly TL, Pratt N, et al. Effect of Aspirin vs Enoxaparin on 90-Day Mortality in Patients Undergoing Hip or Knee Arthroplasty. JAMA Netw Open. 2023;6(6). doi:10.1001/jamanetworkopen.2023.17838
61. Jiang W, Yan Y, Huang T, et al. Efficacy and safety of aspirin in venous thromboembolism prevention after total hip arthroplasty, total knee arthroplasty or fracture. Vasa. 2024;53(5):314-325. doi:10.1024/0301-1526/a001129.

62. Nazeri Z, Abdeveiszadeh N, Zarezade V, Azizidoost S, Cheraghzadeh M, Aberumand M, et al. Investigating the effect of aspirin on apoAlinduced ATP binding cassette transporter 1 protein expression and cholesterol efflux in human astrocytes. Adv Biomed Res 2024;13:16.

63. Simon RA, Adkinson NF Jr, Feldweg AM. Aspirin-exacerbated respiratory disease: NSAID challenge and desensitization. UpToDate. 2024.

64. Jin J, Lei W, Wang M. A Practical Nomogram for Predicting the Bleeding Risk in Patients with a History of Myocardial Infarction Treating with Aspirin. Clin Appl Thromb Hemost. 2024;30:1-11. DOI: 10.1177/10760296241262789

65. Liang C, Wanling L, Wang M. LASSO-derived model for the prediction of bleeding in aspirin users. Sci Rep. 2024;14:12507. DOI: 10.1038/s41598-024-63437-6

66. Chen T, Lei W, Wang M. Predictive Model of Internal Bleeding in Elderly Aspirin Users Using XGBoost Machine Learning. Risk Manag Healthc Policy. 2024;17:2255-2269. DOI: 10.2147/RMHP. S478826

67. Squizzato A, Bellesini M, Takeda A, Middeldorp S, Donadini MP. Clopidogrel plus aspirin versus aspirin alone for preventing cardiovascular events. Cochrane Database Syst Rev. 2017;12. DOI: 10.1002/14651858.CD005158.pub

68. Gurbel PA, Becker RC, Mannkg, et al. Platelet function monitoring in patients with coronary artery disease. J Am Coll Cardiol. 2007;50:1822.

69. UpToDate. Cilostazol: Drug information. 2024. Available from: https://www.uptodate.com/contents/cilostazol-drug-information/print?

70. Guo LZ, Yu LH, Lee DH, Kim MH, Serebruany V. Adjunctive Cilostazol in Patients With High Residual Platelet Reactivity After Drug-Eluting Stent Implantation: A Randomized, Open-Label, Single-Center, Prospective Study (ADJUST-HPR). Am J Ther. 2024 May-Jun;31(3). doi: 10.1097/MJT.0000000000000244. Epub 2023 Apr 25.

71. Wang J, Xu X. Anti-Platelet Peptides Targeting ☐IIb☐3 Outside-In Signaling Pathway. Curr Protein Pept Sci. 2023;24(1):31-42. DOI: 10.2174/1389203724666221114113413.

72. Hasan N, Jauregui W, Zubair M, et al. Adverse Drug Effect Profiles of Gp2b/3a Inhibitors: A Comparative Review of the Last Two Decades. Cureus. 2023;15(11). DOI: 10.7759/cureus.49332.

73. Sharifi-Rad J, Sharopov F, Ezzat SM, Zam W, Ademiluyi AO, Oyeniran OH, et al. An Updated Review on Glycoprotein IIb/IIIa Inhibitors as Antiplatelet Agents: Basic and Clinical Perspectives. High Blood Press Cardiovasc Prev. 2023;30:93–107.

74. De Luca G, Verburg A, van't Hof A, ten Berg J, Kereiakes DJ, Coller BS, et al. Current and future roles of glycoprotein IIb–IIIa inhibitors in primary angioplasty for ST-segment elevation myocardial infarction. Biomedicines. 2024;12:2023

75. De Luca G, Verburg A, van 't Hof A, ten Berg J, Kereiakes DJ, Coller BS, et al. CELEBRATE: A Phase 3 Randomized Trial Investigating the Efficacy and Safety of Subcutaneous Zalunfiban in STEMI Patients Undergoing PCI. Biomedicines. 2024;12:2023.

76. van 't Hof AW, Ten Berg J, Heestermans T, Dill T, Funck RC, van Werkum W, et al. Prehospital initiation of high bolus dose tirofiban in patients with ST-elevation myocardial infarction undergoing primary angioplasty: the On-TIME 2 trial. EuroIntervention. 2008 Sep;4(4): 494-501.

77. Tirofiban: Drug information. UpToDate. 2024.

78. Eptifibatide. In: UpToDate, Lexi-Drugs. Available from: https://www.uptodate.com/contents/eptifibatide-drug-information

79. Mazzaferri EL Jr, Young JJ. Abciximab: a review and update for clinicians. Expert Rev Cardiovasc Ther. 2008;6(5):609-18.

80. Stratigakis A, Paty D, Zou P, et al. A regression approach for assessing large molecular drug concentration in breast milk. Reprod Breed 2023;3:199-207. doi:10.1016/j.repbre.2023.10.003.

81. Genetta TB, Mauro VF. Abciximab: A New Antiaggregant Used in Angioplasty. Ann Pharmacother. 1996;30(3):309-19.

82. Vincent L, Bourneau-Martin D, Maurier A, Babin M, Delepine S, Helley D, et al. Delayed thrombocytopenia following administration of abciximab: Pharmacovigilance survey and literature review. Therapies. 2021;76(6):569-574. DOI: 10.1016/j.therap.2021.02.006.

83. Usta C, Tükel Turgut N, Bedel A. How abciximab might be clinically useful. Int J Cardiol. 2016;222:1074-8.

84. Ibbotson T,mcgavin JK, Goa KL. Abciximab: An updated review of its therapeutic use in patients with ischaemic heart disease undergoing percutaneous coronary revascularisation. Drugs. 2003;63(11):1121-1163.

85. Abubakar M, Raza S, Hassan KM, Javed I, Hassan KM, Farrukh F, et al. Efficacy, Safety, and Role of Antiplatelet Drugs in the Management of Acute Coronary Syndrome: A Comprehensive Review of Literature. Cureus. 2023;15(3)

86. Hasanpour M, Maleki S, Rezaee H, Aminzadeh B, Abbasi Shaye Z, Keykhosravi E. Glycoprotein IIb/IIIa inhibitors in the treatment of thromboembolic events related to endovascular treatment of cerebral aneurysms: systematic review and meta-analysis. Neuroradiology J. 2024;37(2):152–163. DOI: 10.1177/19714009231166090.

87. Valgimigli M, Frigoli E, Heg D, Tijssen J, Jüni P, Vranckx P, et al. Dual Antiplatelet Therapy after PCI in Patients at High Bleeding Risk. N Engl J Med. 2021;385(18):1643-55.

88. Casula M, Casu G, Talanas G, Spano A, Tantry U, Bilotta F, et al. Efficacy and Safety of P2Y12 monotherapy vs standard DAPT in patients undergoing percutaneous coronary intervention: meta-analysis of randomized trials. Curr Probl Cardiol. 2024;49:102635.

89. Capodanno D, Baber U, Bhatt DL, Collet JP, Dangas G, Franchi F, et al. P2Y12 inhibitor monotherapy in patients undergoing percutaneous coronary intervention. Nat Rev Cardiol. 2022;19(12):829-44.

90. Gragnano F, Mehran R, Branca M. P2Y12 inhibitor monotherapy or dual antiplatelet therapy after complex percutaneous coronary interventions. J Am Coll Cardiol. 2023;81:537-552.

91. Favaloro EJ. To Clot or Not to Clot: Is That the Question? J Clin Med. 2023;12:2381.

92. Andersen LK, Hvas AM, Hvas CL. Effect of Desmopressin on Platelet Dysfunction During Antiplatelet Therapy: A Systematic Review. Neurocrit Care. 2021;34:1026–46.

93. Hartmann J, Hermelin D, Levy JH. Viscoelastic testing: an illustrated review of technology and clinical applications. Res Pract Thromb Haemost. 2023;7:100031.

94. Swallow RA, Agarwala RA, Dawkins KD, Curzen NP. Thromboelastography: potential bedside tool to assess the effects of antiplatelet therapy? Platelets. 2006;17(6):385-92.

95. Rali AS, Salem AM, Gebre M, Garies TM, Taduru S, Bracey AW. Viscoelastic haemostatic assays in cardiovascular critical care. Cardiac Failure Review. 2021;7. DOI: https://doi.org/10.15420/cfr.2020.22.

96. Westfall KM, Ramcharan RN, Shulkosky MM, Wahl WL, Hecht JP. The Effect of Antiplatelet Agents on Thromboelastography. Am Surg. 2023;89(11):4598-603.

97. O'Connor SA, Amour J, Mercadier A, Martin R, Kerneis M, Abtan J, et al. Efficacy of Ex Vivo Autologous and In Vivo Platelet Transfusion in the Reversal of P2Y12 Inhibition by Clopidogrel, Prasugrel, and Ticagrelor. Circ Cardiovasc Interv. 2015;8

98. Fuchs C, Scheer CS, Wauschkuhn S, Vollmer M, Meissner K, Hahnenkamp K, et al. Continuation of chronic antiplatelet therapy is not associated with increased need for transfusions: a cohort study in critically ill septic patients. BMC Anesthesiol. 2024;24(146):1–12.

99. Bhurwal A, Mutneja H, Goel A, Bansal V, Patel A, Brahmbhatt B, Sarkar A. No Significant Difference in Post-ERCP Bleeding Rates Between Dual Antiplatelet Agents and Aspirin Alone: A Systematic Review and Meta-analysis. J Clin Gastroenterol. 2022;56(6):546-551.

100. Schlachtenberger G, Deppe AC, Gerfer S, Choi YH, Zeriouh M, Liakopoulos O, et al. Major bleeding after surgical revascularization with dual antiplatelet therapy. Thorac Cardiovasc Surg. 2020;68(8):714-22.

101. Pufulete M, Harris J, Pouwels K, et al. Real-world bleeding in patients with acute coronary syndrome (ACS) undergoing percutaneous coronary intervention (PCI) and prescribed different combinations of dual antiplatelet therapy (DAPT) in England: a population-based cohort study emulating a 'target trial'. Open Heart. 2022;9

102. Pufulete M, Harris J, Sterne JAC, et al. Comprehensive ascertainment of bleeding in patients prescribed different combinations of dual antiplatelet therapy (DAPT) and triple therapy (TT) in the UK: study protocol for three population-based cohort studies emulating 'target trials' (the ADAPTT Study). BMJ Open. 2019;9

103. Harris J, Pouwels KB, Johnson T, Sterne J, Pithara C, Mahadevan K, et al. Bleeding risk in patients prescribed dual antiplatelet therapy and triple therapy after coronary interventions: the ADAPTT retrospective population-based cohort studies. Health Technol Assess. 2023 May;27(8):1–257. doi:10.3310/MNJY9014. PMCID: PMC10363958.

104. Sadeghi R, Babahajian A, Bahardoust M, Kachoueian N, Sarveazad A. Dual Antiplatelet Therapy before Coronary Artery Bypass Grafting; a Systematic Review and Meta-Analysis. Arch Acad Emerg Med. 2020;8(1)

105. Vuilliomenet T, Gebhard C, Bizzozero C, Glauser S, Blum S, Buser A, et al. Discontinuation of dual antiplatelet therapy and bleeding in intensive care in patients undergoing urgent coronary artery bypass grafting: a retrospective analysis. Interact CardioVasc Thorac Surg. 2019;28(5):665-73.

106. Nardi P, Pisano C, Turturici M, Bertoldo F, Maggio VR, Bassano C, et al. The impact of dual antiplatelet therapy administration on the risk of bleeding complications during coronary artery bypass surgery. Kardiochir Torakochir Pol. 2021;18(3):145-151. DOI: 10.5114/kitp.2021.109407

107. Comanici M, Bhudia SK, Marczin N, Raja SG. Antiplatelet resistance in patients who underwent coronary artery bypass grafting: a systematic review and meta-analysis. Am J Cardiol. 2023;206:191-199.

108. Lewis SR, Pritchard MW, Schofield-Robinson OJ, Alderson P, Smith AF. Continuation versus discontinuation of antiplatelet therapy for bleeding and ischaemic events in adults undergoing non-cardiac surgery. Cochrane Database Syst Rev. 2018;(7). DOI: 10.1002/14651858.CD012584.pub2.

109. Premji AM, Blegen MB, Corley AM, Ulloa J, Booth MS, Begashaw M, et al. Dual antiplatelet management in the perioperative period: updated and expanded systematic review. Syst Rev. 2023;12:197.

110. Childers CP, Maggard-Gibbons M, Ulloa JG, MacQueen IT, Miake-Lye IM, Shanman R, et al. Perioperative management of antiplatelet therapy in patients undergoing non-cardiac surgery following coronary stent placement: a systematic review. Syst Rev. 2018;7:4.

111. Swan D, Turner R, Douketis J, Thachil J. How to undertake procedures while on antiplatelet agents: a hematologist's view. Res Pract Thromb Haemost. 2024;8. [DOI:10.1016/j.rpth.2024.102539]

112. Lin X, Wang S, Wang L, Guan Y, Huang J. Aspirin Alone Versus Dual Antiplatelet Therapy after Transcatheter Aortic Valve Replacement: A Systematic Review and Meta-Analysis. Cardiovasc Drugs Ther. 2022;36(2):271-278.

113. Donald Cutlip, MD, A Michael Lincoff, MD. Acute non-ST-elevation acute coronary syndromes: Initial antiplatelet therapy. UpToDate, 2024.

114. Acute ST-elevation myocardial infarction: Antiplatelet therapy. UpToDate. © 2024 UpToDate, Inc.

115. Cutlip D, Levin T, Windecker S, Dardas TF. Antithrombotic therapy for elective percutaneous coronary intervention: General use. UpToDate. Atualizado em 11 de dezembro de 2023.

116. Sarafoff N, Holmes DR Jr, Cannon CP, Cutlip D. Coronary artery disease patients requiring combined anticoagulant and antiplatelet therapy. UpToDate. 2023 May 30.

117. Cutlip DE, Windecker S, Mehran R, et al. Clinical end points in coronary stent trials: a case for standardized definitions. Circulation 2007; 115:2344.

118. Chen H, Chen C, Fang J, Wang R, Nie W, Yuan Q. Efficacy and Safety of Antiplatelet Therapy Plus Xa Factor Inhibitors in Patients with Coronary Heart Disease: A Meta-Analysis. Med Sci Monit. 2019;25:5473-5481. DOI: 10.12659/MSM.917774.

119. Cimmino G, Gallinoro E, Di Serafino L, De Luca N, Cirillo P. Antiplatelet therapy in acute coronary syndromes: lights and shadows of platelet function tests to guide the best therapeutic approach. Curr Vasc Pharmacol. 2020;18(3):262-272. doi:10.2174/1570161117666190513105859.

120. Furie B, Furie BC. Mechanisms of thrombus formation. N Engl J Med. 2008;359:938-49.

121. Kaufmann CC, Muthspiel M, Lunzer L, Pogran E, Zweiker D, Burger AL, Wojta J, Huber K. Antiplatelet therapy and anticoagulation before, during, and after acute coronary syndrome. J Clin Med. 2024;13(2313):1-17.

122. Díez-Villanueva P, Jiménez-Méndez C, Cepas-Guillén P, Arenas-Loriente A, Fernández-Herrero I, García-Pardo H, et al. Current management of non-ST-segment elevation acute coronary syndrome. Biomedicines. 2024;12(8):1736. Available from: https://doi.org/10.3390/biomedicines12081736:contentReference{index=0}.

123. Nicolas J, Dangas G, Chiarito M, Pivato CA, Spirito A, Cao D, et al. Efficacy and safety of P2Y12 inhibitor monotherapy after complex PCI: a collaborative systematic review and meta-analysis. Eur Heart J Cardiovasc Pharmacother. 2023;9(3):240-50. doi:10.1093/ehjcvp/pvac071.

124. Costa F, Montalto C, Branca M, Hong SJ, Watanabe H, Franzone A, et al. Dual antiplatelet therapy duration after percutaneous coronary intervention in high bleeding risk: a meta-analysis of randomized trials. Eur Heart J. 2023;44(11):954-968.

125. Capodanno D, Mehran R, Krucoff MW, et al. Defining Strategies of Modulation of Antiplatelet Therapy in Patients With Coronary Artery Disease: A Consensus Document from the Academic Research Consortium. Circulation. 2023;147:1933-1944. doi:10.1161/CIRCULATIONAHA.123.064473.

126. Valgimigli M, Gragnano F, Branca M, Franzone A, Baber U, Jang Y, et al. P2Y12 inhibitor monotherapy or dual antiplatelet therapy after coronary revascularisation: individual patient level meta-analysis of randomised controlled trials. BMJ. 2021;373

127. Landi A, Alasnag M, Heg D, et al. Abbreviated or Standard Dual Antiplatelet Therapy by Sex in Patients at High Bleeding Risk: A Prespecified Secondary Analysis of a Randomized Clinical Trial. JAMA Cardiol. 2024;9(1):35-44.

128. Lim GB. Abbreviating DAPT reduces the risk of bleeding. Nat Rev Cardiol. 2021;18:740. doi:10.1038/s41569-021-00619-z.

129. Cutlip D, Nicolau JC, Cannon CP, Windecker S. Long-term antiplatelet therapy after coronary artery stenting in stable patients. UpToDate. 2023.

130. D'Ascenzo F, DE Filippo O, Angelini F, Piroli F, DE Lio G, Bocchino PP, et al. Duration and kind of dual antiplatelet therapy for acute coronary syndrome patients: a network meta-analysis. Minerva Cardiol Angiol. 2023;71(5):494-503. doi: 10.23736/S2724-5683.22.06038-0.

131. Muthspiel M, Kaufmann CC, Burger AL, Panzer B, Verheugt FWA, Huber K. Short dual antiplatelet therapy and dual antiplatelet therapy de-escalation after primary percutaneous intervention: For whom and how. Front Cardiovasc Med. 2022;9:1008194. doi: 10.3389/fcvm.2022.1008194.

132. Gorog DA, Ferreiro JL, Ahrens I, Ako J, Geisler T, Halvorsen S, et al. De-escalation or abbreviation of dual antiplatelet therapy in acute coronary syndromes and percutaneous coronary intervention: a Consensus Statement from an international expert panel on coronary thrombosis. Nat Rev Cardiol. 2023;20(12):830-44.

133. Vranckx P, Valgimigli M. Comparison of 1-month vs. 12-month dual antiplatelet therapy after implantation of drug-eluting stents in patients with acute coronary syndrome: the ULTIMATE-DAPT trial. Eur Heart J Acute Cardiovasc Care. 2024;13(4):368–369.

134. Smits PC, Frigoli E, Tijssen J, Jüni P, Vranckx P, Ozaki Y, et al. Abbreviated Antiplatelet Therapy in Patients at High Bleeding Risk With or Without Oral Anticoagulant Therapy After Coronary Stenting: An Open-Label, Randomized, Controlled Trial. Circulation. 2021;144(14):1196-211.

135. Smits PC, Frigoli E, Vranckx P, Ozaki Y, Morice MC, Chevalier B, et al. Abbreviated Antiplatelet Therapy After Coronary Stenting in Patients With Myocardial Infarction at High Bleeding Risk. J Am Coll Cardiol. 2022;80(13):1220-1237. doi:10.1016/j.jacc.2022.07.016.

136. Gragnano F, Mehran R, Branca M, Franzone A, Baber U, Jang Y, et al. P2Y12 Inhibitor Monotherapy or Dual Antiplatelet Therapy After Complex Percutaneous Coronary Interventions. J Am Coll Cardiol. 2023;81(6):537-552.

137. Landi A, Alasnag M, Heg D, et al. Abbreviated or standard dual antiplatelet therapy by sex in patients at high bleeding risk: a pre-

specified secondary analysis of a randomized clinical trial. JAMA Cardiol. 2024;9(1):35-44. doi:10.1001/jamacardio.2023.4316.

138. Holmes DR Jr, Sorajja P, Saltzman JR, Dardas TF. Gastrointestinal bleeding in patients undergoing percutaneous coronary intervention. UpToDate. 2024 Jan 17.

139. Kamath PS, Saltzman JR, Robson KM. Management of antiplatelet agents in patients undergoing endoscopic procedures. UpToDate. 2024 Mar 2

140. Boccatonda A, Gentilini S, Zanata E, Simion C, Serra C, Simioni P, et al. Portal Vein Thrombosis: State-of-the-Art Review. J Clin Med. 2024;13:1517. doi: 10.3390/jcm1305151

141. Montalvá E, Rodríguez-Perálvarez M, Blasi A, Bonanad S, Gavín O, Hierro L, et al. Consensus Statement on Hemostatic Management, Anticoagulation, and Antiplatelet Therapy in Liver Transplantation. Transplantation. 2022;106(6):1123-1131. doi: 10.1097/TP.0000000000004014

142. Vehviläinen J, Virta JJ, Skrifvars MB, Reinikainen M, Bendel S, Ala-Kokko T, et al. Effect of antiplatelet and anticoagulant medication use on injury severity and mortality in patients with traumatic brain injury treated in the intensive care unit. Acta Neurochir (Wien). 2023;165(11):4003–12.

143. Sharp V, Bazzi R, Hecht JP. Clinical outcomes for patients on antiplatelet and anticoagulants in thoracoabdominal trauma. Surgery Open Science. 2023;16:44-48.

144. Omari M, Alkhalil M. Advances in Cardiovascular Pharmacology in Atherosclerotic-Related Therapeutic Areas: Addressing Patients' Clinical Needs. J Clin Med. 2023;12(3665).

145. Ouyang Y, Wang Y, Liu B, Ma X, Ding R. Effects of antiplatelet therapy on the mortality rate of patients with sepsis: A meta-analysis. J Crit Care. 2019;50:162-8. doi: 10.1016/j.jcrc.2018.12.004.

146. Yuan S, Chen C, Xu F, Han D, Yang R, Zheng S, et al. Antithrombotic therapy improves ICU mortality of septic patients with peripheral vascular disease. Int J Clin Pract. 2022;2022:1288535. doi: 10.1155/2022/1288535.

147. Fuchs C, Scheer CS, Wauschkuhn S, Vollmer M, Meissner K, Hahnenkamp K, et al. Continuation of chronic antiplatelet therapy in critically ill septic patients: A cohort study. BMC Anesthesiol. 2024;24(146). doi: 10.1186/s12871-024-02516-7.

148. Chen S, Li S, Kuang C, Zhong Y, Yang Z, Yang Y, et al. Aspirin reduces the mortality risk of sepsis-associated acute kidney injury: An observational study using the MIMIC IV database. Front Pharmacol. 2023;14:1186384. doi: 10.3389/fphar.2023.1186384.

149. Yu H, Ni Y, Liang Z, Liang B, Wang Y. The effect of aspirin in preventing the acute respiratory distress syndrome/acute lung injury: A meta-analysis. Am J Emerg Med. 2018;36(12):1486–91

150. Boyle AJ, Di Gangi S, Hamid UI, Mottram L-J, McNamee L, White G, et al. Aspirin therapy in patients with acute respiratory distress syndrome is associated with reduced intensive care unit mortality: a prospective analysis. Crit Care. 2015;19(109)

151. Mohananey D, Sethi J, Villablanca PA, Ali MS, Kumar R, Baruah A, et al. Effect of antiplatelet therapy on mortality and acute lung injury in critically ill patients: A systematic review and meta-analysis. Ann Card Anaesth. 2016;19(4):626–37

152. Wang L, Li H, Gu X, Wang Z, Liu S, Chen L. Effect of antiplatelet therapy on acute respiratory distress syndrome and mortality in critically ill patients: A meta-analysis. PLoS One. 2016;11(5)

153. Wang Y, Zhong M, Wang Z, Song J, Wu W, Zhu D. The preventive effect of antiplatelet therapy in acute respiratory distress syndrome: a meta-analysis. Crit Care. 2018;22(60)

154. Matli K, Chamoun N, Fares A, et al. Combined anticoagulant and antiplatelet therapy is associated with an improved outcome in hospitalised patients with COVID-19: a propensity matched cohort study. Open Heart. 2021;8

155. Bolek T, Samoš M, Jurica J, et al. COVID-19 and the Response to Antiplatelet Therapy. J Clin Med. 2023;12(5):2038. doi:10.3390/jcm12052038

156. REMAP-CAP Investigators. Effect of Antiplatelet Therapy on Survival and Organ Support–Free Days in Critically Ill Patients With COVID-19: A Randomized Clinical Trial. JAMA. 2022;327(13):1247-1259. doi:10.1001/jama.2022.2910

157. Bohula EA, Berg DD, Lopes MS, et al. Anticoagulation and Antiplatelet Therapy for Prevention of Venous and Arterial Thrombotic Events in Critically Ill Patients With COVID-19: COVID-PACT. Circulation. 2022;146(13):1344-1356. doi:10.1161/CIRCULATIONAHA.122.061533

158. Cattaneo M. P2Y12 receptors: structure and function. J Thromb Haemost. 2015;13(Suppl 1)–S16. doi:10.1111/jth.12952

159. Natale P, Palmer SC, Saglimbene VM, Ruospo M, Razavian M, Craig JC, Jardine MJ, Webster AC, Strippoli GFM. Antiplatelet agents for chronic kidney disease. Cochrane Database Syst Rev. 2022;(2). DOI: 10.1002/14651858.CD008834.pub4

160. Allon M, Dillavou ED, Berns JS, Collins KA. Overview of hemodialysis arteriovenous graft maintenance and thrombosis prevention. UpToDate. Jan 2023. Available from: https://www.uptodate.com::contentReference{index=1}.

161. James AH, Sugrue R, Federspiel JJ. Novel Antithrombotic Agents in Pregnancy: Anticoagulants and Antiplatelet Agents. Clin Obstet Gynecol. 2023;66(1):196-207. doi:10.1097/GRF.0000000000000740.

162. Parker WAE, Storey RF. The role of platelet P2Y12 receptors in inflammation. Br J Pharmacol. 2023;1–17. doi:10.1111/bph.16256

163. Meng Y, Lin Y, Zhang JW, et al. Aspirin intervention before ICU admission reduced the mortality in critically ill patients with acute kidney injury: results from the MIMIC-IV. Front Pharmacol. 2023;14:1292745. doi:10.3389/fphar.2023.1292745

164. Faverio P, Aliberti S, Reyes L, et al. Antiplatelets improve survival among critically ill mechanically ventilated patients. Chest. 2014;146(4, Suppl 2):500A

165. Du F, Jiang P, He S, Song D, Xu F. Antiplatelet therapy for critically ill patients: a pairwise and Bayesian network meta-analysis. Shock. 2018;49(6):616-624. doi:10.1097/SHK.0000000000001057

166. Fernando SM, Mok G, Rochwerg B, et al. Preadmission antiplatelet use and associated outcomes and costs among ICU patients with intracranial hemorrhage. J Intensive Care Med. 2021;36(1):70-79. doi:10.1177/0885066619885347

167. Yang HG, Kim DK. Concomitant Use of Antiplatelet Agents and Proton-Pump Inhibitors Increases the Risk of Adverse Cardiovascular Events: A Nationwide Population-Based Cohort Study. J Cardiovasc Dev Dis. 2023;10(264).

168. Jourdi G, Hulot JS, Gaussem P. An update on oral antiplatelet drug interactions with proton pump inhibitors: what are the risks?. Expert Opin Drug Metab Toxicol. 2024;20(8):749-764.

169. Abrignanimg, et al. Gastroprotection in patients on antiplatelet and/or anticoagulant therapy: a position paper. Eur J Intern Med. 2021;85:1-13.

170. Abrignanimg, Lombardo A, Braschi A, Renda N. Proton pump inhibitors and gastroprotection in patients treated with antithrombotic drugs: A cardiologic point of view. World J Cardiol. 2023;15(8):375-394.

171. Lee YK, Lim HS, Choi YI, et al. Impact of Concomitant Use of Proton Pump Inhibitors and Clopidogrel on Recurrent Stroke and Myocardial Infarction. Pharmaceuticals. 2023;16(1213).

172. Würtz M, Grove EL. Proton Pump Inhibitors in Cardiovascular Disease: Drug Interactions with Antiplatelet Drugs. In: Advances in Experimental Medicine and Biology. Springer; 2016. p. 325-350.

173. Hu W, Luo Y, Yang X. Inappropriate Use of Proton Pump Inhibitors Increases Cardiovascular Events in Patients with Coronary Heart Disease. Int J Gen Med. 2022;15:8685-8691.

174. Dalal J, et al. Cardiovascular Compatibility of Proton Pump Inhibitors: Practice Recommendations. Cardiol Ther. 2023;12:557-570.

175. Hu W, Luo Y, Yang X. Inappropriate Use of Proton Pump Inhibitors Increases Cardiovascular Events in Patients with Coronary Heart Disease. Int J Gen Med. 2022;15:8685-8691.

176. Bhatt DL. Optimal antiplatelet therapy revisited: when is a single better than a double? J Am Coll Cardiol. 2023;81(6):553-556.

177. Referência: Winter MP, Grove EL, De Caterina R, et al. Advocating cardiovascular precision medicine with P2Y12 receptor inhibitors. Eur Heart J Cardiovasc Pharmacother. 2017;3(4):221-234. doi:10.1093/ehjcvp/pvw044

IX

Farmacologia do Trato Gastrointestinal

21

Farmacologia da Secreção Ácido-Gástrica e Distúrbios da Motilidade Gastrointestinal

Rodolpho Augusto de Moura Pedro

INTRODUÇÃO

A melhor compreensão da fisiologia gastrointestinal resultou em grandes avanços terapêuticos nas últimas décadas, transformando o manejo das patologias abdominais do doente crítico. Ao mesmo tempo, a evolução do conhecimento ampliou a complexidade dos pacientes e condições manejadas no ambiente de terapia intensiva, sendo ainda parte desta fórmula o surgimento de uma série de novas drogas com impactos gastrointestinais diversos, tanto na modulação da secreção gástrica como da função motora do trato digestivo.

O objetivo deste capítulo é descrever os principais distúrbios gastrointestinais relacionados à dismotilidade e à secreção ácido-gástrica, bem como o manejo destas entidades no cenário da terapia intensiva.

SECREÇÃO ÁCIDO-GÁSTRICA

Fisiologia

A solução rica em ácido clorídrico (HCL) e pepsina produzida e armazenada no estômago (suco gástrico) é responsável pela manutenção do baixo pH local, servindo não apenas como uma etapa relevante do processo de digestão e absorção alimentar, mas também como barreira microbiológica. A manutenção deste ambiente hostil requer um fino equilíbrio que permita manter tal solução corrosiva no interior do órgão, sem expor continuamente as células da mucosa gástrica à mesma agressão. Este equilíbrio passa não apenas por um mecanismo de retroalimentação da produção/secreção ácida, mas também por uma proteção mecânica com a produção de muco e uma farta rede de irrigação sanguínea local atuando como sistema tampão do pH ao nível celular.

Patologia

A falha dos mecanismos de proteção acima descritos pode incorrer em lesão aguda ou crônica da mucosa gástrica, sendo o desequilíbrio da secreção ácida usualmente implicado como causa de patologias quando deslocado para o polo da hiperacidez.

A hiperacidez gástrica induz lesão da mucosa local em um espectro de gravidade que vai desde a gastrite/esofagite/duodenite leve até a ulceração profunda com perfuração local. Este desbalanço pode ocorrer por uma hiperprodução de ácido clorídrico e pepsina, por redução dos mecanismos de proteção local ou até mesmo por uma agressão direta relacionada a medicamentos (anti-inflamatórios não esteroidais, ácido acetilsalicílico) e/ou patógenos (*Helicobacter Pilory*). No ambiente crítico, os desafios hemodinâmicos se colocam como fator agravante adicional nesta equação, tanto pelo uso de drogas vasopressoras como pela possibilidade de hipovolemia e baixo débito cardíaco/choque. A regulação da secreção gástrica envolve a atuação neural (acetilcolina), hormonal local (Gastrina) e parácrina (histamina/somatostatina), que atuam em equilíbrio fino buscando como fator final o ajuste da secreção de ácido clorídrico pela bomba de prótons (Na/K/ATPase) nas células parietais gástricas.

Farmacologia

O estudo das patologias associadas à agressão ácido-gástrica permitiu entender o comportamento destas entidades, não apenas levando ao desenvolvimento de drogas que atuem na manipulação do pH local, como também a identificação e tratamento de fatores associados como o já citado *H. Pilory*. Dentre as drogas que atuam aumentando o pH gástrico, diminuindo assim seu potencial lesivo, podemos citar como opções as medicações dos seguintes grupos:

- **Inibidores Histaminérgicos:** Atuam no bloqueio de receptores histaminérgicos H2 do estômago, reduzindo o estímulo humoral para liberação de HCL.

- **Inibidores da Bomba de Prótons (IBP):** Atuam bloqueando diretamente a bomba de prótons (NA-K-A-TPase) das células parietais gástricas, reduzindo assim

314 Seção IX • Farmacologia do Trato Gastrointestinal

a liberação de HCL local. São as drogas mais estudadas e atualmente veem substituindo o uso dos inibidores histaminérgicos após sinais de possível superioridade na prevenção de complicações associadas à acidez gástrica.

- **Inibidor ácido do canal de potássio (P-CAB):** Drogas que representariam uma evolução farmacológica dos IBPs, atuando diretamente na inibição da bomba de prótons, sem a necessidade de conversão de pró-droga, com efeito, reversível e maior concentração local, permitindo sua ação sem interferência da ingesta alimentar. Apesar destas qualidades, não há descrição atual de superioridade clínica desta classe frente aos IBPs.

- **Inibidores dos receptores de gastrina/colecistocinina:** Atuam bloqueando a regulação parácrina via gastrina e colecistocinina. São drogas com menor arcabouço científico que os IBPs.

Tratamento

O tratamento inicial das patologias relacionadas ao aumento da secreção ácido gástrica usualmente busca a remoção de fatores associados (suspensão de anti-inflamatórios não hormonais, tratamento de *H. Pilory*, cessação do tabagismo, etc.), e o aumento do pH local com ou sem o uso de drogas que atuem como barreiras mecânicas. O tratamento de complicações severas associadas, como sangramento e/ou perfurações pode exigir o complemento endoscópico, ou cirúrgico. Aqui descreveremos o uso das medicações que atuam manipulando a secreção ácido-gástrica.

O uso de antagonistas H2 e IBPs são classicamente empregados na tarefa de elevar o pH local, reduzindo a agressão e permitindo resolução das lesões. Embora ainda controverso, alguns estudos menores sugerem superioridade dos IBPs em relação aos antagonistas H2 em relação ao risco de ressangramento e transfusões. A popularização dos IBPs e a redução da

Tabela 21.1. Comparativo das medicações que atuam na secreção ácido-gástrica

Classe	Ação	Exemplos
Inibidor H2	Bloqueio do receptor histaminérgico H2.	Ranitidina Famotidina
Inibidor da Bomba de Prótons	Bloqueio irreversível da Bomba Na-K-ATPase.	Omeprazol Pantoprazol Rabeprazol
Inibidor ácido do canal de potássio	Bloqueio reversível da Bomba Na-K-ATPase.	Vonoprazan
Inibidor de gastrina/colecistocinina	Bloqueio parácrino via inibição da gastrina/colecistocinina.	Loxiglumida Spiroglumida

diferença de preço entre as classes permitiu sua popularização na terapia intensiva recente, sendo inclusive apontados como uma classe de drogas frequentemente prescrita em excesso. Embora a profilaxia primária de sangramento seja classicamente advogada na terapia intensiva, especialmente em grupos de maior risco como pacientes em jejum, em ventilação mecânica, pacientes com coagulopatia e/ou instáveis, apenas recentemente este efeito foi colocado à prova em grandes ensaios clínicos randomizados.

Em 2018 e 2024 foram publicados respectivamente os trials SUP-ICU e REVISE. Ambos avaliaram o impacto da profilaxia de úlceras de stress na terapia intensiva em pacientes com alto risco de sangramento (**Tabela 21.2.**). Ambos os trabalhos encontraram uma redução dos episódios de sangramento digestivo ao redor de 2%, sem modificação da sobrevida a curto prazo. Embora o tamanho do efeito possa ser questionado, o sangramento digestivo deve ser colocado em perspectiva, uma vez que acarreta aumento de custo e tempo de internação. Outro fator importante é que o uso de IBPs nesta população se mostrou seguro, sem aumentar a incidência de colite pseudomembranosa ou pneumonia aspirativa no mesmo período. Cabe ressaltar que nenhum dos estudos avaliou o impacto da terapia em pacientes menos severos, onde se espera um efeito ainda menor da droga, sendo seu uso rotineiro nesta categoria possivelmente desnecessário. Além disso, o real impacto local e sistêmico a longo prazo deste uso é menos conhecido.

Tabela 21.2. Resumo dos Estudos SUP-ICU e REVISE sobre profilaxia primária de sangramento digestivo com IBPs

	SUP-ICU	REVISE
Ano de publicação	2018	2024
Desenho	Multicêntrico, randomizado, cego, placebo controlado.	Multicêntrico, randomizado, cego, placebo controlado.
Amostra	3298	4821
Pacientes incluídos	Adultos em ventilação mecânica.	Adultos críticos com 1 dos seguintes: choque, diálise, ventilação mecânica uso de anticoagulantes, coagulopatia ou doença hepática.
Resultados	Sem melhora de sobrevida em 90 dias. Redução de sangramento digestivo (2,5 x 4,2%, RR 0.58 (0.40–0.86)).	Redução de sangramento digestivo em 90 dias (1,0 x 3,5%, RR 0.30 (0.19–0.47)).
Segurança	Sem diferença em eventos infecciosos em 90 dias.	Sem diferença em pneumonia associada à ventilação ou colite pseudomembranosa em 90 dias.

DISTÚRBIOS DA MOTILIDADE GASTROINTESTINAL

Fisiologia

A mobilidade gastrointestinal permite a propulsão do conteúdo luminal ao longo das diferentes etapas do processo digestivo, absortivo e excretório. No estômago, o alimento passa a ser armazenado, digerido e posteriormente transferido à próxima etapa (intestinal). O controle da propulsão alimentar no estômago, bem como o tônus do esfíncter pilórico que o separa do duodeno são os responsáveis por regular esta transferência. As fibras responsáveis pela contração gástrica são usualmente acionadas pela distensão do órgão ou pela liberação de acetilcolina, motilina e outros hormônios locais via sistema parassimpático, em especial pela atuação do nervo vago. Já a adrenalina, a noradrenalina, a colecistoquinina e o peptídeo intestinal vasoativo (VIP) figuram dentre os potenciais inibidores deste processo. No intestino delgado este processo ocorre de forma similar pela extensão da atividade do plexo mioentérico e do sistema nervoso autônomo, sendo o sistema parassimpático o promotor da mobilidade e o sistema simpático o responsável por sua inibição.

Patologia

No ambiente de terapia intensiva, além das disfunções orgânicas clássicas, como a hemodinâmica ou respiratória, pode ocorrer o mau funcionamento do trato gastrointestinal (disfunção gastrointestinal), seja com redução da mobilidade (gastroparesia e/ou íleo), seja por sua aceleração (diarreia). Essas alterações podem resultar da combinação do uso de drogas que causem dismotilidade/disbiose ou de situações clínicas graves como choque ou isquemia mesentérica não oclusiva. Além disso, algumas patologias específicas podem exacerbar esse processo, como a neuropatia diabética e a manipulação cirúrgica. Esta última pode contribuir tanto de forma direta, através da secção de fibras neurais envolvidas na regulação da motilidade (por exemplo: lesão do nervo vago), como pela simples manipulação/inflamação de alças comumente implicadas no surgimento do íleo pós-operatório. Já no outro lado do espectro da dismotilidade, a diarreia no paciente crítico pode resultar do efeito colateral esperado de alguns medicamentos (terlipressina, preparos de colonoscopia, laxativos), efeitos colaterais indesejados (colite pseudomembranosa após uso de antibióticos), ou surgir como resposta a um dano local, seja ele infeccioso (enterocolites bacterianas e virais), inflamatório (doença de crohn, retocolite ulcerativa), isquêmico (trombose/embolia mesentérica, isquemia intestinal não oclusiva) e outros (diarreia paradoxal da obstrução intestinal, etc.).

Farmacologia

Nos processos de paresia/paralisia dos movimentos gastrointestinais, além da busca pela etiologia, da correção de possíveis agravantes (drogas, distúrbios hidroeletrolíticos, glicêmicos e/ou perfusionais) e exclusão de diagnósticos diferenciais como a obstrução mecânica, algumas terapias podem ser úteis na promoção da peristalse.

As drogas comumente utilizadas para gastroparesia atuam através da inibição dopaminérgica ou do agonismo à motilina. A inibição dopaminérgica do receptor D2 bloqueia a ação inibitória da dopamina sobre a peristalse gástrica, aumenta o tônus do esfíncter esofagiano inferior e reduz a sensação de náuseas por ação direta no sistema nervoso central. Os principais exemplos desta classe são a metoclopramida, a bromoprida e a domperidona (**Tabela 21.3.**). Já os agonistas da motilina são representados principalmente pelos macrolídeos, sendo a eritromicina endovenosa a medicação mais estudada. Além destas classes, o uso de moduladores dos receptores de serotonina também é descrito com esta finalidade, embora abandonado na prática clínica por efeitos colaterais cardiovasculares.

Além disso, a estimulação da via da acetilcolina através da inibição de sua degradação pela colinesterase, permite o aumento do tônus parassimpático aumentando o peristaltismo, em especial. Embora alguns trabalhos demonstraram resultados heterogêneos do impacto desta última estratégia sobre o esvaziamento gástrico, a ação de aumento do peristaltismo intestinal parece consolidada na literatura.

Já diante do aumento indevido/exagerado do peristaltismo intestinal, usualmente traduzido por diarreia, deve-se inicialmente atentar que, assim como no caso da hipomotilidade, esta representa um sinal clínico de alerta para busca por uma patologia de base, mas que possui consequências próprias que podem ser deletérias ao doente crítico independente da etiologia implicada. Antes de lançar mão de medicações antidiarreicas, deve-se atentar para possibilidade de que a inibição da diarreia pode ser deletéria em alguns cenários de sofrimento intestinal, como no caso da diarreia paradoxal da obstrução intestinal e em casos de colites graves.

A atuação dos antidiarreicos ocorre usualmente pelo aumento da atividade simpática intestinal ou bloqueio parassimpático, induzindo hipoperistaltismo e aumento do tônus dos esfíncteres, ou por medicamentos que atuem tratando a má absorção local. Os principais constipantes que podem ser utilizados na prática clínica são os agonistas do receptor opioide μ (Loperamida), o inibidor do transporte eletrolítico pela encefalinase entérica (Racecadotrila), as resinas quelantes de ácidos biliares (Colestiramina), e outras drogas (análogos da somatostatina, cálcio, fibras, etc.).

Tratamento

O tratamento específico das dismotilidade também depende da etiologia, mas algumas medidas podem ser adotadas em cenários variados como sintomáticos.

No caso da gastroparesia, além da correção de distúrbios hidroeletrolíticos, da redução do uso de opioides e do controle glicêmico, o uso de antagonistas dopaminérgicos D2, associados ou não aos agonistas da motilina, pode resultar em menor tempo para o esvaziamento gástrico. No íleo adinâmico, além de evitar

Tabela 21.3. Comparativo das medicações que atuam na dismotilidade intestinal.

Classe	Exemplos	Indicação
Antagonistas dopaminérgicos D2	Metoclopramida, domperidona, bromoprida.	Gastroparesia com ou sem náuseas.
Agonistas da Motilina	Eritromicina.	Gastroparesiia.
Inibidores da colinesterase	Neostigmina.	Íleo pós-operatório, pseudobstrução intestinal.
Agonista do receptor Opioide μ	Loperamida.	Diarreia após exclusão de causas obstrutivas e colites graves.
Inibidores da encefalinase	Racecadotrila.	Diarreia após exclusão de causas obstrutivas e colites graves.
Quelantes de sais biliares	Colestiramina.	Diarreia relacionada aos sais biliares (ex.: diarreia pós-colecistectomia).
Análogos de somatostatina	Octreotide.	Diarreias relacionadas à disabsorção (ex.: síndrome do intestino curto).
Miscelânea	Cálcio, codeína, clonidina.	Diarreia de difícil controle, após exclusão de causas obstrutivas e colites graves.

opioides e corrigir os distúrbios citados, o uso da neostigmina pode ser advogado em casos de íleo prolongado não obstrutivo, sendo ainda descrito um potencial benefício da ingesta de cafeína e, com menor evidência, a deambulação.

Já nos pacientes com diarreia, além de identificar e tratar a causa e os agravantes, após a exclusão de patologias graves que envolvam obstrução mecânica ou enterocolites graves, o uso de constipantes pode auxiliar no controle dos episódios, buscando minimizar a chance de desidratação, lesão cutânea e distúrbios hidroeletrolíticos, comuns, por exemplo, nas ileostomias de alto débito. Neste cenário, a loperamida e a racecadotrila costumam ser tentadas inicialmente. Em pacientes com disabsorção de sais biliares pode-se lançar a colestiramina e na suspeita de supercrescimento bacteriano, um curso de antibioticoterapia pode ser avaliado. Nas enterocolites infecciosas, o tratamento antimicrobiano também pode modificar o curso da doença, devendo o diagnóstico de colite pseudomembranosa fazer parte do diagnóstico diferencial no doente crítico. Em pacientes sem uma causa tratável, em que complicações graves foram excluídas, outros sintomáticos podem ser avaliados, como o carbonato de cálcio, a utilização de fibras solúveis, análogos da somatostatina e, a depender do risco-benefício, o uso de opioides fracos, como a codeína e anedoticamente de agonistas adrenérgicos alfa 2, como a clonidina.

BIBLIOGRAFIA

1. Herszenyi L, Bakucz T, Barabas L, Tulassay Z. Pharmacological Approach to Gastric Acid Suppression: Past, Present, and Future. Dig Dis. 2020;38(2):104-11.
2. Almadi MA, Lu Y, Alali AA, Barkun AN. Peptic ulcer disease. Lancet. 2024;404(10447):68-81.
3. Scally B, Emberson JR, Spata E, Reith C, Davies K, Halls H, et al. Effects of gastroprotectant drugs for the prevention and treatment of peptic ulcer disease and its complications: a meta-analysis of randomised trials. Lancet Gastroenterol Hepatol. 2018;3(4):231-41.
4. Marker S, Perner A, Wetterslev J, Krag M, Lange T, Wise MP, et al. Pantoprazole prophylaxis in ICU patients with high severity of disease: a post hoc analysis of the placebo-controlled SUP-ICU trial. Intensive Care Med. 2019;45(5):609-18.
5. Cook D, Deane A, Lauzier F, Zytaruk N, Guyatt G, Saunders L, et al. Stress Ulcer Prophylaxis during Invasive Mechanical Ventilation. N Engl J Med. 2024;391(1):9-20.
6. Dionne JC, Mbuagbaw L. Diarrhea in the critically ill: definitions, epidemiology, risk factors and outcomes. Curr Opin Crit Care. 2023;29(2):138-44.
7. Camilleri M, Parkman HP, Shafi MA, Abell TL, Gerson L, American College of G. Clinical guideline: management of gastroparesis. Am J Gastroenterol. 2013;108(1):18-37; quiz 8.
8. Vather R, Bissett I. Management of prolonged post-operative ileus: evidence-based recommendations. ANZ J Surg. 2013;83(5):319-24.

22

Microbioma, Disbiose, Probióticos e Transplante Fecal

Luis Eduardo Fontes

INTRODUÇÃO

O microbioma intestinal é o conjunto de microrganismos que habitam o trato gastrointestinal humano, incluindo bactérias, fungos, vírus e outros. Estima-se que o número de germes que povoam o trato gastrointestinal seja equivalente a cerca de 40 trilhões de microorganismos, que contêm cerca de 2 milhões de genes. Trata-se de um "abscesso" não tratado, separado do organismo humano por uma única camada de células altamente diferenciadas e especializadas, o epitélio intestinal. Para se colocar ordem de grandeza, o número de microrganismos é equivalente ao número de células do corpo humano, o que destaca sua importância na nossa homeostase. O microbioma exerce funções essenciais na fisiologia humana, como a digestão de carboidratos complexos, síntese de vitaminas, regulação da imunidade e proteção contra a colonização por patógenos. As comunidades microbianas no intestino coexistem em uma simbiose vital com o hospedeiro humano. No entanto, essa simbiose é altamente dinâmica e pode ser alterada por situações comuns em pacientes críticos no ambiente de terapia intensiva como uso de dietas inadequadas, uso de antibióticos, inibidores de bomba de prótons, choque com uso de aminas vasoativas e outras intervenções clínicas, resultando em um estado patológico local denominado *disbiose*(**Figura 22.1.**).

A disbiose é caracterizada por alterações na composição e integração do microbioma intestinal com o hospedeiro, que podem desencadear ou exacerbar várias condições clínicas, como doenças metabólicas, inflamatórias e infecciosas. Em particular, a disbiose tem sido amplamente associada a doenças crônicas como obesidade, diabetes mellitus tipo 2 (DM2), doenças inflamatórias intestinais (DII) e condições agudas como a sepse e a disfunção de múltiplos órgãos e sistemas (DMOS).

MICROBIOMA INTESTINAL

A composição do microbioma intestinal saudável é dominada por quatro filos bacterianos principais: Firmicutes, Bacteroidetes, Actinobactéria e Proteobactéria. Desses, Firmicutes e Bacteroidetes são os mais abundantes e estão envolvidos em processos fundamentais de fermentação de carboidratos e produção de ácidos graxos de cadeia curta (AGCC), como butirato, acetato e propionato. Esses AGCC são essenciais para a manutenção da integridade da barreira intestinal, fornecendo energia para os colonócitos e modulando respostas imunológicas através da indução de linfócitos T reguladores.

O microbioma atua como uma verdadeira barreira física e bioquímica contra germes patógenos, produzindo localmente substâncias antimicrobianas e disputando sítios ecológicos que inibem a colonização por microrganismos patogênicos. O equilíbrio dessas interações é mantido em grande parte pelo epitélio intestinal e pelo tecido linfoide associado ao intestino (GALT). O sistema GALT interage com o microbioma para detectar e responder adequadamente a germes patogênicos sem desencadear respostas inflamatórias sistêmicas ou locais excessivas. Essa interação contribui para a imunotolerância e a homeostase.

Por fim, o microbioma normal desempenha um papel crucial na composição e manutenção da camada de muco intestinal, que atua como uma barreira protetora entre o epitélio intestinal e os germes presentes no lúmen intestinal. Essa camada de muco é composta principalmente por mucinas, proteínas secretadas pelas células caliciformes do intestino, e sua função principal é impedir a aderência direta de microrganismos à mucosa intestinal. Algumas bactérias comensais, como as pertencentes aos gêneros *Akkermansia* e *Bacteroides*, são responsáveis por modular a espessura e composição da camada de muco, garantindo a produção de mucinas pelas células caliciformes e a renovação constante da camada de muco. Uma camada de muco íntegra cria um ambiente físico e bioquímico que regula a proximidade e o contato dos microrganismos com o epitélio intestinal, prevenindo a translocação de patógenos e a ativação excessiva do sistema imunológico, que pode levar à inflamação intestinal e à resposta inflamatória sistêmica. No intestino grosso essa camada é mais espessa e possui duas camadas: uma camada interna estéril, que impede a penetração de microrganismos, e uma camada externa que abriga bactérias comensais. Em situações de disbiose, a composição do microbioma é alterada, o que pode resultar em uma degradação da qualidade e funcionalidade da camada de muco. A perda de bactérias sapróficas que modulam a produção de mucina e regulam a proliferação de microrganismos patogênicos, podem reduzir a espessura da camada de muco, tornando o intestino mais suscetível à alterações de permeabilidade e consequente translocação de micro-organismos e seus produtos tóxicos.

DISBIOSE

O processo de disbiose ocorre quando há um desequilíbrio na composição do microbioma intestinal, o que pode resultar em:

- **Perda da Diversidade Microbiana:** a redução da diversidade bacteriana, muitas vezes causada pelo uso de antibióticos, é um dos marcadores mais comuns de disbiose. A perda de anaeróbios importantes, como "*Faecalibacterium*" e "*Bifidobacterium*", compromete a produção de metabólitos protetores, como o butirato, e pode resultar em uma barreira epitelial disfuncional, com alterações das junções intercelulares e aumento de permeabilidade.
- **Proliferação de Patobiontes:** em situações de disbiose, patógenos oportunistas, como *Clostridioides difficile*, podem proliferar, levando a infecções graves e inflamação intestinal. Outros germes como *Enterococcus, Staphylococcus, Candida* e *Proteobacteria* podem se multiplicar. A expansão destes patógenos, está associada ao aumento do risco de infecções nosocomiais, como pneumonia associada à ventilação mecânica e infecções da corrente sanguínea. Essa expansão pode ser causada por diversos mecanismos frequentemente observados em pacientes críticos como alterações no pH intestinal, perda da competição por comensais benéficos e aumento da produção de toxinas microbianas contra germes sapróficas.
- **Disfunção Metabólica:** a alteração no metabolismo microbiano, com a redução da produção de AGCC e o aumento de metabólitos pró-inflamatórios, pode contribuir para distúrbios metabólicos como obesidade e resistência à insulina.

Estas alterações microbianas podem ocorrer poucas horas após o início de insultos graves, como trauma, cirurgias ou sepse. O conceito do intestino como o "motor" da falência orgânica múltipla foi proposto com base na observação de que a translocação de bactérias e de seus produtos para a circulação sistêmica (sanguínea e linfática) pode precipitar respostas inflamatórias sistêmicas, agravando a sepse e contribuindo para a disfunção de múltiplos órgãos (**Figura 22.1.**).

ESTRATÉGIAS TERAPÊUTICAS

O manejo da disbiose em pacientes críticos é um campo de intensa pesquisa nos dias atuais. As estratégias terapêuticas focam na restauração da homeostase microbiana por meio de probióticos, prebióticos e transplante de microbiota fecal (TMF).

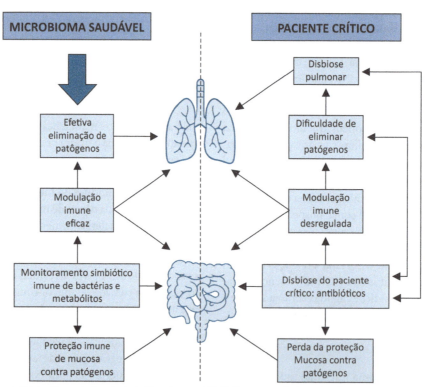

Figura 22.1. Microbioma-cross-talk intestino-pulmão adaptado-Nora Suzanne Wolff, Floor Hugenholtz and Willem Joost Wiersinga-Critical care-2018.

Probióticos são microrganismos vivos que, quando administrados em quantidades adequadas, conferem benefícios à homeostase do hospedeiro. Eles agem competindo com patobiontes por nutrientes e nichos ecológicos, além de estimular a produção de metabólitos benéficos, como os AGCC. Estudos sugerem que a administração de probióticos pode reduzir a incidência de infecções nosocomiais em UTIs, particularmente *Clostridioides difficile* 【13†source】.

Prebióticos são fibras alimentares não digeríveis que estimulam seletivamente o crescimento de bactérias comensais, como Bifidobacterium e Lactobacillus. A ingestão de prebióticos promove a produção de AGCC, que, por sua vez, ajuda a manter a integridade da barreira intestinal e regula as respostas imunológicas.

Transplante de Microbiota Fecal (TMF) é uma modalidade terapêutica que tem se mostrado eficaz para a restauração da diversidade microbiana em pacientes com disbiose grave, particularmente em casos recorrentes de colite pseudomembranosa causada por *Clostridioides difficile (NEJM)*. O TMF envolve a introdução de microbiota saudável de um doador para o trato gastrointestinal de um receptor, restaurando o equilíbrio microbiano e promovendo a recuperação da função intestinal. O TMF visa restaurar a homeostase intestinal através da transferência de uma comunidade microbiana saudável de um doador para o intestino de um receptor com disbiose.

- **Método de Transplante de Microbiota Fecal**

O TMF envolve a transferência direta de fezes processadas de um doador saudável para o trato gastrointestinal do paciente. O procedimento pode ser realizado por diferentes vias de administração:

1. **Administração por Colonoscopia:** A rota mais comum envolve a introdução direta da suspensão fecal no cólon por meio de colonoscopia. Este método permite a deposição da microbiota diretamente no intestino grosso, onde a disbiose é mais pronunciada.

2. **Administração por Enema Retal:** Outra via usada para pacientes que não podem ser submetidos à colonoscopia é o enema retal. Esse método é menos invasivo e permite a infusão da microbiota no intestino distal.

3. **Administração por Sonda Nasogástrica ou Nasoduodenal:** Para pacientes que não podem tolerar a administração por via retal ou endoscópica, pode-se realizar o TMF via sonda nasogástrica ou nasoduodenal. Essa abordagem introduz a microbiota diretamente no estômago ou no intestino delgado, onde também pode exercer efeitos benéficos.

4. **Cápsulas de Microbiota:** Recentemente, o desenvolvimento de cápsulas orais contendo microbiota fecal liofilizada permitiu uma forma mais simples e não invasiva de realizar o transplante. Essa abordagem ainda está em fase de estudo, mas apresenta grande potencial para pacientes críticos que não toleram métodos mais invasivos.

- **Preparação e Seleção do Doador**

O processo começa com a seleção rigorosa de doadores saudáveis, que são submetidos a uma triagem abrangente para excluir a presença de patógenos, doenças infecciosas ou comorbidades que possam comprometer a qualidade da microbiota. As fezes do doador são então processadas, geralmente diluídas em solução salina ou outro meio adequado, e filtradas para remover partículas grandes. A suspensão fecal resultante contém uma alta concentração de microrganismos vivos que serão transferidos para o receptor.

Embora o TMF seja amplamente aceito para o tratamento de *Clostridioides difficile* recorrente, seu uso em pacientes sépticos ainda está em fase de investigação. No entanto, estudos preliminares indicam que a restauração da microbiota intestinal pode melhorar os desfechos clínicos em pacientes com sepse ao reduzir a translocação bacteriana e a resposta inflamatória sistêmica. Ensaios clínicos estão em andamento para avaliar a eficácia do TMF em outras condições críticas além de infecções intestinais, como a sepse associada à disbiose grave. Embora o procedimento seja geralmente considerado seguro, ainda existem desafios na padronização do TMF, incluindo a dosagem ideal, a via de administração mais eficaz e os critérios de seleção dos pacientes e dos doadores.

NOVAS PERSPECTIVAS

Avanços na ciência do microbioma estão promovendo novas abordagens para o tratamento de disbioses graves. Além dos probióticos e TMF, estudos estão investigando o uso de polímeros de fosfato para inibir fatores de virulência bacteriana e promover a proliferação de espécies comensais benéficas. Outras terapias potenciais incluem a administração de pós-bióticos, que são produtos metabólicos derivados de micro-organismos que podem exercer efeitos benéficos diretos no hospedeiro.

A personalização das intervenções, com base em assinaturas microbianas específicas, também está sendo explorada. Essas abordagens visam adaptar as terapias às necessidades individuais, com base no perfil microbiano do paciente, e têm o potencial de transformar o manejo da disbiose em pacientes críticos.

PONTOS-CHAVE

- O microbioma intestinal é composto por trilhões de microrganismos e desempenha funções cruciais na digestão, síntese de vitaminas, regulação da imunidade e proteção contra patógenos. Ele é essencial para manter a homeostase e sua disfunção está associada a diversas condições patológicas.

- A disbiose, caracterizada pela alteração na composição do microbioma, pode resultar em doenças crônicas como diabetes mellitus tipo 2, obesidade e doenças inflamatórias intestinais. Em pacientes críticos, ela está associada a complicações agudas, como sepse e disfunção de múltiplos órgãos.

- O microbioma intestinal atua como uma barreira física e bioquímica, competindo com patógenos e modulando a produção de mucina para manter a integridade da camada de muco intestinal, protegendo contra a translocação bacteriana e inflamação excessiva.

- Transplante de Microbiota Fecal é uma estratégia terapêutica promissora para restaurar o equilíbrio microbiano em pacientes com disbiose grave. O procedimento envolve a introdução de microbiota saudável de um doador para o trato gastrointestinal de um receptor, utilizando vias como colonoscopia, enema, ou cápsulas orais.

- Pesquisas estão explorando novas abordagens terapêuticas para disbiose, incluindo polímeros de fosfato e pós-bióticos, além de terapias personalizadas baseadas em assinaturas microbianas individuais, visando um manejo mais eficaz da disbiose em pacientes críticos.

BIBLIOGRAFIA

1. Meng M, Klingensmith NJ, Coopersmith CM. New insights into the gut as the driver of critical illness and organ failure. Curr Opin Crit Care. 2017;23(2):143-8.

2. Sender R, Fuchs S, Milo R. Are We Really Vastly Outnumbered? Revisiting the Ratio of Bacterial to Host Cells in Humans. Cell. 2016 Jan;164(3):337-40.

3. Cho NA, Strayer K, Dobson B, McDonald B. Pathogenesis and therapeutic opportunities of gut microbiome dysbiosis in critical illness. Gut Microbes [Internet]. 2024;16(1). Available from: https://doi.org/10.1080/19490976.2024.2351478

4. Wischmeyer PE, McDonald D, Knight R. Role of the microbiome, probiotics, and "dysbiosis therapy" in critical illness. Curr Opin Crit Care. 2016;22(4):347-53.

5. Krezalek MA, DeFazio J, Zaborina O, Zaborin A, Alverdy JC. The Shift of an Intestinal "Microbiome" to a "Pathobiome" Governs the Course and Outcome of Sepsis Following Surgical Injury. Shock. 2016 May;45(5):475-82.

6. Paone P, Cani PD. Mucus barrier, mucins and gut microbiota: the expected slimy partners? Gut. 2020 Dec;69(12):2232-43.

7. Joost Wiersinga W. The power of the gut in critical care. Curr Opin Crit Care. 2023;29(2):99-100.

8. McClave SA, Patel J, Bhutiani N. Should fecal microbial transplantation be used in the ICU? Curr Opin Crit Care. 2018;24(2):105-11.

9. Cibulková I, Řehořová V, Hajer J, Duška F. Fecal microbial transplantation in critically ill patients – Structured review and perspectives. Biomolecules. 2021;11(10).

10. Li Q, Wang C, Tang C, He Q, Zhao X, Li N, et al. Successful treatment of severe sepsis and diarrhea after vagotomy utilizing fecal microbiota transplantation: A case report. Crit Care. 2015;19(1):1-12.

X

Terapia Antimicrobiana no Paciente Crítico

23

Terapia Antimicrobiana no Paciente Crítico

PRIMEIRA PARTE: FARMACOLOGIA APLICADA A MICRORGANISMOS PATOGÊNICOS

Gerson Luiz de Macedo e Kelson Veras

INTRODUÇÃO HISTÓRICA

Somente no final do século XIX, graças a Louis Pasteur (1822-1895) e Robert Kock (1843-1910), a era bacteriológica se iniciava com a descoberta dos principais microrganismos patogênicos ao homem, como a própria *Yersinia pestis*, descoberta pelos pesquisadores Yersin e Kitasato em 1894, discípulos de Pasteur e Kock, respectivamente.

Contudo, chegávamos no século XX sem poder combater de forma eficaz as infecções, que continuavam a ser uma das principais causas de mortalidade no início do século, sendo uma das principais razões para a baixa expectativa de vida de um ser humano (em torno de 47 anos).

Comercializada com o nome de Salvarsana Arsfenamina, derivada do Arsênico, foi o primeiro antibiótico sintético lançado, ainda em 1910, para o tratamento da Sífilis, descoberto pelo microbiologista alemão Paul Ehrlich, ficando conhecida como a Bala Mágica, termo utilizado até hoje, a medida que surgem novos antimicrobianos que acreditamos que poderiam ser tornar realmente "mágicos", o que não acontece em virtude da resistência antimicrobiana que se desenvolve contra cada novo fármaco é lançado pela indústria farmacêutica.

No início da década de 30 do século XX era lançado o primeiro quimioterápico sulfonamídico (Prontosil), descoberto pelo prêmio Nobel alemão Gerhard J.Domagk utilizado na Primeira Guerra Mundial.

Porém, foi com a descoberta da penicilina por Alexander Fleming, publicada em 1929, que se dá início ao combate às bactérias, principalmente aos germes gram-positivos, que eram na ocasião microrganismos frequentemente implicados em infecções graves como os Estafilococos e os Estreptococos, na época sensíveis à penicilina de Fleming.

Na Segunda Guerra Mundial, a era dos antibióticos pode ser considerada iniciada, porque somente na ocasião foi possível a produção industrial de larga escala da penicilina.

Com a descoberta de novos grupos de antibióticos a partir da década de 1960, chegamos a pensar que havíamos vencido o combate contra as bactérias patogênicas, porém, com a evolução tecnológica da medicina e o surgimento das unidades de Terapia Intensiva e medicina invasiva a partir da década de 1970, começávamos a conhecer os germes multirresistentes, também fruto do uso abusivo de antimicrobianos, aliados à imunodeficiência que na década de 1980 já se relacionava não só com uso de quimioterápicos, mas também com o surgimento de novos microrganismos patogênicos como foi o caso do vírus da Aids.

Nos dias de hoje as infecções já representam a principal causa de morte nas unidades de tratamento intensivo do mundo inteiro e estamos longe de erradicá-las das UTIs.

DEFINIÇÕES FUNDAMENTAIS

- **Colonização:** Presença de microrganismos em superfícies epiteliais de seres humanos, sem invasão tecidual e de forma simbiótica, não gerando resposta imunológica e inflamatória nociva ao organismo humano. Exemplo: microbiota intestinal.

- **Contaminação:** Presença transitória de microrganismos em superfícies epiteliais, sem invasão tecidual ou relação de parasitismo, podendo ocorrer também em objetos inanimados.

- **Colonização – trato gastrointestinal e antibioticoterapia:** Nossa microbiota contém dez vezes mais células que o corpo humano e o trato gastrointestinal é o local onde vivem o maior número de bactérias. Estima-se que um quilo de microrganismos coloniza o intestino com cerca de 500 espécies diferentes, principalmente no íleo e no cólon, desempenhando funções importantes na digestão, metabolismo e defesa contra microrganismos patogênicos.

Ao nascer, o trato gastrointestinal estéril do recém-nato imediatamente recebe inoculações de microrganismos maternos, profissionais de saúde e do meio ambiente hospitalar, estando a criança com 1 ano de idade apresentando uma microbiota já muito semelhante à do adulto.

Nos adultos as bactérias anaeróbias do gênero *Clostridium*, *Bacillus* e *Bacterioidetes* dominam a microbiota, desempenhando funções metabólicas não possíveis de serem realizadas pelo metabolismo humano, criando um relacionamento simbiótico, permitindo que hospedeiro e microrganismos usem fontes de energia que separadamente não poderiam utilizar facilmente. Nossa microbiota digere certos polissacarídeos (pectina, arabinose) impossíveis de serem digeridos pelo intestino humano, além de sintetizar vitaminas (K) e aminoácidos importantes para o metabolismo humano.

Em última análise, a microbiota intestinal funciona como um verdadeiro sistema de integração no organismo humano, com as células humanas também participando de forma ativa dessa interação, mantendo a barreira mucosa íntegra, fazendo inclusive a distinção entre os microrganismos indígenas e espécies patogênicas ao homem.

Essa importante distinção é possível com a manutenção da integridade da população da microbiota e a existência de um sistema "sensor" encontrado em células do intestino que reconhece os germes patogênicos. Esse sistema usa receptores nas células para o reconhecimento dos patógenos ("PPR"), incluindo os receptores "TOLL" e NODs (*nucleotide-binding oligomerization domains*), que pertencem ao sistema imune inato. A interação entre os microrganismos patogênicos (padrão molecular associados a patógenos-"PAMPs") e esses receptores geram vias de sinalização de defesa tanto do sistema imune inato, quanto do sistema imune adaptativo, com importante papel da microbiota comensal do intestino, que também interage com esses receptores, porém de forma protetora, atenuando a resposta inflamatória, promovendo homeostasia e mantendo a integridade da barreira mucosa.

Existem vários mecanismos propostos para tentar explicar como nossa microbiota atenua ou suprime uma resposta inflamatória mediada por um microrganismo patogênico. Uma explicação interessante mostra que a interação com os receptores por parte da bactéria comensal dificulta ou previne o reconhecimento dos patógenos pelos receptores "TOLL", atenuando ou suprimindo uma resposta inflamatória de mucosa (**Figura 23A.1.**).

O uso abusivo ou inapropriado de antibióticos representa um importante fator de instabilidade dessas interações entre a microbiota e os receptores padrões, facilitando a inflamação e a perda da integridade da mucosa intestinal. A infecção por *Clostridium difficile* serve como bom exemplo, em que a partir da contaminação feco-oral, com uso de antibióticos e fatores predisponentes (idade, imunossupressão, doença grave), a mudança e a redução da microbiota levam à resposta inflamatória, podendo ser letal em alguns casos.

PRINCIPAIS GRUPOS DE ANTIBIÓTICOS UTILIZADOS

Antibióticos betalactâmicos

Os antibióticos betalactâmicos representam a principal família de antimicrobianos disponíveis para o tratamento de infecções bacterianas. O anel betalactâmico na sua estrutura química (Figura) confere, ao mesmo tempo, seu poder bactericida e sua fragilidade diante das betalactamases produzidas pelos microrganismos patogênicos inicialmente sensíveis a esse grande grupo de antibióticos. Tem como mecanismo de ação a inibição da síntese do peptidioglicano na parede celular da bactéria, ligando-se a proteínas ligadoras de penicilinas (PBPS), causando lise osmótica do micro-organismo.

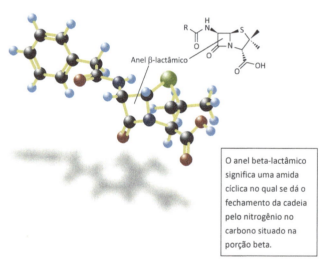

O anel beta-lactâmico significa uma amida cíclica no qual se dá o fechamento da cadeia pelo nitrogênio no carbono situado na porção beta.

Figura 23A.1. Anel Betalactâmico

I-Penicilinas

A) Naturais

Obtidas a partir da fermentação do fungo *Penicillium chrysogenum* (*Notatum*), apresentam um anel tiazolidínico ligado ao anel beta-lactâmico, transformando-se no ácido 6-aminopenicilânico, núcleo central do qual derivam as penicilinas (**Figura 23A.2.**).

Fazem parte desse grupo de antibióticos a penicilina benzatina e procaína para uso intramuscular e a penicilina cristalina para uso venoso. São antibióticos com excelente perfil farmacocinético, apresentando distribuição e penetração em vários tecidos e líquidos orgânicos, atingindo concentrações seguras, inclusive nas meninges.

Figura 23A.2. Estrutura Química da Penicilina

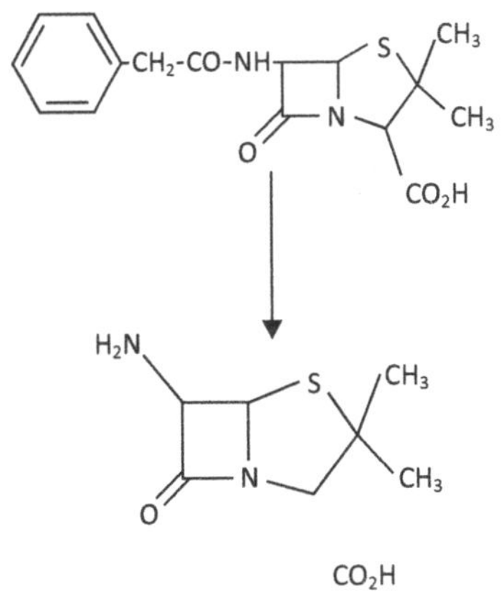

São excretadas pela via renal, havendo necessidade de ajuste da dose somente em casos de insuficiência renal grave (*clearance* de creatinina inferior a 10mL/h), quando o intervalo das doses não deve ser inferior a oito horas, com dose máxima preconizada em anúricos de 6 milhões de unidades por dia de penicilina.

Pioneiras no combate a infecções bacterianas, as penicilinas naturais se tornaram drogas extremamente eficazes para tratamento de infecções por bactérias gram-positivas, cocos gram-negativos, espiroquetas e actinomicetos a partir da década de 1940 quanto foram utilizadas de forma ampla com a sua industrialização.

Com o progressivo desenvolvimento de resistência, inicialmente através da produção de betalactamases pelo *Staphylococcus aureus* e mutação com modificação dos sítios de proteínas ligadoras de penicilina como no caso do pneumococo e dos enterococos, hoje não utilizamos mais esses antibióticos isoladamente como terapia empírica na grande maioria dos pacientes com sepse grave, porém, permanecem com atividade antimicrobiana segura para as infecções causadas pela *Neisseria meningitidis* e pelas outras espécies de estreptococos (*S.pyogenes, agalactiae, equi, bovis*), incluindo do grupo viridans (*mitis, salivarius* e *sanguis*).

Em pacientes com infecções graves, a penicilina cristalina (uso intravenoso) continua como droga de primeira linha, associada à gentamicina para o tratamento da endocardite infecciosa estreptocócica. O uso da penicilina cristalina como monoterapia deve ficar restrito aos casos de endocardite em valvas naturais com extensão do tratamento para quatro semanas.

Nas infecções de pele e tecido celular subcutâneo (celulite e fasceíte necrotizante do tipo II) de etiologia estreptocócica em pacientes não diabéticos e não usuários de droga intravenosa se mantém como opção terapêutica associada a aminoglicosídeos.

A penicilina cristalina continua sendo uma excelente opção terapêutica para o tratamento da meningite meningocócica por se manter com elevada potência antimicrobiana mesmo em baixas concentrações, além de ter boa penetração na meninge inflamada. Como terapia empírica, as cefalosporinas de terceira geração se tornaram a droga de escolha para o tratamento dessas infecções.

Devido ao seu perfil farmacológico como um antibiótico tempo dependente, devemos fazer infusões de penicilina cristalina com intervalos a cada quatro horas (prática habitual) ou infusão contínua com dose média diária de 18 a 25 milhões de unidades em adultos (200.000 a 500.000U/kg/dia em crianças) para infecções graves. É importante lembrar que para o balanço hidroeletrolítico do paciente crítico, 1 milhão de unidades de penicilina cristalina fornecem 1,6meq/L de potássio e 1,60meq/L de sódio.

Penicilinas semissintéticas

Em 1959, com a obtenção do ácido 6-aminopenicilânico, possibilitou o desenvolvimento das penicilinas semissintéticas com específico ou maior espectro antimicrobiano. Com perfil farmacocinético e farmacodinâmico semelhante às penicilinas naturais, também se distribuem amplamente pelos tecidos e líquidos orgânicos, com excreção pela via renal por secreção tubular.

- **Classificação:**
  - o Penicilinas de segunda geração: ampicilina e amoxacilina;
  - o Penicilinas antiestáfilocócicas: oxacilina;
  - o Penicilinas de amplo espectro (quarta geração): Piperacilina;
  - o Inibidores de betalactamases.

Ampicilina:

Em consequência de sua ampla utilização desde o início da década de 1960 e com o progressivo aumento de resistência bacteriana através da produção de betalactamases, não utilizamos mais a ampicilina para tratamento das infecções pelo *Staphylococcus aureus* e os bacilos gram-negativos anteriormente sensíveis (*Haemophilus influenza, Proteus mirabilis, Escherichia coli, Salmonella, Shigella*).

O Brasil mantém sua atividade bactericida segura contra os estreptococos do Grupo A de Lancefield, com atividade variável contra os enterococos e pneumococos, havendo a necessidade de se conhecer o perfil de resistência no seu hospital para poder ser utilizado com segurança.

É importante frisar que a ampicilina é considerada a droga de escolha para o tratamento da meningite por *Listeria monocytogenes*, além de manter estabilidade segura para o tratamento das infecções meníngeas pelo meningococo.

Ampicilina com sulbactam:

Disponível para uso venoso (1g de ampicilina + 500mg de sulbactam) comprimidos e suspensão oral, a associação da ampicilina com o Sulbactam tornou o antibiótico betalactâmico novamente estável contra os microrganismos sensíveis no início da década de 1960, continuando a não ter atividade antibiótica contra os microrganismos que têm no seu mecanismo de resistência à mudança dos sítios de ação da droga (PBPS), impedindo a fixação da droga ao seu receptor, como é o caso dos estafilococos MRSA, *pneumococo* e *enterococo* resistentes.

Em pacientes com infecções graves, talvez sua melhor utilização seja em infecções causadas pelo *Acinetobacter baumannii*.

Amoxacilina:

Lançada na década de 1970, a amoxacilina é derivada da ampicilina, com espectro e problemas relacionados à resistência antimicrobiana semelhantes, tornando-se diferente somente no que diz respeito ao melhor perfil farmacocinético com relação a sua melhor absorção, produzindo níveis séricos mais elevados e mantendo concentrações inibitórias seguras por tempo mais prolongado (8 ou até 12h se utilizando preparações solúveis), podendo ser utilizada com doses maiores (3g/4g/dia) em adultos (100mg/kg/dia em crianças) para o tratamento de infecções respiratórias (principalmente recidivantes) com resistência intermediária às penicilinas.

Para o tratamento das infecções respiratórias (principalmente recidivantes).

Amoxacilina com clavulanato

Disponível para uso venoso (500mg/100mg e 1g/200mg), comprimidos e suspensão oral, a amoxacilina com o ácido clavulânico tem aplicabilidade principalmente nas infecções respiratórias causadas pelo *Streptococcus pneumoniae* e *Haemophilus influenzae*.

Isoxazolilpenicilinas

Oxacilina

Primeira isoxazolilpenicilina a ser sintetizada em 1961, a oxacilina, graças à presença da cadeia lateral isoxazolil, é resistente à ação enzimática da penicilinase, não apresentando resistência a outras betalactamases. Essa característica farmacológica a torna ativa contra os estafilococos produtores de penicilinase, sendo a droga de escolha para o tratamento das infecções graves causadas por esses germes na comunidade, contudo, no ambiente hospitalar a ocorrência de resistência alarmante tanto para a espécie *aureus* quanto para *epidermidis*, sua utilização não é segura como droga inicial. Seu perfil farmacocinético e farmacodinâmico quanto ao mecanismo de ação é semelhante às outras penicilinas, assim como os efeitos adversos. No Brasil seu uso é exclusivo pela via parenteral na dose de 100mg a 200mg/kg/dia, com doses fracionadas de 4/4 horas ou de 6/6 horas.

Penicilinas de terceira geração

Carbenicilina-Ticarcilina-Ticarcilina + ácido clavulânico.

O primeiro antibiótico com atividade contra pseudomonas foi a carbenicilina, descoberta na década de 1960 para uso exclusivamente venoso, seguida da ticarcilina no início da década de 1970. Com o surgimento crescente de resistência dos bacilos gram-negativos, deixaram de ser utilizadas na prática clínica. No Brasil dispomos atualmente da ticarcilina ligada ao ácido clavulânico com atividade anti-pseudomonas, além de bacilos gram-negativos produtores de betalactamases convencionais (mediada por plasmídeos, não de espectro ampliado). A sua padronização fica dependente de sua sensibilidade aos microrganismos hospitalares comparada com outros antibióticos com mesmo espectro já disponíveis na sua unidade hospitalar.

Sua apresentação é em fraco-ampola com 3 gramas de ticarcilina e 100mg de ácido clavulânico para uso venoso na dose de 200 a 300mg/kg/dia, fracionadas a cada 4 horas nos pacientes com sepse grave. Nas infecções consideradas graves sem instabilidade hemodinâmica e/ou respiratória o intervalo das doses pode ser reduzido para 6 horas.

Penicilina de quarta geração

A Piperacilina associada ao inibidor de betalactamase Tazobactam é a única utilizada e comercializada no Brasil para o tratamento de infecções graves por bacilos gram-negativos. Para uso exclusivamente venoso, em virtude de sua propriedade farmacodinâmica como antibiótico tempo dependente, a sua utilização em infusão contínua pode ser utilizada com o objetivo de se otimizar a eficácia terapêutica. Na forma convencional utilizamos a Piperalicilina em doses de 200mg a 300mg/kg/dia, fracionadas a cada 4 horas.

Ao longo dos anos a Piperacilina vem se tornando cada vez menos eficaz para o tratamento de infecções por bacilos gram-negativos hospitalares como a Pseudomonas aeruginosa e bactérias produtoras de Betalactamase de Espectro Ampliado.

Por serem ativas contra os microrganismos anaeróbios, incluindo B.fragilis pode ser utilizada como monoterapia para tratamento de infecção intra-abdominal complicada hospitalar.

Estudos mais recentes mostram que nos pacientes gravemente enfermos com Sepse Indiferenciada, o tratamento com Cefepima em vez de Piperacilina-Tazobactan está associado a uma redução absoluta da mortalidade em 90 dias. (*Chanderraj R et al. Mortality of patients with sepsis administered piperacillin-tazobactam vs cefepime. JAMA Intern Med 2024 May 13*).

Há um aumento da incidência de lesão renal aguda em pacientes submetidos ao tratamento concomitante com vancomicina e piperacilina/tazobactam, comparativamente a pacientes tratados com vancomicina ou piperacilina/tazobactam isoladamente, ou até com a associação vancomicina+meropenem (*Burgess LD, Drew RH. Comparison of the incidence of vancomycin-induced nephrotoxicity in hospitalized patients with and without concomitant piperacillin-tazobactam. Pharmacotherapy. 2014.*).

Cefalosporinas

Descoberta por Giuseppe Brotzu em 1945, na Itália, a partir do isolamento do fungo *Cefalosporium acremonium*, surgia um novo grande grupo de antibióticos pertencentes aos antibióticos betalactâmicos.

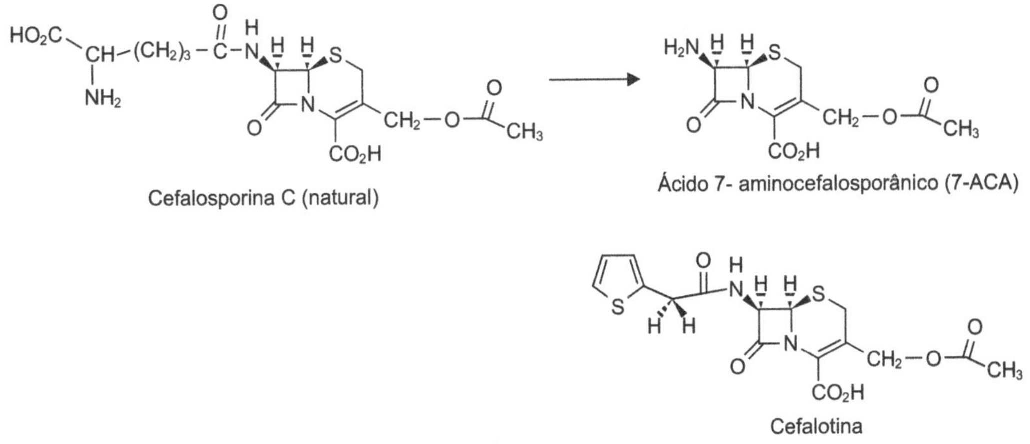

Figura 23A.3. Evolução na estrutura química das cefalosporinas

Evolução na estrutura química das cefalosporinas.

O estudo dos pesquisadores com o fungo resultou na descoberta do ácido 7 aminocefalosporânico a partir da cefalosporina C no início da década de 1960 e a produção industrial da cefalotina, primeira cefalosporina de primeira geração lançada para uso clínico (**Figura 23A.4.**).

Assim como as penicilinas, inibem a síntese da parede celular da bactéria em crescimento, se ligando às PBPS (proteínas ligadoras de penicilinas), causando lise osmótica. O uso das cefalosporinas tomou grandes proporções a partir do início da década de 1980, quando as infecções hospitalares começaram definitivamente a representar grande ameaça para pacientes internados em unidades de terapia intensiva e pacientes imunodeprimidos vulneráveis aos bacilos gram-negativos, incluindo a *Pseudomonas aeruginosa*, tornando-se os antibióticos mais prescritos nos hospitais em todo o mundo para o tratamento de infecções graves.

Com a evolução na geração de cefalosporinas, tivemos o aumento progressivo do espectro antimicrobiano contra esses bacilos, mas também foi a partir do uso abusivo desse importante grupo de antibióticos que vimos o crescente número de microrganismos se "especializando" em se defender desses antimicrobianos, produzindo betalactamases cada vez mais eficazes na inativação das cefalosporinas. Atualmente, as cefalosporinas representam o principal grupo de antibióticos indutores de betalactamases junto com as penicilinas.

Precisamos conhecer a microbiota hospitalar para saber a verdadeira sensibilidade dos microrganismos patogênicos para que possamos prescrever com mais segurança antibióticos para pacientes enfermos nas unidades hospitalares.

A Ceftazidime, que foi produzida para tratamento das infecções por bacilos gram-negativos incluindo a *Pseudomonas*, hoje não é uma droga segura para o tratamento empírico de infecções graves em pacientes internados nas UTIs, principalmente aqueles com pneumonia associada à ventilação mecânica, em virtude da alta incidência de resistência de patógenos frequentemente implicados nessas infecções, por ser uma droga indutora da produção de betalactamases como acontece com o *Enterobacter* e a *Pseudomonas*.

No tratamento das infecções graves pelo *Staphylococcus aureus*, as cefalosporinas disponíveis com exceção da Cettarolina, não são drogas utilizadas nessas infecções como primeira escolha, principalmente, pelo risco cada vez maior do microrganismo ser oxacilino resistente.

Os estreptococos do Grupo A de Lancefield e o pneumococo continuam sensíveis às cefalosporinas, sendo utilizados principalmente no tratamento de infecções cutâneas graves (celulite), e meningite pelo pneumococo (somente as cefalosporinas de terceira geração).

As cefalosporinas não são utilizadas contra microrganismos intracelulares como a clamídia e a Legionella e, por não apresentar parede celular, o micoplasma é naturalmente resistente às cefalosporinas.

As cefalosporinas não apresentam atividade antimicrobiana contra os germes anaeróbios do gênero bacterioides, com exceção da cefoxitina, que foi a primeira e única cefalosporina de segunda geração com esse espectro.

Com relação ao perfil farmacocinético das cefalosporinas, existe muita semelhança com as penicilinas, porém, é importante ressaltar que somente a partir da descoberta das cefalosporinas de terceira geração (ceftriaxona e cefotaxima) foi possível a sua utilização em infecções bacterianas no Sistema Nervoso Central, tornando-se as drogas de escolha para o tratamento das meningites bacterianas comunitárias.

Com exceção da ceftriaxona, que apresenta excreção biliar predominante, todas as outras cefalosporinas são excretadas por via renal. Na vigência de insuficiência renal há necessidade de ajuste quando o *cleareance* de creatinina cai abaixo de 50ml/min.

PRINCIPAIS CEFALOSPORINAS DISPONIBILIZADAS PARA USO NO BRASIL

Cefalosporinas de primeira geração

A cefalotina foi a primeira cefalosporina lançada na década de 1960 para uso venoso, porém, por apresentar um melhor

Seção X • Terapia Antimicrobiana no Paciente Crítico

perfil farmacocinético (meia-vida mais longa), a cefazolina é a droga que deve ser utilizada para uso venoso, já que o espectro antimicrobiano é exatamente o mesmo da cefalotina.

Por não atravessar a barreira hematoencefálica, não são utilizadas para o tratamento das infecções no Sistema Nervoso Central. Distribuem-se amplamente pelos outros líquidos e tecidos corpóreos e apresentam excreção renal.

A cefazolina é muito utilizada para profilaxia em cirurgias nas quais os anaeróbios entéricos (bacterioides) não são prevalentes e infecções cutâneas de menor gravidade (pacientes com celulite sem sinais de disfunção orgânica na apresentação inicial), em que os estreptococos do Grupo A são os principais responsáveis, seguidos dos estafilococos, prevalentes em usuários de drogas injetáveis e indivíduos que usam *piercing*.

Cefalosporinas de segunda geração

• Cefoxitina

Primeira cefalosporina de segunda geração lançada no Brasil na década de 1980 para uso venoso. Apesar de ter como principal característica seu amplo espectro de ação, sendo a única cefalosporina com atividade contra microrganismos anaeróbios, incluindo o grupo dos bacterioides, tem como propriedade adversa a indução de betalactamases por bacilos gram-negativos como a pseudomonas, *Serratia* e o *Enterobacter*. Essas betalactamases induzidas têm origem cromossômica e resultam da liberação de genes repressores nessas bactérias, podendo ser ativa sobre outras cefalosporinas como as de terceira geração. Por esse motivo, seu uso é muito restrito nos dias de hoje, ainda sendo utilizado como monoterapia nas infecções cirúrgicas abdominais comunitárias não complicadas como a peritonite com suas diversas etiologias (apendicite, diverticulite, etc.) e profilaxia de cirurgias abdominais. Cefoxitina é utilizada na dose de 100 a 200mg/kg/dia, em intervalos a cada 6 horas.

• Cefuroxima:

Cefalosporina com maior estabilidade as betalactamases, é disponibilizada para uso oral e venoso com atividade antimicrobiana às infecções por *Haemophilus influenzae*, *Moraxella catarralis*, *Streptococcus pneumoniae*, *Staphylococcus aureus* e enterobactérias, sendo uma opção terapêutica às pneumonias comunitárias ou hospitalares sem uso prévio de antibióticos, infecções urinárias hospitalares e infecções de pele e tecido celular subcutâneo. A cefuroxima é utilizada por via intravenosa da dose de 100mg/kg/dia devendo ser fracionada em intervalos a cada 8 horas.

Cefalosporinas de terceira geração

A principal cefalosporina de terceira geração utilizada atualmente no Brasil é a ceftriaxona apresentando uma meia vida prolongada, podendo ser utilizada em intervalos de 24 ou de 12 em 12 horas, dependendo da gravidade da infecção e de não haver necessidade de reajuste da dose em pacientes com insuficiência renal por ter uma fração da dose administrada (30% a 40% da dose) eliminada por via biliar.

Assim como as cefalosporinas de primeira e segunda geração, não apresentam atividade antimicrobiana bacilos gram-negativos multirresistentes (MDR), incluindo bacilos produtores de Betalactamase AmpC.

Foi a primeira cefalosporina capaz de atravessar a barreira hematoencefálica de pacientes com infecções no Sistema Nervoso Central e atingir concentrações liquóricas seguras, tornando-se as drogas de escolha para a terapia das meningites bacterianas agudas comunitárias. Atingem níveis terapêuticos seguros na maioria dos outros líquidos e tecidos corpóreos, fazendo parte dos protocolos de tratamento das infecções respiratórias comunitárias e hospitalares sensíveis.

É utilizada por via intravenosa nas doses que variam de 2g a 4 gramas dia, na dose única diária ou a cada 12 horas nas infecções do SNC.

Lançada no Brasil na década de 1980 como primeira cefalosporina com atividade contra a *Pseudomonas aeruginosa*, a Ceftazidima vem se tornando de pouca utilidade para o tratamento dessas infecções por ser indutora de betalactamases. Muitos hospitais terciários do Brasil já apresentam resistência significativa de cepas de *Pseudomonas* resistentes à ceftazidime, além de outros bacilos gram-negativos como o *Enterobacter*. A ceftazidima é administrada em adultos na dose de 1 a 2g a cada 8 ou 12 horas pela via intravenosa.

Cefalosporinas de quarta geração

A cefepima e a cefpiroma foram lançadas na década de 1990 como cefalosporinas apresentando atividade contra os bacilos gram-negativos por apresentar inicialmente estabilidade ante às betalactamases de origem plasmidial (o que não apresenta nos dias de hoje) e também por preservarem a atividade antimicrobiana contra os cocos gram-positivos incluindo o *Staphylococcus aureus*. Apresentam o mesmo perfil farmacocinético das cefalosporinas de terceira geração, não apresentando atividade antimicrobiana contra bacilos gram-negativos produtores de Betalactamase de espectro ampliado-ESBL (*E.coli*, *Klebsiella*) e produtores de Carbapenemases, mantendo, porém, estabilidade contra bacilos gram-negativos produtores de Betalactamase AmpC. Cocos gram-positivos (*Staphylococcus aureus* MRSA e *Enterococcus*) são resistentes a Cefipima.

Tabela23A.1. Uso clínico de Cefepima.

Monoterapia:
- Infecções graves por bacilos gram-negativos produtores de Beta-AmpC.
- Infecções do Sistema Nervoso Central.
- Pneumonia comunitária grave não hospitalar.
- Pneumonia hospitalar em pacientes sem fatores de risco.
- Infecções cutâneas graves.
- Infecções articulares e ósseas.
- Urosepse.

Associação com outros antibióticos:
- Infecções intra-abdominais (associadas ao metronidazol).
- Paciente leucopênico febril (associado a aminoglicosídeo).

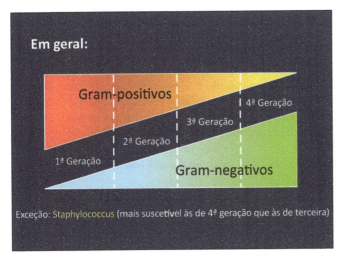

Figura 23A.4.

A cefepima é utilizada habitualmente na dose de 1g ou 2g a cada 12 horas por via venosa, porém em pacientes com Sepse é recomendado a dose para 2g em intervalos de 8 horas.

A neurotoxicidade induzida por cefepima é uma reação adversa que pode ocorrer principalmente em pacientes idosos ou com doenças cerebrovasculares isquêmicas hemorrágicas e degenerativas. A encefalopatia induzida pelo cefepima pode manifestar-se habitualmente entre o 2º e o 9º dia de uso do antibiótico. Agitação psico-motora, queda do nível de consciência e Delirium são os principais achados. O ajuste de dose nos pacientes em risco com ou sem disfunção renal, pode prevenir esse efeito adverso.

FARMACODINÂMICA E EFEITOS ADVERSOS

Febre e rash cutâneo, constituem as principais reações de hipersensibilidade mediadas por antibióticos betalactâmicos. A diarreia também constitui um importante efeito adverso, ocorrendo em virtude do desequilíbrio da microbiota (disbiose) induzido pelo uso, principalmente inapropriado do antibiótico.

Monobactâmicos

Na metade da década de 1970, pesquisadores japoneses descobriram que microrganismos do gênero Nocardia produziam antibióticos betalactâmicos formados por uma estrutura monocíclica (**Figura 23A.5.**). Surgia, assim, uma nova classe de antibióticos, denominados de monobactâmicos.

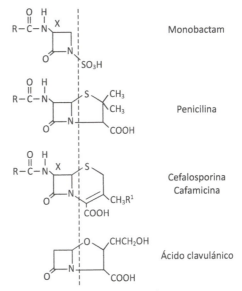

Figura 23A.5. Estrutura química do monobactâmico

Produzido em 1981, o aztreonam é um antibiótico utilizado somente nas infecções por microrganismos gram-negativos, não sendo ativo contra microrganismos gram-positivos e anaeróbios. São estáveis somente ante as betalactamases não

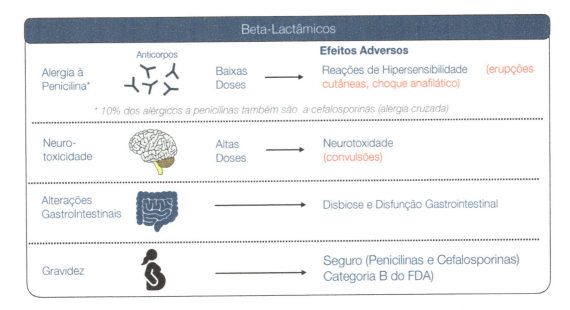

Figura 23A.6. Efeitos Adversos

de espectro ampliado e carbapenemases, podendo ser utilizado para o tratamento das infecções por enterobactérias comunitárias incluindo a *E.coli* (não produtora de ESBL), *Klebisiella* (não produtora de ESBL), *Proteus*, *Morganella*, *Providencia*, *Salmonella*. Também são sensíveis o *Haemophilus influenza* e as *Neisserias Meningitidis* e *Gonorrhoeae*. O *Enterobacter* costuma ser resistente ao aztreonam.

Apresentam perfil farmacocinético e farmacodinâmico semelhantes às cefalosporinas de quarta geração, inibindo a síntese da parede celular bacteriana ligando-se as PBPS (alta afinidade a PBP3), não tendo atividade antimicrobiana contra *Legionella*, Micoplasma e Clamídia.

Por serem drogas bastante seguras com relação a efeitos adversos, foram inicialmente muito utilizadas no lugar dos aminoglicosídeos para tratamento das infecções por bacilos gram-negativos por não serem nefrotóxicas e ototóxicas, porém, com a evolução das Betalactamases nas últimas décadas, o uso empírico nas infecções graves, principalmente onde existe alto risco para infecções por *Multirresistentes (MDR)*, fica limitado.

Na maioria das infecções sistêmicas o azteronam é administrado pela via intravenosa na dose de 1g a cada 8 horas

Aminoglicosídeos

Representam uma classe de antibióticos com excelente atividade contra bactérias gram-negativas aeróbicas da família das enterobactérias, podendo ter atividade contra a *Pseudomonas aeruginosa*. Não tem ação antimicrobiana contra os microrganismos anaeróbios e entre as bactérias gram-positivas somente tem atividade contra os microrganismos do gênero *Staphylococcus sp*.

Após atravessar por difusão passiva as porinas da membrana externa do bacilo gram-negativo, no citoplasma da célula bacteriana se ligam à subunidade 30s ribossomal, inibindo a síntese proteica bacteriana. A resistência aos aminoglicosídeos se dá principalmente por mediação cromossômica, diminuindo a afinidade da droga com o sítio de ligação ribossomal ou mutação cromossômica, afetando o gen transportador do aminoglicosídeo na célula bacteriana. A anaerobiose e o pH ácido também representam adversidade ao efeito terapêutico dos aminoglicosídeos.

São antibióticos com ação bactericida concentração dependente, além de produzir um efeito pós-antibiótico prolongado (10 horas ou mais), com sua atividade antimicrobiana não sendo afetada pelo tamanho do inóculo. A emergência de resistência durante o tratamento é um evento raro e são muito resistentes às betalactamases convencionais.

O uso dos aminoglicosídeos em dose única diária tem eficácia similar ao regime de múltiplas doses, podendo inclusive retardar o início da nefrotoxicidade. As recomendações atuais não aconselham a manutenção da terapia com aminoglicosídeos por um período superior a 5 ou 6 dias.

Alguns fatores que limitam seu uso amplo em pacientes graves estão relacionados a um perfil farmacocinético inferior comparado aos betalactâmicos. Não são absorvidos por via oral, não atravessam a barreira hematoencefálica e apresentam menor penetração tissular em tecidos (com exceção do rim) como o parênquima pulmonar, porém, sem dúvida nenhuma a ototoxicidade e, principalmente, a nefrotoxicidade vão representar a maior limitação para o seu uso clínico.

Os aminoglicosídeos se acumulam no rim, com cerca de 85% da droga se concentrando no córtex renal. No túbulo renal se ligam a uma glicoproteína localizada na membrana basal chamada megalina, necessária para a interiorização da droga por pinocitose e acúmulo na célula renal. Quando atingem nível crítico no citosol da célula, o aminoglicosídeo ativa apoptose levando a morte celular.

Não existe diferença significativa que possa influenciar a escolha entre os aminoglicosídeos utilizados na prática clínica no que diz respeito à maior ou menor toxicidade renal, porém, alguns fatores de risco (Quadro 23A.1.) merecem a atenção na tomada de decisão para seu uso. Vários desses fatores estão presentes em pacientes com infecções graves por bacilos gram-negativos, porém, vale ressaltar que o uso de aminoglicosídeos em dose única diária pode reduzir de forma significativa o risco de nefrotoxicidade, principalmente se limitarmos a 6 dias de tratamento.

Quadro 23A.1. Fatores de risco para nefrotoxicidade com uso de aminoglicosídeos.

- Uso prolongado de aminoglicosídeos.
- Idade avançada.
- Uso concomitante de vancomicina.
- Doença renal prévia.
- Doença hepática prévia.
- Choque.

A ototoxicidade com o uso dos aminoglicosídeos ocorre devido à penetração da droga na endolinfa e nos tecidos coclear e vestibular do sistema auditivo. O uso prolongado do aminoglicosídeo (7 dias ou mais) e lesão renal prévia são os principais fatores de risco para o efeito adverso. O bloqueio neuromuscular com o uso dos aminoglicosídeos é um evento raro.

Uso clínico dos aminoglicosídeos

O uso dos aminoglicosídeos como monoterapia em pacientes com infecções graves por bacilos gram-negativos não é recomendado por ser menos eficaz em virtude do seu perfil farmacocinético, sendo necessária a associação antibiótica, de preferência a uma betalactâmico A escolha do aminoglicosídeo deve ser baseada na sensibilidade *in vitro* dos germes nos hospitais onde são utilizados. Apesar da Gentamicina ser o aminoglicosídeo mais ativo contra *Enterobacteriaceae* e a Tobramicina contra a *Pseudomonas*, Amicacina mantém atividade bactericida segura em muitas cepas de *Enterobacteriaceae* (mais de 80%) e também numa proporção considerável de cepas de *Pseudomonas* que adquiriram resistência à gentamicina e à tobramicina.

É uma prática comum o uso combinado do aminoglicosídeo com um antibiótico betalactâmico em pacientes com bacteremia e endocardite estafilocócica

No tratamento da pneumonia hospitalar devido a bacilos gram-negativos o uso do aminoglicosídeo associado a um antibiótico betalactâmico não se mostra superior à monoterapia com betalactâmico em pacientes estáveis hemodinamicamente, porém, em pacientes com Sepse e choque séptico essa associação pode trazer benefício.

O uso de terapia inalatória com aminoglicosídeos comparado à terapia venosa combinada com betalactâmicos em pacientes com pneumonia associada à ventilação mecânica não é mais encorajada em virtude de estudos controlados com maior número de pacientes não terem mostrado eficácia clínica.

No tratamento das infecções intra-abdominais comunitárias e hospitalares, durante muitos anos os aminoglicosídeos fizeram parte dos esquemas terapêutico em combinação com a clindamicina, metronidazol e betalactâmicos. Meta-análises recentes mostraram uma menor eficácia comparada ao uso de betalactâmicos para o combate aos bacilos gram-negativos, porém, em pacientes com sepse, a adição de um aminoglicosídeo, principalmente nas peritonites hospitalares, parece ser racional.

O uso dos aminoglicosídeos no tratamento da urosepse apresenta eficácia equivalente à terapêutica com betalactâmicos e fluoroquinilonas, e vale ressaltar que o uso não superior a 5 dias de aminoglicosídeos torna menos provável possibilidade de nefrotoxicidade. A elevada resistência dos bacilos gram-negativos incluindo a *E. coli* produtora de betalactamase de espectro ampliado, as cefalosporinas de terceira geração e fluoroquinolonas, retorna aos aminoglicosídeos a condição de uma opção terapêutica.

A estreptomicina que foi o primeiro aminoglicosídeo representante dessa classe (Sacks e Waksman-1944), tem como principal indicação a Tuberculose pulmonar quando há resistência a isoniazida e a rifampicina. Outra indicação como droga de primeira linha é a Tularemia.

Doses dos aminoglicosídeos

Quadro 23A.2. Doses dos aminoglicosídeos

- **Amicacina:** 15 a 20mg/kg/dia dose única diária intravenosa em infusão de 30 minutos.
- **Gentamicina:** 5 a 7mg/kg/dia dose única intravenosa em infusão de 30 minutos.
- **Tobramicina:** 5 a 7mg/kg/dia dose única intravenosa em infusão de 30 minutos.
- **Netilmicina:** 3 a 7mg/kg/dia dose única intravenosa em infusão de 30 minutos.
- **Estreptomicina:** 1g/dia (adultos com menos de 60 anos), 750mg/dia (mais de 60 anos), crianças: 20 a 30mg/kg (mais de 20 kg) – intramuscular.

Ajuste do antimicrobiano na insuficiência renal

O *clearence* de creatinina é o parâmetro mais utilizado para o cálculo do ajuste da dose dos aminoglicosídeos.

Cálculo do *clearance* de creatinina estimado: *clearence* de creatinina (ml/min) = (140-idade) x (peso)/creatinina sérica x 72 - obs.: se mulher, multiplicar o resultado por 0,85.

Tabela 23A.2. Ajuste de antimicrobiano na insuficiência renal

Clearence creatinina (ml/min)	Gentamicina (dose 24 horas)	Amicacina (dose 24 horas)
>50	3-5mg/kg	15mg/kg
30 a 50	2,5 - 3mg/kg	9 - 12mg/kg
10 a 30	1 - 1,5mg/kg	4 - 9mg/kg
<10	0,5 - 1mg/kg	2 - 4mg/kg

Fluoroquinolonas

Lançadas na década de 1980 como antibióticos ideais para o tratamento das infecções comunitárias e hospitalares causadas por bactérias gram-positivas e principalmente gram-negativas, representa na atualidade um importante exemplo de multirresistência e antibioticoterapia, devido ao seu uso abusivo. Atualmente, seu uso é considerado um dos principais fatores de risco para infecção por *Clostridium difficile*, além da alta e preocupante incidência de resistência dos bacilos gram-negativos em infecções nas unidades de terapia intensiva. A neurotoxicidade, principalmente em pacientes (delirium, alteração do nível de consciência) mediada por inibição gabaérgica representa outro fator adverso ao seu uso.

A introdução do radical flúor na fórmula da quinolona ampliou seu espectro de ação e potência, e melhor perfil PK/PD desse grupo de antibióticos, o que permitiu a sua utilização em pacientes com infecções bacterianas graves, inclusive no ambiente hospitalar.

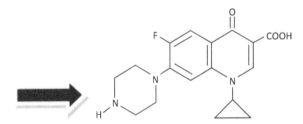

Figura 23A.7. Estrutura química das Fluoroquinolonas.

No Brasil as fluoroquinolonas mais utilizadas são a **ciprofloxacina**, **levofloxacina** e a **moxifloxacina**.

- **Mecanismo de ação:**

O cromossoma bacteriano encontra-se entrelaçado em espirais bem apertadas, ocupando um espaço mínimo no interior da célula. A manutenção deste estado e a divisão, reunião das novas cadeias e o enrolamento de um novo DNA, ao ocorrer a replicação do cromossoma e a divisão celular são mediados por enzimas intracelulares denominadas Topoisomerase IV e Topoisomerase II, também chamada de DNA-girase. As quinolonas agem inibindo essas enzimas, fazendo com que o DNA ocupe um espaço maior que o contido nos limites do corpo bacteriano, além da indução descontrolada de RNA mensageiro e de proteínas, levando ao efeito bactericida desse grupo de antibióticos.

332 **Seção X** • Terapia Antimicrobiana no Paciente Crítico

Nos bacilos gram-negativos o principal alvo das quinolonas é a DNA-girase, enquanto nos *Staphylococcus* e *Streptococcus* o local primário de ação é a Topoisomerase IV.

A resistência adquirida às quinolonas tem origem cromossômica com a modificação de DNA-girases, não sofrendo assim inibição das drogas. Outro mecanismo importante de resistência é o desenvolvimento de uma bomba de efluxo, que retira o antibiótico do interior da célula bacteriana.

Com relação ao seu perfil PK/PD, as fluoroquinolonas são drogas concentração dependente, sendo a relação AUC/MIC o melhor fator preditor da atividade antibacteriana da droga. Otimizando a dose desses antibióticos, mais rápida será a taxa e a extensão de morte bacteriana, o que não ocorre com os antibióticos, que são tempo dependente como os betalactâmicos, que excedendo o limiar de concentração da droga não há modificação na taxa de morte celular bacteriana.

Doses preconizadas para uso venoso pacientes com Sepse e choque séptico:

- Ciprofloxacina: 400mg a cada 8 horas.
- Levofloxacina: 750mg em dose única diária.
- Moxifloxacino: 400mg em dose única diária.

Aplicação clínica das fluoroquinolonas em pacientes críticos. No início do seu uso na década de 1980, os bacilos gram-negativos, incluindo a *Pseudomonas*, eram quase 100% suscetíveis às fluoroquinolonas. Nos dias de hoje, devido ao abuso e uso inapropriado, os índices de resistência para a Pseudomonas chegam a 50%/60% em muitas UTIs de hospitais terciários. Com relação aos outros bacilos gram-negativos, é necessário conhecer a microbiota da UTI para poder haver segurança com o uso empírico desses antibióticos em pacientes com infecção grave. A utilização de doses maximizadas baseadas no seu perfil PK/PD pode aumentar a margem de resposta terapêutica nas infecções nosocomiais.

O arsenal terapêutico para o tratamento das infecções respiratórias comunitárias foi ampliado com o advento das quinolonas "respiratórias", levofloxacina e moxifloxacina.

Elas representam uma excelente opção terapêutica aos macrolídios para as infecções pelo pneumococo e germes intracelulares como Clamídia, Micoplasma e Legionella.

A ciprofloxacina não tem atividade contra as bactérias do gênero *Streptococcus*.

Apesar de ativa contra microrganismos anaeróbios, a moxifloxacina não é habitualmente utilizada para esse fim, em virtude de várias outras drogas estarem disponíveis com a mesma eficácia e menor custo para o tratamento dessas infecções.

Reações adversas com uso das fluoroquinolonas:

Apesar de serem medicamentos com boa tolerância e com incidência baixa de efeitos colaterais (Quadro), várias quinolonas foram retiradas do mercado em decorrência a efeitos mais expressivos e específicos. O principal exemplo no Brasil foi a gatifloxacina, em virtude do surgimento de disglicemias. Outras drogas que deixaram de ser comercializadas nos Estados Unidos

em virtude de toxicidade cardiovascular (prolongamento do intervalo-qt, torsades) foram a grepafloxacina e a esparfloxacina.

Em virtude de sua neurotoxicidade em idosos (*delirium*, convulsão), seu uso nessa faixa etária deve ser evitado, principalmente em pacientes que já apresentam doenças degenerativas e cerebrovasculares.

Principais reações adversas das fluoroquinolonas:

Quadro 23A.2. Reações adversas das fluoroquinolonas

Sistema Nervoso Central: cefaleia, tonteira, insônia, pesadelos, paranoia, convulsões
- Neuropatia periférica
- Reações alérgicas
- Disglicemias
- Alterações do paladar
- Nefrite intersticial
- Síndrome hemolítico urêmica
- Infecção por *Clostridium difficile*
- Hepatotoxicidade

Macrolídeos

Introduzidos na década de 1950, sendo a eritromicina seu primeiro representante, os macrolídios representam uma importante classe de antibióticos para o tratamento de infecções por germes gram-positivos e microrganismos intracelulares, além de serem a primeira escolha terapêutica para os pacientes alérgicos aos betalactâmicos.

A partir da eritromicina, novos compostos com melhor perfil farmacocinético e farmacodinâmico foram sintetizados, permitindo a sua utilização em pacientes com infecção grave, como é o caso da azitromicina (azalídeo) e a claritromicina, única disponível para uso venoso.

São antibióticos classicamente classificados como bacteriostáticos, inibindo a síntese proteica bacteriana se ligando a subunidade ribossomal 50s. A claritromicina é vista pela maioria dos pesquisadores segundo o seu perfil farmacodinâmico como um antibiótico tempo dependente, diferente da azitromicina, que tem sua melhor eficácia terapêutica correlacionada com a relação AUC-MIC. Os principais mecanismos de resistência a esses antibióticos se devem à alteração do sítio de ligação na unidade ribossomal ou através do desenvolvimento de bomba de efluxo por parte do microrganismo patogênico. Apesar do relato de desenvolvimento de resistência do pneumococo à claritromicina, o insucesso terapêutico não é observado em estudos clínicos com o uso desse medicamento em infecções respiratórias.

São drogas lipofílicas, com excelente penetração nos líquidos e tecidos orgânicos, sendo o trato respiratório o principal alvo terapêutico desses antibióticos.

A Sociedade Brasileira de Pneumologia recomenda o uso da claritromicina para o tratamento empírico das infecções respiratórias graves que são adquiridas na comunidade em virtude de sua atividade contra microrganismos intracelulares responsáveis pelas formas atípicas mais comuns de pneumonia (*Mycoplama*, *Chlamydia*) e o Pneumococo, associada a um antibiótico betalactâmico.

O uso da claritromicina associada ao etambutol e fluoroquinolona modificou o prognóstico dos pacientes com Aids e infecção pelo *Mycobacterium avium*, possibilitando a sobrevida de alguns pacientes que antes apresentavam um prognóstico muito reservado.

A azitromicina representa o protótipo dos azalídeos, sendo disponibilizada para uso oral e venoso com perfil farmacodinâmico e indicações semelhantes à claritromicina.

A claritromicina é recomendada em adultos na dose de 500mg a cada 12 horas e em crianças na dose de 15mg/kg dia fracionada a cada 12 horas.

A azitromicina é usada na dose de 500mg no primeiro dia de tratamento e, em seguida, 250mg ao dia durante 5 dias.

Sulfonamidas

A chegada da Síndrome da Imunodeficiência Adquirida (AIDS), no início da década de oitenta, trouxe de volta a sua utilização frequente e como droga de escolha em pacientes com Pneumocistose e Neurotoxoplasmose.

A Sulfadiazina (Neurotoxoplasmose) e o Sulfametoxazol-Trimetoprim (Pneumocistose) são os fármacos mais frequentemente utilizados dessa classe de Quimioterápicos.

Com a chegada do Itraconazol, as Sulfonamidas se tornaram a segunda escolha para o tratamento da Paracoccidioidomicose.

As sulfonamidas são inibidoras competitivas da <u>enzima</u> bacteriana sintetase de dihidroperoato (são análogos do seu **substrato** o ácido **para-aminobenzoico** – PABA). A enzima catalisa uma reação necessária à síntese de <u>ácido fólico</u> (o ácido fólico é necessário para a síntese de precursores de **DNA** e **RNA**) nas bactérias.

Como as células humanas obtêm o seu ácido fólico da dieta, e não possuem a <u>enzima</u>, não são afetadas. As bactérias, no entanto, são incapazes de absorvê-lo, e precisam produzi-lo, logo elas são afetadas nas doses usadas e param de se reproduzir.

As reações de hipersensibilidade, principalmente de exantema polimórfico, pode ocorrer com elevação de transaminases associada aos fenômenos alérgicos e, mais raramente, nefrite intersticial.

As erupções não urticariformes e as reações de hipersensibilidade cutânea como a síndrome de Stevens-Johnson são atribuídas aos metabólitos reativos oxidativos das sulfas denominados de hidroxilaminas.As citocinas também podem participar na imunopatogênese das reações de hipersensibilidade a sulfas. Há nestes casos maior expressão de interleucinas inflamatórias (TNF e interleucina 1).

Tabela 23A.3. Tratamento da Pneumocistose

	Via	Dose
SMZ + TMP	Oral	4 comps. 400mg + 80mg de 8/8h.
SMZ + TMP	EV	Trimetoprim (5mg/kg) Sulfametoxazol (25mg)

Quadro 23A.3. Tratamento da Nneurotoxoplasmose:

- Sulfadiazina 100mg/kg/d
- Pirimetamina 100mg (1ºd), 50mg/d
- Ácido folínico 10-15mg/d

Farmacologia aplicada à terapia contra microrganismos anaeróbios

Os anaeróbios representam a principal população bacteriana de nossa microbiota, estando relacionados com a maioria das infecções nos seres humanos. Os microrganismos que têm importância patogênica (Quadro) são aqueles que estão em grande número no sítio de infecção e apresentam maior virulência ou resistência antimicrobiana. A virulência se dá por inflamação, necrose e produção de toxinas. A produção de toxina é o principal fator de virulência dos anaeróbios do gênero *Clostridium*. Supurações, formação de abcessos e destruição de tecidos são características das infecções por microrganismos anaeróbios. O sinergismo representa um importante mecanismo patogênico nessas infecções, principalmente no contexto de infecções mistas em que bactérias aeróbicas ajudam a criar um ambiente ideal para a proliferação e virulência dos anaeróbios, representando um perfil polimicrobiano característico de muitas infecções nos seres humanos.

Tabela 23A.4. Bactérias Anaeróbias com Importância Etiológica

Bacilos Gram-positivos	Cocos Gram-positivos	Bacilos Gram-
Clostridium tetani	Streptococcus	B. fragilis
Clostridium botulinum	Peotococcus	Prevotella

As drogas utilizadas no tratamento das infecções anaeróbicas podem ser classificadas como estritas (metronidazol) ou polimicrobianas (clindamicina, cefoxitina, cloranfenicol, carbapenêmicos, tigeciclina, piperacilina). O sítio de infecção e a natureza comunitária ou hospitalar serão decisivos para a escolha antibiótica, já que alguns antibióticos de largo espectro podem ser utilizados como monoterapia (carbapenêmicos e piperacilina) em alguns sítios de infecção como as infecções intra-abdominais complicadas. O metronidazol está presente em muitos esquemas terapêuticos para o tratamento dessas infecções, porém, não tem atividade contra outros microrganismos além dos anaeróbios, sendo necessária a associação antibiótica.

Principais antibióticos utilizados no tratamento das infecções por germes anaeróbios

Vários antibióticos são usados para o tratamento de infecções por microrganismos anaeróbios. Vamos nos restringir a discutir o uso do metronidazol e da clindamicina, que ainda não foram estudados nesse capítulo.

- **Clindamicina:**

A clindamicina é uma lincosamida, produzida a partir da lincomicina (Lincon, Nebraska, 1962) com melhor perfil farmacocinético e farmacodinâmico que a primeira, sendo utilizada inicialmente na prática clínica contra as infecções estafilocócicas, sendo posteriormente reconhecida como um potente agente anaerobicida, além da atividade contra protozoários, principalmente do gênero *Plasmodium* e Toxoplasma.

A clindamicina dose de 20mg/kg/dia associada ao artermeter (IM) ou artesunato (IV) representa o esquema terapêutico recomendado pelo Ministério da Saúde para o tratamento da malária grave por falciparum. Contra os microrganismos anaeróbios age inibindo a síntese proteica bacteriana, ligando-se à subunidade ribossomal 50s e possivelmente interferindo com a reação de transpeptidação ribossomal

A diarreia induzida pelo seu uso com a incidência, podendo chegar a 20%, incluindo a colite pseudomembranosa pelo *Clotridioides difficile*, e o surgimento de novas drogas com atividade contra os anaeróbios fez com que ela deixasse de ser a droga de primeira linha nessas infecções, porém, continua sendo uma excelente opção terapêutica, principalmente em pacientes alérgicos aos betalactâmicos (cefoxitina, carbapenêmicos).

Está indicada nas infecções polimicrobianas intra-abdominais e pélvicas associadas a drogas ativas contra enterobactérias (betalactâmicos e aminoglicosídeos). Na síndrome do choque tóxico estafilocócico e estreptocócico representa uma indicação interessante, por inibir a síntese das toxinas ao nível ribossomal dessas bactérias.

A Sociedade Americana de Doenças Infecciosas, fazendo pela primeira vez no início do ano de 2011 as recomendações para o tratamento das infecções por *Staphylococcus aureus* MRSA comunitário, incluiu a clindamicina para o tratamento das infecções de pele e tecido celular subcutâneo, considerando a mesma eficácia quando comparada às tetraciclinas de segunda geração (doxiciclina e minociclina), sulfametoxazol-trimetoprim e linezolida.

Disponibilizada para uso oral e venoso na dose de 600mg a 900mg a cada oito horas.

Na encefalite toxoplásmica e na pneumonia por *Pneumocystis* devemos utilizar a maior dose.

- **Metronidazol**

O metronidazol é um derivado nitroimidazólico que foi sintetizado no final da década de 1950, inicialmente para o tratamento de infecções por protozoários: *Entamoeba histolytica*, *Giardia lamblia* e *Trichomonas vaginalis*. Em uma carta ao editor publicada pela revista Lancet em 1962, Shin mostrou que uma paciente com infecção por tricomonas e gengivite ulcerativa apresentou "dupla cura" com o seu uso, tornando a partir dessa observação um excelente antibiótico contra microrganismos anaeróbios.

O metronidazol entra de forma passiva na célula bacteriana e é ativado por um processo de redução intracelular inibindo a replicação e inativando o DNA bacteriano, impedindo, assim, a síntese enzimáticas do micro-organismo.

Apresenta bom perfil farmacocinético com distribuição e penetração tecidual excelentes, incluindo o SNC, sendo excre-

tada principalmente por via renal, não havendo necessidade de ajuste da dose em pacientes com insuficiência renal. Se houver falência hepática concomitante, a redução de 50% da dose é recomendada.

O metronidazol está principalmente indicado nas infecções intra-abdominais consequentes à peritonite e pelviperitonite, abscesso hepático bacteriano e amebiano, fasciítes necrotizantes e mionecrose e infecções do Sistema Nervoso Central (abscesso cerebral), associado a betalactâmicos.

A dose recomendada para essas situações em adultos é de 1g como dose inicial, seguida de 500mg a cada 8 ou a cada 6 horas por via intravenosa.

No tratamento da diarreia e da Colite Pseudomembranosa o metronidazol e a vancomicina apresentavam eficácia semelhante até o início do século, porém, a partir do ano 2000, revisão de estudos controlados começaram a evidenciar uma maior resistência bacteriana com o uso do metronidazol comparado ao uso da vancomicina, fazendo com que a vancomicina seja considerada a droga de escolha para os casos graves de colite por *Clostridioides difficile*.

Tabela 23A.5. Uso dos principais antibióticos utilizados no tratamento das infecções por germes anaeróbios

Formas leve a moderadas	Formas graves	Formas complicadas
Metronidazol 500mg VO/SNG q8h Brasil: 250 e 400mg 10-14 dias	Vancomicina 125mg VO/sonda q6h 10-14 dias	Vancomicina 500mg VO/SNG 4X dia + Metronidazol EV Íleo: acrescentar 500mg em SF 500mL q6h por via retal

O metronidazol é habitualmente bem tolerado, com eventos adversos de importância clínica sendo considerados raros. Alguns pacientes referem queixas abdominais brandas e sensação de gosto metálico na boca, além de poder ocorrer o efeito semelhante ao dissulfiran (antabuse), quando usado concomitante com a ingestão de álcool.

- **Cloranfenicol**

Inibindo a síntese de proteínas devido ao bloqueio específico dos ribossomas bacterianos, na subunidade 50s (inibe a transpeptidação), o cloranfenicol foi um antimicrobiano utilizado amplamente na década de 1970 e início dos anos 1980 antes da chegada das cefalosporinas de terceira geração e fluoroquinolonas. Antibiótico de largo espectro contra bactérias gram-positivas, gram-negativas, anaeróbios e microrganismos intracelulares dos gêneros Clamídia e Riquétsia. Em virtude de seus efeitos adversos principalmente voltados para o sistema hematopoiético, incluindo a anemia aplásica que apesar de raros, deixou de ser utilizado principalmente nas meningites bacterianas agudas, febre tifoide e infecções intra-abdominais. continua sendo a droga de escolha para o tratamento das formas graves de Febre Maculosa e de outras riquetsioses.

SEGUNDA PARTE: FARMACOLOGIA APLICADA AOS MICRORGANISMOS MULTIRRESISTENTES

Gerson Luiz de Macedo e Marcelo Maia

Quem São Os Germes Multirresistentes?

A partir do surgimento do Staphylococcus aureus resistente à meticilina no início da década de 1960, vários microrganismos (**Quadro 23B.1.**), principalmente hospitalares, vêm se tornando resistentes à maioria dos antibióticos disponíveis para o tratamento de pacientes graves. Um dos mais recentes relatos de multirresistência traz a Klebsiella pneumoniae produtora de uma temida nova betalactamase (New Delhi metalo-betalactamase-ndm1) resistente a todos os antibióticos disponíveis, com exceção da colistina, que hoje já está codificada geneticamente por transmissão através de plasmídeos em algumas cepas de outros microrganismos gram-negativos como a E. coli, Enterobacter e a Morganella morganii.

Os bacilos gram-negativos são considerados multirresistentes quando são produtores de betalactamases de espectro ampliado (E.coli e Klebsiella), resistentes, ao mesmo tempo, aos betalactâmicos e aminoglicosídeos ou quinolonas (Enterobacter, Proteus) e produtores de Carbapenemases, resistentes aos carbapenêmicos (Pseudomonas, Acinetobacter e Klebsiella). Os cocos gram-positivos são resistentes à oxacilina (S.aureus) ou à vancomicina (Enterococos).

Quadro 23B.1. Principais Microrganismos Multirresistentes

Gram-positivos	Gram-negativos
S.aureus MRSA	E.coli (ESBL)
S.epidermidis	Enterobacter
Enterococcus faecium	Pseudomonas Acinetobacter Klebsiella pneumoniae

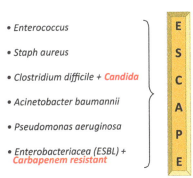

Figura 23B.1. Patógenos Escape

Principais antibióticos disponíveis para o tratamento de infecções por germes multirresistentes:

- **Carbapenêmicos**

Descobertos no final da década de 1970, constituem a principal arma para o tratamento das infecções graves causadas por bacilos gram-negativos. Sua atividade *in vitro* excede a maioria dos antibióticos betalactâmicos disponíveis, apresentando atividade segura contra microrganismos anaeróbios e germes gram-negativos incluindo a *Pseudomonas aeruginosa* e o *Acinetobacter*. As bactérias gram-positivas são sensíveis, com exceção dos *Staphylococcus aureus* MRSA e *Enterococcus faecium* vancomicina resistente. São antibióticos com estrutura similar aos betalactâmicos se diferenciando pela substituição do carbono pelo enxofre (S) na posição 1 (Figura 23B.2). O termo carbapem se refere exatamente a esta troca.

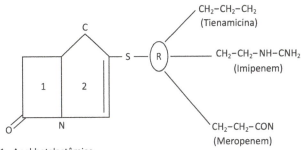

1 - Anel betalactâmico
2 - Anel carbapenêmico (pentacílico)
Figura 23B.2. Estrutura química dos carbapenêmicos

A tianamicina foi o primeiro carbapenêmico estudado, porém, em virtude de sua instabilidade química, foi desenvolvido um derivado que mostrou melhor estabilidade, conhecido como **imipenem**, primeiro carbapenêmico disponível para uso clínico no Brasil, que necessita da cilastatina para resistir à hidrólise enzimática mediada por uma dipeptidase renal (deidropeptidase I) produzida no túbulo proximal.

Agem da mesma forma que os betalactâmicos, inibindo a síntese da parede celular bacteriana se unindo a todas as proteínas ligadoras de penicilinas (PBP 1, 2 e 3). São antibióticos resistentes à maioria das betalactamases produzidas pelos bacilos gram-negativos, incluindo as betalactamases de espectro ampliado. Até o surgimento das carbapenemases, eram drogas seguras para o tratamento de quase todos os microrganismos gram-negativos, responsáveis por infecções graves nos seres humanos, com exceção da *Stenotrophomonas maltophilia* e *Pseudomonas.Cepacea*.

São drogas com excelente perfil farmacocinético e farmacodinâmico, utilizadas exclusivamente pela via intravenosa. Distribuem-se amplamente pelos líquidos e tecidos orgânicos, incluindo o Sistema Nervoso Central. São excretados pela via renal, havendo necessidade de reajuste da dose dos antibióticos na vigência de oligúria e anúria. São antibióticos com perfil PK/PD tempo dependente, não apresentando efeito pós-antibiótico. As reações adversas são infrequentes, semelhantes às dos outros antibióticos betalactâmicos. O imipenem está relacionado com alteração do nível de consciência e convulsões em pacientes com doenças neurológicas e com insuficiência renal.

O **meropenem** foi o segundo carbapenêmico disponível para uso clínico, diferenciando-se basicamente do imipenem por não sofrer hidrólise enzimática no túbulo renal proximal, não necessitando, portanto, da cilastatina na sua formulação. O espectro de ação é o mesmo também sendo ativo contra *Listeria monocytogenes*, podendo ser útil no tratamento das meningites por esta bactéria.

O **imipenem e o meropenem** continuam sendo os antibióticos mais importantes para o tratamento de infecções graves em pacientes hospitalizados. Devem ser utilizados de forma criteriosa como monoterapia nas infecções pulmonares, urinárias, ósseas, intra-abdominais, ginecológicas e do Sistema Nervoso Central. Em pacientes com alto risco para infecções por pseudomonas e principalmente com instabilidade (sepse grave e choque séptico), a associação antibiótica com aminoglicosídeos ou quinolonas está indicada, devendo ser considerado o perfil da microbiota hospitalar.

Habitualmente em adultos a dose do imipenem é de 500mg por via venosa a cada seis horas. O meropenem deve ser utilizado na dose de 500mg a 1g a cada 8 horas, podendo fazer infusão contínua de 3 horas a cada dose para se obter a melhor resposta terapêutica otimizada, em virtude do seu perfil farmacodinâmico, como descrito nesse capítulo.

O ertapenem apresenta espectro de ação inferior ao imipenem e meropenem, não apresentando atividade contra a *Pseudomonas aeruginosa* e o *Acinetobacter*. Como vantagem, pode ser utilizado em dose única parenteral diária de 1g em virtude de apresentar meia vida sérica prolongada. Essa droga pode ser utilizada naquelas indicações do imipenem e do meropenem nas quais não há risco para infecções por *Pseudomonas aeruginosa* e *Acinetobacter*.

- **Cefalosporinas de 5ª geração**

Ceftarolina e ceftobiprole são novos antibióticos do grupo das cefalosporinas que foram classificadas como de quinta geração por apresentar atividade antimicrobiana contra germes gram-positivos resistentes às cefalosporinas utilizadas na prática clínica. O *S. aureus* oxacilino resistente é o principal alvo terapêutico dessas novas cefalosporinas. A atividade antimicrobiana contra germes gram-negativos se assemelha às cefalosporinas de terceira geração, a princípio não havendo atividade antimicrobiana contra *Pseudomonas*. A ceftarolina foi a primeira cefalosporina de 5ª geração a ser introduzida no Brasil, sendo utilizada para o tratamento de infecções cutâneas graves causadas pelos *S aureus*, incluindo ORSA e *Streptococcus pyogenes* e *Agalactiae* e pneumonia comunitária causada pelo *S.aureus*, *S.pneumoniae*, *Haemophilus influenza*, *Klebsiella* e *E.coli*.

- **Ceftobiprole:**

Cefalosporina com grande afinidade pela PBP-2A (PBP alterada pelo gen meca responsável pela resistência do *S.aureus* aos betalactâmicos), tornando-se a primeira cefalosporina com atividade contra o *S.aureus* MRSA. Além disso, também apresenta excelente afinidade pela PBP-2x do *Streptococcus pneumoniae* resistente à penicilina e PBP-3 da **Pseudomonas aeruginosa.**

A atividade bactericida (*in vitro*) dessa nova cefalosporina, portanto, é o maior quando comparado as cefalosporinas de 3ª e 4ª geração em virtude de sua atividade contra *S.aureus* MRSA. A atividade *in vitro* do ceftobiprol contra bacilos gram-negativos não fermentadores como a pseudomonas aeruginosa é semelhante a outros betalactâmicos com atividade contra esse microrganismo (ceftazidima, cefepima, piperacilina), carbapenêmicos e aminoglicosídeos.

Não tem atividade antimicrobiana contra *Stenotrophomonas*, *Acinetobacter*, bacilos gram-negativos produtores de betalactamases de espectro ampliado e carbapenemases. Mais estudos são necessários para avaliar sua eficácia contra a *Pseudomonas aeruginosa*.

A dose recomendada do ceftobiprol na vigência de função renal normal é de 500mg em infusão de 30 minutos a duas horas, com intervalos de 12 ou de 8 horas.

Foi aprovado para uso clínico no Canadá, Suíça, Rússia, Ucrânia e Hong Kong.

- **Ceftarolina**

Aprovada em 2010 pelo FDA nos Estados Unidos, essa nova cefalosporina foi inicialmente recomendada para o tratamento de pneumonias comunitárias e infecções cutâneas graves, incluindo aquelas causadas por *S.aureus* MRSA, em virtude de sua alta afinidade pela PBP-2A. Sua atividade contra bacilos gram-negativos se assemelha à ceftriaxona, não tendo atividade contra bacilos produtores de betalactamases de espectro ampliado (*E.coli* e *Klebisiella*), além de não apresentar atividade contra a *Pseudomonas aeruginosa*, *Acinetobacter* e *Stenotrophomonas*.

A dose recomendada em pacientes com função renal normal é de 600mg em infusão intravenosa de 1 hora, em intervalos a cada 12 horas.

Assim como o ceftobiprol, estudos clínicos futuros irão determinar seu verdadeiro lugar no tratamento de infecções como pneumonia, bacteremia, endocardite e infecções ósseas e cutâneas.

Glicopeptídeos e lipopeptídeos

- **Vancomicina**

A vancomicina por longos anos se manteve como a droga de primeira linha para o tratamento das infecções causadas por bactérias gram-positivas resistentes aos antibióticos betalactâmicos, porém, com o surgimento de *Enterococcus resistentes*, resistência intermediária dos *S.aureus* MRSA, e novas drogas bactericidas com melhor perfil farmacocinético e farmacodinâmico, ela continua sendo utilizada contra esses microrganismos somente pelo fato de ser de baixo custo. Para o tratamento das infecções por *Clostridium difficile*, a vancomicina é a droga de escolha para o tratamento das formas graves desta infecção.

O mecanismo de ação da vancomicina é semelhante ao dos betalactâmicos, inibindo o segundo estágio síntese do peptidioglicano da parede celular, não havendo reação cruzada, nem competição com os sítios de ação, com os betalactâmicos porque esses agem no terceiro estágio da biossíntese da parede celular.

O parâmetro farmacocinético –farmacodinâmico (PK/PD) que melhor se correlaciona com sua atividade bactericida é a relação AUC-MIC (área sob a curva). **Apesar de ter uma boa distribuição na maioria dos tecidos, sua penetração no tecido pulmonar, na bile e no líquor (exceto quando a meninge esteja inflamada) é pobre e 100% de sua excreção se dá por filtração glomerular pela via renal.**

O uso abusivo da vancomicina a partir da década de 1980 representa um dos principais fatores associados (Quadro) à resistência dos enterococos (VRE), assim como da resistência intermediária do *S.aureus* (GISA), descrita pela primeira vez no Japão, em 1996.

Quadro 23B.2. Fatores associados a emergências

Fatores associados à emergência de enterococos resistente aos glicopeptídeos (GRE)
Uso recente de vancomicina
• Colonização do trato gastrointestinal do pelo *Enterococos* resistentes (GRE).
• Tempo de internação hospitalar.
• Pacientes internados na UTI.
• Uso de cateter, ventilador mecânico, hemodiálise.
• Cirurgia abdominal.
• Hospitais de grande porte.
• Uso prévio de antibióticos contra germes anaeróbios.

Sua atividade contra as bactérias do gênero *Staphylococcus* continua segura, porém, contra os *Enterococcus*, com o seu uso abusivo, vem aumentando a resistência desses microrganismos nos últimos anos. É a droga de escolha para o tratamento das infecções graves causadas pelo *Clostridium difficile*.

As principais reações adversas com o uso da vancomicina estão relacionadas com a velocidade de infusão como a síndrome do homem vermelho, decorrentes de uma descarga histamínica, cujos principais sintomas são o prurido, eritema, rubor facial, angioedema e ocasionalmente hipotensão e a com o nível sérico, em que a ototoxicidade e a nefrotoxicidade representam os principais efeitos colaterais. O alto índice desses efeitos adversos é visto principalmente com uso de 4g ou mais de vancomicina ou quando associada a aminoglicosídeos.

A vancomicina continua sendo uma droga muito utilizada para o tratamento de bacteremia, endocardite, pneumonia, celulite e osteomielite causadas pelos *Staphylococcus coagulase* positivo (*Aureus*) e coagulase negativo (*Epidermidis*), resistente à oxacilina.

No tratamento da enterocolite por *Clostridium difficile*, o uso oral deve ficar reservado para os casos graves (sepse grave) dessa infecção, ficando o metronidazol para o tratamento da infecções leves e moderadas.

Apesar da prática comum de prescrever a vancomicina na dose de 1g a cada 12 horas em pacientes com função renal normal, para otimizarmos sua utilização, devemos calcular a dose de acordo com o peso do paciente (15mg/kg). Em pacientes geriátricos a dose de 1g a cada 24 horas pode ser suficiente. Para as infecções que acometem o Sistema Nervoso Central, a dose de 15mg/kg a cada 6 horas é recomendada.

Teicoplanina

A teicoplanina apresenta o mesmo espectro de ação da vancomicina, apresentando os mesmos problemas de resistência da vancomicina. Sua única vantagem está relacionada com o melhor perfil farmacocinético, apresentando meia vida mais longa. Sua excreção se faz por via renal, devendo haver reajuste de dose na presença de insuficiência renal.

Apresenta as mesmas indicações terapêuticas da vancomicina. A dose habitual em adultos é de 400mg a cada 12 horas. Em crianças abaixo de 12 anos, a dose preconizada é de 10mg/kg de peso a cada doze horas.

Apresenta boa tolerância, com os efeitos adversos ocorrendo em menos de 5% dos pacientes. Apresenta menor potencial de nefrotoxicidade e ototoxicidade comparada à vancomicina, não sendo indicada para o tratamento de infecções em gestantes.

Glicopeptídeos de ação longa: Dalbavancin, oritavancin

Esses dois novos glicopeptídeos apresentam um aspecto farmacocinético único, pois, têm uma eliminação lenta com uma meia vida de uma semana, podendo, portanto ser usado uma vez por semana. Mantém atividade exclusiva para os microrganismos Gram-positivos com o mesmo espectro da vancomicina

Lipopeptídeos:

• **Daptomicina**

Disponibilizado para uso clínico em 2003, foi o primeiro lipopeptídeo lançado no Brasil, com espectro de ação semelhante aos glicopeptídeos, porém, com atividade bactericida segura contra os *Enterococcus* resistentes à vancomicina e teicoplanina. É considerado o antibiótico com maior atividade bactericida contra os germes gram-positivos resistentes (*Staphylococcus coagulase* positivo, negativo e *Enterococcus*).

Disponibilizada para uso exclusivamente venoso em dose única diária.

É um antibiótico concentração dependente e seu mecanismo de ação está relacionado com sua ligação à membrana citoplasmática da célula bacteriana, promovendo efluxo de íons potássio e despolarização da membrana celular, inibindo a síntese de proteínas, DNA, RNA dentro da célula, levando à morte celular rápida sem lise bacteriana.

Está aprovado para uso clínico em infecções graves da pele e tecido celular subcutâneo causadas por *Staphylococcus aureus* MRSA, *Enterococcus faecalis* (incluindo VRE), *Streptococcus sp* na dose de 4mg/kg/dia em dose única. Nas infecções da corrente sanguínea, incluindo endocardite bacteriana de coração direito, a dose inicial deve ser de 6mg/kg dia.

Não está indicada nas infecções do parênquima pulmonar, por ser inativada pelo surfactante.

Os dois principais efeitos adversos da daptomicina são a elevação dos níveis séricos de CPK e miopatia, que regridem com a interrupção do uso da droga.

Em pacientes com insuficiência renal, deverá haver ajuste de dose quando o *clearence* de creatinina for inferior a 30mL/min.

Oxazolidinonas

- **Linezolida**

Ligando-se à subunidade 50s do ribossoma bacteriano, a linezolida inibe a síntese bacteriana de bactérias gram-positivas, inibindo de forma eficaz o crescimento de *Estreptococos, Estafilococos, Enterococos*, incluindo os *Estafilococos* resistentes à oxacilina, *Enterococos* resistentes à ampicilina e vancomicina e o *Pneumococo* resistente à penicilina.

A linezolida é uma droga bem tolerada para uso oral e venoso, sendo os efeitos adversos mais descritos relacionados com o trato gastrointestinal. Efeitos mais graves como pancitopenia, fibrilação atrial e pancreatite ocorrem em menos de 1% dos casos.

Vale a pena chamar a atenção pelo fato da linezolida ser um inibidor seletivo de fraca intensidade da monoaminoxidase por causar síndrome serotoninérgica em pacientes em uso farmacológico de antidepressivos inibidores de recaptação de serotonina.

O ajuste da dose em pacientes com insuficiência renal só deve ser feito em pacientes com *clearence* de creatinina inferior a 50%,não sendo necessário o ajuste em pacientes com insuficiência hepática.

Seu uso clínico fica reservado para pacientes com infecções por germes gram-positivos resistentes às penicilinas e glicopeptídeos.

Glicilciclinas:

- **Tigeciclina**

A partir de modificações químicas da minociclina (tetraciclina de 2ª geração), mantendo-se o núcleo cíclico das tetraciclinas, foi possível o desenvolvimento de um novo antibiótico pertencente ao grupo das glicilciclinas, denominado **tigeciclina**. Esse antibiótico mantém o mesmo espectro de ação das tetraciclinas, porém, com a vantagem de apresentar atividade antimicrobiana contra germes gram-positivos e gram--negativos que eram resistentes às tetraciclinas convencionais por meio da bomba de efluxo e de alteração ribossomal. Age inibindo a síntese proteica, ligando-se à subunidade 30s do cromossoma bacteriano, impedindo a fixação do ARN de transporte. **Em particular, chamamos a atenção para sua atividade antimicrobiana contra *Staphylococcus aureus* MRSA, *Enterococcus* resistente à vancomicina, enterobactérias, incluindo as produtoras de betalactamases de espectro ampliado e microrganismos anaeróbios, incluindo o *Bacteroides fragilis*.** A droga mantém a atividade das tetraciclinas contra microrganismos intracelulares *Chlamydia*, *Mycoplasma* e *Ureaplasma*.

A tigeciclina está indicada como monoterapia nos tratamentos da infecções graves da pele e tecido celular subcutâneo e infecções intra-abdominais complicadas.

O uso da tigeciclina em infecção respiratória, principalmente em pneumonia associada à ventilação mecânica, não foi aprovado pelo FDA, que inclusive em 2010 chamou a atenção para o aumento do risco de mortalidade com o seu uso (www.fda.gov/drugsafety/ucm224370.htm). A causa do excesso de mortes parece estar relacionada com a progressão da infecção em pacientes tratados com tigeciclina.

A tigeciclina é pouco metabolizada, sendo eliminada praticamente como droga ativa, sendo 60% pela bile e 40% pela urina, não havendo necessidade de juste da dose em pacientes com insuficiência renal.

É administrada por via venosa, na dose inicial de 100mg, e em seguida 50mg a cada 12 horas.

TERAPIA ANTIMICROBIANA CONTRA BACILOS GRAM-NEGATIVOS PRODUTORES DE CARBAPENEMASES

- **Polimixinas**

Descobertas em 1947, as polimixinas são antibióticos de curto espectro, extraídos da cultura de bactérias do gênero *Bacillus*, que durante muitos anos deixaram de ser utilizadas em virtude do surgimento de novos grupos farmacológicos bactericidas contra bacilos gram-negativos com menor toxicidade, principalmente no que diz respeito à nefrotoxicidade.

Com o aparecimento dos bacilos gram-negativos produtores de carbapenemases, *Pseudomonas* e *Acinetobacter*, representam nos dias atuais a única opção terapêutica para o tratamento dessas infecções. Interagindo com fosfolipídios da membrana do bacilo gram-negativo, interferem na permeabilidade da membrana da célula bacteriana, levando à morte celular.

As duas preparações disponíveis para uso clínico são a polimixina B e a polimixina E, também denominada colistina. São antibióticos com perfil PK/PD concentração dependente, com atividade bactericida contra as enterobactérias, com exceção da bactéria do gênero *Proteus*. Não tem atividade antimicrobiana contra bactérias gram-positivas e anaeróbios.

Seu principal efeito adverso é a nefrotoxicidade, que ocorre em virtude do dano direto da droga nas células renais do túbulo contorcido distal. Seu potencial nefrotóxico é aumentado quando associado a outras drogas nefrotóxicas e em indivíduos idosos. Estudos atuais indicam que a nefrotoxicidade das polimixinas é menor do que a que ocorre com o uso de aminoglicosídeos. A neurotoxicidade, principalmente relacionada à dose, ocorre em cerca de 5% dos pacientes que usam o fármaco e clinicamente se manifesta com distúrbios do sensório com parestesias periorais e da língua, polineuropatia e bloqueio neuromuscular.

A polimixina B está indicada para o tratamento das infecções hospitalares causadas pela *Pseudomonas*, *Acinetobacter* e outros bacilos que surgem como multirresistentes, como é o caso da *Klebsiella pneumoniae*, todos produtores de carbapenemases.

Deve ser utilizada pela via venosa na dose de 1,5 a 3mg/kg/dia (15.000 a 30.000 u/kg/dia), fracionando a dose em intervalos de 8 horas.

As ampolas do sulfato de colistina contêm 1.000.000 de unidades, que corresponde a 40mg, porém, por ser utilizada exclusivamente por via intramuscular, preferimos utilizar o colistimetato para uso venoso que contém 150mg da colistina base na dose de 3 a 5mg/kg/dia em intervalos a cada 8 horas.

A maior parte da literatura sobre o uso parenteral das polimixinas é antiga. Nos últimos anos a polimixina tem sido usada para o tratamento dos bacilos gram-negativos multirresistentes, principalmente a pneumonia associada à ventilação mecânica. A literatura atual não relata o mesmo potencial nefrotóxico da droga observado no passado. Observações mais recentes já relatam a emergência de resistência de cepas de *Pseudomonas* e *Acinetobacter* a esse grupo farmacológico.

CONCLUSÕES

Os centros de tratamento intensivo no mundo continuam sendo o epicentro da crise global de resistência antimicrobiana em pacientes hospitalizados. Não há uma única solução para se tentar conter a disseminação desses microrganismos, mas múltiplas intervenções associadas vêm demonstrando algum benefício. Um componente essencial de todas as estratégias é o reconhecimento da magnitude do problema pelos médicos. O uso desnecessário e inapropriado, o tempo prolongado de uso de antibióticos e a ausência de vigilância por parte das comissões de controle de infecção hospitalar impedem um combate eficaz contra esses germes resistentes. Consideramos o número mágico de sete dias para o tratamento das infecções, sendo que a necessidade de mais dias de tratamento dependerá de situações especias.

BIBLIOGRAFIA

1. Diament D, Salomão R, Rigatto O, Gomes B, Silva E, Carvalho NB, et al. Diretrizes para tratamento da sepse grave / choque séptico – abordagem do agente infeccioso – diagnóstico. Rev Bras Ter Intensiva. 2011;23(2):134-44.
2. Salomão R, Diament D, Rigatto O, Gomes B, Silva E, Carvalho NB, et al. Diretrizes para tratamento da sepse grave / choque séptico – abordagem do agente infeccioso – controle do foco infeccioso e tratamento antimicrobiano. Rev Bras Ter Intensiva. 2011;23(2):145-57.
3. Sales Júnior JAL, David CM, Hatum R, Souza PCSP, Japiassú A, Pinheiro CTS, et al. Sepse brasil: estudo epidemiológico da sepse em unidades de terapia intensiva brasileiras. Rev Bras Ter Intensiva. 2006;18(1):9-17.
4. Azevedo LCP, Ramos FJS, Pizzo VRP. Sepse. In: Schettino G, Cardoso LF, Mattar Júnior J, Ganem F. Paciente Crítico: Diagnóstico e Tratamento. 2ª ed. Barueri, SP: Manole; 2012. p. 986-93.
5. Kumar A, Roberts D, Wood KE, Light B, Parrilo JE, Sharma S, et al. Duration of hypotension before initiation of effective antimicrobial therapy is the critical determinant of survival in human septic shock. Crit Care Med. 2006;34(6):1589-96.
6. Dellinger RP, Levy MM, Carlet JM, Bion J, Parker MM, Jaeschke R, et al. Surviving sepsis campaign: international guidelines for management of severe sepsis and septic shock: 2008. Crit Care Med. 2008;36(1):296-327.
7. Dellinger RP, Levy MM, Rhodes A, Annane D, Gerlach H, Opal SM, et al. Campanha de sobrevivência à sepse: diretrizes internacionais para tratamento de sepse grave e choque séptico: 2012. Crit Care Med. 2013;41(2):580-637.
8. Dias LBA, Mota LM, Moriguti JC, Nunes TF, Vilar FC. Uso racional de antimicrobianos. Medicina (Ribeirão Preto). 2010;43(2):164-72.
9. Jensen JU, Hein L, Lundgren B, Bestle MH, Mohr TT, Andersen MH, et al. Procalcitonin and survival study (pass) group: procalcitonin-guided interventions against infections to increase early appropriate antibiotics and improve survival in the intensive care unit: a randomized trial. Crit Care Med. 2011;39(9):2048-58.
10. Coelho L, Machado FR. Sepse. In: Amaral JLG, Geretto P, Machado FR, Tardelli MA, Yamashita AM. Sepse. Guia de Anestesiologia e Medicina Intensiva. Barueri, SP: Manole; 2011. p. 685-705.
11. Cohen J, Brun-Buisson C, Torres A, Jorgensen J. Diagnosis of infection in sepsis: an evidence - based review. Crit Care Med. 2004;32(11 Suppl):s466-94.
12. Richardson M, Lass-Flörl C. Changing epidemiology of systemic fungal infections. Clin Microbiol Infect. 2008;14 Suppl 4:5-24.
13. Turcato Jr. G. Epidemiologia e Diagnóstico dos Microrganismos Multirresistentes em Terapia Intensiva. Curso sobre Infecção no Paciente Grave. [acesso em 30 nov 2014]. Disponível em: http://www.infectologia.org.br/material-didatico
14. Costa DAG, Lazari CS, Luiz AM. Guia de Antibioticoterapia. CBBE Medcel; 2013.
15. Chambers HF, Eliopoulos GM, Gilbert DN, Moellering Júnior, RC, Saag MS. Guia de Terapêutica Antimicrobiana 2012. Guia Sanford. Edição em Português. São Paulo: A.W.W.E., 2012.
16. Biek D, Critchley IA, Riccobene TA, Thye DA. Ceftaroline fosamil: a novel broad-spectrum cephalosporin with expanded anti-gram-positive activity. J Antimicrob Chemother. 2010;65 Suppl. 4:iv9-16.
17. Laudano JB. Ceftaroline fosamil: a new broad-spectrum cephalosporin. J Antimicrob Chemother. 2011;66 Suppl. 3:iii11-8.
18. Teflaro Package Insert; 2012 [accessed 2012 Sep]. Available from: http://www.frx.com/pi/teflaro pi.pdf]
19. European Medicines Assessment Report for Zinforo (Ceftaroline fosamil) Procedure No. Emea/H/C/002252.
20. Raoult D, Roussellier P, Vestris G, Tamalet J. In vitro antibiotic susceptibility of Rickettsia rickettsii and Rickettsia conorii: plaque assay and microplaque colorimetric assay. J Infect Dis. 1987;155.
21. Tavares W. Antibióticos e Quimioterápicos para o Clínico. 3ª ed. São Paulo: Atheneu; 2014.

TERCEIRA PARTE: MULTIRRESISTENTES-NOVOS HORIZONTES

Marcelo Maia

INTRODUÇÃO

Infecções causadas por microrganismos resistentes a antimicrobianos (AMR) são uma crise global. Em 2019, foi estimado que cerca de 1,3 milhão de mortes no mundo todo foram diretamente atribuídas a esses patógenos resistentes. Nos Estados Unidos, segundo o relatório "Antibiotic Resistance Threats" do CDC, entre 2012 e 2017, mais de 2,8 milhões de infecções e mais de 35 mil mortes por ano foram causadas por esses microrganismos resistentes.

Em vez de seguir diretrizes gerais, a Sociedade de Doenças Infecciosas da América (IDSA) apoia a criação de documentos de orientação mais específicos para o tratamento de infecções onde os dados ainda são limitados e continuam a evoluir rapidamente, como é o caso das infecções por AMR. Esses documentos são preparados por um grupo pequeno de especialistas, que respondem a perguntas sobre tratamentos baseados em uma revisão abrangente (mas não necessariamente sistemática) da literatura, além de experiência clínica e opinião de especialistas. Esses guias são disponibilizados online e atualizados anualmente.

O documento fornece orientações sobre o tratamento de infecções causadas por *Enterobacterales* produtoras de β-lactamase de espectro estendido (ESBL-E), *Enterobacterales* produtoras de β-lactamase AmpC (AmpC-E), *Enterobacterales* resistentes a carbapenêmicos (CRE), *Pseudomonas aeruginosa* com resistência difícil de tratar (DTR *P. aeruginosa*), *Acinetobacter baumannii* resistente a carbapenêmicos (CRAB) e *Stenotrophomonas maltophilia*. Muitos desses patógenos são considerados ameaças graves ou urgentes pelo CDC. Cada um deles pode causar uma ampla gama de infecções encontradas em hospitais de todos os tamanhos nos Estados Unidos, sendo responsáveis por significativa morbidade e mortalidade.

Palavras-chave: ESBL; AmpC; carbapenem-resistant, MRSA, VRE, Enterobacterales; Pseudomonas aeruginosa; CRAB; Stenotrophomonas maltophilia, Farmacodinâmica e Farmacocinética.

ESBL-E

- **Fosfomicina** continua não sendo recomendada para pielonefrite e infecções complicadas do trato urinário (cUTI), embora dados clínicos recentes tenham levan-

tado questões sobre os possíveis benefícios de doses adicionais nesses casos.

- **Amoxicilina-clavulanato** continua não sendo a preferência para cistite não complicada causada por ESBL, mas é reconhecido que ele pode ser prescrito em situações em que a resistência ou os efeitos colaterais impedem o uso de outros antibióticos orais, com preferência por evitar antibióticos intravenosos. Os pacientes devem ser alertados sobre o possível aumento do risco de infecção recorrente ao usar ácido amoxicilina-clavulânico.

- Novos detalhes explicam por que a Piperacilina-Tazobactam não é considerada eficaz para infecções por ESBL-E. Embora a piperacilina-tazobactam ainda não seja recomendada para o tratamento de pielonefrite e cUTI, observa-se que, se esse tratamento for iniciado e levar à melhora clínica, sua continuidade deve ser feita com a consciência de um possível aumento do risco de falha microbiológica.

- **Ceftolozane-tazobactam** é provavelmente eficaz contra ESBL-E, mas recomenda-se que esse agente seja reservado para o tratamento de resistência difícil de tratar (DTR) *Pseudomonas aeruginosa* ou infecções polimicrobianas envolvendo tanto DTR *P. aeruginosa* quanto ESBL-E.

AMPC-E

- O termo "risco moderado a alto" de produção clinicamente significativa de AmpC foi atualizado para "risco moderado" em todo o documento do IDSA.

- Esclarece-se que, mesmo sem a regulação positiva, a produção basal de β-lactamases AmpC por organismos com expressão de ampC induzível resulta em resistência intrínseca a vários antibióticos, incluindo ampicilina e cefalosporinas de primeira e segunda geração.

- A sugestão anterior de não utilizar Cefepima para *Enterobacter cloacae, Citrobacter freundii* e *Klebsiella aerogenes* com CIM de cefepima de 4-8 µg/mL foi removida, refletindo dados mais recentes.

CRE (ENTEROBACTERIACEAE RESISTENTES A CARBAPENÊMICOS)

- Foi observada um aumento nos isolados de CRE que produzem metalo-beta-lactamases (MBL) nos Estados Unidos.

- Um método endossado pelo CLSI (*Clinical and Laboratory Standards Institute*) para testar a combinação de Ceftazidima-avibactam e Aztreonam contra Enterobacterales produtoras de MBL é agora discutido.

- Sugestões de dosagem atualizadas para Ceftazidima-avibactam em combinação com aztreonam foram fornecidas.

DTR (DIFFICULT TO TREAT BACTERIA)

Pseudomonas aeruginosa

- Para infecções causadas por *P. aeruginosa* que não são suscetíveis a nenhum carbapenêmico, mas são suscetíveis a β-lactâmicos tradicionais, o uso de terapia de infusão estendida de alta dose com esses agentes tradicionais ainda é sugerido, embora a necessidade de repetir AST antes da administração seja menos enfatizada.

A tobramicina ou amicacina de dose única diária foi adicionada como opções alternativas de tratamento para pielonefrite ou cUTI causadas por DTR *P. aeruginosa*.

CRAB (ACINETOBACTER BAUMANNII RESISTENTE A CARBAPENÊMICOS)

- Sulbactam-durlobactam combinado com Meropenem ouIimipenem-cilastatina é agora o tratamento preferido para infecções por CRAB.
- O regime de alta dose de ampicilina-sulbactam, anteriormente uma opção preferida, agora é considerado uma alternativa se o sulbactam-durlobactam não estiver disponível. A dosagem de alta dose de ampicilina-sulbactam foi ajustada.

STENOTROPHOMONAS MALTOPHILIA

Um método endossado pelo CLSI para testar a combinação de Ceftazidima-avibactam e Aztreonam para *S. maltophilia* é discutido.

- Tigeciclina foi removida das recomendações de terapia combinada, e as orientações atualizadas desaconselham o teste de ceftazidima para infecções por *S. maltophilia*.

Doses recomendadas para o tratamento de infecções causadas por microrganismos resistentes em adultos com função renal e hepática normal podem variar conforme o tipo de infecção, o agente patogênico e o antibiótico utilizado. A seguir, alguns exemplos de dosagens comuns para diferentes classes de antibióticos usados em infecções por patógenos rcsistentes:

1. Ceftazidima-avibactam (para infecções por CRE e DTR *Pseudomonas aeruginosa*): 2,5g (2g de ceftazidima + 0,5g de avibactam), administrados por via intravenosa a cada 8 horas.
2. Meropenem-vaborbactam (para infecções por CRE): 4g (2g de meropenem + 2g de vaborbactam), administrados por via intravenosa a cada 8 horas.
3. Piperacilina-tazobactam (para infecções por ESBL-E ou outras infecções graves): 4,5g (4g de piperacilina + 0,5g de tazobactam), administrados por via intravenosa a cada 6 horas, com infusão prolongada de 3 a 4 horas.
4. Colistina (para infecções por *Acinetobacter baumannii* resistente a carbapenêmicos): 2,5 a 5mg/kg/dia de colistina base activity (CBA), divididos em 2 a 3 doses intravenosas, com ajustes conforme a função renal.
5. Cefiderocol (para infecções por *Stenotrophomonas maltophilia* ou outras infecções resistentes): 2g administrados por via intravenosa a cada 8 horas, com infusão prolongada de 3 horas.
6. Fosfomicina (para infecções complicadas do trato urinário causadas por ESBL-E): 3g por via oral em dose única.
7. Amicacina (como opção alternativa para DTR *Pseudomonas aeruginosa*): 15-20mg/kg/dia, administrados por via intravenosa em dose única diária.
8. Levofloxacina (para infecções por *Stenotrophomonas maltophilia*): 750mg por via oral ou intravenosa, uma vez ao dia.

Essas dosagens são indicativas e podem ser ajustadas conforme as particularidades de cada paciente, a gravidade da infecção e as diretrizes clínicas locais. Além disso, a seleção do antibiótico deve ser guiada pelos resultados dos testes de suscetibilidade do patógeno isolado.

Indicações, Uso, Farmacodinâmica e Farmacocinética das drogas antipatógenos resistentes, Gram-negativos e positivos.

Novos antimicrobianos contra microrganismos gram negativos resistentes.

CEFIDEROCOL

Indicações: Cefiderocol é um cefalosporina sideróforo com um mecanismo único de entrada nas células bacterianas (Figura 23C.1.), o que o torna eficaz contra uma ampla gama de bactérias Gram-negativas resistentes, incluindo *Pseudomonas aeruginosa*, *Acinetobacter baumannii*, e *Enterobacterales* resistentes a carbapenêmicos.

Uso: Tem sido utilizado para tratar infecções complicadas do trato urinário (cUTI), pneumonia associada à ventilação mecânica (PAV), e outras infecções graves causadas por bactérias resistentes a múltiplas drogas.

Farmacocinética/Farmacodinâmica: Administrado por via intravenosa, cefiderocol apresenta uma meia-vida de aproximadamente 2-3 horas e é eliminado principalmente pelos rins. O parâmetro PK/PD que melhor prediz a eficácia é o tempo em que a concentração plasmática está acima da CIM (T>MIC).

MEROPENEM-VABORBACTAM

Indicações: Esta é uma combinação de um carbapenêmico (meropenem) com um inibidor de beta-lactamase (vaborbactam). É particularmente eficaz contra *Enterobacterales* resistentes a carbapenêmicos (CRE).

Uso: Aprovado para o tratamento de cUTI, incluindo pielonefrite, e infecções intra-abdominais complicadas.

Farmacocinética/Farmacodinâmica: Meropenem é administrado por via intravenosa e tem uma meia-vida de cerca

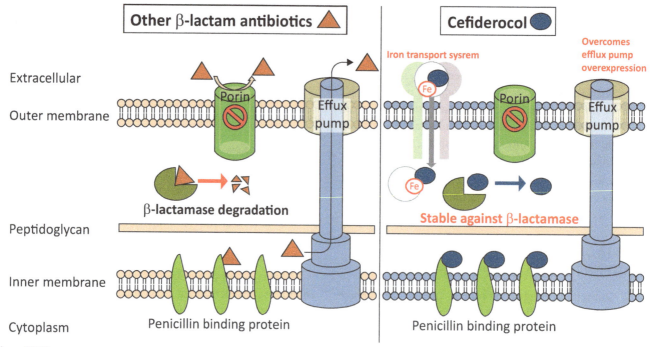

Figura 23-C1

Hongmei Wang and Brittany N. Palasik-2021

de 1 hora. Vaborbactam é eliminado principalmente pelos rins. O parâmetro PK/PD principal para meropenem é o T>MIC.

IMIPENEM-CILASTATINA-RELEBACTAM

Indicações: Combinação de um carbapenêmico (imipenem), um inibidor de desidropeptidase renal (cilastatina), e um inibidor de beta-lactamase (relebactam). É usado para tratar infecções causadas por patógenos Gram-negativos resistentes, incluindo CRE e algumas cepas de *Pseudomonas aeruginosa*.

Uso: Eficaz no tratamento de cUTI, infecções intra-abdominais complicadas, e pneumonia hospitalar e associada à ventilação (PAH/PAV).

Farmacocinética/Farmacodinâmica: Imipenem distribui-se bem nos fluidos corporais, incluindo fluido cérebro-espinhal quando as meninges estão inflamadas. Sua ligação às proteínas plasmáticas é de aproximadamente 20% e é eliminado principalmente pelos rins, com uma meia-vida de cerca de 1 hora. O parâmetro farmacodinâmico mais relevante para imipenem é o tempo em que a concentração plasmática do antibiótico permanece acima da concentração inibitória mínima (T>MIC). Para maximizar a eficácia, o imipenem deve manter uma concentração plasmática superior à CIM durante a maior parte do intervalo de dosagem. A cilastatina e o relebactam, ao não serem antibacterianos por si só, não possuem parâmetros PK/PD próprios, mas desempenham papéis críticos ao aumentar a eficácia e a estabilidade do imipenem no corpo.

Plazomicina

Indicações: É um novo aminoglicosídeo, projetado para ser eficaz contra bactérias Gram-negativas resistentes, incluindo CRE.

Uso: Utilizado no tratamento de cUTI e está sendo estudado para outras infecções graves causadas por patógenos resistentes.

Farmacocinética/Farmacodinâmica: possui um volume de distribuição relativamente baixo, o que é típico dos aminoglicosídeos, indicando que a droga se distribui principalmente no espaço extracelular sendo eliminada quase exclusivamente pelos rins, na forma inalterada. A ligação às proteínas plasmáticas é baixa, cerca de 20%, permitindo uma fração considerável da droga em forma livre e ativa no plasma. parâmetro farmacodinâmico mais relevante para plazomicina, como para outros aminoglicosídeos, é a relação entre a concentração máxima (Cmax) e a CIM (Cmax/MIC). A eficácia clínica é melhorada quando a Cmax de plazomicina é várias vezes superior à MIC do patógeno, preferencialmente pelo menos 8 a 10 vezes. Além disso, a relação AUC/MIC também pode ser relevante para prever a eficácia, especialmente em infecções graves.

Eravaciclina

Indicações: Um antibiótico da classe das tetraciclinas, eficaz contra uma ampla gama de patógenos Gram-positivos e Gram-negativos, incluindo bactérias resistentes a carbapenêmicos.

Uso: Aprovado para o tratamento de infecções intra-abdominais complicadas.

Farmacocinética/Farmacodinâmica: possui ligação às proteínas plasmáticas é de aproximadamente 79%, o que significa que uma porção significativa da droga permanece na forma livre e ativa. Eravaciclina é metabolizada principalmente no fígado, através de enzimas do citocromo P450, especificamente

CYP3A4, bem como pela enzima uridina difosfato glucurono-siltransferase (UGT). Isso implica em potencial para interações medicamentosas com outros fármacos que afetam essas enzimas. A eliminação da eravaciclina ocorre tanto pelos rins quanto pelas fezes. Aproximadamente 34% da droga é excretada na urina e 47% nas fezes. A meia-vida da eravaciclina é de cerca de 20 horas, permitindo a administração em doses duas vezes ao dia. O parâmetro farmacodinâmico mais relevante para a eravaciclina é a relação entre a área sob a curva de concentração plasmática ao longo do tempo (AUC) e a concentração inibitória mínima (CIM) do patógeno (AUC/MIC). A eficácia do tratamento melhora com uma maior AUC/MIC, que indica uma exposição adequada do antibiótico em relação à suscetibilidade do patógeno.

Sulbactam-durlobactam

Indicações: Um novo inibidor de beta-lactamase combinado com sulbactam, eficaz contra *Acinetobacter baumannii* resistente a múltiplos fármacos.

Uso: Promissor para o tratamento de infecções graves causadas por *Acinetobacter baumannii* resistente a carbapenêmicos.

Farmacocinética/Farmacodinâmica: Ambos os componentes, sulbactam e durlobactam, têm boa distribuição nos tecidos corporais e a eliminação de sulbactam e durlobactam ocorre principalmente através dos rins. O parâmetro farmacodinâmico mais relevante para a combinação sulbactam--durlobactam é o tempo em que a concentração plasmática de sulbactam permanece acima da concentração inibitória mínima (T>MIC) do patógeno alvo. Este parâmetro é crucial para otimizar a eficácia clínica. O Durlobactam, como inibidor de beta-lactamase, aumenta a eficácia do sulbactam ao inibir enzimas que poderiam inativá-lo, permitindo que o sulbactam mantenha concentrações eficazes contra *Acinetobacter baumannii* e outros patógenos Gram-negativos resistentes.

Ceftolozana/tazobactam

Indicações: é uma combinação de um antibiótico beta-lactâmico (ceftolozana) com um inibidor de beta-lactamase (tazobactam). esta combinação foi desenvolvida para tratar infecções causadas por bactérias Gram-negativas resistentes, incluindo *Pseudomonas aeruginosa* multirresistente.

Uso: Ceftolozana/tazobactam é eficaz contra uma variedade de patógenos Gram-negativos, especialmente *Pseudomonas aeruginosa*, incluindo cepas multirresistentes. Também é ativo contra *Enterobacterales* produtores de beta-lactamase, mas tem atividade limitada contra bactérias produtoras de carbapenemases. É aprovado para o tratamento de infecções intra-abdominais complicadas (cIAI), infecções complicadas do trato urinário (cUTI), e pneumonia hospitalar, incluindo pneumonia associada à ventilação mecânica (PAH/PAV), particularmente quando causadas por *Pseudomonas aeruginosa* multirresistente e outras bactérias Gram-negativas.

Farmacocinética/Farmacodinâmica: Ceftolozana tem um volume de distribuição moderado, que permite sua penetração adequada em tecidos corporais, como pulmões, tecidos moles e líquidos corporais, o que é importante para tratar infecções em locais profundos e complicados. A ligação às proteínas plasmáticas de ceftolozana é baixa (20-30%), o que significa que a maior parte da droga permanece livre e ativa. A excreção de ceftolozana e tazobactam ocorre predominantemente pelos rins. Ambos são eliminados principalmente na urina, com uma meia-vida de aproximadamente 3 horas para ceftolozana e 1 hora para tazobactam. Isso exige uma administração a cada 8 horas para manter concentrações terapêuticas adequadas. O parâmetro farmacodinâmico mais importante para ceftolozana é o tempo em que a concentração plasmática da droga permanece acima da concentração inibitória mínima (T>MIC). Para maximizar a eficácia, é essencial que as concentrações plasmáticas de ceftolozana permaneçam acima da MIC do patógeno durante a maior parte do intervalo de dosagem. Tazobactam atua ao prolongar o tempo durante o qual ceftolozana pode permanecer ativa na presença de beta-lactamases.

Ceftazidima/avibactam

Indicações: é uma combinação de um antibiótico beta-lactâmico (ceftazidima) e um inibidor de beta-lactamase (avibactam). Esta combinação é usada para tratar infecções graves causadas por bactérias Gram-negativas, incluindo aquelas resistentes a muitos outros antibióticos.

Uso: é altamente eficaz contra bactérias Gram-negativas resistentes, incluindo *Enterobacterales* produtoras de beta-lactamase de espectro estendido (ESBL), produtoras de carbapenemases (como KPC), e *Pseudomonas aeruginosa*. No entanto, a combinação não é eficaz contra bactérias produtoras de metalo-beta-lactamases (MBLs), como NDM-1, que podem necessitar de outras abordagens terapêuticas.

Farmacocinética/Farmacodinâmica: Ceftazidima possui um volume de distribuição moderado e penetra bem em vários tecidos e fluidos corporais, incluindo o líquido cefalorraquidiano, pulmões, pele e tecidos moles. A ligação às proteínas plasmáticas é baixa, cerca de 10%, permitindo que a maior parte da droga permaneça livre e ativa no sangue. Avibactam também tem uma boa distribuição nos tecidos, com uma baixa ligação às proteínas plasmáticas (cerca de 8%), o que permite que uma quantidade significativa do inibidor de beta-lactamase permaneça ativa. Ambos os componentes da combinação, ceftazidima e avibactam, são eliminados principalmente pelos rins. A meia--vida de eliminação de ceftazidima é de aproximadamente 2 horas, enquanto a de avibactam é de cerca de 2,7 horas, o que permite a administração conjunta a cada 8 horas. O parâmetro farmacodinâmico mais relevante para ceftazidima é o tempo em que a concentração plasmática da droga permanece acima da concentração inibitória mínima (T>MIC). Para maximizar a eficácia, é importante que as concentrações plasmáticas de ceftazidima permaneçam acima da MIC do patógeno durante a maior parte do intervalo de dosagem. Avibactam, ao inibir as beta-lactamases, aumenta o T>MIC para ceftazidima, permitindo que ela permaneça eficaz por mais tempo contra patógenos resistentes.

Novos antimicrobianos contra patogenos Gram-positivos resistentes

Nos últimos anos, vários novos antibióticos foram desenvolvidos para combater patógenos Gram-positivos resistentes, incluindo aqueles que apresentam resistência a múltiplos medicamentos (MDR). Aqui estão alguns dos mais notáveis:

Tedizolida

Indicações: Um oxazolidinona semelhante à linezolida, mas com uma estrutura química que proporciona menos efeitos colaterais, como mielossupressão. É eficaz contra uma ampla gama de Gram-positivos, incluindo *Staphylococcus aureus* resistente à meticilina (MRSA), *Streptococcus pneumoniae* resistente a penicilina, e *Enterococcus faecium* resistente à vancomicina (VRE).

Uso: Aprovado para o tratamento de infecções cutâneas e de tecidos moles (IPPMc), incluindo aquelas causadas por MRSA.

Farmacocinética/Farmacodinâmica: é administrado por via oral ou intravenosa e tem uma meia-vida longa, permitindo uma dosagem única diária. Ele é metabolizado no fígado, principalmente por sulfatação. A relação AUC/MIC é o parâmetro PK/PD preditor de eficácia.

Delafloxacina

Indicações: Um antibiótico da classe das fluoroquinolonas que tem atividade melhorada contra Gram-positivos, incluindo MRSA, *Streptococcus* spp., e *Enterococcus* spp. Também tem atividade contra algumas bactérias Gram-negativas.

Uso: Aprovado para o tratamento de IPPMc e pneumonia adquirida na comunidade (PAC).

Farmacocinética/Farmacodinâmica: pode ser administrada por via oral ou intravenosa. Possui uma meia-vida de cerca de 8 horas, e sua eliminação ocorre por vias renal e não renal. O parâmetro PK/PD chave é a relação AUC/MIC.

Oritavancina

Indicações: Um glicopeptídeo semelhante à vancomicina, mas com um espectro de ação ampliado e meia-vida muito longa, permitindo a administração em dose única. É eficaz contra MRSA, VRE e outros Gram-positivos resistentes.

Uso: Utilizado principalmente para o tratamento de IPPMc, especialmente em casos onde uma única dose pode melhorar a adesão ao tratamento.

Farmacocinética/Farmacodinâmica: administrada em dose única intravenosa devido à sua meia-vida extremamente longa (cerca de 245 horas). A concentração no local da infecção (Cmax/MIC) é o parâmetro PK/PD mais relevante.

Dalbavancina

Indicações: Outro glicopeptídeo semelhante à oritavancina, com uma longa meia-vida que permite dosagens espaçadas (uma dose semanal). Eficaz contra MRSA e outros Gram-positivos resistentes.

Uso: Aprovado para o tratamento de IPPMc, oferecendo uma opção de tratamento mais conveniente devido ao seu regime de dosagem.

Farmacocinética/Farmacodinâmica: possui um volume de distribuição relativamente grande, o que indica que penetra bem em vários tecidos, incluindo pele e tecidos moles, onde as infecções por Gram-positivos geralmente ocorrem. A ligação às proteínas plasmáticas é alta, cerca de 93%, o que implica que uma pequena fração da droga está na forma livre, mas ainda é eficaz devido à sua longa meia-vida. Eliminação da dalbavancina ocorre predominantemente pelos rins, com aproximadamente 33% da dose administrada sendo excretada na urina como droga inalterada e 12% como metabólitos. A droga possui uma meia-vida extremamente longa, de aproximadamente 346 horas (cerca de 14 dias), o que permite regimes de dosagem espaçados, como uma dose única ou duas doses administradas com uma semana de intervalo. O parâmetro farmacodinâmico mais relevante para dalbavancina é a razão entre a concentração máxima (Cmax) e a concentração inibitória mínima (MIC), bem como a área sob a curva de concentração ao longo do tempo (AUC) em relação à MIC (AUC/MIC). Devido à sua longa meia-vida e alta concentração tecidual, dalbavancina mantém concentrações terapêuticas eficazes por um período prolongado, facilitando o tratamento com doses únicas ou espaçadas.

Ceftarolina

Indicações: Uma cefalosporina de quinta geração com atividade contra MRSA, bem como outras bactérias Gram-positivas resistentes. É o único β-lactâmico com eficácia comprovada contra MRSA.

Uso: Utilizado no tratamento de pneumonia adquirida na comunidade (PAC) e infecções de pele e estruturas cutâneas (IPPMc).

Farmacocinética/Farmacodinâmica: volume de distribuição moderado, o que permite boa penetração nos tecidos, incluindo pulmões, pele e tecidos moles. Isso a torna eficaz no tratamento de infecções nesses locais. A ligação às proteínas plasmáticas é de aproximadamente 20%, o que significa que a maioria da droga está na forma livre e ativa. A excreção de ceftarolina ocorre predominantemente pelos rins, com cerca de 88% da droga sendo excretada na urina como ceftarolina inalterada. A meia-vida de eliminação da ceftarolina é de aproximadamente 2,6 horas, exigindo a administração a cada 12 horas em regime de dosagem padrão. Parâmetro farmacodinâmico mais relevante para ceftarolina é o tempo em que a concentração plasmática da droga permanece acima da concentração inibitória mínima (T>MIC). Para otimizar a eficácia clínica, é necessário que a concentração de ceftarolina no plasma permaneça acima da MIC do patógeno durante a maior parte do intervalo de dosagem.

Lefamulina

Indicações: É um novo antibiótico da classe das pleuromutilinas, eficaz contra patógenos respiratórios, incluindo *Streptococcus pneumoniae, Haemophilus influenzae, Mycoplasma pneumoniae, Chlamydia pneumoniae, Legionella pneumophila,* e *Staphylococcus aureus* (incluindo MRSA).

Uso: Aprovado para o tratamento de pneumonia adquirida na comunidade (PAC).

Farmacocinética/Farmacodinâmica: Lefamulina tem uma ampla distribuição nos tecidos corporais, incluindo os pulmões, que é relevante para seu uso no tratamento de pneumonia, é metabolizada principalmente no fígado, através da CYP3A4, uma enzima do citocromo P450 e a excreção ocorre principalmente através das fezes (70%) e, em menor grau, pela urina (4%). O parâmetro farmacodinâmico mais relevante para a eficácia da lefamulina é a relação entre a área sob a curva de concentração plasmática (AUC) e a concentração inibitória mínima (CIM) do patógeno (AUC/MIC). A eficácia do tratamento é melhor quando a razão AUC/MIC é alta, indicando uma exposição adequada do antibiótico em relação à suscetibilidade do patógeno.

Telavancina

Indicações: Um lipoglicopeptídeo com eficácia contra Gram-positivos resistentes, incluindo MRSA e VRE. Telavancina possui uma ação bactericida rápida e prolongada.

Uso: Aprovado para infecções complicadas de pele e tecidos moles (IPPMc) e pneumonia nosocomial.

Farmacocinética/Farmacodinâmica: possui um volume de distribuição moderado, permitindo que penetre bem em tecidos corporais, incluindo pulmões e pele. A ligação às proteínas plasmáticas é alta, aproximadamente 90%, o que significa que uma porção significativa da droga está ligada a proteínas, mas ainda assim possui uma fração livre ativa suficiente para exercer efeitos terapêuticos. É eliminada principalmente pelos rins, com cerca de 76% sendo excretada inalterada na urina. A meia-vida de eliminação da telavancina é relativamente longa, cerca de 7 a 9 horas, permitindo uma administração diária única (uma vez ao dia). O parâmetro farmacodinâmico mais relevante para telavancina é a relação entre a área sob a curva de concentração plasmática ao longo do tempo (AUC) e a concentração inibitória mínima (MIC) do patógeno (AUC/MIC). Um AUC/MIC elevado está associado a uma maior eficácia clínica. Além disso, a concentração máxima (Cmax) também desempenha um papel importante, especialmente devido à disrupção da membrana celular que ocorre em concentrações mais altas.

Os novos antibióticos representam avanços importantes no tratamento de infecções causadas por bactérias Gram-positivas resistentes, oferecendo opções adicionais para médicos em cenários onde opções terapêuticas anteriores podem não ser eficazes. No entanto, como acontece com todos os antibióticos, é crucial usar esses medicamentos com cuidado para evitar o desenvolvimento de novas resistências.

BIBLIOGRAFIA

1. Antimicrobial Resistance C. Global burden of bacterial antimicrobial resistance in 2019: a systematic analysis. Lancet. Feb 12 2022;399(10325):629-655. doi:10.1016/S0140- 6736(21)02724-0
2. Centers for Disease Control and Prevention. Antibiotic Resistance Threatsin the United States, 2019. Atlanta, GA: U.S. Department of Health and Human Services, CDC; 2019.
3. Pranita D. Tamma, Emily L. Heil, Julie Ann Justo, Amy J. Mathers, Michael J. Satlin, Robert A. Bonomo, Infectious Diseases Society of America Antimicrobial-Resistant Treatment Guidance: Gram-Negative Bacterial Infections. Infectious Diseases Society of America 2024; Version 4.0. Available at https://www.idsociety.org/practice-guideline/amr-guidance/.

QUARTA PARTE: FARMACOLOGIA APLICADA AO MANEJO DA SEPSE: PARTICULARIDADES E AJUSTES

Paulo César Gottardo
Andréia Cristina Fumagalli Cainelli
Élbia Assis Wanderley

INTRODUÇÃO

A **sepse** é uma resposta inflamatória sistêmica descontrolada a uma infecção, caracterizada por disfunções múltiplas de órgãos, sendo uma das principais causas de mortalidade em Unidades de Terapia Intensiva (UTI). O manejo farmacológico da sepse é complexo devido às inúmeras alterações fisiopatológicas que afetam a farmacocinética e a farmacodinâmica dos fármacos. Aspectos como disfunção microcirculatória, aumento do volume de distribuição e alterações imunológicas influenciam diretamente a eficácia dos tratamentos, especialmente os antimicrobianos. Conhecimento dos princípios de farmacocinética (PK) e farmacodinâmica (PD) é fundamental para otimizar os esquemas de dosagem, especialmente em pacientes críticos, onde essas propriedades são alteradas.

ALTERAÇÕES FARMACOCINÉTICAS E FARMACODINÂMICAS NA SEPSE

Microcirculação e Volume de Distribuição

A sepse provoca **disfunção microcirculatória**, resultando em perfusão inadequada dos tecidos, o que dificulta a entrega de antibióticos nos locais de infecção. O aumento da permeabilidade capilar e o volume de distribuição dos fármacos, especialmente os hidrofílicos, como os betalactâmicos e os aminoglicosídeos, resultam em diluição do fármaco e frequentemente níveis subterapêuticos. O aumento do volume de distribuição é uma característica comum em pacientes críticos, especialmente com antibióticos hidrofílicos, como aminoglicosídeos, betalactâmicos, glicopeptídeos e colistina, exigindo ajustes na dosagem para manter a eficácia terapêutica.

Na **Figura 23D.1.**, podemos observar as principais alterações farmacocinéticas que ocorrem em pacientes críticos e como essas mudanças impactam a administração de fármacos. Essas alterações incluem balanço de fluidos, ligação proteica, função hepática e renal, além de suporte extracorpóreo. Em casos de sepse e outras condições graves, a ressuscitação volêmica agressiva, a disfunção hepática e renal, e a necessidade de suportes extracorpóreos, como RRT e ECMO, alteram o volume de distribuição (Vd), a depuração e as concentrações plasmáticas

dos medicamentos. Esses fatores exigem ajustes na dosagem e monitoramento para garantir a eficácia dos tratamentos.

Metabolismo e Eliminação

Pacientes com sepse frequentemente apresentam disfunções hepáticas e renais, afetando a metabolização e excreção de fármacos. A hiperfiltração renal observada em alguns casos pode acelerar a eliminação dos antibióticos, resultando em subdosagem. Para antibióticos lipofílicos, como os fluoroquinolonas e macrolídeos, o impacto no volume de distribuição é menor, mas alterações na depuração renal ou hepática ainda podem exigir modificações na dose.

Implicações para o Uso de Antibióticos

• Carreamento e Volume de Distribuição

A hipoproteinemia comum na sepse reduz a ligação proteica de antibióticos como ceftriaxona e daptomicina, resultando em maior fração livre do fármaco e aumentando o risco de toxicidade. Para antibióticos dependentes de tempo, como os betalactâmicos, a eficácia está diretamente relacionada com o tempo em que a concentração plasmática do fármaco se mantém acima da concentração inibitória mínima (T/MIC). No caso de antibióticos dependentes de concentração, como os aminoglicosídeos, a relação Cmax/MIC é crítica para otimizar a eficácia.

Na **Figura 23D.2.**, é apresentado um panorama das propriedades físico-químicas dos antibióticos hidrofílicos e lipofílicos e como elas são afetadas em pacientes de UTI. A figura compara o comportamento farmacocinético geral dos antibióticos com as alterações observadas na UTI, como o aumento do volume de distribuição (Vd) e a variabilidade na depuração renal ou hepática, dependendo da função dos órgãos. Os antibióticos hidrofílicos, como betalactâmicos, aminoglicosídeos e glicopeptídeos, sofrem maior impacto em termos de aumento do Vd e depuração renal alterada, enquanto os antibióticos lipofílicos, como fluoroquinolonas e macrolídeos, apresentam menos alterações no Vd, mas ainda são influenciados pela função hepática e renal. A **Tabela 23D.1.** discrimina os antibióticos consoante ao seu volume de distribuição corporal.

Duração e Velocidade de Infusão

A otimização da terapia com antibióticos betalactâmicos requer a manutenção da concentração plasmática acima da CIM por longos períodos. Para isso, infusões prolongadas ou contínuas são preferíveis, especialmente em pacientes críticos, onde a farmacocinética é amplamente alterada. Isso também se aplica a outros antibióticos, como glicopeptídeos e fluoroquinolonas, que apresentam maior eficácia quando administrados com ajustes dinâmicos baseados nas características PK/PD. A **Figura 23D.3.** destaca o comportamento dos antibióticos perante o seu tempo de infusão.

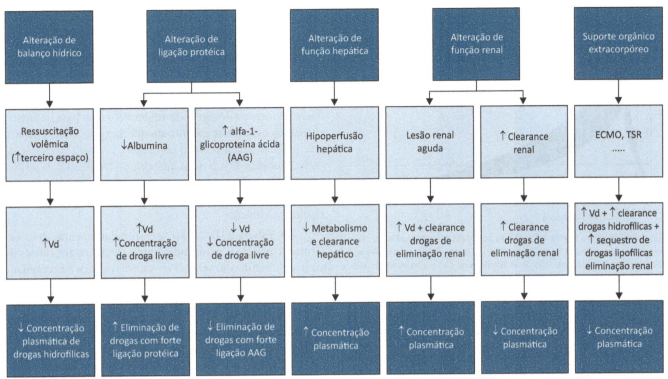

Figura 23D.1. Alterações farmacocinéticas em pacientes críticos, incluindo balanço de fluidos, ligação proteica, função hepática e renal, além do suporte extracorpóreo, afetando o volume de distribuição e a depuração dos fármacos.

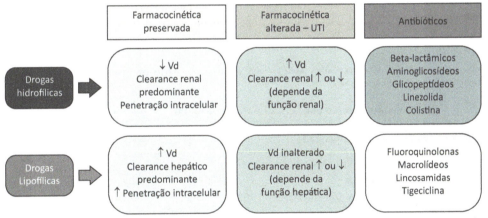

Figura 23D.2. Propriedades físico-químicas de antibióticos hidrofílicos e lipofílicos e suas alterações farmacocinéticas em pacientes de UTI, com impacto no volume de distribuição e na depuração.

Tabela 23D.1. Distribuição dos antibióticos no paciente crítico

Antibióticos que permanecem no fluido extracelular (Vd<0,3L/kg)	Fármacos que se distribuem pela água corporal total (Vd 0,7–1L/kg)	Fármacos com alta distribuição nos tecidos (Vd>1L/kg)
Aminoglicosídeos	Clindamicina	Colistina
Betalactâmicos	Linezolida	Fluoroquinolonas
Penicilinas	Metronidazol	Macrolídeos
Cefalosporinas	Vancomicina	Azitromicina
Carbapenêmicos		Claritromicina
Daptomicina		Tigeciclina

Ajustes de Doses de Antibióticos Conforme a Função Renal

Insuficiência Renal Aguda

Pacientes sépticos com insuficiência renal frequentemente requerem ajustes de dose para evitar toxicidade e garantir eficácia terapêutica. A terapia de substituição renal contínua (TSRC) pode reduzir as concentrações de antibióticos no plasma, exigindo ajuste de dose para manter os níveis terapêuticos. A depuração dos fármacos renais, como os aminoglicosídeos, pode ser controlada pela medição do *clearance* de creatinina para guiar os ajustes de dosagem.

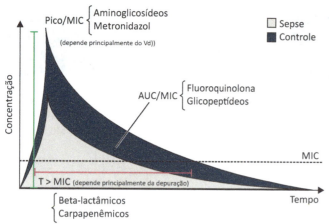

Figura 23D.3. Ilustra os conceitos de farmacocinética e farmacodinâmica em relação à administração de antibióticos em pacientes sépticos e saudáveis. A curva descreve a concentração de antibióticos no plasma ao longo do tempo, destacando a importância de ajustar a dose de acordo com a área sob a curva (AUC), o pico de concentração em relação à concentração inibitória mínima (Peak/MIC), e o tempo em que a concentração do fármaco permanece acima da concentração inibitória mínima (T > MIC). Em pacientes sépticos, o volume de distribuição (Vd) e a depuração (Cl) estão aumentados, reduzindo a eficácia dos antibióticos, especialmente para classes como beta-lactâmicos, aminoglicosídeos, fluoroquinolonas e glicopeptídeos. O ajuste da dose é essencial para garantir que a concentração do antibiótico seja mantida acima da concentração inibitória mínima (MIC) por um período suficiente, garantindo a eficácia terapêutica. - Abreviações: MIC—concentração inibitória mínima; T > MIC—tempo em que a concentração do antibiótico permanece acima da concentração inibitória mínima; Vd—volume de distribuição; Cl—depuração.

Cuidados Específicos: Profilaxias e Ajustes Interessantes a Serem Considerados

Ajustes Dinâmicos de Doses Baseados na Farmacocinética

Em situações de sepse grave, é fundamental ajustar dinamicamente a dosagem de antibióticos com base na farmacocinética individual, garantindo que a exposição ao fármaco seja suficiente para inibir o patógeno e prevenir a resistência antimicrobiana. O uso da monitorização terapêutica de fármacos (TDM) é essencial para garantir que a dose administrada atenda aos parâmetros PK/PD necessários, maximizando os resultados clínicos.

Na **Tabela 23D.2.** são apresentadas as características farmacocinéticas e farmacodinâmicas de diferentes classes de antibióticos utilizados em UTIs. A tabela destaca a necessidade de monitoramento terapêutico de drogas em várias classes, como betalactâmicos, aminoglicosídeos e glicopeptídeos, apontando o alvo PK/PD ideal e os limites de toxicidade associados. Esse monitoramento é fundamental para garantir a eficácia do tratamento e minimizar o risco de toxicidade, como nefrotoxicidade e ototoxicidade, comuns em aminoglicosídeos e glicopeptídeos.

CONCLUSÃO

O manejo farmacológico da sepse na UTI exige um entendimento profundo das alterações fisiopatológicas que afetam a

Tabela 23D.2. Características farmacocinéticas e farmacodinâmicas de antibióticos utilizados em UTIs, com monitoramento terapêutico recomendado e limites de toxicidade para otimização da terapia antimicrobiana

Classe de Antimicrobiano	Monitoramento/Coleta	Meta de PK/PD	Limite de Toxicidade
Monitoramento Terapêutico de Fármacos Recomendado			
Betalactâmicos			
Penicilinas Cefalosporinas Carbapenêmicos	Cmin/1 amostra Css (infusão contínua)/011 amostra[2] Cmin/01 amostra	100% fT > MIC 50-100% fT > MIC 45-100% fT > MIC	Nefrotoxicidade/Neurotoxicidade Cmin > 361mg/L (Piperacilina) Cmin > 20mg/L (Cefepima – neurotoxicidade) Cmin > 44,5mg/L (Meropenem - nefro-/neurotoxicidade)
Aminoglicosídeos			
Gentamicina	AUC-baseado/2 amostras	AUC 80-120 mg h/L	Nefrotoxicidade/Ototoxicidade Cmin > 1mg/L
Amicacina	Cmax/MIC/1 amostra	Cmax/MIC ≥ 8-10	Cmin > 5mg/L
Glicopeptídeos			
Vancomicina	AUC/MIC/2 amostras Cmin/1 amostra Css/1 amostra	AUC (0–24)/MIC ≥ 400 Cmin ≥ 15-20mg/L Css 20–25mg/L	Nefrotoxicidade Cmin > 20mg/L
Monitoramento Terapêutico de Fármacos Não Recomendado nem Desencorajado			
Colistina	Cmin/1 amostra[1] AUC (0-24)/MIC	Cmin ≥ 2mg/L Não definido	Nefrotoxicidade Cmin > 2,4mg/L
Fluoroquinolonas	AUC/MIC/02 amostras Cmax/MIC/01 amostra	fAUC0-24/MIC ≥ 80 Cmax/MIC ≥ 8-12	Não definido

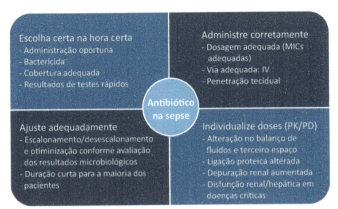

Figura 23D.4. Síntese da abordagem da farmacologia no paciente crítico com sepse. O tratamento antimicrobiano na sepse requer administração oportuna e bactericida, com cobertura adequada para patógenos prováveis e ajustes baseados em testes rápidos. A dosagem deve garantir que as concentrações inibitórias mínimas (MICs) sejam atingidas, preferindo a via intravenosa para assegurar penetração tecidual. É crucial adaptar a terapia conforme resultados microbiológicos, com escalonamento ou desescalonamento e, na maioria dos casos, manter uma curta duração. Além disso, doses devem ser individualizadas com base em parâmetros farmacodinâmicos e farmacocinéticos, ajustando para alterações no balanço de fluidos, ligação proteica e disfunções hepáticas ou renais.

farmacocinética e a farmacodinâmica dos fármacos. O uso de estratégias como infusões prolongadas, ajuste de doses e monitorização terapêutica é essencial para otimizar os desfechos clínicos e reduzir a mortalidade.

A **Figura 23D.4.** ilustra em suma o que buscamos para otimizar o tratamento antimicrobiano pro paciente séptico.

PONTOS-CHAVE

- **Alterações Farmacocinéticas e Farmacodinâmicas na Sepse:**
  - A sepse provoca disfunções microcirculatórias e orgânicas, impactando o volume de distribuição (Vd) e a depuração dos medicamentos, principalmente antibióticos hidrofílicos e lipofílicos.
  - Ajustes de dosagem são fundamentais para compensar as alterações no metabolismo e na eliminação dos fármacos.

- **Impacto do Volume de Distribuição (Vd):**
  - A sepse aumenta o volume de distribuição dos antibióticos hidrofílicos, diluindo suas concentrações plasmáticas, o que pode comprometer sua eficácia.
  - A ligação proteica alterada também afeta o carreamento dos fármacos, aumentando o risco de toxicidade.

- **Terapia Antimicrobiana Otimizada:**
  - A administração de antibióticos deve ser realizada em infusões prolongadas ou contínuas para garantir que as concentrações plasmáticas permaneçam acima da concentração inibitória mínima (MIC) por períodos adequados.
  - A monitorização terapêutica de fármacos (TDM) e ajustes baseados em parâmetros PK/PD são cruciais para maximizar a eficácia clínica.

- **Ajustes de Doses Conforme a Função Renal:**
  - Pacientes com insuficiência renal ou submetidos à terapia de substituição renal contínua (TSRC) necessitam de ajustes de dose para evitar toxicidade e garantir concentrações terapêuticas adequadas.

- **Individualização do Tratamento:**
  - A terapia antimicrobiana na sepse deve ser personalizada, levando em conta fatores como balanço de fluidos, função hepática e renal, e as características farmacocinéticas e farmacodinâmicas dos fármacos.

BIBLIOGRAFIA

1. Singer M, Deutschman CS, Seymour CW, et al. The Third International Consensus Definitions for Sepsis and Septic Shock (Sepsis-3). JAMA. 2016;315(8):801-810.
2. Roberts DM, Roberts JA, Roberts MS, Liu X, Nair P, Cole L, Lipman J, Bellomo R; RENAL Replacement Therapy Study Investigators. Variability of antibiotic concentrations in critically ill patients receiving continuous renal replacement therapy: a multicentre pharmacokinetic study. Crit Care Med. 2012 May;40(5):1523-8. doi: 10.1097/CCM.0b013e318241e553. PMID: 22511133.
3. Udy AA, Roberts JA, Boots RJ, et al. Augmented renal clearance: Implications for antibacterial dosing in the critically ill. Clin Pharmacokinet. 2010;49(1):1-16.
4. Abdul-Aziz MH, Alffenaar JC, Bassetti M, et al. Antimicrobial therapeutic drug monitoring in critically ill adult patients: A position paper. Intensive Care Med. 2020;46(6):1127-1153.
5. Sinnollareddy M, Roberts MS, Lipman J, Roberts JA. []-lactam antibiotic dosing in critically ill patients: A structured review of pharmacokinetic/pharmacodynamic models. Int J Antimicrob Agents. 2012;39(4):291-298.
6. Roberts JA, Abdul-Aziz MH, Davis JS, et al. Continuous versus intermittent []-lactam infusion in severe sepsis: A meta-analysis of individual patient data from randomized trials. Am J Respir Crit Care Med. 2016;194(6):681-691.
7. Kalil AC, Johnson DW, Lisco SJ, Sun J. Early goal-directed therapy for sepsis: A novel solution for discordant survival outcomes in clinical trials. Crit Care Med. 2017;45(4):607-614.
8. Liu C, Bayer A, Cosgrove SE, et al. Clinical practice guidelines by the infectious diseases society of America for the treatment of methicillin-resistant Staphylococcus aureus infections in adults and children. Clin Infect Dis. 2011;52(3):285-292.
9. Zarbock A, Kellum JA, Schmidt C, et al. Effect of early vs delayed initiation of renal replacement therapy on mortality in critically ill patients with acute kidney injury: The ELAIN randomized clinical trial. JAMA. 2016;315(20):2190-2199.
10. Heffernan AJ, Sime FB, Lipman J, Roberts JA. Individualizing therapy to minimize bacterial multidrug resistance. Drugs. 2018;78(6):621-641.
11. Ince C, Mayeux PR, Nguyen T, et al. The endothelium in sepsis. Shock. 2016;45(3):259-270.
12. Roberts JA, Paul SK, Akova M, et al. DALI: Defining antibiotic levels in intensive care unit patients: Are current beta-lactam antibiotic doses sufficient for critically ill patients? Clin Infect Dis. 2014;58(8):1072-1083.
13. Crass RL, Rodvold KA, Mueller BA, Pai MP. Renal Dosing of Antibiotics: Are We Jumping the Gun? Clin Infect Dis. 2019 Apr 24;68(9):1596-1602. doi: 10.1093/cid/ciy790. PMID: 30219824. Roberts DM, Liu X, Roberts JA, et al. Renal replacement therapy and antibiotic clearance: A review of the impact of continuous therapies on antibiotic pharmacokinetics in critically ill patients. Crit Care Med. 2010;38(9):1633-1641.
14. Udy AA, Putt MT, Shanmugathasan S, et al. Augmented renal clearance in the intensive care unit: An illustrative case series. Int J Antimicrob Agents. 2010;35(6):606-608.
15. Trissel LA. Handbook on Injectable Drugs. 19th ed. Bethesda, MD: ASHP; 2017.

16. Kreitmann, L., Helms, J., Martin-Loeches, I. *et al.* ICU-acquired infections in immunocompromised patients. *Intensive Care Med* **50**, 332–349 (2024). https://doi.org/10.1007/s00134-023-07295-2

17. Verbeeck RK, Musuamba FT. Pharmacokinetics and dosage adjustment in patients with hepatic dysfunction. Eur J Clin Pharmacol. 2009;65(8):757-773.

18. Pai MP, Bearden DT. Antimicrobial dosing considerations in obese adult patients: Insights from the society of infectious diseases pharmacists. Pharmacotherapy. 2007;27(8):1081-1091.

19. Taccone FS, Laterre PF, Dugernier T, et al. Insufficient β-lactam concentrations in the early phase of severe sepsis and septic shock. Crit Care. 2010;14(4)

20. Zarbock A, Gomez H, Kellum JA. Sepsis-induced acute kidney injury revisited: Pathophysiology, prevention, and future therapies. Curr Opin Crit Care. 2014;20(6):588-595.

21. Póvoa P, Moniz P, Pereira JG, Coelho L. Optimizing Antimicrobial Drug Dosing in Critically Ill Patients. Microorganisms. 2021 Jun 28;9(7):1401. doi: 10.3390/microorganisms9071401. PMID: 34203510; PMCID: PMC8305961.

22. Pelaia TM, Shojaei M, McLean AS. The Role of Transcriptomics in Redefining Critical Illness. Crit Care. 2023 Mar 21;27(1):89. doi: 10.1186/s13054-023-04364-2. PMID: 36941625; PMCID: PMC10027592.

23. Dellinger RP, Levy MM, Rhodes A, Annane D, Gerlach H, Opal SM, Sevransky JE, Sprung CL, Douglas IS, Jaeschke R, Osborn TM, Nunnally ME, Townsend SR, Reinhart K, Kleinpell RM, Angus DC, Deutschman CS, Machado FR, Rubenfeld GD, Webb SA, Beale RJ, Vincent JL, Moreno R; Surviving Sepsis Campaign Guidelines Committee including the Pediatric Subgroup. Surviving sepsis campaign: international guidelines for management of severe sepsis and septic shock: 2012. Crit Care Med. 2013 Feb;41(2):580-637. doi: 10.1097/CCM.0b013e31827e83af. PMID: 23353941.

24. Rhodes A, Evans LE, Alhazzani W, et al. Surviving Sepsis Campaign: International guidelines for management of sepsis and septic shock: 2016. Intensive Care Med. 2017;43(3):304-377.

25. Kalil AC, Metersky ML, Klompas M, et al. Management of adults with hospital-acquired and ventilator-associated pneumonia: 2016 clinical practice guidelines by the Infectious Diseases Society of America and the American Thoracic Society. Clin Infect Dis. 2016;63(5)

26. Roberts JA, Abdul-Aziz MH, Davis JS, et al. Continuous versus intermittent β-lactam infusion in severe sepsis: A meta-analysis of individual patient data from randomized trials. Am J Respir Crit Care Med. 2016;194(6):681-691.

27. Udy AA, Lipman J, Roberts JA. Augmented renal clearance: Implications for antibacterial dosing in the critically ill. Clin Pharmacokinet. 2010;49(1):1-16.

28. Van de Velde M, Devlieger R, Jani J. Anaesthetic management of the critically ill parturient. Curr Opin Crit Care. 2013;19(3):220-227.

29. Roberts JA, Taccone FS, Udy AA, et al. Vancomycin dosing in critically ill patients: Robust methods for improved continuous-infusion regimens. Antimicrob Agents Chemother. 2011;55(6):2704-2709.Sanz Codina M, Zeitlinger M. Biomarkers Predicting Tissue

30. Corona A, Cattaneo D, Latronico N. Antibiotic Therapy in the Critically Ill with Acute Renal Failure and Renal Replacement Therapy: A Narrative Review. Antibiotics. 2022;11(12):1769.

31. Roger C, Muller L, Taccone FS. Understanding antimicrobial pharmacokinetics in critically ill patients to optimize antimicrobial therapy: A narrative review. J Intensive Med. 2024;4(3):287-298.

32. Kanji S, Roger C, Taccone FS. Practical considerations for individualizing drug dosing in critically ill adults receiving renal replacement therapy. Pharmacotherapy. 2023;43(11):1194-1205.

33. Fiore M, Peluso L, Taccone FS, Hites M. The impact of continuous renal replacement therapy on antibiotic pharmacokinetics in critically ill patients. Expert Opin Drug Metab Toxicol. 2021;17(5):543-554.

34. Martinez ML, Plata-Menchaca EP, Ruiz-Rodriguez JC, Ferrer R. An approach to antibiotic treatment in patients with sepsis. J Thorac Dis. 2020;12(3):1007-1021.

35. Póvoa P, Moniz P, Pereira JG, Coelho L. Optimizing Antimicrobial Drug Dosing in Critically Ill Patients. Microorganisms. 2021;9(7):1401.

36. Fujii M, Karumai T, Yamamoto R, et al. Pharmacokinetic and pharmacodynamic considerations in antimicrobial therapy for sepsis. Expert Opin Drug Metab Toxicol. 2020;16(5):415-430.

37. Agrawal M, Rattan A. How to treat sepsis in the background of resistance? Role of pharmacodynamics/pharmacokinetics in treating sepsis. Indian J Pediatr. 2020;87(2):111-116.

38. Charlton M, Thompson JP. Pharmacokinetics in sepsis. Br J Anaesth. 2019;19(1):7-13.

39. Phe K, Heil EL, Tam VH. Optimizing PK/PD of antimicrobial management in sepsis. J Infect Dis. 2020;222(S2).

40. Heffernan AJ, Lim SM, Roberts JA. Personalized antibiotic PK/PD in critically ill patients. Anaesth Crit Care Pain Med. 2021;40:100970.

41. Varghese JM, Roberts JA, Lipman J. PK/PD issues in sepsis. Crit Care Clin. 2020;46(1):181-202.

42. Shahrami B, Sharif M, Forough AS, et al. Antibiotic therapy in sepsis: No second chance. J Clin Pharm Ther. 2021;46:290-295.

43. De Paepe P, Belpaire FM, Buylaert WA. PK/PD considerations in septic patients. Clin Pharmacokinet. 2020;59:1137-1148.

44. Gonçalves Pereira J, Fernandes J, Mendes T, et al. AI in optimizing PK/PD in sepsis. Antibiotics. 2024;13:853.

45. Veiga RP, Paiva JA. PK/PD issues in the clinical use of beta-lactams in critically ill patients. Crit Care. 2018;22(1):233.

46. Sulaiman H, Roberts JA, Abdul-Aziz MH. PK/PD of beta-lactams in critically ill patients. Farm Hosp. 2022;46(3):182-190.

47. Setiawan E, Cotta MO, Roberts JA, Abdul-Aziz MH. Antimicrobial PK differences in Asian vs. non-Asian populations. Antibiotics. 2023;12(5):803.

48. Roberts JA, Lipman J. Pharmacokinetic issues for antibiotics in the critically ill patient. Crit Care Med. 2009;37(3):840-851.

49. Martínez ML, Plata-Menchaca EP, Ruiz-Rodríguez JC, Ferrer R. An approach to antibiotic treatment in patients with sepsis. J Thorac Dis. 2020;12(3):1007-1021. doi: 10.21037/jtd.2020.01.47

24

Terapia Antifúngica

André Miguel Japiassú • Gerson Luiz de Macedo • Frederico Bruzzi

INTRODUÇÃO

Nas últimas décadas foi observado mundialmente um aumento na incidência das infecções fúngicas nas Unidades de Terapia Intensiva (UTI), estando associadas a altas taxas de morbidade e mortalidade, que giram em torno de 20%. Esse aumento deve-se em parte ao aumento do número de pacientes longevos, com maior tempo de permanência nas UTIs com comorbidades, pacientes com câncer, neoplasias hematológicas, insuficiência renal crônica, AIDS, em suma: imunocomprometidos que se tornam suscetíveis principalmente as infecções por fungos do gênero Candida e Aspergillus.

ETIOLOGIA

A grande maioria das infecções fúngicas documentadas, incluindo infecções de corrente sanguínea, trato urinário ou de sítios cirúrgicos, estão relacionadas as leveduras do gênero Candida, sendo por este motivo, fungos de grande importância e interesse médico pela alta frequência com que colonizam e infectam o hospedeiro humano.

Espécies de Candida, que normalmente são comensais e encontrados no trato gastrointestinal, pele e vagina da maioria da população adulta saudável, podem se tornar patogênicas caso ocorram alterações nos mecanismos de defesa do hospedeiro ou a ruptura das barreiras anatômicas secundárias a procedimentos invasivos.

Existem cerca de 200 espécies do gênero Candida, porém apenas 17 delas estão envolvidas em infecções humanas. As principais espécies, que são responsáveis por 90% das infecções são: *C albicans, C parapsilosis, C tropicalis, C glabrata, C krusei.*

A **Candida albicans** continua sendo a espécie mais comum nas infecções fúngicas hospitalares, porém tem-se observado um aumento na incidência de espécies não-albicans como agentes causadores de infecção.

As espécies de Candida podem causar candidíase sistêmica, sepse, lesões cutâneas e endoftálmicas e se não tratadas podem causar envolvimento osteoarticular, renal, pulmonar,

endocardite e meningite, que evoluem para disfunção de múltiplos órgãos. Atualmente a candidemia representa a quarta causa mais comum de infecção da corrente sanguínea, principalmente em pacientes com comorbidades graves. Conhecido como "superfungo", a *Candida auris* tem causado preocupação em escala global devido à sua disseminação e resistência aos medicamentos antifúngicos. Caracteristicamente ela resiste a temperaturas ambientais mais altas, o que a difere de outras espécies de candida, com maior potencial para infectar pacientes de risco na UTI.

Com o aumento da população de pacientes imunocomprometidos têm surgido outras espécies de fungos tais como *Aspergillus sp, Pneumocystis jiroveci, Cryptococcus sp, Zygomycetes sp, Fusarium sp* e *Scedosporium sp.*

INFECÇÕES FÚNGICAS

Como as infecções por Candida respondem por 80% de todas as infecções fúngicas documentadas no ambiente hospitalar, se faz necessário conhecer as principais infecções causadas por estes microrganismos, e este capítulo foca na infecção por este gênero de fungo.

As espécies de Candida podem causar diversas síndromes clínicas genericamente denominadas candidíase e habitualmente classificadas de acordo com o local de comprometimento.

As duas síndromes mais comuns são: candidíase mucocutânea (doença orofaríngea, esofagite, vaginite) que devem ser consideradas como um preditor de possível doença invasiva em pacientes críticos e em hospedeiros imunocomprometidos; e candidíase invasiva ou de órgãos profundos (candidemia, doença disseminada ou hepatoesplênica crônica, endocardite e endoftalmite) que pode evoluir de maneira desfavorável se não suspeitada ou diagnosticada e não tratada de forma adequada, com altos índices de mortalidade.

Candidemia e candidíase invasiva

Candidemia definida como uma ou mais hemoculturas positivas para Candida sp, pode ocorrer tanto na presença como na ausência de manifestações clínicas (por exemplo, febre e lesões cutâneas), sendo frequentemente precedida pela colonização ou infecção por candida em outro local além da corrente sanguínea. Quase metade dos pacientes com candidemia tem culturas negativas.

Sua incidência vem aumentando nos últimos anos em associação ao número crescente de hospedeiros imunocomprometidos (pacientes com câncer, transplantados, doentes críticos internados em UTI, portadores de HIV) submetidos a intervenções agressivas, incluindo uso de antibióticos de amplo espectro, quimioterapia, hemodiálise, uso de cateteres intravenosos, intra-arteriais, intraperitoneais e urinários, próteses de valvas cardíacas e articulares e outros equipamentos para monitorização hemodinâmica.

A **Candida albicans** continua sendo a espécie identificada mais frequentemente, porém números crescentes de infecções por outras espécies não-albicans, como, por exemplo, *C. tropicalis, C. parapsilosis* e *C. glabrata* estão ocorrendo com frequência e distribuição diferentes em várias partes do mundo.

Os cateteres de vários tipos constituem importantes portas de entrada para candidemia e na maioria dos casos a sua remoção ou troca são necessários para erradicar a candidemia, principalmente a persistente. Outras portas incluem o trato gastrointestinal, principalmente em pacientes com granulocitopenia e feridas cirúrgicas.

As vias urinárias e trato respiratório, embora frequentemente colonizados por espécies de Candida, são fontes menos comuns de infecção hematogênica.

A taxa de mortalidade da candidemia causada por todas as espécies é elevada principalmente nos pacientes expostos a fatores de risco.

As variáveis que têm sido associadas ao risco de candidemia incluem:

- Apache II, com pontuação alta (habitualmente acima de 20 pontos).
- Exposição a antibióticos de amplo espectro.
- Quimioterapia.
- Evidência de colonização mucosa por *Candida sp.*
- Pancreatite.
- Presença de cateter venoso central.
- Nutrição parenteral total.
- Neutropenia.
- Esteroides e outros fármacos imunossupressores
- Grande cirurgia (principalmente cirurgia do trato gastrointestinal).
- Falência renal ou hemodiálise.
- Estadia prolongada no CTI.

A frequência com que a candidemia resulta em doença localizada num único órgão ou doença disseminada em múltiplos órgãos é incerta.

Na **Candidíase invasiva ou disseminada** seu diagnóstico baseia-se na demonstração histopatológica de invasão tecidual pela Candida. como as hemoculturas são negativas em cerca de 50% dos pacientes com candidíase disseminada e testes sorológicos ainda não são marcadores confiáveis, a doença disseminada pela Candida pode não ser suspeitada e em consequência, os procedimentos diagnósticos invasivos apropriados podem não ser solicitados e o tratamento adequado ser tardio ou não realizado, sendo importante a avaliação clínica e exame físico detalhados quando houver suspeição de infecção fúngica em busca de sinais objetivos que auxiliem no diagnóstico.

Lesões cutâneas da candidíase disseminada

As papulopústulas ou pequenos nódulos sobre uma base eritematosa, habitualmente distribuída no tronco e membros constituem as lesões típicas, ocorrendo em 10 a 15% dos casos, sendo relatadas também a ocorrência de bolhas hemorrágicas.

Candidíase ocular

Pode resultar da disseminação hematogênica ou da inoculação direta (após cirurgia de catarata ou implante de lente intraocular). Qualquer estrutura do olho pode ser infectada. A endoftalmite é a manifestação mais grave podendo resultar em cegueira, ocorrendo em 10 a 30% dos casos, dependendo das condições do hospedeiro e da espécie de Candida envolvida. Tipicamente se observam lesões coriorretinianas solitárias ou múltiplas, brancas e semelhantes a chumaços de algodão que frequentemente se estendem no humor vítreo. Essas lesões podem ser facilmente identificadas à fundoscopia e sua presença deve ser repetidamente investigada em todos os pacientes com candidemia confirmada ou suspeita.

Candidíase renal

Pode ser secundária a extensão ascendente a partir da bexiga (cistite por candida), resultando em necrose papilar, invasão dos cálices ou formação de bola fúngica no ureter, ou pelve renal. Mais comumente é secundária à disseminação hematogênica em pacientes com candidemia documentada ou não, resultando em pielonefrite com abscessos corticais ou bulbares difusos. A tríade de candidemia, candidúria e presença de candida em cilindros do sedimento urinário fornece prova presuntiva do comprometimento das vias urinárias superiores. Serão tratados pacientes com candidúria que sejam neutropênicos, submetidos a transplantes renais ou aqueles com indicação de manipulação invasiva, ou cirúrgica de vias geniturinárias, mesmo na ausência de sintomas.

Candidíase disseminada crônica (candidíase hepatoesplênica)

Essa forma visceral de infecção profunda ocorre mais comumente em pacientes com doenças malignas hematológicas, principalmente leucemias, que se encontram em remissão após neutropenia prolongada induzida por quimioterapia. A candidíase gastrointestinal complicada por fungemia portal constitui a fonte na maioria dos pacientes. Em geral, não há candidemia documentada nem evidência de doença em outros órgãos. Tipicamente ocorre febre inexplicável e persistente, dor espontânea e à palpação do hipocôndrio direito, aumento dos níveis de fosfatase alcalina e múltiplas lesões em "olho de boi" dispersas no fígado e baço, visualizadas a ultrassonografia ou tomografia de abdome. O diagnóstico é estabelecido pelos achados histopatológicos característicos na biópsia hepática.

Candidíase pulmonar

Embora a colonização da árvore traqueobrônquica por leveduras seja comum em pacientes debilitados e em estado grave submetidos à ventilação mecânica em UTI, a pneumonia causada por espécies de Candida é rara.

Candidíase cardíaca

A candidíase disseminada é frequentemente complicada por miocardite pela candida (50% dos casos) e em certas ocasiões por pericardite. A causa mais comum de endocardite por fungos é causada por Candida, cuja presença deve ser suspeitada em pacientes com próteses valvares, endocardite bacteriana prévia ou doença valvar, uso de drogas injetáveis, uso de marcapasso e de cateter venoso central de longa permanência. como as vegetações fúngicas valvares são grandes e friáveis, é comum a ocorrência de eventos embólicos envolvendo o SNC, as artérias coronárias e as artérias periféricas de grande calibre. Acometem frequentemente as valvas aórtica e mitral e tem quadro clínico semelhante à endocardite bacteriana.

Candidíase do SNC

A candidíase disseminada é frequentemente complicada por meningite, bem como abscessos cerebrais que constituem uma complicação do uso de drogas intravenosas, ou infecção de derivação ventricular. Ocorre pleocitose liquórica (mais frequentemente linfocítica), com hipoglicorraquia e níveis aumentados de proteína. é possível identificar as leveduras em preparações a fresco em coloração pelo método de Gram ou cultura em menos da metade dos casos.

Candidíase musculoesquelética

As manifestações consistem em miosite (abscesso) em pacientes neutropênicos e costocondrite, artrite, e osteomielite (predileção especial por vértebras e discos intervertebrais) em usuários de drogas injetáveis. O envolvimento osteoarticular como consequência de candidemia é infrequente e pode surgir como complicação tardia. O envolvimento ósseo se manifesta por dor local, febre e alterações radiológicas compatíveis com osteomielite.

DIAGNÓSTICO:

O atraso no início da terapia antimicrobiana ou a utilização da terapia inapropriada podem aumentar a mortalidade nos pacientes com candidemia. O tratamento precoce, assim como na sepse bacteriana, tem sido preconizado, embora as evidências para isso sejam inconsistentes (*Patel 2009, Kanj 2022*). Esta ausência de eficiência de terapia precoce pode ocorrer também pela falta de meios diagnósticos com sensibilidade adequada e/ou demora no crescimento de fungos em meios de culturas inadequados. Melhorar os meios de diagnóstico, incluindo o desenvolvimento de novos métodos laboratoriais, pode desenvolver a predição da doença, baseado na presença de fatores de risco apresentados pelo paciente. Infelizmente, com muita frequência, pacientes com candidemia são diagnosticados tardiamente, com resultados terapêuticos insatisfatórios, não só pelo estado avançado da infecção fúngica, mas também pela gravidade da doença de base dos pacientes. Na candidemia, achados clínicos específicos são raros e o isolamento do microrganismo em hemoculturas, que seria o exame padrão ouro para o diagnóstico da doença, é pouco sensível para Candida. Sistemas modernos de cultura detectam somente de 50 a 67% dos casos de candidemia e costumam levar mais de 24 horas para se ter uma cultura positiva, podendo este tempo ser maior em outras espécies, tais como *Candida glabrata*. Estes fatos têm levado nos últimos anos ao desenvolvimento de novas modalidades diagnósticas, como a combinação da realização de antígenos e testes sorológicos, juntamente com a estratificação de risco clínico, bem como ao surgimento de novos agentes terapêuticos comercialmente disponíveis para seu tratamento. Os antígenos (por exemplo, manan, beta D-glucan) estão presentes em outros fungos e são inespecíficos para o diagnóstico de candidíase invasiva.

Estratégias que têm demonstrado relevância no melhor controle e evolução destas infecções são a pronta suspeição, principalmente nos pacientes que apresentem evidências de sepse sem resposta adequada a antibióticos pertinentes a sua condição clínica, a análise dos fatores de risco para identificar os pacientes com risco elevado, avaliação diagnóstica (clínica e laboratorial) e a iniciação precoce da terapia antimicrobiana adequada, devendo esta ser o mais específica possível e com doses apropriadas, visando o controle do foco infeccioso.

Avaliação laboratorial diagnóstica

- A coleta de hemoculturas é procedimento obrigatório em qualquer paciente com suspeita clínica de infecção sistêmica por Candida, em busca do isolamento do agente etiológico com instituição de terapêutica específica, se for necessário.

- Tão logo se obtenham as amostras de sangue para hemocultura (pelo menos duas amostras em diferentes sítios) drogas antifúngicas devem ser iniciados, levando-se em consideração o quadro clínico, fatores de risco associados e o agente etiológico mais provável.

- Testes sorológicos para detecção de anticorpos e/ou antígenos circulantes específicos foram desenvolvidos, entre eles, teste da detecção de manana e beta-1-3-glucana (componentes da parede celular), d-arabinitol (metabólito da membrana celular) e enolase (componente do citoplasma celular), que apresentam resultados de sensibilidade e especificidade muito variáveis, sendo na prática clínica ainda de difícil acesso, alto custo e sem valor diagnóstico.

- Exames de imagem, como ultrassonografia, ecocardiograma.
- Exames cito ou histopatológico por toracocentese, artrocentese, punção lombar, biópsia de pele, fígado, rins, miocárdio, ossos, músculo ou pulmão.

AVALIAÇÃO CLÍNICA

Exame físico detalhado em busca de sinais sugestivos de infecção fúngica, como já mencionados anteriormente, é de extrema importância já que 30 a 50% dos pacientes com candidemia não são identificados na rotina laboratorial da maioria dos serviços.

Nos pacientes com internação superior a 7-10 dias (podendo ser menos em pacientes cirúrgicos do trato gastrointestinal), expostos a múltiplos fatores de risco, colonizados por *Candida sp* e que se encontram sépticos mesmo em vigência de antibioticoterapia adequada, a possibilidade de candidemia deve ser lembrada.

CLASSES DE DROGAS ANTIFÚNGICAS

Após a realização do diagnóstico definitivo ou a presença de fatores de risco que justifiquem o início da terapia antifúngica, o passo seguinte é a escolha da droga ideal e com doses adequadas.

O conhecimento das diferenças no mecanismo e espectro de ação, farmacocinética, farmacodinâmica e toxicidade das drogas disponíveis para o tratamento das infecções fúngicas influenciam na decisão da escolha da droga ideal em diferentes situações clínicas.

Atualmente existem 3 classes de antifúngicos aprovadas pela agência americana de medicamentos e alimentos (FDA) para tratamento das infecções fúngicas invasivas:

- Poliênicos, tendo como representante principal a anfotericina b desoxicolato e suas formulações lipídicas;
- Triazóis, fluconazol e voriconazol;
- Equinocandinas, que incluem a caspofungina, micafungina, anidulafungina e rezafungina.

Anfotericina B

É um antibiótico poliênico, de amplo espectro, fungicida e a principal droga antifúngica utilizada no tratamento de micoses sistêmicas graves. Seu mecanismo de ação consiste na sua ligação ao ergosterol da membrana celular dos fungos, seu principal componente, levando a despolarização, aumento da permeabilidade e deterioração metabólica com consequente morte celular. É instável em pH muito ácido ou muito básico, não absorvível por via oral e somente administrado por via intravenosa. A anfotericina b convencional está anexada ao desoxicolato, um sal biliar que melhora a sua solubilidade em água. Esta apresentação tem elevada toxicidade, principalmente para o rim, coração, sistema hematopoiético e importante efeito

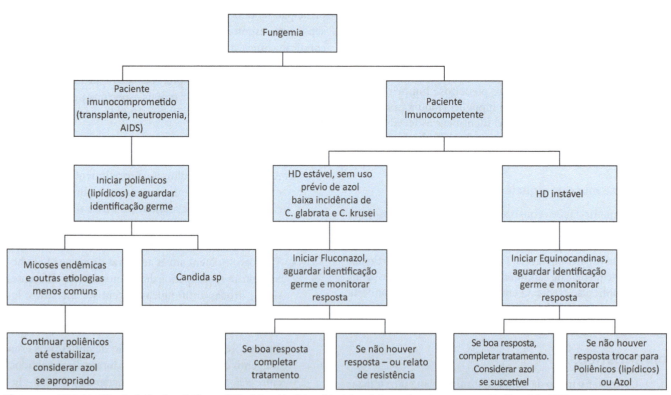

Fluxograma 24.1. Modificado de Parrilo e Dellinger; Critical Care Medicine. Principles of diagnosis and management in the adult, 2008.

irritante no endotélio vascular, causando frequentemente flebites. As formulações lipídicas da anfotericina tem como objetivo reduzir os efeitos colaterais da droga quando administradas por via intravenosa. São elas:

- Anfotericina B em emulsão lipídica;
- Anfotericina B lipossomal (forma lipídica mais utilizada);
- Anfotericina B lipídio-complexa.

Apesar dessas formulações terem menor toxicidade, sua eficácia não é melhor do que as apresentações convencionais da anfotericina. A grande diferença é a incidência menor de efeitos colaterais e o seu custo, cerca de 20 vezes maior. Porém, o custo-benefício pode ser bom se evita que ocorra necessidade de terapia dialítica em paciente de UTI ou outro evento adverso grave.

A anfotericina B tanto na sua apresentação convencional ou nas apresentações lipídicas são potentes contra a maioria das espécies de Candida, tendo menor suscetibilidade a este fármaco as espécies *glabrata*, *krusei* e *lusitaneae*. É ativo também contra *Histoplasma capsulatum*, *Paracoccidioides brasiliensis*, *Cryptococcus neoformans*.

Apesar da anfotericina B desoxicolato ter um amplo espectro de ação, a sua administração está associada a efeitos adversos limitantes, onde mais de 50% dos pacientes relatam efeitos relacionados a infusão da droga, incluindo náuseas, vômitos, febre, tremores, calafrios e raramente broncoespasmo e hipoxemia. Alguns serviços preconizam a infusão de antipirético, anti-histamínico ou mesmo corticoide previamente à infusão de anfotericina, para reduzir estes efeitos adversos, mas com poucas evidências científicas de benefício em pacientes graves. Existem estudos observacionais que não demonstraram benefício na prevenção destas reações ou só mostram benefício marginal com o uso de corticoide pré-infusão (Goodwin 1995, Paterson 2008).

Distúrbios eletrolíticos (hipocalemia e hipomagnesemia) causados pela toxicidade tubular renal distal e insuficiência renal secundária à vasoconstrição tem sido relatada em mais de 80% dos pacientes, que recebem ao menos 0,5mg/kg/dia desse medicamento, regime este fundamental para a abordagem terapêutica da maioria dos casos de micoses invasivas. Assim seu uso clínico pode ser limitado principalmente em pacientes críticos recebendo medicações nefrotóxicas. A administração de antitérmicos e anti histamínicos antes da infusão da anfotericina b tem reduzido os efeitos durante a sua administração e a hidratação com solução salina prove alguma proteção contra a insuficiência renal.

O uso de formulações lipídicas da anfotericina reduziram as taxas de insuficiência renal e as reações febris. Devem ser utilizadas em doses de 3 a 5mg/kg/dia, sendo que a sociedade americana de doenças infecciosas preconiza sua indicação para casos de infecções refratárias (ausência de resposta clínica após uso de 500mg de anfotericina b convencional) ou intolerância à anfotericina b convencional (pacientes intolerantes são os que apresentam graves efeitos adversos durante a administração de

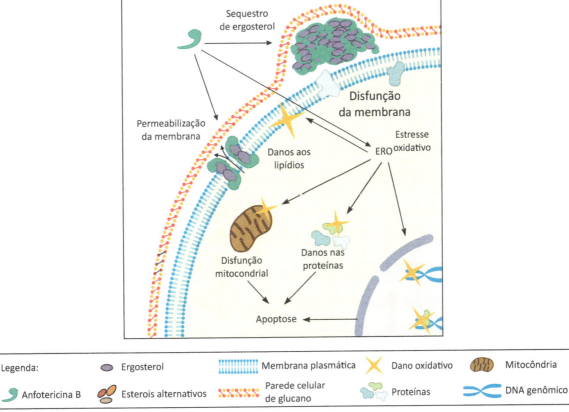

Figura 24.1. Mecanismo de Ação da Anfotericina B (Carolous et.al-2020)

anfotericina convencional ou aqueles que evoluem com perda progressiva da função renal).

As doses de anfotericina B convencional recomendadas para diferentes espécies de Candida variam de 0,7mg/kg/dia, até 1,0 mg/kg/dia.

Nos pacientes internados em uti com paracoccidioidomicose grave, a anfotericina B continua sendo o tratamento de escolha por ter ação fungicida mais rápida, com doses de 0,5 a 1,0mg/kg/dia. Formas menos graves de paracoccidioidomicose podem ser tratadas com o derivado triazólico itraconazol na dose de 100mg/dia, embora sua interação e não absorção com alimentação Com o advento de terapias menos tóxicas e igualmente efetivas, a anfotericina B é agora reservada a pacientes que não toleram ou que não respondem às equinocandinas, ou em situações especiais como nas meningites causadas por *Candida sp* e em terapia empírica em pacientes imunossuprimidos graves.

Fluconazol e voriconazol

Estes triazóis diminuem a síntese do ergosterol da membrana celular fúngica, por inibição da enzima p 450 dos citocromos fúngicos, este mecanismo de ação é geralmente considerado fungistático contra *Candida sp*. São ativos contra a maioria das espécies de Candida, incluindo *albicans, parapsilosis* e *tropicalis*. Tem atividade reduzida em poucas espécies identificadas comumente, em especial a *Candida glabrata* e *Candida krusei*. A resistência ao fluconazol pela *C. glabrata* varia de acordo com a localização geográfica mundial e prediz atividade reduzida para a classe dos triazóis, incluindo o voriconazol.

Fluconazol

Apresenta amplo espectro de ação contra fungos patogênicos, mostrando-se ativo contra *C. albicans, C.tropicalis, C. glabrata* e outras espécies de *Candida, Crytococcus neoforms, Histoplasma capsulatum, Paracoccidioides brasiliensis, Aspergillus, Microsporum, Trichophyton* e *Malassezia furfur*.

Pode ser administrado por via oral ou parenteral. É hidrossolúvel, absorvida rápida e quase completamente por via oral, com biodisponibilidade praticamente igual a da administração por via intravenosa, quase 100%. atinge elevada concentração no fígado, intestino, baço, rins, cérebro, pele, olhos, vagina, secreção brônquica e saliva. Atravessa a barreira hematoencefálica, provocando níveis no líquor correspondentes a cerca de 50% da concentração sanguínea em indivíduos sãos e de 70 a 90% em pacientes com meningite. Sua ampla distribuição está relacionada a com sua baixa ligação com as proteínas séricas. Tem meia vida sanguínea prolongada (24 horas), podendo ser administrada uma vez ao dia, sendo pouco metabolizada, eliminada por via renal, predominantemente como droga inalterada, exigindo ajuste em pacientes com insuficiência renal.

Na prática clínica pode ser utilizado como droga inicial no tratamento de candidemia, ou ser utilizado na terapêutica sequencial, para dar continuidade a tratamento iniciado com anfotericina B convencional ou suas formulações lipídicas. Em pacientes não-neutropênicos que desenvolvem candidemia e que não apresentam instabilidade clínica severa, desde que não tenham recebido profilaxia com derivados azólicos, o fluconazol é considerada a droga de eleição para a terapêutica inicial desta infecção. Da mesma forma, pode ser indicada na terapêutica empírica em pacientes críticos, cujo quadro infeccioso não responde a antibioticoterapia de amplo espectro, e há forte evidência de candidemia devido a vários fatores de risco, incluindo colonização em diferentes sítios. Porém, deve-se lembrar que casos de candidemia por *C. glabrata* podem necessitar de doses maiores de fluconazol, ou mesmo do uso de anfotericina B, e que a *C. krusei* é resistente a este triazólico. Portanto, nos pacientes neutropênicos ou com instabilidade clínica, ou em pacientes com sepse, deve ser realizada com anfotericina ou

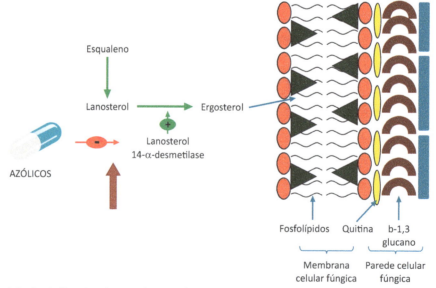

Figura 24.2. Mecanismo de Ação dos Azólicos-Seta (Nocua-Báez – 2020)

equinocandinas, e se houver isolamento de espécie sensível a azoles em culturas, pode-se descalonar para uso de fluconazol.

Normalmente a dose preconizada é de 400 a 800mg/dia (6 a 8mg/kg) de fluconazol para o tratamento de candidíase invasiva. Em infecções por espécies não-albicans que podem apresentar valores de concentração inibitória mínima de fluconazol elevados ou em tratamentos iniciais de pacientes com instabilidade clínica, o uso de doses maiores pode ser recomendado, já que este antifúngico é bem tolerado em doses de até 1,5 a 2 g/dia. Mas efeitos adversos podem ocorrer em cerca de 8% dos pacientes, manifestados por náusea, cefaleia, vômitos e dor abdominal, elevação transitória das transaminases, rash cutâneo. Doses maiores que 400mg/dia podem precipitar insuficiência adrenal raramente.

Em pacientes com insuficiência renal moderada, com clearance de creatinina entre 21 e 50 ml/min, a dose do fluconazol deve ser reduzida à metade ou o intervalo entre as doses habituais alongados para 48 horas; em insuficiência renal grave, com *clearance* de creatinina < 20ml/min, a dose diária deve ser reduzida a 1/3 da dose normal ou o intervalo entre as doses habituais deve ser de 72 horas. O fluconazol é retirado por hemodiálise, recomendando-se uma dose plena após o processo dialítico.

Voriconazol

É um triazol de segunda geração, derivado do fluconazol, disponível para emprego clínico, com amplo espectro de ação, sendo considerado a droga de escolha para o tratamento da aspergilose invasiva em pacientes imunocomprometidos, especialmente doentes transplantados e hematológicos. Tem ação contra espécies de Candida, incluindo as resistentes ao fluconazol, como c.krusei e c. glabrata, mostrando resultados equivalentes a anfotericina B deoxicolato no tratamento de candidemia em pacientes graves, a maioria internados em UTI. É considerada droga de escolha contra Aspergillus sp.

Pode ser utilizado por via intravenosa ou oral, apresentando biodisponibilidade de 96%. Atinge níveis sanguíneos elevados, com meia vida sérica de aproximadamente 6 horas e sua ligação proteica é de 65%. Distribui-se pelos líquidos e tecidos, alcançando elevadas concentrações no cérebro, humor vítreo e aquoso, o que permite seu uso no tratamento de endoftalmites fúngicas. Tem metabolização hepática pelo sistema enzimático do citocromo P450 e tem extensa interação com várias drogas utilizadas em terapia intensiva, o que pode dificultar a sua prescrição. O ideal é monitorar o nível sérico deste medicamento, para evitar inconsistência na resposta clínica (*Kably 2022*). A sua formulação parenteral não deve ser prescrita para pacientes com *clearance* de creatinina inferior a 50ml/min devido a potencial toxicidade de seu veículo, a ciclodextrina. A formulação oral pode ser feita de maneira segura nestes pacientes. A dose usual é de 4 a 6mg/kg IV a cada 12 horas e de 200 a 300mg, via oral, a cada 12 horas.

Os efeitos adversos normalmente são transitórios e reversíveis com a suspensão da droga e incluem mais comumente sintomas gastrintestinais, como náuseas, vômitos e dor abdominal e alterações visuais. Raramente, como outros azoles, podem ocorrer arritmias e prolongamento do intervalo QT. Insuficiência hepática, apesar de infrequente, pode ocorrer e se recomenda a monitorização das enzimas hepáticas durante o tratamento prolongado.

Equinocandinas

São antibióticos lipopeptídicos que agem inibindo a síntese da glucana da parede celular dos fungos ("penicilina" dos fungos). Inibindo especificamente a glucana-sintase, enzima que forma o polímero da glucana e sem a presença deste componente essencial da parede celular fúngica, ocorre a entrada de água pela parede defeituosa e lise osmótica com consequente morte do microrganismo. Tem eficácia contra todas as espécies de Candida, sem evidências de resistência cruzada com os poliênicos e azóis, contra Aspergillus e Histoplasma. São inativos contra *Cryptococcus neoformans*, *fusarium* e formas tissulares do *Paracoccidioides brasiliensis*.

Estas drogas têm meia vida longa permitindo doses únicas diárias. Sua eliminação ocorre por hidrólise e acetilação no tecido hepático, não sofrendo metabolização oxidativa dependente do complexo citocromo p450, explicando sua baixa interferência com outras drogas de metabolização hepática. Praticamente não tem eliminação renal, não sendo nefrotóxica e não necessitando de correção de doses em pacientes com falência renal.

Caspofungina

Foi a primeira equinocandina liberada no mercado, e tem excelente atividade contra *Candida sp*, tendo efeito fungicida

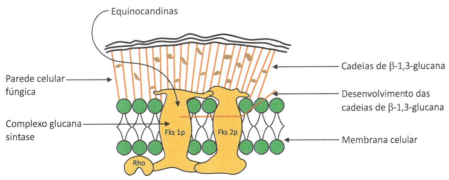

Figura 24.3. Mecanismo de Ação das Equinocandinas-Seta

agindo pelo bloqueio da síntese da parede celular fúngica, demonstrando eficácia no tratamento da candidíase invasiva e em terapias empíricas em neutropênicos febris. Está disponível apenas em formulações para uso venoso. Liga-se em 80 a 96% às proteínas séricas e tem meia vida circulante de 9 a 10 horas, sendo administrada uma vez ao dia. É metabolizada no fígado e excretada por via biliar durante vários dias, sob a forma de metabólitos e com mínima eliminação renal. Não necessita ajuste de doses em pacientes com insuficiência renal, mas nos pacientes com insuficiência hepática (Child-Pugh classe B ou C) deve ser reduzida em 50% da dose usual. Não atinge concentração no líquor e atravessa a barreira placentária. Não se tem informações sobre sua segurança em gestantes, nutriz e em crianças. Normalmente tem boa tolerabilidade com efeitos adversos discretos, manifestados por cefaleia, febre, flebite e exantema cutâneo. Em alguns casos pode ocorre elevação enzimas hepáticas com doses elevadas da droga e em pacientes com insuficiência hepática com doses habituais. A droga não é recomendada em pacientes sob terapia com ciclosporina, devido à soma de hepatotoxicidade. A dose recomendada é de 70mg/dia IV no primeiro dia, seguida de 50mg/dia IV para completar o tratamento. Após reconstituída deve ser adicionada a solução salina ou ringer lactato e administrado IV durante uma hora. é incompatível com solução glicosada.

Apesar da sua alta eficácia e perfil de segurança, seu custo ainda restringe seu uso, devendo-se analisar quais pacientes apresentam boa relação custo- benefício na utilização deste fármaco.

Micafungina

Tem propriedades antifúngicas, mecanismo de ação e farmacocinética semelhante a Caspofungina. Tem demonstrado excelentes resultados no tratamento da candidíase invasiva. A dose terapêutica para candidíase invasiva é de 100 a 150mg/dia IV. A dose profilática é de 50mg/dia. Como com outras equinocandinas, o efeito adverso mais comum é a elevação transitória das enzimas hepáticas. Não é necessário ajuste de doses em pacientes com comprometimento da função renal e em pacientes com insuficiência hepática moderada.

Anidulafungina

Como com as outras equinocandinas possui excelente ação contra as espécies de Candida. É indicada para o tratamento de candidíase invasiva, tendo demonstrado superioridade em estudos clínicos quando comparado ao fluconazol. A dose inicial é de 200mg/dia IV, seguido de 100mg/dia IV. Não requer ajuste de doses em pacientes com falência renal ou hepática e não apresenta interações medicamentosas importantes.

Rezafungina

Esta nova equinocandina foi recentemente lançada e tem como atrativo sua posologia de 1 dose semanal. A primeira dose deve ser de 400mg, seguida de 200mg a cada 7 dias. Em dois estudos para tratamento de candidíase invasiva (de fase 2 e outro de fase 3) publicados entre 2021 e 2023, a rezafungina teve o mesmo desempenho em cura clínica, efeitos adversos e mortalidade que a caspofungina (Thompson 2024). A duração do tratamento foi de 14 dias. O escore de gravidade APACHE II foi maior que 20 pontos (ou seja, pacientes mais graves) em cerca de 16% dos estudos. No entanto, não ficou claro quais dos pacientes nestes dois estudos estavam em UTI ou tinham mais gravidade, dando a impressão de mistura de população em enfermarias, unidades de transplante e UTI. Portanto, espera-se mais estudos para verificar a eficácia deste novo antifúngico em pacientes graves de UTI.

BIBLIOGRAFIA

1. Tavares W. Manual de antibióticos e quimioterápicos antiinfecciosos 2006, Ed Atheneu, São Paulo (SP).
2. Goodman, louis g.; gilman, alfred goodman. as bases farmacológicas da terapêutica. 11. ed. rio de janeiro: guanabara, 2007.
3. Parrilo joseph e., dellinger,r.philliph;critical care medicine, principles of diagnosis and management in the adult. ed.mosby elsevier. terceira edição, 2008.
4. Goldman lee, ausiello dennis; cecil textbook of medicine. ed. saunders elsevier, 22a ed, 2004.
5. Knobel elias; condutas no paciente grave. vol 1. 3a edição. ed. atheneu, 2006
6. Nucci m., colombo a.l., silveira f., et al: risk factors for death in patients with candidemia. infect control hosp epidemiol 19. 846-850.1998
7. Blumberg h.m., jarvis w.r., soucie j.m., et al: risk factors for candidal bloodstream infections in surgical intensive care unit patients: the nemis prospective multicenter study. the national epidemiology of mycosis survey. clin infect dis 33. 177-186.2001
8. Ellis d.: amphotericin b: spectrum and resistance. j antimicrob chemother 49. (suppl 1): 7-10.2002
9. Goodwin SD, Cleary JD, Walawander CA, Taylor JW, Grasela TH Jr. Pretreatment regimens for adverse events related to infusion of amphotericin B. Clin Infect Dis 1995 Apr;20(4):755-61.
10. Paterson DL, David K, Mrsic M, Cetkovsky P, Weng XH, Sterba J, Krivan G, Boskovic D, Lu M, Zhu LP; PRoACT Investigators. Pre-medication practices and incidence of infusion-related reactions in patients receiving AMPHOTEC: data from the Patient Registry of Amphotericin B Cholesteryl Sulfate Complex for Injection Clinical Tolerability (PRoACT) registry. J Antimicrob Chemother. 2008;62(6):1392-400.
11. Mora-duarte j., betts r., rotstein c., et al: comparison of caspofungin and amphotericin b for invasive candidiasis. n engl j med 347. (25): 2020-2029.2002
12. Mora-duarte j., betts r., rotstein c., et al: comparison of caspofungin and amphotericin b for invasive candidiasis. n engl j med 347. 2020-2029.2002
13. Johnson l.b., kauffman c.a.: voriconazole: a new triazole antifungal agent. clin infect dis 36. (5): 630-637.2003shorr a.f., chung k., jackson w.l., et al:
14. Pappas p.g., rex j.h., sobel j.d., et al: guidelines for treatment of candidiasis. clin infect dis 38. 161-189.2004
15. Fluconazole prophylaxis in critically ill surgical patients: a meta-analysis. crit care med 33. 1928-1935.2005
16. Dodds ashley es l.r., lewis j.s., martin c., andes d.: pharmacology of systemic antifungal agents. clin infect dis 43. (s1): s28-s39.2006
17. Kleinberg m.: what is the current and future status of conventional amphotericin b?. int j antimicrob agents 27. (suppl 1): 12-16.2006
18. Bassetti m., righi e., costa a., et al: epidemiological trends in nosocomial candidemia in intensive care. bmc infect dis 6. 21.2006

19. Reboli a.c., rotstein c., pappas p.g., et al: anidulafungin versus fluconazole for invasive candidiasis. n engl j med 356. (24): 2472-2482.2007;

20. Pappas p.g., rotstein c.m., betts r.f., et al: micafungin versus caspofungin for treatment of candidemia and other forms of invasive candidiasis. clin infect dis 45. (7): 883-893.2007

21. Nagappan v., deresinski s.: reviews of anti-infective agents: posaconazole: a broad-spectrum triazole antifungal agent. clin infect dis 45. (12): 1610-1617.2007

22. Reboli ac, rotstein c, pappas pg, et al. anidulafungin versus fluconazole for invasive candidiasis. n engl j med 2007;356:2472-2482

23. Schuster m.g., edwards, jr., jr.j.e., sobel j.d., et al: empirical fluconazole versus placebo for intensive care unit patients: a randomized trial. ann intern med 149. (2): 83-90.2008

24. Walsh t.j., anaissie e.j., denning d.w., et al: treatment of aspergillosis: clinical practice guidelines of the infectious diseases society of america. clin infect dis 46. 327-360.2008

25. _____

26. Patel GP, Simon D, Scheetz M, Crank CW, Lodise T, Patel N. The Effect of Time to Antifungal Therapy on Mortality in Candidemia Associated Septic Shock. American Journal of Therapeutics 2009;16(6): 508-11.

27. Kanj SS, Omrani AS, Al-Abdely HM, et al. Survival Outcome of Empirical Antifungal Therapy and the Value of Early Initiation: A Review of the Last Decade. J Fungi 2022; 8:1146-62.

28. Thompson III GR, Soriano A, Honore PM, Bassetti M, Cornely OA, Kollef M, et al. Efficacy and safety of rezafungin and caspofungin in candidaemia and invasive candidiasis: pooled data from two prospective randomised controlled trials.Lancet Infect Dis 2024; 24: 319–28.

29. Kably B, Launay M, Derobertmasure A, Lefeuvre S, Dannaoui E, Billaud EM. Antifungal Drugs TDM: Trends and Update. Therapeutic Drug Monitoring 2022; 44(1):166-97.

XI

Farmacologia dos Hormônios

25

Farmacologia dos Hormônios

Jorge Eduardo S. Soares Pinto

FARMACOLOGIA APLICADA AO EIXO HIPOTÁLAMO-HIPOFISÁRIO

VASOPRESSINA

Introdução

A vasopressina, também conhecida como hormônio antidiurético (ADH) ou arginina-vasopressina (AVP) é um nonapeptídeo sintetizado no hipotálamo, nos núcleos supraóticos (em maior quantidade) e paraventriculares (onde ocorre também a principal produção de ocitocina). É derivado do pré-pró-hormônio: pré-propressofisina, que contém um peptídeo sinalizador, a neurofisina II, e uma glicoproteína. No aparelho de Golgi, a porção do peptídeo sinalizador é clivada da pré-propressofisina para produzir o pró-hormônio armazenado em vesículas secretoras que são transportadas através dos prolongamentos axonais pela haste pituitária até a neuro-hipófise (hipófise posterior), nesse caminho o pró-hormônio é clivado para produzir o ADH. O hormônio secretado vai à circulação sistêmica através dos capilares fenestrados próximos à glândula e desempenha papel essencial no equilíbrio osmótico, na regulação da pressão arterial, na homeostase do sódio e no funcionamento dos rins. Dado o seu papel vital em múltiplas funções, não é surpresa que o ADH seja de grande importância clínica.

Mecanismos de Ação

A vasopressina estimula uma família de receptores de AVP, receptores de ocitocina e receptores purinérgicos. Existem 3 tipos de receptores AVP com seus respectivos efeitos fisiológicos:

- **V1 (V_{1A}):** provoca a contração do músculo liso vascular, principalmente das arteríolas e vênulas, aumentando a resistência vascular sistêmica e a pressão arterial média. Outros efeitos da estimulação do receptor V1 incluem: a liberação endotelial de óxido nítrico (NO), que causa vasodilatação dos vasos coronários e pulmonares e a agregação plaquetária;

- **V2:** aumenta a permeabilidade à água no final do túbulo contorcido distal e no ducto coletor, resultando na diminuição do volume de urina e aumento da sua osmolaridade. No endotélio vascular, liberam o fator VIII da coagulação e o fator de von Willebrand (vWF), importantes para a formação de coágulos sanguíneos no sangramento;

- **V3 (V_{1b}):** localizados na hipófise anterior e pâncreas estimulam a liberação de: insulina inibindo a lipólise, reduzindo a liberação de ácidos graxos livres na corrente sanguínea, endorfinas, prolactina e ACTH que estimula a secreção do cortisol pelas adrenais (contribuindo também para a sua ação vasoconstritora).

A AVP também pode desempenhar papel em uma série de outras funções da economia e de processos fisiopatológicos, embora seus mecanismos de ação não sejam plenamente conhecidos: dor, metabolismo ósseo, diabetes mellitus, hipertensão arterial sistêmica, doença renal crônica, envelhecimento, comportamento social, cognição, proliferação celular e inflamação.

A AVP afeta o sistema nervoso entérico através de neurônio colinérgico que atua em receptor pós-sináptico nicotínico e parece exercer também função no plexo mioentérico, e talvez possa atuar diretamente no músculo liso do cólon.

Há também uma variedade de canais iônicos no músculo liso intestinal que são ativados pela ligação de agonistas e por estímulos físicos, como o estiramento e ativação por estimulação muscarínica.

Fisiologia

O ADH é o principal hormônio responsável pela homeostase da osmolaridade. Os estados hiperosmolares desencadeiam mais fortemente sua liberação através de osmorreceptores hipotalâmicos que respondem à osmolaridade sanguínea e a alterações de apenas 2mOsm/L, portanto, ligeiras elevações na osmolaridade resultam na secreção de ADH. Ele atua então

364 **Seção XI** • Farmacologia dos Hormônios

principalmente nos rins para aumentar a reabsorção de água, retornando assim a osmolaridade ao valor basal.

A secreção de ADH também ocorre durante estados de hipovolemia ou depleção de volume. Nesses estados, os barorreceptores diminuídos detectam o volume de sangue arterial no átrio esquerdo, na artéria carótida e no arco aórtico. As informações sobre a pressão arterial baixa detectadas por esses receptores são transmitidas ao nervo vago, que estimula diretamente a liberação de ADH. O ADH promove então a reabsorção de água nos rins e, em altas concentrações, também causa vasoconstrição. Esses dois mecanismos juntos servem para aumentar o volume sanguíneo arterial efetivo e aumentar a pressão arterial para manter a perfusão tecidual. Também é importante observar que em estados de hipovolemia, o ADH será secretado mesmo em estados hiposmóticos. Por outro lado, a hipervolemia inibe a secreção de ADH; portanto, em estados hiperosmóticos hipervolêmicos, a secreção de ADH será reduzida.

A osmolaridade e o status do volume são os dois maiores fatores que afetam a secreção de ADH. No entanto, uma variedade de outros fatores também promovem a sua secreção, esses incluem: angiotensina II, dor, náusea, hipoglicemia, nicotina, opiáceos e certos medicamentos. A secreção de ADH também é afetada negativamente pelo etanol, agonistas alfa-adrenérgicos e peptídeo atrial natriurético. O efeito inibitório do etanol ajuda a explicar o aumento da diurese experimentado durante estados de intoxicação, bem como o aumento da perda de água livre; sem a secreção adequada de ADH, os rins excretam mais água.

Farmacocinética e Farmacodinâmica

A vasopressina não é absorvida por via oral e deve ser administrado por via parenteral, não se liga a proteínas plasmáticas e é metabolizada por vasopressinases hepáticas, conferindo uma meia-vida de 10 a 35 minutos. O efeito máximo da vasopressina é alcançado com 1 a 2 horas após sua administração (não venosa). Quando administrado por via intravenosa, o pico ocorre dentro de 15 minutos do início da infusão. O efeito antidiurético dura até 8 horas, mas o efeito vasopressor dura cerca de 20 minutos após o fim da infusão. Cerca de 65% são excretadas *in natura* na urina.

Análogos da Vasopressina

A vasopressina está disponível em 3 formas de análogos sintéticos no Brasil em 2024:

- **Vasopressina (8-arginina-vasopressina):** idêntica à vasopressina
- **Terlipressina** (Triglicil-lisina-vasopressina)
- **Desmopressina** – dDAVP (1-deamino-8-O-argininavasopressina):

A desmopressina é o único análogo da vasopressina que não exige administração intravenosa e é mais resistente a ação das proteólises. A absorção é 0,25% (sublingual), 0,08% a 0,16% (oral) e 10% (intranasal). A vasopressina e seus análogos têm pequenos volumes de distribuição: vasopressina, 0,14L/kg; terlipressina, 0,5L/kg; desmopressina, 0,2 a 0,32L/kg. Existe nas seguintes apresentações:

- Solução intranasal.
- Solução injetável (via intravenosa – IV, intramuscular – IM – ou subcutânea – SC).
- Comprimido (via oral – VO).

A meia-vida da terlipressina é de 50 a 70 minutos, e a da desmopressina de 90 a 190 minutos, devido à degradação enzimática mínima.

- **Felipressina (Octapressina):** é conhecido por ter propriedades vasoconstritoras e baixa toxicidade. É mais utilizada em odontologia por promover vasoconstrição local, aumentando assim o efeito analgésico e diminuindo o sangramento durante os procedimentos.

Existem outros análogos ainda não disponíveis no país:

- **Lipressina:** é o ADH suíno e sua meia-vida é de 5 a 7 minutos. É usado para tratar diabetes insipidus. Está disponível para uso clínico como spray nasal com efeito terapêutico de 8 horas. não causa qualquer elevação da pressão arterial e provou ser seguro para uso durante a gravidez e o parto.
- **Selepressina:** é um vasopressor potente e seletivo para o receptor V_{1A} e pode ser usada no tratamento de pacientes com choque séptico.
- **Ornipressina:** produz vasoconstrição por meio da contração das células musculares lisas vasculares mediada pelo receptor de vasopressina V_{1A}, é utilizada para controlar sangramento na prática cirúrgica, principalmente em cirurgias ginecológicas.
- **Fenipressina:** é o ADH de marsupiais e não é utilizado comercialmente em humanos, no momento.

UTILIZAÇÃO CLÍNICA DA VASOPRESSINA E SEUS ANÁLOGOS

Deficiência de vasopressina

Denominada anteriormente de *Diabetes Insipidus Central*, apresenta como principal sintomatologia: **poliúria**, **nictúria**, **polidipsia**. A maioria desses pacientes apresenta concentração plasmática de sódio normal ou apenas levemente elevada, porque a estimulação simultânea da sede minimiza o grau de perda líquida de água. No entanto, a hipernatremia e desidratação podem ocorrer se o mecanismo da sede estiver prejudicado ou se o paciente não tiver acesso à livre ingesta de líquidos.

O objetivo inicial da terapia é reduzir a nictúria, proporcionando assim um sono adequado, na maioria das vezes pela administração de desmopressina na hora de dormir. Uma vez alcançado isso, busca-se o controle parcial da diurese durante o dia, pois o controle completo pode levar à retenção de água e hiponatremia.

A dose ideal é um processo empírico. O tratamento pode ser iniciado com: comprimido de 0,1 ou 0,2mg ou 5 a 10mcg do spray nasal. O tamanho e a necessidade de uma dose diurna são determinados pela eficácia da dose noturna. Caso a poliúria não reapareça até o meio-dia, metade da dose noturna pode ser suficiente nesse horário.

Choque Séptico

Esse tópico é mais bem abordado no capítulo "Farmacologia do Choque Circulatório".

Na fase inicial do choque os níveis séricos de vasopressina endógena aumentam transitoriamente, mas logo começam a cair, tornando esses pacientes sensíveis à administração de vasopressina exógena.

O *surviving sepsis campaign* em sua última versão indica:

- Para adultos com choque séptico em uso de norepinefrina com níveis inadequados de pressão arterial média, sugerimos adicionar vasopressina ao invés de aumentar a dose de norepinefrina.

É comum sua utilização quando a dose de norepinefrina é maior do que 0,3 a 0,5µg/kg/min.

A infusão IV contínua de vasopressina é dose dependente e geralmente é prescrita de 0,01 a 0,04UI/min.

Síndrome Hepatorrenal

É a síndrome que pode ocorrer, mais frequentemente em estágios avançados da cirrose hepática. Nesses casos a terlipressina está indicada em associação com a infusão de albumina. Deve-se levar em conta que existem algumas diferenças nos diversos *guidelines* disponíveis (americano, europeu, canadense):

- **Terlipressina**
  - o Via IV (Infusão contínua): iniciar com 2mg/dia por 48 horas e, se não houver resposta (redução da creatinina menor que 20%-30% do valor basal), aumentar a cada 48 horas progressivamente para 4, 6, 8, 10 e até um máximo de 12mg/dia. A infusão intravenosa contínua pode ser preferida à administração em *bolus* para reduzir eventos adversos.
- **Terlipressina**
  - o Via IV (*bolus*): iniciar com 1mg a cada 6h por 48-72 horas e se não houver resposta (redução na creatinina inferior a 20%-30% do valor basal), aumentar a dose até 2mg a cada 6h por mais 4 dias (duração total de 7 dias); pode ser mantido por até 14 dias.
- **Albumina**
  - o Via IV (*bolus*): 1 a 1,5g/kg no 1º dia (no máximo 100g/dia), 1g/kg no 2 ou 3º dia (no máximo 100g/dia), seguido de 20 a 50 gramas por dia até que a terapia com terlipressina seja descontinuada.

Descontinuação da terapia:

- **Respondedores:** O tratamento deve ser interrompido quando o valor atingir um valor <0,3mg/dL do valor basal da creatinina antes de iniciar a terapia.

- **Não respondedores:** O tratamento deve ser interrompido após 2-4 dias após atingir a dose máxima tolerada. Isso representa um máximo de 7 dias se a administração correr em *bolus* ou 12 dias se a infusão contínua for usada. O tratamento deve ser interrompido se os pacientes desenvolverem eventos adversos graves.

Na síndrome hepatopulmonar a utilização de terlipressina pode ser prescrita, mas não há estudos conclusivos sobre o seu real benefício.

Hemorragia por Varizes em Pacientes Cirróticos

Pacientes com cirrose hepática têm incidência de varizes causadas por hipertensão portal de 5 a 15% ao ano e 1/3 apresentarão hemorragia por varizes. Entre as opções terapêuticas encontra-se a terlipressina. Apenas alguns estudos compararam diretamente a terlipressina com somatostatina, octreotida ou tratamento endoscópico. Tais trabalhos científicos sugerem que a terlipressina tem eficácia semelhante no controle do sangramento agudo, podendo apresentar algumas vantagens em algumas situações específicas.

A dose é similar a utilizada no tratamento da síndrome hepatorrenal.

Intervenções Cirúrgicas

É indicada no tratamento perioperatório da doença de von Willebrand e hemofilia A. A contagem de plaquetas pode cair paradoxalmente no tratamento com AVP em certos tipos de doença de von Willebrand (tipo IIB), por isso a administração controlada e monitorada deve ser indicada previamente à cirurgia para avaliação da sua resposta. A dose necessária neste contexto é até 15 vezes mais alta do que a necessária para o tratamento da deficiência de vasopressina.

Manutenção do Potencial Doador de Órgãos

Pacientes em morte encefálica são submetidos a alterações fisiopatológicas extensas. É comum se encontrar níveis reduzidos de cortisol, vasopressina, insulina e hormônios tireoidianos. Deve ser utilizada em casos de choque circulatório, apesar da ressuscitação volêmica adequada, fração de ejeção do ventrículo esquerdo <45%, baixa resistência vascular sistêmica ou poliúria significativa.

Dose inicial:

- Infusão contínua IV: 0,01 a 0,04 UI/min.
- Pode também ser feita dose de ataque IV. *Bolus*: 1 UI, seguida de infusão contínua: 0,01 a 0,1 UI/min

Deve-se tentar obter resistência vascular sistêmica (RVS): 800 a 1.200dyn•seg/cm^5.

Distensão Abdominal Pós-Operatória

A AVP pode ser utilizada na prevenção e tratamento da distensão abdominal.

As vias IM e SC podem ser utilizadas. A dose inicial é: 5 UI (0,25mL), podendo ser aumentada para 10 UI (0,5mL) nas injeções subsequentes, se necessário (a cada 3 ou 4 horas). Essas recomendações também são aplicáveis para distensão abdominal decorrentes de complicação de pneumonia ou outras toxemias agudas.

Parada Cardiorrespiratória (PCR)

A vasopressina pode ser considerada numa paragem cardíaca, mas não oferece qualquer vantagem como substituto ou em associação à epinefrina (Classe 2b; Nível de evidência C-LD).

INIBIDORES DA VASOPRESSINA:

A SIADH é uma forma de hiponatremia hipotônica euvolêmica que resulta da secreção inadequada e contínua de vasopressina apesar do volume plasmático normal e é considerada a causa mais comum de hiponatremia. É bastante comum se suspeitar de SIADH no ambiente da medicina intensiva. A SIADH tem múltiplas etiologias, incluindo distúrbios intracranianos, distúrbios pulmonares, medicamentos, náuseas e dor. Os inibidores dos receptores V2 da vasopressina podem ser utilizados no seu tratamento.

A SIADH deve ser suspeitada em qualquer paciente com hiponatremia, hipo-osmolalidade e osmolalidade urinária acima de 100mosmol/kg. Na SIADH, a concentração urinária de sódio geralmente está acima de 40mEq/L, a concentração sérica de potássio é normal e não há distúrbio ácido-base.

Os antagonistas dos receptores da vasopressina produzem diurese seletiva da água sem afetar a excreção de sódio e potássio A perda de água livre pode aumentar o sódio sérico em pacientes com SIADH e pode melhorar o estado mental em pacientes com sódio sérico abaixo de 130mEq/L.

Tais drogas ainda não estão disponíveis no Brasil no momento de produção deste capítulo, mas incluem: **tolvaptan** (em processo de liberação pela ANVISA), **mozavaptan**, **satavaptan** e a droga IV **conivaptan** (bloqueia os receptores V2 e V_{1A}). O tolvaptan não deve ser utilizado por mais de 30 dias e não deve ser administrado a pacientes com doença hepática.

PONTOS-CHAVE

- A vasopressina pode ser utilizada em diversos cenários da prática clínica e na medicina intensiva.
- A vasopressina está disponível em 3 formas de análogos sintéticos no Brasil: Vasopressina, Terlipressina e Desmopressina (dDAVP).
- A vasopressina e seus análogos são mais comumente utilizados na: deficiência de vasopressina, choque séptico, síndrome hepatorrenal, hemorragia por varizes em pacientes cirróticos intervenções cirúrgicas, manutenção do potencial doador de órgãos e distensão abdominal pós-operatória.

- Inibidores da vasopressina (em processo de liberação no país), podem ser utilizados na síndrome de secreção inapropriada de ADH.

BIBLIOGRAFIA

1. Boone M, Deen PM. Physiology and pathophysiology of the vasopressin-regulated renal water reabsorption. Pflugers Arch. 2008 Sep;456(6):1005-24.
2. Rotondo, F.; Butz, H.; Syro, L.V.; Yousef, G.M.; Di Ieva, A.; Restrepo, L.M.; Quintanar-Stephano, A.; Berczi, I.; Kovacs, K. Arginine Vasopressin (AVP): A Review of Its Historical Perspectives, Current Research and Multifunctional Role in the Hypothalamo-Hypophysial System. *Pituitary* **2016**, *19*, 345–355.
3. Demiselle J, Fage N, Radermacher P, Asfar P. Vasopressin and its analogues in shock states: a review. Ann Intensive Care. 2020 Jan 22;10(1):9. doi: 10.1186/s13613-020-0628-2. PMID: 31970567; PMCID: PMC6975768.
4. *Russell JA. Bench-to-bedside review: Vasopressin in the management of septic shock. Crit Care. 2011;15(4):226.*
5. Mavani GP, DeVita MV and Michelis MF (2015) A review of the nonpressor and nonantidiuretic actions of the hormone vasopressin. *Front. Med.* **2**:19. doi: 10.3389/fmed.2015.00019
6. Ward SM, Bayguinov OP, Lee HK, Sanders KM. Excitatory and inhibitory actions of vasopressin on colonic excitation-contraction coupling in dogs. Gastroenterology. 1997 Oct;113(4):1233-45. doi: 10.1053/gast.1997.v113.pm9322518. PMID: 9322518.
7. Sanders KM. Regulation of smooth muscle excitation and contraction. Neurogastroenterol Motil. 2008 May;20 Suppl 1(Suppl 1):39-53. doi: 10.1111/j.1365-2982.2008.01108.x. PMID: 18402641; PMCID: PMC8320329.
8. Cuzzo B, Padala SA, Lappin SL. Physiology, Vasopressin. [Updated 2023 Aug 14]. In: StatPearls [Internet]. Treasure Island (FL): StatPearls Publishing; 2024 Jan-. Available from: https://www.ncbi.nlm.nih.gov/books/NBK526069/
9. Smith S, Edwards C, Sasada M. Drugs Used in Anaesthesia and Critical Care. 4th ed. Oxford, UK: Oxford University Press; 2011.
10. Glavaš, M.; Gitlin-Domagalska, A.; D̦ebowski, D.; Ptaszy´nska, N.; Ł̦egowska, A.; Rolka, K. Vasopressin and Its Analogues: From Natural Hormones to Multitasking Peptides. Int. J. Mol. Sci. 2022, 23, 3068. https://doi.org/ 10.3390/ijms23063068.
11. Evans L., Rhodes A., Alhazzani W., Antonelli M., Coopersmith C.M., French C., Machado F.R., Mcintyre L., Ostermann M., Prescott H.C., et al. Surviving sepsis campaign: International guidelines for management of sepsis and septic shock 2021. *Intensive Care Med.* 2021;47:1181–1247. doi: 10.1007/s00134-021-06506-y.
12. Panchal AR, Berg KM, Hirsch KG, Kudenchuk PJ, Del Rios M, Cabañas JG, Link MS, Kurz MC, Chan PS, Morley PT, Hazinski MF, Donnino MW. 2019 American Heart Association Focused Update on Advanced Cardiovascular Life Support: Use of Advanced Airways, Vasopressors, and Extracorporeal Cardiopulmonary Resuscitation During Cardiac Arrest: An Update to the American Heart Association Guidelines for Cardiopulmonary Resuscitation and Emergency Cardiovascular Care. Circulation. 2019 Dec 10;140(24):e881-e894. doi: 10.1161/CIR.0000000000000732. Epub 2019 Nov 14. PMID: 31722552.
13. Elisa Pose, Salvatore Piano, Adrià Juanola, Pere Ginès. https://doi.org/10.1053/j.gastro.2023.11.306
14. Wells M, Chande N, Adams P, et al. Meta-analysis: vasoactive medications for the management of acute variceal bleeds. Aliment Pharmacol Ther 2012; 35:1267.
15. Rondon-Berrios H, Berl T. Vasopressin Receptor Antagonists in Hyponatremia: Uses and Misuses. Front Med (Lausanne). 2017;4:141. doi: 10.3389/fmed.2017.00141. eCollection 2017. Review. PubMed PMID: 28879182; PubMed Central PMCID: PMC5573438.
16. Rondon-Berrios H. Diagnostic and Therapeutic Strategies to Severe Hyponatremia in the Intensive Care Unit. J Intensive Care Med. 2023 Oct 11:8850666231207334. doi: 10.1177/08850666231207334. Epub ahead of print. PMID: 37822230.

26

Glicocorticoides e Mineralocorticoides

Brenno Cardoso Gomes

LOBOS ANTERIOR E POSTERIOR DA GLÂNDULA PITUITÁRIA

A glândula pituitária também chamada de hipófise, é uma glândula pequena, com cerca de 1 centímetro de diâmetro e 0,5 a 1 grama de peso – que se encontra na sela túrcica, uma cavidade óssea na base do cérebro – e está conectada ao hipotálamo pelo pedúnculo hipofisário. Fisiologicamente, a glândula pituitária pode ser dividida em duas porções distintas: a pituitária anterior, também conhecida como adenohipófise, e a pituitária posterior, também conhecida como neuro-hipófise.

Seis hormônios peptídicos principais e vários outros hormônios de importância menos conhecida são secretados pela pituitária anterior, e dois importantes hormônios peptídicos importantes são secretados pela hipófise posterior. Os hormônios da hipófise anterior desempenham papéis importantes no controle das funções metabólicas em todo o corpo.

Fisiologia do Eixo HPA (Hipotálamo-Pituitária-Adrenal)

O eixo HPA (hipotálamo-pituitária-adrenal) é um sistema complexo que regula a resposta do corpo ao estresse. Ele é composto por três partes principais:

1. Hipotálamo

Localizado no cérebro, o hipotálamo atua como um centro de controle para o eixo HPA. Produz dois hormônios principais: CRH (hormônio liberador de corticotrofina): estimula a glândula pituitária a liberar ACTH e AVP (vasopressina). O ACTH promove por feedback positivo a secreção de cortisol pela glândula adrenal.

2. Glândula pituitária

Localizada na base do cérebro, a glândula pituitária é conhecida como "glândula mestra" por controlar outras glândulas endócrinas. Quase toda a secreção hipofisária é controlada por sinais hormonais ou sinais nervosos do hipotálamo. A secreção da hipófise posterior é controlada por sinais nervosos que se originam no hipotálamo e terminam na hipófise posterior. Por outro lado, a secreção pela hipófise anterior é controlada por hormônios chamados hormônios liberadores hipotalâmicos e hormônios inibitórios hipotalâmicos, secretados no hipotálamo e depois conduzidos para a hipófise anterior por meio de minúsculos vasos sanguíneos chamados vasos portais hipotalâmico-hipofisários.

3. Glândulas adrenais

As duas glândulas adrenais, cada uma pesando cerca de 4 gramas, ficam nos polos superiores dos dois rins. Em resposta ao CRH do hipotálamo, libera o ACTH (hormônio adrenocorticotrófico). São compostas por duas partes: **córtex adrenal**, responsável pela produção de glicocorticoides (como o cortisol). Estes, são hormônios essenciais para a resposta ao estresse e a regulação de diversos processos metabólicos, e a **aldosterona**, mineralocorticoide que contribui com o equilíbrio de sódio e potássio e tem seu controle fundamentalmente sustentado por modificações da volemia e dos valores pressóricos sanguíneos, ou seja, não sofre influência direta do ACTH; e a medula adrenal: que produz catecolaminas (adrenalina e noradrenalina), sendo hormônios responsáveis pela resposta predominantemente de aumento pressórico sanguíneo. Hormônios adrenocorticais são esteroides derivados do colesterol. Todos os hormônios esteroides humanos, incluindo aqueles produzidos pelo córtex adrenal, são sintetizados a partir do colesterol.

Como o Eixo HPA Funciona

O eixo HPA desempenha um papel crucial na manutenção da homeostase do corpo, respondendo a uma ampla gama de estressores, incluindo: estresse físico (dor, trauma, doença aguda); estresse emocional (ansiedade, medo, depressão); fatores ambientais (extremos de temperatura, toxinas); mudanças fisiológicas (fome, sede, hipoglicemia). O cortisol, o principal hormônio do eixo HPA, possui diversas funções importantes, como:

- **Mobilização de energia:** aumenta a disponibilidade de glicose e ácidos graxos para fornecer energia aos músculos e órgãos.

368 **Seção XI •** Farmacologia dos Hormônios

- **Supressão da resposta imune:** reduz a inflamação e a atividade do sistema imune, o que pode ser útil em algumas situações, mas pode prejudicar o combate a infecções.

- **Modulação do humor e comportamento:** influencia o humor, a cognição e a capacidade de lidar com o estresse.

- **Regulação de outros sistemas corporais:** afeta a função cardiovascular, renal, reprodutiva e gastrointestinal.

Farmacologia dos Glicocorticoides e Mineralocorticoides

Glicocorticoides e mineralocorticoides são dois tipos de hormônios esteroides produzidos pelas glândulas adrenais. Eles desempenham funções importantes na regulação de diversos processos fisiológicos, incluindo o metabolismo, a resposta ao estresse e o equilíbrio de eletrólitos. No contexto farmacológico, esses hormônios e seus análogos sintéticos são utilizados para ajudar na manutenção da homeostasia metabólica.

1. Glicocorticoides

Os glicocorticoides possuem um amplo espectro de efeitos, incluindo, ações anti-inflamatórias (reduzem a inflamação através da inibição da produção de mediadores inflamatórios e da migração de células inflamatórias); ações imunossupressoras (suprimem a atividade do sistema imune, sendo úteis no tratamento de doenças autoimunes e alergias); efeitos metabólicos (aumentam a glicemia, a lipólise e a proteólise); efeitos cardiovasculares (aumentam a pressão arterial e podem induzir retenção de sódio e água).

- **Farmacocinética**

Os glicocorticoides sintéticos podem ser administrados por diversas vias, incluindo oral, tópica, parenteral e inalatória. Podem atuar em receptores mineral e/ou glicocorticoides. A meia-vida varia de acordo com o tipo de glicocorticoide e a via de administração. Os glicocorticoides são utilizados no tratamento de diversas doenças, como doenças inflamatórias e autoimunes; doenças alérgicas; cânceres (leucemia, linfoma); transplantes de órgãos, para prevenir a rejeição do órgão transplantado. Os hormônios adrenais são metabolizados no fígado e eliminados nas fezes e parte na urina.

Há diversos efeitos colaterais do uso de glicocorticoides. Os efeitos adversos dos glicocorticoides dependem da dose, da duração do tratamento e da suscetibilidade individual. Os efeitos mais comuns incluem: a supressão do eixo HPA (hipotálamo-pituitária-adrenal), podendo levar à insuficiência adrenal se o tratamento for interrompido abruptamente, osteoporose, atrofia muscular, ganho de peso, acúmulo de gordura corporal, hipertensão arterial, hiperglicemia e susceptibilidade a infecções.

2. Mineralocorticoides

O principal mineralocorticoide é a aldosterona (muito potente; é responsável por ≈90% de todos os mineralocorticoides em atividade, com meia-vida de 20 minutos e tendo aproximadamente 40% solto no plasma para ser levado aos tecidos). Esta sofre influência direta para sua liberação, da angiotensina II pulmonar, e sua atuação nos rins, promove a reabsorção de sódio (o sódio é retido no organismo e a excreção de água é reduzida, ajudando a manter o volume de sangue e a pressão arterial, além de incrementar excreção de potássio na urina). A ausência de mineralocorticoide no organismo levará queda significativa de sódio e cloro; aumento de potássio séricos e perda do volume circulatório efetivo, podendo levar a baixa pré-carga e queda de débito cardíaco. A hipercalemia gerada desencadeia acidose metabólica por mecanismos de troca. Se sustentada, a condição pode levar a morte em poucos dias.

Antagonista dos Receptores de Mineralocorticoides: Finerenona e Aplicações na Terapia Intensivaa

A finerenona é um antagonista seletivo do receptor de mineralocorticoides (ARM) não esteroidal. Atua bloqueando os efeitos da aldosterona em tecidos epiteliais, como os rins, e não epiteliais, como o coração e os vasos sanguíneos, reduzindo a inflamação e a fibrose mediadas por mineralocorticoides

- **Farmacocinética:**
  - Distribuição: Volume de distribuição de 52,6 L; ligação proteica de 92%, predominantemente à albumina.
  - Metabolismo: Primariamente hepático via CYP3A4 (90%) e parcialmente por CYP2C8 (10%) para metabólitos inativos.
  - Biodisponibilidade: 44%.
  - Meia-vida de eliminação: 2 a 3 horas.
  - Excreção: Cerca de 80% pela urina (menos de 1% como droga inalterada) e 20% pelas fezes (menos de 0,2% como droga inalterada)

- **Farmacodinâmica:** Bloqueia competitivamente o receptor de mineralocorticoides, reduzindo a reabsorção de sódio e promovendo a retenção de potássio. Além disso, modula os efeitos inflamatórios e fibróticos em tecidos sensíveis

- **Indicação:** Aprovada para reduzir o risco de declínio sustentado da TFG, doença renal terminal, morte cardiovascular, infarto do miocárdio não fatal e hospitalização por insuficiência cardíaca em pacientes adultos com doença renal crônica associada ao diabetes tipo 2

- **Posologia e ajustes**
  - Adultos:
    - o TFG ≥60 mL/min/1,73 m²: 20 mg uma vez ao dia.
    - o TFG 25–59 mL/min/1,73 m²: 10 mg uma vez ao dia.
    - o TFG <25 mL/min/1,73 m²: Uso não recomendado.
    - o Dose de manutenção - Ajustes
    - o Após 4 semanas de terapia ou ajustes, a dose deve ser ajustada com base no potássio sérico:
      - o Potássio sérico ≤4,8 mEq/L:
      - o Dose atual 10 mg/dia: Aumentar para 20 mg/dia.
      - o Dose atual 20 mg/dia: Manter 20 mg/dia.

o Potássio sérico entre 4,8 e 5,5 mEq/L:

   o Manter a dose atual, seja 10 mg/dia ou 20 mg/dia.

   o Potássio sérico >5,5 mEq/L:

      o Interromper a terapia. Considerar reiniciar com 10 mg/dia quando o potássio for ≤5 mEq/L.

o Caso o TFG tenha diminuído mais de 30% em relação à medição anterior, a dose deve ser ajustada para 10 mg/dia

o Comprometimento hepático grave (Child-Pugh classe C): Uso não recomendado devido à falta de dados e ao risco de hipercalemia

- **Contraindicações**
  - Tratamento concomitante com inibidores potentes de CYP3A4 (ex.: cetoconazol, itraconazol).
  - Insuficiência adrenal (incluindo doença de Addison).
  - Hipersensibilidade ao finerenona ou a qualquer componente da formulação (de acordo com a bula canadense)

- **Eventos adversos**
  - Hipercalemia (14%), hipotensão (5%), hiponatremia (1%).
  - Risco aumentado de hipercalemia em pacientes com função renal reduzida ou em uso concomitante de inibidores da ECA, BRA ou AINEs

- **Interações medicamentosas**
  - Inibidores fortes de CYP3A4: Contraindicados (ex.: cetoconazol, itraconazol).
  - Indutores de CYP3A4: Reduzem eficácia, evitar.
  - Potássio: Suplementos ou diuréticos poupadores de potássio aumentam risco de hipercalemia

- **Cuidados**
  - Monitorar potássio sérico e TFG antes do início e durante o tratamento.
  - Evitar em pacientes com insuficiência hepática grave.
  - Contraindicada em pacientes com insuficiência adrenal

Abaixo as outras moléculas de corticoides com efeitos mineralocorticoide:

- **Desoxicorticosterona** (1/30 tão potente quanto a aldosterona, mas quantidades muito pequenas são secretadas).
- **Corticosterona** (leve atividade mineralocorticoide).
- **9α-Fluorocortisol** (sintético; ligeiramente mais potente que aldosterona).
- **Cortisol** (leve atividade mineralocorticoide, porém grande quantidade é secretada).
- **Cortisona** (leve atividade mineralocorticoide).
- **Farmacocinética**

Os mineralocorticoides sintéticos são administrados por via oral. São absorvidos no intestino delgado e metabolizados no fígado. Os mineralocorticoides possuem bom uso no tratamento da Doença de Addison, uma doença rara que causa deficiência de cortisol e aldosterona. Os efeitos adversos dos mineralocorticoides dependem da dose e da duração do tratamento. Os efeitos mais comuns incluem (hipertensão arterial, fraqueza muscular e fadiga).

Aspectos Fundamentais dos Glicocorticoides e Mineralocorticoides no Paciente Crítico

No contexto de doença crítica, o manejo adequado dos glicocorticoides e mineralocorticoides é crucial para a sobrevida do paciente. Esses hormônios desempenham funções essenciais na resposta ao estresse, manutenção da homeostase e modulação da função imune, sendo ferramentas terapêuticas indispensáveis em diversas situações críticas. Pacientes com insuficiência das adrenais primária ou secundária, possuem grande risco de morte por desequilíbrios metabólicos.

A principal causa de disfunção das adrenais e a autoimunidade, levando a achados de falta de glicocorticoides e mineralocorticoides. Doenças infecciosas, como: HIV e tuberculose também se associam com certa frequência à insuficiência adrenal.

Antes de prescrevermos esses fármacos precisamos conhecer o que deve ser monitorado quando prescrevemos. Devemos observar os sinais vitais (pressão arterial, frequência cardíaca, frequência respiratória, temperatura), os níveis de glicemia e eletrólitos (sódio, potássio, equilíbrio ácido-base, creatinina), status neuropsiquiátrico, os sinais clínicos que levam a suspeição de doenças infecciosas.

A fludrocortisona é o mineralocorticoide mais utilizado no paciente crítico, geralmente administrado por via oral ou intravenosa. A dosagem individualizada é crucial para evitar efeitos adversos. A fludrocortisona é um mineralocorticoide sintético que é mais potente que a aldosterona. Ela é usada no tratamento de pessoas com doença de Addison, uma condição em que as glândulas adrenais não produzem aldosterona suficiente. O tratamento com fludrocortisona pode ajudar a restaurar os níveis de sódio e potássio no sangue e melhorar os sintomas da doença. A hiponatremia pode ser causada por uma variedade de fatores, incluindo medicamentos, doenças e desidratação. O tratamento com mineralocorticoides pode ajudar a aumentar os níveis de sódio no sangue e melhorar a hiponatremia. Um exemplo de doença grave que o uso está indicado é a síndrome perdedora de sal em neurocríticos.

Glicocorticoides podem ser administrados por via oral, intravenosa, tópica ou inalatória. A via de administração dependerá da condição que está sendo tratada e da gravidade dos sintomas. A seguir os principais glicocorticoides.

- A prednisona é um glicocorticoide sintético, quatro vezes mais potente que o cortisol, frequentemente usado para tratar uma variedade de condições, como artrite, lúpus e asma. É mais potente do que o cortisol e pode causar mais efeitos colaterais.

- A metilprednisolona é outro glicocorticoide sintético, cinco vezes mais potente que o cortisol, frequentemente usado para tratar condições inflamatórias. É semelhante à prednisona em termos de potência e efeitos colaterais.

- A dexametasona é um glicocorticoide sintético que é muito potente (30 vezes mais potente que cortisol). É frequentemente usado para tratar condições graves, como câncer e SDRA (síndrome do desconforto respiratório sistêmico). Seu efeito mineralocorticoide é insignificante. Também pode ser usado para reduzir o inchaço e a inflamação após a cirurgia.

- A hidrocortisona é um glicocorticoide natural e sintético que é frequentemente usado para tratar condições leves a moderadas inflamação. Também é usado como terapia de reposição em pessoas com insuficiência adrenal.

- Cortisol (muito potente; é responsável por ≈95% de todos os glicocorticoides).

- Corticosterona (fornece ≈4% da atividade total de glicocorticoides, mas é muito menos potente que o cortisol).

- Cortisona (quase tão potente quanto o cortisol).

USO DOS GLICOCORTICOIDES E MINERALOCORTICOIDES NA PRÁTICA CLÍNICA: MEDICINA BASEADA EM EVIDÊNCIAS

Insuficiência Adrenal

As manifestações comuns da insuficiência adrenal são: anorexia, perda de peso, aumento da fadiga, vômitos ocasionais, diarreia e desejo de sal. Dores musculares e articulares, dores abdominais e tonturas posturais também pode ocorrer. Sinais de aumento da pigmentação (inicialmente mais significativos nas superfícies extensoras, pregas palmares e mucosa bucal). Estes ocorrem secundariamente ao aumento da produção de ACTH e outros peptídeos relacionados pela glândula pituitária. Anormalidades laboratoriais pode incluir hiponatremia, hipercalemia, acidose, azotemia, hipercalcemia, anemia, linfocitose e eosinofilia. A parada abrupta no uso de corticoides sintéticos orais, inalatórios ou tópicos, podem desencadear insuficiência adrenal.

A insuficiência adrenal aguda é uma emergência médica e o tratamento não deve ser adiada enquanto se aguardam os resultados laboratoriais. Uma amostra de plasma para cortisol, ACTH, aldosterona e renina podem ser obtidos para o processo diagnóstico. O tratamento com hidrocortisona (bolus IV de 100mg) e administração parenteral de solução salina deveria ser iniciado. A insuficiência adrenal induzida pela sepse é reconhecida por um nível de cortisol basal inferior a 10 µg/dl ou uma alteração no cortisol inferior a 9µg/dl após administração de 0,25mg de ACTH.

Choque séptico

A aplicação do uso de corticoides em pacientes com choque séptico já foi motivo de intensa investigação para então,

sedimentar seu uso. O estudo (APROCCHSS), demonstrou uma mortalidade aos 90 dias menor e significativa em pacientes tratados com o glicocorticoide hidrocortisona (50mg a cada 6 horas, durante 1 semana) e o mineralocorticoide fludrocortisona (50µg por dia), quando comparado a placebo (43% vs. 49%). Os pacientes também saíram mais rapidamente da ventilação mecânica e vasopressores. Em contraste, o outro ensaio (ADRENAL) foi uma comparação entre hidrocortisona isoladamente e placebo; a mortalidade foi praticamente a mesma em ambos os grupos – cerca de 28%. Outros desfechos também não tiveram diferença, salvo, a duração do choque séptico, que foi menor no grupo de esteroides. Assim, o uso de corticoides e até mesmo, associação de mineralocorticoides, está indicado em pacientes com choque séptico, que necessitam de doses mais elevadas de drogas vasoativas.

Cirurgia cardíaca

A justificativa para explorar o papel dos corticosteroides na prevenção de injúria renal aguda após a cirurgia é baseada em sua capacidade de inibir citocinas pró-inflamatórias e regular positivamente citocinas anti-inflamatórias. Após diversos estudos realizados, não foi evidenciado benefício da prática.

Pneumonia comunitária

Neste cenário clínico existem evidências suficientes para o uso de corticosteroides por 5-7 dias em dose diária <400mg IV. Hidrocortisona ou equivalente de outros corticoides (prednisona, metilprednisolona, dexametasona). No momento, parece que os efeitos benéficos do tratamento com corticosteroides superou os riscos. Em casos de pneumonia por influenza, há incertezas nos resultados, e reconhecendo que corticosteroides podem ser inseguros, seu uso, não deve ocorrer.

Meningite bacteriana

O uso de corticoides pode promover melhora de mortalidade e de morbidade em casos de meningite bacteriana. A dexametasona endovenosa é a opção mais adequada.

By-pass cardiopulmonar

O uso de glicocorticoides durante a execução desta medida, pode promover redução inflamatória sistêmica e gerar redução de arritmias. Metilprednisolona 250mg IV ou dexametasona 1mg/kg IV na indução é indicado.

Parada cardiorrespiratória

Apesar de baixa evidência científica, o uso de glicocorticoides endovenoso, no período de ressuscitação, parece útil na redução de complicações neurológicas.

ASPECTOS IMPORTANTES E CONCLUSÕES NO USO DE CORTICOIDES

- O uso de corticoides, mesmo em altas doses e por curtos períodos, exemplo, metilprednisolona, acima de

120mg/kg/dia; por menos de 3 dias, não está associado com mais infecções nosocomiais.

- Corticoides podem ajudar na melhora de pacientes com síndrome do desconforto respiratório agudo (SDRA), em doses de metilprednisolona de 1mg/kg/dia; por 14 dias, porém não tem influência na prevenção de SDRA.

- O paciente crítico tem incidência de aproximadamente 20% de disfunção das adrenais. No caso de pacientes com choque séptico pode-se encontrar maior incidência (60%). A consequência maior desta baixa atividade do corticoide no paciente crítico vai no sentido do aumento de hipotensão e do estado inflamatório.

- Em pacientes com sepse e/ou SDRA, os corticosteroides nunca devem ser interrompidos abruptamente: hidrocortisona 50mg IV a cada 6 horas, por pelo menos 7 dias e, idealmente, por 10-14 dias. Com redução gradual (hidrocortisona 50mg IV a cada 8 horas, por 2-3 dias; hidrocortisona 50mg IV a cada 12 horas, por 2-3 dias; hidrocortisona 50mg IV diariamente, por 2-3 dias. Deve ser realizada reinstituição de dose completa de hidrocortisona com recorrência do choque ou piora oxigenação.

- Hidrocortisona e metilprednisolona são consideradas intercambiáveis.

- A dexametasona deve ser evitada em alguns cenários; carece de atividade mineralocorticoide.

As recomendações a seguir se aplicam aos casos em que a terapia com esteroides pode ser reduzida gradualmente e interrompida porque o distúrbio subjacente (para o qual os esteroides foram prescritos) está agora controlado.

1. A redução gradual é desnecessária quando a duração do tratamento é <3-4 semanas, independentemente da dose.

2. Quando a duração da terapia com esteroides for >3-4 semanas, a dose deve ser reduzida gradualmente para minimizar os sintomas de abstinência de esteroides e para promover a recuperação do eixo hipotálamo-hipófise-adrenal.

3. Quando a dose diária de esteroides for >40mg (equivalente à prednisona), recomenda-se uma redução semanal de 5-10mg.

4. Quando a dose é <40mg, são recomendadas reduçoes menores (por exemplo, uma diminuição de 2,5 mg a cada 1-4 semanas quando a dose diária é de 10-20 mg, e uma diminuição de 1mg a cada 1-4 semanas quando a dose diária é cai abaixo de 10mg).

5. Pacientes que tomam um esteroide de ação prolongada (por exemplo, dexametasona) devem ser trocados por um esteroide de ação mais curta (por exemplo, prednisona ou hidrocortisona) para redução gradual.

6. Quando a redução gradual atinge uma dose fisiológica diária (equivalente a 4-6mg de prednisona), os autores recomendam uma redução gradual adicional (enquan-to monitoram os sintomas de insuficiência adrenal) ou a obtenção de um nível sérico de cortisol matinal. Se o nível for >10µg/dl, o esteroide pode ser interrompido; se o nível for inferior a 10µg/dl, a redução gradual continua e o teste é repetido semanas a meses depois. Não há boas evidências em regimes de esteroides em dias alternados, que são usados por alguns médicos.

7. Testes dinâmicos de rotina (por exemplo, estimulação hormonal adrenocorticotrópica) são desencorajados.

8. Lembrar do rápido tratamento da crise adrenal em pacientes com insuficiência adrenal induzida por glicocorticoides e de doses extras de corticoides para cobrir períodos de estresse fisiológico (incluindo cirurgia).

9. Lembrar dos riscos de supressão adrenal com esteroides inalados, tópicos ou intra-articulares.

BIBLIOGRAFIA

1. Lim SY, Bolster MB. Corticosteroids. Neurorheumatology: A Comprehenisve Guide to Immune Mediated Disorders of the Nervous System. 2019:261-7.
2. Sprung CL, Annane D, Keh D, Moreno R, Singer M, Freivogel K, et al. Hydrocortisone therapy for patients with septic shock. New England Journal of Medicine. 2008;358(2):111-24.
3. Amrein K, Martucci G, Hahner S. Understanding adrenal crisis. Intensive care medicine. 2018;44(5):652-5.
4. Vankka N, Ip VH. Textbook of Critical Care: Jean-Louis Vincent, Frederick A. Moore, Rinaldo Bellomo, John J. Marini (Editors). Elsevier, Canada; 2022. USD 288.99, 1,376 pages. ISBN: 978-0-323-75929-8. Springer; 2023.
5. Parrillo JE, Dellinger RP. Critical care medicine: principles of diagnosis and management in the adult: Elsevier Health Sciences; 2018.
6. Hall JE, Hall ME. Guyton and Hall Textbook of Medical Physiology E-Book: Guyton and Hall Textbook of Medical Physiology E-Book: Elsevier Health Sciences; 2020.
7. Wing EJ, Schiffman FJ. Cecil Essentials of Medicine E-Book: Cecil Essentials of Medicine E-Book: Elsevier Health Sciences; 2021.
8. Brunton LL, Knollmann BC, Hilal-Dandan R. Goodman & Gilman's the pharmacological basis of therapeutics: McGraw Hill Medical New York; 2018.
9. Beuschlein F, Else T, Bancos I, Hahner S, Hamidi O, van Hulsteijn L, et al. European Society of Endocrinology and Endocrine Society Joint Clinical Guideline: Diagnosis and therapy of glucocorticoid-induced adrenal insufficiency. European journal of endocrinology. 2024;190(5):G25-g51.
10. Annane D, Pastores SM, Arlt W, Balk RA, Beishuizen A, Briegel J, et al. Critical illness-related corticosteroid insufficiency (CIRCI): a narrative review from a Multispecialty Task Force of the Society of Critical Care Medicine (SCCM) and the European Society of Intensive Care Medicine (ESICM). Intensive Care Med. 2017;43(12):1781-92.
11. Dequin PF, Meziani F, Quenot JP, Kamel T, Ricard JD, Badie J, et al. Hydrocortisone in Severe Community-Acquired Pneumonia. N Engl J Med. 2023;388(21):1931-41.
12. Chimura M et al. Finerenone in women and men with heart failure with mildly reduced or preserved ejection fraction: A secondary analysis of the FINEARTS-HF randomized clinical trial. JAMA Cardiol. 2024 Nov 17; [e-pub]. DOI: 10.1001/jamacardio.2024.4613.
13. Vardeny O et al. Finerenone, serum potassium, and clinical outcomes in heart failure with mildly reduced or preserved ejection fraction. JAMA Cardiol. 2024 Nov 17; [e-pub]. DOI: 10.1001/jamacardio.2024.4539.
14. Finerenone: Drug Information. UpToDate. Accessed December 10, 2024

27

Pâncreas, Insulina e Disglicemias

Erika Lawall Lopes Ramos

INTRODUÇÃO

O controle glicêmico em pacientes críticos tem sido uma área de intenso estudo e debate ao longo das últimas décadas. Desde a década de 1970, quando as primeiras observações clínicas começaram a indicar a correlação entre hiperglicemia e desfechos adversos em pacientes internados em Unidades de Terapia Intensiva (UTI), a abordagem ao manejo glicêmico vem sofrendo transformações. Inicialmente, a hiperglicemia era vista como uma resposta fisiológica normal ao estresse, sem necessidade de intervenção agressiva. Contudo, estudos subsequentes começaram a sugerir que níveis elevados de glicose no sangue poderiam estar diretamente associados ao aumento da mortalidade em pacientes críticos, especialmente aqueles sem histórico prévio de diabetes. Esse entendimento culminou em uma mudança de paradigma no início dos anos 2000, quando estudos como o realizado por Van den Berghe *et al.* (2001) demonstraram que o controle rigoroso da glicemia, mantendo os níveis entre 80 e 110mg/dL, poderia reduzir a mortalidade em pacientes críticos, especialmente aqueles em pós-operatório de cirurgias cardíacas.

Essas descobertas iniciais levaram a uma adoção ampla do controle intensivo da glicemia em UTIs ao redor do mundo. No entanto, a implementação generalizada dessa estratégia revelou novos desafios. Estudos posteriores, como o multicêntrico NICE-SUGAR (2009), questionaram os benefícios do controle glicêmico intensivo ao demonstrar que, embora essa abordagem reduzisse a morbidade em certos subgrupos, ela estava associada a um aumento da hipoglicemia grave e, paradoxalmente, a uma maior mortalidade em alguns casos. Esse estudo, que envolveu mais de 6 mil pacientes, mostrou que manter a glicemia em níveis mais elevados, entre 140 e 180mg/dL, poderia ser mais seguro para a maioria dos pacientes, reduzindo a incidência de hipoglicemia sem comprometer a mortalidade. Este resultado provocou um ajuste nas diretrizes clínicas, que passaram a recomendar metas glicêmicas menos agressivas, visando um balanço entre evitar a hiperglicemia e prevenir a hipoglicemia.

Nas últimas duas décadas, a pesquisa sobre controle glicêmico em pacientes críticos continuou a evoluir, com foco em entender melhor os mecanismos fisiopatológicos subjacentes e identificar quais subgrupos de pacientes poderiam se beneficiar de um controle glicêmico mais rigoroso. A variabilidade glicêmica, por exemplo, foi identificada como um fator potencialmente mais relevante que os níveis absolutos de glicose, estando associada a piores desfechos clínicos. Hoje, as diretrizes mais recentes enfatizam uma abordagem personalizada, considerando as características individuais dos pacientes, o contexto clínico, e a presença de condições como diabetes pré-existente, para determinar a melhor estratégia de controle glicêmico.

FISIOPATOLOGIA DA HIPERGLICEMIA EM PACIENTES CRÍTICOS E SEUS EFEITOS DELETÉRIOS

A hiperglicemia é uma condição comum em pacientes críticos, independente de terem histórico prévio de diabetes, e é o resultado de uma complexa interação entre fatores hormonais, inflamatórios e metabólicos. Durante a fase aguda da doença crítica, há um aumento significativo na liberação de hormônios contrarreguladores, como as catecolaminas, o cortisol e o glucagon, que promovem a gliconeogênese hepática e inibem a ação da insulina nos tecidos periféricos. Esse cenário é ainda mais agravado pela produção de citocinas pró-inflamatórias, como o fator de necrose tumoral-alfa (TNF-α) e a interleucina-6 (IL-6), que intensificam a resistência à insulina e alteram o metabolismo lipídico e proteico, contribuindo para o estado hiperglicêmico observado em UTIs.

O excesso de glicose circulante favorece a glicação não enzimática de proteínas, formando produtos finais de glicação avançada (AGEs), que, por sua vez, aumentam a inflamação sistêmica e o estresse oxidativo. O excesso de produção de espécies reativas de oxigênio (ERO) causam danos diretos às membranas celulares, proteínas e DNA, exacerbando a disfunção celular e a apoptose. Além disso, as EROs ativam vias inflamatórias, como a via do fator nuclear kappa B (NF-kB), que promove a liberação de citocinas pró-inflamatórias, agravando a inflamação sistêmica já presente em pacientes críticos. Esses processos aumentam a disfunção endotelial e a microangiopatia, comprometendo a perfusão tecidual e contribuindo para a falência múltipla de órgãos.

A hiperglicemia também favorece o desenvolvimento de imunossupressão adquirida, por meio da disfunção de neutrófilos e diminuição da quimiotaxia, fagocitose, aumentando a suscetibilidade a infecções hospitalares, que são uma das principais causas de morbidade e mortalidade em UTIs. A hiperglicemia também altera a atividade das células T e B, comprometendo a resposta imune adaptativa, o que torna os pacientes críticos mais suscetíveis a infecções nosocomiais. Esta imunossupressão adquirida, combinada com o aumento do risco de complicações microvasculares, como retinopatia e nefropatia, devido à hiperglicemia prolongada, contribui para o ciclo vicioso de agravamento do estado clínico, que é muitas vezes observado em UTIs.

A variabilidade glicêmica, que se refere às flutuações nos níveis de glicose ao longo do tempo, é outro fator crítico na fisiopatologia da hiperglicemia em pacientes críticos. A alta variabilidade glicêmica pode intensificar o estresse oxidativo, causar danos celulares, e aumentar a probabilidade de complicações como hipoglicemia grave e eventos cardiovasculares. Evidências crescentes sugerem que flutuações glicêmicas estão associadas a piores desfechos clínicos. Uma maior variabilidade glicêmica tem sido correlacionada com o aumento da mortalidade, tempo prolongado de internação na UTI e uma maior incidência de eventos adversos, como a hipoglicemia grave, que por sua vez aumenta o risco de complicações cardiovasculares e neurológicas.

ESTUDOS DISCUTINDO AS PRINCIPAIS DIRETRIZES ATUAIS SOBRE CONTROLE GLICÊMICO

As diretrizes atuais sobre o controle glicêmico em pacientes críticos foram significativamente moldadas por uma série de estudos e revisões que avaliaram os benefícios e riscos de diferentes estratégias de manejo da hiperglicemia. A American Diabetes Association (ADA) e a Society of Critical Care Medicine (SCCM) recomendam um controle glicêmico menos agressivo, sugerindo que o manejo da glicemia em pacientes críticos deve evitar tanto a hiperglicemia quanto a hipoglicemia acentuada. Atualmente, as diretrizes recomendam iniciar a intervenção com insulina quando a glicemia ultrapassa 180 mg/dL, com uma meta terapêutica de manutenção da glicose entre 140-180 mg/dL, o que tem demonstrado minimizar os riscos de complicações, como a hipoglicemia, e melhorar os desfechos em termos de mortalidade.

Entre as recomendações, destaca-se o uso de infusão contínua de insulina intravenosa, especialmente em pacientes gravemente enfermos, em vez de insulina subcutânea intermitente. Esta abordagem é suportada por evidências que sugerem que a insulina intravenosa oferece um controle mais preciso e estável da glicemia, o que é crucial em pacientes com alta variabilidade glicêmica. Além disso, as diretrizes atuais enfa-

tizam a importância do monitoramento frequente da glicose, particularmente durante períodos de instabilidade glicêmica, para evitar episódios de hipoglicemia, que têm sido consistentemente associados a desfechos adversos, incluindo aumento da mortalidade. Este monitoramento rigoroso é essencial para ajustar a terapia insulínica em tempo real e assegurar que os níveis de glicose permaneçam dentro da faixa alvo.

Estudos recentes têm sugerido que o histórico glicêmico dos pacientes, incluindo níveis de HbA1c, pode influenciar a resposta ao controle glicêmico durante a hospitalização. Por exemplo, pacientes com diabetes pré-existente ou com HbA1c elevado podem não se beneficiar de metas glicêmicas tão rigorosas quanto aquelas recomendadas para pacientes sem diabetes, apontando para a necessidade de uma maior individualização das metas glicêmicas com base em fatores específicos do paciente. Portanto, as diretrizes atuais enfatizam não apenas a manutenção de níveis seguros de glicose, mas também a importância de adaptar as estratégias de controle glicêmico às características individuais de cada paciente crítico. As diretrizes recentes também sugerem o uso de tecnologias avançadas, como o monitoramento contínuo da glicose (CGM), que tem mostrado potencial para melhorar o manejo glicêmico em pacientes críticos. O CGM permite um monitoramento em tempo real dos níveis de glicose, o que pode reduzir a variabilidade glicêmica e melhorar os desfechos clínicos em pacientes críticos.

ABORDAGEM DA HIPERGLICEMIA EM EMERGÊNCIAS HIPERGLICÊMICAS: CETOACIDOSE DIABÉTICA (CAD) E ESTADO HIPEROSMOLAR HIPERGLICÊMICO (EHH)

Nos últimos anos, houve um aumento nas admissões hospitalares por CAD, especialmente entre adultos jovens. As hospitalizações por EHS tendem a ocorrer em pacientes mais velhos com diabetes mellitus tipo 2 (DM2). A CAD resulta da deficiência de insulina e aumento de hormônios contrarregulatórios, levando a hiperglicemia, cetose e acidose metabólica. O EHH, por outro lado, envolve hiperglicemia grave e desidratação sem cetose significativa. Infecções e omissão da terapia com insulina são as principais causas precipitantes. A pandemia de COVID-19 também aumentou a incidência de CAD e EHH.

O tratamento recomendado para a CAD e o EHH segue abordagens semelhantes, focadas em três áreas principais: reposição de fluidos intravenosos, administração de insulina e correção dos eletrólitos. Abaixo está um resumo dos principais pontos do tratamento:

1. **Reposição de Fluidos**
   - **Objetivo:** Restaurar o volume intravascular, melhorar a perfusão tecidual e renal, e corrigir desequilíbrios eletrolíticos e osmolaridade plasmática.
   - **Fluido Inicial:** Soro fisiológico isotônico (0,9% de cloreto de sódio) é amplamente recomendado para a reidratação inicial. Estudos recentes sugerem que soluções balanceadas, como o Ringer lactato, podem

374 **Seção XI •** Farmacologia dos Hormônios

acelerar a resolução da CAD e reduzir a acidose metabólica hiperclorêmica.

- **Taxa de Infusão:** A recomendação inicial é infundir entre 500 e 1.000mL/h nas primeiras 2-4 horas, ajustando posteriormente de acordo com a avaliação da hidratação, pressão arterial, e eletrólitos.

2. **Insulinoterapia**

- *Bolus* **Inicial (Opcional):** Alguns protocolos sugerem um *bolus* **inicial de insulina regular** (0,1 unidades/kg), administrado intravenosamente se um atraso na obtenção do acesso venoso for previsto.

- **Insulina de Ação Curta:** A infusão contínua de insulina intravenosa de ação curta é a escolha preferida, começando com uma taxa fixa de 0,1 unidade/kg/h. Após a redução da glicose plasmática para menos de 250mg/dL (13,9mmol/L), soluções com 5-10% de dextrose são adicionadas para prevenir hipoglicemia enquanto a administração de insulina continua até a resolução da cetoacidose, mantendo a glicemia em torno de 200mg/dL (11,1mmol/L).

3. **Correção de Eletrólitos**

- **Potássio:** Níveis de potássio devem ser monitorados regularmente, uma vez que a administração de insulina pode causar hipocalemia.

- **Sódio e Osmolaridade:** Nos pacientes com EHS, a osmolaridade e os níveis de sódio devem ser monitorados para evitar complicações neurológicas. A velocidade de redução da osmolaridade não deve exceder 3-8mOsm/kg/h.

- O monitoramento de eletrólitos durante o tratamento de pacientes com **CAD** e **EHH** é essencial para prevenir complicações como hipocalemia, hiponatremia e outras alterações metabólicas.

PAPEL IMUNOMODULADOR DA INSULINA EM PACIENTES CRÍTICOS

A insulina, além de sua função primária na regulação da glicemia, possui propriedades imunomoduladoras que são particularmente relevantes em pacientes críticos. Durante episódios de estresse agudo, como sepses ou traumas graves, há uma exacerbada resposta inflamatória caracterizada pela produção aumentada de citocinas pró-inflamatórias, como o fator de necrose tumoral-alfa (TNF-α) e interleucinas 1 e 6 (IL-1 e IL-6). Estudos indicam que a insulina pode modular essa resposta inflamatória, atenuando a produção dessas citocinas e, consequentemente, reduzindo a inflamação sistêmica. Esse efeito anti-inflamatório é particularmente crucial em pacientes críticos, nos quais a inflamação exacerbada está associada a piores desfechos, como a falência de múltiplos órgãos e aumento da mortalidade.

Além da modulação da resposta inflamatória, a insulina influencia diretamente a funcionalidade dos neutrófilos, que são células-chave na defesa imunológica. A hiperglicemia pode comprometer a função dos neutrófilos, reduzindo a sua capacidade de quimiotaxia e fagocitose, o que aumenta a vulnerabilidade a infecções nosocomiais. A terapia com insulina tem mostrado restaurar a função normal dos neutrófilos, melhorando a sua eficiência na resposta imune e, assim, diminuindo a incidência de complicações infecciosas em pacientes internados em UTI.

Finalmente, a insulina desempenha um papel crucial na modulação da resposta pró-coagulante, que é frequentemente exacerbada em pacientes críticos. A hiperglicemia e a resistência à insulina aumentam a atividade do fator tecidual, promovendo um estado pró-coagulante que pode aumentar o risco de eventos trombóticos. A administração de insulina ajuda a reduzir esses efeitos, modulando a via de coagulação e reduzindo o risco de complicações trombóticas. Esse efeito imunomodulador e antitrombótico reforça a importância de um controle glicêmico rigoroso em pacientes críticos, não apenas para manter a homeostase glicêmica, mas também para modular as respostas inflamatórias e pró-coagulantes, melhorando assim os desfechos clínicos.

FUTURAS PESQUISAS EM CONTROLE GLICÊMICO

O desenvolvimento de novas tecnologias, como o monitoramento contínuo da glicose e o uso de ferramentas de apoio à decisão clínica, oferece oportunidades promissoras para melhorar o manejo glicêmico. Pesquisas futuras devem explorar o impacto dessas tecnologias em diferentes subgrupos de pacientes, bem como investigar a viabilidade de algoritmos personalizados para a titulação da insulina com base nas características individuais dos pacientes. A compreensão aprofundada das necessidades específicas de cada paciente crítico e a adaptação das estratégias de controle glicêmico às suas particularidades são essenciais para avançar na qualidade do cuidado em unidades de terapia intensiva.

CONCLUSÃO

O controle glicêmico em pacientes críticos evoluiu ao longo das últimas décadas, passando para um manejo mais personalizado e adaptado às necessidades de cada paciente. A individualização das metas glicêmicas, especialmente em pacientes com histórico de diabetes, tem sido uma prática cada vez mais recomendada pelas diretrizes atuais. O avanço de tecnologias, como o monitoramento contínuo de glicose, oferece ferramentas promissoras para o futuro, com o potencial de melhorar o controle glicêmico de maneira mais precisa e menos invasiva. Pesquisas futuras continuarão a explorar o impacto dessas inovações e a identificar subgrupos de pacientes que podem se beneficiar de estratégias personalizadas, com o objetivo de otimizar o cuidado e reduzir a mortalidade em pacientes críticos.

PONTOS-CHAVE

- A hiperglicemia em pacientes críticos é causada por uma complexa interação entre hormônios contrarre-

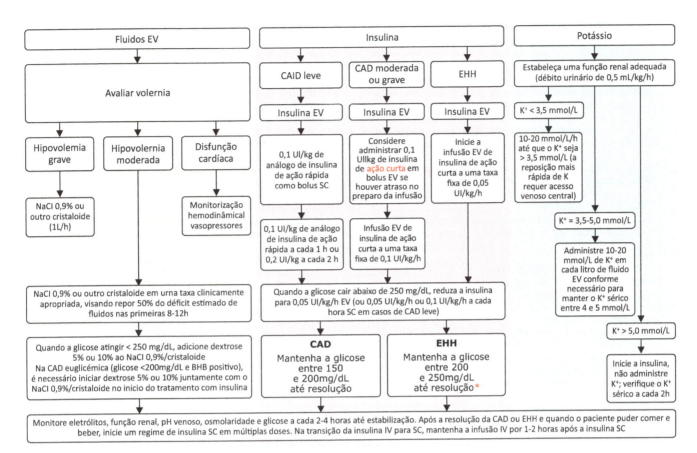

Figura 27.1. Esquema de Tratamento para CAD e EHH.

Fonte: Adaptado de Umpierrez et al., 2024, disponível em https://doi.org/10.2337/dci24-0032.

guladores, citocinas inflamatórias e estresse oxidativo, que intensificam a resistência à insulina, comprometem a função imunológica e aumentam o risco de infecções hospitalares, disfunção de múltiplos órgãos e mortalidade.

- As diretrizes atuais para o controle glicêmico em pacientes críticos recomendam um manejo menos agressivo da glicose, mantendo-a entre 140-180mg/dL, com infusão intravenosa contínua de insulina e monitoramento frequente para evitar hipoglicemia. Essas estratégias são adaptadas às características individuais dos pacientes, levando em conta o histórico glicêmico e a variabilidade glicêmica, que está associada a piores desfechos clínicos.

- CAD e EHH necessitam de um diagnóstico precoce, tratamento eficaz com reposição de fluidos, terapia com insulina e correção dos fatores desencadeantes e eletrólitos para evitar complicações e reduzir a mortalidade associada a essas condições.

LISTA DE SIGLAS

- ADA: Associação Americana de Diabetes (*American Diabetes Association*)
- AGEs: Produtos Finais de Glicação Avançada (*Advanced Glycation End Products*)
- CAD: Cetoacidose Diabética
- CGM: Monitoramento Contínuo da Glicose (*Continuous Glucose Monitoring*)
- DM2: Diabetes mellitus Tipo 2
- ERO: Espécies Reativas de Oxigênio
- EHH: Estado Hiperosmolar Hiperglicêmico (*Hyperosmolar Hyperglycemic State*)
- HbA1c: Hemoglobina Glicada
- IL-6: Interleucina 6
- IL-1: Interleucina 1
- NF-kB: Fator Nuclear Kappa B
- SCCM: Sociedade de Medicina de Terapia Intensiva (*Society of Critical Care Medicine*)
- TNF-α: Fator de Necrose Tumoral Alfa
- UTI: Unidade de Terapia Intensiva

BIBLIOGRAFIA

1. **Glucose control in critically ill patients: is it all relative?** *The New England Journal of Medicine*, v. 367, n. 12, p. 1072-1073, 2012. Disponível em: https://www.nejm.org/doi/full/10.1056/NEJMp1207974.

2. **Intensive glucose control in critically ill patients - how low do we go?** *The New England Journal of Medicine*, v. 360, n. 13, p. 1346-1349, 2009. Disponível em: https://www.nejm.org/doi/full/10.1056/NEJMp0900801.

3. **Assessing glycemic variability in critically ill patients: a prospective cohort study comparing insulin infusion therapy with insulin sliding scale.** *Scientific Reports*, 2024. DOI: https://doi.org/10.1038/s41598-024-57403-5.

4. **Insulin infusion protocols for blood glucose management in critically ill patients: a scoping review.** *Critical Care Nurse*, v. 44, n. 1, p. 21-32, 2024. DOI: https://doi.org/10.4037/ccn2024427.

5. **Society of Critical Care Medicine guidelines on glycemic control for critically ill children and adults.** *Critical Care Medicine*, v. 52, n. 4, p. e161-e181, abr. 2024. DOI: https://doi.org/10.1097/CCM.0000000000006174.

6. **Evaluation of Basal Plus versus Sliding Scale Insulin Therapy on glucose variability in critically ill patients without preexisting diabetes.** *Annals of Pharmacotherapy*, v. 58, n. 6, 2024. DOI: https://doi.org/ 10.1177/1060028023119725.

7. CLODI, M.; RESL, M.; ABRAHAMIAN, H.; FÖGER, B.; WEITGASSER, R. **Therapie der Hyperglykämie bei erwachsenen, kritisch kranken PatientInnen (Update 2023) [Hyperglycemia in critically ill].** *Wiener Klinische Wochenschrift*, v. 135, supl. 1, p. 272-274, jan. 2023. Publicado em: 20 abr. 2023. DOI: 10.1007/s00508-023-02173-9. PMID: 37101048; PMCID: PMC10133026.

8. VEDANTAM, D.; POMAN, D. S.; MOTWANI, L.; ASIF, N.; PATEL, A.; ANNE, K. K. **Stress-induced hyperglycemia: consequences and management.** *Journal of Critical Care*, v. 50, p. 129-136, 2022. DOI: https://doi.org/10.7759.

9. **Blood glucose targets in the critically ill: is one size fits all still appropriate?** *Lancet*, v. 399, p. 1396-1408, 2022.

10. **Glycemic control in critically ill patients with or without diabetes.** *Journal of Critical Care*, v. 60, p. 125-132, 2022.

11. **Glycemic control in the critically ill: less is more.** *Journal of Intensive Care Medicine*, v. 37, p. 47-52, 2022. DOI: https://doi.org/10.1038/s41598-024-57403-5.

12. **Glycemic targets in critically ill adults: a mini review.** *Journal of Critical Care*, v. 56, p. 21-25, 2021. DOI: https://doi.org/10.4239/wjd.v12.i10.1719.

13. AL-YOUSIF, N.; RAWAL, S.; JURCZAK, M.; MAHMUD, H.; SHAH, F. A. **Endogenous glucose production in critical illness.** *Nutrition in Clinical Practice*, 08 mar. 2021. DOI: https://doi.org/10.1002/ncp.10646.

14. **Hyperglycemic crisis in adults with diabetes: a consensus report.** *Diabetes Care*, v. 47, p. 1257-1275, 2024. DOI: https://doi.org/10.2337/dci24-0032.

15. VAN DEN BERGHE, G.; WOUTERS, P.; BOUILLON, R.; et al. **Intensive insulin therapy in critically ill patients.** *Intensive Care Medicine*, v. 30, p. 748-756, 2004. Disponível em: https://doi.org/10.1007/s00134-004-2167-4.

XII

Interações Medicamentosas e Princípios de Toxicologia

28

Farmacoterapia e Toxicidade Renal

Pedro Tulio Rocha

INTRODUÇÃO

Pacientes em Unidade de Terapia Intensiva (UTI) frequentemente se encontram gravemente enfermos e recebem uma variedade de medicamentos pela gravidade da sua condição clínica. É nesse contexto que o potencial para nefrotoxicidade se torna uma preocupação significativa. Em um estudo retrospectivo holandês com mais de 90.000 admissões em UTI, 62% dos pacientes receberam pelo menos uma droga potencialmente nefrotóxica e 15% desenvolveram toxicidade. Este capítulo se aprofunda nas complexidades da nefrotoxicidade dentro da UTI, abordando os mecanismos, diagnóstico, os agentes mais comumente envolvidos e as estratégias de manejo para essa complicação potencialmente grave.

ANATOMIA E FISIOLOGIA RENAL: UMA BASE PARA ENTENDER A NEFROTOXICIDADE

Os rins são responsáveis pela excreção de produtos residuais do metabolismo endógeno e exógeno, regular eletrólitos e fluidos, controle da pressão arterial e funções hormonais como a produção de eritropoetina. Cerca de 10% de todo o sangue circulante no corpo vai para cada rim, que realiza a filtração de mais de 150L de sangue por dia. Este processo de filtração é realizado pelos glomérulos, enovelado de capilares com um endotélio semi-fenestrado envoltos por uma cápsula de células epiteliais, por onde o filtrado é recolhido. Na continuidade do glomérulo, o aparelho tubular por onde o filtrado passa modifica a composição do filtrado através de reabsorção e secreção de fluidos e solutos, que leva a produção final da urina que é eliminada pelo aparelho excretor.

Outro aspecto relevante da anatomia e fisiologia renal é de que o rim é dividido em duas camadas: o córtex, a mais externa, e a medula, mais interna. O córtex recebe cerca de 85% do fluxo sanguíneo renal e é onde estão os glomérulos, enquanto a medula recebe apenas 15% do fluxo sanguíneo renal, com uma extração de oxigênio tecidual até 10 vezes maior que no córtex, o que faz com que a medula seja particularmente sensível a insultos tóxicos e isquêmicos.

INJÚRIA RENAL AGUDA

A injúria renal aguda (LRA) é uma redução abrupta da função renal que pode se manifestar em horas ou dias. Seu diagnóstico é normatizado através dos critérios de KDIGO, que levam em conta a creatinina sérica, que serve como um marcador da taxa de filtração glomerular (TFG), e pelo débito urinário.

Podemos classificar a IRA de acordo com a sua fisiopatologia:

- **IRA Pré-Renal:** Nestes casos trata-se de uma alteração funcional, ainda sem lesão estabelecida. É secundária à hipoperfusão renal, seja por hipovolemia, falência de bomba ou vasoconstricção renal.
- **IRA Renal/Intrínseca:** Resulta de lesão estabelecida em qualquer um dos grupamentos histológicos do rim: glomérulos, vasos, túbulos e interstício.
- **IRA pós-renal:** Ocorre por obstrução em qualquer parte do trato urinário, seja alto ou baixo, com a ressalva de que para ocorrer no trato urinário alto deve ser bilateral ou em um rim único funcionante.

MECANISMOS DE NEFROTOXICIDADE

Os medicamentos potencialmente nefrotóxicos tem mecanismos distintos de toxicidade de acordo com as alterações fisiopatológicas causadas, podendo destacar:

- **Hipovolemia:** Drogas que podem causar perda de líquido, seja por perdas renais, gastrointestinais ou para terceiro espaço
- **Falência de bomba:** Drogas com potencial cardiotóxico que ao diminuir a função cardíaca levam à hipoperfusão renal.
- **Vasoconstrição:** Certos medicamentos levam a alteração na hemodinâmica renal, seja por vasoconstricção direta ou por inibição na produção de vasodilatadores locais.
- **Toxicidade tubular direta:** Medicamentos que levam ao dano celular, tipicamente quando absorvidos, levan-

do a alterações em reações intracelulares que levam a apoptose. O túbulo proximal em seu seguimento S1 é o local de maior acometimento, por ser o responsável pela absorção de ânions orgânicos.

- **Microangiopatia trombótica:** Decorre de uma lesão no endotélio vascular ou mecanismo autoimune com alteração de fatores que regulam o complemento, resultando em hemólise intravascular, plaquetopenia e lesão renal, tipicamente vista em glomérulos e vasos.

- **Nefrite intersticial:** Trata-se de uma condição sub-diagnosticada em UTI, podendo ser a causa de até 27% dos casos de IRA. Sua fisiopatologia classicamente está associada a uma reação hiperimune após 7-10 dias após exposição a um medicamento, mas podendo ser idiossincrásica e ocorrer até anos após o início do uso. Manifesta-se tipicamente por uma forma de IRA não-oligúrica, acompanhada muitas vezes de eosinofilia, alterações eletrolíticas não habituais e outros componentes de uma síndrome hiperimune como rash e febre.

- **Cristalúria:** Alguns medicamentos podem formar cristais em urina saturada, podendo levar à obstrução de túbulos coletores e em alguns casos formação de cálculos e obstrução do sistema urinário.

PRINCIPAIS MEDICAMENTOS NEFROTÓXICOS

Uma vasta gama de medicamentos pode causar nefrotoxicidade, e este diagnóstico deve ser sempre considerado em pacientes com IRA. Igualmente importante é que os intensivistas conheçam o mecanismo de toxicidade dos medicamentos, tendo em vista que isto altera o manejo terapêutico específico. Abaixo uma lista de medicamentos com potencial nefrotóxico tipicamente utilizados em terapia intensiva:

- **Aminoglicosídeos:** O potencial nefrotóxico desta classe de antibióticos é conhecido desde a década de 1940, quando da descoberta e do uso clínico da estreptomicina. Estima-se que ela possa ocorrer em até 10% dos pacientes que recebem formulações de aminoglicosídeos, embora esta taxa esteja em decréscimo pelo melhor entendimento da fisiopatologia e de formulações menos tóxicas. Os aminoglicosídeos causam toxicidade tubular direta ao serem reabsorvidos pelo segmento S1 do túbulo proximal, onde desencadeiam reações que aumentam a permeabilidade celular e disfunção mitocondrial. Sua toxicidade está diretamente relacionada ao número de grupamentos NH_2 presentes na molécula, já que isto aumenta sua absorção tubular. A IRA relacionada a aminoglicosídeos é tipicamente não oligúrica, podendo estar acompanhada de alterações eletrolíticas como hipomagnesemia e hipocalemia, e por vezes com alterações relacionadas a disfunção tubular proximal, como glicosúria e acidose tubular renal tipo II.

- **Vancomicina:** A nefrotoxicidade da vancomicina está tipicamente relacionada a uma reação hiperimune descrita como síndrome do home vermelho, correndo muitas vezes no momento da infusão do medicamento. Tendo em vista isso, um potencial mecanismo do veículo diluente anteriormente utilizado foi identificado e este foi modificado. Desde então, assim como por melhor utilização da monitorização do nível sérico, a incidência da nefrotoxicidade relacionada à vancomicina está em queda, sendo vista hoje predominantemente apenas em pacientes que precisam de altas doses e de uso prolongado.

- **Anfotericina B:** Embora a lesão tubular direta pela droga seja bem conhecida e cause além da disfunção renal alterações eletrolíticas frequentes, principalmente hipomagnesemia, as formulações iniciais apresentavam como veículo o desoxicolato, que causa uma alteração na hemodinâmica renal que contribui para nefrotoxicidade. Para atenuar este segundo mecanismo, existem formulações sem o desoxicolato, como a anfotericina B lipossomal e a em complexo lipídico.

- **Anti-inflamatórios Não Esteroides (AINEs):** Esta classe de medicamentos também possui um duplo mecanismo de nefrotoxicidade. O primeiro é relacionado à alteração na hemodinâmica renal secundária a inibição da ciclo-oxigenase-2 que resulta em inibição da produção de prostaglandinas pelas células da mácula densa, que teriam ação vasodilatadora além de mediar secreção de renina (**Figura 28.1.**). Esta alteração hemodinâmica é particularmente deletéria em pacientes hipovolêmicos, idosos e com disfunção renal prévia, estando esse grupo sob maior risco de nefrotoxicidade relacionada a seu uso. O outro mecanismo menos reconhecido é o de lesão túbulo-intersticial, que pode ser agudo com uma apresentação clínica de nefrite intersticial aguda, ou de fibrose túbulo-intersticial decorrente do uso crônico de AINEs. Por estes motivos, este grupo de medicamentos não deve ser usado em UTI, salvo situações específicas como pacientes jovens e mais estáveis em pós-operatório de baixo risco.

- **Agentes de Contraste Iodados:** Historicamente a nefropatia induzida pelo contraste era uma grande preocupação, já tendo sido a segunda causa de IRA intra-hospitalar, atrás apenas da sepse. Isto estava muito relacionado a formulações anteriores destes contrastes, com alta osmolaridade e componentes iônicos. Atualmente, as formulações disponíveis de baixa osmolaridade, ou mesmo isosmolares ao plasma e não iônicas, tem potencial nefrotóxico consideravelmente menor, e está ocorrendo uma mudança no paradigma relacionado ao seu uso, começando pela adoção do termo nefropatia associada ao contraste, que elimina o nexo causal anteriormente estabelecido, e leva a percepção de que a IRA que ocorre em alguns pacientes não está diretamente relacionada ao contraste, e sim

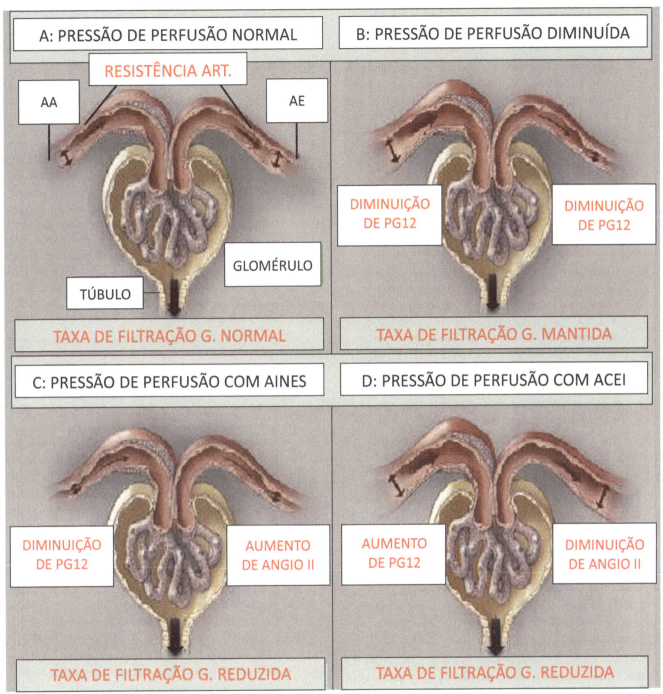

Figura 28.1. Anti-inflamatórios não esteroides. Adaptado de Nejm-Gary Abuelo, MD, 2007.

ao quadro clinico e outros fatores de risco presentes no paciente que necessita de contraste, e que muitas vezes tinha um exame diagnóstico ou intervenção terapêutica importante preterido pelo temor de nefrotoxicidade. Hoje considera-se sob risco apenas pacientes com disfunção renal já avançada, e ainda assim com incidência bem menor do que previamente reportada.

- **Aciclovir:** A utilização da formulação venosa em altas doses para quadros como meningoencefalite herpética pode levar a formação de cristais e obstrução tubular com potencial nefrotoxicidade. O mesmo fenômeno não é visto com formulações orais desta droga.

- **Cisplatina:** A lesão tubular pela cisplatina é conhecida e frequente em esquemas que utilizam formulações com altas doses deste quimioterápico. Parece haver um tropismo também pelas células do túbulo proximal, podendo haver glicosúria e acidose tubular renal associada.

- **Metotrexato:** Sua eliminação é quase que exclusivamente renal, então em altas doses pode levar a cristalúria em pH urinário ácido. Outro aspecto importante é que a IRA leva a toxicidade extrarenal pelo seu acúmulo decorrente da redução na excreção.

- **Imunoterápicos:** Os novos imunoterápicos, principalmente os inibidores de PD-1 tem sido reconhecidos como importante causa de nefrite intersticial aguda, por um mecanismo não totalmente elucidado, mas possivelmente relacionado à reversão da tolerância de células T contra outras drogas com potencial nefrotóxico.

- **Lítio:** O lítio pode ser tóxico a células tubulares do sistema coletor, onde pode levar a uma forma de diabetes insipidus nefrogênico ou ADH resistente, geralmente irreversível. Seu uso crônico também pode levar à fibrose túbulo-intersticial, semelhante aos AINEs.

- **Ciclosporina e Tacrolimus:** Esses imunossupressores da classe dos inibidores da calcineurina mudaram a história dos transplantes desde seu advento na década de 1980, tornando a rejeição de um fenômeno quase que universal para um evento infrequente. Todavia, seu potencial nefrotóxico e reconhecido, e pode ser resultante de um mecanismo de vasoconstricção renal, por fibrose tubulointersticial com uso prolongado, e de forma menos frequente por desencadear um quadro de microangiopatia trombótica, que pode ser fatal.

DIAGNÓSTICO DA NEFROTOXICIDADE POR MEDICAMENTOS

O reconhecimento da nefrotoxicidade por medicamentos começa com diagnóstico de IRA utilizando os critérios de KDIGO previamente citados.

Uma anamnese completa e lista de medicamentos utilizados deve ser obtida, com especial ênfase a início recente de novos medicamentos e de potenciais interações medicamentosas.

No exame físico, particular atenção deve ser dada a procura por lesões cutâneas e adenopatias que favoreçam o diagnóstico de uma síndrome eosinofílica.

Nos exames laboratoriais além dos marcadores de TFG citados, é fundamental a realização de exame de urina, com análise da sedimentoscopia em busca de cristais com formato de agulha, comuns na cristalúria pelo aciclovir e metotrexato, proteinúria, marcadores de hemólise como LDH, haptoglobina e Coombs na suspeita de microangiopatia trombótica, além do nível sérico de fármacos com potencial nefrotóxico, que em nosso meio são de mais difícil acesso, porém muitos laboratórios dispõem de aferições de vancomicina, amicacina, lítio e dos inibidores de calcineurina tacrolimo e ciclosporina.

Quando houver a suspeita de nefrite intersticial deve ser solicitada a pesquisa de eosinófilos urinários pela coloração de Hansel, achado com alta especificidade, porém com sensibilidade de 50-60%. Surge como um promissor exame para o diagnóstico dessa condição o biomarcador MCP-1 urinário, com sensibilidade acima de 90%.

Quando a dúvida diagnóstica persiste, e a possibilidade de um diagnóstico que irá mudar a conduta precisa ser estabelecida, como em casos de microangiopatia trombótica ou nefrite intersticial, pode ser necessária uma biópsia renal.

PREVENÇÃO DA NEFROTOXICIDADE POR MEDICAMENTOS

Segundo o KDIGO, de uma forma geral medidas nefroprotetoras visando reduzir o risco de IRA devem ser aplicadas a todos os pacientes em UTI, e incluem adequação da volemia e pressão de perfusão, o que reduz a nefrotoxicidade de medicamentos com toxicidade tubular direta e que possam promover cristalúria; a suspensão de medicações potencialmente nefrotóxicas ou troca por formulações menos tóxicas, como no caso da anfotericina B lipossomal ou complexo lipídico em detrimento da anfotericina B desoxicolato; e evitar o uso de agentes contraste iodados quando possível, sendo feita a ressalva anterior de que a sua potencial nefrotoxicidade é menor do que anteriormente descrita.

Algumas outras medidas específicas para fármacos específicos são:

- **Metotrexato:** alcalinização do pH urinário para >7,0 quando usado em altas doses, visto que essa medida aumenta a solubilidade deste em mais de 10 vezes.

- **Vancomicina:** evitar a associação com piperacilina-tazobactam, visto que por achados de estudos recentes isto dobra o risco de nefrotoxicidade da vancomicina.

- **Aminoglicosídeos:** Adoção preferencial do regime com posologia em dose única diária, que é igualmente eficaz para controle da infecção quando comparado ao regime com múltiplas doses, e reduz o potencial de nefrotoxicidade por levar a menor absorção tubular da droga pela saturação dos receptores no túbulo proximal quando usado em dose única, além da escolha preferencial da amicacina frente à gentamicina, já que esta última possui mais grupamentos NH_2 em sua molécula e com isso maior potencial de nefrotoxicidade.

- **Cisplatina:** Estudos relatam menor nefrotoxicidade quando utilizada em associação com eritropoetina em altas doses (>400U/kg/semana), por um possível mecanismo antiapoptótico da eritropoetina.

Por fim, um aspecto fundamental da prevenção é a monitorização frequente do nível sérico de drogas com potencial nefrotóxico. A maioria destas tem um mecanismo dose-dependente, então a monitorização evita hiperexposição a droga, minimizando seu risco, embora essa relação por vezes não seja mandatória, podendo ocorrer nefrotoxicidade com níveis terapêuticos ou mesmo baixos. De uma forma geral, as aferições devem ser feitas imediatamente antes da dose subsequente da droga, chamada de medida no "vale".

TERAPÊUTICA GERAL E ESPECÍFICA

Uma vez instituída, a IRA secundária a nefrotoxicidade deve ser manejada com algumas medidas gerais de suporte como manejo de fluidos e eletrólitos que podem ser causados por disfunção renal e pelos medicamentos usados para tratar a doença subjacente, manejo da pressão arterial visando garantir uma pressão arterial adequada para manter a perfusão renal adequada, correção de doses de medicamentos de acordo com a função renal, tratar condições subjacentes que possam estar contribuindo para IRA como hipovolemia, disfunção cardíaca ou sepse, e instituir o suporte renal artificial (SRA) quando a IRA é grave ou não responde aos cuidados de suporte, e como medida adjuvante na remoção de drogas que sejam removidas consideravelmente com o SRA.

Alguns cenários clínicos específicos e drogas requerem terapêuticas específicas como abaixo:

- **Nefrite Intersticial Aguda:** A medida inicial é a retirada do medicamento causador geralmente e o principal tratamento. A utilização de corticosteroides tem resultados discrepantes entre diferentes estudos, com a maioria apontando para um benefício quanto à redução na duração do curso da nefrite intersticial e não na sua reversibilidade, sendo sua indicação maior em casos de evolução para necessidade de SRA, com a ressalva de que em casos de NIA por AINEs o benefício é ainda mais limitado.

- **Microangiopatia Trombótica:** esta complicação potencialmente grave quando diagnosticada requer intervenção com plasmaferese e em casos refratários a consideração do uso de eculizumab, um inibidor da C5-convertase mais utilizada em casos de mutações nos fatores reguladores do complemento.

- **Metotrexato:** Quando o nível sérico estiver acima de 10mmol/L está indicado o uso de glucarpidase, uma enzima recombinante que cliva o metotrexate em me-

tabólitos inativos está indicado. Em situações onde o nível sérico não está disponível, é aceitável usar em casos de IRA com necessidade de SRA.

- **Lítio:** Por se tratar de uma molécula pequena e com baixa ligação proteica, o lítio é uma molécula com elevada extração pela hemodiálise, e sua pronta instituição deve ser feita em todos os casos onde o nível sérico está acima de 6mEq/L, e quando o nível estiver acima de 2,5mEq/L com IRA grave ou alteração neurológica.

CONCLUSÕES

A nefrotoxicidade representa um desafio significativo devido à sua prevalência e potencial de comprometer ainda mais a saúde de pacientes críticos. Com base na análise detalhada dos mecanismos fisiopatológicos e dos principais agentes nefrotóxicos, pudemos entender que a vigilância constante, o diagnóstico precoce e a implementação de estratégias preventivas e terapêuticas específicas são pilares essenciais na mitigação dos riscos associados.

BIBLIOGRAFIA

1. King JD. Toxicant-Induced Renal Injury. Springer eBooks. 2017 Jan 1;409–23.
2. Ehrmann S et al. Nephrotoxic drug burden among 1001 critically ill patients: impact on acute kidney injury. Ann Intensive Care. 2019 Sep 23;9(1):106
3. Perazzella MA. Drug use and nephrotoxicity in the intensive care unit. Kidney Int. 2012 Jun;81(12):1172-8
4. Yasrebi-de Kom IAR, et al. Acute kidney injury associated with nephrotoxic drugs in critically ill patients: a multicenter cohort study using electronic health record data. Clin Kidney J. 2023 Jul 5;16(12):2549-2558
5. Goldstein SL. Medication-induced acute kidney injury. Curr Opin Crit Care. 2016 Dec;22(6):542-545

29

Fármacos, Interações medicamentosas e Neurotoxicidade

Marcos Gallindo

A terapia medicamentosa tem sido a base da medicina ocidental. Enquanto o benefício do uso de medicamentos é inquestionável e associado a melhora da qualidade de vida, e aumento da sobrevida em diversas situações clínicas, os efeitos adversos de vários destes medicamentos, ou as interações indesejadas entre medicamentos, sobre o sistema nervoso (neurotoxicidade) estão associados a morbidade e podem até mesmo aumentar o risco de morte.

A neurotoxicidade induzida por drogas e medicamentos pode se apresentar de várias formas, incluindo agitação psicomotora, delirium, alucinações, crises convulsivas, rigidez muscular, sintomas extrapiramidais (distonia, discinesia, acatisia), distúrbios do sono, distúrbios da regulação da temperatura, arritmias cardíacas, distúrbios do controle da pressão arterial, rebaixamento do nível de consciência e coma, tremores, parestesias e cefaleia.

Pacientes idosos, com múltiplas comorbidades e em situação crítica, internados em Unidades de Terapia Intensiva (UTIs), apresentam risco elevado de apresentar efeitos adversos de fármacos, seja os de uso atual, seja os introduzidos para tratamento da doença aguda.

Um estudo observacional realizado no Sul do Brasil, entre 2006 e 2007, avaliou o risco de interações medicamentosas em idosos de ambos os sexos que utilizavam drogas com ação no sistema nervoso central, aplicando um questionário validado e analisando os dados através de um software. Os autores identificaram que 32% dos idosos no estudo apresentavam interações medicamentosas consideradas moderadas ou graves relacionadas ao uso de outros medicamentos.

Uma doença aguda grave costuma provocar surgimento ou agravamento de disfunções orgânicas, particularmente disfunção hepática e renal. Tal fato modifica o metabolismo, a interação e a eliminação de muitos medicamentos, abrindo espaço para toxicidade, mesmo que sejam mantidas doses de uso habitual. Por outro lado, a interrupção abrupta de alguns medicamentos pode desencadear graves eventos de abstinência, sendo importante realizar a reconciliação medicamentosa

sempre que possível. Alguns exemplos de sintomas associados a abstinência:

- Estatinas (eventos neurológicos e cardiovasculares);
- Diazepínicos (tremores, agitação, insônia, alucinações, convulsões);
- Betabloqueadores (hipertensão, taquicardia, isquemia miocárdica);
- Clonidina (taquicardia, hipertensão, agitação, cefaleia); e
- Opiáceos (náuseas, agitação, sudorese, taquicardia, hipertensão).

Convulsões induzidas por drogas costumam ser desencadeadas pelo desequilíbrio entre os neurotransmissores inibitórios (complexo gama-aminobutírico – GABA) e excitatórios (N-metil-D-aspartato – NMDA e glutamato), catecolaminas e acetilcolina, mas também por alterações no fluxo de íons na membrana e inibição da adenosina, causados por dose excessiva de alguma medicação ou sua interrupção súbita (abstinência).

Outro evento associado a neurotoxicidade, neste caso, a disfunção hipotalâmica, é a hipertermia (em geral, definida como temperatura central acima de 40 °C). Alguns exemplos incluem a hipertermia maligna induzida por anestésicos ou succinilcolina, a síndrome neuroléptica maligna (que pode ser desencadeada até quatro semanas após início ou aumento de doses de neurolépticos) e a hipertermia induzida por algumas drogas de abuso. Entretanto, vários medicamentos podem estar associados a febre/hipertermia, como antimicrobianos, anticonvulsivantes, anticolinérgicos e simpaticomiméticos. Apesar da febre ser um mecanismo adaptativo, a hipertermia não controlada está associada a disfunções orgânicas, dano neurológico e aumento do risco de morte, de forma que o rápido controle da hipertermia com medidas de resfriamento é fundamental para manter a homeostase. Em nossa prática diária, este controle da temperatura muitas vezes requer uso de meios físicos, devido à refratariedade ao uso de medicamentos antitérmicos.

Tabela 29.1. Mecanismos Propostos Para Crise Convulsiva Iatrogênica

Droga	Mecanismo
Anti-infecciosos	
Penicilinas e medicamentos estruturalmente relacionados	Inibe a ligação do GABA ao receptor GabaA Bloqueia o canal de cloreto GABA$_A$
Fluoroquinolonas	Inibe o receptor GABA$_A$ de ligação ao GABA
Isoniazida	Inibe a piridoxina quinase, resultando na diminuição da síntese de GABA
Metronidazol	Leva ao acúmulo de metabólitos do ácido hidroxi- e 1-acético
Psicotrópicos	
Bupropiona	Aumenta a atividade noradrenérgica
Inibidores seletivos da recaptação da serotonina	Diminui a transmissão de GABA no hipocampos
Antidepressivos tricíclicos	Inibe a ligação do GABA ao receptor GABA$_A$
Fenotiazinas	Antagoniza os receptores de dopamina mesolímbicos pós-sinápticos no cérebro
Variados	
Anestésicos locais	Antagoniza canais Na$^+$
Meperidina	Leva ao acúmulo de metabólito normeperidina
Tramadol	Inibe a absorção de monoamina
Teofilina	Antagoniza os efeitos anticonvulsivantes da adenosina cerebral
Inibidores da calcineurina	Regula negativamente a ativação do receptor GABA$_A$

ANTIMICROBIANOS

A neurotoxicidade induzida por antimicrobianos é bem descrita há muitos anos. Algumas das explicações aventadas são:

- **Efeito tóxico direto;**
- **Predisposição genética;**
- **Estado nutricional;**
- **Mudanças na farmacocinética e farmacodinâmica induzidas por disfunções orgânicas; e**
- **Quebra da barreira hematoencefálica.**

A fisiopatologia inclui disfunção dos neurotransmissores, particularmente inibição do sistema do ácido gama-amino-butírico (GABA). Penicilinas, incluindo a benzilpenicilina e a piperacilina têm sido implicadas em efeitos adversos sobre o sistema nervoso central, incluindo encefalopatia, distúrbios de comportamento, mioclonias, crises convulsivas e estado de mal não convulsivo.

A encefalopatia induzida pela piperacilina pode provocar estado de mal convulsivo refratário em doentes com doença renal terminal, necessitando de hemodiálise com alto fluxo para controle das crises. Encefalopatia induzida por ampicilina tem sido descrita em neonatos de muito baixo peso. As cefalosporinas, em todas as suas gerações (particularmente cefazolina, cefuroxima, ceftazidima e cefepime), possuem risco de desencadear efeitos neurotóxicos que podem variar desde uma encefalopatia, até estado de mal não convulsivo. O risco aumenta na presença de disfunção renal, doses elevadas e doença neurológica prévia. Os sintomas costumam se manifestar entre 1 e 10 dias após o início do tratamento e melhorar entre 2 e 7 dias após a sua interrupção. O eletroencefalograma pode evidenciar lentificação difusa e ondas trifásicas sugestivas de encefalopatia tóxico-metabólica. A neurotoxicidade das cefalosporinas está associada a aumento do risco de morte.

Carbapenêmicos possuem um risco estimado em cerca de 3% para eventos de crises convulsivas. Os fatores de risco mais comuns são idade avançada, baixo peso, disfunção renal e histórico de doenças do sistema nervoso central. Diferenças na estrutura química entre as drogas desta classe poderiam explicar variação na incidência de efeitos neurotóxicos. Um estudo com uso de imipenem-cilastatina em crianças com meningite identificou crises convulsivas em excesso, mas alguns autores questionam o resultado, uma vez que a própria meningite aumentaria os riscos de crises convulsivas. Quinolonas também podem provocar crises convulsivas, encefalopatia, mioclonias, discinesias orofaciais, confusão mental e psicose. Os aminoglicosídeos têm sido associados a ototoxicidade, neuropatia periférica e bloqueio neuromuscular. Seu uso é contraindicado em pacientes com miastenia gravis ou outras doenças neuromusculares. Polimixinas podem desencadear efeitos neurotóxicos em até 7 a 27% dos casos. São comuns parestesias, polineuropatia e ataxia; já mais raros, diplopia, nistagmo e ptose. Fraqueza muscular também pode ocorrer. Tetraciclinas podem provocar alterações nos nervos cranianos e bloqueio neuromuscular. Oxazolidinonas já foram associadas a encefalopatia. Macrolídeos podem provocar ototoxicidade por dano coclear. Sulfas são associadas a encefalopatia e psicose. Metronidazol pode provocar toxicidade cerebelar com ataxia e neuropatia periférica, além de cefaleia e confusão mental.

Assim, pacientes nos extremos de idade, com patologia prévia do sistema nervoso central e disfunções renal e/ou hepática, devem evitar antibióticos neurotóxicos. Quando necessário seu uso, verificar junto ao farmacêutico clínico possíveis interações medicamentosas e ajustar doses de acordo com a farmacocinética e farmacodinâmica, podem minimizar a toxicidade.

QUIMIOTERÁPICOS:

Os efeitos neurotóxicos dos quimioterápicos são muito comuns, podem ser centrais ou periféricos, eventualmente incluindo efeitos sobre o trato digestivo e até dor neuropática. Há várias classes de quimioterápicos, sendo mais conhecidos os inibidores da mitose como a vincristina e os agentes alquilantes como clorambucil, cisplatina e ciclofosfamida. A vincristina está associada a desmielinização e promove neuropatia periférica. Os agentes alquilantes, além da neuropatia clássica, podem promover hiperalgesia com sensação de queimação e até mimetizar choques elétricos. Também são relatados déficits cognitivos (dificuldade de concentração, memória e aprendizado), alterações de humor e distúrbios do sono. A neurotoxicidade por estas drogas parece ser dose cumulativa.

PSICOTRÓPICOS

Drogas que atuam no sistema nervoso central são muito utilizadas, seja como medicamentos, seja para obtenção de efeitos recreativos. Como esperado, estas substâncias estão frequentemente associadas a efeitos neurotóxicos, seja por sensibilidade individual, seja por alterações em seu metabolismo e excreção na presença de disfunções orgânicas ou interações medicamentosas, seja por consumo inadvertido ou intencional de dose tóxica. Tais efeitos adversos podem ser leves, mas eventualmente ocorrem casos graves e com risco de óbito. As principais classes são: antidepressivos, hipnóticos, sedativos, estabilizadores do humor e antipsicóticos. De forma simplificada, atuam modificando o equilíbrio entre os neurotransmissores excitatórios e inibitórios no sistema nervoso central, particularmente dopamina, norepinefrina, serotonina e GABA. Os neurolépticos (antipsicóticos) estão associados a efeitos extrapiramidais que incluem distonia, discinesia, acatisia e parkinsonismo. Mais raramente, podem desencadear síndrome neuroléptica maligna (caracterizada por rigidez muscular, hipertermia e disautonomia, entre outros sinais e sintomas) que se não for prontamente reconhecida e tratada, pode levar o paciente a óbito. Inibidores de recaptação de serotonina podem provocar síndrome serotoninérgica, que pode ser confundida com a síndrome neuroléptica, uma vez que também se manifesta por rigidez muscular, disautonomia e hipertermia, mas também costuma cursar com taquicardia, hipertensão, diarreia, tremores, alucinações e crises convulsivas. Ao contrário da síndrome neuroléptica, os sintomas da síndrome serotoninérgica costumam melhorar dentro de 24h após a interrupção da medicação.

CONCLUSÕES

Efeitos adversos de drogas e medicamentos sobre o sistema nervoso central (neurotoxicidade) são comuns e por vezes subvalorizados. Existem alguns fatores de risco identificáveis, como extremos de peso e idade, dose, presença de disfunções orgânicas, particularmente renal e hepática e interações medicamentosas. O paciente grave na UTI frequentemente está exposto a vários destes fatores de risco. O monitoramento de efeitos adversos e ajuste de dosagem é de extrema importância para minimizar riscos e, neste cenário, a presença do farmacêutico clínico como membro ativo da equipe multiprofissional durante os rounds clínicos da UTI agrega uma camada adicional de segurança, fundamental para melhores desfechos. Da mesma forma, prescrições médicas automatizadas que informem sobre possíveis interações medicamentosas deletérias, são estimuladas. Finalmente, educação da equipe multiprofissional e do paciente e familiares auxilia da detecção mais precoce de eventos de neurotoxicidade relacionada a medicamentos.

BIBLIOGRAFIA

1. Rezk M. Medication-Induced Neurotoxicity: Adverse Reactions to Drug Therapy. Sci Prepr. 2022;(May):0-2.
2. Voils SA, Human T, Brophy GM. Adverse neurologic effects of medications commonly used in the intensive care unit. Crit Care Clin [Internet]. 2014;30(4):795-811. Available from: http://dx.doi.org/10.1016/j.ccc.2014.06.009
3. Axelrod YK, Diringer MN. Temperature Management in Acute Neurologic Disorders. Neurol Clin. 2008;26(2):585-603.
4. Sharma AN, Hoffman RJ. Toxin-Related Seizures. Emerg Med Clin North Am [Internet]. 2011;29(1):125–39. Available from: http://dx.doi.org/10.1016/j.emc.2010.08.011
5. Morrone FB, Schroeter G, Petitembert AP, Fabiana T, Carli GA De. Potential interactions of central nervous system drugs used in the elderly population. 2009;45.
6. WONG, VICTOR K. MD; WRIGHT, HARRY T. JR. MD; ROSS, LAWRENCE A. MD; MASON, WILBERT H. MD; INDERLIED, CLARK B. PHD; KIM KSM. Imipenem/cilastatin treatment of bacterial meningitis in children. Pediatr Infect Dis J. 1991;10(2):122-5.
7. Grill MF, Maganti RK. Neurotoxic effects associated with antibiotic use : management considerations. 2011;381-93.
8. Levine M, Brooks DE, Truitt CA, Wolk BJ, Boyer EW, Ruha AM. Toxicology in the ICU – Part 1: General overview and approach to treatment. Vol. 140, Chest. 2011. p. 795-806.
9. Holstege CP, Dobmeier SG, Bechtel LK. Critical Care Toxicology. Vol. 26, Emergency Medicine Clinics of North America. 2008. 715-739 p.

Fármacos, Interações Medicamentosas e Hepatotoxicidade

Vivian Rotman • Júlia Falconiere Paredes Ramalho

INTRODUÇÃO

O fígado é o principal órgão de metabolização dos medicamentos, tornando-se bastante suscetível à hepatotoxicidade. O diagnóstico de lesão hepática induzida por droga (*drug induced liver injury – DILI*) é determinado a partir da exclusão de outras possíveis causas, associada a história de uso de fármaco com potencial hepatotóxico. *DILI* é responsável pela maior parte dos casos de insuficiência hepática aguda, com taxa de letalidade de até 50%.

Definição de DILI

Os elementos-chave para atribuir lesão hepática por droga incluem:

- Exposição a um medicamento (particularmente se esse já é conhecidamente indutor de *DILI*) precedendo o início da lesão hepática (período latente variável);
- Melhora dos sintomas com a descontinuação desse medicamento;
- Exclusão de outras causas de doença hepática; e
- Recorrência rápida e grave também corrobora o diagnóstico quando há nova exposição inadvertida ao medicamento.

Várias escalas foram desenvolvidas na tentativa de tornar mais objetiva a determinação de causalidade da toxicidade dos medicamentos. O grupo *Drug-Induced Liver Injury Network (DILIN)* desenvolveu uma dessas ferramentas, o chamado Método Eletrônico de Avaliação de Causalidade Revisado (RECAM).

Classificação da lesão hepática induzida por medicação

DILI é classificada conforme o mecanismo de toxicidade, apresentação laboratorial e achados histológicos. (**Figura 30.1.**)

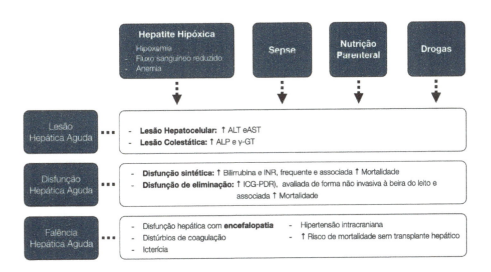

Figura 30.1. Classificação da Lesão Hepática

Com relação ao mecanismo de toxicidade, a DILI é tradicionalmente classificada como intrínseca ou direta e idiossincrática. A forma intrínseca é previsível, por ser causada por agentes conhecidamente tóxicos e, com efeito dose-dependente, sendo iniciada após uma curta exposição (horas a dias). Acontece em grande número de indivíduos e pode ser reproduzida em animais. A hepatotoxicidade idiossincrática é a forma mais prevalente, e é imprevisível, uma vez que é causada por agentes que são pouco ou não conhecidamente tóxicos, e não obedece à relação com dose. Essa forma pode ou não ser alérgica, tem um período de latência maior (semanas a meses) e não é reproduzida em animais. Os principais fármacos causadores de *DILI* intrínseca e idiossincrásica estão descritos na **Tabela 30.1**.

A apresentação laboratorial é dividida em hepatocelular, colestática ou mista, de acordo com o padrão de elevação das enzimas hepáticas. A lesão hepática é designada como hepatocelular quando há um aumento ≥ 5x o limite superior de normalidade (LSN) na alanina aminotransferase (ALT) isoladamente ou quando a razão entre a atividade sérica (expressada como múltiplo do LSN) de ALT em relação à fosfatase alcalina (FA) é ≥ 5. Já o perfil colestático é caracterizado por um aumento nos níveis de FA ≥ 2x LSN isoladamente ou quando a razão entre a atividade sérica de ALT em relação à FA é ≤2. Quando essa razão se encontra entre 2 e 5, a lesão hepática é caracterizada como 'mista'.

Os achados histológicos são diversos, incluindo: necrose celular, colestase, esteatose, fibrose, hepatite granulomatosa, fosfolipidose e obstrução sinusoidal. Cada fármaco possui uma forma característica de apresentação de *DILI*, o que pode auxiliar na identificação do agente implicado. (**Tabela 30.2.**)

Principais fatores de risco para DILI

- **Idade:** pacientes idosos são mais suscetíveis à *DILI*, têm mais chances de desenvolver colestase e possuem pior prognóstico. Os jovens, quando apresentam *DILI*, são mais propensos à forma hepatocelular.
- **Gênero:** sexo feminino apresenta maior incidência, tem um maior risco de gravidade e costuma apresentar os piores desfechos.
- **Comorbidades:** hepatites crônicas (B e C), insuficiência cardíaca avançada, alcoolismo, obesidade, aumento prévio de ALT, diabetes e psoríase são exemplos de fatores que pioram o prognóstico.
- **Genética:** pouco compreendida, mas acredita-se que vários polimorfismos genéticos que abrangem as enzimas dos citocromos, o sistema *HLA* (antígeno leucocitário humano) e mutações no DNA mitocondrial contribuam.

Quadro clínico

A clínica é extensa, desde pacientes assintomáticos até aqueles que desenvolvem uma síndrome semelhante à hepatite

Tabela 30.1. Principais Fármacos Causadores de *DILI*

Intrínseco	Idiossincrático		
Acetaminofeno	Alopurinol	Amiodarona§	Estatinas§
Amiodarona§	Amoxicilina-clavulanato	Bosentana	Sulfonamidas
Esteroides anabólicos	Dantroleno	Diclofenaco	Terbinafina
Antimetabólitos	Dissulfiram	Felbamato	Ticlopidina
Colestiramina**	Fenofibrato	Flucloxacilina	Tolvaptana
Ciclosporina	Flutamida	Halotano	Tolcapona
Ácido valpróico	Isoniazida	Cetoconazol	Trovofloxacino
Drogas HAART	Leflunomida	Lisinopril	*
Heparinas	Lapatinibe	Metildopa	
Ácido nicotínico	Minociclina	Nitrofurantoína	
Estatinas§	Pazopanibe	Fenitoína	
Tacrina**	Pirazinamida	Propiltiouracil	

ALT: alanina aminotransferase; DILI: lesão hepática induzida por drogas; HAART: terapia antirretroviral altamente ativa, *Exemplos conhecidos; medicamentos retirados ou não aprovados não listados, ** Elevações leves de ALT sem icterícia, §Ambos intrínseco e idiossincrático.

viral. Alguns pacientes podem desenvolver eosinofilia, sugerindo componente alérgico subjacente.

Anamnese deve avaliar história de reações prévias a medicamentos, o que, quando presente, pode corroborar o diagnóstico. Exames laboratoriais (inicial e de acompanhamento) deverão incluir avaliação de todas as enzimas hepáticas e testes para determinação da função hepática (como, por exemplo, INR). Exames para diagnóstico diferencial, incluindo sorologias para vírus hepatotrópicos, autoanticorpos (FAN, antimúsculo liso, anti-LKM) e avaliação por imagem, também deverão ser solicitados. As imagens do fígado e da árvore biliar são frequentemente normais, tendo auxílio na exclusão de outros diagnósticos. A realização de biópsia hepática não é mandatória e só deverá ser realizada quando houver dúvida diagnóstica persistente, devendo-se sempre avaliar o risco-benefício.

Lesão hepática adquirida na UTI

O ambiente de terapia intensiva é bastante propício para o surgimento de lesão hepática, seja por mecanismos hemodinâmicos, inflamatórios/infecciosos ou por medicamentos.

O comprometimento hepático determinado por hipoperfusão caracteriza a chamada hepatite isquêmica, que é definida como uma lesão associada à instabilidade hemodinâmica e que promove elevação súbita e transitória de transaminases (≥ 10x LSN), devendo-se excluir outras causas para confirmação diagnóstica. A tríade clássica dessa condição é elevação do INR + disfunção renal + elevação significativa das transaminases (geralmente com AST > ALT).

Capítulo 30 • Fármacos, Interações Medicamentosas e Hepatotoxicidade

Tabela 30.2

Fenótipo	Tipo de Lesão Hepática	Latência	Padrão Enzimático	Agentes Típicos	Comentários
Necrose hepática aguda	Direta	Dias	↑ ALT importante e abrupta; ↑ FA e BT leves	Acetaminofeno, aspirina, niacina, "Ecstasy"	Frequentemente devido a overdose
Elevações enzimáticas	Direta	Dias a meses	↑ FA e/ou ALT leves a moderadas	Muitos agentes	Usualmente transitória e assintomática
Hepatite aguda	Idiossincrática, indireta	Dias a meses	↑↑ ALT importante e ↑ FA moderado	Isoniazida, diclofenaco	Alta taxa de mortalidade
Hepatite colestática	Idiossincrática	Semanas a meses	FA altamente elevada, ALT levemente elevada	Amoxicilina-clavulanato, cefazolina	Prurido, início precoce e proeminente
Hepatite mista	Idiossincrática	Dias a meses	↑ ALT e FA moderados	TMP-SMZ, fenitoína	Geralmente benigna, autolimitada
Hepatite crônica	Idiossincrática, indireta	Meses a anos	↑ ALT moderado com ↑ BT	Diclofenaco, nitrofurantoína, minociclina	Início insidioso; pode requerer corticosteroides
Colestase sem inflamação	Desconhecido, possivelmente idiossincrático	Meses	↑ ALT moderado e ↑ FA leve	Esteroides anabólicos, estrogênios	Prurido, proeminente e prolongado
Esteatose hepática aguda, acidose láctica e falência hepática	Direta	Dias a meses	↑ ALT leve, falência hepática e Acidose láctica,	Estavudina, linezolida, aspirina (Síndrome de Reye)	Falência mitocondrial, pancreatite
Esteatose hepática não alcoólica	Indireta, direta	Meses	↑ ALT e FA leves	Glicocorticoides, tamoxifeno, haloperidol	Assintomática; esteatose hepática frequentemente vista em ultrassom
Síndrome de obstrução sinusoidal	Direta	Semanas	↑ enzimáticas variáveis	Agentes quimioterápicos, busulfano, gemtuzumabe	Hepatomegalia, ganho de peso, edema, ascite
Hiperplasia nodular regenerativa	Direta	Anos	↑ ALT e FA mínimos	Tioguanina, azatioprina, oxaliplatina	Hipertensão portal não cirrótica

Os fenótipos estão listados em ordem geral de frequência. Há sobreposição entre formas idiossincráticas e indiretas de lesão. FA: Fosfatase Alcalina. BT: Bilirrubina Total ALT: Alanina Aminotransferase. TMP-SMZ: Trimetoprima-Sulfametoxazol.

No que concerne *DILI*, o risco de desenvolvimento é aumentado nos pacientes gravemente enfermos, em decorrência do elevado número de agentes farmacológicos usados, com consequente surgimento de interações potencialmente significativas. Além disso, a farmacocinética dos medicamentos nesse contexto está geralmente modificada e há coexistência com outras causas de lesão hepática, como comprometimento da perfusão hepática, sepse e nutrição parenteral.

Um grande desafio nos pacientes graves é a correta interpretação da evolução das transaminases séricas. *AST* não é específica do fígado, sendo produzida também por outros tecidos (como coração e musculatura esquelética), o que pode ser um confundidor, especialmente em pacientes com perfusão tecidual alterada. Já a *ALT* é expressa principalmente no fígado, e o seu valor normal em vigência de *AST* isoladamente elevada, direciona para origens não hepáticas da última. Importante salientar que a magnitude de aumento das transaminases não se correlaciona diretamente com a gravidade.

Hepatotoxicidade específica de medicamentos de uso habitual

1. Paracetamol

É um dos fármacos mais utilizados no mundo e é a intoxicação medicamentosa mais comum em países de alta renda. A hepatoxicidade normalmente é dose dependente e a acetilcisteína é um antídoto eficaz e obrigatório no tratamento.

2. Antibióticos

- **Amoxicilina-clavulanato:** sua hepatotoxicidade é conhecida e acredita-se que esteja relacionada ao clavulanato ou à sua associação com amoxicilina. Importante salientar que amoxicilina monoterapia não costuma desencadear lesão hepática. Apresenta-se tipicamente com o padrão colestático, porém eventualmente pode se manifestar sob a forma mista. Características de hipersensibilidade (erupção cutânea, eosinofilia e febre) também podem ser observadas. Raramente pode ocasionar destruição permanente dos ductos hepáticos, caracterizando a chamada "*vanish bile duct syndrome*".

- **Sulfonamidas:** são o segundo maior grupo causador de lesão hepática, sendo o padrão mais tipicamente colestático. Na maioria das vezes, o curso é leve e os pacientes se recuperam após a descontinuação da medicação.

- **Macrolídeos:** o padrão de lesão normalmente é colestático e tipicamente ocorre em dias após a primeira dose. No entanto, em uma segunda exposição, a hepatotoxicidade pode se manifestar precocemente, dentro de 48 horas.

- **Nitrofurantoina:** responsável por uma ampla gama de lesões hepáticas, incluindo indução de hepatite autoimune, necrose hepatocelular, colestase aguda, granulomas, hepatite crônica e até graus variados de fibrose. Insuficiência hepática aguda é rara.

- **Fluoroquinolona:** há descrição de padrões de hepatite hepatocelular e colestática, podendo haver indução de insuficiência hepática aguda. Ciclos com mais de 2 semanas parecem apresentar maior risco de lesão grave.

- **Antituberculostáticos:** seus efeitos colaterais são diversos, sendo os hepatotóxicos os mais importantes, tanto pela alta incidência quanto por serem potencialmente graves. Isoniazida é classicamente a que mais causa lesão hepática aguda, que pode progredir para insuficiência hepática grave e morte; o principal motivo é a longa exposição a essa medicação. Rifampicina isoladamente causa hepatoxicidade em uma taxa muito menor do que quando combinada com a Isoniazida, sendo a colestase o padrão típico de lesão. Pirazinamida apresenta maior probabilidade de hepatotoxicidade quando administrada em conjunto com Isoniazida ou Rifampicina, mas também é capaz de causar lesão hepática quando administrada isoladamente.

3. Antifúngicos

A injúria hepática determinada por esses agentes geralmente cursa com recuperação após a interrupção, mas se houver manutenção do tratamento, pode ocasionar lesão hepática grave. Cetoconazol é o agente que mais frequentemente cursa com hepatotoxicidade, geralmente com perfil de lesão hepatocelular, podendo também determinar um padrão misto ou colestático.

4. Anticonvulsivantes

O ácido valpróico, especialmente em crianças, causa hepatotoxicidade, que é aumentada quando combinado com outros anticonvulsivantes. A fenitoína pode ser metabolizada em substâncias hepatotóxicas, resultando em um quadro similar às hepatites virais, porém com infiltrado eosinofílico. A carbamazepina também causa lesão hepática, podendo ser grave e fatal.

5. AINES

- **Nimesulida:** dos AINEs é a que está mais associada a lesão hepática grave, sendo o mecanismo não

totalmente conhecido, mas associado à necrose centrolobular. O início dos sintomas ocorre meses após o início da terapia e a lesão hepática frequentemente se resolve 2 a 16 meses após suspensão; todavia, há relato de casos de insuficiência hepática aguda fulminante.

- **Ibuprofeno:** a hepatotoxicidade é comum, uma vez que é amplamente disponível como um medicamento de venda livre.

- **Aspirina:** está associada a um tipo de hepatotoxicidade que difere das causadas por outros AINEs: uma forma aguda e grave de esteatose microvesicular conhecida como "síndrome de Reye".

- **Diclofenaco:** devido ao uso amplamente generalizado, a hepatotoxicidade relacionada ao Diclofenaco tem sido uma das causas mais comuns de hepatite medicamentosa idiossincrática. O padrão de lesão observado na biópsia hepática é caracteristicamente a necrose da zona 3 (centrolobular).

6. Agentes hipolipemiantes

Elevação dos níveis de transaminases é relativamente frequente com uso de estatinas (padrão hepatocelular de injúria), porém raramente com repercussão clínica. A produção aumentada de metabólitos reativos é observada nas estatinas, com redução da depuração do medicamento devido aos polimorfismos funcionais do CYP3A4 implicados. Interações com drogas como amiodarona, macrolídeos e fluconazol, que inibem a atividade do CYP3A4, também reduzem o limiar de hepatotoxicidade induzida por estatinas.

7. Amiodarona

Hepatotoxicidade pode ser causada tanto por lesão direta como por reação idiossincrática metabólica. Inicialmente há aumento discreto das transaminases, que pode evoluir para cirrose e insuficiência hepática. Raramente pode cursar com icterícia e bilirrubina pode se manter elevada por um período variável após a descontinuação da droga, em decorrência de sua elevada meia-vida. Aproximadamente 3% dos pacientes desenvolvem esteato-hepatite insidiosa. É essencial a monitorização do hepatograma durante todo o tratamento (a cada 6 a 12 meses) e suspensão caso ocorra toxicidade hepática.

Terapêutica e prognóstico

A suspensão imediata do fármaco continua sendo o passo mais importante para o tratamento e geralmente leva a recuperação espontânea em dias a semanas, não sendo necessária nenhuma intervenção adicional. No entanto, a trajetória da resolução clínica e bioquímica nem sempre é previsível.

Carvão ativado pode ser utilizado ao se tratar de overdose medicamentosa. Como seu benefício terapêutico é restrito a 3 a 4h após a ingestão aguda, a eficácia da terapia é altamente tempo-dependente. Lavagem gástrica foi amplamente substituída pelo carvão ativado, mas às vezes pode ser usada em casos de envenenamento agudo com ferro, lítio e comprimidos de liberação prolongada.

Administração de um antídoto específico só está disponível para overdoses de paracetamol, quando se deve administrar N-acetilcisteína. Ainda não há embasamento científico para uso de corticosteroides no tratamento de reações imunomediadas e de ácido ursodesoxicólico para lesão hepática colestática. Os benefícios dos corticosteroides são limitados aos casos de hepatite autoimune induzida por medicamentos.

Com o transplante hepático melhorando a sobrevida, sinais de insuficiência hepática fulminante, particularmente encefalopatia e alargamento de INR requerem transferência para UTI e avaliação da Equipe de Hepatologia, incluindo indicação para transplante hepático.

CONCLUSÃO

As principais causas de lesão hepática adquirida incluem choque, sepse e exposição a medicamentos, cenários com maior prevalência no ambiente do UTI. NO que concerne *DILI* (condição que pode ser potencialmente fatal) o ponto-chave para o diagnóstico é a identificação de relação temporal entre exposição a um medicamento potencialmente hepatotóxico e alteração das enzimas hepáticas. A avaliação criteriosa com exames laboratoriais (incluindo painel hepático e pesquisa de outros potenciais agentes agressores), exames de imagem e, eventualmente, realização de biópsia hepática é essencial para o estabelecimento do diagnóstico correto e adoção de medidas necessárias. A recuperação espontânea é observada na maioria dos pacientes; no entanto, o monitoramento clínico e bioquímico é vital, atentando para sinais de alarme sugestivos de evolução para insuficiência hepática aguda, que devem determinar encaminhamento urgente para unidade hepática terciária para consideração de transplante hepático.

BIBLIOGRAFIA

1. Mechanisms of drug-induced liver disease – doi: 10.1016/j.cld.2007.06.001
2. Drug-induced liver injury – types and phenotypes – doi: 10.1056/nejmra1816149
3. Nonsteroidal anti-inflammatory drug-induced hepatotoxicity – doi: 10.1016/j.cld.2007.06.004
4. Drug-induced liver injury associated with HIV medications – doi: 10.1016/j.cld.2007.06.008
5. Hepatotoxicity due to antibiotics – doi: 10.1016/j.cld.2007.06.009
6. Lipid-lowering agents that cause drug-induced hepatotoxicity – doi: 10.1016/j.cld.2007.06.010
7. Drug-induced liver injury: a comprehensive review – doi: 10.1177/17562848231163410
8. Acquired Liver Injury in the Intensive Care Unit – doi:
9. Paracetamol (acetaminophen) overdose and hepatotoxicity: mechanism, treatment, prevention measures, and estimates of burden of disease – doi: 0.1080/17425255.2023.2223959
10. Clinical Practice Guidelines: Drug-induced liver injury. J Hepatol (2019) – https://doi.org/10.1016/j.jhep.2019.02.014
11. Amiodarone hepatotoxicity – doi: 10.2174/157016108784912019
12. LiverTox – https://www.ncbi.nlm.nih.gov/books/NBK547852/

31

Farmacologia aplicada ao paciente geriátrico

Aparecida Carmem de Oliveira • Joaquim d'Almeida

Palavras-chave:

Avaliação geriátrica, farmacocinética, farmacodinâmica, iatrogenia, funcionalidade, idoso frágil, fragilidade.

INTRODUÇÃO

"A população geriátrica (>65 anos) está crescendo muito mais rápido do que a população como um todo, com projeções de mais de 100 milhões de pessoas com mais de 65 anos na população dos Estados Unidos até o ano de 2060. Para o número de adultos com 65 anos ou mais velhos há projeções para que exceda metade da população dos EUA até o ano de 2020, e, da mesma forma, espera-se que esses pacientes representem uma fração maior de pacientes cirúrgicos internados a cada ano." – Geriatric Pharmacology. Anesthesiology Clin 37 (2019) 475-492

Nos países em desenvolvimento, como no Brasil, as projeções nos mostram que a população geriátrica (>60 anos) e o processo de envelhecimento está com maior aceleração e isto é muito mais observado naqueles indivíduos chamados, de "muito idosos" (>80 anos). Consequentemente precisamos compreender o conceito de *status funcional* ou *funcionalidade*, já que se considerarmos somente o critério idade como limitante ou para as tomadas de decisões terapêuticas e clínicas, com o passar do tempo os resultados serão cada vez mais desfavoráveis aos "muito idosos".

A capacidade funcional do idoso consiste na capacidade do indivíduo em desempenhar atividades que lhe permita cuidar de si mesmo e ter uma vida independente. Há diversas ferramentas (Escalas de Katz, Pfeffer e Lawton para o nível de dependência e Minimental de Folstein, Cognitive Screening – CS 10, Teste do relógio, Mini-cog e o MoCa, para rastreio cognitivo) que podem ser aplicadas para esta avaliação, porém *o status funcional prévio à admissão do idoso no CTI* deve, sempre que possível, ser conhecido porque o objetivo para o tratamento do idoso com doenças agudas graves deve ser a manutenção da sua independência e redução das suas incapacidades. Quando isto não for possível, a reabilitação dever ser priorizada na ten-

tativa de resgate desta autonomia e independência e assim evitar um processo de fragilização ampliada deste idoso.

DESCRIÇÃO DO CAPÍTULO

É bem-sabido que adultos com mais idade requerem menor quantidade de medicamentos do que os mais jovens, um fenômeno atribuível ao declínio da função e reserva dos órgãos, incluindo alterações na resposta às medicações devido às alterações farmacocinéticas (PK) e farmacodinâmicas (PD).

Além dos idosos (>60 anos) e dos muito idosos (>80 anos) com status funcional reduzido, precisamos compreender os idosos com fragilidade, ou seja, àqueles que apresentam déficits de saúde acumulados ao longo da vida.

O *fenótipo de fragilidade de Fried* delineia uma síndrome clínica resultante de metabolismo alterado juntamente com respostas anormais ao estresse. As características são:

1. exaustão (primeira manifestação);
2. fraqueza;
3. lentidão;
4. inatividade física; e
5. perda de peso (última manifestação).

A presença ou ausência e o grau de fragilidade são determinados pelo número de características presentes:

1. "robusta": uma pessoa é considerada "robusta" se nenhuma das características estiver presente;
2. "pré-frágil" se uma ou duas estiverem presentes;
3. "frágil" se três a cinco estiverem presentes.

A presença de todas *as cinco características* do *fenótipo de fragilidade de Fried* indica uma transição crítica com o risco de morte acentuado e a chance de reversibilidade do quadro bastante reduzida. Esse fenótipo da fragilidade de Fried é distinto da presença de múltiplos distúrbios coexistentes e incapacidades, ou seja, déficits de saúde acumulados ao longo da vida. Pacientes frágeis tem menor massa muscular e teor de gordura relativamente maior do que idosos robustos. Isto resulta em um volume de distribuição muito maior dos medicamentos lipofílicos, concentrações plasmáticas mais baixas, mas uma meia vida muito mais prolongada quando comparado a idosos robustos.

Mais uma vez precisamos ressaltar que as respostas às medicações naqueles indivíduos "idosos", nos "muito idosos", naqueles com funcionalidade reduzida ou com fragilidade, necessitarão dos intensivistas, uma maior atenção para que se evite a iatrogenia ou a cascata iatrogênica. A reação adversa a medicamentos (RAM) vem sendo vista como um dos maiores agravantes do estado de saúde do idoso, constituindo uma importante causa de internação prolongada e de mortalidade entre idosos. Além disto, sabemos que nos idosos a parcela de pacientes com múltiplas condições crônicas pode resultar em polifarmácia (idosos expostos a pelo menos cinco medicações diferentes por dia) e a polifarmácia por si só é um fator de risco para interações medicamentosas, reações adversas a medicamentos e está associada a desfechos negativos como quedas, hospitalizações e morte.

As mudanças fisiológicas do envelhecimento e àquelas relacionadas a sua homeostase impactam na disposição e efeitos dos medicamentos, porém o impacto da fragilidade nesta disposição e nestes efeitos ainda necessitam de maiores investigações. Poucos estudos investigaram isto porque a viabilidade para se estudar idosos frágeis é agravado pelo seu elevado grau de heterogeneidade, resultando em farmacocinética e farmacodinâmica altamente variáveis.

FARMACOCINÉTICA (PK) E FARMACODINÂMICA (PD) EM IDOSOS

A farmacocinética e farmacodinâmica de todos os medicamentos na população mais idosa é diferente quando comparados com adultos mais jovens ou de meia-idade.

As mudanças mais importantes relacionadas à idade, na farmacocinética dos medicamentos, podem ser explicadas por mudanças fisiológicas no processo do envelhecimento. A composição corporal vai sofrendo modificações importantes com o envelhecimento. A quantidade de água corporal total diminui com o envelhecimento, principalmente à custa da diminuição da água intracelular. Disto resulta uma maior facilidade do idoso em desenvolver quadros de desidratação quando comparado aos mais jovens. A gordura corporal, em termos percentuais, vai aumentando com o avançar da idade (aos 75 anos é praticamente o dobro dos valores dos 25 anos). Isto faz com que, no idoso, os fármacos lipossolúveis tenham um volume de distribuição maior do que no jovem (maior concentração do fármaco no tecido adiposo que no plasma). Também resultará num depósito tissular do fármaco maior que no jovem após uma determinada dose, e consequentemente, maior período de liberação tecidual do medicamento e maior tempo de ação da droga. Já os fármacos hidrossolúveis irão apresentar um volume de distribuição menor que nos jovens. Isto fará com que a concentração plasmática destes fármacos, após uma determinada dose, seja maior nos idosos que nos jovens, aumentando assim a concentração destas drogas no seu sítio de ação.

O peso dos órgãos também sofre alterações com o envelhecimento porque fisiologicamente há diminuição do número de células e diminuição da água corporal total, além da redução da massa muscular. As alterações fisiológicas mais relevantes relacionadas à idade que influenciam a farmacocinética dos medicamentos estão listados na **Tabela 31.1**.

Portanto, segundo *Confort et al.*, o idoso, tem uma incapacidade de manter a homeostase em condições de sobrecarga funcional (infecções, traumas, pós-operatórios, sepse, etc.)

Tabela 31.1. Alterações fisiológicas que influenciam a farmacocinéticas dos medicamentos nos idosos

Sistema corporal	Efeitos fisiológicos	Consequências para as farmacocinéticas
Composição corporal	• Diminuição do teor de água corporal em 20%. • Aumento do teor de gordura corporal em aprox. 30% e nos omentos dos órgãos. • Diminuição da massa muscular em 30%.	Volume de distribuição altamente alterado para medicações hidrofílicas e lipofílicas.
Função hepática	• Diminuição do fluxo sanguíneo hepático em aprox. 10 a 25%. • Diminuição da função enzimática com resultados contraditórios.	Meia-vida de eliminação prolongada Eliminação de primeira passagem reduzida.
Função renal	- Taxa de filtração glomerular reduzida.	Meia-vida de eliminação prolongada para todos os fármacos de depuração renal.

À medida que a função hepática e renal diminui com o avançar da idade, os fármacos que necessitam destas vias de eliminação ficam mais lentos. Para a função renal, a taxa de filtração glomerular (eGFR) representa adequadamente a eliminação de medicamentos e a dosagem pode ser ajustada de acordo a eGFR.

Em contrapartida, a função hepática com relação ao metabolismo de fármacos é difícil caracterizar. Existe uma fraca correlação entre os testes de função hepática clinicamente medidos (exemplo as transaminases) e\ou o *Child-Pugh-Score* comumente usados e as meias vidas de fármacos que são metabolizados pelo fígado. No entanto, a depuração dos fármacos de alta excreção, como a cetamina, fentanil, morfina, depende diretamente do fluxo sanguíneo hepático, o qual está significativamente reduzido na idade avançada.

Com relação às alterações farmacocinéticas dos benzodiazepínicos, o midazolam apresenta redução da depuração em até 30% com o aumento da idade, resultando em efeito prolongado do medicamento. Os efeitos deliriogênicos dos benzodiazepínicos em pacientes idosos e criticamente enfermos são bem documentado, justificam a hesitação ao administrar midazolam mesmo em baixas doses.

Estas recomendações de doses de fármacos para uso na anestesia e terapia intensiva, devem ser usadas com cautela em pacientes com a síndrome da fragilidade porque podem exigir doses ainda mais baixas e devem ser monitorados cuidadosamente.

Vale ressaltar que a recuperação pós-cirúrgica dos pacientes internados no CTI pode ser retardada pelo uso de medicamentos psicotrópicos com efeitos anticolinérgicos e sedativos, aumentando o risco de *delirium* no pós-operatório destes indivíduos idosos. Portanto, um histórico completo de medicamentos é relevante para estimar a influência de medicamentos anteriores.

A farmacodinâmica de um fármaco pode ser modificada por alterações fisiológicas decorrentes de um distúrbio ou uma doença, do processo do envelhecimento e por outros fármacos.

Em geral, idosos são mais sensíveis a medicamentos direcionados ao sistema nervoso central devido às alterações da homeostase corporal que ocorrem com o processo do envelhecimento. Por exemplo, alterações a ligação dos benzodiazepínicos aos receptores GABA resulta em aumento da sedação e confusão em idosos que usam benzodiazepínicos. O mecanismo de ação dos benzodiazepínicos no receptor GABA é razoavelmente bem compreendido. O início e a duração da ação de uma administração em bolus IV de midazolam depende em grande parte da dose e do tempo em que a dose é administrada: quanto maior a dose em um período mais curto (bolus), mais rápido será o início. Embora possa não haver uma mudança de PK, parece haver um claro efeito de PD de um risco aumentado de delirium com benzodiazepínicos, especialmente em idoso, quando usado como infusão na unidade de terapia intensiva. Recomendações da American Geriatrics Society nos orientam a evitar benzodiazepínicos, limitando seu uso a circunstâncias especiais.

O SNC dos idosos é aproximadamente 30% mais sensível ao propofol do que pacientes mais jovens, o que foi observado tanto para doses de indução quanto de infusões. O propofol tem efeitos favoráveis sobre os parâmetros do SNC, porque reduz a taxa metabólica cerebral (CMRO2), o fluxo sanguíneo cerebral (FSC) e a pressão intracraniana (PIC). Quando administrado em bolus, pode diminuir a pressão arterial média, possivelmente diminuindo a pressão de perfusão cerebral (PCC) abaixo de um nível crítico e lembrando que indivíduos idosos e os muito idosos são propensos a terem estenose carotídea e doença valvar aórtica. A faixa de autorregulação cerebral pode ser significativamente alterada, principalmente se o paciente tiver hipertensão arterial crônica. Assim, parece que o aumento da idade provoca alterações no cérebro que aumentam a potência efetiva do propofol para o paciente geriátrico. A cetamina tem recebido atenção especial em adultos mais velhos porque há a preocupação de que o seu uso pode estar associado ao aumento de delirium após a cirurgia. Mais recentemente, um ensaio internacional, multicêntrico e randomizado controlado demonstrou que a cetamina não aumentou nem diminuiu o delirium no pós-operatório, não havendo relatos de alterações da DP em idosos em comparação com adultos jovens. A dexmedetomidina surgiu como um medicamento frequentemente usado para sedação no perioperatório e no ambiente da UTI. Alguns estudos abordaram se há alterações na DP com o envelhecimento que afetariam a dosagem de dexmedetomidina. Embora não se acreditasse anteriormente que as PKs da dexmedetomidina variassem com a idade, trabalhos recentes sugerem uma depuração prolongada e maior sensibilidade na meia vida em idosos. Em pacientes com hipoalbuminemia, essas alterações são mais pronunciadas. As alterações nas PDs de dexmedetomidina não foram elucidadas, portanto, o aumento dos efeitos do medicamento em idosos pode refletir as alterações farmacocinéticas ou uma combinação de mudanças PD e PK. Independente disso, recomenda-se uma redução da dose em torno de 33% para dexmedetomidina em idosos, com titulação para o nível apropriado de sedação. Embora os efeitos adversos da dexmedetomidina, como hipotensão arterial e bradicardia serem mais comuns em idosos

Tabela 31.2. Alterações fisiológicas do envelhecimento levam a modificações de dosagem para muitos medicamentos usados durante a anestesia.

Medicamento	Dose adulto jovem	Dose adulto idoso	Sintomas de overdose
Midazolam IV – indução anestesia	0,3-0,35mg/kg	0,2mg/kg	Apneia, sedação profunda e prolongada, disfunção cognitiva.
Fentanil IV – grandes procedimentos	2-20mg/kg.	1,0-15mg/kg	Depressão respiratória.
Remifentanil IV bolus	0,1mg/kg	0,05mg/kg	Depressão respiratória
Remifentanil infusion	0,05-2,0mg/kg	0,05-1,5mg/kg	Depressão respiratória
Dexmedetomidine infusion (sedation > 24 h)	0,15-1,5mg/kg/ hora	0,1-1,0mg/kg/hora	Hipotensão arterial
Ketamine IV.	1,0-4,5 mg/kg	1,0-2,0 mg/kg	Efeitos cardiovasculares
Propofol IV bolus	2,0-2,5 mg/kg	1,0-1,5 mg/kg	Hipotensão e depressão respiratória
Propofol infusion	6,0-12,0 mg/kg/hora	3,0-6,0 mg/kg/hora	Hipotensão e depressão respiratória

(especialmente com dose em bolus), o medicamento oferece várias vantagens, como reduções nas necessidades anestésicas, doses de opioides, escores de agitação e incidência de delirium.

Outro grupo farmacológico com importância farmacodinâmica no que diz respeito a neurotoxicidade em idosos são os antibióticos. As fluoroquinolonas e os antibióticos betalactâmicos, são mais comumente descritos em relatos de casos e séries como associados a delirium e convulsões induzidas por medicamentos. O mecanismo responsável pelo efeito neurotóxico desses grupos farmacológicos se relaciona com o bloqueio de canais ionotrópicos de cloro nos receptores inibitórios GABA do tipo A pós-sinápticos.

Pacientes com condições neurológicas subjacentes (doenças degenerativas e cerebrovasculares) correm maior risco de encefalopatia induzida por esses grupos farmacológicos, podendo ocorrer mais frequentemente em paciente com disfunção renal aguda ou crônica.

Todos os antibióticos betalactâmicos tem potencial para causar neurotoxicidade, mas já foi demonstrado que a cefepima apresenta um risco maior comparado aos carbapenêmicos (meropenem) e a pireracilina-tazobactan.

Com o uso crescente de fluoroquinolonas, esse grupo farmacológico se tornou o principal responsável por efeitos adversos no SNC comparado aos outros grupos de antibióticos, principalmente com o uso da ciprofloxacina.

A disfunção renal aguda ou crônica, está associada ao aumento da meia-vida de eliminação e área sob a curva (PK/PD), e uma diminuição na depuração renal e total do *clearance* predispondo ao acúmulo e maior concentração do fármaco em áreas específicas do cérebro, particularmente em pacientes idosos, independente de lesões estruturais prévias do SNC.

Interromper o uso do antibiótico é a primeira medida a ser tomada diante de manifestações agudas de encefalopatia (delirium, convulsões) na evolução do uso desses antibióticos, havendo habitualmente melhora do efeito adverso neurotóxico.

A nefrotoxicidade também representa uma preocupação à parte na população geriátrica com relação ao uso de antibióticos. A monitorização da função renal (clearance de creatinina) deve ser feita de forma rotineira em pacientes em uso de antibióticos, independente da presença de disfunção renal prévia.

Por apresentar a redução da função renal com o avanço de sua longevidade (aos 80 anos há cerca de perda de 50% da função renal), o idoso torna-se mais vulnerável à injúria renal no ambiente hospitalar. A hipohidratação e o uso de antibióticos contribuem de forma significativa para a disfunção renal aguda nessa população. Os aminoglicosídeos, glicopeptídeos e as polimixinas são sabidamente os fármacos mais nefrotóxicos, porém, em virtude da diminuição da função renal com a senescência biológica do Nefron, os antibióticos Betalactâmicos com exceção da Ceftriaxona, também merecem monitoramento através do *clearance* de creatinina, principalmente quando a taxa de filtração glomerular reduzir abaixo de 50%.

Um estudo publicado no CHEST(Chen AY *et al.*,2023), avaliou o risco de desenvolver lesão renal aguda (LRA) em pacientes que receberam de forma exclusiva associação de vancomicina e piperacilina-tazobactam, vancomicina e cefepima ou vancomicina e meropenem). Os resultados indicaram que a combinação de vancomicina e piperacilina-tazobactam foi associada a um maior risco de disfunção renal aguda e início de diálise quando comparada com vancomicina e cefepima e vancomicina e meropenem.

CONCLUSÃO

Há um reconhecimento de que medicamentos não são adequadamente estudados em populações geriátricas de "idosos" e "muito idosos" robustos, pré-frágeis e frágeis. Há procedimentos complexos nas unidades de terapia intensiva que necessitam de intervenções complexas e uso de diversos medicamentos associados. Estudos futuros devem ser realizados e entender a adequada caracterização da população estudada, incluindo o reconhecimento da funcionalidade, através da inclusão de avaliações geriátricas funcionais e cognitivas e suas variações diante da farmacocinética e farmacodinâmica dos fármacos estudados.

PONTOS-CHAVE

- A avaliação geriátrica (grau de dependência e cognição) incluindo o nível de fragilidade (robusto, pré-frágil ou frágil) é um pré-requisito para melhorar o desfecho nos pacientes mais idosos;
- As alterações biológicas observadas na fragilidade podem afetar a farmacocinética e a farmacodinâmica;
- Entender a importância das alterações fisiológica do envelhecimento e as suas implicações na farmacocinética e farmacodinâmica dos medicamentos em terapia intensiva;
- O manejo na terapia intensiva de condições crônicas e a polifarmácia pode e deve ser melhorada através de processos estruturados e intervenções farmacêuticas;

BIBLIOGRAFIA

1. Tate M. Andres, MDa,*, Tracy McGrane, MD, MPHb, Matthew D. McEvoy, MDc, Brian F.S. Allen, MD. Geriatric Pharmacology. Anesthesiology Clin 37 (2019) 475–492
2. Dae Hyun Kim, M.D., Sc.D., M.P.H., and Kenneth Rockwood, M.D. Frailty in Older Adults N Engl J Med 2024;391:538-48.
3. Sarah N. Hilmer, Harry Wu, Meggie Zhang. Biology of frailty: Implications for clinical pharmacology and drug therapy in frail older people; Mechanisms of Ageing and Development – Elsevier – 181 (2019) 22-28.
4. Thurmann, P.A. Pharmacodynamics and pharmacokinetics in older adults. Curr Opin Anesthesiol 2019, 32:000–000; Volume 32 Number 00 Month 2019;
5. Boletim do Instituto Saúde., Envelhecimento e Saúde., Fatores determinantes do envelhecimento saudável, Filho, W, J. BIS#47/ abril_2009 27

6. Reeve E, Wiese MD, Mangoni AA. Alterations in drug disposition in older adults. Expert Opin Drug Metab Toxicol 2015; 11:491–508. 27.

7. Rivera R, Antognini JF. Perioperative drug therapy in elderly patients. An esthesiology 2009; 110:1176–1181.

8. Mashour GA, Bem Abdallah A, Pryor KO, et al. Intraoperative ketamine for prevention of depressive symptoms after major surgery in older adults: na international, multicentre, double blind, randomised clinical trial. Br J Anesth 2018; 121(5):1075-83

9. Lirola T, Ihmesen H, Laitio R, et al. Population pharmcokinetics of dexdemetomedine during long term sedation in intensive care patients. Br Anaesth 2012;108(3):460-8.

10. Kuang Y, Zhang RR, Pei Q, et al. Pharmocikinetic and pharmacodynamic study of dexmedetomidine in elderly patients during spinal anestesia. Int Clin Pharmacol Ther 2015;53 (12):1005-14.

11. Kenzaka T, Matsumoto M. Cefepime-induced encephalopathy. BMJ Case Rep. 2018 Feb 21;2018:bcr2017223954. doi: 10.1136/bcr-2017-223954. PMID: 29467125; PMCID: PMC5847961.

12. Ashwin Kamath; Fluoroquinolone Induced Neurotoxicity: A Review; J. Adv. Pharm. Edu. & Res.2013: 3(1): 72-75

13. Yang J, Ko YS, Lee HY, Fang Y, Oh SW, Kim MG, Cho WY, Jo SK. Mechanisms of Piperacillin/Tazobactam Nephrotoxicity: Piperacillin/Tazobactam-Induced Direct Tubular Damage in Mice. Antibiotics (Basel). Published online 2023 Jun 28;12(7):1121.

XIII

Infusões

32

Medicamentos Utilizados em Medicina Intensiva

Ana Elisa Oliveira Guimarães • Gerson Luiz de Macedo • Paulo César Gottardo

Um exemplo da complexidade do cuidado na unidade de terapia intensiva (UTI) é a utilização de medicamentos pelos pacientes críticos. Geralmente, esses pacientes são polimedicados, o que torna a farmacoterapia um fator de risco importante para a ocorrência de eventos adversos. Uma dose e administração correta do medicamento, contribui para que não ocorra eventos adversos, colaborando para a evolução clínica dos pacientes. Dessa forma, segue abaixo orientações de apresentações, doses, administrações e reações adversas para cada medicamento.

ADENOSINA:

É uma pentose biológica de meia-vida ultra-curta.

Pode causar rubor, dor torácica dispnéia, apnéia, broncoespasmo, torpor, bradicardia, formigamentos – somem em 1-2 min.

Pode causar curto período de bradicardia, ectopia ventriculares e assitolia. Contra-indicado em BAV II e III, uso de carbamazepina e dipiridamol. Ação diminuída com aminofilina.

- Amp – 2ml/6mg.
- Dose inicial de 6mg IV e pode repetir com 12mg IV.
- Infusão em bolus seguida imediatamente de 10ml de SF 0,9%.

ADRENALINA

Agonista adrenérgico. Indicada para reanimação cardiopulmonar, reações anafiláticas e asma. Age na vasoconstrição periférica. Pode provocar tremores, taquicardia, hipertensão, arritmias. Doses muito altas podem causar isquemias.

- Ampola– 1ml/1mg
- Doses:
  - Anafilaxia: 0,5mg IM em até 3 doses de 5/5min.
  - Choque anafilático: 0,25mg IV de 5/5min até 3 doses.
  - Parada cardiorrespiratória: 1mg a cada 2-3min IV.

- Para crianças – diluir 1 ampola em 9ml de SF 0,9% (10ml/1mg = 10ml/1000mcg = 1ml/100mcg). Dose de 0,01mg/kg ou 0,1ml/kg IV a cada 3-5min. Pode-se usar 0,1mg/kg via endotraqueal.

AMINOFILINA:

Xantina, doses terapêuticas próxima das tóxicas.

Relaxa musculatura lisa, estimula o SNC e a musculatura cardíaca, tem pequena ação diurética.

Amp – 10ml/240mg.

Pode causar taquicardia, arritmias, náuseas, dor abdominal, agitação, convulsões e hemorragia digestiva.

É contraindicada em casos de gastrite, úlcera péptica, arritmias.

- Ampola: 10ml/240mg.
- Dose de ataque: 3 a 5mg/Kg diluído em 100ml de SF 0,9%, IV em 30 min. Pode se repetir de 6/6h ou iniciar infusão contínua.
- Infusão contínua: 0,4 a 0,9mg/kg/h.
- Dose x peso x tempo (12 ou 24h) x 10/ 240 = ml de aminofilina no tempo desejado.

AMIODARONA:

Antiarrítmico classe III que prolonga o potencial de ação e o período refratário.

Pode ocasionar hipotensão, bradicardia, BAV, fraqueza muscular, parestesias, náuseas, tonteiras, disfunção hepática. Aumenta o QT, podendo causar torsades de pointes.

Contraindicado em BAV graus II e III sem marcapasso, QT longo, choque cardiogênico, alteração severa ou bradicardia sinusal.

- Ampola: 3ml/150mg.
- Dose de ataque: 5mg/kg em 100ml de SF 0,9%, IV em 30 min.

- Dose de manutenção: 900-1200mg/dia, diluindo em 240ml de SF 0,9%, IV, bomba infusora, 10ml/h.

ATRACÚRIO

Bloqueador neuromuscular não despolarizante.

Início de açã em 2min e duração de 20 a 35min, podendo atingir 60 a 70min. Pode causar liberação histaminérgica com vasodilatação e eritema transitório, taquicardia, bradicardia, hipotensão, dispinéia, broncoespasmo, laringoespasmo, alergia e anafilaxia. Potencializaçãocom aminoglicosídeos.

Reversão: atropina + neostigmina.

- Ampola: 25mg/2,5ml; 50mg/5ml = 1ml/10mg..
- Dose de ataque: 0,4 a 0,5mg/kg IV.
- Dose de manutenção: 0,08-0,1mg/kg/dose IV a cada 20 a 45min ou 5 a 10mcg/kg/min IV.
- Soluçú com 4 ampolas de 2,5ml/25mg = 10ml/100mg + 90ml de SF 0,9% = 100ml/100mg = 1ml/1.000mcg.

ATROPINA

Bloqueador colinérgico. Atua no sistema parassimpático em casos de bradicardia. Aumenta a condução do estímulo elétrico e, consequentemente, da frequência cardíaca. Pode causar midríase, boca seca, sede, dificuldade de urinar, rubor, constipação, confusão, alucinações e arritmias. Contraindicado em glaucoma, miastenia, uropatia obstrutiva e doença obstrutiva gastro-intestinal.

- Ampola: 1ml/0,25mg; 1ml/0,5mg; 1ml/1mg.
- Dose: 0,5 a 1 mg a cada 3 a 5 minutos, IM ou IV; 1mg a cada 3 a 5 minutos, SC; dose máxima 3 mg. 1 a 2 mg a cada 3 a 5 minutos Endotraqueal.

BICARBONATO DE SÓDIO:

Pode causar hipernatremia, hipocalcemia, redução do cálcio ionizado, hipopotassemia, hiperosmolaridade, desvio da curva de dissociação da Hemoglobina para a direita, piorando a oxigenação tecidual.

- Ampola: 10ml/8,4%; 20ml/8,4%.
- Frasco: 250ml/8,4%; 250ml/3%; 250ml/7,5%; 250ml/10%.
- 8,4% - 1ml = 1mEq = 84mg. 1g = 11,9mEq.
- Cálculo para reposição com 8,4% = (Peso x BE x 0,3/3 = Bicarbonato IV (ml).

CETAMINA

Anestésico geral de ação rápida que produz um estado anestésico profundo. É um derivado da fenciclidina hidrossolúvel. Pode causar alucinações, desorientação, sonhos vívidos, ilusões sensoriais e/ou perceptivas.

- Ampola: 100mg/2ml (2mg/ml) e 500mg/10ml.
- Dose IV: 1mg/kg a 4,5mg/kg. A dose média necessária para produzir anestesia cirúrgica, de 5 a 10 minutos de duração, tem sido de 2mg/kg. Recomenda-se que o produto seja administrado lentamente num período de 60 segundos. A administração mais rápida pode resultar em depressão respiratória e aumento da pressão arterial. Infusão contínua: 2-7mcg/kg/min.
- Dose IM: De 6,5 a 13mg/kg. A dose de 10mg/kg normalmente produz anestesia cirúrgica de 12 a 25 minutos de duração

CLORETO DE POTÁSSIO

- Ampola: 10ml.
- 10% - 1ml = 1g de KCl = 1,34mEq.
- Velocidade máxima de infusão de 10 a 20mEq/h: 15ml/ h de KCL 10%
- Concentração periférica máxima de 40mEq/l: 15ml KCL10%/SF 0,9% de 500ml.
- Concentração central máxima de 60mEq/l = 20ml KCL10%/SF 0,9% de 500ml.

CLORETO DE SÓDIO

- Ampola: 10ml.
- 10% - 1ml = 1g de NaCl. 1ml = 1,7mEq.
- 20% - 1ml = 2g de NaCl. 1ml = 3,42 mEq.

DEXAMETASONA

Agente anti-inflamatório hormonal. Pode causar Fraqueza muscular, bradicardia, convulsões, pancreatite e formigamentos. Não infundir junto com diazepam, fenobarbital e vancomicina.

- Ampola: 2,5ml/10mg = 4mg/1ml.
- Dose de ataque: 10mg, IV.
- Dose de manutenção: 4mg IV, de 6/6h.

DEXMEDETOMIDINA (CLORIDRATO)

Usado para sedação sem depressão respiratória. Seu início de ação dá-se em 6min. Sua meia-vida de eliminação é de 2h.

- Nome commercial: Precedex.
- Ampola de 2ml com 100mcg/ml.
- Preparo da infusão (4mcg/ml): 1 ampola de Precedex (2ml) + 48ml SF 0,9%.
- Infusão inicial: 1mcg/kg em 10 a 20min.
- Dose de manutenção: 0,2 a 0,7mcg/kg/h.

DOBUTAMINA

Catecolamina sintética com ação inotrópica sobre receptores b1 miocárdicos e pouca ação em b2 periféricos. Pode causar cefaléia, vômitos, flebite, taquicardia, arritmias, hipertensão, dispnéia, piora da angina e tremores nas pernas.

Contraindicada na estenose subaórtica hipertrófica.

- Ampola: 20ml/250mg.
- Dose: 2,5 a 20mcg/kg/min
- Solução 1:1 – 1 ampola + 230ml de SF 0,9%.
  - 250ml = 250mg – 1ml = 1mg.
  - Dose x peso X 60/1.000 = ml/h IV.
- Solução 1:2 – 2 ampolas + 210ml de SF 0,9%.
  - 250ml = 500mg – 1ml = 2mg.
- Dose X Peso X 60/2.000 = ml/h, IV.

Exemplo:

Solução 1:1 – 1 ampola + 230ml de SF 0,9%.

Paciente 70kg – Dose: 20mcg/kg/min

Dose x peso x 60/1.000 = ml/h IV

20 x 70 x 60/ 1.000 = ml/h IV

84.000/ 1.000 = **84 ml/h IV**

Solução 1:2 – 2 ampolas + 210ml de SF 0,9%.

Paciente 70kg – Dose: 20mcg/kg/min

Dose x Peso x 60/2.000 = ml/h, IV

20 x 70 x 60/ 2.000 = ml/h IV

84.000/ 2.000 = **42ml/h IV**

42ml/h = 840 gotas/h = 2.520 microgotas/h

DOPAMINA

Catecolamina endógena precursora imediata da norepinefrina.

Pode causar taquicardia, arritmias, midríase, vômitos, hipertensão, hipóxia por aumento do shunt intrapulmonar, aumento da pressão de oclusão da artéria pulmonar, piora da isquemia das extremidades e viscerais.

- Ampola: 10ml/50mg.
- Dose dopaminérgica: 1 a 3mcg/Kg/min.
- Dose b (inotrópica): 5 a 10mcg/kg/min.
- Dose a (inotrópica e vasopressora): >10mcg/Kg/min.
- Solução 1:1 – 5 amp + 200ml de SF 0,9%.
  - 250ml = 250mg – 1ml = 1mg.
  - Peso x dose x 60/1.000 = ml/h, IV.
- Solução 1:2 – 10 ampolas + 150ml de SF 0,9%.
  - 250ml = 500mg – 1ml = 2mg.
  - Peso x dose x 60/2.000 = ml/h, IV.

Exemplo:

Solução 1:1 – 5 ampolas + 200ml SF 0,9%

Paciente 70kg – Dose b (inotrópica): 5mcg/kg/min

Peso x dose x 60/1.000 = ml/h IV

70 x 5 x 60/ 1.000 = ml/h IV

21.000/ 1.000 = **21ml/h IV**

Solução 1:2 – 10 ampolas + 150ml de SF 0,9%

Paciente 70kg - Dose b (inotrópica): 10mcg/kg/min

Peso x dose x 60/2.000 = ml/h IV

70 x 10 x 60/ 2.000 = ml/h IV

42.000/ 2.000 = **21ml/h IV**

21ml/h = 420 gotas/h = 1.260 microgotas/h

ESMOLOL

Agente beta-bloqueador com início da ação rápido duração curta. Pode causar hipotensão, náusea, vômito, sonolência e tontura.

- Frasco-ampola: 10ml/2500mg, 10ml/100mg.
- Dose de ataque: 500mcg/kg IV, em 1 minuto.
- Dose de manutenção: 50mcg/kg/min durante 4 minutos.

FENITOÍNA

Anticonvulsivante.Pode provocar hipotensão, choque por infusão rápida, depressão do SNC e arritmias.

- Ampola: 5ml/250mg = 1ml/50mg.
- Dose de ataque: 15 a 18mg/kg diluído em 100ml de SF 0,9%; infundir IV em 30min.
- Velocidade máxima de infusão: 1mg/kg/min.
- Dose de manutenção: 100mg(2ml), IV, de 8/8h.

FENOBARBITAL

Anti-convulsivante. Pode causar depressão respiratória, sonolência, vertigem, ataxia, hiperatividade, distúrbio do sono, rash, vômito, deficiência de olfato, hipocalcemia, osteoporose, dor articular, cefaléia, síndrome de Steves-Johnson. Por via introvenosa, pode causar hipotensão.

É contraindicado em casos de porfiria e insuficiência hepática e renal graves. Não infundir junto com ampicilina, bicarbonato, ranitidina, complexo B, hidrocortisona, insulina e vancomicina.

- Ampola IV: 2ml/200mg;
- Ampola IM:1ml/200mg; 2ml/200mg. Não usar a IM como IV.
- Dose de ataque – 15mg/kg IV ou IM e fazer após 12h 5mg/kg IV ou IM.
- Dose de manutenção – 2mg/kg/dia IM em 1 ou 2 doses diárias.

FENTANIL

Opióde. Pode causar broncoespasmo, hipersecreção brônquica, confusão, agitação, rigidez torácica, bradicardia e hipertensão.

- Ampola: 2ml/100mcg ou 5ml/250mcg = 1ml/50mcg.
- Frasco: 10ml = 1ml/50mcg.
- Bolus: 1 a 3mcg/kg/dose.
- Dose de manutenção – 1,8 a 6mcg/kg/h.
- Soluções:
  - 50ml de SF 0,9% + 50ml de fentanila – 100ml/2500mcg – 1ml/25mcg.
  - 120ml de SF 0,9% + 30ml de fentanila – 150ml/1500mcg – 1ml/10mcg.

FUROSEMIDA

Diurético de alça. Pode causar hiperuricemia, hipocalemia, diarreia, anemia

- Ampola: 2ml/20mg.
- Dose: 20 a 40mg (1 ou 2x/dia). Dose máxima: 600mg/dia.

GLICOINSULINOTERAPIA

- Usar 1UI de insulina regular para cada 5g de glicose.
- 10UI de insulina regular + 10 amp de glicose 50%.
- Infundir IV em 30min.

GLUCONATO DE CÁLCIO

Pode causar hipertensão, vômitos, rubor, bradicardia e raramente angina e BAV.

- Ampola: 10ml/10% - 1ml = 100mg de gluconato de cálcio/9mg de Ca^{++} elementar.
- 1ml = 0,47mEq.
- Fazer 1 a 2 amp diluídas em 100ml de Sfis e infundir em 30 min.

HALOPERIDOL

Neuroléptico do grupo das butirofenonas. Pode causar efeitos extrapiramidais. Em idosos, pode ocorrer hipotensão ortostática. É contraindicado na doença de Parkinson, depressão do SNC e nos três primeiros meses de gravidez.

- Ampola1ml/5mg.
- Dose:2,5 a 5mg IM

HEPARINA NÃO FRACIONADA

- Ampola: 5ml/25.000UI – 1m/5.000UI.
- Dose profilática: 1ml SC de 12/12h ou de 8/8h.
- Anticoagulação plena: dosar TTP inicial; fazer bolus de 80UI/Kg e infusão contínua de 18UI/Kg/h (em geral 1000UI/h=10ml/h).
- Solução: 5ml de heparina + 245ml de SF 0,9% – 250ml/25.000UI – 1ml/100UI.

- Iniciar com 10ml/h, IV; acompanhar e ajustar dose de 6/6h segundo TTP.
- Manter o TTP de 1,5 a 2,5 do incial.

PTT<1,2 do controle	80UI/Kg bolus e aumentar infusão em 4UI/Kg/h
PTT 1,2-1,5 do controle	40UI/Kg bolus e aumentar infusão em 2UI/Kg/h
PTT 1,5-2,3 do controle	Manter infusão
PTT 2,3-3,0 do controle	Reduzir a infusão em 2UI/Kg/h
PTT >3,0 do controle	Parar a infusão em i hora e reduzir em 3UI/Kg/h

HEPARINA DE BAIXO PESO MOLECULAR

Seringas de 0,2ml/20mg; 0,4ml/40mg; 0,6ml/60mg; 0,8ml/80mg.

- Dose profilática: 0,4ml/40mg, SC, 1 vez ao dia.
- Dose para anticoagulação plena: 1mg/kg, SC, de 12/12h.

HIDRALAZINA

Potente vasodilatador arterial. Não interfere no fluxo placentário e é pouco absorvida pela placenta.

Pode aumentar a frequência cardíaca causar síndrome lupus-like (>400mg/d).

- Ampola: 1ml/20mg
- Dose: 10mg, IV (meia ampola); manter 1mg/h.
- Solução: 1ampola + 200ml de SF 0,9% – 200ml/20mg = 1ml/0,1mg = 1ml/100mcg = 10ml/h.

INSULINA REGULAR

Com ação mais rápida, característica importante para situações que exigem reversão rápida da hiperglicemia, como cetoacidose diabética e outros quadros de hiperglicemia que exigem manejo rápido.

- Frasco-ampola: 10ml = 1ml/100UI.
- Dose de ataque: 0,1 a 0,4UI/Kg, IV.
- Dose de manutenção: 0,1UI/Kg/h IV.
- 1ml de insulina regular (100UI) + 99ml de SF 0,9% – 1ml/1UI. Trocar a solução de 8/8h.
- Deve-se ter um decréscimo de 15% da glicemia/h (± 50 a 70mg/dl); caso não ocorra, deve-se dobrar a dose até atingir o objetivo.

INSULINA NPH

Tem ação intermediária. Pode causar hipoglicemia, lipodistrofia, lipohipertrofia, hipocalemia, dor e nausêa.

- Frasco-ampola: 10ml = 1ml/100UI

- Dose:
  - Diabetes mellitus tipo 1: 0,5 e 1,0 UI/kg/dia.
  - Diabetes Mellitus tipo 2: 0,3 a 0,6 UI/kg/dia.

LEVETIRACETAM

Anticonvulsivante que pode causar sonolência, tontura, fadiga, cefaleia.

- Frasco 500mg/5ml
- Dose inicial: 250mg(2,5ml) 2x ao dia podendo ser aumentada para para 500mg (5ml) duas vezes ao dia.
- Dose máxima de 1500mg(15ml) 2x ao dia.
- Solução: 100ml de SF 0,9% ou SG 5%. Concentração máx 15mg/ml. Infundir IV em 15min.

LEVOSIMENDANA:

Sensibilizador de cálcio. Tem potencial efeito cardioprotetor contra isquemia e estresse oxidativo. Pode causar hipotensão, cefaleia e arritmias atriais. Contraindicado na presença de insuficiência renal grave.

- Frasco de 5ml/12,5mg
- Preferencialmente em acesso central devido ao PH baixo.
- Bolus: 6 a 12mcg/kg em 10 minutos.
- Infusão contínua: 0,05 a 0,2mcg/kg/min durante 24horas.

LIDOCAÍNA

Anti-arrítmico. Pode causar agitação, convulsão, alteração da consciência, tremores, nistagmo, bradicardia e hipotensão. Em doses altas, pode provocar BAV e depressão miocárdica e respiratória.

Contraindicado em BAV sem marca-passo. Não infundir com ampicilina, anfotericina, bicarbonato, diazepan, noradrenalina, fenitoína e isoproterenol.

- Frasco: 20ml, 1ml/10mg(1%) e 1ml/20mg(2%).
- Dose de ataque: 1mg/kg IV. Pode-se repetir de 5/5min até 5 vezes.
- Dose de manutenção: 20 a 50mcg/kg/min ou 1 a 2mg/Kg/h IV.
- Solução:
  - 380ml de SG5% + 20ml a 20%(400mg) – 400ml/400mg – 1ml/1mg/1000mcg.
  - 3ml/h = 50mcg/min.

MAGNÉSIO (SULFATO)

Aumenta o limiar de excitabilidade do SNC

Pode causar apnéia, sendo o primeiro sinal a ausência do reflexo patelar. O antídoto é o gluconato de cálcio: fazer 1g de gluconato de cálcio IV, em 30 minutos, seguido de diálise.

Controlar reflexo patelar: manter FR > 12irm e diurese > 25ml/h.

Hipomagnesemia grave pode causar convulsões e arritmias severas e deve-se repor 2g de sulfato de Mg em 2 min.

- Ampola: 10%/10ml; 25%/20ml; 50%/10ml.
- 10% - 10ml = 1g de sulfato de magnésio. 1ml = 0,81mEq = 4mmol
- Repor 1mEq@1ml/Kg/24h.
- Esquema Zuspan
  - 25ml de sulfato de Mg a 20% (5g) ou 50ml a 10% IV, em 10min
  - Manter 1-2g/h por 24h em infusão venosa contínua - 24g + 1.000ml de SG 5%

MANITOL

Diurético osmótico usado em insuficiência renal aguda e hipertensão intracraniana.

Pode causar sobrecarga circulatória na infusão e hipovolemia depois do efeito. Hiperosmolaridade, cefaléia, desorientação, convulsão, vômitos, dor torácica, calafrios, hipo ou hipernatremia, hipo ou hiperpotassemia.

Contraindicado em osmolaridade superior a 340mOsm/l, insuficiência renal grave, edema pulmonar grave, desidratação grave.

- Frasco: 20% com 50ml, 250ml e 500ml; 3% com 500ml.
- 20% - 100ml/20g.
- Dose: 0,25-1g/kg/dose IV de 4/4h.

METILPREDNISOLONA

Anti-inflamatório hormonal. Pode causar amenorreia, delírio, edema, leucocitose e infecção oportunista.

- Frasco: 2ml/80mg; 40mg; 125mg; 500mg; 1000mg.
- Pulsoterapia – 15mg/Kg/d por 3dias seguido de 1mg/Kg/d de prednisona.

METOPROLOL

b-1 seletivo que reduz inotropismo, cronotropismo e demanda de oxigênio.

Pode causar BAV, ICC e broncoespasmo.

- Ampola: 5ml/5mg
- Dose: bolus de 5mg a cada 10min até 20mg.

MIDAZOLAM

Benzodiazepínico. Contraindicado em miastenia, glaucoma de ângulo fechado, gravidez e disfunção hepática grave.

- Ampola: 10ml/50mg; 3ml/15mg; 5ml/5mg.
- Dose inicial: 0,05 a 0,1mg/kg IV.
- Dose de manutenção: 0,1 a 0,6mg/kg/h IV.
- Solução: 3 ampolas de 10ml/50mg + 120ml de SF 0,9%.

MILRINONA

Inotrópico positivo no tratamento da insuficiência cardíaca grave e descompensada. Pode causar taquiarritmia, hipotensão, trombocitopenia e disfunção hepática.

- o Ampola: 20ml/20mg
- o Diluição: (160mcg/ml): 2 ampolas (40mg) + SF 0,9% 210ml.
- o Dose inicial: 50mcg/kg em 10 minutos.
- o Dose de manutenção: 0,3 a 0,7 mcg/kg/min.

MORFINA

Opióide. Pode causar depressão respiratória, broncoespasmo, euforia, alucinações, miose, retenção urinária, constipação, vômitos, sudorese, espasmos biliares, hiperemia conjuntival, convulsões, hipotensão com taquicardia reflexa, bradicardia. Contraindicado em crise asmática, hipertensão intracraniana e politraumatizados com hipovolemia.

- Ampola: 2ml/2mg; 1ml/10mg; 10ml/5mg; 10ml/10mg; 1ml/20mg.
- Dose: 2 a 10mg em bolus intermitentes.
- Dose em IAM: 2 a 4mg, IV lenta a cada 5min até a dose de 24 a 30mg.
- Dose de manutenção: 0,06 a 0,18mg/kg/h, IV.

NALOXONA

Antagonista dos opióides. Pode causar náuseas, sudorese, nervosismo, inquietação, irritabilidade.

Pacientes em uso de opiódes crônico podem apresentar abstinência com vômitos, taquicardia, hipertensão ou hipotensão, taquipnéia, aumento dos ruídos intestinais, piloereção, midríase e raramente fibrilação.

Sem efeito agonista mesmo em altas doses.

- o Ampola: 1ml/0,4mg.
- o Bolus de 1 a 4mcg/kg, IV.
- o Infusão de 5mcg/kg/h.

NITROGLICERINA

Vasodilatador coronariano. Pode causar cefaléia, hipotensão ortostática, sonolência, vertigem, rubor, dermatite esfoliativa.

Contraindicado em PAS<90mmHg, cardiopatias com redução do volume sistólico, pericardite constritiva, tamponamento cardíaco, hipertensão pulmonar primária, gravidez e lactação.

É preciso cuidado em IAM com baixa pressão de enchimento ventricular, estenose aórtica e mitral.

- Frasco: 5ml/25mg; 10ml/50mg.
- Dose: inicia-se com 5mcg/min, IV e aumenta-se progressivamente com o máximo de 400mcg/min.

- 1 frasco de 5ml/25mg + 245ml de SF 0,9% – 250ml/25mg – 1ml/0,1mg – 1ml/100mcg
- 3ml/h = 5mcg/min.
- 1 frasco de 10ml/50mg + 490ml de SF 0,9% – 500ml/50mg – 1ml/100mcg.

NITROPRUSSIATO DE SÓDIO

Vasodilatador arterial e venoso. Pode causar hipotensão excessiva, vômitos, tremores, inquietação, sudorese, alucinações, comportamento psicótico, intoxicação por tiocianato, meta-hemoglobinemia.

Contraindicado em insuficiência hepática e renal graves.

- Frasco/ampola: 2ml/50mg.
- Dose: 0,5 a 10mcg/Kg/min IV. Aumento de 0,25mcg/kg/min por vez.
- Solução 1:1 - 2ml/50mg + 498ml de SG 5% - 500ml/50mg – 1ml/0,1mg – 1ml/100mcg.
- Peso X dose X 60/100 = ml/h, IV.
- Solução 1:2 – 2ml/50mg + 248ml de SG 5% - 250ml/50mg – 1ml/0,2mg – 1ml/200mcg
- Peso X dose X 60/200 = ml/h IV.

NOREPINEFRINA

Catecolamina endógena. Pode causar arritmias, hipertensão, cefaléia, vômitos, isquemias. Em doses muito altas, reduz o débito cardíaco devido ao aumento excessivo da resistência vascular periférica.

- Ampola: 4ml/4mg.
- Dose: 0,5-1,5mcg/Kg/h, IV.
- Solução - 5 amp (20ml/20mg) + 80ml de SG5% - 100ml/20mg – 1ml/0,2mg – 1ml/200mcg.
- Dose x peso x 60/200 = ml/h IV.

ONDANSETRONA

Antiemético, antagonista seletivo do receptor 5-HT 3. Pode causar diarreia, cefaleia, fadiga, constipação e mau estar.

- Ampola: 2ml/4mg, 4ml/8mg.
- Dose: 8mg IV, lentamente. Dose máxima 16mg.

PROTAMINA

Antídoto. Em altas doses pode causar hemorragia, rubor, náuseas, vômitos e hipotensão.

- Ampola: 5ml/50mg/5.000UI.
- Dose: 1ml/1.000UI neutraliza 1.000UI de heparina (1 ampola de protamina para 1ml de heparina).
- Diluir em 100ml de SF 0,9% e infundir em 10min.

PROPOFOL

Anestésico hipnótico venoso.Início de ação em 30 segundos, com duração de 3 a 10min. Pode causar hipotensão, apnéia, bradicardia, flebite, vômitos, cólicas, cefaléia, febre, convulsão em epilépticos, pancreatite.

- Frasco-ampola: 20ml/200mg; 50ml/500mg; 100ml/1000mg – 1ml/10mg.
- Em emulsão lipídica que limita a infusão em 4mg/kg/h – 1ml = 0,1g gordura = 1kcal
- Dose hipnótica: 1 a 3mg/kg, IV em bolus, de 30 a 60 segundos.
- Dose sedativa: 0,3 a 3mg/kg/h IV.
- Solução: 80ml de propofol + 240 ml de SG 5% = 320ml/800mg = 1ml/2,5mg. Trocar a solução e o equipo a cada 12h.

REMIFENTANILA

- Nome comercial: Ultiva (frasco de 2 a 5mg).
- Diluição (20mcg/ml): 1 frasco (2mg) de remifentanila + SF 0,9% 100ml.
- Indução: 1mcg/kg, IV, lento (60 a 90 min).
- Dose de manutenção: 0,05 a 1mcg/kg/min.
- Farmacodinâmica:
  - Não exerce efeito significativo na vasculatura cerebral.
  - A resistência vascular cerebral permanece intacta.
  - Não altera a PIC.
  - Produz hipotensão e bradicardia.
  - Não libera histamina.
  - Produz depressão respiratória.
- Farmacocinética:
  - Início de ação em 80 a 90 segundos.
  - Meia-vida biológica de 3 a 4 minutos.
  - Meia-vida contexto-sensitiva de 3 a 5 minutos.

ROCURÔNIO

- Nome comercial: Esmeron (frasco 5ml = 50mg).
- Dose para intubação: 06 a 1,2mg/kg,IV (1,2mg/kg para indução em sequência rápida).
- Dose de infusão: 5 a 15mcg/kg/min.

- Farmacocinética:
  - Início de ação em 45 a 90 segundos.
  - Efeito máximo de 1 a 3 minutos, com duração de 15 a 150 minutos (dose-dependente).
- Reversão total com uso de Sugamadex.

SORO A 3% DE NACL

- 210ml de SF 0,9% + 40ml de NACL 20% = 250ml/136mEq = 1ml/0,5mEq
- Repor 1 a 2ml/kg/kg de NACL 3%.

SUGAMADEX

Reversor específico do BNM por rocurônio.

- Nome comercial: Bridion (ampola 2ml = 200mg).
- Dose:
  - BNM profundo: 4mg/kg.
  - BNM moderado ou superficial: 2mg/kg.

VASOPRESSINA

Hormônio endógeno utilizado como antidiurético em diabetes insipidus, varizes esofágicas, parada cardiorrespiratória e choque refratário a infusão de norepinefrina. Apresenta duração máxima de 1,5 a 2h. Sua meia-vida é de 10 a 20min.

- Nome comercial: Encrise (ampola com 20U).
- Interação com carbamazepina, AINH, opióides, clorpromazina e inibidores de recepção de serotonina.
- Dose:
  - Diabetes insipidus: 5 a 10U, IM ou SC, 2 a 3 vezes/dia.
  - Varizes esofágicas: 20U, IV, em 5minutos.
  - Parada cardiorrespiratória: 40U, IV, dose única (substituindo a 1º ou 2º dose de epinefrina).
  - Choque: iniciar vasopressina associada á norepinefrina.
- Vasopressina: 0,01 a 0,4 U/min por 24 a 96h (6 a 24ml/h – máximo 48ml/h na diluição de 0,1U/ml).
- Diluição (0,1U/ml): 1 ampola de vasopressina + 200ml de SF 0,9%.

PARTE II: ANTIMICROBIANOS EM MEDICINA INTENSIVA

Gerson Luiz de Macedo
Paulo César Gottardo
Achilles Rohlfs Barbosa

AMICACINA

Aminoglicosídeo com atividade contra bacilos gram-negativos aeróbicos nosocomiais. Apresenta o maior espectro de atividade antimicrobiana. Pode causar nefrotoxicidade e ototoxicidade.

- Frasco 2ml/500mg, 2ml/100mg.
- Dose de manutenção: 15mg/kg a cada 24 horas, IV/IM.

AMPICILINA

São aminopenicilinas com atividade contra estreptococos, enterococos, Listeria Clostridium e uma variedade de outras bactérias anaeróbicas. Podem causar erupção cutânea, dor epigástrica,

- Frasco ampola 250mg, 500mg e 1g.
- Dose: 1 a 2g a cada 4 a 6 horas, IV.

AMPICILINA + SULBACTAM

Aminopenicilina combinada com um inibidor de beta-lactamase. Pode causar febre, eosinofili,a neutropenia e anafilaxia.

- Frasco-ampola: 1,5g, 3,0g.
- Dose: 3,0g, IV a cada 6 horas, diluído em SF 0,9% ou SG 5%.

AMOXICILINA + CLAVULANATO

Aminopenicilina inibidor de beta-lactamase. Pode causar diarréia e candidíase mucocutânea.

- Frasco-ampola: 1g + 200mg, 500mg+ 100mg.
- Dose: 1,2g a cada 8 horas, IV, diluído em SF 0,9%.

CEFAZOLINA

Cefalosporina de 1º geração, por penetrar bem em vários tecidos é o antibacteriano de escolha para a profilaxia cirúrgica. Pode causar anafilaxia, flebite local, erupção cutânea, febre, hipersensibilidade e neutropenia.

- Frasco-ampola 1g.
- Dose: 1 a 2g IV/IM a cada 8horas (max 12g/dia).
- Dose profilaxia cirúrgica: 2g IV dentro de 60 minutos antes da incisão na pele. Repita a dose em 4 horas se a cirurgia for prolongada.

CEFEPIME

Cefalosporina de 4º geração, com uma estrutura que permite uma penetração melhor e mais rápida através da parede celular de bacilos Gram-negativos aeróbios.Neurotoxicidade principalmente em idosos,erupções cutâneas, flebite, diarreia, náuseas.

- Frasco-ampola 1g e 2g.
- Dose: 1 a 2g IV a cada 8-12 horas.

CEFOXITINA

Cefalosporina de 2º geração. Foi observado uma resistência crescente de bacilos gram-negativos anaeróbicos estritos (ex: bacteroides). Pode causar febre, erupção cutânea e neutropenia.

- Frasco ampola 500mg.
- Dose: 2g IV a cada 6-8 horas.

CEFTAZOLANE + TAZOBACTAM

Inibidor de beta-lactamase com potente atividade antipseudomonas. Apresenta ação bactericida contra isolados gram-negativos selecionados, principalmente Enterobacteriaceae e P. aeruginosa. Pode causar náuseas, diarréia, vômitos, dor de cabeça e diarréria por clostridium difficile.

- Frasco-ampola: 1,5g
- Dose:
  - Pneumonia associada a ventilação mecânica: 3g IV de 8/8 horas (infundir em 3 horas).
  - Pielonefrite: 1,5g IV, de 8/8 horas (infundir em 1 hora).

CEFTRIAXONA

Cefalosporina de 3º geração, atravessa amplamente a barreira hematoencefálica, sendo utilizada no tratamento da meningite. Pode causar diarreia, eosinofilia, flebite local e neutropenia.

- Frasco-ampola 500mg e 1g.
- Dose: 1 a 2g, IV a cada 24 horas.
- Dose nas meningites: 2g a cada 12 horas.

CEFTAZIDIMA

Cefalosporina de 3º geração. Inibidor da síntese da parece celular bacteriana. Pode causar irritação na pele, febre, eosinofilia e diarreia.

- Frasco-ampola 1g.
- Dose: 1 a 2g IV/IM a cada 8-12 horas.

CEFTAZIDIMA + AVIBACTAM

Combinação entre a cefalosporina de 3º geração (ceftazidima) e o inibidor da beta-lactamase (avibactam). Tem atividade bactericida, de espectro estendido. Pode causar hipersensibilidade, neurotoxicidade, náuseas, vômitos, diarréia e constipação.

- Frasco-ampola: 2000mg + 500mg (2,5g).
- Dose: 2,5g, IV, 8/8h – infundir em 3 horas (diluir em 50-250ml de SG 5% ou SF 0,9%.

CEFUROXIMA

Cefalosporina de 2° geração com atividade contra H. influenzae. Mantém atividade contra MSSA. Pode causar eosinofilia, diarréia e flebite.

- Frasco-ampola: 750mg.
- Dose: 750mg IV/IM a cada 8 horas, SF 0,9% ou SG 5%.

CLARITROMICINA

Macrolídeo usado como terapia alternativa para uma variedade de infecções do trato respiratório e da pele, em combinação para algumas infecções micobacterianas e em regimes de combinação para erradicar infecções por H. pylori. Pode causar neutropenia, insônia, diarreia, rash cutâneo e heperidrose.

- Frasco-ampola 500mg.
- Dose: 500mg a cada 12 horas IV.

CIPROFLOXACINO

Fluoroquinolona com maior potência contra bacilos gram-negativos aeróbicos. Pode causar diarréia, náuseas, flebite, rash cutâneo e fotossensibilidade.

- Bolsa: 200mg/100ml (2mg/ml), 400mg/200ml (2mg/ml).
- Dose: 200 a 400mg IV a cada 8/12 horas em 60 minutos. Dose máxima 1200mg ao dia.

DAPTOMICINA

Lipopeptídeo, eficaz no tratamento de organismos gram-positivos, por exemplo, Staphylococcus aureus, enterococos e estreptococos. Pode causar dor torácica, cefaleia, diarréia, erupção cutânea e tonturas.

- Frasco-ampola: 500mg.
- Dose: 4 a 6mg/kg IV, uma vez ao dia, durante 7-14 dias.

GENTAMICINA

É um aminoglicosídeo ativo contra uma ampla gama de bactérias gram-negativas, e geralmente fornecem morte sinérgica contra certos cocos gram-positivos. Pode causar necrose tubular renal e insuficiência renal, surdez devido a toxicidade coclear e vertigem.

- Ampola: 60mg/1,5ml (40mg/ml), 80mg/2ml (40mg/ml).
- Dose: 5mg/kg/dia IV

LINEZOLIDA

Oxazolidinona. Ativo contra bactérias gram-positivas e não tem atividade contra patógenos gram-negativos. Pode causar náuseas, vômito, diarreia, erupção cutânea, trombocitopenia, anemia e neutropenia.Síndrome serotoninérgica em interação medicamentosa com antidepressivos inibidores de recaptação de serotonina.

- Bolsa: 600mg/300ml (2mg/ml).
- Dose: 600mg IV a cada 12 horas.

LEVOFLOXACINO

Fluoroquinolona com amplo espectro de atividade que inclui patógenos respiratórios e entéricos. Pode causar rash, vômitos, diarréia, febre, náuseas e dor de cabeça.

- Bolsa: 500mg/100ml (5mg/ml).
- Dose: 250mg a 750mg IV a cada 24 horas. Para a maioria das indicações, em pacientes com função renal normal, a dose de 750mg é preferida.

MEROPENEM

Beta-lactâmico da subclasse carbabenêmico, com amplo espectro de atividade contra bacilos gram negativos, aeróbicos e anaeróbicos. Apresenta atividade contra gram positivos. Pode causar constipação, náuseas, rash, vômito, diarreia, anemia, flebite e cefaleia.

- Frasco-ampola 500mg, 1g.
- Bolus: 3 a 5 minutos a uma concentração não excedente de 50mg/ml.
- Dose: 1g/2g IV, a cada 8 horas.
- Infusão prolongada (3 horas):
  - Se CrCl ≥50: 2g a cada 8 horas.
  - Se CrCl 30-49: 1g a cada 8 horas.
  - Se CrCl 10-29: 1g a cada 12 horas.

METRONIDAZOL

É um derivado nitroimidazólico que atua contra protozoários e bactérias anaeróbicas. Pode causar náuseas, gosto metálico, vômito e dor abdominal.

- Bolsa 500mg/100ml (5mg/ml).
- Dose: 500mg a cada 8 horas.

OXACILINA

É uma penicilina semissintética, resistente à penicilinase. Usada para infecções causadas por Staphylococcus Aureus sensível à meticilina (MSSA). Pode causar febre, flebite local, eosinofilia e erupção cutânea.

- Frasco-ampola:
- Dose: 2g IV a cada 4 horas.

PIPERACICLINA SÓDICA + TOZOBACTAM

É uma combinação do antibiótico antipseudomonas de espectro expandido Piperacilina com o inibidor de beta-lactamase Tazobactam. Pode causar diarréia, vômito, dor abdominal, constipação e reação no local da injeção.

- Frasco-ampola: 2,25mg e 4,5mg.
- Dose: 3,375g IV a cada 6 horas ou 4,5g a cada 8 horas.

POLIMIXINA

Tem um "efeito detergente" na membrana celular que permite a restauração da atividade antibacteriana de medicamentos considerados resistentes em monoterapia.

- Frasco ampola 500.000UI.
- Dose ataque: 2,5mg/kg infusão em 2h.
- Dose de manutenção: Iniciar 12h após a dose de ataque: 1,5mg/kg a cada 12h.
- Cada 50mg de polimixina B equivalem a 500.000 UI.
- Concentração para infusão: 1000-1667 U/ml.
- Compatível em SF 0,9% e SG 5%. Tem maior estabilidade em SG%.

SULFAMETOXAZOL + TRIMETOPRIMA

Sulfonamida que atua em sinergia contra uma ampla variedade de bactérias. Trimetoprima e sulfametoxazol bloqueiam etapas sequenciais na síntese de ácido fólico em bactérias sucetíveis. Pode causar febre, dor de cabeça, náuseas, vômitos e diarreias.

- Ampola: 400mg + 80mg/5ml.
- Dose: 20mg/kg/dia IV a cada 6 ou 12 horas.

TEICOPLANINA

Glicopeptídeo que tem ação bactericida in vitro contra bactérias gram-positivas aeróbicas e anaeróbicas.Inibe o crescimento de organismos suscetíveis, agindo na biossíntese da parece celular em local diferente do afetado pelos beta-lactâmicos. Pode causar náuseas, diarréia, eosinofilia, leucopenia e neutropenia.

- Frasco-ampola: 200mg e 400mg.
- Dose de ataque: 3 doses de 400 mg IV a cada 12 horas.
- Dose de manutenção: 400 mg IV ou IM uma vez ao dia, diluído em SF 0,9% ou SG 5%.

TIGECICLINA

Glicilciclina, ativa contra infecções por bactérias gram positivas, enterobactérias, acinetobacter baumannii e anaeróbicos. Pode causar náuseas, diarréia, fotossensibilidade, vômitos e hepatotoxicidade.

- Frasco ampola: 50mg.
- Dose
  - Infecções de pele, partes moles e intra- abdominal:
  Dose de ataque 100mg.

  Dose de manutenção: 12 horas após a dose de ataque, 50mg de   12/12 horas.
  - Bacteremias e infecção pulmonar:
  Dose de ataque: 200mg.

  Dose de manutenção: 12 horas após a dose de ataque, 100mg de 12/12 horas.

VANCOMICINA

Glicopeptídeo com ação em bactérias gram positivas principalmente em infecções por staphylococcus aureus resistente a meticilina (MRSA). Pode causar a Síndrome do homem vermelho, principal reação adversa, relacionada ao tempo de infusão curto (< 1hora).

- Frasco ampola 500mg.
- Dose ataque: 30 a 40mg/kg (não ultrapassar a dose ataque de 3g).
- Dose de manutenção: 15 a 20mg/kg IV em 60 minutos

PARTE III: ANTIFÚNGICOS EM MEDICINA INTENSIVA

Ana Elisa Oliveira Guimarães
Gerson Luiz de Macedo
André Miguel Japiassú

ANFOTERICINA B

Antifúngico, que seu uso pode causar nefrotoxicidade, calafrios, febre, hipotensão, mialgia, anorexia e náuseas. Uso de pré medicação como corticoides, é recomendado para prevenir reações.

- Frasco-ampola: 50mg.
- Dose: 0,3 a 1mg/kg/dia IV em SG 5%, dose única durante 4h em SG 5%.

ANFOTERICINA B LIPOSSOMAL

Antifúngico potente utilizado principalmente para tratar infecções fúngicas sistêmicas graves, especialmente em pacientes imunocomprometidos. Pode causar nefrotoxicidade, edema, febre, calafrio, náusea e vômito.

- Frasco-ampola: 50mg.
- Dose: 3 a 5mg/kg/dia IV em dose única durante 120 minutos. Se bem tolerado, o tempo de infusão pode diminuir para 60 minutos.

ANFOTERICINA B LIPÍDICA

Comparada a preparação padrão, tem maior volume de distribuição, rápida depuração sanguínea e altas concentrações teciduais.

- Frasco-ampola: 20ml/5mg (100mg).
- Dose: 5mg/kg uma vez ao dia. Infusão a 2,5mg/kg/h, SG 5%.

ANIDULAFUNGINA

Equinocandinas que inibe a síntese de β-1,3-**D-glucana.** Pode causar náuseas, vômitos,

- Frasco-ampola: 100mg.
- Dose usual:
  - Candidemia: Dose de ataque - 200mg, IV 1x ao dia, seguindo de 100mg/dia por pelo menos 14 dias.

- Esofagite por Candida: 100mg IV no 1º dia, seguindo de 50mg/dia.
  - Pacientes com peso > 140kg, aumentar 25% da dose ataque e manutenção.
- Taxa de infusão: 1,1mg/min.

CASPOFUNGINA

Primeira substância da classe das equinocandinas aprovada para uso clínico pelo FDA. Pode causar prurido no local da infusão, cefaleia, vômitos, calafrio e febre.

- Frasco-ampola: 50mg, 70mg.
- Dose: 70mg IV no primeiro dia, seguido de 50mg a cada 24h.

FLUCONAZOL

Da classe dos triazólicos, Pode causar dor de cabeça, tonturas, rash cutâneo, diarréia, tontura, náuseas, vômito e dor abdominal.

- Bolsa: 2mg/ml (100ml).
- Dose: 100 a 400mg a cada 24 horas.

MICAFUNGINA

Equinocandinas que inibe a síntese de β-1,3-**D-glucana.** Aprovada para o tratamento de candidemia, candidíase disseminada aguda, peritonite por cândida, candidíase esofágica e profilaxia contra infecções por cândida em receptores de transplante de células tronco. Pode causar náuseas, vômitos e dor de cabeça.

- Frasco-ampola: 50mg e 100mg.
- Dose:
  - Candidíase esofágica: 150mg IV a cada 24 horas.
  - Candidemia: 100mg IV a cada 24 horas.
  - Profilaxia de infecção por cândida: 50mg IV a cada 24 horas.
  - Diluído em SF 0,9% ou SG 5%.

REZAFUNGINA

Equinocandina de ação prolongada aprovada pela FDA para tratar candidemia e candidíase invasiva. Pode causar rubor, calor, urticária, náusea e aperto no peito.

- Frasco-ampola: 200mg.
- Dose ataque: 400mg, IV.
- Dose: 200mg, IV uma vez por semana.

33

Hipodermóclise em Cuidados Paliativos na Unidade de Terapia Intensiva

Daniel Felgueiras Rolo • Paulo César Gottardo

INTRODUÇÃO

O uso da via subcutânea para infusão de líquidos e medicamentos se iniciou de forma sistemática e baseada em evidências durante o século XIX, principalmente durante surtos de cólera, comuns ao período, onde os pacientes desidratados costumavam ter dificuldade em ter as suas veias puncionadas para a infusão de soro ou outros medicamentos. Neste período, o uso da via subcutânea ganha força na atuação do dia a dia das equipes de saúde da época.

No entanto, com o advento de melhores condições sanitárias do final do século XIX e início do século XX, melhores conhecimentos de física e química para a confecção de soros mais adequados para o uso em humanos e melhores técnicas de punção intravenosa, esta técnica acaba assumindo a preferência para o tratamento das condições agudas que prevaleceriam no início do século seguinte.

O século 20 se mostrou uma época de variadas possibilidades e de muita esperança, onde doenças antes letais se viram controladas com o advento de antibióticos eficazes. Neste período o hospital passa a ser o principal local de cuidado dos cidadãos no mundo ocidental e a Unidade de Terapia Intensiva, a partir da segunda metade do século passa a ser o ambiente onde procedimentos artificiais de suporte a vida costumam ser empregados, em uma constante luta contra a morte.

Com esta mudança de paradigma, o último século evidenciou uma importante transição demográfica e epidemiológica. A primeira relacionada ao envelhecimento populacional, com parcelas cada vez maiores da população mundial composta por idosos acima de 65 anos e a base da pirâmide com uma participação cada vez menor, com famílias cada vez mais nucleares, onde o crescimento populacional já se apresenta negativo em diversos países do mundo desenvolvido. A segunda, relacionada ao controle de doenças infectoparasitárias que deixam de ocupar o topo das causas de óbito, dando lugar a condições crônico-degenerativas, como doenças do aparelho circulatório (infartos

agudos, acidentes vasculares encefálicos), neoplasias, etc. Estas transições fizeram com que a Unidade de Terapia Intensiva, fosse ocupada em muitos momentos por uma população mais idosa e portadora de doenças crônico-degenerativas que não tendem a se beneficiar de intervenções artificiais agressivas. Neste contexto, nas últimas décadas, se discute com cada vez maior intensidade a necessidade de se considerar **Cuidados Paliativos** em conjunto com o tratamento intensivo prestado na UTI. Onde se possa deliberar, através de um processo de decisão compartilhada, com o paciente ou o seu representante legal, o Planejamento de Cuidados deste indivíduo que sofre de uma doença ameaçadora a continuidade de sua vida.

Neste sentido, um procedimento relativamente simples e menos agressivo, como a Terapia Subcutânea, ganha importância no ambiente de terapia intensiva, pois é importante pensar que todo o paciente de Terapia Intensiva, merece Cuidados Paliativos, simplesmente por apresentar uma doença ameaçadora à vida, no entanto, pacientes em fase final de vida, muitas vezes já não se beneficiam de Terapia Intensiva e preparar esse paciente, a sua família e até mesmo a equipe de saúde para a continuidade dos cuidados em um setor mais adequado às suas necessidades, aumenta a importância de que todos os profissionais da equipe possam conhecer e, considerar eventualmente a hipodermóclise como uma forma efetiva de prestar cuidados e oferecer medicamentos para pacientes nestas condições.

INDICAÇÕES

Sua principal indicação encontra-se no cenário de um paciente impossibilitado de aceitar a via oral e há dificuldade de obtenção de acesso venoso adequado.

Até 70% dos pacientes em fase final de vida necessitarão de uma via alternativa para administração de fármacos, seja por redução do nível de consciência ou por intolerância a altas doses de opioides por via oral.

Em relação à dificuldade da obtenção de acesso venoso, em idosos acima de 80 anos, o processo natural de envelhecimento (senescência) das veias e a perda da elasticidade da pele dificultam a punção de um acesso venoso. Assim como, o uso do acesso venoso está relacionado a complicações como o aumento do risco de delirium, sangramento e laceração da pele.

É importante salientar que o uso da via subcutânea é útil para infusão de medicamentos com o objetivo de ofertar conforto aos pacientes, como opioides, analgésicos simples, antieméticos ou até mesmo sedativos, como o Midazolam, assim como antibioticoterapia quanto indicado; assim como é útil na infusão de volume para reidratação de pacientes onde não há a necessidade de uma infusão rápida de líquidos.

CONTRAINDICAÇÕES

A hipodermóclise é contraindicada de forma absoluta em situações onde o medicamento a ser infundido é incompatível com a via subcutânea, na recusa do paciente, edema generalizado (anasarca), trombocitopenia grave ou a necessidade de reposição rápida de volume, como na desidratação grave ou choque.

Também apresenta contraindicações relativas, como caquexia extrema, presença de lesão ou alteração cutânea no local da punção, infecção ou irritação local, áreas previamente expostas à radioterapia ou submetidas a linfadenectomia, Síndrome de veia cava superior, ascite ou proximidade com articulações, ou proeminências ósseas.

Abaixo, algumas vantagens e desvantagens em relação à terapia subcutânea por Hipodermóclise (**Quadro 33.1.**).

LOCAIS DE PUNÇÃO:

A **Figura 33.1.** demonstra que há um volume diferente a ser infundido a cada 24 horas para cada área do corpo.

Material necessário:

- Luva de Procedimento;
- Solução antisséptica (álcool a 70% ou Clorexidine alcoólico);
- Algodão ou gaze não estéril;
- Cateter não agulhado (n.º 22 ou 24 gauges);
- Agulha para aspiração;
- Seringa (10mL);
- Soro Fisiológico (ampola de 10mL);
- Filme transparente (preferencialmente), micropore ou como última opção, esparadrapo; e
- Extensor intermediário de uma ou duas vias (se disponível).

Obs.: Ao utilizar o extensor intermediário de duas vias, atentar para a compatibilidade dos medicamentos a serem realizados.

Quadro 33.1. Vantagens e Desvantagens do Uso da Terapia Subcutânea

Vantagens	Desvantagens
Via subcutânea é mais acessível que a via intravenosa.	Volume e capacidade de infusão limitados por sítio de infusão.
Fácil inserção e manutenção do cateter.	Absorção variável.
Pode ser realizado em qualquer ambiente de cuidado, inclusive no domicílio.	Limitação de medicamentos e eletrólitos que podem ser infundidos.
Complicações locais raras.	
Baixo risco de efeitos adversos sistêmicos (hiponatremia, hipervolemia e congestão).	
Redução da flutuação das concentrações plasmáticas de opioides.	
Baixo custo.	

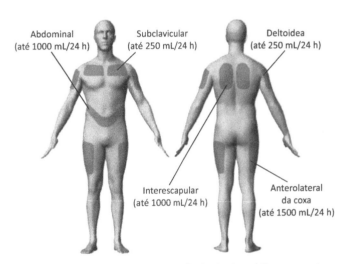

Figura 33.1. Locais indicados para a punção da Hipodermóclise e respectivos volumes máximos de infusão em 24 horas.

Técnica de Punção:

A punção deve seguir os seguintes passos:

- Explicar o procedimento ao paciente e aos familiares, com atenção especial para possíveis reações esperadas associadas à hipodermóclise, como, por exemplo, o edema no local da punção após a administração da medicação.
- Lavar as mãos e separar o material.
- Preencher o extensor intermediário (se disponível) com soro fisiológico a 0,9% e manter a seringa conectada preenchida com 5ml de soro fisiológico a 0,9%. Se o extensor tiver duas vias, manter a outra via ocluída.

Seção XIII • Infusões

Quadro 33.2. Medicações, soluções, sugestão de diluições e de tempo de infusão para utilização via hipodermóclise

MEDICAMENTOS				
Nome	**Dose**	**Diluição sugerida**	**Tempo de infusão sugerido**	**Observação**
Ampicilina[4]	1 g/dia	SF 0,9% 100 mL	60 minutos	
Cefepima[4,7]	1 g 12/12h ou 8/8h	SF 0,9% 100 mL	60 minutos	
Cefotaxima[7]	500 mg/dia	SE 0,9% 100 mL	60 minutos	
Ceftazidima[7]	500 mg/dia	SF 0,9% 100 mL	60 minutos	
Cetriaxone[4,7]	1 g 12/12h	SF 0,9% 100 mL	60 minutos	Potencial para irritação local.
Dexametasona[7]	4 a 24 mg/dia	SF 0,9% 50 mL	30 minutos	Potencial para irritação local. Realizar em sitio exclusivo.
Dimenidrinato B6[7]	50 a 100 íng/dia	SF 0,9% 100 mL	60 minutos	Potencial para irritação local. Recomenda-se realizar em sitio exclusivo.
Dipirona[4,7]	1 a 2 g até de 6/6h[1]	SF 0,9% 2 mL	Em bolus, lentamente.	Realizar em sitio exclusiva. Diluir o máximo tolerado.
Escapolamina[4,7]	40 a 120 mg/dia	Se bolus: diluir 1 mL de medicamento em 1 mL de SF 0,9% Se infusão contínua: SF 0,9% 50 a 250 mL[7]	Se bolus: lentamente Se infusão contínua: velocidade conforme prescrição médica	Não confundir com a apresentação combinada com dipirona[4]
Fenobarbital[4]	100 a 600 mg/dia	SF 0,9% 100 mL	60 minutos	Pode causar dor e irrittação local, infundir lentamente. Realizar em sítio exclusivo.
Furosemida[4,7]	20 a 140 mg/dia	SF 0,9% 10 mL[7]	Em bolus, lentamente.	
Aloperidol[4]	0,5 a 30 mg/dia	SF 0,9% 5 mL. Se a solução preparada tiver concentração de aloperidol > 1 mg/mL, recomenda-se usar água destilada como diluente (risco de precipitação com SF 0,9%).	Em bolus, lentamente.	Risco de precipitação com SF 0,9% (vide campo "diluição sugerida").
Meropenem[4,7]	0,5 a 1 g de 8/8 h	SF 0,9% 100 mL	60 minutos	Recomenda-se sítio exclusivo.
Metadona[4,7]	50% da dose oral	Se intermitente diluir uma ampola em SF 0,9% 10 mL (pode ser diluido até 50 mL conforme tolerância do paciente). Se infusão contínua: SF 0,9% 50 a 250 mL[7].	Se intermitente: lentamente. Se infusão contínua: velocidade conforme prescrição médica.	Irritante. Recomenda-se sítio exclusivo. Monitorar sítio de punção pelo alto risco de irritação local. Considerar trocar sítio de punção a cada 24 ou 48 horas[4,7].
Metociopramida[7]	30-120 mg/dia	SF 0,9% 50 mL	30 minutos	Potencial para irritação local.
Midazolan[4]	1-5 mg (bolus) 10-120 mg/dia (contínuo)[4]	SF 0,9% 10 mL (bolus) SF 0,9% 250 mL (infusão contínua)	Em bolus, lentamente; Contínua: velocidade conforme prescrição médica.	Pode causar irritação local[4]. Atentar para a apresentação da ampola. Se uso para sedação paliativa, vide Cap. 26: sedação paliativa: conceito, quando indicar e como fazer.

Nome	Dose	Diluição sugerida	Tempo de infusão sugerido	Observação
Morfina[4]	Dose inicial: 2 a 3 mg 4/4h (se bolus) ou 10 a 20 mg/dia (se infusão contínua).	Se bolus: não requer diluição. Se infusão contínua: SF 0,9% 100 mL	Se bolus: lentamente. Se infusão contínua: velocidade conforme prescrição médica.	
Octreotide[4]	300-900 mcg/dia	Se bolus: SF 0,9% 5 mL Se infusão contínua: SF 0,9% 100 mL.	Se bolus: lentamente. Se infusão contínua: velocidade conforme prescrição médica.	Armazenamento em refrigerador – atentar para que se atinja a temperatura ambiente antes da administração. Recomenda-se sítio exclusivo.
Ondansetrona[7]	8 a 24 mg/dia	SF 0,9% 50 mL	30 minutos	
Tramadol[4]	100 a 400 mg/dia	Se bolus: SF 0,9% 20 mL Se infusão contínua: SF 0,9% 100 mL.	Se bolus: lentamente. Se infusão contínua: velocidade conforme prescrição médica.	
SOLUÇÕES				
Soro Fisiológico 0,99%[4,7]	Até 1500 mL/24 h por sítio		Velocidade máxima 62,5 mL/h	Atentar para volume máximo permitido na área puncionada (vide figura 1). Coxa é preferencial para volumes maiores.
Glicofisiológico[4,7]	Até 1500 mL/24 h por sítio		Velocidade máxima 62,5 mL/h	Atentar para volume máximo permitido na área puncionada (vide figura 1). Coxa é preferencial para volumes maiores.
Soro glicosado 5%[4,7]	Até 1000 mL/24h por sítio		Velocidade máxima 62,5 mL/h	Atentar para o volume máximo permitido na área puncionada (vide figura 1). Coxa é preferencial para volumes maiores. Recomenda-se sitio exclusivo. Atentar para tolerância do paciente (dor).
Cloreto de sódio 20% (NaCl 20%)	10 mL/dia	SF 0,9% ou SG 5% 1000 mL	Como sempre requer diluição em SF 0,9% ou SG 5%, a velocidade máxima é de 62,5 mL/h.	Sempre requer diluição

Fontes: adaptado de Maiello (2023). Legendas: SF – Soro Fisiológico; SG – Soro Glicosado.

- Avaliar locais de punção e escolher a área mais adequada de acordo com o planejamento terapêutico no momento.

Obs.: Evitar proeminências ósseas, articulações e, se a punção for no abdome, lembrar de que a mesma deve distar, no mínimo, 5 cm da cicatriz umbilical.

- Calçar as luvas e realizar antissepsia com solução antisséptica disponível.
- Segurar a prega de pele e introduzir o cateter na mesma com o bisel sempre voltado para cima, em ângulo de 45º. Retirar o mandril após a punção.

Obs.: O sentido da punção deverá sempre seguir o sentido da drenagem linfática que obedece a um sentido centrípeto, de fora para dentro.

- Testar a localização do cateter: aspirar para verificar se atingiu algum vaso sanguíneo (diferentemente da punção venosa, na hipodermóclise, o sangue não deve retornar pelo cateter). Infundir de 2 a 3mL de soro fisiológico. Ao administrar o soro é possível palpar o abaulamento que irá formar na extremidade do cateter. Estes são os sinais de que a punção foi feita com sucesso. Se houver resistência ou o paciente se queixar de muita dor à infusão, o cateter pode estar no músculo e, dessa forma, deve-se retirar o dispositivo e realizar nova punção com, no mínimo, 5 cm distante da punção anterior. Caso haja retorno de sangue na aspiração, sacar o dispositivo e realizar nova punção.
- Fixar o dispositivo com cobertura transparente estéril de preferência. É importante lembrar de identificar o curativo com data, hora e responsável pela punção.
- Manter a extensão do cateter (ou do extensor intermediário, se disponível) com conector valvulado ou tampa oclusora.

Tabela 33.1. Tabela de compatibilidade por hipodermóclise

Medicamentos	Cefepime	Ceftriaxon	Clorpromazina	Dexametasona	Dipirona	Escopolamina	Fenobarbital	Furosemida	Haloperidol	Levomepromazina	Metoclopramida	Midalozam	Morfina	Octreotida	Ondansetrona	Ranitidina	Tramadol
Cefepime	—	○	○	✗	✗	●	✗	●	●	●	●	✗	●	●	●	✗	●
Ceftríaxona	○	—	✗	✗	✗	○	✗	●	✗	○	●	●	●	●	✗	✗	○
Clorpromazina	○	✗	—	✗	✗	○	✗	✗	●		●		●	○	●	○	
Dexametasona	✗	✗	✗	—	✗	✗	✗	✗	✗	✗	✗	✗	✗	✗	✗	✗	✗
Dipirona	✗	✗	✗	✗	—	✗	✗	✗	✗	✗	✗	✗	✗	✗	✗	✗	✗
Escopolamina	●	○	○	✗	✗	—	✗	○	●	●	●	●	●	●	○	●	●
Fenobarbital	✗	✗	✗	✗	✗	✗	—	✗	✗	✗	✗	✗	✗	✗	✗	✗	✗
Furosomida	●	●	✗	✗	✗	○	✗	—	✗	○	✗	✗	✗	○	✗	○	○
Haloperidol	●	✗	●	✗	✗	●	✗	✗	—	●	●	●	●	○	○	✗	●
Levomepromazina	●	○	○	✗	✗	○	✗	○	●	—	●	○	●	○	○	✗	○
Metoclopramida	●	●	●	✗	✗	●	✗	✗	●	●	—	●	●	●	●	●	●
Midazolam	✗	●	●	✗	✗	●	✗	✗	●	●	●	—	●	○	●	✗	✗
Morfina	●	●	●	✗	✗	●	✗	●	●	●	●	●	—	●	●	●	✗
Octreotida	●	●	●	✗	✗	●	✗	○	○	○	●	○	●	—	●	○	○
Ondansetrona	●	✗	○	✗	✗	✗	✗	✗	○	○	●	●	●	●	—	○	○
Ranitidina	✗	✗	●	✗	✗	○	✗	○	✗	✗	●	✗	●	○	○	—	○
Tramadol	●	○	○	✗	✗	●	✗	●	●	○	●	✗	✗	○	○	○	—

Fonte: adaptado de Maiello (2023).

- Após a administração da medicação, deve-se infundir de 3 a 5mL de soro fisiológico 0,9% para lavar o lúmen do cateter.
- Anotar o procedimento em prontuário (descrever o tipo do dispositivo utilizado, o calibre do cateter, localização e tipo de fixação).

Cuidados pós-punção:

Para evitar complicações após a punção, lembre-se de:

- Lavar as mãos antes e após manipular o cateter. Realizar antissepsia da via de acesso toda vez em que for abrir o sistema.

- Proteger o local da punção com plástico transparente no momento do banho.
- O tempo de permanência do cateter é varável e dependerá dos cuidados. Na literatura especializada, não há consenso quanto ao tempo de permanência do cateter no tecido subcutâneo, que pode variar entre 2 a 11 dias.
- Trocar o dispositivo antes em caso de sinais flogísticos.

Obs1.: Uma nova punção deve ser realizada com no mínimo 5 cm de distância do local prévio.

Obs2.: Atentar para o volume total de fluido permitido em cada local de punção.

MEDICAÇÕES POSSÍVEIS DE SEREM ADMINISTRADAS PELA VIA SUBCUTÂNEA

Compatibilidade entre medicações pela via subcutânea:

Avaliar a compatibilidade entre as medicações a serem infundidas pela via subcutânea é de extrema importância. Geralmente, não é recomendado que mais de 3 medicamentos diferentes sejam administrados ao mesmo tempo, em um mesmo sítio. Caso medicamentos incompatíveis entre si necessitem ser administrados em um mesmo paciente, é importante a punção de novo sítio para os diferentes medicamentos. Caso um novo sítio não seja possível, é importante que haja os medicamentos incompatíveis entre si sejam administrados com um intervalo de dose de pelo menos 3 horas.

CONCLUSÃO:

A Terapia Subcutânea constitui arsenal importante para o profissional de saúde atual que se compreende como fazendo parte de uma rede de cuidados que inclui a Unidade de Terapia Intensiva e que visa alocar os recursos adequados à disposição dos pacientes e da sociedade. Neste sentido, a Hipodermóclise é um meio para se garantir a infusão de medicamentos importantes para alívio sintomático para pacientes com doenças ameaçadoras à vida e forma técnica, segura e confortável.

PONTOS-CHAVE

- A hipodermóclise deve ser do conhecimento de todos os profissionais de saúde que lidam com pacientes com doenças ameaçadoras à vida, inclusive os profissionais envolvidos na Terapia Intensiva.
- A indicação ocorre em situações onde o paciente já não aceita medicamentos por via oral e há dificuldades na obtenção de uma via intravenosa, ou esta já não é mais a via mais adequada.

- As contraindicações absolutas à hipodermóclise são: o medicamento a ser infundido é incompatível com a via subcutânea, recusa do paciente ou seu representante legal, edema generalizado (anasarca), trombocitopenia grave ou a necessidade de reposição rápida de volume.
- Considerar a compatibilidade entre os medicamentos a serem infundidos pela via subcutânea sempre. Em caso de incompatibilidade, deve-se realizar uma punção separada sempre que possível.

BIBLIOGRAFIA

1. Carone GF. Estudo observacional do uso da hipodermóclise em pacientes oncológicos [master's thesis]. São Paulo: Faculdade de Medicina da Universidade de São Paulo [Internet]; 2016 [cited 2023 Jul 16]. 108 p. Available from: https://teses.usp.br/index.php?option=com_jumi&fileid=17&Itemid=160&id=27A8D-F994482&lang=pt-br.
2. Pontalti G, Rodrigues ES, Firmino F, Fabris F, Stein MR, Longaray VK. Via subcutânea: segunda opção em cuidados paliativos. Rev. HCPA [Internet]. 2012 [cited 2023 Jul 16];32(2). Available from: https://seer.ufrgs.br/hcpa/article/view/26270/19181
3. Vidal FK, Oselame GB, Neves EB, Oliveira EM. Hipodermóclise: revisão sistemática da literatura. Rev. Atenção Saúde [Internet]. 2015 [cited 2023 Mar 17];13(45). Available from: https://www.seer.uscs.edu.br/index.php/revista_ciencias_saude/article/view/2953/1784
4. Azevedo DL, organizator. O uso da via subcutânea em geriatria e cuidados paliativos: um guia da SBGG e da ANCP para profissionais [Internet]. 2. ed. Rio de Janeiro: SBGG; 2017 [cited 2023 Jul 20]. 60 p. Available from: https://sbgg.org.br/wp-content/uploads/2017/11/SBGG_guia-subcutanea_2aedicao.pdf
5. Polastrini RT. Terapia subcutânea. In: Castilho RK, Silva VC, Pinto CS, editors. Manual de Cuidados Paliativos. Rio de Janeiro: Editora Atheneu; 2021. p. 467-71.
6. Vasconcellos CF, Milão D. Hipodermóclise: alternativa para infusão de medicamentos em pacientes idosos e pacientes em cuidados paliativos. Pajar [Internet]. 2019 [cited 2023 Jul 14]; 7(1). Available from: https://revistaseletronicas.pucrs.br/index.php/pajar/article/view/32559/17942
7. Pontalti G, Lima e Silva EC, Santos L, Santos LM. Guia prático de hipodermóclise em cuidados paliativos. Porto Alegre: Editora Essência; 2021. 116 p.
8. D'Alessandro MPS, Barbosa LC, Anagusko SS, Maiello APMV, Conrado CM, Pires CT, Forte DN. Manual de Cuidados Paliativos. São Paulo, 2023. p. 340-54.